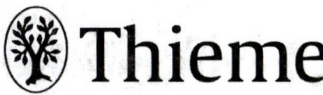

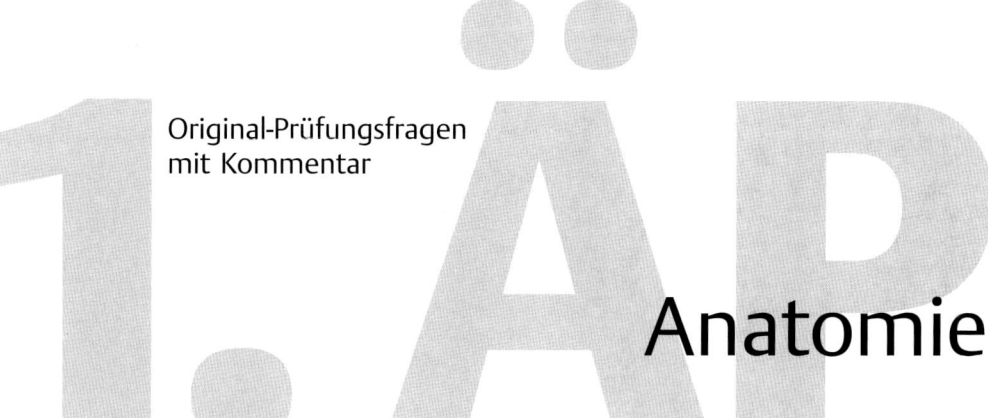

Original-Prüfungsfragen
mit Kommentar

Anatomie

20. Auflage

Bearbeitet von
Andrea Drechsel-Buchheidt

Georg Thieme Verlag
Stuttgart · New York

Dr. med. Andrea Drechsel-Buchheidt
Fliederweg 8
69493 Hirschberg

1. Auflage 1982
2. Auflage 1984
3. Auflage 1985
4. Auflage 1986
5. Auflage 1989
6. Auflage 1990
7. Auflage 1992
8. Auflage 1993
9. Auflage 1994
10. Auflage 1996
11. Auflage 1997
12. Auflage 1998
13. Auflage 2000
14. Auflage 2002
15. Auflage 2003
16. Auflage 2005
17. Auflage 2006
18. Auflage 2008
19. Auflage 2009
20. Auflage 2011

Bibliografische Information Der Deutschen Bibliothek
Die Deutsche Bibliothek verzeichnet diese Publikation
in der Deutschen Nationalbibliographie; detaillierte
bibliographische Daten sind im Internet über
http://dnb.ddb.de abrufbar.

© 2011 Georg Thieme Verlag KG
Rüdigerstr. 14, D-70469 Stuttgart
Unsere Homepage:
http://www.thieme.de
Umschlaggestaltung:
Thieme Verlagsgruppe
Umschlagfoto:
Studio Nordbahnhof

Satz:
medionet Publishing Services Ltd., Berlin
Druck:
Grafisches Centrum Cuno GmbH & Co. KG, Calbe
Printed in Germany
ISBN 978-313-1146502

Autoren und Verlag haben sich bei der Zusammenstellung der Fragen, bei der Zuordnung der Lösungen
und bei der Kommentierung von Fragen und Lösungen
um größtmögliche sachliche Richtigkeit bemüht.
Dennoch wird eine Gewähr für die in diesem Band ent-
haltenen Angaben nicht übernommen. Für Inhalt und
Formulierung der Prüfungsfragen ist das IMPP verantwortlich.

Dieser Band enthält Original-IMPP-Prüfungsfragen mit
Lizenz des IMPP.

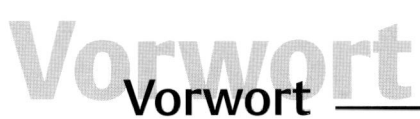

Vorwort

Der vorliegende Band – jetzt erstmals im 2-Jahres-Rhythmus aktualisiert – enthält prüfungsrelevante Original-Prüfungsfragen, die im Fach Anatomie in der 1. Ärztlichen Prüfung gestellt wurden.

Wie auch in jeder Auflage, so wurden auch in dieser 20. Auflage wieder viele Altfragen gestrichen, auch wenn dadurch einige Lerninhalte nicht mehr abgebildet sind, andere jedoch überrepräsentiert erscheinen, da in den letzten Prüfungen zu einzelnen Themen verschiedene Fragen gestellt wurden, die aufgrund der Aktualität dann auch alle enthalten sein müssen.

Kommentare zu ähnlichen Fragen sind übergreifend abgefasst, um Wiederholungen zu vermeiden. Wo nötig und sinnvoll, wird auch auf alle Falschaussagen einer Frage eingegangen, insbesondere dann, wenn die Differenzierung zur richtigen Aussage von Bedeutung ist.

Häufig gestellte Fragen oder Themen sind aus der Kennzeichnung ersichtlich. Einige Lerninhalte sind aus didaktischen Gründen in Tabellen und Lerntexten konzentriert, die als Repetitorium dienen sollen. Dieses Buch soll aber nach wie vor weder das systematische Erlernen anatomischer Strukturen, noch ein Anatomiebuch bzw. einen Anatomieatlas ersetzen.

Weiterhin gilt aus vielen Jahren Erfahrung mit den Prüfungsfragen: die Abbildungen zur Histologie und zur makroskopischen Anatomie wiederholen sich; in einer folgenden Prüfung werden dann andere Strukturen erfragt. Sorgfältiges Bearbeiten lohnt sich also.

Ein wichtiger Bestandteil der Prüfungen ist seit einigen Jahren die Anwendung anatomischer Fakten bei klinischen Zusammenhängen, dies spiegelt sich in den klinischen Bezügen in diesem Buch sowie der stärkeren Gewichtung funktioneller Aspekte und Klinikrelevanz in anatomischen Lehrbüchern und Anatomieatlanten wider.

Ich hoffe, dass trotz des umfangreichen Lernstoffes die Histologie und Anatomie Sie als unverzichtbare Grundlage für das Medizinstudium und die spätere ärztliche Tätigkeit weiter begleiten werden.

Allen Kandidaten wünsche ich für die 1. Ärztliche Prüfung viel Erfolg.

Für Kritik und Anregungen bin ich dankbar.

Hirschberg, im August 2011
Andrea Drechsel-Buchheidt

ANMERKUNGEN DER REDAKTION

Zur besseren Übersicht über die Schwerpunkte des umfangreichen Prüfungswissens wurden Fragen und Kommentare mit Quadraten gekennzeichnet. Diese gehören Stoffgebieten an, zu denen wiederholt in verschiedener Form Fragen gestellt werden.

■ wiederholt geprüfter Stoff

■■ sehr wichtiger, häufig geprüfter Stoff

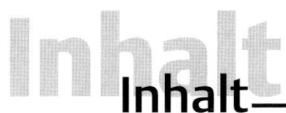

Inhalt

► Die fett gedruckten Seitenzahlen beziehen sich auf den Kommentarteil.

Die fett gedruckten Seitenzahlen
beziehen sich auf den Kommentarteil.

Lerntextverzeichnis

Glossar der in der Anatomie ————— häufig gebrauchten Eigennamen

Alcock-Kanal	Canalis pudendalis, Duplikatur der Faszie des M. obturatorius int., enthält A. und V. pudenda int., N. pudendus.
(Ductus venosus) Arantii	leitet im Fetalkreislauf das arterialisierte Blut an der Leber vorbei, zwischen V. umbilicalis und V. cava inferior.
Aschoff-Tawara-Knoten	Atrioventrikularknoten (AV-Knoten) des Erregungsleitungssystems im Herzen.
Auerbach-Plexus	Plexus myentericus, zwischen Ring- und Längsmuskulatur der Tunica muscularis im Verdauungskanal.
Betz- Riesenzelle	große Pyramidenzelle in der Lamina V der Großhirnrinde, speziell in Area 4 (Gyrus praecentralis).
(Ductus arteriosus) Botalli	Kurzschlussverbindung zwischen A. pulmonalis und Aorta im Fetalkreislauf.
Bochdalek-Dreieck	Trigonum lumbocostale des Zwerchfells.
Bochdalek-Blumenkörbchen	Der Plexus choroideus des IV. Ventrikels ragt über die Aperturae laterales in den Subarachnoidalraum.
Bowman-Membran	Lamina limitans anterior unter der Basalmembran des Hornhautepithels.
Bowman-Kapsel	schließt das Nierenkörperchen gegen die Umgebung ab.
Brown-Séquard-Syndrom	Halbseitenläsion des Rückenmarks.
Bruch-Membran	Membran, die Choroidea und Retina trennt, aus Basallamina sowie kollagenen und elastischen Fasern.
Brunner-Drüsen	Glandulae duodenales, mukös.
Cannon-Böhm-Punkt	etwa linke Kolonflexur, bis hierher reicht das Innervationsgebiet des N. vagus.
Clara-Zellen	intraepitheliale, exokrin sekretorische Zellen in Bronchioli, überragen kolbenförmig die Epitheloberfläche, Sekret besteht aus Glykoproteinen, Lipoproteinen und Enzymen.
Cohnheim-Felderung	Anordnung der Fasern innerhalb der quergestreiften Muskulatur.
Corti-Organ	Organum spirale, Hörorgan.
Cowper-Drüsen	Glandulae bulbourethrales
Descemet-Membran	Lamina limitans posterior der Kornea.
Disse-Raum	perisinusoidaler Raum (0,5–2 nm) zwischen Sinusendothelzellen und Hepatozyten.
v. Ebner-Halbmonde	seröse Drüsenzellen, sitzen den mukösen Endstücken halbmondförmig auf.
(Nucl.) Edinger-Westphal	Nucl. oculomotorius accessorius.
Gartner-Gang	Reste des Wolff-Gangs neben der Vagina.
Gennari-Streifen	spezieller Streifen in der Sehrinde, der im histologischen Schnitt sichtbar ist.
Glisson-Trias	periportales Feld der Leber: enthält A. und V. interlobularis und einen Gallengang.
Golgi-Feld	Dictyosom, glattwandige Membransäckchen, stapelweise heißen sie Golgi-Apparat.
Havers-System	Osteone, Lamellensysteme des Knochens.
Herring-Kanälchen	Gallenkanälchen mit einschichtig kubischem Epithel; noch außerhalb der periportalen Felder.
Heuser-Membran	Entodermzellen, die den primären Dottersack bilden.
His-Bündel	Truncus fasciculi atrioventricularis des Reizleitungssystems im Herzen.
Hofbauer-Zellen	Makrophagen in Intermediärzotten der Plazenta.
Horner-Trias	Symptomenkomplex aus Ptosis, Miosis und Enophthalmus bei Ausfall des Kopfsympathikus.
Hortega-Zellen	bewegliche Mikrogliazelle mit Fortsätzen, Phagozytose.
Ito-Zelle	Vitamin-A speichernde Fettzelle im Disse-Raum der Leber.
Jacobson-Anastomose	parasympathische Innervation der Gl. parotidea über N. IX, N. petrosus minor, Ggl. oticum, N. auriculotemporalis.
Keith-Flack-Knoten	Sinusknoten des Herzens.
Kerckring-Falten	Plicae circulares des Dünndarms.
Langerhans-Zellen	Antigen präsentierende Zelle der Haut im Stratum spinosum.
Lanz-Punkt	Lageprojektion der Appendix vermiformis auf die Bauchwand, am rechten Drittel der Linie zwischen beiden Spinae iliacae.

Leydig-Zwischenzellen	zwischen den Hodentubuli, produzieren Testosteron.
Lieberkühn-Krypten	Glandulae intestinales, tubuläre Drüsen des Darms.
McBurney-Punkt	Lageprojektion der Appendix vermiformis, auf der Hälfte der Linie zwischen Nabel und rechter Spina iliaca ant. sup.
Meckel-Divertikel	Rest des Ductus omphaloentericus, 60–90 cm oralwärts von der Valva ileocoecalis entfernt.
Meibom-Drüsen	Gll. tarsales, Talgdrüsen des Augenlids.
Meissner-Körperchen	Tastkörperchen, Nervenendigungen in den Papillen der Dermis.
Meissner-Plexus	Plexus submucosus im Verdauungstrakt.
Merkel-Zellen	Mechanorezeptoren in der Basalschicht der Haut.
Mohrenheim-Grube	Trigonum clavipectorale (deltoideopectorale).
Morgagni-Tasche	Ventriculus laryngis.
Müller-Gang	Ductus paramesonephricus, beide Müller-Gänge verschmelzen zum Uterovaginal-kanal, degeneriert beim männlichen Individuum.
Müller-Stützzellen	große pyramidenförmige Stützzellen der Retina, gehören zur Glia.
Nissl-Substanz	raues ER im Perikaryon der Nervenzelle.
Paneth-Zellen	Paneth-Körnerzellen im unteren Drittel der Darmkrypten, eosinophile Granula, bilden Lysozym.
Papez-Kreis	wichtiger Neuronenkreis des EPS.
Parkinson-Krankheit	Dopaminmangel im Striatum, Rigor, Tremor, Akinese.
Peyer-Plaques	Folliculi lymphatici aggregati des Ileum in der Lamina propria mucosae.
Prussak-Raum	Rec. membranae tympani superior.
Purkinje-Zellen	große Nervenzellen in der Ganglienzellschicht des Kleinhirns, einzige Efferenzen der Kleinhirnrinde.
Purkinje-Fasern	Verzweigungen des His-Bündels im Ventrikelmyokard.
Ranvier-Schnürring	liegt zwischen zwei Myelinsegmenten des markhaltigen Nervs. Unterbrechung der Markscheide, entsprechen erweiterten Interzellularräumen zweier Schwann-Zellen.
Rathke-Tasche	Epithel des embryonalen Rachendachs, das sich zur Adenohypophyse entwickelt.
Reichert-Knorpel	Knorpel des 2. Pharyngealbogens.
Reinke-Kristalle	Strukturen im Zytoplasma der Leydig-Zellen.
Rosenmüller-Lymphknoten	liegt im Canalis femoralis, gehört zu den Nll. inguinales profundi.
Ruffini-Körperchen	an Haaren und im Stratum reticulare der unbehaarten Haut, langsam adaptierende Dehnungsrezeptoren.
Schlemm-Kanal	Sinus venosus sclerae, Abfluss des Kammerwassers am Auge.
Schmidt-Lantermann-Einkerbung	konusförmig, Zytoplasmakonzentration der Schwann-Zelle um den Nerv.
Schwann-Zelle	myelinbildende Supportzelle des peripheren Nervensystems.
Sertoli-Zellen	„Stützzellen" der Hodentubuli, können auch phagozytieren und sezernieren.
Sudeck-Punkt	Abgang der letzten (arteriellen) Gefäßarkade der A. rectalis sup. zum Colon sigmoideum.
Sharpey-Fasern	Kollagenfasern der Sehnen, die in den Knochen einstrahlen.
Tawara-Schenkel	Aufteilung des His-Bündels (Crus dextrum bzw. sinistrum).
Vater-Pacini-Körperchen	Lamellenkörperchen, Vibrationssensoren, zwiebelschalig angeordnete Schichten aus Bindegewebszellen um einen zentralen Innenkolben, 4 mm lang, liegen in der Subkutis des Handtellers und der Fußsohle, auch in Faszien, Periost, Sehnen, Blutgefäßen, Pankreas.
Vicq-d'Azur-Bündel	Tractus mamillothalamicus.
Waller-Degeneration	Veränderungen distal einer Nervendurchtrennung.
Wolff-Gang	Urnierengang, Differenzierung beim männlichen Individuum zum Ductus deferens.

Bearbeitungshinweise

Die Original-Prüfungsfragen bilden die Grundlage dieses Bandes. Zur Prüfungsvorbereitung erscheint eine fachbezogene Fragenordnung, wie sie in diesem Band vorliegt, geeignet. In den Original-Aufgabenheften richtet sich die Reihenfolge der Prüfungsfragen nach inhaltlichen Gesichtspunkten. Der Aufgabentyp kann sich daher von Aufgabe zu Aufgabe ändern.

Seit mehreren Jahren werden vom IMPP ausschließlich Aufgaben vom Typ **Einfachauswahl** und **Zuordnung** gestellt.

Die Lösung zu jeder Frage ist am Unterrand derselben Seite vermerkt. Im Lösungsteil findet sich ein ausführlicher Kommentar.

Allgemeines

Soweit nicht besondere Bedingungen genannt sind, bezieht sich der in einer Aufgabe angesprochene Sachverhalt auf den medizinischen und wissenschaftlichen Regelfall sowie auf die Gegebenheiten in der Bundesrepublik Deutschland.

Die Prüfungsaufgaben sind Antwortwahlaufgaben. Sie grenzen die Zahl der Antwortmöglichkeiten auf einen zuvor bestimmten Entscheidungszusammenhang ein. Für alle Aufgabentypen gilt daher: Antworten, die im Antwortangebot nicht enthalten sind, können nicht die richtige Lösung sein.

Die Aufgabe gilt als **richtig gelöst**, wenn die beste Antwort aus dem Antwortangebot A bis E markiert wurde. Die beste Antwort ist diejenige, die im Vergleich der fünf Antwortmöglichkeiten die Aufgabe **am umfassendsten beantwortet**.

Lesen Sie immer alle Antwortmöglichkeiten durch, bevor Sie sich für eine Lösung entscheiden.

Eine Mehrfachmarkierung und das Fehlen einer Markierung werden als falsch gewertet. Können Sie eine Aufgabe nicht lösen, lohnt es sich zu raten, weil eine 20-prozentige Chance besteht, die richtige Lösung zu treffen.

Aufgabentypen

→ Aufgabentyp A: Einfachauswahl

Bei diesem Aufgabentyp sind alle angebotenen Antworten A bis E gegeneinander abzuwägen. Als **richtige Lösung** wird die **Bestantwort** anerkannt. **Bestantwort** ist entweder die am **meisten zutreffende** oder die **allein zutreffende Antwort** bzw. die **am wenigsten zutreffende** oder die **allein unzutreffende Antwort**.

→ Aufgabentyp B: Zuordnung (Aufgaben mit gemeinsamem Antwortangebot)

Bei diesem Aufgabentyp sind in Liste 1 Begriffe oder Sachverhalte aufgeführt, Liste 2 enthält die möglichen Antworten A bis E. Als **richtige Lösung** wird die **allein** oder **am besten zutreffende Zuordnung** anerkannt. Dabei kann auch für mehrere Aufgaben der Liste 1 die gleiche Antwort der Liste 2 die richtige Lösung sein.

Fragen

Fragen

1   Allgemeine Embryologie

1.1   Grundlagen der Reproduktion

H01

→1.1 Welche Zellen gehören nicht zur Keimbahn?
(A) Blastomeren
(B) Embryoblastzellen
(C) Trophoblastzellen
(D) Zellen des Dottersacks
(E) Spermatozyten

H98

Wann (Liste 2) werden die in Liste 1 genannten Reifeteilungen der menschlichen Oozyte jeweils beendet?

Liste 1
→1.2 Erste Reifeteilung
→1.3 Zweite Reifeteilung

Liste 2
(A) in der Embryonalzeit
(B) kurz nach der Geburt
(C) kurz vor der Pubertät
(D) kurz vor der Ovulation
(E) nach Eindringen des Spermienkopfes in die Eizelle

H08 ■

→1.4 Wann bildet sich am wahrscheinlichsten bei der Oogenese das erste Polkörperchen?
(A) am Ende der Schwangerschaft
(B) im Neugeborenenalter
(C) am Beginn der Follikulogenese
(D) kurz vor der Ovulation
(E) während der Befruchtung

H10 ■

→1.5 Welche Zelle im Hoden bildet das androgenbindende Protein (ABP)?
(A) Leydig-Zelle
(B) peritubulärer Myofibroblast
(C) Sertoli-Zelle
(D) Spermatozyt I. Ordnung
(E) Spermatozyt II. Ordnung

H02 F01 ■■

→1.6 In reifen Spermien finden sich Mitochondrien vorwiegend
(A) zwischen Plasmalemm und Akrosom
(B) zwischen Akrosom und Zellkern
(C) im Spermienhals
(D) im Mittelstück
(E) im Hauptstück

H02

Das Alter eines Embryos kann in Entwicklungswochen oder in Schwangerschaftswochen (SSW) angegeben werden.
Ordnen Sie jedem der Begriffe aus Liste 1 die dafür am ehesten zutreffende Definition der Liste 2 zu!

Liste 1
→1.7 Alter in Wochen (Entwicklungswochen)
→1.8 Schwangerschaftswochen

Liste 2
(A) vom 1. Tag der erwarteten, aber ausgebliebenen Regel
(B) vom 1. Tag der letzten stattgehabten Regel
(C) ab dem Zeitpunkt der Implantation
(D) ab dem Tag der Befruchtung
(E) ab dem Zeitpunkt der letzten Kohabitation

1.2   Grundlagen der Embryologie

H08 ■

→1.9 Embryonale Stammzellen (ES-Zellen) haben das Potenzial, sich unter Zellkulturbedingungen in Abkömmlinge aller 3 Keimblätter zu differenzieren (Pluripotenz).
Solche ES-Zellen werden üblicherweise gewonnen aus der/dem
(A) Amnioblast
(B) Trophoblast
(C) inneren Zellmasse (Embryoblast)
(D) Epiblast
(E) Hypoblast

H09

→1.10 Die Entwicklung embryonaler Organanlagen wird durch spezifische Proteine gesteuert.
Welche der folgenden Moleküle binden an die DNA und induzieren so die Expression bestimmter Gene?
(A) Bone morphogenetic protein (BMP)
(B) Hox-Proteine
(C) Sonic hedgehog (Shh)
(D) Transforming growth factor β (TGFβ)
(E) Wnt-Proteine

1.1 (C)   1.2 (D)   1.3 (E)   1.4 (D)   1.5 (C)   1.6 (D)   1.7 (D)   1.8 (B)   1.9 (C)   1.10 (B)

H09

→ **1.11** Bei der Metastasierung bösartiger Tumoren bestehen vielfältige Parallelen zur sog. epithelial-mesenchymalen Umwandlung der Embryonalentwicklung. Bei welchem der folgenden embryonalen Bildungsprozesse spielt die epithelial-mesenchymale Umwandlung eine wesentliche Rolle?
(A) Bildung der Primitivrinne
(B) Entstehung der Somiten
(C) Bildung der Linse des Auges
(D) Bildung des Innenohrs
(E) Follikelbildung im Ovar

H04

→ **1.12** Während der Ontogenese strukturieren sich plattenförmige Epithelverbände zu Röhren um. Welche der genannten Filamente spielen bei diesem Vorgang die wichtigste Rolle?
(A) Desmin
(B) Vimentin
(C) Lamin
(D) Aktin
(E) Zytokeratin

F05

→ **1.13** Während der Embryogenese spielt die zielgerichtete Zellwanderung eine wichtige Rolle. Welche der folgenden Substanzen/Strukturen begünstigt/begünstigen die Wanderung der Rumpf-Neuralleistenzellen <u>nicht</u>?
(A) Laminin
(B) Actinfilamente
(C) Integrine
(D) Hyaluronsäure
(E) chondroitinsulfatreiche Proteoglykane

F08

→ **1.14** Welche der genannten Substanzen ist am ehesten während der vorgeburtlichen Entwicklung an der Adhäsion der Blastomeren untereinander beteiligt?
(A) Aggrecan
(B) E-Cadherin
(C) Fibronektin
(D) Clathrin
(E) Laminin

H04 ■

→ **1.15** Aus dem Entoderm entsteht/entstehen:
(A) Ependym der Hirnventrikel
(B) Epithel des Ductus nasolacrimalis
(C) Epithel der unteren Atemwege und der Lunge
(D) Herzklappen
(E) Nebennierenmark

Befruchtung, Furchung und
1.3 Implantation beim Menschen

F02 ■

→ **1.16** Welche der genannten Schichten durchdringt das Spermium auf seinem Weg zur Eizelle zuerst?
(A) Theca interna
(B) Corona radiata
(C) Zona pellucida
(D) Zellmembran der Eizelle
(E) perivitelliner Spalt

F07

→ **1.17** In welchem der folgenden Zeiträume wird bei fertilen Partnern eine Kohabitation mit größter Wahrscheinlichkeit zur Befruchtung führen?
(A) 1. Tag vor der Ovulation
(B) 2. Tag nach der Ovulation
(C) 2 Tage nach Anstieg der Basaltemperatur
(D) 4–6 Tage vor Anstieg der Basaltemperatur
(E) 5–6 Tage nach der Ovulation

F05 ■

→ **1.18** Wann verliert der Keim die Zona pellucida?
(A) während des Eisprungs
(B) beim Eindringen des Spermiums
(C) vor den Furchungsteilungen
(D) im Stadium der Blastozyste
(E) nach dem Einnisten des Embryos in das Endometrium

F10

→ **1.19** Die Möglichkeiten der Präimplantationsdiagnostik werden weltweit diskutiert. Welche der genannten Zellen oder Gewebe werden bei der Präimplantationsdiagnostik untersucht?
(A) Gameten
(B) Zygoten
(C) Blastomeren
(D) Trophoblastzellen
(E) Chorionzotten

F09

→ **1.20** Der menschliche Keim erreicht das Morula-Stadium im/in der
(A) Ovar
(B) Tuba uterina
(C) Fundus uteri
(D) Corpus uteri
(E) Uterusschleimhaut nach der Implantation

1.11 (A)   1.12 (D)   1.13 (E)   1.14 (B)   1.15 (C)   1.16 (B)   1.17 (A)   1.18 (D)   1.19 (C)   1.20 (B)

F06

→ **1.21 Welche der folgenden Strukturen heftet sich zu Beginn der Einnistung des Keims an das Oberflächenepithel des Endometriums an?**
(A) Zona pellucida
(B) Epiblast
(C) Trophoblast
(D) extraembryonales Mesoderm
(E) Amnionepithel

1.4   Plazentation

F02 ■

→ **1.22 Welche Aussage zum HCG (Humanes Choriongonadotropin) trifft nicht zu?**
(A) HCG stimuliert die LH-Sekretion im Hypophysenvorderlappen.
(B) HCG wird vom kindlichen Synzytiotrophoblasten gebildet.
(C) HCG verhindert den Abbau des Corpus luteum im Ovar der Schwangeren.
(D) HCG lässt sich im Urin der Schwangeren nachweisen.
(E) HCG ist ein Proteohormon.

F06 ■

→ **1.23 Für die Schwangerschaft wichtige Hormone werden u. a. in bestimmten Zellen/Strukturen der Plazenta gebildet.**
Das Progesteron wird in der Plazenta gebildet von/vom
(A) Synzytiotrophoblast
(B) Zytotrophoblast
(C) Hofbauer-Zellen
(D) Fibroblasten des Zottenbindegewebes
(E) Endothelzellen der fetalen Sinusoide

F04 ■

→ **1.24 Die überwiegende Zahl der Zellen des Zytotrophoblasten an der plazentaren Barriere**
(A) verschmilzt mit dem bzw. zum Synzytiotrophoblasten
(B) wird durch Makrophagen phagozytiert
(C) löst sich ins mütterliche Blut ab
(D) wandelt sich in Hofbauer-Zellen um
(E) geht durch Apoptose zugrunde

H04 ■

→ **1.25 Die Abbildung Nr. 1 des Bildanhangs zeigt einen histologischen Schnitt einer Plazenta am Ende des 4. Schwangerschaftsmonats.**
Welche der Markierungen A–E weist auf mütterliche Zellen?

H06

→ **1.26 Eine unvollständige Ablösung der Plazenta bei der Geburt kann eine Ursache für spätere Nachblutungen sein. Die abgelöste Plazenta soll daher auf Vollständigkeit überprüft werden.**
Die basale Oberfläche einer vollständig geborenen, reifen Plazenta ist gekennzeichnet durch
(A) die Chorionplatte
(B) einen spiegelnden Überzug von Amnionepithel
(C) Decidua parietalis
(D) Lakunen
(E) Kotyledonen

H07 ■

→ **1.27 Welche der folgenden Angaben über die Nabelschnur trifft am ehesten zu?**
(A) Ihre Länge beträgt am Geburtstermin zumeist mehr als 80 cm.
(B) Ihr Grundgewebe besteht aus kollagenreichem Bindegewebe.
(C) In ihr verlaufen 2 Venen und 1 Arterie.
(D) In der Nabelschnurvene fließt das Blut von der Plazenta zum Feten.
(E) Die Nabelschnur ist von Zölomepithel bedeckt.

1.5   Frühentwicklung

F02 ■

→ **1.28 Welche Aussage zur Amnionhöhle trifft nicht zu?**
(A) Sie entsteht in der 2. Entwicklungswoche.
(B) Sie ist von Epithel ausgekleidet.
(C) Sie enthält den Dottersack.
(D) Sie enthält die Nabelschnur.
(E) Sie bleibt im Regelfall bis zum Ende der Eröffnungsphase bei der Geburt erhalten.

F07 ■

→ **1.29 Welche Aussage zur Chorda dorsalis trifft zu?**
(A) Sie bildet einen röhrenförmigen Zellverband, der sich aus dem Neuroektoderm abschnürt.
(B) Sie entsteht aus streifenförmig angeordnetem Zellmaterial, das vorübergehend in das Ektoderm eingegliedert wird.
(C) Aus der Chorda dorsalis entstehen die Gelenkfortsätze der Wirbelkörper.
(D) Vom Chordagewebe sezernierte Faktoren (u. a. Chordin, Noggin) sind wichtig für die Bildung der Neuralrinne.
(E) Die Chorda dorsalis reicht kranialwärts bis in die Anlage des Os ethmoidale.

1.21 (C)   1.22 (A)   1.23 (A)   1.24 (A)   1.25 (E)   1.26 (E)   1.27 (D)   1.28 (C)   1.29 (D)

H04

→**1.30 Das die Amnionhöhle auskleidende Epithel leitet sich ab vom**
(A) Zytotrophoblasten
(B) Synzytiotrophoblasten
(C) Epiblasten
(D) primären Dottersack
(E) sekundären Dottersack

F10

→**1.31 Welche beiden Epithelien grenzen bei einem Neugeborenen am Übergang von der Nabelschnur zur Bauchdecke aneinander?**
(A) Amnionepithel und kindliche Epidermis
(B) Chorionepithel und kindliche Epidermis
(C) Amnionepithel und kindliches Peritoneum parietale
(D) Chorionepithel und kindliches Peritoneum parietale
(E) mütterliches und kindliches Peritoneum parietale

H10 F05 ■

→**1.32 Der Körper des Embryos wird (im Alter von 7 Wochen) von verschiedenen Gebilden umgeben. Welche Reihenfolge trifft – vom Embryo aus gesehen – zu?**
(A) Amnion – Chorion – Decidua
(B) Amnion – Decidua – Chorion
(C) Chorion – Amnion – Decidua
(D) Chorion – Decidua – Amnion
(E) Decidua – Chorion – Amnion

F04

→**1.33 Aus den Somiten entsteht/entstehen nicht**
(A) die Wirbelkörper
(B) die autochthone Rückenmuskulatur
(C) die Nieren
(D) die Wirbelbögen
(E) die Rippen

H06 ■

→**1.34 Die aus den dorsalen Anteilen der Myotome entstammende Muskulatur wird efferent innerviert von**
(A) motorischen Anteilen des Ramus ventralis von Spinalnerven
(B) motorischen Anteilen des Ramus dorsalis von Spinalnerven
(C) motorischen Anteilen von Hirnnerven
(D) kleinen Ästen des Plexus cervicalis
(E) dorsalen Ästen der Interkostalnerven

H08 ■

→**1.35 Der regelhafte Verschluss des Neuralrohres an seinem anterioren (kranialen) Ende ist die Voraussetzung für eine normale Entwicklung des Zentralnervensystems, insbesondere des Telenzephalons.
In welcher Woche der Embryonalentwicklung schließt sich der Neuroporus anterior (cranialis) in der Regel?**
(A) in der 2. Woche der Entwicklung
(B) in der 4. Woche der Entwicklung
(C) in der 6. Woche der Entwicklung
(D) in der 8. Woche der Entwicklung
(E) in der 10. Woche der Entwicklung

F09 ■

→**1.36 Die Neuralleistenzellen bilden sich an der Grenze zweier unterschiedlicher Gewebeabschnitte und haben die Potenz zur Bildung einer Reihe verschiedener Zell- und Gewebetypen.
Der Ursprungsort der Neuralleistenzellen liegt zwischen**
(A) Neuroektoderm und Amnionepithel
(B) Oberflächenektoderm und Amnionepithel
(C) Oberflächenektoderm und Neuroektoderm
(D) Neuroektoderm und Chorda dorsalis
(E) Neuroektoderm und Primitivknoten

H09 ■

→**1.37 Welcher Zelltyp entsteht nicht aus dem Neuroepithel des Neuralrohrs?**
(A) Astrozyten
(B) Ependymzellen
(C) Mikrogliazellen
(D) Neurone
(E) Oligodendrozyten

F10 ■

→**1.38 Neuralleistenzellen leiten sich aus dem Ektoderm ab und schlagen höchst unterschiedliche Entwicklungswege ein.
Auf Höhe des embryonalen Rumpfes entstehen aus ihnen am wahrscheinlichsten**
(A) Osteoblasten des Rumpfskelettes
(B) Muskelzellen der autochthonen Rückenmuskulatur
(C) Ganglienzellen des Truncus sympathicus
(D) Parietalzellen des Magens
(E) Zellen der Nebennierenrinde

F07 F05 ■

→ **1.39 Die in der Nachbarschaft von Neuralrohr und Somiten liegende Neuralleiste ist unter anderem ein wichtiger Lieferant von Nervengewebe.**
Sie geht hervor aus der
(A) dorsalen Wand von Somiten
(B) Chorda dorsalis
(C) Basalplatte des Neuralrohrs
(D) Übergangszone zwischen Neuralplatte und Oberflächenektoderm
(E) Übergangszone zwischen Dermatomyotom und Sklerotom

H08

→ **1.40 Die Hirschsprung-Krankheit beruht auf einer Mobilitätsstörung des distalen Kolonabschnittes aufgrund einer fehlenden Ausbildung von Nervenzellen. Welcher Abschnitt des Nervensystems ist am wahrscheinlichsten betroffen?**
(A) Grenzstrang
(B) Plexus hypogastricus inferior
(C) Plexus myentericus
(D) Vorderhorn des Rückenmarkes
(E) Spinalganglion

F03

→ **1.41 Aus dem paraxialen Mesoderm entwickelt/entwickeln sich <u>nicht</u>:**
(A) Skelett der Wirbelsäule
(B) Myoblasten der Extremitätenanlagen
(C) Splanchnopleura
(D) Bindegewebe der Haut
(E) Material der Disci intervertebrales

H04 ■

→ **1.42 Die Blutbildung beginnt in der Ontogenese**
(A) im Trophoblasten
(B) in der Dottersackwand
(C) in der Leber
(D) in der Milz
(E) im Knochenmark

H05 ■

→ **1.43 Die Plica umbilicalis medialis enthält die/den**
(A) obliterierte V. umbilicalis
(B) obliterierte A. umbilicalis
(C) Urachus
(D) A. epigastrica inferior
(E) A. vesicalis superior

H95 F94 H90 F88 ■ ■

→ **1.44 Welche Aussage trifft <u>nicht</u> zu?**
Mit der Abfaltung des Embryos von der Keimscheibe beginnt
(A) die Nabelbildung
(B) der Descensus des Herzens
(C) die Überführung der seitlichen Coelompforten in das Nabelcoelom
(D) die Trennung des Haftstieles vom Dottersackstiel
(E) die Trennung der intraembryonalen Darmanlage vom Dottersack

1.6 Organogenese und Ausbildung der äußeren Körperform

H10 ■

→ **1.45 Welche der genannten Scheitel-Fersen-Längen entspricht am ehesten der eines Feten?**
(A) 4 mm
(B) 8 mm
(C) 10 mm
(D) 30 mm
(E) 250 mm

F10 ■

→ **1.46 Welches der genannten Organe durchläuft während seiner Entwicklung einen (relativen) Aszensus?**
(A) Niere
(B) Hoden
(C) Ovar
(D) Thymus
(E) Herz

F09 ■

→ **1.47 Welche Struktur ist ein Abkömmling des Wolff-Gangs (Urnierengangs)?**
(A) Prostata
(B) Testis
(C) Glandula bulbourethralis
(D) Glandula vesiculosa
(E) Urethra, Pars prostatica

H10

→ **1.48 Welches der genannten Ligamente geht am wahrscheinlichsten aus dem unteren Keimdrüsenband hervor?**
(A) Lig. cardinale uteri
(B) Lig. inguinale
(C) Lig. latum uteri
(D) Lig. sacrouterinum
(E) Lig. teres uteri

1.39 (D)   1.40 (C)   1.41 (C)   1.42 (B)   1.43 (B)   1.44 (D)   1.45 (E)   1.46 (A)   1.47 (D)   1.48 (E)

F04 ■

→ **1.49 Welche der genannten Strukturen entstammt nicht dem metanephrogenen Blastem?**
(A) Glomerulus
(B) proximaler Tubulus
(C) intermediärer Tubulus
(D) distaler Tubulus
(E) Sammelrohr

F06

→ **1.50 Ein Uterus bicornis ist zurückzuführen auf eine**
(A) Septenbildung zwischen den Genitalleisten
(B) unvollständige Entwicklung der Vagina
(C) nur teilweise Verschmelzung der Wolff-Gänge
(D) Verschmelzungsstörung der Müller-Gänge
(E) aberrierende Ureterknospe

H07

→ **1.51 Das Anti-Müller-Hormon**
(A) verhindert die testikuläre Feminisierung
(B) wird in Sertoli-Zellen produziert
(C) wird in Leydig-Zellen produziert
(D) verhindert die Bildung der Müller-Gänge
(E) führt zur Entwicklung der Wolff-Gänge

F10 ■

→ **1.52 Bei Säuglingen kann eine nicht blutige Flüssigkeit aus dem Bauchnabel austreten.**
Diese krankhafte Anomalie ist auf einen unvollständigen Verschluss einer Verbindung zu einem inneren Organ zurückzuführen.
Bei regelrechter Entwicklung entspricht diese Verbindung am ehesten welcher der genannten Strukturen?
(A) Plica umbilicalis mediana
(B) Plica umbilicalis medialis
(C) Plica umbilicalis lateralis
(D) Lig. falciforme hepatis
(E) Lig. teres hepatis

H10

→ **1.53 Das Drüsenepithel der Prostata entwickelt sich aus:**
(A) Genitalhöcker
(B) Müller-Gang
(C) Sinus urogenitalis
(D) Urogenitalfalten
(E) Wolff-Gang

F08

→ **1.54 (Laterale) Lippen- und Kieferspalten entstehen am wahrscheinlichsten durch Defekte bei der Verschmelzung zwischen**
(A) medialem Nasenwulst und Oberkieferwulst
(B) lateralem Nasenwulst und Oberkieferwulst
(C) Stirnwulst und Oberkieferwulst
(D) rechter und linker Gaumenplatte
(E) lateralem und medialem Nasenwulst

1.7 Mehrlingsbildung, Mehrfachbildung, Fehlbildung

Organfehlbildungen sind dem jeweiligen Organsystem zugeordnet.

H09 ■

→ **1.55 Welche Aussage über Zwillinge trifft zu?**
(A) Die Zwillingshäufigkeit beträgt etwa 5 % der Geburten.
(B) Eineiige Zwillinge treten im Gegensatz zu zweieiigen Zwillingen familiär gehäuft auf.
(C) Eineiige Zwillinge können durch Aufspaltung des Embryoblasten (Innere Zellmasse) entstehen.
(D) Eineiige Zwillinge haben in der Regel eine gemeinsame Amnionhöhle.
(E) Zweieiige Zwillinge haben in der Regel eine gemeinsame Amnionhöhle.

F96 F92 ■

→ **1.56 Das Vorliegen eineiiger Zwillinge wird bewiesen durch:**
(A) für jeden Embryo eine eigene Plazenta
(B) für beide Embryonen eine gemeinsame Plazenta
(C) für jeden Embryo eine eigene Amnionhöhle
(D) für jeden Embryo eine eigene Chorionhöhle
(E) Keine der Aussagen (A)–(D) trifft zu.

H05 ■

→ **1.57 Welche Aussage über die Entstehung von Zwillingen trifft am wahrscheinlichsten zu?**
(A) Monochoriale, diamniotische Zwillinge entstehen, wenn sich die Blastomeren teilen und sich 2 Keimlinge implantieren.
(B) Monochoriale, diamniotische Zwillinge entstehen, wenn sich der Embryoblast teilt und 2 Embryonen ausbildet.
(C) Monochoriale, diamniotische Zwillinge entstehen, wenn an der Keimscheibe 2 Gastrulationsbewegungen auftreten.
(D) Dichoriale, diamniotische Zwillinge entstehen, wenn der Embryoblast sich teilt und 2 Keimscheiben entwickelt.
(E) Zweieiige Zwillinge entstehen, wenn sich die Zygote teilt und sich die beiden Blastomeren getrennt weiterentwickeln.

F08 ■

→ **1.58 Welche Aussage über Siamesische Zwillinge trifft am ehesten zu?**
(A) Sie entstehen, wenn sich zwei Oozyten in einem Ovarialfollikel bilden.
(B) Sie können gemeinsame innere Organe (z. B. Herz) haben.
(C) Sie haben in der Regel eine gemeinsame Nabelschnur.
(D) Sie sind oft an den freien Extremitäten miteinander verbunden.
(E) Sie haben oft ein unterschiedliches Geschlecht.

1.8 Fragen mit Abbildung im Bildanhang

H09 ■

→ **1.59 Der DNA-Gehalt des Zellkerns einer diploiden Zelle in der G_1-Phase ihres Zellzyklus wird mit 2 C angegeben.**
Wie groß ist der DNA-Gehalt des in der Abbildung Nr. 2 des Bildanhangs markierten Zellkerns?
(A) 1/4 C
(B) 1/2 C
(C) 1 C
(D) 2 C
(E) 4 C

H10

→ **1.60 Die in der Abbildung Nr. 3 des Bildanhangs markierten Zellen befinden sich am wahrscheinlichsten in der**
(A) Prophase der 1. meiotischen Teilung
(B) Prophase der 2. meiotischen Teilung
(C) Metaphase der 2. meiotischen Teilung
(D) Anaphase der 2. meiotischen Teilung
(E) Telophase

1.9 Fragen aus Examen Frühjahr 2011

F11

→ **1.61 Welcher Abschnitt des Uterus dient normalerweise als Implantationsort für die Blastocyste?**
(A) Tubenwinkel
(B) Fornix
(C) Seitenwand
(D) Hinterwand
(E) Cervix

F11 ■

→ **1.62 Das Progesteron wird in der Plazenta gebildet vom/von**
(A) Synzytiotrophoblasten
(B) Zytotrophoblastzellen
(C) Hofbauer-Zellen
(D) Fibroblasten des Zottenbindegewebes
(E) Endothelzellen der fetalen Sinusoide

F11 ■■

→ **1.63 Welcher der genannten Einzelbefunde beweist – für sich allein genommen – das Vorliegen eineiiger Zwillinge?**
(A) für jeden Embryo eine eigene Plazenta
(B) für beide Embryonen eine gemeinsame Plazenta
(C) für jeden Embryo eine eigene Amnionhöhle
(D) für jeden Embryo eine eigene Chorionhöhle
(E) für beide Embryonen eine gemeinsame Chorion- und Amnionhöhle

F11 ■

→ **1.64 Die embryonale Entwicklung der Skelettelemente in der Abbildung Nr. 177 des Bildanhangs erfolgt aus dem/der**
(A) Dermatom
(B) Sklerotom
(C) Somitenstiel (intermediären Mesoderm)
(D) Somatopleura
(E) Splanchnopleura

1.58 (B)   1.59 (E)   1.60 (A)   1.61 (D)   1.62 (A)   1.63 (E)   1.64 (D)

2 Allgemeine Anatomie, Gewebelehre und Histogenese

2.1 Allgemeine Anatomie

F09

→2.1 Bei einer Gewebeprobe aus der Schleimhaut des Magenfundus stellt der Untersucher im histologischen Präparat das Vorkommen von reichlich Becherzellen zwischen Epithelzellen fest.
Es handelt sich hierbei am ehesten um eine/n
(A) regelrechten Befund
(B) Metaplasie
(C) Atrophie
(D) Hypertrophie
(E) Hyperplasie

F04 ■

→2.2 Während der Entwicklung findet sich Zellverschmelzung bei
(A) glatten Muskelfasern
(B) Skelettmuskelfasern
(C) Herzmuskelfasern
(D) Nervenfasern
(E) Linsenfasern

H09

→2.3 Die Transversalebene
(A) steht parallel zur Stirn
(B) teilt den Körper in eine linke und rechte Hälfte
(C) liegt in der Krümmungsebene der Lendenlordose
(D) enthält die Vertikal- und Transversalachse
(E) teilt den Körper in oberhalb und unterhalb von ihr liegende Strukturen

H08 ■

→2.4 Die Sagittalebene
(A) steht parallel zur Stirn
(B) enthält die Vertikal- und Transversalachse
(C) teilt den Körper in links und rechts von ihr liegende Strukturen
(D) teilt den Körper in oberhalb und unterhalb von ihr liegende Strukturen
(E) steht senkrecht zu den Krümmungen der Wirbelsäule

F05

→2.5 Bei Zellnekrosen kann im Blut die Konzentration von Zellenzymen ansteigen.
Eine Erhöhung der Aktivität der Kreatinkinase gibt am wahrscheinlichsten einen Hinweis auf Nekrosen von
(A) Hepatozyten
(B) Tubulusepithelien der Niere
(C) Kardiomyozyten
(D) Zellen der Nierenglomeruli
(E) Zellen der Erythropoese

H04

→2.6 An welcher Stelle haben benachbarte Strukturen typischerweise eine gemeinsame Basallamina?
(A) Alveolarseptum
(B) Blut-Hoden-Schranke
(C) Blut-Hirn-Schranke
(D) Disse-Raum
(E) Dünndarmzotten

F10

→2.7 Die Kriterien „Lage des Zellkerns" und „Anzahl der Zellkerne" im Bauelement dienen am ehesten zur Unterscheidung zwischen
(A) glatter Muskulatur und Skelettmuskulatur
(B) univakuolärem Fettgewebe und lockerem Bindegewebe
(C) glatter Muskulatur und Herzmuskulatur
(D) Eizellen und Ganglienzellen
(E) Isoprismatischem Epithel und hochprismatischem Epithel

2.2 Methoden

F10 ■

→2.8 Außer mit Bestschem Karmin kann Glykogen histologisch gut dargestellt werden mit
(A) PAS-Färbung
(B) Azanfärbung
(C) Goldner-Färbung
(D) Alcianblaufärbung
(E) Giemsa-Färbung

2.1 (B)   2.2 (B)   2.3 (E)   2.4 (C)   2.5 (C)   2.6 (A)   2.7 (A)   2.8 (A)

H99 F97 F88 F85 ■ ■
→2.9 Welches der genannten Pigmente ist eisenhaltig?
(A) Melanin
(B) Biliverdin
(C) Hämosiderin
(D) Hämatoidin
(E) Bilirubin

H94 ■
→2.10 Histochemisches Markerenzym für die Darstellung von GABA-ergen Synapsen ist
(A) saure Phosphatase
(B) Sukzinatdehydrogenase
(C) Glucose-6-phosphat-Dehydrogenase
(D) Glutamatdecarboxylase
(E) Acetylcholinesterase

H07 ■
→2.11 Manche Zellen färben sich intensiv mit sauren Farbstoffen an, z. B. Eosin (Eosinophilie).
Dies beruht am ehesten auf welchem der genannten Merkmale?
(A) einem hohen Anteil von Mitochondrien
(B) einem ausgedehnten Golgi-Feld
(C) einer großen Anzahl freier Ribosomen
(D) einer Einlagerung von Lipofuszin
(E) einem hohen Anteil von Peroxisomen

F06 ■
→2.12 Für den spezifischen Nachweis von kollagenfaserreichen Narben eignet sich welche der genannten Reaktionen/Färbungen am ehesten?
(A) Alcianblau
(B) PAS
(C) Kongorot
(D) Sudanschwarz
(E) van Gieson

H09 F02 ■
→2.13 Sie stellen bei der mikroskopischen Untersuchung des Gehirns eines verstorbenen 85-Jährigen in der Großhirnrinde regional Narbenbildung fest.
Welche der folgenden Färbemethoden gibt am ehesten Auskunft über die Art der dort vorhandenen Zellen/Fasern?
(A) Färbung zur Darstellung von kollagenen Fasern
(B) Färbung zur Darstellung von retikulären Fasern
(C) immunhistologischer Nachweis von saurem Gliafaserprotein
(D) Nissl-Färbung
(E) Markscheidenfärbung

2.3   Epithelgewebe

H00
→2.14 Welche der folgenden Zellen/Strukturen kommunizieren nicht über Gap junctions?
(A) Osteozyten
(B) glatte Muskelzellen
(C) Herzmuskelzellen (Arbeitsmuskulatur)
(D) reife Skelettmuskelzellen
(E) Enterozyten

H09 F05 ■
→2.15 Welche Kombination von Zellkontakten bildet den Schlussleistenkomplex (junktionaler Komplex) im Darmepithel?
(A) Zonula occludens, Zonula adherens und Desmosom
(B) fokaler Kontakt, Zonula adherens und Desmosom
(C) Nexus und Hemidesmosom
(D) Zonula occludens und Hemidesmosom
(E) Desmosom und Hemidesmosom

H00
→2.16 Der Anheftung einer Zelle an Nachbarstrukturen dient/dienen nicht:
(A) Cadherine
(B) Integrine
(C) (Gewebe-)Fibronektin
(D) Laminin
(E) Clathrin

H08 ■
→2.17 Bei einem Patienten wird eine Lymphknotenmetastase entdeckt, der Primärtumor ist unbekannt. Der Lymphknoten wird entnommen und immunhistochemisch untersucht. Dabei wird in den Tumorzellen ein Intermediärfilament nachgewiesen, das charakteristisch für Epithelzellen ist, wodurch die weitere Suche nach dem Primärtumor erleichtert wird.
Welches Protein wurde nachgewiesen?
(A) S-100
(B) Desmin
(C) Vimentin
(D) Nestin
(E) Zytokeratin

2.9 (C)   2.10 (D)   2.11 (A)   2.12 (E)   2.13 (C)   2.14 (D)   2.15 (A)   2.16 (E)   2.17 (E)

H97

→2.18 Der Nachweis welcher der folgenden Substanzen eignet sich am besten für eine Entscheidung, ob Zellen epithelialer Herkunft sind?
(A) Aktin
(B) Spektrin
(C) Desmin
(D) Vimentin
(E) Zytokeratine

F08 ■

→2.19 Die epitheliale Auskleidung der Pars cartilaginea der Tuba auditiva ist am ehesten ein
(A) einschichtiges hochprismatisches Epithel
(B) mehrreihiges Flimmerepithel
(C) zweischichtiges isoprismatisches Epithel
(D) mehrschichtiges unverhorntes Plattenepithel
(E) mehrschichtiges verhorntes Plattenepithel

H07

→2.20 Eine drüsenfreie Schleimhaut befindet sich im/am/in der
(A) Vestibulum oris, buccal
(B) Palatum durum
(C) Palatum molle
(D) Mesopharynx
(E) Vagina

H09

→2.21 Welches der genannten Organe besitzt typischerweise Drüsen in der Tela submucosa?
(A) Kolon
(B) Ileum
(C) Ösophagus
(D) Ureter
(E) Vesica fellea

F10

→2.22 Welches der genannten Organe besitzt Drüsen in der Tela submucosa?
(A) Vesica urinaria
(B) Vesicula seminalis
(C) Duodenum
(D) Appendix vermiformis
(E) Colon ascendens

F03 ■

→2.23 Auf der Abbildung Nr. 4 des Bildanhangs sind zwei Zellen mit 1 und 2 markiert.
Dazu sind verschiedene Aussagen gemacht, welche trifft nicht zu?
(A) Die mit 1 markierten Zellen nehmen über die luminale Zellmembran Glukose durch Na^+-Cotransport auf.
(B) Die mit 1 markierten Zellen nehmen über die luminale Zellmembran Aminosäuren durch Na^+-Cotransport auf.
(C) Die mit 1 markierten Zellen sezernieren über die basolaterale Zellmembran Chylomikronen durch Exozytose.
(D) Die mit 2 markierten Zellen sezernieren Lysozym.
(E) Die mit 2 markierten Zellen geben ihr Sekret luminal mittels Exozytose ab.

H03 ■

→2.24 Ein typisches Merkmal der Schleimhaut des Respirationstrakts ist das Vorkommen von Kinozilien. In welchem der folgenden Abschnitte fehlen sie?
(A) Bronchus segmentalis
(B) Ductus alveolaris
(C) Bronchiolus terminalis
(D) Bronchiolus
(E) Bronchus lobaris

H98 F94 ■

→2.25 In der Abbildung Nr. 5 des Bildanhangs wird gezeigt:
(A) Zylinderepithel
(B) respiratorisches Epithel
(C) Übergangsepithel
(D) unverhorntes Plattenepithel
(E) Synzytiotrophoblast

F09

→2.26 Abbildung Nr. 6 des Bildanhangs zeigt einen histologischen Schnitt durch die natürliche Oberfläche eines Organs des menschlichen Körpers.
Das abgebildete Deckepithel ist gekennzeichnet durch das Vorkommen
(A) von Becherzellen
(B) von Geschmacksknospen
(C) von Kinozilien
(D) eines Bürstensaums
(E) einer sog. „Crusta"

2.18 (E)   2.19 (B)   2.20 (E)   2.21 (C)   2.22 (C)   2.23 (D)   2.24 (B)   2.25 (C)   2.26 (A)

Allgemeine Anatomie der exokrinen und endokrinen Drüsen

2.4

F06 ■

→2.27 Sie haben ein histologisches Präparat vor sich, bei dem Drüsenanschnitte von reichlich glatter Muskulatur umgeben sind.
Das Präparat entstammt am wahrscheinlichsten dem/der:
(A) Pankreas
(B) Glandula parotidea
(C) Glandula lacrimalis
(D) Glandula mammaria lactans
(E) Prostata

F05 ■

→2.28 Welche Aussage zu den auf dem histologischen Bild der Abbildung Nr. 7 des Bildanhangs mit 1 bzw. 2 markierten Zelltypen trifft zu?
(A) 1 wird durch Gastrin gehemmt
(B) 1 bildet u. a. das Pepsinogen
(C) 1 gibt das Sekret durch Exozytose ab
(D) 2 wird durch Sekretin gehemmt
(E) 2 sezerniert Protonen

F09

→2.29 Durch eine konstitutive Sekretion wird/werden am wahrscheinlichsten freigesetzt:
(A) Trypsin
(B) Insulin
(C) Amylase
(D) Immunglobuline
(E) Histamin

H09

→2.30 Bei der parakrinen Hormonwirkung erfolgt die Signalübertragung typischerweise
(A) durch Aktionspotentiale
(B) über den Blutkreislauf
(C) durch Diffusion
(D) entlang von Neuriten
(E) zwischen Zellorganellen

F06 ■

→2.31 Holokrine Sekretion kommt vor bei (der):
(A) endokrinen Drüsen
(B) Speicheldrüsen
(C) Talgdrüsen
(D) Brustdrüse
(E) Becherzellen

H96 H91 ■

→2.32 Bei der mit Pfeilen markierten Struktur in der Abbildung Nr. 8 des Bildanhangs handelt es sich um:
(A) Talgdrüse
(B) apokrine Schweißdrüse
(C) ekkrine Schweißdrüse
(D) Haarbälge
(E) Venenplexus

H09 ■

→2.33 Der Pfeil auf der mikroskopischen Aufnahme (siehe Abbildung 9 des Bildanhangs) zeigt auf:
(A) apokrine Drüse
(B) Blasenknorpel
(C) Ganglion
(D) holokrine Drüse
(E) plurivakuoläres (braunes) Fettgewebe

F03 H96 F89 ■ ■

→2.34 Bei der auf der elektronenmikroskopischen Abbildung Nr. 10 des Bildanhangs in der Mitte zu erkennenden hellen Zelle (hell im Vergleich zu anderen Zellanschnitten) handelt es sich um eine/einen
(A) Drüsenzelle
(B) in das Gewebe eingewanderten neutrophilen Granulozyten
(C) in das Gewebe eingewanderten eosinophilen Granulozyten
(D) multivakuoläre Fettzelle
(E) Nervenzelle mit Nissl-Schollen

F10 ■

→2.35 Die in der Abbildung 11 des Bildanhangs mit X bezeichnete Struktur ist am ehesten eine/ein
(A) Langerhans-Insel
(B) seröser Drüsenazinus
(C) Schaltstück
(D) Streifenstück
(E) interlobulärer Ausführungsgang

F10

→2.36 Interzelluläre Sekretkapillaren (-kanälchen) der Speicheldrüsen
(A) dienen der Zufuhr von Stoffen zu den sekretbildenden Zellen
(B) dienen der Sekretabgabe und -ableitung
(C) sind von einem fenestrierten Endothel ausgekleidet
(D) sind von einem kontinuierlichen Endothel ausgekleidet
(E) bestehen aus Myoepithelzellen

2.27 (E)   2.28 (C)   2.29 (D)   2.30 (C)   2.31 (C)   2.32 (B)   2.33 (D)   2.34 (A)   2.35 (D)   2.36 (B)

H98

→2.37 An der Wand des mit x gekennzeichneten Ganges (siehe Abbildung Nr. 12 des Bildanhangs) findet statt:

(A) Modifizierung von Primärharn
(B) Abtransport von Milch
(C) Resorption von Fett
(D) Resorption von NaCl
(E) Abgabe von Thyreoglobulin

H04 ■

→2.38 Die in bestimmten exokrinen Drüsen für die Sekretausschüttung wichtigen kontraktilen Myoepithelzellen

(A) liegen zwischen Drüsenzellen und Basalmembran
(B) weisen motorische Endplatten auf
(C) bilden das Kontraktionshormon Oxytocin
(D) sind mehrkernige Riesenzellen
(E) stimulieren über Zonulae occludentes die Aktin-Myosinfilamente der Drüsenzellen

F02

→2.39 Welches der folgenden Hormone wird nicht durch Exozytose abgegeben?

(A) Aldosteron
(B) Adrenalin
(C) Gastrin
(D) Glukagon
(E) Insulin

F09 ■

→2.40 Welches Hormon wird im lysosomalen System aus Vorstufen abgespalten?

(A) Calcitonin
(B) Thyroxin
(C) Insulin
(D) Glucagon
(E) Parathormon

F03 ■

→2.41 Welches der folgenden Hormone wirkt auf seine Zielzelle typischerweise über zellmembranständige Rezeptoren?

(A) Cortisol
(B) Thyroxin
(C) Progesteron
(D) Prolaktin
(E) Testosteron

H00

→2.42 Welches der folgenden Hormone wirkt auf seine Zielzelle durch Bindung an intrazelluläre Rezeptoren?

(A) Adrenalin
(B) Aldosteron
(C) ADH
(D) ANP
(E) ACTH

F10 ■

→2.43 Calcitonin bewirkt eine Senkung eines erhöhten Blutcalciumspiegels durch Bindung an Calcitonin-Rezeptoren welcher Zellen?

(A) Enterozyten des Duodenums
(B) Epithelzellen des proximalen Nierentubulus
(C) Osteoklasten
(D) Hauptzellen der Gl. parathyroidea
(E) Kolonepithel

H98

Ordnen Sie den Sekretionsleistungen der Liste 1 den jeweils am ehesten zutreffenden Zelltyp der Liste 2 zu!

Liste 1

→2.44 Sekretion eines natriuretisch wirkenden Hormons

→2.45 Sekretion eines natriumretinierend wirkenden Hormons

Liste 2

(A) Drüsenzelle der Zona glomerulosa der Nebennierenrinde
(B) typische Zelle der Theca externa folliculi
(C) Myozyt des Herzvorhofs
(D) interstitielle Fibroblasten des Herzvorhofs
(E) Follikelepithelzelle der Schilddrüse

2.5   Binde- und Stützgewebe

2.5.1   Bindegewebe

H01

→2.46 Welches der folgenden Gewebe enthält im histologischen Schnitt im Vergleich zu seinen zellulären Bestandteilen die geringste Menge an Interzellularsubstanz?

(A) lockeres Bindegewebe
(B) straffes Bindegewebe
(C) hyaliner Knorpel
(D) plurivakuoläres Fettgewebe
(E) Sehnengewebe

2.37 (D)   2.38 (A)   2.39 (A)   2.40 (B)   2.41 (D)   2.42 (B)   2.43 (C)   2.44 (C)   2.45 (A)   2.46 (D)

F09 ■

→2.47 Welche der folgenden Substanzen wird/werden von freien Zellen im lockeren Bindegewebe sezerniert?
(A) Immunglobuline
(B) Keratine
(C) Kollagen Typ II
(D) Kollagen Typ IV
(E) Tubulin

H06 H99 ■

→2.48 Kollagene Fasern kommen vor
(A) in der Epidermis
(B) in den Fingernägeln
(C) im Schmelz
(D) im Haarschaft
(E) im Dentin

H04

→2.49 Welche Aussage über elastische Fasern trifft nicht zu?
(A) Sie bilden in Arterienwandungen Lamellen.
(B) Sie besitzen Mikrofibrillen.
(C) Sie besitzen als amorphe Komponente das Elastin.
(D) Sie sind reversibel dehnbar.
(E) Sie zeigen eine typische Querstreifung.

H10 ■

→2.50 Gallertiges Bindegewebe ist typisch für:
(A) Lunge
(B) Nabelschnur
(C) Niere
(D) Lymphknoten
(E) Ovar

H09 ■

→2.51 Gallertiges Bindegewebe ist typisch für:
(A) Glaskörper des Auges
(B) Knochenmark
(C) Leber
(D) Nabelschnur
(E) Subkutis

F10 ■

→2.52 Retikuläres Bindegewebe ist typisch für:
(A) rotes Knochenmark
(B) Nebenniere
(C) Ovar
(D) Haut
(E) Plexus choroideus

H08 H04 ■ ■

→2.53 Aggrecan ist ein typisches Proteoglykan
(A) des Lamellenknochens
(B) des hyalinen Knorpels
(C) des straffen kollagenen Bindegewebes
(D) des univakuolären Fettgewebes
(E) des lymphatischen Gewebes

F01

→2.54 Im lockeren Bindegewebe ist das gut ausgeprägte Wasserbindungsvermögen auf welche der folgenden Substanzen zurückzuführen?
(A) Albumine
(B) Globuline
(C) Lipoproteine
(D) Proteoglykane
(E) Kollagene

H99 H96 ■ ■

→2.55 Die Abbildung Nr. 13 des Bildanhangs zeigt die Mikrophotographie eines Querschnittes durch:
(A) Sehnerv
(B) äußeren Augenmuskel
(C) Taenie des Kolon
(D) Sehne
(E) kompakten Knochen

H06 H90 ■

→2.56 Die Abbildung Nr. 14 des Bildanhangs ist ein elektronenmikroskopisches Bild (Vergrößerung etwa 14 000-fach).
Es zeigt
(A) einen Schnitt durch die Zungenmuskulatur
(B) einen Schnitt durch die Herzmuskulatur
(C) einen Schnitt durch eine Sehne
(D) geflechtartiges kollagenes Bindegewebe
(E) Geflechtknochen

H05 F90

→2.57 Die in der Abbildung Nr. 15 des Bildanhangs markierten Faserstrukturen sind
(A) Fasern des Endostes
(B) kollagene Fasern, die im Lamellenknochen verankert sind
(C) Fasern des Periodontium (desmodontale Fasern), die im Zahnzement einer Zahnwurzel verankert sind
(D) elastische Sehnen, die im Geflechtknochen verankert sind
(E) Fasern des Perichondrium, die in der interterritorialen Knorpelsubstanz verankert sind

2.47 (A)   2.48 (E)   2.49 (E)   2.50 (B)   2.51 (D)   2.52 (A)   2.53 (B)   2.54 (D)   2.55 (D)   2.56 (D)
2.57 (B)

2.5.2 Fettgewebe

F00

→2.58 Welche Aussage über univakuoläre Fettzellen trifft nicht zu?
(A) Sie sind von retikulären Fasern umsponnen.
(B) Sie besitzen einen randständigen, abgeplatteten Kern.
(C) Sie synthetisieren VLDL-Partikel.
(D) Sie besitzen Insulinrezeptoren.
(E) Sie besitzen β-adrenerge Rezeptoren.

F10

→2.59 Für braunes Fettgewebe ist am ehesten charakteristisch ein hoher Gehalt an
(A) Melanin
(B) Lipofuszin
(C) glattem endoplasmatischen Retikulum
(D) Mitochondrien
(E) Lymphgefäßen

F10 H02 ■

→2.60 Der in der Abbildung 16 des Bildanhangs (hinsichtlich des Volumenanteils) dominierende Zelltyp gibt ins Blut ab:
(A) Leptin
(B) Milch
(C) VLDL (very low density lipoproteins)
(D) Thyroxin
(E) Chylomikronen

F06 ■

→2.61 Univakuoläre Fettzellen signalisieren ihren Speicherungszustand an den Hypothalamus durch Sekretion von
(A) Triglyceriden
(B) Cholesterin
(C) VLDL (very low density lipoprotein)
(D) Leptin
(E) Neuropeptid Y

H02

→2.62 Vitamin-A-enthaltende Fettspeicherzellen (Ito-Zellen) liegen in der
(A) Leber
(B) Retina
(C) perirenalen Fettkapsel
(D) Nebennierenrinde
(E) Rinde des Ovars

2.5.3 Knorpelgewebe

F06 ■

→2.63 Abbildung Nr. 17 des Bildanhangs zeigt Gewebe, das typisch ist für:
(A) Schädeldach
(B) Zwischenwirbelscheibe
(C) Epiglottis
(D) Rippenknorpel
(E) Ossifikationszone einer Epiphysenfuge

H08 F05 ■

→2.64 Abbildung Nr. 18 des Bildanhangs zeigt einen repräsentativen Ausschnitt aus:
(A) Substantia gelatinosa
(B) Discus intervertebralis
(C) Achillessehne
(D) Epiglottis
(E) Femurkopf

F07 ■

→2.65 Mit welcher der genannten Substanzen ist Hyaluronan (Hyaluronsäure) im hyalinen Knorpel am ehesten verbunden?
(A) Decorin
(B) Perlecan
(C) Syndecan
(D) Aggrecan
(E) Fibronectin

H02 ■■

→2.66 Elastischer Knorpel bildet das Baumaterial
(A) der knorpeligen Nasenscheidewand
(B) des Schildknorpels
(C) der Trachealspangen
(D) des Knorpels der Ohrmuschel
(E) der Gelenkknorpel

2.5.4 Knochengewebe

H04 ■

→2.67 Für die extrazelluläre Matrix des Lamellenknochens ist nicht charakteristisch das Vorkommen von
(A) Kollagen Typ II
(B) Osteonektin
(C) Osteopontin
(D) Proteoglykane
(E) Hydroxylapatit

2.58 (C)   2.59 (D)   2.60 (A)   2.61 (D)   2.62 (A)   2.63 (D)   2.64 (B)   2.65 (D)   2.66 (D)   2.67 (A)

H99 F94 F89 H85 ■ ■

→2.68 Bei den langen Röhrenknochen beginnt die Ossifikation an/in
(A) den Epiphysenfugen
(B) den Epiphysen
(C) der Diaphyse
(D) der primären Markhöhle
(E) den Apophysen

F05 ■

→2.69 Die histologischen Abbildungen Nr. 19 und Abbildungen Nr. 20 des Bildanhangs zeigen in Übersichts- und Ausschnittsvergrößerung ein frühes Stadium der Verknöcherung eines Röhrenknochens. Welche Aussage über die mit A–E markierten Bereiche trifft zu?
(A) A: Hier liegen gehäuft Osteoklasten.
(B) B: Hier ist durch direkte Ossifikation Knochen entstanden.
(C) C: Hier liegen gehäuft Osteoblasten.
(D) D: Hier liegen gehäuft Chondroklasten.
(E) E: Hier proliferieren Chondrozyten.

F07 ■

→2.70 Das Längenwachstum der Röhrenknochen wird hauptsächlich unterhalten durch
(A) Einsprossen von Blutgefäßen in den Gelenkknorpel
(B) Vermehrung der Knorpelzellen des Gelenkknorpels
(C) Vermehrung der Knorpelzellen in den Epiphysenscheiben
(D) Einsprossung von Blutgefäßen in die Epiphysenscheiben
(E) Zellteilung von Osteoklasten an der Knorpel/Knochengrenze

F08

→2.71 Ein 25-jähriger Patient stürzt auf die ausgestreckte Hand und zieht sich eine distale Radiusfraktur zu. Die Knochenenden sind gegeneinander verschoben, werden aber wieder reponiert und es erfolgt eine Ruhigstellung durch einen Gipsverband. Während eines komplikationslosen Verlaufs erwarten Sie an der Frakturstelle als Erstes:
(A) Bindegewebe
(B) Faserknorpel
(C) hyalinen Knorpel
(D) Geflechtknochen
(E) Lamellenknochenkallus

F04 ■

→2.72 Das in Abbildung Nr. 21 des Bildanhangs gezeigte Schliffpräparat stammt aus
(A) dem Dentin eines Molaren
(B) der Substantia compacta eines reifen Röhrenknochens
(C) der Substantia spongiosa eines reifen Röhrenknochens
(D) einem sich entwickelnden Knochen des Schädeldachs
(E) der perichondralen Manschette eines sich entwickelnden embryonalen Röhrenknochens

F96 H86

→2.73 Bei den fortsatzreichen Zellen der Abbildung Nr. 22 des Bildanhangs handelt es sich um
(A) Astrozyten
(B) Mikroglia
(C) Fibrozyten
(D) Osteozyten
(E) Melanozyten

2.6   Muskelgewebe

F02 ■ ■

→2.74 Auf dem EM-Bild (siehe Abbildung Nr. 23 des Bildanhangs) sind verschiedene Strukturen mit Zahlen markiert.
Welche der Aussagen trifft nicht zu?
(A) 1 enthält Aktin und Myosin.
(B) 2 enthält Aktin.
(C) 3 enthält α-Aktinin.
(D) 1 wird bei der Kontraktion des Muskels schmäler.
(E) 4 spielt bei der elektromechanischen Kopplung eine wichtige Rolle.

H02 ■

→2.75 Das elektronenmikroskopische Bild zeigt Skelettmuskulatur im Längsschnitt (siehe Abbildung Nr. 24 des Bildanhangs). Darauf sind verschiedene Strukturen markiert.
Welche der dazu gemachten Aussagen trifft nicht zu?
(A) x enthält Aktin
(B) U enthält Aktin
(C) V enthält Aktin
(D) x enthält Myosin
(E) y enthält α-Aktinin

2.68 (C)   2.69 (B)   2.70 (C)   2.71 (A)   2.72 (B)   2.73 (D)   2.74 (D)   2.75 (A)

F06 ■

→ **2.76 Welche Aussage zu Satellitenzellen der Skelettmuskelfasern trifft zu?**
(A) Sie sind durch eine Basalmembran von der Skelettmuskelfaser getrennt.
(B) Sie können sich teilen und mit Muskelfasern fusionieren.
(C) Sie kommen bevorzugt an der myotendinösen Verbindung vor.
(D) Sie umhüllen das Axonende und die motorische Endplatte.
(E) Sie sind die Hauptbildner der Basalmembran der Muskelfasern.

F05

→ **2.77 Das Muskelprotein Titin**
(A) ist mit der zytoplasmatischen Seite des Sarkolemms verbunden
(B) bindet an Troponin
(C) erstreckt sich vom Z-Streifen bis zur M-Zone
(D) bindet Tropomyosin
(E) verbindet das Sarkolemm in der myotendinalen Übergangszone mit Kollagenfasern

H05 ■

→ **2.78 Für eine ordnungsgemäße Struktur und Funktion der Skelettmuskulatur ist u. a. Dystrophin wichtig.**
Mit welcher der folgenden Strukturen der Skelettmuskelfaser ist es in erster Linie verbunden?
(A) Z-Scheibe
(B) Intermediärfilament
(C) Myosin-Filament
(D) Sarkolemm
(E) sarkoplasmatisches Retikulum

F05

→ **2.79 Die Abbildung Nr. 25 des Bildanhangs zeigt Arbeitsmyokard im mikroskopischen Bild; die Kerne sind nicht angefärbt. Durch eine immunhistochemische Technik sind Strukturen schwärzlich dargestellt. Wogegen ist der hier für die Immunhistochemie eingesetzte Antikörper gerichtet?**
(A) Occludin
(B) Connexin 43
(C) Aktin
(D) Myosin
(E) Synaptotagmin

F99

→ **2.80 Welche Aussage trifft nicht zu?**
An der Verbindung zweier Herzmuskelzellen miteinander sind typischerweise beteiligt:
(A) Zellverbindungen, die einer epithelialen Nexus-Verbindung entsprechen
(B) Zellverbindungen, die einer epithelialen Zonula adherens entsprechen
(C) Zellverbindungen, die einer epithelialen Macula adherens entsprechen
(D) Integrine mit Fibronectinrezeptoren
(E) Cadherine

H03

→ **2.81 In der glatten Muskulatur dienen die Anheftungsplaques der**
(A) Verankerung von Myosinfilamenten
(B) Verankerung von Aktinfilamenten
(C) Aggregation von Transmitterrezeptoren
(D) elektrischen Kopplung
(E) Verbindung mit autonomen Nervenendigungen

Allgemeine Anatomie des
2.7　Bewegungsapparates

H09 F03 ■

→ **2.82 Welche der folgenden Strukturen ist obligater Bestandteil von Diarthrosen?**
(A) Discus articularis
(B) Meniscus articularis
(C) Membrana synovialis
(D) Bursa synovialis
(E) Vagina synovialis

H02 ■

→ **2.83 Welche der folgenden Diarthrosen ist eine Amphiarthrose?**
(A) Articulatio cubiti
(B) Articulatio sacroiliaca
(C) Articulatio coxae
(D) Articulatio genus
(E) Articulatio talocruralis

H10

→ **2.84 In welchem Gelenk befindet sich ein hauptsächlich aus Faserknorpel bestehender Discus articularis?**
(A) Kiefergelenk (Articulatio temporomandibularis)
(B) Ellenbogengelenk (Articulatio cubiti)
(C) distales Handgelenk (Articulatio mediocarpalis)
(D) Daumensattelgelenk (Articulatio carpometacarpalis pollicis)
(E) hintere Kammer des unteren Sprunggelenks (Articulatio subtalaris)

2.76 (B)　2.77 (C)　2.78 (D)　2.79 (B)　2.80 (D)　2.81 (B)　2.82 (C)　2.83 (B)　2.84 (A)

F06 ■

→2.85 Die Gelenkflüssigkeit enthält neben Hyaluronsäure u. a. Lubricin.
Dieses wird gebildet
(A) von A-Synoviozyten
(B) von B-Synoviozyten
(C) von Knorpelzellen
(D) als Ultrafiltrat aus Kapillaren
(E) von Zellen der Membrana fibrosa

F08 ■

→2.86 Die im Innern von Schleimbeuteln befindliche Substanz
(A) wird von Becherzellen gebildet
(B) enthält Hyaluronsäure (Hyaluronan)
(C) wird von Knorpelgewebe abgegeben
(D) wird in erster Linie von Typ-B-Synoviozyten phagozytiert
(E) entstammt Zellen, die durch eine Basalmembran vom darunterliegenden Gewebe getrennt sind

H10 F04 ■

→2.87 Die Abbildung Nr. 26 des Bildanhangs zeigt:
(A) Herzmuskelfasern mit Erregungsleitungssystem
(B) Muskelspindel
(C) peripherer Nerv
(D) Sehnenscheide
(E) Vater-Pacini-Körperchen

F02 ■

→2.88 Welche Aussage über die motorische Endplatte trifft nicht zu?
(A) Auf der neuronalen Seite hat das Axon seine Myelinscheide verloren.
(B) Im synaptischen Spalt ist glykoproteinreiches Material nachweisbar.
(C) Sie benötigt den vesikulären Acetylcholintransporter im synaptischen Spalt.
(D) Sie enthält in der postsynaptischen Membran nikotinische Acetylcholinrezeptoren.
(E) Sie ist ein Ort der Aggregation von Acetylcholinrezeptoren.

F99 ■

→2.89 Der virtuelle Hebelarm eines Muskels
(A) ist die gedachte lineare Verbindung von Ursprung und Ansatz
(B) ist immer länger als der reale Hebelarm
(C) bleibt grundsätzlich während des Bewegungsablaufes in einem Gelenk konstant
(D) geht in die Drehmomentberechnung ein
(E) ist bei gefiederten Muskeln länger als bei parallelfaserigen

F06 ■

→2.90 Skelettmuskelfasern des Bewegungsapparats erfüllen Halte- und Bewegungsfunktionen. Dazu besitzen verschiedene Muskelindividuen eine unterschiedliche Zusammensetzung an spezialisierten Skelettmuskelfasern.
Welche Aussage zu Fasertypen der Skelettmuskulatur trifft zu?
(A) Die meisten Muskeln bestehen entweder aus Typ-I- oder Typ-II-Fasern.
(B) Typ-I-Fasern sind für besonders schnelle (phasische) Bewegungen erforderlich.
(C) Typ-I-Fasern gewinnen Energie (ATP) vor allem durch oxidative Phosphorylierung.
(D) Tonusfasern sind Zuckungsfasern von Haltemuskeln.
(E) Typ-II-Fasern führen hauptsächlich Haltefunktionen aus.

2.8 Nervengewebe

F03 H98

→2.91 Außer in Spinalganglien kommen Perikarya pseudounipolarer Nervenzellen typischerweise vor im
(A) Vorderhorn des Rückenmarks
(B) Seitenhorn des Rückenmarks
(C) Hinterhorn des Rückenmarks
(D) Ganglion trigeminale
(E) Gyrus praecentralis

H08 ■■

→2.92 Pseudounipolare Nervenzellen dominieren im/in der
(A) Ganglion spirale cochleae
(B) Ganglion superius nervi glossopharyngei
(C) Ganglion vestibulare
(D) inneren Körnerschicht der Retina
(E) Regio olfactoria der Nasenschleimhaut

F07 ■

→2.93 Pseudounipolare Nervenzellen herrschen am ehesten vor im
(A) Ganglion submandibulare
(B) Ganglion inferius n. vagi
(C) Ganglion oticum
(D) Ganglion ciliare
(E) Ganglion coeliacum

2.85 (B)   2.86 (B)   2.87 (B)   2.88 (C)   2.89 (D)   2.90 (C)   2.91 (D)   2.92 (B)   2.93 (B)

H09 ■

→ **2.94 Welche Strukturen findet man nicht in einem Spinalganglion?**
(A) Axone
(B) Interneurone
(C) Mantelzellen
(D) Perikaryen von Neuronen
(E) Schwann-Zellen

F01 ■

→ **2.95 Bei der Regeneration von durchtrennten peripheren Nerven spielt/spielen die führende Rolle:**
(A) Schmidt-Lanterman-Einkerbungen
(B) Schwann-Zellen ([Hanken]Büngner-Bänder)
(C) Ranvier-Schnürringe
(D) Mantelzellen der Spinalganglien
(E) das Epineurium

F09 F03 ■

→ **2.96 Welche Zellen sind im Schnitt durch den Isocortex (siehe Abbildung Nr. 27 des Bildanhangs) markiert?**
(A) Astrozyten
(B) Oligodendrozyten
(C) radiäre Glia
(D) Projektionsneurone
(E) Interneurone

H05 H97 ■

→ **2.97 Die auffällig verzweigten Zellen (Versilberung) der Abbildung Nr. 28 des Bildanhangs sind**
(A) Mesenchymzellen
(B) Retikulumzellen
(C) dendritische Zellen des Lymphknotens
(D) multipolare Nervenzellen
(E) Astrozyten

H08 ■

→ **2.98 Welche der Komponenten ist die entscheidendste Barriere der Blut-Hirn-Schranke?**
(A) Myelinscheiden von Oligodendrozyten
(B) Tight junctions des Gefäßendothels
(C) Gap junctions von Astrozyten
(D) Hemidesmosomen der Ependymzellen
(E) Adhaerens-Kontakte von Nervenzellen

H10

→ **2.99 Zur Radialglia (radiären Glia) gehören**
(A) Bergmann-Gliazellen im Cerebellum
(B) Epithelzellen des Plexus choroideus (Plexusepithel)
(C) Mikrogliazellen
(D) Oligodendrozyten
(E) protoplasmatische Astrozyten

F08 ■

→ **2.100 Saures Gliafaserprotein (GFAP) ist am ehesten ein Kennzeichen von**
(A) Mikrogliazellen
(B) Ependymzellen
(C) Astrozyten
(D) Oligodendrozyten
(E) Zapfen der Retina

F08 ■

→ **2.101 Ein Tumor im inneren Gehörgang geht von Gliazellen des N. VIII aus.**
Bei den Ursprungszellen handelt es sich am wahrscheinlichsten um
(A) Mikroglia
(B) Ependymzellen
(C) Schwann-Zellen
(D) Oligodendrozyten
(E) Astrozyten

H01

→ **2.102 Bei einem 15-jährigen Jungen gingen aufgrund einer Poliomyelitis (Kinderlähmung) viele motorische Vorderhornzellen zugrunde.**
30 Jahre nach der Erkrankung wurde bei einer Obduktion festgestellt, dass die zugrunde gegangenen Zellen durch andere Zellen ersetzt worden waren.
Bei diesen Zellen handelt es sich am ehesten um:
(A) Mikrogliazellen (Hortega-Glia)
(B) Renshaw-Zellen
(C) Astrozyten
(D) Oligodendrozyten
(E) Zellen der Dura mater

H10 ■

→ **2.103 Aus welcher Region des Nervensystems stammt die mikroskopische Aufnahme der Abbildung, Nr. 29 des Bildanhangs?**
(A) Cortex cerebri
(B) Cortex cerebelli
(C) Hypophyse
(D) Lamina tecti mesencephali
(E) Medulla spinalis

2.94 (B)   2.95 (B)   2.96 (D)   2.97 (E)   2.98 (B)   2.99 (A)   2.100 (C)   2.101 (C)   2.102 (C)   2.103 (B)

F06 ■

→2.104 Welcher der aufgelisteten Zelltypen ist ein Makrophagen-ähnlicher Phagozyt im Nervengewebe?
(A) Schwann-Zelle
(B) Mantelzelle
(C) protoplasmareicher Astrozyt
(D) Oligodendrozyt
(E) Mikroglia

F07 F00

Ordnen Sie den Aussagen der Liste 1 die jeweils am ehesten zutreffende schematische Darstellung eines Neurons der Liste 2 zu (siehe untenstehende Abbildung)!

Liste 1
→2.105 Zellkörper liegt im Spinalganglion
→2.106 Zellkörper liegt im Ganglion vestibulare

Liste 2

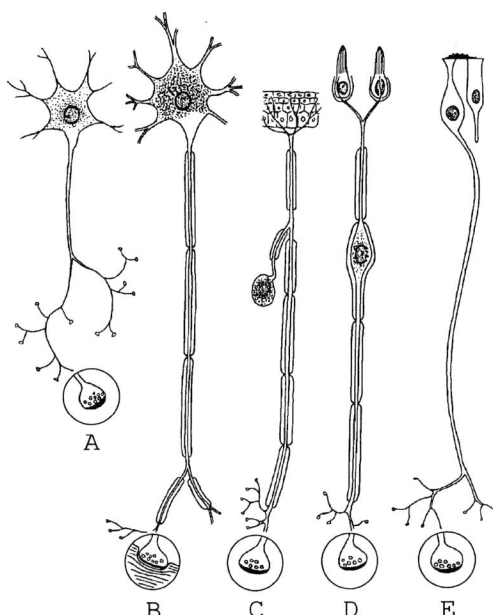

H04 ■

→2.107 Im Bereich der Myelininzisuren (Schmidt-Lanterman-Einkerbungen) ist der Stoffaustausch im Vergleich zum kompakten Myelin erleichtert.
Diese Myelininzisuren enthalten gegenüber kompaktem Myelin besonders viel(e)
(A) Myelin-basisches Protein
(B) Desmosomen
(C) fokale Kontakte
(D) Zonulae occludentes (tight junctions)
(E) Nexus (gap junctions)

F03 H99 F95

→2.108 Periphere marklose Nervenfasern
(A) sind Axone von γ-Motoneuronen
(B) haben sehr lange Internodien
(C) haben Mesaxone
(D) haben Durchmesser von etwa 10 μm
(E) bilden motorische Endplatten

H07

→2.109 Welches der genannten Proteine ist am ehesten für den schnellen axonalen Transport verantwortlich?
(A) Actin
(B) Myosin
(C) Kinesin
(D) Neurofilamentprotein-L (NFL)
(E) Nestin

H96

→2.110 Welche Aussage über coated vesicles (Stachelsaumbläschen) von Synapsen trifft nicht zu?
(A) Sie liegen in der Präsynapse.
(B) Sie sind von einem Clathrin-Mantel umgeben.
(C) Sie können ihren Clathrin-Mantel „ablegen".
(D) Sie spielen beim Recycling synaptischer Bläschen eine Rolle.
(E) Sie dienen in cholinergen Synapsen der Endozytose von Acetylcholinesterase.

H10

→2.111 Die Abbildung Nr. 30 des Bildanhangs zeigt eine Versilberung des Cortex cerebri in mittlerer und starker Vergrößerung. In beiden Bildern ist eine Struktur durch einen Kreis gekennzeichnet.
In der Zellmembran dieser Struktur finden Sie besonders viel(e)
(A) basisches Myelinprotein (MBP)
(B) spannungsabhängige Na$^+$-Kanäle
(C) Tetanustoxin-sensitive Proteine
(D) Transmitterrezeptoren
(E) vakuoläre Protonenpumpen

F10 ■

→2.112 Synaptische Bänder/Lamellen finden sich typischerweise in
(A) Haarzellen des Gleichgewichtsorgans
(B) Horizontalzellen der Retina
(C) amakrinen Zellen der Retina
(D) Pituizyten des Hypophysenhinterlappens
(E) Mitralzellen des Bulbus olfactorius

2.104 (E)   2.105 (C)   2.106 (D)   2.107 (E)   2.108 (C)   2.109 (C)   2.110 (E)   2.111 (D)   2.112 (A)

2.9 Allgemeine Anatomie des Nervensystems

F10 ■

→ **2.113** Um verschiedene Erkrankungen des peripheren Nervensystems unterscheiden zu können, reicht eine körperliche Untersuchung der Symptome oft nicht aus. Erst der Histopathologe vermag dann eine Diagnose zu stellen. Dafür benötigt er ein histologisches Präparat eines möglichst dicken peripheren Nerven, der funktionell relativ unbedeutend ist. Welcher der folgenden Nerven eignet sich am besten für eine Exzisionsbiopsie?
(A) N. fibularis communis
(B) N. ulnaris
(C) N. obturatorius
(D) N. musculocutaneus
(E) N. suralis

H08 ■

→ **2.114** Zur diagnostischen Abklärung einer Nervenerkrankung soll eine Biopsie eines peripheren Nerven entnommen werden. Sie wählen einen sensiblen Nerven aus, dessen autonomes Areal besonders klein ist und der ein für die taktile Wahrnehmung möglichst wenig bedeutsames Gebiet versorgt.
Sie wählen den
(A) N. occipitalis major
(B) R. superficialis n. radialis
(C) N. cutaneus femoris lateralis
(D) N. suralis
(E) N. thoracicus longus

F98

→ **2.115** Welche Aussage trifft <u>nicht</u> für alle Spinalnerven von C2–S4 zu?
Sie
(A) entstehen aus der Vereinigung von Radix anterior und Radix posterior
(B) treten durch die Foramina intervertebralia aus
(C) teilen sich u. a. in einen Ramus anterior und Ramus posterior auf
(D) führen präganglionäre sympathische Fasern
(E) enthalten Fasern der gemeinsamen motorischen Endstrecke

F09 ■

→ **2.116** Der Patellarsehnenreflex kann nur dann ausgelöst werden, wenn
(A) die Pyramidenbahn (Tractus corticospinalis) unterbrochen ist
(B) die Hinterstrangbahnen (Fasciculus gracilis und cuneatus) intakt sind
(C) die dem N. femoralis zugeordneten Radices posteriores intakt sind
(D) der Reflex zuvor nicht zu oft ausgelöst wurde und noch nicht ermüdet ist
(E) der Patient bei Bewusstsein ist

H09 ■

→ **2.117** Über dem Nabel liegt die Head-Zone des/der
(A) Dickdarms
(B) Dünndarms
(C) Gallenblase
(D) Speiseröhre
(E) Zwerchfells

H02

→ **2.118** Perikarya sowohl sympathischer als auch parasympathischer postganglionärer Neurone liegen gemeinsam im/in
(A) Ganglion impar
(B) Ganglion stellatum
(C) Ganglion submandibulare
(D) Plexus myentericus
(E) Plexus hypogastricus inferior

H07 ■

→ **2.119** Sinneszellen mit Neuriten (primäre Sinneszellen) sind:
(A) Tastzellen der Meissner-Körperchen
(B) Geschmackszellen in den Geschmacksknospen
(C) Riechzellen in der Regio olfactoria
(D) Sinneszellen der Crista ampullaris
(E) Haarzellen des Corti-Organs

H08 ■

→ **2.120** Die interstitiellen Zellen von Cajal sind
(A) Schrittmacherzellen im mesenzephalen Nucleus interstitialis Cajal
(B) Nervenzellen im oberen Kleinhirnstiel
(C) Gliazellen im Interstitium des Spinalganglions
(D) Schrittmacherzellen in der Darmwand
(E) Nervenzellen in der Substantia gelatinosa

2.113 (E)   2.114 (D)   2.115 (D)   2.116 (C)   2.117 (B)   2.118 (E)   2.119 (C)   2.120 (D)

H05

→ **2.121 Bei welchem Reflex ist der Parasympathikus als efferenter Schenkel unmittelbar Teil des Reflexbogens?**
(A) Lidschlussreflex
(B) Hustenreflex
(C) Miktionsreflex
(D) Cremaster-Reflex
(E) Niesreflex

F07

→ **2.122 Bei einer Operation wird im Halsbereich ein gutartiger Tumor entfernt. Bei der histopathologischen Untersuchung zeigt sich der grundsätzlich gleiche Bau wie im gesunden Organ: Läppchenstruktur, in den Läppchen Hauptzellen (= Typ-I-Zellen), die von Hüllzellen (= Typ-II-Zellen) umgeben sind, viele Kapillaren und Nervenfasern.**
Dieser Tumor ist am wahrscheinlichsten ausgegangen von der/vom
(A) Glandula parathyroidea
(B) Glandula thyroidea
(C) Ventriculus laryngis
(D) Glomus caroticum
(E) Sinus caroticus

2.10 Allgemeine Anatomie des Kreislaufsystems

H04 ■

→ **2.123 Welcher der Gefäßabschnitte des Feten bleibt auch nach der Geburt zeitlebens über seine gesamte Strecke geöffnet?**
(A) Ductus arteriosus
(B) Ductus venosus
(C) Sinus coronarius
(D) A. umbilicalis
(E) V. umbilicalis

F02 ■

→ **2.124 Welche Aussage zum Ductus venosus trifft zu?**
(A) Er obliteriert vor der Geburt.
(B) Er führt im Vergleich zur fetalen Aorta sauerstoffarmes Blut.
(C) Er leitet aus der Plazenta kommendes Blut zur Vena cava inferior.
(D) Nach Obliteration entsteht aus ihm das Ligamentum teres hepatis.
(E) Er verläuft im Ligamentum falciforme.

F08 ■

→ **2.125 Unter den aufgeführten Gefäßen führt/führen im fetalen Kreislauf des sauerstoffärmste Blut:**
(A) Aa. umbilicales
(B) V. umbilicalis
(C) V. iliaca interna
(D) Ductus venosus
(E) Ductus arteriosus

H03 ■

→ **2.126 Welche der folgenden Strukturen ist kein obliterierter Abschnitt des fetalen Blutkreislaufs?**
(A) Lig. venosum
(B) Lig. teres hepatis
(C) Lig. arteriosum
(D) Plica umbilicalis medialis (Lig. umbilicale mediale)
(E) Plica umbilicalis mediana (Lig. umbilicale medianum)

F03 ■

→ **2.127 Die in der Schemazeichnung der Facies visceralis der Leber des Erwachsenen mit y bezeichnete Struktur führt während der Fetalzeit**

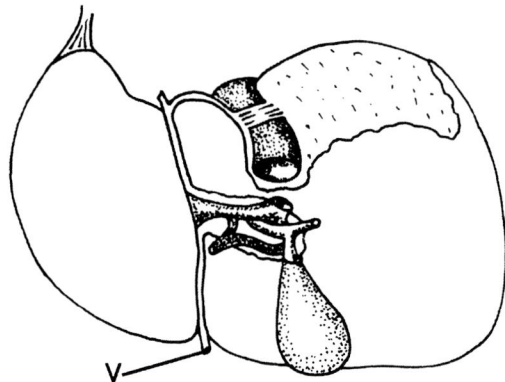

(A) den Urachus
(B) sauerstoffreiches Blut in einer Vene von der Nabelschnur
(C) sauerstoffarmes Blut in einer Vene von der Nabelschnur
(D) sauerstoffreiches Blut in einer Arterie zur Nabelschnur
(E) sauerstoffarmes Blut in einer Arterie zur Nabelschnur

2.121 (C)   2.122 (D)   2.123 (C)   2.124 (C)   2.125 (C)   2.126 (E)   2.127 (B)

H08 F03 H00 ■■

→**2.128 Wo sind die Kapillarendothelien typischerweise vom kontinuierlichen (lückenlosen, nicht fenestrierten) Typ?**
(A) Lunge
(B) Nierenglomerulus
(C) Leberläppchen
(D) Nebenniere
(E) Inselorgan des Pankreas

F06 H01 ■

→**2.129 Fenestrierte Kapillaren sind charakteristisch für den/die**
(A) Locus coeruleus
(B) Substantia nigra
(C) Area postrema
(D) Oliva
(E) Pyramis

F07 ■

→**2.130 In welchem Bereich sind Kapillaren mit gefenstertem Endothel typisch?**
(A) Ncl. dentatus des Cerebellums
(B) Ncl. vestibularis lateralis (Deiters)
(C) Area postrema
(D) Ncl. accumbens (Fundus striati)
(E) Bulbus olfactorius

F08 ■

→**2.131 Endothelzellen mit Poren ohne Diaphragma sind am ehesten typisch für Blutgefäße der:**
(A) Leberläppchen
(B) Harnblase
(C) Tränendrüse
(D) Schilddrüse
(E) Haut

H07 ■■

→**2.132 Wo ist der Anteil von Kapillaren mit fenestriertem Endothel am höchsten?**
(A) Lunge
(B) Herz
(C) Thymus
(D) Nervensystem
(E) Darmzotten

F00

→**2.133 Die fluoreszenzmikroskopische Abbildung Nr. 31 des Bildanhangs zeigt eine kleine Arterie. Es ist/sind hier besonders hervorgehoben:**
(A) sympathische Nervenfasern
(B) dendritische Zellen
(C) Korbzellen
(D) Kollagen Typ III
(E) Elastin

H06

→**2.134 Welches der folgenden Blutgefäße hat relativ zum Lumen die dickste Wand?**
(A) Arterie vom elastischen Typ
(B) Arterie vom muskulären Typ
(C) Arteriole
(D) Sinus
(E) Venule

F10 ■

→**2.135 Welche Arterie hat den größten Reichtum an elastischen Fasern?**
(A) A. carotis communis
(B) A. maxillaris
(C) A. brachialis
(D) A. iliaca externa
(E) A. cerebri media

H08 ■

→**2.136 Die Abbildung Nr. 32 des Bildanhangs zeigt eine elektronenmikroskopische Aufnahme der Arteriolenwand. Bei den mit Pfeilen gekennzeichneten Strukturen handelt es sich um**
(A) Weibel-Palade-Körperchen
(B) synaptische Vesikel
(C) Caveolae
(D) Multivesicular bodies
(E) T-Tubuli

F09 ■

→**2.137 Die Abbildung Nr. 33 des Bildanhangs zeigt eine elektronenmikroskopische Aufnahme der Arteriolenwand. Bei der mit einem X bezeichneten Struktur handelt es sich um eine/n**
(A) Endothelzelle
(B) glatte Muskelzelle
(C) Perizyten
(D) Fibroblasten
(E) Nervenendigung

2.128 (A)   2.129 (C)   2.130 (C)   2.131 (A)   2.132 (E)   2.133 (A)   2.134 (C)   2.135 (A)   2.136 (C)
2.137 (E)

F94

→**2.138 Welche Aussage trifft nicht zu?**
Schwellkörper befinden sich
(A) in der Nasenschleimhaut
(B) am Übergang des Magens in das Duodenum
(C) in der Schleimhaut des Canalis analis
(D) im Penis
(E) in der Klitoris

H01

→**2.139 Welches Organ ist in ein Pfortadersystem einge-bunden?**
(A) Hypophysenvorderlappen
(B) Glomus caroticum
(C) Epiphyse (Corpus pineale)
(D) Epithelkörperchen
(E) Schilddrüse

F99

→**2.140 Weibel-Palade-Körperchen sind**
(A) spezialisierte Sekretgranula von Gefäß-Endothelzel-len
(B) kristalline Einschlüsse in Granula eosinophiler Gra-nulozyten
(C) spezialisierte Sekretgranula von neutrophilen Gra-nulozyten
(D) Calcium-speichernde Organellen an dendritischen Dornen
(E) Surfactant enthaltende Organellen in Alveolarzel-len Typ II

F02 ■

→**2.141 Welche Aussage über Lymphkapillaren trifft nicht zu?**
(A) Sie beginnen blind im interstitiellen Raum des Bin-degewebes.
(B) Sie nehmen Gewebeflüssigkeit auf.
(C) Sie weisen eine durchgehende Basalmembran auf.
(D) Sie nehmen Zellen aus dem Interstitium auf.
(E) Aus ihnen gehen (größere) Lymphgefäße hervor.

2.11   Blut und Knochenmark

F06 ■

→**2.142 Die ersten roten Blutzellen entstehen vorge-burtlich in/im**
(A) der Leberanlage
(B) der Milzanlage
(C) primären Knochenmark
(D) sekundären Knochenmark
(E) der Wand des Dottersacks

H06 H01 ■

→**2.143 Myeloblasten**
(A) bilden Myelin
(B) sind Vorläufer von Muskelzellen
(C) finden sich vorwiegend im peripheren Blut
(D) sind Vorläuferzellen von Megakaryozyten
(E) sind Vorläuferzellen von Granulozyten

F06 ■

→**2.144 Blutbildendes rotes Knochenmark fehlt beim Erwachsenen**
(A) im Caput femoris
(B) im Caput humeri
(C) in der Diaphysis tibiae
(D) in den Rippen
(E) im Darmbeinkamm

F07

→**2.145 Die Gesamtmenge des roten Knochenmarks beim jungen Erwachsenen beträgt etwa**
(A) 0,35 kg
(B) 0,65 kg
(C) 1,3 kg
(D) 2,6 kg
(E) 5,2 kg

H08

→**2.146 Die Abbildung Nr. 34 des Bildanhangs zeigt blutbildendes Gewebe.**
Aus der mit X bezeichneten Zelle entstehen
(A) Erythrozyten
(B) Lymphozyten
(C) neutrophile Granulozyten
(D) Monozyten
(E) Thrombozyten

F03 H02 ■

→**2.147 Welche Aussage über Erythrozyten trifft nicht zu?**
(A) Sie entstehen im Knochenmark.
(B) Sie zirkulieren durchschnittlich etwa 100–120 Ta-ge in der Blutbahn.
(C) Sie werden am Ende ihrer Lebenszeit von Makro-phagen phagozytiert.
(D) Sie enthalten Carboanhydrase.
(E) Sie benötigen Mitochondrien für ihren Stoffwech-sel.

2.138 (B)   2.139 (A)   2.140 (A)   2.141 (C)   2.142 (E)   2.143 (E)   2.144 (C)   2.145 (C)   2.146 (E)
2.147 (E)

F04

2.148 Der Durchmesser eines menschlichen Erythrozyten im Blutausstrich beträgt etwa
(A) 0,1 µm
(B) 0,75 µm
(C) 3,5 µm
(D) 7,5 µm
(E) 75 µm

F06 F92 ∎

Ordnen Sie den Werten des Differenzialblutbildes der Liste 1 die jeweils am ehesten zutreffende Zellgruppe der Liste 2 zu!

Liste 1
2.149 55–65 %
2.150 2–4 %

Liste 2
(A) eosinophile Granulozyten
(B) neutrophile Granulozyten
(C) basophile Granulozyten
(D) Retikulozyten
(E) Lymphozyten

H07

2.151 Die Zahl der Retikulozyten im Blut sagt in erster Linie etwas aus über die
(A) Aktivität der Erythropoese im roten Knochenmark
(B) Zahl der Retikulumzellen im Knochenmark
(C) Phagozytosefähigkeit der Milz
(D) Gerinnungsfähigkeit des Blutes
(E) Funktion der Monozyten im Blut

F03 ∎

2.152 Welche Aussage über eosinophile Granulozyten trifft nicht zu?
(A) Sie entstehen im Knochenmark.
(B) Sie bilden Immunglobuline vom Typ E (IgE).
(C) Sie können im Blut bei allergischen Erkrankungen vermehrt sein.
(D) Sie können im Blut bei parasitären Erkrankungen vermehrt sein.
(E) Sie sind im Gewebe, z. B. in der Lamina propria des Magen-Darm-Traktes, zu finden.

H01

2.153 Welche der genannten, im Blut vorkommenden Zellen rezirkulieren am stärksten?
(A) Monozyten
(B) Retikulozyten
(C) neutrophile Granulozyten
(D) T-Lymphozyten
(E) eosinophile Granulozyten

F99

2.154 Welcher der folgenden Vorgänge ist bei der Phagozytose eines Bakteriums durch einen neutrophilen Granulozyten nicht beteiligt?
(A) Opsonierung des Bakteriums mit spezifischen Antikörpern
(B) Fixierung des Bakteriums an die Oberfläche des Granulozyten durch spezifische Rezeptoren gegen die AB-Fragmente der Antikörper.
(C) Internalisierung des Bakteriums mit Ausbildung eines Phagosoms
(D) Fusion des Phagosoms mit lysosomalen Granula
(E) intrazellulärer Abbau des Bakteriums innerhalb eines Phagolysosoms

F03 ∎

2.155 Neutrophile Granulozyten besitzen nicht:
(A) Fc-Rezeptoren
(B) Rezeptoren für die Komplementkomponente C3b
(C) MHC-Proteine der Klasse II
(D) Zelladhäsionsmoleküle
(E) lysosomale Granula

H07 ∎

2.156 Abbildung Nr. 35 des Bildanhangs zeigt einen Blutausstrich eines Patienten mit drei kernhaltigen Zellen.
Ein typischer Inhaltsstoff dieser Zellen ist/sind:
(A) Heparin
(B) Perforine
(C) MBP (Major basic protein)
(D) Histamin
(E) von-Willebrand-Faktor

H02 ∎

2.157 Welche Aussage über Mastzellen trifft nicht zu?
(A) Sie sind nur wenige Tage lebensfähig.
(B) Sie besitzen basophile Granula.
(C) Sie enthalten in ihren Granula Histamin.
(D) Sie besitzen IgE-Rezeptoren.
(E) Degranulierung der Mastzellen bei Antigen-Zweitkontakt ist ursächlich beteiligt an der Entstehung des anaphylaktischen Schocks.

H08 H00 ■

→2.158 Welche Zelle ist nach Stimulation besonders zur Bildung toxischer Sauerstoffradikale befähigt („respiratory burst")?
(A) basophiler Granulozyt
(B) Plasmazelle
(C) neutrophiler Granulozyt
(D) T-Lymphozyt
(E) Mastzelle

H94 ■

→2.159 Welche Aussage trifft nicht zu?
Auf der Abbildung Nr. 36 des Bildanhangs ist eine weiße Blutzelle gezeigt.
Zellen dieser Art
(A) sind langlebig, halten sich allerdings nur vorübergehend (Stunden bis wenige Tage) im Blut auf
(B) sind zur Phagozytose befähigt
(C) sind zur Antikörperproduktion befähigt
(D) tragen auf ihrer Oberfläche Rezeptoren für die Fc-Fragmente von Immunglobulinen
(E) sind mit einem Durchmesser bis zu 20 µm die größten Leukozyten

H09 ■

→2.160 Die Abbildung Nr. 37 des Bildanhangs zeigt das histologische Bild einer Schleimhautbiopsie mit einer pathologisch erhöhten Zahl von Zellen.
Bei diesen Zellen (Pfeile) handelt es sich am wahrscheinlichsten um
(A) eosinophile Granulozyten
(B) Lymphozyten
(C) Mastzellen
(D) Monozyten
(E) Plasmazellen

2.12 Allgemeine Anatomie des Immunsystems

H08

→2.161 Die Präsentation von Antigenpeptiden mittels MHC-Molekülen der Klasse I ermöglicht in erster Linie die Antigenerkennung durch
(A) basophile Granulozyten bzw. Mastzellen
(B) B-Lymphozyten
(C) CD8-positive zytotoxische T-Lymphozyten
(D) CD4-positive T-Helferzellen
(E) Monozyten bzw. Makrophagen

H09

→2.162 Welche der genannten Zellen sind am ehesten organspezifische Makrophagen?
(A) Clara-Zellen
(B) Ito-Zellen
(C) Kupffer-Zellen
(D) Leydig-Zellen
(E) Paneth-Körnerzellen

H10 ■

→2.163 Die Clara-Zellen des Respirationstraktes dienen u. a. der unspezifischen Abwehr, weil sie typischerweise
(A) eingedrungene Pathogene (z. B. Pneumokokken) phagozytieren
(B) die Surfactant-Proteine SP-A und SP-D sezernieren
(C) die Phospholipide des Surfactant sezernieren
(D) lokal Belüftung und Durchblutung regulieren
(E) Komplementfaktoren sezernieren

H05

→2.164 Bei der so genannten nicht adaptiven Immunabwehr gegen Bakterien spielen toll-(like)Rezeptoren eine Rolle.
Sie
(A) dienen der Adhäsion von Makrophagen am Endothel
(B) spielen eine Rolle bei der Reaktion von Makrophagen mit Bakterienbestandteilen
(C) spalten die Komplementkomponente C3
(D) dienen der Adhäsion von Lymphozyten bei deren „homing"
(E) dienen der erleichterten Diffusion von Komplementkomponenten durch die Basalmembran

H03 H02 ■

→2.165 Welche Aussage über Makrophagen trifft nicht zu?
(A) Vorläuferzellen sind Monozyten.
(B) Sie bilden Zytokine.
(C) Sie besitzen F_C-Rezeptoren für Immunglobuline der Klasse G (IgG).
(D) Sie besitzen Komplement-Rezeptoren.
(E) Sie bilden Perforine.

F06

→2.166 Das Vorkommen von Plasmazellen ist am wenigsten wahrscheinlich:
(A) im Lymphknotenmark
(B) in der roten Pulpa der Milz
(C) im Knochenmark
(D) in der Schleimhaut des Jejunum
(E) im Blut

2.158 (C) 2.159 (C) 2.160 (A) 2.161 (C) 2.162 (C) 2.163 (B) 2.164 (B) 2.165 (E) 2.166 (E)

H10 ■

→2.167 Welches histologische Kriterium charakterisiert die Milz und unterscheidet sie von allen anderen lymphatischen Organen?
Das Vorhandensein
(A) von Hassall-Körperchen
(B) von hochendothelialen Venulen (HEV)
(C) eines Maschenwerks von Epithelzellen
(D) einer periarteriellen Lymphozytenscheide (PALS)
(E) eines Randsinus

F10 ■

→2.168 Ein zur Organidentifizierung nutzbares histologisches Kennzeichen des Thymus ist das Vorhandensein von
(A) Pulpavenen
(B) Trabekeln mit Gefäßen
(C) Hassall-Körperchen
(D) Randsinus
(E) Lymphfollikeln

F09 ■ ■

→2.169 In welcher Struktur finden sich hochendotheliale Venolen?
(A) Knochen
(B) Knorpel
(C) Lymphknoten
(D) Milz
(E) Niere

H02 ■

→2.170 Welche der folgenden Aussagen zum Lymphknoten trifft nicht zu?
(A) Der Cortex enthält Lymphfollikel.
(B) Der Paracortex enthält Hochendothelvenolen.
(C) Der Marginalsinus grenzt unmittelbar an das Mark.
(D) Die Sinus(Wände) enthalten Makrophagen.
(E) Die Markstränge enthalten Plasmazellen.

H03 ■

→2.171 In der in Abbildung Nr. 38 des Bildanhangs mit X bezeichneten Region
(A) verlassen Lymphozyten die Blutbahn
(B) treten Lymphozyten in die Blutbahn ein
(C) phagozytieren Makrophagen apoptotische Lymphozyten
(D) sezernieren Plasmazellen Antikörper in die Blutbahn
(E) werden T-Lymphozyten geprägt

F10 ■

→2.172 Bei den in der Abbildung Nr. 39 des Bildanhangs mit Pfeilen markierten Strukturen handelt es sich um
(A) Trabekelarterien
(B) Trabekelvenen
(C) Zentralarterien
(D) Pinselarteriolen
(E) Milzsinus

H08 F05 ■ ■

→2.173 Die Abbildung Nr. 40 des Bildanhangs zeigt einen Ausschnitt aus einem Lymphknoten.
Welche Aussage über das markierte Gefäß trifft zu?
(A) Es ist eine Zentralarterie.
(B) Es ist ein Lymphsinus.
(C) Durch dieses Gefäß verlassen neugebildete Lymphozyten den Lymphknoten.
(D) Dieses Gefäß wird von interdigitierenden dendritischen Zellen ausgekleidet.
(E) Rezirkulierende Lymphozyten treten durch die Wand dieses Gefäßes in das umgebende Gewebe.

F07

→2.174 Naive T-Lymphozyten wandern aus dem Blut über das Endothel postkapillärer (hochendothelialer) Venulen in lymphatisches Gewebe ein.
Welches der folgenden Moleküle auf der Oberfläche der T-Lymphozyten ist für den ersten unmittelbaren Kontakt zwischen Lymphozyt und Endothel besonders wichtig?
(A) E-Selektin
(B) L-Selektin
(C) T-Zell-Rezeptor
(D) P-Selektin
(E) Endotheliales Cadherin (VE-Cadherin)

H04

→2.175 Der histologische Schnitt der Abbildung Nr. 41 des Bildanhangs zeigt den Ausschnitt eines Lymphknotens.
Welche Aussage zu den mit Buchstaben A–E markierten Stellen trifft zu?
(A) Hier präsentieren typischerweise interdigitierende dendritische Zellen Antigene.
(B) Hier filtern Makrophagen Fremdstoffe aus der Lymphe.
(C) Hier verlassen rezirkulierende Lymphozyten den Lymphknoten.
(D) Hier liegen in dichter Anordnung antikörperproduzierende Plasmazellen.
(E) Dies ist ein efferentes Lymphgefäß.

H06 ■

→2.176 Welche der Zellen ist am besten geeignet, T-Helfer-Zellen (Helfer-T-Lymphozyten) Antigen zu präsentieren?
(A) (interdigitierende) dendritische Zelle
(B) basophiler Granulozyt im Blut
(C) eosinophiler Granulozyt im Knochenmark
(D) follikuläre dendritische Zelle in der Milz
(E) Mastzelle in der Haut

F04 ■

→2.177 Für die Peyer-Plaques-Regionen des Ileums gilt nicht:
(A) Sie besitzen zum Darmlumen hin Domareale mit Lymphozyten.
(B) Sie liegen gegenüber dem Mesenterialansatz.
(C) Sie verarbeiten Antigene, die von Enterozyten (= Saumzellen) präsentiert werden.
(D) Sie haben Hochendothel-Venolen.
(E) Sie enthalten in den Sekundärfollikeln überwiegend B-Lymphozyten.

H01

→2.178 Welche Epithelzellen sind am ehesten typisch für das Domareal der Peyer-Plaques?
(A) Enterozyten
(B) Becherzellen
(C) Paneth-Zellen
(D) D-Zellen
(E) M-Zellen

H04

→2.179 Welche Aussage über IgA-Antikörper trifft nicht zu?
(A) Sie werden vorwiegend im „MALT" (mucosa associated lymphatic tissue) gebildet.
(B) Sie werden von Epithelien vieler Schleimhäute durch Transzytose ins Lumen transportiert.
(C) Sie sind im Speichel enthalten.
(D) Sie sind in der Muttermilch enthalten.
(E) Sie werden aktiv über die Plazenta von der Mutter auf den Feten übertragen.

H08 ■

→2.180 Welche Aussage zum Mucosa-assoziiertem lymphatischen Gewebe (MALT) trifft zu?
(A) Peyer-Plaques sind besonders zahlreich im Jejunum.
(B) Solitärfollikel fehlen im Kolon.
(C) Es verarbeitet in erster Linie Antigene, die von Enterozyten präsentiert werden.
(D) Die Peyer-Plaques liegen hauptsächlich in der Darmwand gegenüber dem Mesenteriumansatz.
(E) Die Lymphfollikel des gastrointestinalen MALT liegen hauptsächlich in der Submucosa.

2.13 Fragen mit Abbildung im Bildanhang

F85

→2.181 Welche Aussage trifft nicht zu?
Die in der Abbildung Nr. 42 des Bildanhangs dargestellte Schleimhaut
(A) wird von einem einschichtigen hochprismatischen Epithel bedeckt
(B) weist an der Oberfläche Mikrovilli auf
(C) besitzt im Epithel PAS-positive Becherzellen
(D) befindet sich in der früheren Proliferationsphase
(E) wird mit Kapillaren versorgt

F97 H92 H87 ■

→2.182 Welche Aussage trifft nicht zu?
Das Organ der Abbildung Nr. 43 des Bildanhangs hat
(A) mehrschichtiges unverhorntes Plattenepithel
(B) seröse Drüsen
(C) teilweise quergestreifte Muskulatur
(D) hohe Bindegewebspapillen
(E) kollagenes Bindegewebe

F09

→2.183 Die Abbildung Nr. 44 des Bildanhangs zeigt
(A) Darmkrypten
(B) Glandulae gastricae propriae
(C) Glandulae pyloricae
(D) Glandulae uterinae
(E) Glandulae bronchiales

H10 ■

→2.184 Bei der in der Abbildung Nr. 45 des Bildanhangs mit Pfeil markierten Struktur handelt es sich um
(A) Becherzellen
(B) enteroendokrine Zellen
(C) M-Zellen
(D) Paneth-Zellen
(E) resorbierende Darmepithelzellen (Enterozyten)

H09 ■

→2.185 Die Abbildung Nr. 46 des Bildanhangs zeigt einen histologischen Schnitt bei starker Vergrößerung aus:
(A) Hypophyse
(B) Magen
(C) Nebenniere
(D) Pankreas
(E) Schilddrüse

2.176 (A)   2.177 (C)   2.178 (E)   2.179 (E)   2.180 (D)   2.181 (D)   2.182 (B)   2.183 (A)   2.184 (D)
2.185 (B)

H98 ■

→2.186 Welche Aussage trifft <u>nicht</u> zu?
In dem auf der Abbildung Nr. 47 des Bildanhangs eingegrenzten Bezirk kommen vor:
(A) Zonula adhaerens
(B) Zonula occludens
(C) Natrium-Kalium-ATPase
(D) Natrium-Glucose-Cotransporter
(E) Kinetosomen

F09 ■

→2.187 Aus welchem Abschnitt des Verdauungstraktes stammt das in Abbildung Nr. 48 des Bildanhangs gezeigte Präparat (PAS-Reaktion)?
(A) Corpus gastricum
(B) Pars pylorica des Magens
(C) Pars superior des Duodenums
(D) Jejunum
(E) Colon ascendens

H04 ■ ■

→2.188 Das in Abbildung Nr. 49 des Bildanhangs dargestellte Präparat ist ein Schnitt durch:
(A) Hoden
(B) Nebenhoden
(C) Dünndarmzotten
(D) Dickdarmkrypten
(E) Plazente

F93

→2.189 Welche Aussage trifft <u>nicht</u> zu?
Das Epithel des Organs in Abbildung Nr. 50 des Bildanhangs
(A) ist einschichtig und hochprismatisch
(B) kleidet die Tuba uterina aus
(C) ist zur Resorption befähigt
(D) sezerniert Schleim
(E) sitzt einer Lamina propria auf

F07 F00 F96 ■

→2.190 Das auf der elektronenmikroskopischen Abbildung Nr. 51 des Bildanhangs mit Pfeil markierte Kompartiment enthält
(A) Blut
(B) Blutplasma
(C) Lymphe
(D) Galle
(E) Liquor

H00 F93 H84 ■

→2.191 Bei dem mit x gekennzeichneten Gebilde (siehe Abbildung Nr. 52 des Bildanhangs) handelt es sich um einen Querschnitt durch einen
(A) Hauptbronchus
(B) kleineren Bronchus
(C) Bronchiolus terminalis
(D) Bronchiolus respiratorius
(E) Ductus alveolaris

F04 ■

→2.192 Welche Aussage über die mit X markierte Struktur in der Abbildung Nr. 53 des Bildanhangs trifft zu?
(A) Sie ist von einem mehrreihigen Zylinderepithel mit Stereozilien ausgekleidet.
(B) Sie gehört zum Bronchialkreislauf der Lunge.
(C) Sie enthält seromuköse Drüsen.
(D) Der Sympathikus erhöht den Tonus der Wandmuskulatur.
(E) Der Parasympathikus erhöht den Tonus der Wandmuskulatur.

F93

→2.193 Die in Abbildung Nr. 54 des Bildanhangs mit Pfeil markierte Struktur
(A) ist ein intramurales Ganglion
(B) ist ein kleiner Nerv
(C) besteht aus glatten Muskelzellen
(D) besteht aus endokrinen Zellen
(E) ist ein Osteoklast

F03 ■

→2.194 Auf der Abbildung Nr. 55 des Bildanhangs sind Zellen durch Pfeile gekennzeichnet.
Um welche Zellen handelt es sich?
(A) Spermatogonien
(B) Spermatozyten I. Ordnung
(C) Sertoli-Zellen
(D) Makrophagen
(E) Leydig-Zellen

H03 ■

→2.195 Das histologische Bild (siehe Abbildung Nr. 56 des Bildanhangs) zeigt Abschnitte
(A) von Darmkrypten
(B) des Ductus epididymidis
(C) von Hodenkanälchen
(D) von Foveolae gastricae
(E) von Sammelrohren im Nierenmark

2.186 (E)   2.187 (D)   2.188 (C)   2.189 (B)   2.190 (B)   2.191 (B)   2.192 (E)   2.193 (D)   2.194 (B)
2.195 (B)

H04 ■■■

→2.196 Abbildung Nr. 57 des Bildanhangs zeigt einen Schnitt durch:
(A) Glandula vesiculosa
(B) Prostata
(C) Mamma
(D) Endometrium
(E) Schilddrüse

F03 ■

→2.197 Die in Abbildung Nr. 58 des Bildanhangs das Lumen begrenzenden Zellen sezernieren in das Lumen
(A) Kasein, Kohlenhydrate und Lipide
(B) Thyroglobulin
(C) Calcitonin
(D) Triiodthyronin und Thyroxin
(E) saure Phosphatase und Spermin

H02 ■

→2.198 Auf der Abbildung Nr. 59 des Bildanhangs ist ein Gang oder Hohlorgan abgebildet.
Es handelt sich um:
(A) Ductus deferens
(B) Urethra
(C) Trachea
(D) Tuba uterina
(E) Gallenblase

H10 ■

→2.199 Der in der Abbildung Nr. 60 des Bildanhangs gezeigte Organausschnitt enthält
(A) mehrere Drüsenausführungsgänge
(B) zahlreiche Drüsenendstücke
(C) glykogenreiche Zellen
(D) zahlreiche lipidspeichernde Zellen
(E) in den oberflächlichen Zellen des Schleimhautepithels eine sog. Crusta

F06 H02 ■

→2.200 Die in Abbildung Nr. 61 des Bildanhangs das Lumen begrenzenden Zellen sezernieren in das Lumen
(A) Kasein, Kohlenhydrate und Lipide
(B) Thyroglobulin
(C) Calcitonin
(D) Triiodthyronin und Thyroxin
(E) saure Phosphatase und Spermin

H99 H95 ■

→2.201 Der in Abbildung Nr. 62 des Bildanhangs mit * mehrfach markierte Raum ist Teil des
(A) Spatium subarachnoidale
(B) Lumen eines Nierenglomerulus
(C) intervillösen Raumes einer geborenen Plazenta
(D) Lumens des Tubenlabyrinths
(E) Gelenkraumes an einer Synovialzotte

F08 ■

→2.202 Das in der Abbildung Nr. 63 des Bildanhangs gezeigte Organ enthält charakteristischerweise
(A) Fettzellen
(B) Makrophagen
(C) Lymphgefäße
(D) elastische Fasern
(E) Schleim-produzierende Drüsenzellen

F01 ■

→2.203 Auf dem histologischen Schnitt (siehe Abbildung Nr. 64 des Bildanhangs) ist ein bestimmter Funktionszustand von Drüsen erkennbar.
Der Übergang in diesen Funktionszustand wird hervorgerufen durch Stimulierung durch
(A) Testosteron
(B) Progesteron
(C) Östrogen
(D) Oxytozin
(E) Gastrin

H05 ■

→2.204 Welcher Vorgang findet vorwiegend im mit X bezeichneten Areal (siehe Abbildung Nr. 65 des Bildanhangs) statt?
(A) Antigenaufnahme und prozessierung durch Antigen-präsentierende Zellen
(B) Einwanderung von Lymphozyten in die Tonsille
(C) Auswanderung von Lymphozyten aus der Tonsille
(D) klonale Selektion von Lymphozyten
(E) Apoptose von Lymphozyten

H01 ■

→2.205 Was wird von der markierten Organregion (siehe Abbildung Nr. 66 des Bildanhangs) in erster Linie ins Blut abgegeben?
(A) Serotonin
(B) Östrogene
(C) Adrenalin
(D) Mineralocorticoide
(E) Glucocorticoide

2.196 (B)   2.197 (E)   2.198 (D)   2.199 (C)   2.200 (A)   2.201 (C)   2.202 (B)   2.203 (B)   2.204 (A)
2.205 (D)

F04

→**2.206** Die Abbildung Nr. 67 des Bildanhangs zeigt einen histologischen Schnitt der V. brachialis.
In dieser Färbung erscheinen dunkel (siehe Pfeile):
(A) Fibroblasten
(B) autonome Nervenfasern
(C) kollagene Fasern
(D) retikuläre Fasern
(E) elastische Fasern

H05

→**2.207** Abbildung Nr. 68 des Bildanhangs zeigt einen histologischen Schnitt durch:
(A) Tonsilla pharyngea
(B) Tonsilla palatina
(C) Lymphknoten
(D) Peyer-Plaques des Dünndarms
(E) Milz

H06

→**2.208** Im histologischen Schnitt (siehe Abbildung Nr. 69 des Bildanhangs) ist eine Zellgruppe durch einen Pfeil gekennzeichnet.
Es handelt sich um folgende histologische Struktur:
(A) Glomerulus der Nierenrinde
(B) Langerhans-Insel des Pankreas
(C) parafollikuläre Zellgruppen der Gl. thyroidea
(D) muköses Endstück der Gl. sublingualis
(E) Zona glomerulosa der Nebennierenrinde

H07

→**2.209** Die elektronenmikroskopische Abbildung Nr. 70 des Bildanhangs zeigt eine Zelle in der Lamina propria der Trachea.
Es handelt sich um eine/einen
(A) muköse Drüsenzelle
(B) Plasmazelle
(C) Mastzelle
(D) dendritische Zelle
(E) Lymphozyten

H07

→**2.210** Auf der Abbildung Nr. 71 des Bildanhangs handelt es sich um einen Ausschnitt aus
(A) Nebennierenmark
(B) Leber
(C) Corpus luteum
(D) Gl. parathyroidea
(E) Nierenmark

H10 ■

→**2.211** Die Abbildung Nr. 72 des Bildanhangs zeigt eine immunhistochemische Markierung mit Antikörpern gegen zwei Hormone. Die Anwesenheit des einen Hormons zeigt sich durch Grünfluoreszenz (mit „g" markiert), die des anderen durch rote Fluoreszenz (mit „r" markiert).
Bei einer Erkrankung, z.B. einer Autoimmunerkrankung, gehen die hier rotorange fluoreszierenden Zellen zugrunde.
Sie erwarten u.a. am wahrscheinlichsten folgende Auswirkung:
(A) erhöhte Glukosekonzentration im Blut
(B) erhöhte Kalziumkonzentration im Blut
(C) erniedrigte Kalziumkonzentration im Blut
(D) Harnsteinbildung
(E) verminderte Magensäuresekretion

F08

→**2.212** Der histologische Schnitt (Abbildung Nr. 73 des Bildanhangs) zeigt am ehesten:
(A) Corpus gastricum
(B) Pars pylorica des Magens
(C) Bulbus duodeni
(D) Jejunum
(E) Ileum

H10 ■

→**2.213** Das in der Abbildung Nr. 74 des Bildanhangs gezeigte Hohlorgan wird häufig katheterisiert.
Es handelt sich um den/die
(A) A. brachialis
(B) Ductus pancreaticus
(C) Ureter
(D) Urethra
(E) V. brachialis

F09 ■

→**2.214** Die mit Pfeil markierte Struktur in Abbildung Nr. 75 des Bildanhangs ist ein Querschnitt durch:
(A) arterielles Gefäß
(B) venöses Gefäß
(C) Schleimhaut
(D) Ausführungsgang
(E) Liquorraum

2.206 (E)   2.207 (B)   2.208 (B)   2.209 (C)   2.210 (B)   2.211 (A)   2.212 (B)   2.213 (E)   2.214 (A)

F09

→2.215 Albumin ist das mengenmäßig vorherrschende Plasmaprotein. Ist seine Synthese vermindert, kann es zu schwerwiegenden Krankheitssymptomen kommen, beispielsweise Aszites bei extremen Hungerzuständen. Abbildung Nr. 76 des Bildanhangs zeigt einen mikroskopischen Ausschnitt des Organs, in dem Albumin synthetisiert wird.
Die Albumin synthetisierenden Zellen sind markiert mit
(A) A
(B) B
(C) C
(D) D
(E) E

F09 ■

→2.216 Abbildung Nr. 77 des Bildanhangs zeigt einen histologischen Schnitt aus dem/der
(A) Kleinhirn
(B) Lymphknoten
(C) Milz
(D) Pankreas
(E) juvenilen Thymus

F09 ■

→2.217 Die in Abbildung Nr. 78 des Bildanhangs mit Pfeilen gekennzeichneten Strukturen dienen der Wahrnehmung eines Sinneseindrucks.
Das Perikaryon des ersten Neurons der zugehörigen Sinnesbahn liegt am wahrscheinlichsten in/im
(A) dieser Struktur selbst
(B) Bulbus olfactorius
(C) Ggl. trigeminale
(D) Ggl. inferius n. glossopharyngei
(E) Ggl. submandibulare

F10 ■

→2.218 Die mikroskopische Aufnahme in der Abbildung Nr. 79 des Bildanhangs zeigt eine Übersicht und eine Teilregion eines Organs bei unterschiedlichen Vergrößerungen.
Um welches Organ handelt es sich?
(A) Ureter
(B) Ductus epididymidis
(C) Ductus deferens
(D) Tuba uterina
(E) Ductus choledochus

F10 ■

→2.219 Die mikroskopische Aufnahme in der Abbildung Nr. 80 des Bildanhangs zeigt u.a. Drüsengewebe aus:
(A) Glandula lacrimalis
(B) Prostata
(C) Glandula mammaria
(D) Ösophagus
(E) Palatum molle

Fragen aus Examen
2.14 Frühjahr 2011

F11 ■

→2.220 In einer Tumormetastase in der Leber wird immunhistochemisch Zytokeratin nachgewiesen.
Von welchem Gewebe geht der Primärtumor am wahrscheinlichsten aus?
(A) Bindegewebe
(B) Epithel
(C) glatte Muskulatur
(D) Glia
(E) Skelettmuskulatur

F11 ■

→2.221 Das Muskelprotein Titin ist
(A) aus Dimeren aufgebaut
(B) etwa 10 nm dick
(C) kontraktil
(D) elastisch
(E) ein integrales Membranprotein

F11 ■

→2.222 Das für den Knorpel charakteristische Kollagen ist
(A) Kollagen I
(B) Kollagen II
(C) Kollagen III
(D) Kollagen IV
(E) Kollagen VIII

F11

→2.223 Das Marfan-Syndrom wird durch Mutation/Deletion des Proteins Fibrillin-1 hervorgerufen.
Welche Strukturen werden durch Fibrillin-1 gebildet?
(A) Zonulafasern der Linse
(B) retikuläre Fasern der Aorta
(C) amorphe Substanz der elastischen Fasern
(D) Sharpey-Fasern
(E) fibrilläre Zentren der Nucleoli

2.215 (A) 2.216 (E) 2.217 (D) 2.218 (A) 2.219 (C) 2.220 (B) 2.221 (D) 2.222 (B) 2.223 (A)

F11

2.224 Die Abbildung Nr. 178 des Bildanhangs zeigt einen Ausschnitt aus:
- (A) Felderhaut
- (B) Leistenhaut
- (C) Mundhöhle
- (D) Ösophagus
- (E) Vagina

F11 ■

2.225 Die mit Pfeilen in Abbildung Nr. 179 des Bildanhangs markierte Struktur ist ein
- (A) Endstück einer Drüse, die ein seröses Sekret produziert
- (B) Schaltstück einer Drüse, die ein seröses Sekret produziert
- (C) Streifenstück einer Drüse, die ein seröses Sekret produziert
- (D) Endstück einer Drüse, die ein muköses Sekret produziert
- (E) Ausführungsgang einer Drüse, die ein muköses Sekret produziert

F11

2.226 Die mit Pfeil markierte Zelle (siehe Abbildung Nr. 180 des Bildanhangs) wird am wahrscheinlichsten zur vermehrten Speicherung angeregt durch
- (A) Adrenalin
- (B) Glukagon
- (C) Insulin
- (D) Thyroxin
- (E) Wachstumshormon (STH)

F11

2.227 Die mikroskopische Aufnahme (siehe Abbildung Nr. 181 des Bildanhangs) zeigt einen Ausschnitt aus
- (A) einer Arterie
- (B) einer hochendothelialen Venule
- (C) einem Lymphgefäß
- (D) der Ausstrombahn des Herzens
- (E) einem Bronchiolus respiratorius

F11 ■

2.228 Nervenzellen werden auch im Gehirn des Erwachsenen neu gebildet (sog. adulte Neurogenese). Am ehesten wahrscheinlich ist die adulte Neurogenese im
- (A) Gyrus postcentralis
- (B) Gyrus praecentralis
- (C) Gyrus temporalis transversus
- (D) Hippocampus
- (E) Ncl. caudatus

3   Obere Extremität

3.1   Grundkenntnisse der Entwicklung

Zu diesem Kapitel wurden bisher noch keine Prüfungsfragen gestellt.

3.2   Knochen

H02

→3.1 Welche der in Abbildung Nr. 81 des Bildanhangs mit Buchstaben gekennzeichneten Strukturen ist <u>nicht</u> richtig benannt?
(A) Articulatio carpometacarpalis pollicis
(B) Os capitatum
(C) Proc. styloideus radii
(D) Caput ulnae
(E) Articulatio radioulnaris distalis

F04 ■

→3.2 Welche der in Abbildung Nr. 82 des Bildanhangs mit A–E gekennzeichneten Strukturen ist <u>nicht</u> richtig benannt?
(A) A: Proc. coracoideus
(B) B: Acromion
(C) C: Clavicula
(D) D: Tuberculum minus
(E) E: Insertion des Caput longum des M. triceps brachii

F08

→3.3 An der mit 1 bezeichneten Stelle (siehe Abbildung Nr. 83 des Bildanhangs) verläuft dem Knochen dicht anliegend:
(A) N. radialis
(B) A. radialis
(C) N. ulnaris
(D) A. ulnaris
(E) N. medianus

F08

→3.4 Die mit 3 markierte Stelle (siehe Abbildung Nr. 83 des Bildanhangs) ist folgende Struktur:
(A) Caput radii
(B) Condylus lateralis
(C) Capitulum humeri
(D) Trochlea humeri
(E) Tuberculum minus

H06

→3.5 Zur Beurteilung von Verletzungen im Ellenbogengelenk-Bereich ist die Kenntnis der zu tastenden anatomischen Strukturen wichtig.
Auf der Dorsolateralseite des Ellenbogengelenks ist unmittelbar distal des Epicondylus lateralis folgende Struktur am besten zu tasten:
(A) Radiuskopf
(B) Processus coronoideus ulnae
(C) Trochlea humeri
(D) Pulsation der A. radialis
(E) Tuberositas radii

F08

→3.6 An der mit 2 bezeichneten Stelle (siehe Abbildung Nr. 83 des Bildanhangs) inseriert folgende Struktur:
(A) M. brachialis
(B) M. biceps brachii
(C) M. supinator
(D) M. pronator teres
(E) Lig. collaterale laterale

H06 ■

→3.7 Der Pfeil in Abbildung Nr. 84 des Bildanhangs zeigt auf einen Frakturspalt im
(A) Os hamatum
(B) Os lunatum
(C) Os scaphoideum (naviculare)
(D) Os pisiforme
(E) Os triquetrum

3.3   Gelenke

F10 ■

→3.8 Die Dorsalextension der Hand erfolgt in erster Linie in der/den
(A) Articulatio radioulnaris distalis
(B) Articulatio radiocarpalis
(C) Articulatio mediocarpalis
(D) Articulationes carpometacarpales
(E) Articulationes metacarpophalangeae

3.1 (B)   3.2 (E)   3.3 (C)   3.4 (C)   3.5 (A)   3.6 (B)   3.7 (A)   3.8 (C)

F03 ■

→3.9 Die Spreizung der Finger ist bei Beugung der Finger im Grundgelenk gegenüber der Streckstellung eingeschränkt.

Dies beruht auf einer

(A) stärkeren Spannung der Kollateralbänder in Beugestellung
(B) stärkeren Spannung der Dorsalaponeurose in Beugestellung
(C) Hemmung durch die anulären Anteile der palmaren Sehnenscheiden
(D) passiven Muskelinsuffizienz der Mm. interossei
(E) aktiven Muskelinsuffizienz der Mm. interossei

F07

→3.10 Bei einer längeren Ruhigstellung des Zeigefingers kann es zu einer Verkürzung der Kollateralbänder des Grundgelenks kommen, falls sich diese in entspannter Stellung befinden.

In welcher Stellung sind beide Bänder gleichzeitig besonders angespannt?

(A) Beugung im Grundgelenk
(B) Streckung im Grundgelenk
(C) passive Rotation im Grundgelenk
(D) Radialabduktion des Zeigefingers („Abspreizen")
(E) Ulnarabduktion des Zeigefingers

3.4   Muskeln

H08

→3.11 Welcher der folgenden Muskeln setzt nicht am Humerus an?

(A) M. pectoralis major
(B) M. pectoralis minor
(C) M. teres major
(D) M. teres minor
(E) M. latissimus dorsi

H09

→3.12 Welcher Muskel ist der wichtigste Außenrotator im Schultergelenk?

(A) M. infraspinatus
(B) M. subscapularis
(C) M. supraspinatus
(D) M. teres major
(E) M. teres minor

F09 ■

→3.13 Bei einem 25-jährigen Mann ist es infolge einer Verletzung rechtsseitig zu einer atrophischen Parese des M. supraspinatus und des M. infraspinatus mit entsprechender Behinderung der Abduktion und Außenrotation im Schultergelenk gekommen. Die Prüfung der Oberflächensensibilität zeigt keinen pathologischen Befund.

Es handelt sich am wahrscheinlichsten um eine Schädigung des

(A) N. dorsalis scapulae
(B) N. subscapularis
(C) N. suprascapularis
(D) N. thoracodorsalis
(E) N. axillaris

F10

→3.14 Welcher Muskel ist der kräftigste Innenrotator im Schultergelenk?

(A) M. biceps brachii, Caput longum
(B) M. deltoideus
(C) M. subscapularis
(D) M. teres major
(E) M. teres minor

F08 ■

→3.15 Worin besteht im Regelfall die Hauptfunktion des M. supraspinatus?

(A) Innenrotation des Armes im Schultergelenk
(B) Abduktion des Armes im Schultergelenk
(C) Adduktion des Armes im Schultergelenk
(D) Fixierung der Scapula am Thorax
(E) Hebung der Scapula

H07 ■

→3.16 Ein 50-jähriger Patient kann seinen Arm in dem mit Pfeilen bezeichneten Sektor bewegen, empfindet hierbei jedoch Schmerzen in der Schulter.

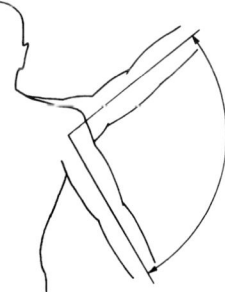

Diese Schmerzen beruhen am wahrscheinlichsten auf einer Sehnenveränderung des

(A) M. subscapularis
(B) M. trapezius
(C) M. deltoideus
(D) M. supraspinatus
(E) M. teres minor

3.9 (A)   3.10 (A)   3.11 (B)   3.12 (A)   3.13 (C)   3.14 (C)   3.15 (B)   3.16 (D)

H07

→3.17 Ein Makler telefoniert regelmäßig, indem er den Hörer zwischen Schulter und Kopf einklemmt, um mitschreiben zu können. Er stellt sich jetzt beim Arzt mit ziehenden Schulterschmerzen auf der betreffenden Seite vor. Die Abduktion und Außenrotation des Arms ist eingeschränkt.
Welche Nervenschädigung ist am wahrscheinlichsten für diese Parese verantwortlich?
(A) N. axillaris
(B) N. suprascapularis
(C) N. dorsalis scapulae
(D) N. supraclavicularis lateralis
(E) N. accessorius

H10 ■

→3.18 Bei der Nervenblockade wird die Lage der peripheren Nerven häufig durch Elektrostimulation ermittelt.
Welche Bewegungen im Schultergelenk werden durch elektrische Stimulation des N. suprascapularis am wahrscheinlichsten hervorgerufen?
(A) Adduktion und Anteversion
(B) Adduktion und Retroversion
(C) Anteversion und Innenrotation
(D) Außenrotation und Abduktion
(E) Retroversion und Innenrotation

H08 ■■

→3.19 Zwischen Lig. transversum scapulae superius und Incisura scapulae verläuft in der Regel der/die
(A) N. thoracodorsalis
(B) N. dorsalis scapulae
(C) N. suprascapularis
(D) A. suprascapularis
(E) A. cervicalis profunda

H10

→3.20 Wessen Sehne verläuft im Bereich der Schulter durch eine Sehnenscheide?
(A) M. biceps brachii, caput longum
(B) M. pectoralis major
(C) M. subscapularis
(D) M. supraspinatus
(E) M. triceps brachii, caput longum

F10 ■■

→3.21 Bei Ausfall welches Muskels im Bereich der Schulter kommt es am wahrscheinlichsten zur Scapula alata, wenn der Arm nach vorne angehoben wird?
(A) M. biceps brachii
(B) M. coracobrachialis
(C) M. deltoideus
(D) M. pectoralis major
(E) M. serratus anterior

H08 ■

→3.22 Die Scapula alata ist in erster Linie charakteristisch für eine Parese des
(A) M. pectoralis major
(B) M. serratus anterior
(C) M. teres major
(D) M. subscapularis
(E) M. levator scapulae

F06 ■

→3.23 Das Schultergelenk wird durch Muskeln gesichert, deren Endsehnen der Kapsel eng anliegen („Rotatorenmanschette").
Welcher Muskel gehört nicht zu dieser „Rotatorenmanschette"?
(A) M. supraspinatus
(B) M. infraspinatus
(C) M. teres minor
(D) M. teres major
(E) M. subscapularis

H04 H01 ■

→3.24 In rechtwinklig gebeugter Stellung des Ellenbogengelenks ist der stärkste Supinator der
(A) M. brachialis
(B) M. biceps brachii
(C) M. supinator
(D) M. brachioradialis
(E) M. flexor carpi radialis

F07

→3.25 Beim sog. Tennisellenbogen bestehen Schmerzen im Bereich der Sehnenursprünge am Epicondylus lateralis, die sich bei Bewegung der entsprechenden Muskeln gegen Widerstand verstärken.
Bei welcher Bewegung ist dies am ehesten der Fall?
(A) Ulnarabduktion mit Supination
(B) Beugung der Finger
(C) Dorsalextension im Handgelenk
(D) Pronation und Palmarflexion
(E) Supination und Palmarflexion

3.17 (B)   3.18 (D)   3.19 (C)   3.20 (A)   3.21 (E)   3.22 (B)   3.23 (D)   3.24 (B)   3.25 (C)

H01

3.26 Welche Aussage über den M. flexor digitorum superficialis trifft nicht zu?
(A) Er beugt u. a. an den Fingerendgelenken.
(B) Ausgeprägte Palmarflexion des Handgelenks vermindert die Beugewirkung des Muskels.
(C) Seine Sehnen verlaufen durch den Canalis carpi.
(D) Er wird durch den N. medianus innerviert.
(E) Er hat eine gemeinsame Sehnenscheide mit den Sehnen des M. flexor digitorum profundus.

F02 ■

3.27 Welche Aussage über den M. flexor digitorum profundus trifft nicht zu?
(A) Er entspringt am Epicondylus medialis.
(B) Ausgeprägte Palmarflexion vermindert die Beugewirkung des Muskels.
(C) Seine Sehnen verlaufen durch den Canalis carpi.
(D) Er wird durch den N. medianus und durch den N. ulnaris innerviert.
(E) Er hat eine gemeinsame Sehnenscheide mit den Sehnen des M. flexor digitorum superficialis.

3.5 Nerven

F09 ■

3.28 Der Plexus brachialis wird (überwiegend) gebildet aus den ventralen Ästen der Spinalnerven der Segmente
(A) C1-C8
(B) C2-C6
(C) C4-C8
(D) C5-Th1
(E) C7-Th3

H09 ■

3.29 Welcher Nerv entstammt dem Fasciculus posterior des Plexus brachialis?
(A) N. axillaris
(B) N. cutaneus brachii medialis
(C) N. medianus
(D) N. musculocutaneus
(E) N. ulnaris

F09 ■

3.30 Bei einem Motorradunfall erleidet ein Patient einen Riss des Truncus superior des Plexus brachialis. Welche Ausfallssymptomatik ist zu erwarten?
(A) schlaffes Herabhängen des Armes, Schwäche der Supinatoren und Beuger im Ellenbogengelenk
(B) Schwäche der Streckmuskulatur des Ober- und Unterarms, der Fingerbeuger und der Handbinnenmuskulatur
(C) Fallhand
(D) Krallenhand
(E) Schwurhand

F07 ■

3.31 Eine Rückenmarkswurzel-Schädigung der Wurzeln C4/C5 kann zu folgendem muskulären Symptom führen:
(A) Diaphragma-Lähmung
(B) Horner-Syndrom
(C) Lähmung des M. triceps brachii
(D) Lähmung des M. pectoralis minor
(E) Lähmung des M. sternocleidomastoideus

H08 ■

3.32 Eine 30-jährige Frau klagt seit Kurzem über Gefühlsstörungen im Bereich der rechten Schulter lateral (etwa über dem lateralen Bereich des M. deltoideus) und an der Vorderaußenseite des proximalen Oberarmes. Zudem ist der rechtsseitige Biceps-brachii-Reflex abgeschwächt.
Welche der genannten Nervenwurzeln ist am wahrscheinlichsten betroffen?
(A) C3
(B) C5
(C) C7
(D) T1
(E) T3

F10 ■

3.33 Eine isolierte untere Plexus-brachialis-Lähmung (Klumpke-Lähmung) kann als Geburtstrauma auftreten und ist gekennzeichnet durch Läsion der Wurzeln des Truncus inferior.
Welche der genannten Bewegungen ist am wahrscheinlichsten gestört?
(A) Abduktion im Schultergelenk
(B) Außenrotation im Schultergelenk
(C) Beugung im Ellenbogengelenk
(D) Supination
(E) Faustschluss

F09

3.34 Welcher Nerv durchbohrt am ehesten den M. scalenus medius?
(A) N. dorsalis scapulae
(B) N. suprascapularis
(C) N. thoracodorsalis
(D) N. subscapularis
(E) N. subclavius

H07 ■

→ **3.35** Für die Differentialdiagnose zwischen einem kompletten Funktionsausfall des N. ulnaris mit Läsionshöhe am Oberarm und einem kompletten Funktionsausfall der Nervenwurzel C8 ist das Vorhandensein des folgenden klinischen Befundes ein entscheidendes Kriterium:

(A) Kraftminderung bei der Abduktion des kleinen Fingers
(B) Minderung der Schmerzempfindung an Kleinfinger und Hypothenar
(C) Schweißsekretionsstörung an Kleinfinger und Hypothenar
(D) Kraftminderung bei der Beugung im Ellenbogengelenk
(E) Minderung der Schmerzempfindung an Daumen und Thenar

H10 ■

→ **3.36** Aufgrund einer Schädigung von Motoneuronen ist die Beugung im Ellenbogengelenk stark eingeschränkt.
In welchen Rückenmarksegmenten sind die geschädigten Motoneurone am ehesten lokalisiert?

(A) C1-C2
(B) C3-C4
(C) C5-C6
(D) C7-C8
(E) T1-T2

F02 ■

→ **3.37** Ein Sensibilitäts-Ausfall in welchem der mit A–E bezeichneten Gebiete (siehe Abbildung Nr. 85 des Bildanhangs) weist am ehesten auf eine Läsion des N. medianus hin?

H10 ■

→ **3.38** Bei einer Entfernung axillärer Lymphknoten wird der N. thoracicus longus geschädigt.
Welche Bewegung des Armes ist dadurch besonders eingeschränkt?

(A) Adduktion
(B) Außenrotation
(C) Elevation
(D) Innenrotation
(E) Retroversion

F08 ■

→ **3.39** Bei einer Entfernung axillärer Lymphknoten wurde der N. thoracodorsalis geschädigt.
Welche der genannten Bewegungen im Schultergelenk ist am ehesten eingeschränkt?

(A) Abduktion
(B) Elevation
(C) Außenrotation
(D) Anteversion
(E) Innenrotation

H08 ■ ■

→ **3.40** Bei einer Schulterluxation kann es zu einer Schädigung eines Nerven mit daraus resultierender Muskellähmung kommen.
Aufgrund der besonders engen räumlichen Nähe des versorgenden Nerven zum Schultergelenk betrifft dies am wahrscheinlichsten den

(A) M. supraspinatus
(B) M. infraspinatus
(C) M. subscapularis
(D) M. deltoideus
(E) M. coracobrachialis

H07 ■

→ **3.41** Ein Patient erleidet einen Oberarmbruch am Collum chirurgicum humeri. Hierbei wird der am nächsten benachbarte Nerv mit verletzt.
Es handelt sich am ehesten um den

(A) N. axillaris
(B) N. radialis
(C) N. ulnaris
(D) N. intercostobrachialis
(E) N. subscapularis

H06 ■

→ **3.42** Schädigungen des N. radialis gehören zu den häufigeren peripheren Nervenläsionen. Das klinische Bild hängt dabei entscheidend von der Höhe des Läsionsorts ab.
Welcher der genannten Befunde ist für eine Läsion des N. radialis in der Supinatorloge am ehesten zutreffend?

(A) Parese der Fingerstrecker
(B) Unfähigkeit, die Hand dorsal zu extendieren
(C) Sensibilitätsstörungen in einem Areal zwischen Daumen und Zeigefinger
(D) Abschwächung der Beugefähigkeit im Ellenbogengelenk durch Parese des M. brachioradialis
(E) Unfähigkeit zur Pronation

3.35 (C)   3.36 (C)   3.37 (B)   3.38 (C)   3.39 (E)   3.40 (D)   3.41 (A)   3.42 (A)

F09 ■

→**3.43** Bei einem Patienten sind die Mm. interossei der linken Hand gelähmt und atrophiert. Die weitere Untersuchung ergibt, dass diesem Befund eine Schädigung von Motoneuronen zugrunde liegt.
Die geschädigten Motoneurone sind am wahrscheinlichsten lokalisiert im Segment/in den Segmenten
(A) C2
(B) C4
(C) C5
(D) C6
(E) C8/Th1

H09

→**3.44** Welcher Muskel wird vom N. ulnaris innerviert?
(A) M. abductor pollicis brevis
(B) M. flexor digiti minimi brevis
(C) M. flexor digitorum superficialis
(D) M. flexor pollicis brevis, caput superficiale
(E) M. flexor pollicis longus

F00 ■ ■

→**3.45** Welche Aussage trifft bei einer Schädigung des N. radialis im Bereich der Axilla <u>nicht</u> zu?
(A) Die aktive Streckung im Ellenbogengelenk ist gestört.
(B) Die aktive Streckung im Handgelenk ist gestört.
(C) Der Brachioradialis-Reflex ist abgeschwächt.
(D) Die aktive Beugung in den Fingergrundgelenken ist aufgehoben.
(E) Der Triceps-brachii-Reflex ist abgeschwächt bis aufgehoben.

H08 ■ ■

→**3.46** Ein Patient kann die Finger in den Mittel- und Endgelenken beugen, nicht jedoch in den Grundgelenken. Auch das Spreizen der Finger ist gestört.
Diese Befunde beruhen am wahrscheinlichsten auf einer Schädigung welches Nerven bzw. Nervenastes?
(A) N. medianus
(B) Ramus profundus n. ulnaris
(C) Ramus profundus n. radialis
(D) N. interosseus anterior
(E) Ramus superficialis n. ulnaris

F04

→**3.47** Die in Abbildung Nr. 86 des Bildanhangs dargestellte Muskelatrophie ist am ehesten bedingt durch eine Schädigung des
(A) N. radialis
(B) N. interosseus anterior
(C) N. medianus
(D) N. ulnaris
(E) N. interosseus posterior

H05 ■

→**3.48** Eine Atrophie der Thenarmuskulatur ist vor allem typisch für eine Läsion des
(A) Ramus palmaris des N. ulnaris
(B) N. medianus
(C) Ramus profundus des N. radialis
(D) Ramus superficialis des N. radialis
(E) N. axillaris

H06

→**3.49** Ausgeprägte Muskelatrophie des Hypothenars ist in erster Linie kennzeichnend für eine Schädigung
(A) des N. digitalis proprius V
(B) des R. palmaris nervi mediani
(C) des N. radialis
(D) des N. musculocutaneus
(E) des N. ulnaris

H10

→**3.50** In der Loge de Guyon (zwischen Lig. carpi palmare und Retinaculum flexorum) kann es infolge einer Dauerbelastung durch chronische Druckschädigung zu einem Nervenkompressionssyndrom kommen.
An welchem der genannten Befunde lässt sich diese Diagnose am wahrscheinlichsten erhärten?
(A) reduzierte Schmerzempfindung an der ventralen Oberfläche des Daumenballens
(B) reduzierte Schmerzempfindung an der dorsalen Oberfläche des Daumenballens
(C) aufgehobene Schmerzempfindung in der Haut über dem proximalen Hypothenar
(D) abgeschwächte Adduktion des Daumens
(E) aufgehobene Flexion des Daumens

H04 ■

→**3.51** Zu der in Abbildung Nr. 87 des Bildanhangs dargestellten charakteristischen Haltung der Finger kommt es bei der Aufforderung an einen Patienten, die Hand zur Faust zu schließen.
Zugrunde liegt dabei u. a. eine Lähmung des/der
(A) Mm. interossei palmares
(B) M. flexor carpi ulnaris
(C) M. flexor digitorum profundus
(D) M. adductor pollicis
(E) M. abductor pollicis longus

H10 ■

→**3.52** Das Phänomen der sogenannten Schwurhand bei Schädigung des N. medianus tritt am wahrscheinlichsten auf, wenn die Läsion folgende der genannten Lokalisationen hat:
(A) Hohlhandbereich
(B) Retinaculum flexorum
(C) unteres Unterarmdrittel
(D) mittleres Unterarmdrittel
(E) distales Oberarmdrittel

3.43 (E)   3.44 (B)   3.45 (D)   3.46 (B)   3.47 (D)   3.48 (B)   3.49 (E)   3.50 (D)   3.51 (C)   3.52 (E)

H08 ■

→ **3.53 Welche Funktionsstörung lässt sich am <u>wenigsten</u> auf eine Schädigung des N. medianus im Bereich des Karpaltunnels (Canalis carpi) zurückführen?**
(A) Sensibilitätsausfälle in den Kuppen von Zeige- und Mittelfinger
(B) Parese des M. opponens pollicis
(C) Parese des M. abductor pollicis brevis
(D) Parese des M. flexor pollicis brevis, Caput superficiale
(E) Parese des M. adductor pollicis

H07 ■

→ **3.54 Bei einem Patienten besteht eine Lähmung des M. abductor pollicis brevis.**
Dieser Befund spricht am wahrscheinlichsten für eine Schädigung des
(A) N. musculocutaneus
(B) N. medianus
(C) N. ulnaris
(D) N. radialis
(E) N. interosseus antebrachii posterior

F07

→ **3.55 In welchem der nachfolgend genannten Bereiche ist aufgrund einer Zerstörung der gleichseitigen 6. Zervikalwurzel am ehesten mit einer Hautsensibilitätsstörung zu rechnen?**
(A) Schulter
(B) ulnare Hälfte des Unterarms
(C) ulnare Hälfte des Oberarms
(D) ulnare Hälfte der Hand
(E) radiale Hälfte des Unterarms

H07 ■

→ **3.56 Bei der neurologischen Prüfung auf Störungen der Oberflächensensibilität ist die topographische Zuordnung zu Dermatomen hilfreich.**
Für den Daumen gilt als Orientierungsmarke am ehesten folgendes Dermatom:
(A) C4
(B) C5
(C) C6
(D) C8
(E) T1

3.6   Arterien

F02 ■ ■

→ **3.57 Welche Aussage über die A. subclavia dextra trifft <u>nicht</u> zu?**
(A) Sie geht aus dem Truncus brachiocephalicus hervor.
(B) Sie zieht vor dem M. scalenus anterior zum Arm.
(C) Sie gibt u. a. die A. vertebralis ab.
(D) Sie legt sich dem Plexus brachialis an.
(E) Sie geht in die A. axillaris über.

H01 H98 F94 F86 ■ ■

→ **3.58 Die Arteria profunda brachii begleitet den**
(A) N. medianus
(B) N. ulnaris
(C) N. radialis
(D) N. musculocutaneus
(E) N. interosseus antebrachii

H03 ■

Ordnen Sie den Arterien der Liste 1 die jeweils zutreffende Aussage der Liste 2 zu!

Liste 1
→ **3.59 A. radialis**
→ **3.60 A. ulnaris**

Liste 2
(A) verläuft durch den Canalis carpi
(B) verläuft durch den M. flexor carpi ulnaris
(C) verläuft durch den M. interosseus dorsalis I zur Palma manus
(D) verläuft zwischen den radial gelegenen Mm. extensores der Hand
(E) verläuft hinter/unter dem M. pronator teres an die Ulnarseite des Unterarms

3.7   Venen

F01 ■

→ **3.61 Welche Aussage über die V. subclavia trifft <u>nicht</u> zu?**
(A) Sie befindet sich in der Tiefe des Trigonum clavipectorale (Trigonum deltoideopectorale).
(B) Sie nimmt das Blut aus der V. cephalica über die V. axillaris auf.
(C) Sie ist an der Fascia clavipectoralis fixiert.
(D) Sie zieht durch die Lücke zwischen M. scalenus anterior und medius.
(E) Sie legt sich der Pleurakuppel an.

3.53 (E)   3.54 (B)   3.55 (E)   3.56 (C)   3.57 (B)   3.58 (C)   3.59 (C)   3.60 (E)   3.61 (D)

H09 ■

→3.62 Bei der in der Abbildung Nr. 88 des Bildanhangs mit einem Pfeil markierten Vene handelt es sich um die
(A) V. axillaris
(B) V. basilica
(C) V. brachialis
(D) V. cephalica
(E) V. mediana cubiti

3.8 Lymphknoten und Lymphgefäße

H90 F88

→3.63 Welche Aussage trifft nicht zu?
Die oberflächlichen Lymphknoten der Achselhöhle
(A) liegen z. T. in den Faserlamellen der Fascia axillaris
(B) nehmen auch Lymphe aus tiefen Lymphbahnen des Arms auf
(C) erhalten Lymphe von der vorderen und seitlichen Brustwand zugeführt
(D) nehmen Lymphgefäße aus der dorsalen Schulterregion auf
(E) leiten die Lymphe unmittelbar in den Ductus lymphaticus bzw. Ductus thoracicus

3.9 Angewandte und topographische Anatomie

H07

→3.64 Auf der Dorsolateralseite des Ellenbogengelenks ist distal des Epikondylus am besten tastbar:
(A) der sich bei Pro- und Supination drehende Radiuskopf
(B) der vordere Rand der Fossa coronoidea
(C) die Trochlea humeri
(D) die Fossa radialis
(E) der N. radialis am Supinatorschlitz

H10 F06 ■

→3.65 Bildgebende Untersuchungen der Schultergelenkregion werden wegen Verletzungen und entzündlicher Erkrankungen häufig durchgeführt.
Das auf der Abbildung Nr. 89 des Bildanhangs dargestellte Magnetresonanztomogramm zeigt ein Schultergelenk.
Welche der mit A–E beschrifteten Strukturen ist richtig benannt?
(A) A: M. trapezius
(B) B: M. teres minor
(C) C: M. triceps brachii
(D) D: Blutgefäßkanal im Humeruskopf
(E) E: Tuberculum minus

F07 ■

→3.66 Bei chronischen Schleimbeutelentzündungen können in der Nähe verlaufende Sehnen in Mitleidenschaft gezogen werden.
Am ehesten ist damit zu rechnen
(A) am Epicondylus medialis humeri
(B) am Epicondylus lateralis humeri
(C) an der Sehne des M. supraspinatus
(D) an der Sehne des M. extensor pollicis longus
(E) im Karpaltunnel

F09 ■

→3.67 Welcher Nerv zieht durch die laterale Achsellücke?
(A) N. axillaris
(B) N. medianus
(C) N. cutaneus brachii medialis
(D) N. radialis
(E) N. ulnaris

H05 F03

→3.68 Durch die mediale Achsellücke verläuft die
(A) A. circumflexa humeri posterior
(B) A. circumflexa humeri anterior
(C) A. circumflexa scapulae
(D) A. suprascapularis
(E) A. subscapularis

F09 ■

→3.69 Welcher Muskel hat die engste topographische Beziehung zum N. musculocutaneus (Leitmuskel)?
(A) M. subclavius
(B) M. triceps brachii
(C) M. deltoideus
(D) M. coracobrachialis
(E) M. subscapularis

H05

→3.70 Welcher Muskel ist in der Abbildung Nr. 90 des Bildanhangs mit einem Pfeil gekennzeichnet?
(A) M. teres major
(B) M. teres minor
(C) M. biceps brachii, caput breve
(D) M. coracobrachialis
(E) M. triceps brachii, caput mediale

3.62 (D)   3.63 (E)   3.64 (A)   3.65 (A)   3.66 (C)   3.67 (A)   3.68 (C)   3.69 (D)   3.70 (D)

F04 ■

→3.71 Beim Versuch, die V. mediana cubiti zu punktieren, wird die Nadel zu tief eingestochen.
Welche der angegebenen anatomischen Strukturen ist dabei am wenigsten verletzungsgefährdet?
(A) Aponeurosis m. bicipitis brachii (Lacertus fibrosus)
(B) A. brachialis
(C) N. medianus
(D) Vv. brachiales
(E) N. ulnaris

H09 ■

→3.72 Welcher Muskel kann am besten als Leitmuskel für die Präparation des Ramus profundus des N. radialis dienen?
(A) M. abductor pollicis longus
(B) M. extensor indicis
(C) M. extensor pollicis brevis
(D) M. extensor pollicis longus
(E) M. supinator

F08

→3.73 Bei Schnittverletzungen an der Beugeseite des Unterarms im distalen Drittel können Sehnen durchtrennt werden.
Die Sehne welches der genannten Muskeln wird wegen ihrer im Vergleich zu den anderen tieferen Lage am wahrscheinlichsten verschont?
(A) M. flexor pollicis longus
(B) M. flexor digitorum superficialis
(C) M. flexor carpi ulnaris
(D) M. flexor carpi radialis
(E) M. palmaris longus

F10

→3.74 Die Abbildung Nr. 91 des Bildanhangs zeigt die Palpation des Pulses der A. radialis. Die beiden tastenden Finger befinden sich zwischen welchen der genannten Strukturen?
(A) Tendo m. flexoris digitorum profundi und Radius
(B) Tendo m. palmaris longi und Radius
(C) Tendo m. flexoris digitorum superficialis und Radius
(D) Tendo m. flexoris carpi radialis und Tendo m. brachioradialis
(E) Tendines mm. flexorum carpi radialis et ulnaris

F08 ■ ■

→3.75 Bei Einengung des Karpaltunnels (Karpaltunnelsyndrom) wird in der Regel folgender Nerv geschädigt:
(A) N. ulnaris
(B) R. superficialis des N. radialis
(C) N. medianus
(D) R. profundus des N. radialis
(E) N. musculocutaneus

H05 ■

→3.76 Die Sehne welches Muskels begrenzt die Tabatière radialwärts?
(A) M. extensor carpi radialis longus
(B) M. extensor carpi radialis brevis
(C) M. extensor pollicis longus
(D) M. extensor pollicis brevis
(E) M. brachioradialis

H04

→3.77 Welche der folgenden Strukturen ist bei einer tiefen Schnittverletzung der Hand zwischen Ossa metacarpi I und II am wenigsten gefährdet?
(A) M. adductor pollicis, Caput transversum
(B) Sehnenscheide des M. flexor pollicis longus
(C) M. flexor pollicis brevis
(D) A. princeps pollicis
(E) Retinaculum musculorum flexorum

H07

→3.78 Eine Entzündung in der Sehnenscheide des M. flexor pollicis longus kann sich in eine andere Sehnenscheide weiter ausbreiten (V-Phlegmone).
Dies erfolgt am wahrscheinlichsten in eine Sehnenscheide der
(A) Flexoren am Zeigefinger
(B) Flexoren am Mittelfinger
(C) Flexoren am Ringfinger
(D) Flexoren am kleinen Finger
(E) Extensoren am Daumen

F05 ■

→3.79 In der Abbildung Nr. 92 des Bildanhangs treten bei der Handbeugung zwei Sehnen hervor und sind gekennzeichnet.
Es handelt sich um die Sehnen des/der
(A) M. palmaris longus und M. flexor carpi radialis
(B) M. palmaris longus und M. flexor pollicis longus
(C) M. flexor carpi ulnaris und M. flexor carpi radialis
(D) M. flexor digitorum superficialis für den 2. und 3. Finger
(E) M. flexor pollicis longus und M. flexor digitorum superficialis für den 2. Finger

---

3.71 (E)   3.72 (E)   3.73 (A)   3.74 (D)   3.75 (C)   3.76 (D)   3.77 (E)   3.78 (D)   3.79 (A)

F01 ■

→ **3.80 Welche der Aussagen zu den Sehnenscheiden an Unterarm/Hand trifft <u>nicht</u> zu?**
(A) Die Sehnenscheide der Beugersehnen am Kleinfinger endet in der Mitte des Metacarpus.
(B) Im Karpaltunnel liegen die Sehnenscheiden der langen Fingerbeuger in einer gemeinsamen Sehnenscheide.
(C) Die Sehne des M. flexor carpi ulnaris besitzt keine Sehnenscheide.
(D) Die Sehne des M. flexor carpi radialis besitzt an der Handwurzel eine eigene Sehnenscheide.
(E) Die Sehnen des M. extensor digitorum longus haben im Bereich der Phalangealgelenke keine Sehnenscheiden.

F07

→ **3.81 Bei einer Verletzung an der Medialseite des oberen Oberarmdrittels im Bereich des Sulcus bicipitalis medialis ist welcher Funktionsausfall <u>am wenigsten</u> wahrscheinlich?**
(A) Sensibilitätsstörungen an der medialen Seite des Oberarms
(B) Sensibilitätsstörungen an der medialen Seite des Unterarms
(C) Lähmung des M. pronator teres und des M. pronator quadratus
(D) Lähmung des M. flexor digitorum superficialis
(E) Lähmung des M. brachialis

3.10 Fragen aus Examen Frühjahr 2011

F11 ■

→ **3.82 Bei welcher der genannten Bewegungen im Schultergelenk arbeiten der M. latissimus dorsi und der M. pectoralis major synergistisch zusammen?**
(A) Abduktion
(B) Adduktion
(C) Außenrotation
(D) Anteversion
(E) Retroversion

F11 ■■

→ **3.83 Bei einem Bruch in der Mitte des Humerusschaftes kann ein dort anliegender Nerv verletzt werden.**
Welches Symptom ist als Folge einer solchen Verletzung am wahrscheinlichsten?
(A) Lähmung des M. deltoideus
(B) Lähmung des M. biceps brachii
(C) Krallenhand
(D) Fallhand
(E) Schwurhand

F11 ■

→ **3.84 Welche Kombination von Bewegungen kennzeichnet das Ellenbogengelenk (Articulatio cubiti)?**
(A) Extension, Flexion, Radialabduktion, Ulnarabduktion
(B) Extension, Flexion, Anteversion, Retroversion
(C) Extension, Flexion, Pronation, Supination
(D) Anteversion, Retroversion, Innenrotation, Außenrotation
(E) Innenrotation, Außenrotation

F11

→ **3.85 Ein Patient klagt über Empfindungsstörungen im Bereich des Thenar.**
Für den Thenar gilt als Orientierungsmarke am ehesten folgendes Dermatom:
(A) C2
(B) C3
(C) C6
(D) C8
(E) T1

3.80 (A)   3.81 (E)   3.82 (B)   3.83 (D)   3.84 (C)   3.85 (C)

4 Untere Extremität

4.1 Grundkenntnisse der Entwicklung

Zu diesem Kapitel wurden bisher keine Prüfungsfragen gestellt.

4.2 Knochen

H05

→4.1 Der angeborene Klumpfuß ist die häufigste Extremitätenfehlstellung des Säuglings.
Welche Aussage über ihn trifft zu?
(A) Der Fuß befindet sich in Valgusstellung.
(B) Typisch ist eine Pronation des Fußes.
(C) Typisch ist eine Varusstellung in Kombination mit Plantarflexion.
(D) Typisch ist eine Dorsalextension des Fußes.
(E) Der M. tibialis posterior wirkt durch seine Kontraktion der Klumpfußbildung entgegen.

F02

→4.2 Welche der in Abbildung Nr. 93 des Bildanhangs mit A–E gekennzeichneten Strukturen ist nicht richtig benannt?
(A) Fossa intercondylaris
(B) Tuberculum adductorium
(C) Apex capitis fibulae
(D) Tuberositas tibiae
(E) Epicondylus medialis

H06 ■

→4.3 Eine Femurkopfnekrose kann aufgrund von Durchblutungsstörungen entstehen.
Der Femurkopf wird beim Erwachsenen in erster Linie arteriell versorgt durch Äste der:
(A) Aa. perforantes
(B) A. glutea inferior
(C) Aa. circumflexae femoris
(D) A. pudenda interna
(E) A. circumflexa ilium profunda

F04

→4.4 In der MR-Aufnahme (siehe Abbildung Nr. 94 des Bildanhangs) eines Längsschnittes durch den rechten Fuß sind verschiedene Strukturen mit A–E bezeichnet.
Welche ist nicht richtig benannt?
(A) A: Tibia
(B) B: Talus
(C) C: Os naviculare
(D) D: Calcaneus
(E) E: M. adductor hallucis

H07 ■

→4.5 Frakturen des Sustentaculum tali können insbesondere beim Snowboardfahren auftreten.
Diese Struktur ist eine Ausladung der
(A) Medialseite des Talus
(B) Lateralseite des Talus
(C) Plantarseite des Talus
(D) Medialseite des Calcaneus
(E) Lateralseite des Calcaneus

4.3 Gelenke

F05

→4.6 Bei der Hüftgelenksentzündung (Coxitis) wird das Femur reflektorisch in eine Stellung gebracht, bei der die Hüftgelenkskapsel am wenigsten unter schmerzhafter Spannung steht (Entspannungsstellung).
Diese Entspannungsstellung ist am ehesten gekennzeichnet durch:
(A) leichte Flexion, Abduktion, Außenrotation
(B) leichte Flexion, Adduktion, Innenrotation
(C) starke Flexion, mäßige Adduktion, mittlere Rotationsstellung
(D) starke Extension (Hyperextension), mäßige Abduktion, mittlere Rotationsstellung
(E) starke Extension (Hyperextension), mäßige Adduktion, Innenrotation

H07 ■

→4.7 Für die gezielte Prüfung der Kollateralbandfestigkeit des Kniegelenkes wird in erster Linie
(A) in 30°-Beugung im Kniegelenk eine passive anterio-posteriore Auslenkung geprüft
(B) in gestreckter Stellung im Kniegelenk eine passive Ab- und Adduktionsbewegung des Unterschenkels versucht
(C) der Schubladentest bevorzugt
(D) der Unterschenkel in 90°-Flexion passiv rotiert
(E) bei maximaler Kniegelenksflexion eine passive Ab- und Adduktionsbewegung versucht

H08

→4.8 Die unterschiedlichen Verankerungen des medialen und lateralen Meniskus spielen eine Rolle bei der Entstehung von Meniskusverletzungen.
Der laterale Meniskus ist verankert am/an der
(A) Lig. collaterale fibulare
(B) Lig. popliteum obliquum
(C) Epicondylus lateralis femoris
(D) Fossa intercondylaris femoris
(E) Area intercondylaris tibiae

4.1 (C)   4.2 (D)   4.3 (C)   4.4 (E)   4.5 (D)   4.6 (A)   4.7 (B)   4.8 (E)

F07 ■

→4.9 Nach einem Sturz beim Basketballspiel verspürt eine 24-jährige Frau Schmerzen im rechten Knie. Bei der körperlichen Untersuchung lässt sich der rechte Unterschenkel schubladenartig nach vorne gegen den Oberschenkel verschieben. Dies beruht auf der Schädigung eines Bandes, das diese unphysiologische Bewegung sonst verhindert.
Bei diesem Band handelt es sich am ehesten um das
(A) Lig. cruciatum anterius
(B) Lig. cruciatum posterius
(C) Lig. transversum genus
(D) Lig. popliteum obliquum
(E) Lig. popliteum arcuatum

H08 ■

→4.10 Ein 20-jähriger Volleyballspieler kommt in die Praxis und berichtet, er sei bei einem Turnier mit dem rechten Fuß umgeknickt (Supinationstrauma). Bei der Untersuchung des rechten oberen Sprunggelenks erkennen Sie eine abnorme Beweglichkeit und vermuten eine Bandruptur.
Welches der genannten Bänder ist am wahrscheinlichsten betroffen?
(A) Lig. talocalcaneum interosseum
(B) Lig. calcaneonaviculare plantare (Pfannenband)
(C) Lig. bifurcatum
(D) Lig. plantare longum
(E) Lig. fibulotalare anterius

F03

→4.11 Bei gehobener Fußspitze sind geringere Ab/Adduktionsbewegungen des Fußes möglich als bei gesenkter Fußspitze.
Dies beruht auf
(A) einer akuten Muskelinsuffizienz der Strecker bei Hebung des Fußes
(B) einer passiven Muskelinsuffizienz der tiefen Beuger bei Hebung des Fußes
(C) einer zunehmenden Spannung des Lig. talofibulare anterius bei Fußhebung
(D) einer abnehmenden Spannung des Lig. talofibulare posterius bei Fußhebung
(E) der Verschmälerung der Trochlea tali von vorne nach hinten

H07

→4.12 Die Sehne welches Muskels verläuft in Neutral-0-Stellung (anatomische Normalposition) lateral der Achse des unteren Sprunggelenks?
(A) M. flexor hallucis longus
(B) M. flexor digitorum longus
(C) M. tibialis posterior
(D) M. triceps surae
(E) M. extensor hallucis longus

H05

→4.13 Welche Sehnen kreuzen im Bereich der Planta pedis (Chiasma plantare)?
Die Sehnen des
(A) M. flexor hallucis longus und M. flexor digitorum longus
(B) M. tibialis posterior und M. flexor hallucis longus
(C) M. peroneus longus und M. peroneus brevis
(D) M. flexor digitorum longus und M. quadratus plantae
(E) M. peroneus longus und M. tibialis anterior

4.4 Muskeln

F07 ■

→4.14 Welcher Muskel ist am wenigsten an der Streckung im Hüftgelenk beteiligt?
(A) M. adductor magnus
(B) M. piriformis
(C) M. semimembranosus
(D) M. semitendinosus
(E) Caput breve m. bicipitis femoris

F08 ■

→4.15 Welcher Muskel beteiligt sich nicht an der Adduktion im gestreckten Hüftgelenk?
(A) M. gluteus maximus
(B) M. gluteus medius
(C) M. gracilis
(D) M. quadratus femoris
(E) M. pectineus

F09

→4.16 Welcher Muskel ist nicht an der Innenrotation im Hüftgelenk beteiligt?
(A) M. gluteus medius
(B) M. gluteus minimus
(C) M. gluteus maximus
(D) M. tensor fasciae latae
(E) M. adductor magnus

H10

→4.17 Ständiges Sitzen ohne Ausgleichssport kann zu einer Verkürzung der Mm. iliopsoas führen. Welche Folge hat diese Verkürzung am wahrscheinlichsten?
(A) Sie führt zu einer verstärkten Innenrotation des Oberschenkels im Hüftgelenk.
(B) Sie ist Ursache für eine Beeinträchtigung der Durchblutung des Beins.
(C) Sie führt zu einem Trendelenburg-Phänomen.
(D) Sie verstärkt die Lendenlordose.
(E) Sie verhindert das aufrechte Stehen des Patienten.

4.9 (A)   4.10 (E)   4.11 (E)   4.12 (E)   4.13 (A)   4.14 (E)   4.15 (B)   4.16 (C)   4.17 (D)

H09

→4.18 Die Abbildung Nr. 95 des Bildanhangs zeigt einen Menschen, der auf einem Bein steht.
Welcher der aufgezählten Muskeln muss für die Anhebung des Beckens auf der Spielbeinseite kontrahiert werden?
(A) M. adductor magnus der Standbeinseite
(B) M. gluteus medius der Spielbeinseite
(C) M. gluteus minimus der Spielbeinseite
(D) M. quadratus lumborum der Spielbeinseite
(E) M. tensor fasciae latae der Spielbeinseite

F10

→4.19 Welcher Muskel bewirkt im Kniegelenk eine Außenrotation?
(A) M. biceps femoris
(B) M. gracilis
(C) M. sartorius
(D) M. semitendinosus
(E) M. vastus lateralis des M. quadriceps femoris

F02 ■

→4.20 Auf welchen der unter (A)–(E) genannten Muskeln treffen alle im Folgenden genannten Angaben zu?
– Begrenzung des Trigonum femorale
– Innervation durch den N. femoralis
– Beuger im Hüftgelenk
– Außenrotator im Hüftgelenk
– Beuger im Kniegelenk
(A) M. rectus femoris
(B) M. adductor longus
(C) M. sartorius
(D) M. gracilis
(E) M. tensor fasciae latae

F03

→4.21 Auf welchen der unter (A)–(E) genannten Muskeln treffen alle im Folgenden genannten Angaben zu?
– Begrenzung der Fossa poplitea
– Innervation durch den N. tibialis bzw. tibialen Anteil des N. ischiadicus
– Strecker im Hüftgelenk
– Innenrotator im Kniegelenk
(A) M. biceps femoris
(B) M. sartorius
(C) M. gracilis
(D) M. semimembranosus
(E) M. gastrocnemius

H04 H01 ■

→4.22 Am Trochanter minor inseriert (u. a.) der
(A) M. obturatorius internus
(B) M. obturatorius externus
(C) M. piriformis
(D) M. iliopsoas
(E) M. quadratus femoris

F08

→4.23 Welcher Muskel am Oberschenkel wird am wahrscheinlichsten vom N. femoralis innerviert?
(A) M. obturatorius internus
(B) M. gracilis
(C) M. pectineus
(D) M. adductor brevis
(E) M. adductor longus

H08

→4.24 Die Adduktorengruppe am Oberschenkel wird grundsätzlich vom N. obturatorius innerviert.
Welcher Adduktor wird zusätzlich noch vom N. tibialis (Tibialisanteil des N. ischiadicus) innerviert?
(A) M. gracilis
(B) M. adductor brevis
(C) M. adductor longus
(D) M. adductor magnus
(E) M. pectineus

H09 F06 ■

→4.25 Die Zuggurtung durch den Tractus iliotibialis dient im Wesentlichen zur Herabsetzung des/der
(A) auf dem Femur lastenden Gewichtsdrucks
(B) Drehbeschleunigung des Femur
(C) Abduktionsausmaßes des Femur im Hüftgelenk
(D) Biegebeanspruchung des Femur
(E) Torsionskräfte am Femur

F00 ■

→4.26 Welche Aussage über den M. peroneus longus trifft <u>nicht</u> zu?
(A) Er entspringt u. a. von der proximalen Seitenfläche der Fibula.
(B) Er verläuft zusammen mit dem N. fibularis profundus nach distal.
(C) Seine Sehne verläuft u. a. in einer Rinne des Os cuboideum.
(D) Er setzt u. a. an der plantaren Seite des Os metatarsale I an.
(E) Er ist ein Pronator des Fußes.

4.18 (D)   4.19 (A)   4.20 (C)   4.21 (D)   4.22 (D)   4.23 (C)   4.24 (D)   4.25 (D)   4.26 (B)

H02 H99 ■

→ **4.27 Der kräftigste Pronator im unteren Sprunggelenk ist der**
(A) M. peroneus longus
(B) M. triceps surae
(C) M. tibialis posterior
(D) M. tibialis anterior
(E) M. extensor hallucis longus

H04

→ **4.28 Der stärkste Supinator des Fußes ist der**
(A) M. triceps surae
(B) M. tibialis posterior
(C) M. flexor hallucis longus
(D) M. flexor digitorum longus
(E) M. tibialis anterior

4.5 Nerven

H09

→ **4.29 Der N. ischiadicus**
(A) entsteht aus den Spinalnerven L1-L4
(B) verläuft dorsal des M. quadratus femoris
(C) verläuft durch das Foramen ischiadicum minus
(D) innerviert den M. iliopsoas
(E) innerviert den M. adductor longus und den M. adductor brevis

H06 ■

→ **4.30 So genannte Bandscheibenvorfälle betreffen besonders häufig Nervenwurzeln der Segmente L4 bis S1.**
In welcher Hautregion sind Sensibilitätsstörungen bei einer Schädigung von S1 am wahrscheinlichsten?
(A) im Großzehenbereich
(B) an der Lateralseite des Fußrückens
(C) unterhalb des Knies über der Tibia
(D) im Bereich des M. rectus femoris
(E) perianal

F09 ■

→ **4.31 Ein Bandscheibenvorfall ist eine häufige Ursache für neurologische Störungen im Bereich der unteren Extremität.**
Beim Prolaps eines Discus intervertebralis mit Schädigung der Spinalnervenwurzeln L5 ist mit welcher neurologischen Störung am wahrscheinlichsten zu rechnen?
(A) Schmerzen in der Leistenregion
(B) Lähmung der Adduktoren
(C) Abschwächung des Patellarsehnenreflexes
(D) Taubheitsgefühl auf der Medialseite des Unterschenkels
(E) Schwäche der Dorsalextension der Großzehe

F07 ■

→ **4.32 So genannte Bandscheibenvorfälle betreffen besonders häufig Nervenwurzeln der Segmente L4 bis S1. In welchen Hautregionen finden sich Sensibilitätsstörungen bei einer Schädigung von L5 am wahrscheinlichsten?**
(A) im Großzehenbereich
(B) im lateralen Bereich der Fußsohle
(C) im Bereich der 3. bis 4. Zehe dorsal
(D) unterhalb des Knies über der proximalen Tibia
(E) im Bereich des M. rectus femoris

H08 ■

→ **4.33 Ein 39-jähriger LKW-Fahrer kommt wegen heftiger Rückenschmerzen zur stationären Aufnahme.**
Sie stellen u. a. rechts eine segmentartige Sensibilitätsstörung von der proximalen Unterschenkelaußenseite schräg über die Schienbeinvorderkante bis einschließlich Großzehenrücken fest und vermuten eine Schädigung einer Spinalnervenwurzel.
Es handelt sich am wahrscheinlichsten um eine Wurzelkompression
(A) L2
(B) L3
(C) L4
(D) L5
(E) S1

F10 ■

→ **4.34 Bei einem 45-jährigen Patienten soll die Ausdehnung einer Nervenläsion objektiviert werden. Dazu wird der Schweißtest nach Minor am Bein durchgeführt. Hierbei wird die Haut mit einer Iod-Lösung bestrichen, danach mit Stärkepulver gepudert und erwärmt. Die Abbildung zeigt die Ausdehnung der Schweißsekretionsstörung bei diesem Patienten.**

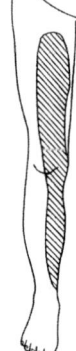

Sie spricht am ehesten für eine Läsion der/des
(A) Wurzel L4
(B) Wurzel L5
(C) Wurzel S1
(D) N. obturatorius
(E) N. femoralis

4.27 (A)   4.28 (A)   4.29 (B)   4.30 (B)   4.31 (E)   4.32 (A)   4.33 (D)   4.34 (E)

F06
___

→4.35 Womit ist beim Ausfall des N. femoralis am wahrscheinlichsten zu rechnen?
(A) Der Patellarsehnenreflex bleibt erhalten.
(B) Sensorische Störungen treten u. a. an der Medialseite des Unterschenkels auf.
(C) Radikuläre Ausfälle betreffen das Segment L5.
(D) Die Hüftbeugung ist ungestört.
(E) Das Knie kann nicht gegen Widerstand gebeugt werden.

F08 ■
___

→4.36 Welcher Nerv entspringt nicht aus dem Plexus sacralis?
(A) N. gluteus superior
(B) N. gluteus inferior
(C) N. cutaneus femoris posterior
(D) N. obturatorius
(E) N. ischiadicus

H01 ■ ■
___

→4.37 Welche Aussage über den N. obturatorius trifft nicht zu?
(A) Er entspringt aus dem Plexus sacralis.
(B) Er gelangt bei der Frau in die Nähe des Ovars.
(C) Er zieht über den M. obturator internus hinweg.
(D) Er verläuft durch den Canalis obturatorius zum Oberschenkel.
(E) Er versorgt Muskeln der Adduktorengruppe des Oberschenkels.

H07 ■
___

→4.38 Eine umschriebene (z. B. handtellergroße) Sensibilitätsstörung an der Innenseite des distalen Oberschenkels ist ein charakteristischer Befund bei Läsion des folgenden Nerven:
(A) R. femoralis n. genitofemoralis
(B) N. saphenus
(C) N. obturatorius
(D) N. cutaneus femoris posterior
(E) N. infrapatellaris

H00 ■
___

→4.39 Ein Sensibilitätsausfall in welchem Gebiet (mit A–D in Abbildung Nr. 96 des Bildanhangs bezeichnet) weist am ehesten auf eine Läsion des N. fibularis profundus hin?
Wenn Sie der Meinung sind, dass der N. fibularis profundus in diesen Gebieten nicht an der Hautinnervation teilnimmt, dann wählen Sie Antwortmöglichkeit E.

H06 ■
___

→4.40 Schwäche oder Ausfall des Zehenstandes auf einem Bein ist in erster Linie charakteristisch für folgende Nervenschädigung:
(A) Schädigung des N. suralis
(B) Nervenwurzelkompression S3
(C) Nervenwurzelkompression L4
(D) Schädigung des N. fibularis profundus
(E) Nervenwurzelkompression S1

F04
___

→4.41 Ein 23-jähriger Student erleidet bei einem Motorradunfall einen Bruch des linken Unterschenkels sowie mehrere stumpfe Verletzungen. Auch nach Abheilung der Fraktur kann er auf der betroffenen Seite nicht mehr auf den Zehen gehen, klagt über Taubheitsgefühl der Fußsohle, und es findet sich eine aufgehobene Schweißsekretion der Fußsohle.
Die geschilderte Symptomatik spricht am ehesten für eine Schädigung der/des
(A) Radix anterior des Spinalnerven S1
(B) Stamms des Spinalnerven S1
(C) N. tibialis
(D) N. fibularis profundus
(E) N. fibularis superficialis

H10 ■
___

→4.42 Ein Patient hat, bedingt durch einen Nervenschaden, Taubheitsgefühle im Bereich der Haut zwischen der 1. und 2. Zehe.
Welcher Nerv ist am wahrscheinlichsten betroffen?
(A) N. fibularis profundus
(B) N. fibularis superficialis
(C) N. saphenus
(D) N. suralis
(E) N. tibialis

F10 ■
___

→4.43 Eine Schädigung des N. fibularis superficialis führt am häufigsten zu folgendem der genannten Befunde:
(A) isolierte Hypästhesie zwischen der 1. und 2. Zehe (Sensibilität am Fußrücken ansonsten ungestört)
(B) Hypästhesie der Planta pedis
(C) Lähmung des M. tibialis anterior
(D) Ausfall des Tibialis-posterior-Reflexes
(E) Störung der Pronation des Fußes

___

4.35 (B)   4.36 (D)   4.37 (A)   4.38 (C)   4.39 (C)   4.40 (E)   4.41 (C)   4.42 (A)   4.43 (E)

F06 ■

→4.44 Welche Aussage zur Hautinnervation des Beines trifft zu?
(A) Der N. saphenus innerviert die Haut der Ferse.
(B) Der N. cutaneus femoris posterior enthält Fasern aus den Rückenmarkssegmenten L1–L3.
(C) Der Endast des N. suralis ist der N. cutaneus dorsalis lateralis pedis.
(D) Die Haut des lateralen Oberschenkels wird durch Äste des N. femoralis innerviert.
(E) Der N. fibularis profundus versorgt die Haut des medialen Fußrandes.

F08 ■

→4.45 Bei einem Patienten stellen Sie u. a. einen abgeschwächten Achillessehnenreflex fest und vermuten als Ursache eine Spinalnervenwurzelläsion.
Am ehesten kommt/kommen in Betracht eine Läsion von
(A) T12
(B) L1
(C) L2
(D) L3
(E) S1–S2

F09

→4.46 Sie erheben bei einem Patienten folgende Befunde: Der Fuß steht in Supinationsstellung; die Dorsalextension des Fußes ist ungestört. Sensibilitätsstörungen treten am größten Teil des Fußrückens auf.
Die Symptome sprechen am wahrscheinlichsten für eine Läsion des
(A) N. fibularis communis
(B) N. fibularis superficialis
(C) N. fibularis profundus
(D) N. tibialis
(E) N. suralis

4.6   Arterien

H09 ■

→4.47 Die A. femoralis tastet oder punktiert man
(A) im Anulus inguinalis superficialis
(B) am Foramen obturatum
(C) im Hiatus adductorius
(D) in der Lacuna musculorum
(E) unterhalb des Leistenbandes

F97 ■■

→4.48 Welche Aussage trifft <u>nicht</u> zu?
Orte für die Untersuchung der Pulsation in den Beinarterien (durch Palpation, mittels Sonographie) sind:
(A) A. femoralis: unterhalb und medial der Leistenbandmitte
(B) A. poplitea: Kniekehle
(C) A. tibialis posterior: dorsokaudal des Malleolus medialis
(D) A. fibularis: hinter dem Fibulaköpfchen
(E) A. dorsalis pedis: lateral der Sehne des M. extensor hallucis longus

F06 H03 ■

→4.49 Bei Operationen in der Leistengegend ist mit dem Vorhandensein einer Gefäßbesonderheit (der Corona mortis) zu rechnen.
Hierbei handelt es sich um eine
(A) großkalibrige Anastomose zwischen A. obturatoria und A. epigastrica inferior
(B) stark gewundene A. epigastrica inferior
(C) ungewöhnlich dicke A. epigastrica inferior
(D) stark erweiterte V. epigastrica inferior
(E) dislozierte A. circumflexa iliaca profunda

F08 ■

→4.50 Die arterielle Versorgung der ischiokruralen Muskeln erfolgt hauptsächlich durch Äste der
(A) A. glutea superior
(B) A. poplitea
(C) A. profunda femoris
(D) A. circumflexa femoris lateralis
(E) A. obturatoria

4.7   Venen

F06 ■

→4.51 In der Abbildung Nr. 97 des Bildanhangs ist eine Vene durch die Haut gut zu erkennen und mit einem X markiert.
Diese Vene wird begleitet vom
(A) N. cutaneus surae medialis
(B) N. suralis
(C) N. saphenus
(D) N. tibialis
(E) N. peronaeus (fibularis) superficialis

H09 ■

→4.52 Die großen epifaszial gelegenen Hautvenen werden in der Regel von Hautnerven begleitet. Im Folgenden ist jeweils einer Hautvene ein Hautnerv zugeordnet.
Welche Zuordnung trifft zu?
(A) V. saphena parva - N. suralis
(B) V. saphena magna - N. cutaneus femoris lateralis
(C) V. basilica - N. cutaneus antebrachii lateralis
(D) V. cephalica - N. cutaneus brachii medialis
(E) V. epigastrica superficialis - Nn. clunium superiores

H02 ■

→4.53 Welche Aussage über die V. saphena parva trifft nicht zu?
(A) Sie beginnt am lateralen Fußrand.
(B) Sie wird in der Mitte des Unterschenkels vom N. suralis begleitet.
(C) Sie steht in Verbindung mit den tiefen Beinvenen.
(D) Sie durchbricht die Fascia cruris.
(E) Sie mündet in die V. saphena magna.

H04 F01 ■

→4.54 Welche Aussage zu den Venen am Unterschenkel trifft zu?
(A) Die oberflächlichen Venen sind klappenlos.
(B) Das Blut der tiefen Venen fließt in die V. saphena magna ab.
(C) V. saphena magna und V. saphena parva besitzen streng getrennte Einzugsgebiete.
(D) Die tiefen Venen verlaufen topographisch unabhängig von den Arterien.
(E) Die Klappen der Verbindungsvenen zwischen Oberfläche und Tiefe lassen nur einen Abfluss in die Tiefe zu.

4.8 Lymphknoten und Lymphgefäße

Bisher nur 1 Frage vor 1989.

4.9 Angewandte und topographische Anatomie

F07 ■

→4.55 In der Lacuna vasorum liegt
(A) die A. femoralis am weitesten medial
(B) die A. femoralis lateral von der V. femoralis
(C) der Ramus femoralis des N. genitofemoralis zwischen den Oberschenkelgefäßen
(D) der N. femoralis lateral
(E) der Rosenmüller-Lymphknoten am weitesten lateral

F10 ■

→4.56 Für die Punktion oder Freilegung der A. femoralis in der Leiste ist die Kenntnis der topographischen Lagebeziehung von A., V. und N. femoralis von Bedeutung. Kaudal des Leistenbandes sind die längs verlaufenden Strukturen von medial nach lateral am ehesten wie folgt angeordnet:
(A) Vene - Arterie - Nerv
(B) Arterie - Vene - Nerv
(C) Nerv - Vene - Arterie
(D) Nerv - Arterie - Vene
(E) Vene - Nerv - Arterie

H07 ■

→4.57 Bei einer glutealen Injektion wird ein zwischen M. gluteus medius und minimus verlaufender Nerv geschädigt.
Bei welchem weiteren Muskel ist daraufhin am ehesten mit einer Funktionseinbuße zu rechnen?
(A) M. gluteus maximus
(B) M. tensor fasciae latae
(C) M. sartorius
(D) M. piriformis
(E) M. gemellus superior

F08 ■

→4.58 Der Gefäßnervenstrang im Oberschenkel, der unter dem in Abbildung Nr. 98 des Bildanhangs mit einem X markierten Muskel liegt, verläuft weiter proximal im
(A) Canalis obturatorius
(B) Trigonum femorale
(C) Foramen ischiadicum minus
(D) Foramen infrapiriforme
(E) Canalis pudendalis

F09 ■

→4.59 Welche Struktur verläuft gänzlich außerhalb des Adduktorenkanals?
(A) A. femoralis
(B) V. femoralis
(C) N. obturatorius
(D) A. descendens genus
(E) N. saphenus

F05

→4.60 Eine Hernia obturatoria drückt an der Bruchpforte auf einen dort verlaufenden Nerven und schädigt ihn.
Welcher Funktionsausfall ist am wahrscheinlichsten zu erwarten?
(A) Sensibilitätsstörung am lateralen Oberschenkel ohne motorische Störungen
(B) Absinken des Beckens zur gesunden Seite beim Stehen auf einem Bein
(C) Sensibilitätsstörungen am medialen Oberschenkel
(D) Quadrizepsparese
(E) Sensibilitätsstörung am äußeren Genitale

4.52 (A)   4.53 (E)   4.54 (E)   4.55 (B)   4.56 (A)   4.57 (B)   4.58 (B)   4.59 (C)   4.60 (C)

F08

→4.61 Ein Patient klagt über Parästhesien (Taubheits-gefühl, Ameisenlaufen) im Bereich des rechten ante-rolateralen Oberschenkels, vom Leistenband bis zum mittleren Oberschenkeldrittel reichend. Der Palpa-tionsbefund in der Leiste beim Pressen und Husten ist unauffällig. Motorische Lähmungen bestehen nicht. Die Beschwerden sind bereits in Ruhe vorhan-den und nehmen z. B. nach Gartenarbeit in zum Teil kniender Position zu.
Es handelt sich am ehesten um:
(A) Diskusprolaps LWK 4/LWK 5
(B) Diskusprolaps LWK 5/SWK 1
(C) Kompression des N. cutaneus femoris lateralis durch das Ligamentum inguinale
(D) Kompression des N. ilioinguinalis
(E) Irritation des N. femoralis

F10 ■

→4.62 Ein 44-jähriger Patient stellt sich in Ihrer Praxis vor, da er schon seit Wochen an einem zeitweise auf-tretenden brennenden Schmerz im Bereich der Vor-deraußenseite des rechten Oberschenkels leidet.
Bei der körperlichen Untersuchung sieht man eine Schnürfurche des Gürtels unterhalb des Beckenkam-mes und der Spina iliaca anterior superior. Paresen oder Muskelatrophien sind nicht zu finden, die Mus-keleigenreflexe an den Beinen sind mittellebhaft sei-tengleich auslösbar. Im Bereich der Vorderaußenseite des distalen rechten Oberschenkels gibt der Patient eine Hypästhesie von Handtellergröße an.
Es handelt sich am wahrscheinlichsten um eine Lä-sion des
(A) N. obturatorius
(B) Plexus pudendus
(C) N. ilioinguinalis
(D) N. genitofemoralis
(E) N. cutaneus femoris lateralis

F09 ■

→4.63 In welcher Reihenfolge (von oberflächlicher zu tiefer Lage) sind N. tibialis, A. und V. poplitea bei ei-nem dorsalen Zugang zur Fossa poplitea anzutref-fen?
(A) Arterie-Vene-Nerv
(B) Arterie-Nerv-Vene
(C) Nerv-Vene-Arterie
(D) Nerv-Arterie-Vene
(E) Vene-Arterie-Nerv

F05 F97 ■

→4.64 Welcher der folgenden Muskeln ist nicht an der Begrenzung der Fossa poplitea beteiligt?
(A) M. biceps femoris
(B) M. semitendinosus
(C) M. semimembranosus
(D) M. gastrocnemius
(E) M. gracilis

H07 ■

→4.65 Bei einer Schädigung des N. tibialis in Höhe der Kniekehle ist folgende neurologische Störung am wahrscheinlichsten:
(A) Lähmung des M. tibialis anterior
(B) Lähmung des M. extensor hallucis longus
(C) Taubheitsgefühl auf dem Fußrücken zwischen der ersten und zweiten Zehe
(D) Taubheitsgefühl an der Fußsohle
(E) Lähmung des M. fibularis longus

H09 ■

→4.66 Nach operativer Versorgung einer Tibiafraktur links kann ein Patient die linke Großzehe nicht mehr kraftvoll anheben. Als Grund wird eine Schwellung in einem Muskelkompartiment mit Kompression einer Arterie diagnostiziert.
Welche Arterie ist aufgrund der anatomischen Ver-hältnisse am wahrscheinlichsten komprimiert?
(A) A. dorsalis pedis
(B) A. fibularis
(C) A. plantaris medialis
(D) A. tibialis anterior
(E) A. tibialis posterior

F05 ■

→4.67 Die Muskeln der Streckerloge des Unterschen-kels verlaufen in einem osteofibrösen Kompartiment. Schwellungen der Muskulatur bei Verletzungen kön-nen im Rahmen des Tibialis-anterior-Syndroms zur Kompression eines in diesem Kompartiment verlauf-enden Nerven führen.
Welche neurologische Störung tritt deswegen am wahrscheinlichsten beim Tibialis-anterior-Syndrom auf?
(A) streifenförmige Störung der Hautsensorik entlang der Fibula
(B) Störung der Hautsensorik auf dem gesamten Fuß-rücken
(C) Störung der Hautsensorik im Bereich der 1. und 2. Zehe und am angrenzenden Vorfuß
(D) Störung der Hautsensorik entlang der Facies me-dialis des Schienbeins
(E) Störung der Hautsensorik am lateralen Fußrand

F10 ■

→4.68 Welche Leitungsbahn verläuft subkutan epifaszial hinten um den Malleolus lateralis?
(A) A. tibialis posterior
(B) A. tibialis anterior
(C) (Ast des) N. fibularis superficialis
(D) (Ast des) N. saphenus
(E) (Ast des) N. suralis

F08

→4.69 Zur diagnostischen Abklärung einer Nervenerkrankung soll ein Biopsat des N. suralis entnommen werden.
Welche Begleitstruktur dieses Nerven hilft Ihnen, ihn aufzufinden?
(A) V. saphena magna
(B) V. saphena parva
(C) Achillessehne
(D) M. peroneus longus
(E) medialer Rand des M. soleus

F04

→4.70 Ein Kind ist barfuß auf eine große Glasscherbe getreten und hat sich am Zehenballen eine tiefe, breite Schnittwunde zugezogen (siehe Schemazeichnung).

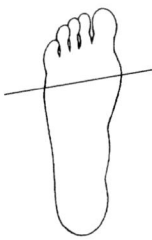

Welche der folgenden Strukturen ist am wenigsten gefährdet?
(A) Äste des N. plantaris lateralis
(B) Sehnen des M. flexor digitorum brevis
(C) Äste der A. plantaris lateralis
(D) M. quadratus plantae
(E) Aponeurosis plantaris

H10 ■

→4.71 Ein Operateur geht am Abend des Operationstages zu seinem Patienten, der an diesem Tag eine Hüftgelenkendoprothese erhalten hat, und fordert ihn auf, den Fuß auf der Operationsseite im Sprunggelenk dorsal zu extendieren.
Dies dient in erster Linie dazu, zu prüfen, ob eine
(A) N.-femoralis-Läsion vorliegt
(B) N.-ischiadicus-Läsion vorliegt
(C) N.-obturatorius-Läsion vorliegt
(D) Verletzung der A. glutea superior vorliegt
(E) Verletzung der ischiokruralen Muskulatur vorliegt

H06

→4.72 Das Computertomogramm (siehe Abbildung Nr. 99 des Bildanhangs) zeigt die Transversalebene in Höhe des unteren Abschnitts des M. gluteus maximus.
Welche Zuordnung der mit A bis E beschrifteten anatomischen Strukturen trifft zu?
(A) A: M. sartorius
(B) B: V. saphena magna
(C) C: M. rectus femoris
(D) D: M. adductor magnus
(E) E: Ischiokrurale Muskulatur

F07 ■

→4.73 Ein unsachgemäß angelegter Gipsverband drückt hinter dem Malleolus medialis auf einen dort verlaufenden Nerv.
Bei der Schädigung dieses Nervs sind Sensibilitätsstörungen am ehesten zu erwarten
(A) zwischen 1. und 2. Zehe, besonders dorsal
(B) auf dem Fußrücken, mit Aussparung des Bereichs zwischen 1. und 2. Zehe
(C) am medialen Fußrand einschließlich 1. und 2. Zehe, sowohl dorsal als auch plantar
(D) auf der Fußsohle einschließlich der plantaren Zehenflächen
(E) über der Ferse

H05 ■

→4.74 Die Wölbung an der mit X bezeichneten Stelle (Abbildung Nr. 100 des Bildanhangs) wird durch welchen der genannten Muskeln hervorgerufen?
(A) M. gastrocnemius, caput mediale
(B) M. soleus
(C) M. fibularis longus
(D) M. tibialis posterior
(E) M. flexor hallucis longus

4.68 (E)   4.69 (B)   4.70 (D)   4.71 (B)   4.72 (E)   4.73 (D)   4.74 (B)

F07

→4.75 In Abbildung Nr. 101 des Bildanhangs ist bei einem gesunden Probanden eine Sehne mit X bezeichnet.
Bei der Lähmung welches Nervs tritt diese Sehne nicht mehr so stark hervor?
(A) N. tibialis
(B) N. fibularis superficialis
(C) N. fibularis profundus
(D) N. saphenus
(E) N. suralis

F07

→4.76 In der Abbildung Nr. 102 des Bildanhangs sind Sehnen bzw. Sehnenscheiden mit 1–3 gekennzeichnet.
Die typische Verlaufsstrecke der A. tibialis anterior bzw. A. dorsalis pedis liegt
(A) oberflächlich direkt über der mit 1 markierten Sehne
(B) lateral der mit 1 markierten Sehne
(C) oberflächlich direkt über der mit 2 markierten Sehnenscheide
(D) lateral der mit 2 markierten Sehne
(E) medial der mit 3 markierten Sehne

4.10 Fragen aus Examen Fühjahr 2011

F11 ∎

→4.77 Die Tuberositas glutea am Femur ist
(A) Ursprung des sog. Sitzhalfters (im Sulcus glutealis)
(B) Ursprung der Fascia glutea
(C) Ansatz des M. gluteus maximus
(D) Ansatz des M. gluteus medius
(E) Ansatz des M. gluteus minimus

F11

→4.78 Welcher der nachstehend genannten Muskeln hat den größten Beugeeffekt im Hüftgelenk?
(A) M. gluteus medius
(B) M. gluteus minimus
(C) M. gracilis
(D) M. piriformis
(E) M. tensor fasciae latae

F11

→4.79 Welcher Muskel der Adduktorengruppe erhält in der Regel eine Doppelinnervation durch N. obturatorius und N. femoralis?
(A) M. adductor brevis
(B) M. adductor longus
(C) M. adductor magnus
(D) M. gracilis
(E) M. pectineus

F11

→4.80 Die in der Abbildung 182 des Bildanhangs mit einem Stern markierte Struktur des linken Beins ist Teil des
(A) M. sartorius
(B) M. gracilis
(C) M. semitendinosus
(D) M. semimembranosus
(E) Tractus iliotibialis

F11 ∎

→4.81 Das Fußquergewölbe wird verspannt durch den
(A) M. extensor digitorum brevis
(B) M. extensor digitorum longus
(C) M. fibularis brevis
(D) M. fibularis longus
(E) M. soleus

F11

→4.82 Die Lisfranc-Gelenklinie verläuft zwischen verschiedenen Knochen des Fußes.
Sie befindet sich u.a. zwischen
(A) Talus und Os naviculare
(B) Calcaneus und Os cuboideum
(C) Os naviculare und Os cuboideum
(D) Ossa cuneiformia und Ossa metatarsalia I–III
(E) Ossa metatarsalia und Phalanges proximales

F11

→4.83 Der M. quadratus plantae entspringt von der/ vom
(A) Tibia
(B) Fibula
(C) Calcaneus
(D) Os naviculare
(E) Os cuboideum

4.75 (C)   4.76 (D)   4.77 (C)   4.78 (E)   4.79 (E)   4.80 (E)   4.81 (D)   4.82 (D)   4.83 (C)

5   Kopf und Hals

5.1   Entwicklung und Wachstum

F09 ■

→5.1 Bei der Untersuchung des Säuglings ist die Beurteilung der großen Fontanelle von Bedeutung.
Sie grenzt im Regelfall <u>nicht</u> an:
(A) Sutura lambdoidea
(B) Sutura sagittalis
(C) Sutura coronalis
(D) Os frontale
(E) Os parietale

H08 ■

→5.2 Welche Aussage über die Hinterhauptfontanelle des Säuglings trifft <u>nicht</u> zu?
Sie
(A) liegt dem Confluens sinuum an
(B) hat eine dreieckige Kontur
(C) ist kleiner als die vordere Fontanelle
(D) verschließt sich etwa im 3. Lebensmonat
(E) ist Ausgangspunkt für die Palpation der Sagittal- und Lambdanaht

F07 ■

→5.3 Bei der Schädeluntersuchung beim jungen Säugling ist die Palpation des Fonticulus posterior (auch als sog. „kleine Fontanelle" bezeichnet) von Bedeutung.
An den Fonticulus posterior grenzen im Regelfall folgende Schädelnähte:
(A) Koronarnaht und Frontalnaht
(B) Lambdanaht und Sagittalnaht
(C) Koronarnaht und Sagittalnaht
(D) Koronarnaht, Sagittalnaht und Frontalnaht
(E) Lambdanaht und Koronarnaht

H09 ■

→5.4 Welcher Muskel stammt aus dem Mesenchym des ersten Schlundbogens?
(A) M. occipitofrontalis
(B) M. orbicularis oculi
(C) M. stylopharyngeus
(D) M. temporalis
(E) Platysma

F09 ■

→5.5 Welcher Muskel stammt aus dem Mesenchym des zweiten Schlundbogens?
(A) M. temporalis
(B) M. masseter
(C) M. mylohyoideus
(D) M. digastricus, Venter anterior
(E) M. buccinator

H08

→5.6 Welche Zuordnung zwischen Schlundbogen und Schlundbogennerv trifft zu?
(A) erster Schlundbogen – N. facialis
(B) zweiter Schlundbogen – N. maxillaris (V2)
(C) dritter Schlundbogen – N. facialis
(D) dritter Schlundbogen – N. glossopharyngeus
(E) vierter Schlundbogen – N. hypoglossus

H07 ■

→5.7 Welche Zuordnung zwischen Schlundbogen und Schlundbogenderivat trifft zu?
(A) erster Schlundbogen – Steigbügel
(B) erster Schlundbogen – Meckel-Knorpel
(C) erster Schlundbogen – Reichert-Knorpel
(D) zweiter Schlundbogen – großes Zungenbeinhorn
(E) dritter Schlundbogen – Ringknorpel

H10 ■■

→5.8 Welche Zuordnung zwischen Schlundtasche und Schlundtaschenderivat trifft am ehesten zu?
(A) erste Schlundtasche – Tonsilla palatina
(B) zweite Schlundtasche – Gl. thyroidea
(C) zweite Schlundtasche – Tuba auditiva
(D) dritte Schlundtasche – Gl. parathyroidea
(E) fünfte Schlundtasche – Thymus

H05

→5.9 Welche Aussage zu branchiogenen Halsfisteln trifft zu?
(A) Sie münden am Hinterrand des M. sternocleidomastoideus.
(B) Sie werden auch präotische Fisteln genannt.
(C) Sie können nach innen im Bereich der Tonsilla palatina münden.
(D) Sie entstehen aus versprengtem Schilddrüsengewebe.
(E) Sie entstehen überwiegend aus Derivaten der 1. Schlundfurche.

5.1 (A)   5.2 (A)   5.3 (B)   5.4 (D)   5.5 (E)   5.6 (D)   5.7 (B)   5.8 (D)   5.9 (C)

F04 H92 ■

→5.10 Abbildung Nr. 103 des Bildanhangs zeigt die Frontalansicht des Gesichtes eines menschlichen Embryos (10,8 mm SSL) zu Beginn der 6. Entwicklungswoche im rasterelektronenmikroskopischen Bild.
Eine Lippen-Kieferspalte (bzw. „Hasenscharte") kann entstehen
(A) zwischen 1 und 2
(B) zwischen 2 und 3
(C) zwischen 2 und 4
(D) zwischen 3 und 4
(E) medial zwischen den mit 3 bezeichneten Wülsten beider Seiten

H07

→5.11 Abbildung Nr. 104 des Bildanhangs zeigt einen Frontalschnitt durch den Kopf in der Fetalzeit.
Wie viele Zahnanlagen sind zu erkennen?
(A) keine
(B) 1
(C) 2
(D) 4
(E) 6

5.2   Cranium

H07

→5.12 Welche/r der genannten Sinus paranasales grenzt/grenzen nicht an die vordere bzw. mittlere Schädelgrube?
(A) Cellulae ethmoidales anteriores
(B) Cellulae ethmoidales posteriores
(C) Sinus maxillaris
(D) Sinus frontalis
(E) Sinus sphenoidalis

F08 ■

→5.13 Welche der folgenden Öffnungen liegt nicht in der mittleren Schädelgrube?
(A) Foramen lacerum
(B) Foramen rotundum
(C) Foramen ovale
(D) Foramen spinosum
(E) Porus acusticus internus

H04 ■

→5.14 Welche der in Abbildung Nr. 105 des Bildanhangs mit den Buchstaben A–E bezeichneten Strukturen der äußeren Schädelbasis ist nicht richtig benannt?
(A) A: Fissura orbitalis inferior
(B) B: Foramen ovale
(C) C: Foramen rotundum
(D) D: Foramen stylomastoideum
(E) E: Canalis caroticus

H07

→5.15 Durch die in Abbildung Nr. 106 des Bildanhangs mit einem Y bezeichnete Knochenlücke zieht/ziehen:
(A) A. meningea media
(B) N. petrosus major und N. petrosus profundus
(C) N. glossopharyngeus und N. vagus
(D) V. jugularis interna
(E) A. carotis interna

H08

→5.16 Durch die mit X bezeichnete Öffnung (siehe Abbildung Nr. 107 des Bildanhangs) verläuft eine/der
(A) V. emissaria
(B) N. facialis
(C) Radix spinalis n. accessorii
(D) Radix cranialis n. accessorii
(E) N. hypoglossus

F08 ■

→5.17 Welche Struktur zieht durch das Foramen stylomastoideum?
(A) N. petrosus profundus
(B) N. petrosus major
(C) N. facialis
(D) A. tympanica anterior
(E) A. tympanica inferior

F05 F02

→5.18 Welche der in Abbildung Nr. 108 des Bildanhangs mit den Buchstaben A–E bezeichneten Strukturen in einer Ansicht des Schädels von medial ist nicht richtig benannt?
(A) Concha nasalis inferior
(B) Sinus sphenoidalis
(C) Proc. pterygoideus
(D) Foramen jugulare
(E) Sulcus sinus sigmoidei

F07

→5.19 Welche Struktur zieht <u>nicht</u> durch den Porus acusticus internus?
(A) A. labyrinthi
(B) A. tympanica anterior
(C) V. labyrinthi
(D) N. vestibulocochlearis
(E) N. facialis

H07 ■

→5.20 Eine Röntgenaufnahme der Schädelbasis zeigt eine Ausweitung des Foramen ovale. Als Ursache wird ein Tumor (Neurinom) eines dort verlaufenden Nerven vermutet.
Es handelt sich dann am ehesten um den
(A) N. ophthalmicus
(B) N. maxillaris
(C) N. mandibularis
(D) N. abducens
(E) N. facialis

F03

→5.21 Bei einem 50-jährigen Patienten entwickelt sich ein 2 cm großer gutartiger, von Schwann-Zellen eines Hirnnerven ausgehender Tumor im Bereich der Schädelbasis; dort ruft er durch lokalen Druck eine Nervenschädigung hervor. Eines der auftretenden Symptome ist die Unfähigkeit, die Lidspalte zu schließen.
Der Tumor befindet sich am ehesten an der/dem
(A) Fissura orbitalis superior
(B) Fissura orbitalis inferior
(C) Foramen rotundum
(D) Foramen ovale
(E) Meatus acusticus internus

H07

→5.22 Welche Struktur zieht durch das Foramen mastoideum?
(A) der N. occipitalis minor
(B) der N. occipitalis major
(C) die A. tympanica posterior
(D) die A. tympanica superior
(E) eine V. emissaria

F03 ■

→5.23 In Abbildung Nr. 109 des Bildanhangs sind verschiedene Öffnungen der Schädelbasis mit Buchstaben markiert.
Welche Aussage trifft <u>nicht</u> zu?
(A) A markiert die Fissura orbitalis superior.
(B) B markiert das Foramen ovale.
(C) C markiert das Foramen spinosum.
(D) D markiert das Foramen lacerum.
(E) E markiert das Foramen jugulare.

F07 ■

→5.24 Ein 47-jähriger Patient klagt über Heiserkeit und Schluckstörungen. Außerdem ist das seitliche Anheben des rechten Armes erschwert.
Bei der klinisch-neurologischen Untersuchung werden eine Gaumensegelparese, eine Stimmbandlähmung, eine Sensibilitätsstörung der rechten Rachenhinterwand und eine rechtsseitige Parese der Mm. sternocleidomastoideus und trapezius festgestellt.
Wo liegt der Ort der Schädigung am wahrscheinlichsten?
(A) Kleinhirnbrückenwinkel
(B) Foramen jugulare
(C) Fissura orbitalis superior
(D) Foramen rotundum
(E) Foramen ovale

H08 ■

→5.25 Welche Struktur(en) zieht/ziehen in der Regel <u>nicht</u> durch die Fissura orbitalis superior?
(A) N. trochlearis
(B) N. abducens
(C) A. ophthalmica
(D) N. oculomotorius
(E) (Äste des) N. ophthalmicus

H06 ■

→5.26 Abbildung Nr. 110 des Bildanhangs zeigt den Hirnstamm von dorsal, das Kleinhirn ist entfernt.
Auf der roten Sonde liegt u. a. der
(A) N. trigeminus
(B) N. abducens
(C) N. facialis
(D) N. glossopharyngeus
(E) N. vagus

5.19 (B)   5.20 (C)   5.21 (E)   5.22 (E)   5.23 (A)   5.24 (B)   5.25 (C)   5.26 (C)

5.3 Kopf- und Halsmuskeln, Faszien

H08 ■
→ **5.27** Die Protrusion (Vorschubbewegung) des Unterkiefers wird am stärksten bewirkt durch die
(A) Mm. mylohyoidei
(B) Mm. stylohyoidei
(C) Mm. temporales
(D) Mm. pterygoidei mediales
(E) Mm. pterygoidei laterales

H05 ■
→ **5.28** Die Retrusion (Rückwärtsbewegung) des Unterkiefers wird im Wesentlichen bewirkt durch Anteile des
(A) M. buccalis
(B) M. masseter
(C) M. temporalis
(D) M. pterygoideus medialis
(E) M. pterygoideus lateralis

F00 ■■
→ **5.29** Welcher der in Abbildung Nr. 111 des Bildanhangs (Horizontalschnitt durch den Kopf auf Höhe der Zunge) mit den Buchstaben A–E bezeichneten Muskeln wird vom N. trigeminus motorisch innerviert?

F09
→ **5.30** Welcher Muskel zählt nicht zu den unteren Zungenbeinmuskeln?
(A) M. sternohyoideus
(B) M. sternothyroideus
(C) M. thyrohyoideus
(D) M. omohyoideus
(E) M. geniohyoideus

H08 ■
→ **5.31** Bei einem Patienten besteht ein Ausfall der motorischen Portion eines N. trigeminus.
Dies führt auf der betroffenen Kopfseite am wahrscheinlichsten zu einer Lähmung des
(A) M. zygomaticus
(B) M. levator labii superioris
(C) M. masseter
(D) M. stapedius
(E) M. buccinator

F04 ■
Ordnen Sie den in Liste 1 genannten Muskeln jeweils den versorgenden Nerv (A)–(E) aus Liste 2 zu!

Liste 1
→ **5.32** M. stylohyoideus
→ **5.33** M. mylohyoideus

Liste 2
(A) N. facialis
(B) N. hypoglossus
(C) N. mandibularis
(D) N. glossopharyngeus
(E) N. maxillaris

H08 ■
→ **5.34** Die Lamina superficialis der Fascia cervicalis bildet eine Faszienscheide um den/das
(A) M. longus capitis
(B) Platysma
(C) M. omohyoideus
(D) M. sternocleidomastoideus
(E) M. sternothyroideus

H10 ■
→ **5.35** Die Lamina praevertebralis der Fascia cervicalis bedeckt ventral den
(A) M. cricothyroideus
(B) M. longus capitis
(C) M. rectus capitis posterior major und minor
(D) M. sternocleidomastoideus
(E) M. sternohyoideus

F10 ■■
→ **5.36** Die Lamina praevertebralis der Fascia cervicalis bedeckt den
(A) M. sternocleidomastoideus
(B) M. omohyoideus
(C) M. sternothyroideus
(D) M. trapezius
(E) M. longus capitis

H09 ■■
→ **5.37** Die Lamina praetrachealis der Fascia cervicalis bildet eine Faszienscheide um den/das
(A) M. longus capitis
(B) M. scalenus medius
(C) M. sternocleidomastoideus
(D) M. sternohyoideus
(E) Platysma

F04 ■

→5.38 Ein 2-jähriges Mädchen weist stets eine Kopfneigung zur rechten Seite bei gleichzeitiger Kopfdrehung zur linken Seite auf. Dies ist auf eine Muskelschädigung während der Geburt zurückzuführen, die zur Verkürzung eines Muskels führte.
Bei dem verkürzten Muskel handelt es sich um den
(A) rechten M. sternocleidomastoideus
(B) rechten M. trapezius
(C) rechten M. semispinalis capitis
(D) linken M. sternocleidomastoideus
(E) linken M. trapezius

5.4   Kopf- und Halseingeweide

H04 H95 H91 ■

→5.39 Die Regio olfactoria liegt
(A) im Vestibulum nasi
(B) auf der Cartilago septi nasi der Nasenscheidewand
(C) am hinteren Ende der unteren Nasenmuschel
(D) im mittleren Nasengang über der Bulla ethmoidalis
(E) auf der oberen Nasenmuschel

F05

→5.40 Bei Operationen im oder über dem oberen Nasengang werden in der Regel große Bereiche der Riechschleimhaut verletzt, und es gehen Sinneszellen zugrunde. Die Riechfunktion ist aber nicht dauernd beeinträchtigt, da sich laufend neue Sinneszellen differenzieren.
Diese Zellen sind Abkömmlinge von
(A) rundlichen Basalzellen des olfaktorischen Epithels
(B) neuronalen Stammzellen des Bulbus olfactorius
(C) Stammzellen des benachbarten respiratorischen Epithels
(D) undifferenzierten Zellen der Glandulae olfactoriae (Bowman)
(E) spezialisierten Gliazellen der Fila olfactoria

F10 ■■

→5.41 Die in der Schemazeichnung des Nasenseptums mit * markierte Struktur ist:

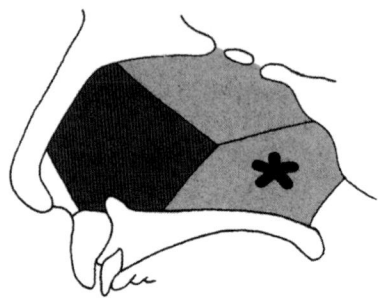

(A) Lamina papyracea
(B) Lamina perpendicularis ossis ethmoidalis
(C) Vomer
(D) Corpus ossis sphenoidalis
(E) Lamina medialis proc. pterygoidei

F06

→5.42 Welche Aussage zum Meatus nasi medius trifft zu?
(A) Er ist der Mündungsort des Ductus nasolacrimalis.
(B) Er geht direkt in den Recessus sphenoethmoidalis über.
(C) Seine Wand wird sensorisch von Ästen des N. nasopalatinus innerviert.
(D) Seine Wand wird arteriell aus Ästen der A. sphenopalatina versorgt.
(E) Er liegt kaudal der Concha nasalis inferior.

F07 ■

→5.43 An der lateralen Wand der Keilbeinhöhle liegt/liegen
(A) der Tractus opticus
(B) der Sinus sigmoideus
(C) der Sinus cavernosus
(D) das Ganglion ciliare
(E) die Fila olfactoria

H09 ■

→5.44 Welche Aussage zum Sinus maxillaris trifft am ehesten zu?
(A) Er grenzt an die Wurzel des 1. Molaren.
(B) Seine Schleimhaut liegt dem Periost der Conchae nasales unmittelbar auf.
(C) Er dient der Erwärmung und Befeuchtung der Atemluft.
(D) Er ist bereits bei der Geburt vollständig entwickelt.
(E) Er grenzt an die vordere Schädelgrube.

5.38 (A)   5.39 (E)   5.40 (A)   5.41 (C)   5.42 (D)   5.43 (C)   5.44 (A)

F07

→ **5.45** Bösartige Tumoren des (im) Sinus maxillaris können einen Nerv schädigen, der in der Wandung des Daches der Kieferhöhle verläuft.
Hierbei kann es am ausgedehntesten zu Sensibilitätsstörungen kommen in der
(A) Regio orbitalis
(B) Regio infraorbitalis
(C) Regio nasalis
(D) Regio temporalis
(E) Regio frontalis

H01

→ **5.46** Die Siebbeinzellen (Labyrinthus ethmoidalis) grenzen <u>nicht</u> an den/die:
(A) Meatus nasi inferior
(B) vordere Schädelgrube
(C) Stirnbeinhöhle
(D) Keilbeinhöhle
(E) Orbita

H10 ■

→ **5.47** Eine Sondierung des Ductus submandibularis erfolgt am besten
(A) am Kieferwinkel perkutan
(B) anterior der Gl. submandibularis unterhalb des M. mylohyoideus
(C) sublingual am M. mylohyoideus
(D) vom Vestibulum oris aus gegenüber dem 2. oberen Molaren
(E) am medialen Ende der Plica sublingualis an der Caruncula sublingualis

H09 ■

→ **5.48** Im Laufe des Lebens bilden sich zwei Gruppen von Zähnen, Milchzähne und Ersatzzähne.
Die Anlage der Ersatzzähne erfolgt
(A) pränatal
(B) in der Neugeborenenperiode
(C) im 6. postnatalen Monat
(D) im 6. Lebensjahr
(E) jeweils ca. 1 Jahr vor dem Durchbruch des jeweiligen Zahns

F10

→ **5.49** Die Abbildung Nr. 112 des Bildanhangs zeigt ein Stadium der Zahnentwicklung. Mehrere Strukturen sind durch Zahlen gekennzeichnet.
Welche der gekennzeichneten Strukturen liefert das beste Argument dafür, dass es sich um einen Schnitt durch den Unterkieferkörper (Corpus mandibulae) handelt?
(A) 1
(B) 2
(C) 3
(D) 4
(E) 5

F03 ■

→ **5.50** Der Durchbruch der bleibenden Zähne ab dem 5. Lebensjahr beginnt üblicherweise mit dem Durchbruch des
(A) 1. Schneidezahns
(B) 2. Schneidezahns
(C) Eckzahns
(D) 1. Prämolars
(E) 1. Molars

H06 ■

→ **5.51** Bei der Zahnentwicklung gesunder Säuglinge bricht in der Mehrzahl der Fälle zuerst durch:
(A) oberer medialer Schneidezahn
(B) unterer medialer Schneidezahn
(C) oberer Eckzahn
(D) unterer Eckzahn
(E) oberer erster Molar

H07

→ **5.52** Von den nachfolgend genannten Oberkieferzähnen des Milchgebisses tritt am häufigsten folgender als letzter durch:
(A) medialer Milchschneidezahn
(B) lateraler Milchschneidezahn
(C) Milcheckzahn
(D) erster Milchmolar
(E) zweiter Milchmolar

H03

→ **5.53** Welche Aussage über das Dentin trifft zu?
(A) Dentin ist weniger mineralisiert als Lamellenknochen.
(B) Die Odontoblasten können zeitlebens neues Dentin bilden.
(C) Tomes-Fasern dienen der Verankerung des Zahnes im Alveolarknochen.
(D) In ihm verlaufen Sharpey-Fasern.
(E) In den Dentinkanälchen verlaufen Kapillaren.

5.45 (B)   5.46 (A)   5.47 (E)   5.48 (A)   5.49 (E)   5.50 (E)   5.51 (B)   5.52 (E)   5.53 (B)

H05 ■
→ **5.54 Der N. nasopalatinus versorgt (den)**
(A) M. tensor veli palatini
(B) M. levator veli palatini
(C) sensibel das Palatum molle
(D) sensibel die Haut des Nasenflügels
(E) sensibel die palatinale Gingiva im Bereich der oberen Incisivi

F07 ■
→ **5.55 Vor der Extraktion eines unteren Prämolaren möchten Sie von oral eine Leitungsanästhesie des N. alveolaris inferior an seinem Eintritt in das Foramen mandibulae durchführen. Bald nach der Injektion des Anästhetikums bemerkt der Patient erst ein Kribbeln, dann eine Taubheit der Unterlippe auf derselben Seite.**
Diese Situation ist folgendermaßen zu beurteilen:
(A) Dies ist zu erwarten, da die Haut der Unterlippe zum Versorgungsgebiet des N. alveolaris inferior und seiner Äste gehört.
(B) Obwohl die Haut der Unterlippe nicht zum Versorgungsgebiet des N. alveolaris inferior und seiner Äste gehört, sind diese Symptome zu erwarten, da der N. lingualis in der Nähe des Foramen mandibulae verläuft und daher auch vom Lokalanästhetikum erreicht werden kann.
(C) Obwohl die Haut der Unterlippe nicht zum Versorgungsgebiet des N. alveolaris inferior und seiner Äste gehört, sind diese Symptome zu erwarten, da der N. buccalis in der Nähe des Foramen mandibulae verläuft und daher auch vom Lokalanästhetikum erreicht werden kann.
(D) Offensichtlich liegt eine falsch platzierte Injektion vor, denn es wurde der N. buccalis betäubt, der weit entfernt vom Foramen mandibulae verläuft; der N. alveolaris inferior wurde wahrscheinlich nicht erreicht.
(E) Durch den üblichen Verlauf von Nerven in dieser Region ist die Symptomatik nicht zu erklären, daher liegt wahrscheinlich eine Injektion in ein Blutgefäß mit Verschleppung des Anästhetikums vor.

H10 ■
→ **5.56 Bei einer ordnungsgemäß durchgeführten Leitungsanästhesie des N. alveolaris inferior rechts am Foramen mandibulae**
(A) erlischt typischerweise die Berührungsempfindlichkeit der Unterlippenhaut auf der rechten Seite
(B) bleibt die Nozizeption des dritten Unterkiefermolaren typischerweise erhalten
(C) ist typischerweise die Sekretion der rechten Gl. sublingualis ausgeschaltet
(D) weicht die Zunge beim Herausstrecken typischerweise nach links ab
(E) können die Lippen typischerweise nicht mehr zusammengepresst werden

F03
→ **5.57 Welcher Muskel zieht bei einseitiger Kontraktion die Zunge nach hinten, oben und zur gleichen Seite?**
(A) M. verticalis linguae
(B) M. longitudinalis superior
(C) M. genioglossus
(D) M. hyoglossus
(E) M. styloglossus

F02 ■
→ **5.58 Ein 35-jähriger Patient kann die Zunge nicht mehr nach vorn schieben.**
Ursächlich beteiligt ist am wahrscheinlichsten die Parese welches der genannten Muskeln?
(A) M. styloglossus
(B) M. palatoglossus
(C) M. genioglossus
(D) M. geniohyoideus
(E) M. hypoglossus

F05 H02 ■
→ **5.59 Bei einer nervenärztlichen Untersuchung wird festgestellt, dass beim Patienten die herausgestreckte Zunge nach rechts abweicht.**
Welcher Nerv ist am wahrscheinlichsten betroffen?
(A) rechter N. hypoglossus
(B) linker N. hypoglossus
(C) rechter N. facialis
(D) linker N. glossopharyngeus
(E) rechter N. lingualis

F06 ■
→ **5.60 Beim Essen bleibt ein Essensrest zwischen den Zähnen stecken, der mit der Zungenspitze getastet werden kann.**
Welcher Nerv leitet hauptsächlich dieses Tastempfinden?
(A) N. facialis
(B) N. glossopharyngeus
(C) N. mandibularis
(D) Chorda tympani
(E) N. hypoglossus

H06
→ **5.61 Ein Taubheitsgefühl (Hypästhesie) im Bereich des hinteren Zungendrittels ist in erster Linie kennzeichnend für eine Schädigung von:**
(A) N. hypoglossus
(B) Chorda tympani
(C) N. maxillaris
(D) N. lingualis
(E) N. glossopharyngeus

5.54 (E)   5.55 (A)   5.56 (A)   5.57 (E)   5.58 (C)   5.59 (A)   5.60 (C)   5.61 (E)

F10 ■

→5.62 Bei einem Patienten wird eine Störung der Schmerz- und Temperaturempfindung in den vorderen 2 Dritteln der Zunge diagnostiziert. Geschmacksstörungen werden nicht angegeben.
In welcher der genannten Strukturen liegt die Läsion am wahrscheinlichsten?
(A) Ganglion trigeminale
(B) Ganglion pterygopalatinum
(C) Ganglion geniculi
(D) Ganglion inferius des N. vagus
(E) Ncl. tractus solitarii

H03

→5.63 Welche Aussage über den Ductus parotideus trifft nicht zu?
(A) Er verläuft über den M. masseter.
(B) Er durchbricht den M. buccinator.
(C) Er verläuft gemeinsam mit dem Ductus submandibularis.
(D) Er mündet in das Vestibulum oris auf Höhe des 2. oberen Molaren.
(E) Er entwickelt sich vom Mundhöhlenepithel aus.

F01

→5.64 Welche der folgenden Aussagen zur Glandula sublingualis trifft nicht zu?
(A) Die Glandula sublingualis liegt oberhalb des M. mylohyoideus.
(B) Durch die Glandula sublingualis verläuft der N. hypoglossus.
(C) Sekret der Glandula sublingualis fließt durch einen Gang, der auf der Caruncula sublingualis mündet.
(D) Parasympathischer Kern für die Glandula sublingualis ist der Nucleus salivatorius.
(E) Die Glandula sublingualis wölbt sich als Plica sublingualis in die Mundhöhle vor.

H00 ■ ■

→5.65 Welche der folgenden Aussagen zur Glandula submandibularis trifft nicht zu?
(A) Sie liegt mit Teilen oberhalb des M. mylohyoideus.
(B) Ihr Ausführungsgang mündet unter der Zungenspitze an der Caruncula sublingualis in die Mundhöhle.
(C) Sie hat enge Lagebeziehungen zur A. facialis.
(D) Sie grenzt nach medial an den Venter anterior des M. digastricus.
(E) Sie wird parasympathisch über den N. glossopharyngeus versorgt.

H00 ■

→5.66 Welche Aussage zum Epipharynx trifft nicht zu?
(A) Die Verbindung der Nasenhöhlen mit dem Epipharynx wird durch die Choanen vermittelt.
(B) Im Dach bzw. in der Hinterwand des Epipharynx liegt die Tonsilla pharyngealis.
(C) Die Wand des Epipharynx wird u. a. durch die Fascia pharyngobasilaris gebildet.
(D) Das Ostium pharyngeum tubae auditivae liegt hinter dem Torus tubarius.
(E) Vor und unter dem Torus tubarius liegt der Torus levatorius.

F10

→5.67 Welcher der folgenden Vorgänge fällt am ehesten in die Anfangsphase eines normalen Schluckvorganges, bei dem ein Speisebolus geschluckt wird?
(A) Absenkung des weichen Gaumens
(B) Erschlaffung des oberen Schlundschnürers
(C) Absenkung des Zungenrückens
(D) Absenkung des Larynx
(E) Verschluss der Mundöffnung

H06

→5.68 Bei einem Patienten kommt es bei der Auslösung des Würgereflexes zu einer pathologischen Verziehung des Zäpfchens zu einer Seite.
Ein solcher Befund tritt am wahrscheinlichsten bei Schädigung welcher der genannten Strukturen auf?
(A) Nn. palatini minores
(B) N. vagus
(C) N. hypoglossus
(D) Ganglion pterygopalatinum
(E) Ansa cervicalis

H05 ■

→5.69 Welcher der genannten Nerven innerviert am ehesten die Schleimhaut im Bereich der Tonsilla palatina?
(A) N. vagus
(B) N. mandibularis
(C) N. glossopharyngeus
(D) Ansa cervicalis
(E) N. hypoglossus

H09 ■

→5.70 Die Tonsilla pharyngealis
(A) liegt in der Pars nasalis pharyngis (Epipharynx)
(B) liegt in der Pars oralis pharyngis (Mesopharynx)
(C) grenzt an den Arcus palatopharyngeus
(D) liegt den hinteren Siebbeinzellen an
(E) grenzt an die Vagina carotica

5.62 (A)   5.63 (C)   5.64 (B)   5.65 (E)   5.66 (D)   5.67 (E)   5.68 (B)   5.69 (C)   5.70 (A)

H02 H00 ■

→5.71 Unter der Schleimhaut des Recessus piriformis der Pars laryngea pharyngis verläuft die/der
(A) A. pharyngea ascendens
(B) A. thyroidea superior
(C) Truncus sympathicus
(D) N. glossopharyngeus
(E) (R. internus des) N. laryngeus superior

H00 ■

→5.72 Welche Aussage zum Larynx trifft nicht zu?
(A) Der Aditus laryngis wird durch die Epiglottis vom Zungengrund getrennt.
(B) Der Ventriculus laryngis ist eine seitliche Ausbuchtung der Cavitas laryngis zwischen Plica vestibularis und Plica vocalis.
(C) Der vordere Teil der Rima glottidis wird beiderseits von den Plicae vocales begrenzt.
(D) Der hintere Teil der Rima glottidis wird beiderseits vom Schildknorpel begrenzt.
(E) Die Cavitas infraglottica wird vom Conus elasticus begrenzt.

F10

→5.73 Die Abbildung Nr. 113 des Bildanhangs zeigt ein Kehlkopfspiegelbild.
Der blaue Pfeil markiert:
(A) Vallecula epiglottica
(B) Epiglottis
(C) Recessus piriformis
(D) Plica vestibularis
(E) Cartilago arytenoidea

H06

→5.74 Welches Epithel befindet sich normalerweise am freien Rand der Stimmlippenkante?
(A) nicht verhornendes mehrschichtiges Plattenepithel
(B) einschichtiges Plattenepithel
(C) verhornendes mehrschichtiges Plattenepithel
(D) Übergangsepithel
(E) Flimmerepithel

H06 ■

→5.75 Bei Schilddrüsenoperationen kann es zur Läsion des N. laryngeus recurrens kommen.
Welcher der folgenden Muskeln des Kehlkopfes wird nicht vom N. laryngeus recurrens innerviert?
(A) M. cricothyroideus
(B) M. crico-arytaenoideus posterior
(C) M. crico-arytaenoideus lateralis
(D) M. vocalis
(E) M. thyro-arytaenoideus

H09 ■

→5.76 Welcher Muskel ist ein typischer Stimmbandspanner?
(A) M. arytenoideus obliquus
(B) M. arytenoideus transversus
(C) M. cricoarytenoideus lateralis
(D) M. cricoarytenoideus posterior
(E) M. cricothyroideus

F07 ■

→5.77 Zur Beurteilung von Funktionsstörungen der Kehlkopfmuskulatur sind genaue anatomische Kenntnisse über Muskelfunktionen erforderlich.
Der M. cricoarytenoideus lateralis hat in erster Linie folgende Funktion:
(A) Verschluss der Pars membranacea der Stimmritze
(B) Verkürzung des Stimmbandes
(C) Verschiebung der Aryknorpel
(D) Kippung des Ringknorpels gegen den Schildknorpel
(E) Verschluss der Pars intercartilaginea der Stimmritze

F06 ■

→5.78 Die Innervation des M. cricothyroideus erfolgt durch/durch den
(A) N. laryngeus superior des N. vagus
(B) N. laryngeus recurrens
(C) Äste des N. glossopharyngeus
(D) Äste des N. accessorius
(E) N. hypoglossus

F08 ■

→5.79 Als Folge eines einseitigen akuten Ausfalls des R. externus des N. laryngeus superior ist am ehesten typisch:
(A) Paramedianstellung der ipsilateralen Stimmlippe
(B) Verminderung der Vorspannung der ipsilateralen Stimmlippe
(C) Sensibilitätsstörungen der ipsilateralen Kehlkopfschleimhaut
(D) Verengung der Pars intercartilaginea der Stimmritze
(E) Erhöhung der Vorspannung der ipsilateralen Taschenfalte

F09 ■

→5.80 Die Motoneurone, welche die Kehlkopfmuskulatur motorisch innervieren, liegen im
(A) Ncl. dorsalis (posterior) n. vagi
(B) Ncl. solitarius
(C) Ncl. ambiguus
(D) Ncl. salivatorius inferior
(E) Vorderhorn der Segmente C1-C3

5.71 (E)   5.72 (D)   5.73 (A)   5.74 (A)   5.75 (A)   5.76 (E)   5.77 (A)   5.78 (A)   5.79 (B)   5.80 (C)

F10 ■■
→5.81 Nach Durchtrennung des N. laryngeus superior
(A) ist die sensible Schleimhautinnervation unterhalb der Rima glottidis erloschen
(B) bleiben Abduktion und Adduktion der Stimmlippen erhalten
(C) kann die Epiglottis nicht mehr aufgerichtet werden
(D) steht die Stimmlippe auf der gelähmten Seite in Paramedianstellung
(E) besteht bei doppelseitiger Läsion Erstickungsgefahr

H03
→5.82 Welche der folgenden Aussagen zur Topographie der Schilddrüse trifft nicht zu?
(A) Der Isthmus der Schilddrüse liegt vor der Trachea.
(B) Die Vorderfläche der Schilddrüsenlappen wird beiderseits vom M. sternothyroideus bedeckt.
(C) Der Gefäßnervenstrang mit der A. carotis communis liegt der Schilddrüse an.
(D) Seitlich berührt die Schilddrüse den M. sternocleidomastoideus.
(E) An der Hinterfläche der Schilddrüse verläuft der N. laryngeus recurrens.

F07 ■
→5.83 Der N. laryngeus inferior (recurrens) steht bei seinem Verlauf zum Kehlkopf in topographisch für Operationen wichtiger Beziehung zu:
(A) V. jugularis interna
(B) (Ästen der) A. thyroidea inferior
(C) Lobus pyramidalis der Schilddrüse
(D) Eminentia laryngea
(E) Cartilago arytenoidea

H04 ■
→5.84 Die Sekretion der Hauptzellen der Glandulae parathyroideae wird in erster Linie reguliert durch
(A) einen hypothalamischen Releasingfaktor
(B) ein glandotropes Hormon des Hypophysenvorderlappens
(C) die Konzentration an ionisiertem Calcium im Blutplasma
(D) sympathische Innervation
(E) parasympathische Innervation

5.5 Hirnnerven

F08 ■
→5.85 Welcher Hirnnerv enthält bei seinem Austritt aus dem Gehirn keine parasympathischen Fasern?
(A) N. oculomotorius
(B) N. trigeminus
(C) N. intermediofacialis
(D) N. glossopharyngeus
(E) N. vagus

F08 ■
→5.86 Eine Patientin kann das Oberlid des linken Auges nicht mehr anheben (Ptose), die linke Pupille ist weit und reagiert weder direkt noch indirekt auf Licht. Die Achse des linken Bulbus oculi weicht beim Blick nach geradeaus nach außen und unten ab.
Im Bereich welches Nerven liegt am wahrscheinlichsten eine Läsion?
(A) N. trochlearis
(B) N. oculomotorius
(C) N. ophthalmicus
(D) N. abducens
(E) N. opticus

H10 ■
→5.87 Welcher Hirnnerv/Hirnnervenast führt typischerweise Fasern, die im Ganglion ciliare umgeschaltet werden?
(A) N. abducens
(B) N. lacrimalis
(C) N. nasociliaris
(D) N. oculomotorius
(E) N. trochlearis

H04 ■
→5.88 In besonders hartnäckigen Fällen von Trigeminusneuralgie wird das Ganglion trigeminale mittels einer Alkoholinjektion blockiert.
Durch welches Foramen der Schädelbasis kann das Ganglion trigeminale am besten erreicht werden?
(A) Foramen lacerum
(B) Foramen spinosum
(C) Foramen ovale
(D) Foramen rotundum
(E) Fissura sphenopetrosa

F08

→ **5.89 Der N. alveolaris inferior**
(A) ist ein Ast des N. lingualis
(B) versorgt die Zähne des Unterkiefers seiner Seite sensibel
(C) tritt durch das Foramen mentale in die Mandibula ein
(D) führt parasympathische Fasern zur Gl. sublingualis
(E) zweigt vom Hauptstamm des N. trigeminus vor dem Ganglion trigeminale ab

H07 ■

→ **5.90 Durch Daumendruck auf das Foramen infraorbitale prüft man neurologisch den Nervenaustrittspunkt eines Astes bzw. von Ästen**
(A) der Rr. zygomatici des N. facialis
(B) des N. frontalis
(C) des N. maxillaris
(D) des N. infratrochlearis
(E) des N. nasociliaris

F06 ■

→ **5.91 Nervenzellen im Ganglion geniculi**
(A) beteiligen sich an der Innervation der Glandula sublingualis
(B) sind Perikaryen der Geschmacksfasern der vorderen 2/3 der Zunge
(C) sind an der Innervation der Paukenhöhle beteiligt
(D) beteiligen sich an der Innervation der Glandula lacrimalis über den N. petrosus major
(E) innervieren den Zungengrund

F07 ■

→ **5.92 Welches Ganglion steht im Dienste der Übertragung von Geschmacksinformationen?**
(A) Ganglion ciliare
(B) Ganglion pterygopalatinum
(C) Ganglion submandibulare
(D) Ganglion oticum
(E) Ganglion geniculi

F08 ■

→ **5.93 Bei einem Patienten ist wegen einer Schwäche der Wangen- und Lippenmuskulatur die Artikulation beeinträchtigt. Dies beruht auf einer Schädigung eines peripheren Nerven.**
Welche weitere Ausfallsymptomatik ist bei diesem Patienten am wahrscheinlichsten?
(A) Akkommodationsstörung
(B) Ptosis
(C) Herabsetzung der Tränensekretion
(D) Abweichen der Zunge beim Herausstrecken
(E) Taubheitsgefühl an der Unterlippe

F08

→ **5.94 Welche Nervenäste zweigen <u>nicht</u> aus dem Plexus intraparotideus ab?**
(A) Rr. temporales
(B) Rr. zygomatici
(C) Rr. buccales
(D) R. marginalis mandibulae
(E) Rr. mentales

H05 H02 ■

→ **5.95 Ein 16-jähriges Mädchen erleidet bei einem Sturz vom Pferd einen Schädelbasisbruch. Hierbei kommt es entweder direkt oder durch Druck des entstehenden Hämatoms zu einer Nervenschädigung. Die linke Gesichtshälfte ist schlaff, auf der gleichen Seite ist die Geschmacksempfindung auf der vorderen Zungenhälfte gestört. Das Hörempfinden ist unverändert, die Tränenproduktion unvermindert.**
Bei dem/den geschädigten Nerven und dem Schädigungsort handelt es sich am wahrscheinlichsten um
(A) N. trigeminus in Höhe des Ggl. trigeminale auf der Oberfläche des Felsenbeins
(B) N. facialis in der Pars labyrinthi des Felsenbeins
(C) N. facialis kurz vor dem Austritt aus dem Foramen stylomastoideum
(D) N. facialis im Plexus parotideus sowie N. glossopharyngeus im Foramen jugulare
(E) N. glossopharyngeus sowie N. vagus im Foramen jugulare

H06 ■

→ **5.96 Bei einem Patienten ist es zu einer peripheren Parese des N. facialis gekommen. Mit verschiedenen Untersuchungsmethoden kann nun die Lokalisation der Schädigung eingegrenzt werden.**
Welche der genannten Untersuchungen ist hierbei am wenigsten hilfreich?
(A) Geschmacksprüfung
(B) Funktionsprüfung des M. stapedius
(C) Funktionsprüfung des M. orbicularis oris
(D) Funktionsprüfung des M. temporalis
(E) Funktionsprüfung der Gl. lacrimalis

F01 ■

→ **5.97 Zum Versorgungsgebiet des N. glossopharyngeus gehört <u>nicht</u>:**
(A) Rachenmuskulatur
(B) Schleimhaut der Paukenhöhle
(C) Schleimhaut des Larynx
(D) Parotis
(E) Sinus caroticus

5.89 (B)   5.90 (C)   5.91 (B)   5.92 (E)   5.93 (C)   5.94 (E)   5.95 (C)   5.96 (D)   5.97 (C)

F10 ■■

→5.98 Eine Stimmbandlähmung ist am wahrscheinlichsten bei einer Läsion welches Kerngebietes?
(A) Ncl. dorsalis n. vagi
(B) Ncl. ambiguus
(C) Ncl. tractus solitarii
(D) Ncl. n. facialis
(E) Ncl. olivaris inferior

F02 ■

→5.99 Die chemorezeptiven Afferenzen des Glomus caroticum verlaufen vorwiegend
(A) in den 2.–4. zervikalen Spinalnerven
(B) im Plexus nervosus caroticus
(C) in der Ansa hypoglossi
(D) im N. trigeminus
(E) im N. glossopharyngeus

F01 ■

→5.100 Welche Aussage über den N. vagus trifft nicht zu?
(A) Er verlässt den Schädel durch das Foramen jugulare.
(B) Er liegt mit der A. carotis communis in einer gemeinsamen Bindegewebsscheide.
(C) Er durchzieht das hintere Mediastinum.
(D) Er tritt durch das Zwerchfell rechts gemeinsam mit der V. cava inferior.
(E) Zu seinem Versorgungsgebiet gehören Teile des Colon.

F07

→5.101 Eine Elektrostimulation des Nervus vagus im Halsbereich wird therapeutisch bei bestimmten Epilepsieformen eingesetzt.
Welche Nervenfaserart ist dort in diesem Nerv am häufigsten?
(A) präganglionäre parasympathische Axone
(B) postganglionäre parasympathische Axone
(C) speziell viszeromotorische Axone
(D) somatomotorische Axone
(E) viszerosensorische Axone

H07 ■

→5.102 Eine Elektrostimulation des linken N. vagus wird therapeutisch bei verschiedenen Epilepsieformen eingesetzt.
Dabei wird der linke N. vagus stimuliert, weil bei einer Stimulation des rechten N. vagus folgende der genannten Nebenwirkungen am wahrscheinlichsten auftreten würde:
(A) Tachykardie aufgrund der Beeinflussung des AV-Knotens
(B) Bradykardie aufgrund der Beeinflussung des Sinusknotens
(C) Hemmung der Peristaltik des Colon ascendens
(D) Spasmus der Gallenblase
(E) Entleerungsstörung des Magens

H08

→5.103 Bei der Stimmbildung wird einleitend die Glottis verschlossen.
Wo liegen die Perikarya der Neurone, die die für diesen Verschluss verantwortliche Muskulatur innervieren?
(A) Ggl. inferius nervi vagi
(B) Ncl. tractus solitarii
(C) Ncl. dorsalis n. vagi
(D) Ncl. ambiguus
(E) Vorderhorn des Rückenmarks in Höhe C3

H08 ■■

→5.104 Nach einer Operation im seitlichen Halsdreieck zur Entfernung eines Lymphknotens ist bei einem Patienten das seitliche Anheben des Armes über 90° (Elevation) nicht mehr möglich.
Welcher Nerv wurde wahrscheinlich durch den operativen Eingriff geschädigt?
(A) N. accessorius
(B) N. suprascapularis
(C) N. axillaris
(D) N. thoracicus longus
(E) N. thoracodorsalis

5.6 Halsnerven

H98 ■■

→5.105 Welcher Nerv stammt nicht von dorsalen Ästen der Spinalnerven ab?
(A) N. suboccipitalis
(B) N. occipitalis major
(C) N. occipitalis minor
(D) Rr. (Nn.) clunium superiores
(E) Rr. (Nn.) clunium medii

F84

→5.106 Die Ansa cervicalis (profunda) innerviert den
(A) M. stylohyoideus
(B) M. styloglossus
(C) M. stylopharyngeus
(D) M. cricoarytaenoideus lateralis
(E) M. sternohyoideus

F02 ■

→5.107 Die Äste des Plexus cervicalis versorgen <u>nicht</u> die Haut im Bereich
(A) der Fossa supraclavicularis major
(B) der seitlichen Okzipitalregion
(C) des M. sternocleidomastoideus
(D) des Kieferwinkels
(E) der Schläfenregion

5.7   Vegetative Innervation an Kopf und Hals

F07 ■

→5.108 Das Ganglion stellatum ist lokalisiert in Höhe des
(A) ersten Halswirbels
(B) dritten Halswirbels
(C) ersten Rippenköpfchens
(D) Ringknorpel-Unterrands
(E) Ursprungs des Truncus coeliacus

H99

→5.109 Welche der folgenden Strukturen wird <u>nicht</u> von postganglionären sympathischen Neuronen des Ggl. cervicale superius innerviert?
(A) Corpus pineale
(B) A. carotis interna
(C) A. vertebralis
(D) M. dilatator pupillae
(E) Gl. parotidea

H10 ■

→5.110 In welcher der genannten Strukturen liegen typischerweise Nervenendigungen der speziell viszeroafferenten Fasern der pseudounipolaren Nervenzellen des Ganglion geniculi?
(A) Geschmacksknospen der Zunge
(B) Gl. lacrimalis
(C) Gl. parotidea
(D) Gl. sublingualis
(E) Gl. submandibularis

H01 ■■

→5.111 Welche der genannten Drüsen erhält ihre parasympathische Innervation <u>nicht</u> über den N. intermedius?
(A) Tränendrüsen
(B) Gaumendrüsen
(C) Glandula parotidea
(D) Glandula sublingualis
(E) Glandula submandibularis

H09 ■■

→5.112 Die Umschaltung des Parasympathikus vom ersten zum zweiten Neuron für die Glandula parotidea findet statt im
(A) Ganglion cervicale superius
(B) Ganglion ciliare
(C) Ganglion oticum
(D) Ganglion pterygopalatinum
(E) Ganglion submandibulare

H09 ■

→5.113 Der Nucleus salivatorius inferior ist am ehesten der parasympathische Kern für welche Drüse(n)?
(A) Glandula lacrimalis
(B) Glandulae nasales
(C) Glandula parotidea
(D) Glandula sublingualis
(E) Glandula submandibularis

F06 ■

→5.114 Welche der folgenden Drüsen werden parasympathisch vom selben Ganglion aus innerviert?
(A) Glandula parotidea und Glandula submandibularis
(B) Glandula parotidea und Glandula sublingualis
(C) Glandula submandibularis und Glandula sublingualis
(D) Glandula lacrimalis und Glandula parotidea
(E) Glandulae nasales und Glandula submandibularis

F10 ■

→5.115 Wird der Ramus communicans zwischen N. zygomaticus und N. lacrimalis zerstört, tritt am ehesten folgender Schaden auf:
(A) Lähmung der mimischen Muskulatur am lateralen Orbitarand
(B) Ausfall der sensiblen Innervation am medialen Teil des Oberlids
(C) Verminderung der autonomen Versorgung der Tränendrüse
(D) Verminderung der propriozeptiven Afferenzen des M. rectus lateralis
(E) Verminderung vegetativer Efferenzen aus dem Ganglion ciliare

H04 ■

→5.116 Pseudounipolare Nervenzellen bilden im Kopf-Hals-Bereich das
(A) Ggl. cervicale superius
(B) Ggl. inferius nervi vagi (nodosum)
(C) Ggl. ciliare
(D) Ggl. oticum
(E) Ggl. cochleare

5.107 (E)   5.108 (C)   5.109 (C)   5.110 (A)   5.111 (C)   5.112 (C)   5.113 (C)   5.114 (C)   5.115 (C)
5.116 (B)

H05 ■

→5.117 Die propriozeptiven Afferenzen des Masseter-reflexes haben ihre Perikarya im:
(A) Ggl. trigeminale
(B) Ncl. mesencephalicus n. trigemini
(C) Ncl. principalis n. trigemini im Pons
(D) Ncl. tractus solitarii
(E) Ncl. spinalis n. trigemini

5.8   Arterien und Venen

H07

→5.118 Zu den ersten Untersuchungen bei einem be-wusstlosen Patienten gehört die Pulstastung der A. carotis communis.
Diese tastet man am besten
(A) in der Fossa supraclavicularis minor
(B) in der Fossa supraclavicularis major
(C) am Hinterrand des M. sternocleidomastoideus
(D) am Vorderrand des M. sternocleidomastoideus
(E) im Trigonum submandibulare

F01 ■

→5.119 Welche Aussage über die A. vertebralis trifft nicht zu?
(A) Sie geht aus der A. subclavia hervor.
(B) Sie verläuft durch die Foramina transversaria des 6.–1. Halswirbels.
(C) Sie zieht vor der Massa lateralis des Atlas in den Wirbelkanal.
(D) Sie ist an der Versorgung der Nackenmuskulatur beteiligt.
(F) Über sie fließt Blut zur Versorgung des Gleichge-wichtsorgans.

H09 ■ ■

→5.120 Die A. thyroidea inferior entspringt im Regel-fall aus dem/der
(A) Aortenbogen
(B) A. carotis externa
(C) A. cervicalis ascendens
(D) A. vertebralis
(E) Truncus thyrocervicalis

H07

→5.121 Welche der nachstehend genannten Struktu-ren ist in Abbildung Nr. 114 des Bildanhangs (Aus-schnitt aus einem Magnetresonanztomogramm) mit * bezeichnet?
(A) A. basilaris
(B) A. ophthalmica
(C) A. carotis interna
(D) Sinus sigmoideus
(E) Sinus sphenoidalis

H08

→5.122 Welche der folgenden Arterien ist kein direk-ter Ast aus der A. carotis externa?
(A) A. thyroidea inferior
(B) A. thyroidea superior
(C) A. lingualis
(D) A. facialis
(E) A. pharyngea ascendens

F10 ■

→5.123 Die A. maxillaris
(A) entspringt aus der A. carotis interna
(B) verläuft durch die Incisura mandibulae
(C) verläuft zwischen M. masseter und Ramus mandi-bulae
(D) gibt in ihrem Verlauf die A. meningea media ab
(E) verlässt die Fossa infratemporalis durch das Fora-men rotundum

F09 ■

→5.124 Welche der folgenden Arterien ist kein Ast der A. maxillaris?
(A) A. alveolaris inferior
(B) A. meningea media
(C) A. buccalis
(D) A. pharyngea ascendens
(E) A. palatina descendens

F09

→5.125 Welche Arterie geht nicht aus der A. facialis hervor?
(Λ) Λ. palatina ascendens
(B) A. submentalis
(C) A. labialis inferior
(D) A. labialis superior
(E) A. transversa faciei

H07 ■

→5.126 Bei einer eitrigen Thrombophlebitis im Sinus cavernosus wird bevorzugt ein Hirnnerv geschädigt, der mitten durch den Sinus cavernosus zieht.
Dieser Hirnnerv ist der
(A) N. trochlearis
(B) N. oculomotorius
(C) N. abducens
(D) N. ophthalmicus
(E) N. maxillaris

5.117 (B)   5.118 (D)   5.119 (C)   5.120 (E)   5.121 (C)   5.122 (A)   5.123 (D)   5.124 (D)   5.125 (E)
5.126 (C)

F02 ■
→5.127 Welche Aussage über den venösen Blutabfluss im Kopfbereich trifft nicht zu?
(A) Das venöse Blut aus der Großhirnrinde fließt zum großen Teil zum Sinus sagittalis superior ab.
(B) Das venöse Blut, das die zentralen Regionen des Großhirns über die V. cerebri magna verlässt, fließt zum Sinus cavernosus ab.
(C) Sinus durae matris stehen durch das Schädeldach hindurch mit Venen der Kopfhaut in Verbindung.
(D) Das Blut der Sinus durae matris fließt über die V. jugularis interna ab.
(E) Über die V. angularis anastomosieren Gesichtsvenen mit dem Sinus cavernosus.

H03 ■
→5.128 Welche Aussage über die A. vertebralis trifft nicht zu?
(A) Sie entspringt aus der A. subclavia.
(B) Sie tritt im Regelfall von unten her in das Foramen transversarium des 6. Halswirbels ein.
(C) Sie liegt der Außenfläche der Unci corporum der Halswirbelkörper an.
(D) Sie liegt ventral des segmentalen Spinalnerven bzw. ganglions.
(E) Sie zieht ventral um die Massa lateralis des Atlas herum.

F03 ■
→5.129 Die Abbildung Nr. 115 des Bildanhangs zeigt die hintere Hälfte eines Horizontalschnitts durch Kopf und Nacken. Darauf sind verschiedene Blutgefäße markiert.
Welche Aussage trifft nicht zu?
(A) A markiert die A. vertebralis.
(B) B markiert die A. vertebralis.
(C) C markiert die A. carotis interna.
(D) D markiert die A. carotis interna.
(E) E markiert die V. jugularis interna.

F03 ■
→5.130 In der gemeinsamen Scheide der A. carotis interna und der V. jugularis interna verläuft auch der/ die
(A) A. vertebralis
(B) Truncus sympathicus
(C) N. vagus
(D) N. glossopharyngeus
(E) A. pharyngea ascendens

F05 ■
→5.131 Ein Patient klagt über ziehende Schmerzen im Arm. Als Ursache wird eine Durchblutungsstörung durch Kompression der A. subclavia zwischen zwei Muskeln gefunden.
Nach dem normalen Verlauf der Arterie beurteilt, handelt es sich bei diesen beiden Muskeln um
(A) M. subclavius und M. sternocleidomastoideus
(B) M. subclavius und M. scalenus anterior
(C) M. scalenus anterior und M. scalenus medius
(D) M. scalenus medius und M. scalenus posterior
(E) M. scalenus posterior und M. levator scapulae

5.9 Lymphknoten und Lymphgefäße

5.10 Angewandte und topographische Anatomie

F09 ■
→5.132 Welche Struktur verläuft am ehesten außerhalb des Spatium latero(para)-pharyngeum?
(A) N. vagus
(B) N. maxillaris
(C) A. carotis interna
(D) M. stylohyoideus
(E) V. jugularis interna

F00 ■
→5.133 Die Fossa retromandibularis (Raum dorsal des Ramus mandibulae) enthält nicht Teilabschnitte der/ des
(A) A. carotis externa
(B) N. facialis
(C) N. auriculotemporalis
(D) N. maxillaris
(E) A. maxillaris

F02 ■
→5.134 Welche Aussage zur Topographie der tiefen seitlichen Gesichtsregion trifft nicht zu?
(A) Der M. temporalis setzt sowohl an der Spitze des Processus coronoideus als auch an dessen medialer Fläche an.
(B) Die A. maxillaris liegt medial des Collum mandibulae.
(C) Die Chorda tympani lagert sich dem N. lingualis an.
(D) Der N. lingualis erhält parasympathische Fasern durch eine Anastomose mit dem N. auriculotemporalis.
(E) Die A. meningea media zieht durch das Foramen spinosum in das Schädelinnere.

5.127 (B)   5.128 (E)   5.129 (C)   5.130 (C)   5.131 (C)   5.132 (B)   5.133 (D)   5.134 (D)

H07

→5.135 Welche Struktur liegt nicht in der Fossa infra-
temporalis?
(A) M. pterygoideus lat.
(B) M. pterygoideus med.
(C) A. maxillaris
(D) A. meningea media
(E) N. maxillaris

F05

→5.136 Das Spatium retropharyngeum
(A) ist ein Bindegewebsraum, der sich von der Schädelbasis bis ins Mediastinum erstreckt
(B) wird vorn vom Pharynx und hinten von der Lamina
pretrachealis der Fascia cervicalis begrenzt
(C) wird kranial und kaudal vom Spatium pretracheale
abgelöst
(D) ermöglicht als Verschiebespalt Bewegungen zwischen Ösophagus und Trachea
(E) endet beim Übergang des Pharynx in den Ösophagus durch Verschmelzung der Laminae profunda
und pretrachealis der Fascia cervicalis

H03 ■

→5.137 Welche knöcherne Öffnung verbindet die Fos-
sa pterygopalatina mit der Nasenhöhle?
(A) Canalis palatinus major
(B) Foramen sphenopalatinum
(C) Foramen rotundum
(D) Canalis pterygoideus
(E) Fissura pterygomaxillaris

H06 ■ ■

→5.138 Die Fossa pterygopalatina hat eine direkte Ver-
bindung zur mittleren Schädelgrube durch das/den
(A) Foramen spinosum
(B) Foramen rotundum
(C) Foramen ovale
(D) Foramen lacerum
(E) Canalis caroticus

F06 ■

→5.139 Der Canalis pterygoideus enthält:
(A) parasympathische präganglionäre Fasern
(B) sympathische präganglionäre Fasern
(C) Rami alveolares superiores posteriores
(D) Rami nasales posteriores superiores
(E) N. pterygoideus medialis

H04 ■

→5.140 Die Abbildung Nr. 116 des Bildanhangs zeigt
einen Medianschnitt durch den Kopf. Darauf sind ver-
schiedene Räume durch die Buchstaben A–E mar-
kiert.
Welche Markierung trifft nicht zu?
(A) A: Sinus sagittalis superior
(B) B: Cisterna basalis
(C) C: Cisterna cerebello-medullaris
(D) D: Sinus sphenoidalis
(E) E: Nasopharynx

F00

→5.141 Die Abbildung Nr. 117 des Bildanhangs zeigt
das Röntgenbild eines Frontalschnitts durch den
Kopf. Darauf sind verschiedene Räume mit den Buch-
staben A–E markiert.
Welche Markierung trifft nicht zu?
(A) Fossa cranii anterior
(B) Sinus sphenoidalis
(C) Sinus maxillaris
(D) Meatus nasi inferior
(E) Fossa infratemporalis

F08 ■

→5.142 Bei einem einjährigen Mädchen ist die Binde-
haut des linken Auges gerötet, Ober- und Unterlid
sind geschwollen, der Bulbus oculi tritt mehr aus der
Augenhöhle hervor als auf der gesunden Seite (Prot-
rusio bulbi). Seit etwa zwei Wochen hat das Kind
Schnupfen. Es besteht der dringende Verdacht, dass
dieses Krankheitsbild auf einer Entzündung eines
pneumatisierten Raumes beruht.
Am wahrscheinlichsten handelt es sich um eine Ent-
zündung des/der
(A) Cellulae ethmoidales
(B) Sinus frontalis
(C) Sinus maxillaris
(D) Sinus sphenoidalis
(E) Sinus cavernosus

F00 ■

→5.143 In der Regio colli lateralis (Regio cervicalis late-
ralis) liegt/liegen nicht:
(A) Äste des Plexus cervicalis
(B) N. occipitalis major
(C) N. occipitalis minor
(D) N. accessorius
(E) A. subclavia

5.135 (E)   5.136 (A)   5.137 (B)   5.138 (B)   5.139 (A)   5.140 (B)   5.141 (B)   5.142 (A)   5.143 (B)

F05 ■

→5.144 Die Gefäßnervenscheide des Halses
(A) liegt im Spatium parapharyngeum (lateroparapharyngeum)
(B) wird von einer Duplikatur der Lamina prevertebralis der Fascia cervicalis gebildet
(C) gelangt zwischen Spatium prevertebrale und Spatium retropharyngeum ins Mediastinum
(D) überkreuzt in Höhe des Os hyoideum den N. hypoglossus
(E) stellt eine präformierte Bahn für von der Tonsilla pharyngea ausgehende Senkungsabszesse dar

F06 ■

→5.145 Welche Aussage zum Trigonum caroticum trifft nicht zu?
(A) Es wird vom M. sternocleidomastoideus begrenzt.
(B) Es wird vom Venter superior des M. omohyoideus begrenzt.
(C) Es wird vom Venter posterior des M. digastricus begrenzt.
(D) In der Tiefe liegt die Aufgabelung der A. carotis communis.
(E) In ihm verläuft der N. phrenicus.

H02 ■

→5.146 Welche der genannten Strukturen ist am weitesten von der Schilddrüse entfernt?
(A) V. jugularis externa
(B) V. jugularis interna
(C) A. carotis communis
(D) N. laryngeus recurrens
(E) Glandula parathyroidea

H05 ■

→5.147 Welche Struktur ist aufgrund ihrer größten räumlichen Distanz am besten vor einer Schädigung im Rahmen einer Schilddrüsen-Operation geschützt?
(A) A. carotis communis
(B) Glandulae parathyroideae superiores
(C) Glandulae parathyroideae inferiores
(D) N. laryngeus recurrens
(E) N. phrenicus

H03 ■

→5.148 Durch die Skalenuslücke (Lücke zwischen M. scalenus anterior und medius) verläuft die
(A) A. axillaris
(B) A. subclavia
(C) A. vertebralis
(D) A. thoracica interna
(E) A. suprascapularis

H01

→5.149 Der M. scalenus anterior hat im unteren Halsbereich die geringste räumliche Beziehung zum/zur
(A) A. subclavia
(B) V. subclavia
(C) Plexus brachialis
(D) N. accessorius
(E) N. phrenicus

Fragen aus Examen
5.11 Frühjahr 2011

F11 ■

→5.150 In welcher anatomischen Struktur befinden sich die Somata der afferenten Fasern des Masseterreflexes?
(A) Ggl. trigeminale
(B) Ncl. mesencephalicus n. trigemini
(C) Ncl. principalis n. trigemini im Pons
(D) Muskelspindeln des M. masseter
(E) Ncl. spinalis n. trigemini

F11 ■

→5.151 Die Lamina superficialis der Fascia cervicalis bildet eine Faszienscheide um den
(A) M. sternocleidomastoideus
(B) M. sternohyoideus
(C) M. cricothyroideus
(D) M. rectus capitis posterior major et minor
(E) M. longus capitis

F11 ■

→5.152 Die Iodierung des Thyroglobulins in der Schilddrüse erfolgt
(A) im rauen endoplasmatischen Retikulum
(B) im glatten endoplasmatischen Retikulum
(C) in Peroxisomen
(D) im Golgi-Apparat
(E) im Lumen der Schilddrüsenfollikel

F11 ■

→5.153 Welcher Kehlkopfmuskel verschließt den hinteren Teil der Stimmritze, die Pars intercartilaginea?
(A) M. arytenoideus transversus
(B) M. cricoarytenoideus lateralis
(C) M. cricoarytenoideus posterior
(D) M. thyroarytenoideus
(E) M. vocalis

5.144 (A)   5.145 (E)   5.146 (A)   5.147 (E)   5.148 (B)   5.149 (D)   5.150 (B)   5.151 (A)   5.152 (E)
5.153 (A)

F11 ■

→ **5.154** Der in der Abbildung 183 des Bildanhangs mit X bezeichnete Muskel
(A) ist ein Öffner des Kiefergelenks
(B) entsteht aus Material des 2. Schlundbogens
(C) bildet gemeinsam mit dem M. pterygoideus lateralis eine Muskelschlinge um die Mandibula
(D) besitzt regelmäßig einen Ursprung am Processus pterygoideus
(E) wird durch Äste des N. mandibularis innerviert

F11 ■■

→ **5.155** Welcher Hirnnerv führt die präganglionären parasympathischen Fasern zur Versorgung der Gl. parotidea?
(A) N. oculomotorius
(B) N. trigeminus
(C) N. facialis
(D) N. glossopharyngeus
(E) N. vagus

F11 ■

→ **5.156** Welcher Knochen ist <u>nicht</u> am Aufbau der lateralen Wand der Nasenhöhle beteiligt?
(A) Os ethmoidale
(B) Os lacrimale
(C) Os palatinum
(D) Os zygomaticum
(E) Maxilla

F11

→ **5.157** Welcher der genannten Nerven beteiligt sich an der sensiblen Innervation einer Nasennebenhöhle?
(A) N. alveolaris inferior
(B) N. auriculotemporalis
(C) N. buccalis
(D) N. infraorbitalis
(E) N. lacrimalis

F11 ■■

→ **5.158** An der parasympathischen Innervation der Gl. lacrimalis ist am ehesten beteiligt:
(A) Ganglion ciliare
(B) Ganglion oticum
(C) N. nasociliaris
(D) N. petrosus minor
(E) N. zygomaticus

F11 ■■

Ordnen Sie der in Liste 1 genannten Öffnung die jeweils durch sie laufende Leitungsbahn (Liste 2) zu!

<u>Liste 1</u>
→ **5.159** Foramen spinosum
→ **5.160** Foramen rotundum

<u>Liste 2</u>
(A) N. mandibularis
(B) N. facialis
(C) N. petrosus major
(D) A. meningea media
(E) N. maxillaris

F11 ■

→ **5.161** Bei der Schädeluntersuchung beim Neugeborenen ist die Palpation des Fonticulus posterior (auch als „kleine Fontanelle" bezeichnet) von Bedeutung. An diesem Fonticulus posterior enden im Regelfall folgende Schädelnähte:
(A) Koronarnaht und Frontalnaht
(B) Lambdanaht und Sagittalnaht
(C) Koronarnaht und Sagittalnaht
(D) Koronarnaht, Sagittalnaht und Frontalnaht
(E) Lambdanaht und Koronarnaht

5.154 (E)   5.155 (D)   5.156 (D)   5.157 (D)   5.158 (E)   5.159 (D)   5.160 (E)   5.161 (B)

6   Leibeswand

6.1   Rücken

H02

→6.1 Welche der genannten Strukturen weist der erste Halswirbel (Atlas) <u>nicht</u> auf?
(A) Massae laterales
(B) Facies (Fovea) articulares superiores
(C) Facies (Fovea) articulares inferiores
(D) Processus spinosus
(E) Arcus anterior

H09

→6.2 Bei dem Fußballspiel Manchester gegen Birmingham im Jahre 1956 zog sich der Torwart Bernd Trautmann bei einem Zusammenstoß mit einem gegnerischen Spieler eine Fraktur des Dens axis zu. Er konnte dennoch sein Spiel fortsetzen. Die Verletzung wurde erst einige Tage nach dem Spiel diagnostiziert.
Welche Struktur(en) könnte(n) am wahrscheinlichsten den abgebrochenen Dens des 2. Halswirbels stabilisiert und so sein Eindringen in die Medulla oblongata verhindert haben?
(A) die Ligg. flava
(B) das Lig. longitudinale anterius
(C) das Lig. transversum atlantis
(D) die Membrana atlantooccipitalis anterior
(E) die Membrana atlantooccipitalis posterior

H09

→6.3 Welche Struktur findet man nur bei einem Lendenwirbel?
(A) Arcus vertebrae
(B) Corpus vertebrae
(C) Processus articularis superior
(D) Processus costalis
(E) Processus spinosus

F00

→6.4 Welche Aussage über die Disci intervertebrales des Erwachsenen trifft <u>nicht</u> zu?
(A) Sie werden außen von einem Ring, der zum größten Teil aus elastischen Fasern besteht, aufgebaut.
(B) Sie besitzen einen innenliegenden Nucleus pulposus.
(C) Sie sind an den Grund- bzw. Deckplatten der Wirbelkörper befestigt.
(D) Sie werden durch Diffusion versorgt.
(E) Sie verteilen die auf sie wirkende Belastung auf die angrenzende Deck- und Grundplatte.

F10

→6.5 Die Abbildung Nr. 118 des Bildanhangs zeigt eine Präparation des tiefen Nackendreiecks.
Die Markierung X liegt über dem
(A) Processus spinosus atlantis
(B) Processus spinosus axis
(C) Processus spinosus vertebrae III
(D) Processus transversus atlantis
(E) Processus transversus axis

F02

→6.6 Welche der in Abbildung Nr. 119 der Bildanhangs mit den Buchstaben A–E bezeichneten Verbindungen der Lendenwirbelsäule (Ansicht von schräg hinten rechts, Teile der Wirbelbögen z. T. entfernt) ist <u>nicht</u> richtig benannt?
(A) Lig. longitudinale anterius
(B) Lig. intertransversarium
(C) Lig. longitudinale posterius
(D) Capsula articularis einer Articulatio zygapophysialis
(E) Fascia thoracolumbalis

H02 ■

→6.7 Welche der in Abbildung Nr. 120 des Bildanhangs mit Buchstaben gekennzeichneten Strukturen ist <u>nicht</u> richtig benannt?
(A) Epiphysis anularis
(B) Foramen intervertebrale
(C) Pediculus arcus vertebrae
(D) Proc. costalis
(E) Proc. articularis superior

F05 ■

→6.8 Folgender Muskel wird von dorsalen Ästen der Spinalnerven versorgt:
(A) M. trapezius
(B) M. latissimus dorsi
(C) M. splenius cervicis
(D) M. rhomboideus
(E) M. quadratus lumborum

H05

→6.9 Zum M. erector spinae gehört/gehören
(A) M. trapezius
(B) M. latissimus dorsi
(C) Mm. rhomboidei
(D) Mm. iliocostales
(E) Mm. serrati posteriores

6.1 (D)   6.2 (C)   6.3 (D)   6.4 (A)   6.5 (B)   6.6 (B)   6.7 (C)   6.8 (C)   6.9 (D)

F97

→ **6.10 Die autochthone Rückenmuskulatur**
- **(A)** ist während der Entwicklung von ventral eingewandert
- **(B)** besteht aus dem M. trapezius und dem M. latissimus dorsi
- **(C)** wird in Brust- und Lendenbereich von der Fascia thoracolumbalis umfaßt
- **(D)** besteht größtenteils aus Typ II-Muskelfasern, die zur schnellen Kontraktion befähigt sind
- **(E)** wird von den Rami anteriores der Spinalnerven versorgt

6.2   Brustwand

H10 H07 H05 ■ ■

→ **6.11 Bei der allgemeinen körperlichen Untersuchung dient der Angulus sterni topographisch primär als Orientierungspunkt zur Lokalisation**
- **(A)** des Sternoklavikulargelenkes
- **(B)** der 1. Rippe
- **(C)** der 2. Rippe
- **(D)** der 4. Rippe bzw. des 4. Zwischenrippenraumes
- **(E)** der Regio epigastrica

F06 ■

→ **6.12 Läsionen von Rückenmark und/oder Spinalnervenwurzeln können zu Atemstörungen durch Lähmung des Zwerchfells führen.**
Das Zwerchfell wird in der Regel innerviert aus Nerven des Segmentes
- **(A)** C2
- **(B)** C4
- **(C)** C6
- **(D)** T8
- **(E)** T10

F07 ■

Ordnen Sie den Strukturen der Liste 1 die jeweils zutreffende Durchtrittstelle im Zwerchfell (Liste 2) zu!

Liste 1
→ **6.13 Ductus thoracicus**
→ **6.14 N. splanchnicus major**

Liste 2
- **(A)** Hiatus oesophageus
- **(B)** Hiatus v. cavae inferioris
- **(C)** Hiatus aorticus
- **(D)** Trigonum lumbocostale
- **(E)** Pars lumbalis diaphragmatis

H02

→ **6.15 Ein Arzt findet bei einer 64-jährigen Frau einen kleinen bräunlichen Hauttumor im Bereich der linken Skapularlinie in Höhe des 7. Thorakalwirbels. Er vermutet, dass der Tumor bösartig ist und die regionären Lymphknoten befallen haben könnte.**
In welcher Körperregion würde er, unter Berücksichtigung der normalen Lymphabflusswege, bevorzugt nach vergrößerten Lymphknoten tasten?
- **(A)** Regio occipitalis sinistra
- **(B)** Regio nuchalis sinistra
- **(C)** Regio axillaris sinistra
- **(D)** Regio glutealis sinistra
- **(E)** Regional über der Linea mediana posterior

6.3   Bauchwand

F04

→ **6.16 Ein 39-jähriger Mann leidet unter einem Magengeschwür, das akut in die Peritonealhöhle perforiert. Er verspürt daraufhin heftige Schmerzen und reflektorisch kommt es als Schutzmechanismus zu einer kräftigen Anspannung der platten Bauchmuskulatur. Welcher der genannten Nerven enthält sowohl einen afferenten als auch einen efferenten Schenkel dieses Schutzreflexes?**
- **(A)** N. vagus
- **(B)** N. phrenicus
- **(C)** Nn. intercostales
- **(D)** N. splanchnicus major
- **(E)** Nn. splanchnici lumbales

F01

→ **6.17 Welche Aussage über die mit A–E bezeichneten Stellen (siehe Abbildung Nr. 121 des Bildanhangs) trifft <u>nicht</u> zu?**
- **(A)** Die mit A bezeichnete Vorwölbung wird durch den Proc. xiphoideus bedingt.
- **(B)** Die mit B bezeichnete Vorwölbung wird durch einen Muskel bedingt, der u. a. vom Knorpel der 5. bis 7. Rippe entspringt.
- **(C)** Die mit C bezeichnete Vorwölbung wird durch einen Muskel bedingt, der von der Außenfläche der 5. bis 12. Rippe entspringt.
- **(D)** Unter der mit D bezeichneten Rinne liegt eine Struktur, die vornehmlich aus longitudinal verlaufenden Fasern aufgebaut ist.
- **(E)** Das mit E bezeichnete Behaarungsmuster ist charakteristisch für den erwachsenen Mann.

F08 H05 ■

→**6.18 Bei der neurologischen Untersuchung sind Kenntnisse über Dermatome wichtig.**
Der Bauchnabel liegt am häufigsten in folgendem Dermatom:
(A) T8
(B) T10
(C) L1
(D) L3
(E) L5

H04 ■

→**6.19 Welche Aussage über die Rektusscheide trifft nicht zu?**
(A) Sie besitzt ein vorderes und ein hinteres Blatt.
(B) Sie enthält u. a. die A. epigastrica superior.
(C) Sie ist ventral mit den Intersectiones tendineae des M. rectus abdominis verwachsen.
(D) Sie ist in erster Linie aus quer und diagonal verlaufenden Fasern aufgebaut.
(E) Sie bildet einen Teil der medialen Wand des Leistenkanals.

H08 ■

→**6.20 Welche Aussage zur Rektusscheide trifft in der Regel zu?**
(A) Oberhalb der Linea arcuata wird das hintere Blatt nur durch die Aponeurose des M. transversus abdominis gebildet.
(B) Unterhalb der Linea arcuata wird das hintere Blatt nur durch die Aponeurose des M. obliquus internus abdominis gebildet.
(C) Die Rektusscheide umschließt in ihrem oberen Abschnitt Teile des M. pectoralis major.
(D) Unterhalb der Linea arcuata zieht die Aponeurose des M. transversus in das vordere Blatt.
(E) Die Aponeurose des M. obliquus externus abdominis beteiligt sich nicht am Aufbau der Rektusscheide.

F06 ■

→**6.21 Welche Aussage über die Fascia transversalis trifft nicht zu?**
(A) Sie liegt dem Peritoneum parietale an.
(B) Sie heftet sich kaudal am Lig. inguinale an.
(C) Sie bildet beim Mann einen Faszientrichter, der in den Canalis inguinalis hineinzieht.
(D) Sie wird medial vom Anulus inguinalis profundus durch das Lig. interfoveolare verstärkt.
(E) Sie zieht kaudal der Linea arcuata in das ventrale Blatt der Rektusscheide.

H04

→**6.22 Der Blutabfluss der vorderen Brust- und Bauchwand erfolgt nicht über die**
(A) V. epigastrica superficialis
(B) V. epigastrica inferior
(C) V. epigastrica superior
(D) V. thoracica interna
(E) V. jugularis interna

F05 ■

→**6.23 Welche der folgenden Strukturen muss der Chirurg nicht durchtrennen, wenn er die Appendix vermiformis durch Öffnung der Bauchhöhle am McBurney-Punkt entfernen will?**
(A) M. transversus abdominis
(B) M. obliquus internus abdominis
(C) vorderes Blatt der Rektusscheide
(D) Fascia transversalis
(E) Peritoneum parietale

F07 ■

→**6.24 Welche Angabe zum Bau des Leistenkanals trifft nicht zu?**
(A) Boden: Lig. inguinale
(B) Dach: M. obliquus internus und M. transversus abdominis
(C) Rückseite: Fascia transversalis und Peritoneum
(D) Vorderwand: Aponeurose des M. obliquus externus abdominis
(E) Anulus inguinalis profundus: Lage in der Fossa inguinalis medialis

H07 H01 ■

→**6.25 Unter welcher der mit den Buchstaben A bis E bezeichneten Stellen (siehe Abbildung Nr. 122 des Bildanhangs) liegt am ehesten der Anulus inguinalis superficialis?**

H10 H05 ■

→**6.26 Der Anulus inguinalis profundus**
(A) liegt medial der Fossa inguinalis medialis
(B) liegt lateral der A. epigastrica inferior
(C) liegt medial der obliterierten A. umbilicalis
(D) bildet die Bruchpforte einer direkten Leistenhernie
(E) ist Eintrittsstelle des N. ilioinguinalis

F09 ■
→6.27 Welche Struktur befindet sich in der Plica umbilicalis mediana?
(A) obliterierter Urachus
(B) obliterierte A. umbilicalis
(C) A. epigastrica inferior
(D) V. epigastrica inferior
(E) obliterierter Ductus omphaloentericus

F06
→6.28 Im Funiculus spermaticus liegt zwischen Fascia spermatica interna und externa:
(A) M. cremaster
(B) Ductus deferens
(C) A. ductus deferentis
(D) A. testicularis
(E) Plexus pampiniformis

F93 ■
→6.29 Am Cremasterreflex sind beteiligt:
(A) Rückenmarkssegment S3
(B) R. genitalis des N. genitofemoralis
(C) R. posterior des N. obturatorius
(D) N. ilioinguinalis
(E) N. iliohypogastricus

F08 ■
→6.30 Welche Aussage zum Leistenkanal trifft am wenigsten zu?
(A) Er wird dorsal begrenzt durch die Fascia transversalis.
(B) Er wird nach oben begrenzt durch den M. obliquus internus abdominis.
(C) Seine untere Begrenzung erfolgt durch den Ramus superior ossis pubis.
(D) Seine Vorderwand wird durch die Aponeurose des M. obliquus externus abdominis gebildet.
(E) Er hat beim Erwachsenen eine Länge von etwa 4–5 cm.

H04 ■ ■
→6.31 Ein Patient klagt über Schmerzen in der Leistengegend. Der Arzt stellt eine Hernie fest. Die Bruchpforte liegt oberhalb des Leistenbands. Eine Arterie liegt an ihrer lateralen Seite.
Um welche Form einer Hernie handelt es sich?
(A) Hernia inguinalis lateralis acquisita
(B) Hernia inguinalis lateralis congenita
(C) Hernia inguinalis medialis
(D) Hernia femoralis
(E) Hernia obturatoria

H06 ■ ■
→6.32 Leistenhernien sind häufige Erkrankungen des Kindes- und Erwachsenenalters.
Welche Aussage trifft zu?
(A) Direkte Hernien folgen dem Leistenkanal in seinem gesamten Verlauf.
(B) Sowohl direkte als auch indirekte Leistenhernien treten lateral der Plica umbilicalis lateralis durch die Bauchwand.
(C) Sowohl direkte als auch indirekte Hernien treten durch den Anulus inguinalis superficialis.
(D) Sowohl direkte als auch indirekte Hernien treten durch den Anulus inguinalis profundus.
(E) Sowohl bei direkten als auch bei indirekten Hernien tritt der Bruchsack unter dem Leistenband hervor.

H08 ■
→6.33 In Abbildung Nr. 123 des Bildanhangs zeigt der Pfeil auf eine Hernie.
Anhand der Lage des Bruchsacks lässt diese sich identifizieren als
(A) direkte Leistenhernie
(B) indirekte Leistenhernie
(C) Hernia femoralis
(D) Hernia obturatoria
(E) Meckel-Divertikel

H10 ■
→6.34 Eine Schenkelhernie (Hernia femoralis) verläuft in der Regel
(A) entlang des Lig. teres uteri
(B) durch die Lacuna vasorum medial der V. femoralis
(C) durch die Lacuna vasorum lateral der A. femoralis
(D) durch die Lacuna musculorum
(E) im Foramen obturatum

H04
→6.35 Welcher der genannten Nerven ist wegen seiner Lage bei der chirurgischen Behandlung von Leistenhernien besonders gefährdet?
(A) N. cutaneus femoris lateralis
(B) N. ilioinguinalis
(C) N. subcostalis
(D) N. obturatorius
(E) N. femoralis

6.27 (A) 6.28 (A) 6.29 (B) 6.30 (C) 6.31 (C) 6.32 (C) 6.33 (C) 6.34 (B) 6.35 (B)

6.4　Becken, Beckenwände

H02

→6.36 Welche der In Abbildung Nr. 124 des Bildanhangs mit (A)–(E) gekennzeichneten Strukturen ist nicht richtig benannt?
(A) Pfannendacherker
(B) Fovea capitis femoris
(C) Fossa acetabuli
(D) Trochanter minor
(E) Ramus inferior ossis pubis

H09

→6.37 Im Vergleich zum Mann ist bei der Frau
(A) der Beckeneingang rundlicher bis quer-oval
(B) der Angulus subpubicus kleiner
(C) der Abstand der Sitzbeinhöcker relativ kleiner
(D) das gesamte Becken relativ höher
(E) das Os sacrum stärker gekrümmt

H08 H01 H98 F95 H90 ■ ■

→6.38 Als Conjugata vera (obstetrica) wird bezeichnet:
(A) der größte sagittale Durchmesser in der Beckeneingangsebene
(B) der Abstand von Symphysenoberkante und Promontorium
(C) der Abstand von Symphysenunterkante und Steißbeinspitze
(D) der kleinste Durchmesser der Beckenausgangsebene
(E) der kleinste Abstand zwischen Rückfläche der Symphyse und Promontorium

F09 ■ ■

→6.39 Die Conjugata vera ist ein wichtiges Maß der Beckeneingangsebene und während der Geburt für den Eintritt des kindlichen Kopfes in das kleine Becken entscheidend.
Sie befindet sich zwischen
(A) Symphysenhinterfläche und Promontorium
(B) Symphysenunterrand und Steißbein
(C) Symphysenoberrand und 5. Lendenwirbel
(D) Articulatio sacroiliaca rechts und Eminentia iliopubica links
(E) Symphysenhinterrand und Linea transversa zwischen 2. und 3. Sakralwirbel

H10 ■

→6.40 Die Größe der in der Geburtshilfe wichtigen Conjugata vera kann am besten abgeschätzt werden durch Bestimmung der/des
(A) Conjugata (Diameter) anatomica
(B) Conjugata (Diameter) diagonalis
(C) Diameter obliqua
(D) Diameter sagittalis
(E) Diameter transversa

F04

→6.41 Welcher der Muskeln weist keinen in das Centrum (tendineum) perinei einstrahlenden Anteil auf?
(A) M. levator ani
(B) M. transversus perinei superficialis
(C) M. bulbospongiosus
(D) M. ischiocavernosus
(E) M. sphincter ani externus

H03

→6.42 Durch das Levatortor des Diaphragma pelvis verläuft
(A) der Darmkanal
(B) die A. profunda penis
(C) der Bulbus penis
(D) der N. pudendus
(E) der Funiculus spermaticus

F03 ■

Ordnen Sie den Strukturen der Liste 1 die richtige Aussage der Liste 2 zu!

Liste 1
→6.43 Diaphragma pelvis
→6.44 sog. Diaphragma urogenitale

Liste 2
(A) entspricht der Wand zwischen Harnröhre und Vagina
(B) enthält den M. sphincter urethrae externus
(C) spielt für die Stuhl-Kontinenz eine Rolle
(D) entspricht der Peritonealauskleidung des kleinen Beckens
(E) entspringt von der Linea terminalis des kleinen Beckens

6.36 (E)　6.37 (A)　6.38 (E)　6.39 (A)　6.40 (B)　6.41 (D)　6.42 (A)　6.43 (C)　6.44 (B)

H99

6.45 Welche Aussage trifft nicht zu?
Das Diaphragma urogenitale
(A) wird u. a. vom M. transversus perinei profundus aufgebaut
(B) ist seitlich am Ramus inferior ossis pubis angeheftet
(C) wird u. a. von tiefen Ästen des N. obturatorius innerviert
(D) wird bei der Frau von Urethra und Vagina durchzogen
(E) enthält beim Mann die Glandula bulbo-urethralis

H10 ■

6.46 Durch das Foramen ischiadicum minus zieht der
(A) N. cutaneus femoris lateralis
(B) N. genitofemoralis
(C) N. gluteus inferior
(D) N. pudendus
(E) R. anterior n. obturatorii

F92 ■

6.47 Welche Aussage trifft nicht zu?
An der Begrenzung der Fossa ischioanalis sind beteiligt:
(A) Fascia pelvis visceralis
(B) Fascia obturatoria
(C) Fascia diaphragmatica urogenitalis superior
(D) Fascia diaphragmatica pelvis inferior
(E) Ligamentum sacrotuberale

H04 ■ ■

6.48 Welche Aussage über den N. obturatorius trifft nicht zu?
(A) Er entspringt aus dem Plexus lumbalis.
(B) Er verläuft an der Wand des kleinen Beckens.
(C) Er durchzieht den Canalis femoralis.
(D) Er innerviert den M. gracilis.
(E) Er versorgt sensibel ein Hauptgebiet an der medialen Seite des Oberschenkels.

H05

6.49 Im Zusammenhang mit einer Eierstockentzündung rechts klagt eine Patientin über Schmerzen auf der Innenseite des rechten Oberschenkels.
Welcher der folgenden Nerven könnte durch die Entzündung am ehesten gereizt sein?
(A) N. femoralis
(B) N. genitofemoralis
(C) N. iliohypogastricus
(D) N. obturatorius
(E) N. ilioinguinalis

Fragen aus Examen
6.5   Frühjahr 2011

F11 ■ ■

6.50 Bei einer 74-jährigen Frau tritt eine schmerzhafte Schwellung im Leistenbereich auf. Intraoperativ findet sich ein Bruchsack mit Darmschlingen und einer Bruchpforte unterhalb des medialen Anteils des Leistenbandes.
Welche Bruchpforte hat dieser Bruch am wahrscheinlichsten?
(A) Fossa inguinalis medialis
(B) Fossa inguinalis lateralis
(C) Anulus inguinalis profundus
(D) Anulus inguinalis superficialis
(E) Septum femorale

F11 ■

6.51 Welcher Nerv zieht durch die Pars suprapiriformis des Foramen ischiadicum majus?
(A) N. cutaneus femoris posterior
(B) N. gluteus inferior
(C) N. gluteus superior
(D) N. ischiadicus
(E) N. pudendus

F11 ■

6.52 Welche Struktur befindet sich in der Plica umbilicalis medialis?
(A) obliterierter Urachus
(B) A. epigastrica inferior
(C) V. epigastrica superior
(D) obliterierte A. umbilicalis
(E) obliterierter Ductus omphaloentericus

F11

6.53 Große angeborene Zwerchfellhernien, die mit einer sekundären Lungenhypoplasie einhergehen, befinden sich am ehesten im Bereich
(A) des Centrum tendineum
(B) des Hiatus aorticus
(C) des Hiatus oesophageus
(D) des Crus dextrum
(E) zwischen Pars lumbalis und costalis

F11 ■ ■

6.54 Welche Struktur(en) benutzen die Trunci vagales, um durch das Zwerchfell zu gelangen?
(A) Foramen venae cavae
(B) Hiatus oesophageus
(C) Hiatus aorticus
(D) Spalten im Crus mediale
(E) Spalten zwischen Crus mediale und laterale

6.45 (C)   6.46 (D)   6.47 (A)   6.48 (C)   6.49 (D)   6.50 (E)   6.51 (C)   6.52 (D)   6.53 (E)   6.54 (B)

7   Brusteingeweide

7.1   Entwicklung von Pleurahöhlen, Herz und Lunge

F09 ■

→**7.1 Das Foramen ovale cordis**
(A) entwickelt sich aus dem Foramen primum (Ostium primum)
(B) bildet während der Fetalzeit eine Verbindung (Shunt) zwischen rechtem und linkem Ventrikel
(C) wird unmittelbar vor der Geburt durch einen Abfall des Blutdrucks im linken Vorhof funktionell geschlossen
(D) wird postnatal durch das Septum primum (funktionell) verschlossen
(E) liegt in der Pars membranacea des Kammerseptums

F10 ■■

→**7.2 Welche Aussage zum Foramen ovale trifft zu?**
(A) Die Valvula foraminis ovalis leitet sich aus dem Septum primum ab.
(B) Es entsteht durch Einschmelzung (Apoptose) des Septum secundum.
(C) Der Verschluss des Foramen ovale erfolgt durch Drucksteigerung im rechten Vorhof.
(D) Während der Fetalzeit fließt das Blut durch das Foramen ovale vom linken zum rechten Vorhof.
(E) Es liegt in der Pars membranacea des Septum interventriculare.

F09 ■■

→**7.3 Vor der Geburt ist der Ductus venosus eine Verbindung der V. umbilicalis mit der**
(A) V. cava inferior
(B) V. mesenterica superior
(C) V. mesenterica inferior
(D) V. splenica
(E) V. azygos

H95

→**7.4 Welche Aussage zur Umwandlung embryonaler bzw. fetaler Gefäßabschnitte trifft nicht zu?**
(A) Die Anfangsteile der Aa. umbilicales geben die Aa. vesicales superiores ab.
(B) Die distalen Teile der Aa. umbilicales werden zu den Ligg. umbilicalia medialia.
(C) Der Ductus arteriosus Botalli wird zum Ligamentum arteriosum zwischen linker A. pulmonalis (bzw. Truncus pulmonalis) und Aortenbogen.
(D) Die rechte Aorta dorsalis bleibt als Truncus brachiocephalicus erhalten.
(E) Die vierte linke Pharyngealbogenarterie ist an der Bildung des definitiven Aortenbogens beteiligt.

F06 ■

→**7.5 Der Ductus arteriosus (Botalli) ist ein Derivat der**
(A) zweiten Pharyngealbogenarterie
(B) dritten Pharyngealbogenarterie
(C) vierten Pharyngealbogenarterie
(D) fünften Pharyngealbogenarterie
(E) sechsten Pharyngealbogenarterie

H03

→**7.6 Bei einer von Geburt an bestehenden Einengung oder sogar einem Verschluss am Isthmus aortae unmittelbar unterhalb der Einmündung des Ductus arteriosus bzw. Insertion des Ligamentum arteriosum kann sich über normalerweise bestehende Anastomosen ein Umgehungskreislauf entwickeln, der eine Versorgung der unteren Körperhälfte gewährleistet. Welche der folgenden Arterien ist nicht an dieser Anastomosenstrecke beteiligt?**
(A) A. subclavia
(B) A. thoracica interna
(C) A. thoracica lateralis
(D) Rr. intercostales anteriores
(E) Aa. intercostales posteriores

H09 F05 ■

→**7.7 Die endodermalen Anteile von Trachea und Lunge entstehen aus einer Epithelknospe bzw. einem Divertikel**
(A) an der Zunge im Bereich des späteren Foramen caecum
(B) im ventralen Bereich zwischen rechter und linker 3. Schlundtasche
(C) an der Rachenmembran
(D) an der Dorsalseite des Septum oesophagotracheale
(E) in der ventralen Zone des Vorderdarms

7.2   Atmungsorgane

F06 H03 ■

→**7.8 Bei einem 45-jährigen Mann fällt bei einer Röntgenuntersuchung des Thorax ein vergrößerter Winkel zwischen den beiden Stammbronchien auf. Dies beruht auf einer Vergrößerung eines dort liegenden Organs/Organabschnitts. Aufgrund der normalen Lage der Organe handelt es sich dabei am wahrscheinlichsten um den**
(A) linken Herzvorhof
(B) rechten Herzvorhof
(C) linken Herzventrikel
(D) Aortenbogen
(E) Thymus

7.1 (D)   7.2 (A)   7.3 (A)   7.4 (D)   7.5 (E)   7.6 (C)   7.7 (E)   7.8 (A)

H05

→ **7.9 Welche Aussage über die Lungensegmente trifft zu?**
(A) Der Oberlappen der rechten Lunge enthält 4 Segmente.
(B) Der Mittellappen der rechten Lunge enthält 2 Segmente.
(C) Das 3. Segment des linken Oberlappens wird kaudal von der Fissura horizontalis begrenzt.
(D) Der Oberlappen der linken Lunge enthält normalerweise 3 Segmente.
(E) Im Unterlappen der rechten Lunge fehlt meistens das 8. Segment.

F08 H03 ■

→ **7.10 Das Schema zeigt eine Zeichnung einer seitlichen Thoraxaufnahme mit der rechten Lunge.**
Das mit dem Kreuz bezeichnete Segment entspricht am ehesten dem

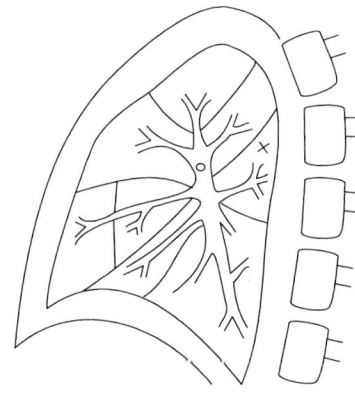

(A) apikalen Oberlappensegment (Segmentum apicale lobi superioris)
(B) posterioren Oberlappensegment (Segmentum posterius lobi superioris)
(C) Lingulasegment
(D) apikalen Unterlappensegment (Segmentum superius lobi inferioris)
(E) posterobasalen Unterlappensegment (Segmentum basale posterius lobi inferioris)

H09 H05 H02 ■■

→ **7.11 Ein Patient gibt an, dass er einen Erdnusskern „eingeatmet" habe, als er am Tisch saß.**
Aus Gründen der anatomischen Geometrie des Bronchialbaums könnte dieser Fremdkörper am ehesten gelangt sein in den
(A) linken Unterlappenbronchus
(B) linken Oberlappenbronchus
(C) rechten Oberlappenbronchus
(D) rechten Mittellappenbronchus
(E) rechten Unterlappenbronchus

H02

→ **7.12 Welcher Weg des Blutflusses ist in der Lunge am wenigsten wahrscheinlich?**
(A) von Bronchialarterien in Bronchialkapillaren
(B) von Bronchialarterien in Alveolarkapillaren
(C) von Bronchialkapillaren in Pulmonalvenen
(D) von Bronchialkapillaren in Bronchialvenen
(E) von Alveolarkapillaren in Bronchialvenen

H09

→ **7.13 Die elektronenmikroskopische Abbildung Nr. 70 des Bildanhangs zeigt eine Zelle in der Lamina propria der Trachea.**
In den auffälligen Granula ist insbesondere enthalten
(A) Histamin
(B) Proelastin
(C) Prokollagen
(D) prozessierte Antigene
(E) Surfactant

H08 ■

→ **7.14 In welchem Abschnitt des Bronchialsystems finden sich seromuköse Drüsen?**
(A) Segmentbronchien
(B) Bronchioli
(C) Bronchioli terminales
(D) Bronchioli respiratorii
(E) Ductus alveolares

F08 F97 F88 H85 ■■

→ **7.15 Wandbestandteil von Bronchioli respiratorii ist/sind**
(A) mehrreihiges Epithel
(B) Becherzellen
(C) elastische Fasern
(D) Knorpel
(E) Glandulae bronchiales

F07 ■

→ **7.16 Die Abbildung Nr. 125 des Bildanhangs zeigt einen histologischen Schnitt der Alveolarregion der Lunge.**
Wozu tragen die färberisch besonders hervortretenden Strukturen am ehesten bei?
(A) Reduktion der Oberflächenspannung
(B) Regulation des Atemwegswiderstands
(C) Retraktionskraft der Lunge
(D) Erleichterung des Gasaustauschs
(E) Bildung der Blut-Luft-Schranke

7.9 (B) 7.10 (D) 7.11 (E) 7.12 (E) 7.13 (A) 7.14 (A) 7.15 (C) 7.16 (C)

H01 ■■

→**7.17** Zu den charakteristischen Bestandteilen des (Inter) Alveolarseptums (Alveolarwand) gehören <u>nicht</u>:
(A) elastische Fasern
(B) Pneumozyten Typ I
(C) Surfactant bildende Zellen
(D) Blutkapillaren
(E) Lymphkapillaren

H08 H04 ■

→**7.18** Die auf dem EM-Bild (siehe Abbildung Nr. 126 des Bildanhangs) markierte Zelle ist ein/eine
(A) eosinophiler Granulozyt
(B) neutrophiler Granulozyt
(C) Mastzelle
(D) Surfactant-bildende Zelle
(E) muköse Drüsenzelle

F06 ■

→**7.19** Für das Überleben eines Frühgeborenen ist das Vorhandensein von Surfactant in der Lunge eine wichtige Voraussetzung.
Für die Bildung dieser Substanz sind hauptsächlich verantwortlich
(A) Epithelzellen der Bronchien
(B) alle Epithelzellen der Bronchioli
(C) Typ-I-Pneumozyten
(D) Typ-II-Pneumozyten
(E) Mastzellen

F05 ■

→**7.20** Welche Aussage über Pneumozyten Typ II trifft <u>nicht</u> zu?
(A) Sie sezernieren Phospholipide.
(B) Sie sezernieren Surfactantproteine.
(C) Sie sezernieren Substanzen zum Opsonieren von Bakterien.
(D) Sie sind die Stammzellen für die Pneumozyten Typ I.
(E) Sie reifen erst nach der Geburt zu funktionsfähigen Zellen heran.

H04

→**7.21** Im Sputum eines Herzkranken finden sich zahlreiche sog. Herzfehlerzellen, d. h. der Lunge entstammende, mit Hämosiderin aus zugrunde gegangenen Erythrozyten beladene Zellen.
Welche der folgenden Zelltypen sind als deren Mutterzellen anzusehen?
(A) Pneumozyten Typ I
(B) Pneumozyten Typ II
(C) Mastzellen
(D) Clara-Zellen
(E) Makrophagen

F09 F06 ■

→**7.22** Für eine ungestörte Lungentätigkeit ist unter anderem wichtig, dass die im Lungen-Interstitium vorhandene, den Blutkapillaren entstammende Gewebeflüssigkeit nicht ungehindert in den Luftraum der Alveolen eindringt.
Die wichtigste Barriere gegen dieses Eindringen wird gebildet
(A) vom einschichtigen hochprismatischen Epithel
(B) vom Surfactant
(C) von den Zonulae occludentes zwischen Alveolarepithelzellen
(D) von der Basalmembran des Alveolarepithels
(E) von der mukoziliären Clearance

F06

→**7.23** Die sensorischen Nervenfasern aus den unteren Atemwegen verlaufen vorwiegend in/im
(A) zervikalen Spinalnerven
(B) thorakalen Spinalnerven
(C) N. vagus
(D) Halsgrenzstrang
(E) N. phrenicus

F10 F08 ■■

→**7.24** Ein Patient leidet aufgrund einer Entzündung der Pars costalis der Pleura an heftigen Schmerzen.
Die für die Schmerzleitung verantwortlichen sensorischen Nervenfasern verlaufen vorwiegend im/in den
(A) N. thoracicus longus
(B) Nn. intercostales
(C) N. vagus
(D) Brustgrenzstrang
(E) N. phrenicus

H02

→**7.25** Ein 28-jähriger Mann erleidet eine Stichverletzung in der rechten mittleren Axillarlinie zwischen der 8. und 9. Rippe bis in die Leber, als er gerade ausgeatmet hat.
<u>Am wenigsten</u> zu erwarten ist dabei eine Verletzung von:
(A) Pleura parietalis
(B) Pleura visceralis
(C) Diaphragma
(D) Peritoneum parietale
(E) Peritoneum viscerale

7.17 (E)   7.18 (D)   7.19 (D)   7.20 (E)   7.21 (E)   7.22 (C)   7.23 (C)   7.24 (B)   7.25 (B)

F10 H02 ■ ■

→**7.26** Ein 85-jähriger Patient weist links einen geringen Pleuraerguss auf und wird im Stehen geröntgt. Aufgrund der Schwerkraft sammelt sich die Ergussflüssigkeit überwiegend in/im:
(A) Sinus obliquus pericardii
(B) Recessus phrenicomediastinalis
(C) Recessus costomediastinalis
(D) der Vertiefung im Bereich der Fissura horizontalis pulmonis
(E) Recessus costodiaphragmaticus

F97 F90 H86 ■ ■

→**7.27** Die Flüssigkeitsmenge im Interpleuralspalt einer Pleurahöhle beträgt normalerweise ca.
(A) 5 ml
(B) 50 ml
(C) 100 ml
(D) 150 ml
(E) 200 ml

F99 F91 H85 ■

→**7.28** In unmittelbarer Nähe des höchsten Punktes der Pleurakuppel hinweg zieht der/die
(A) N. phrenicus
(B) A. subclavia
(C) A. thoracica interna
(D) Truncus sympathicus
(E) N. vagus

H02 H00 F98 F86 ■ ■

→**7.29** Der rechten Pleurakuppel liegt am nächsten:
(A) A. carotis communis
(B) V. jugularis interna
(C) V. subclavia
(D) Ductus thoracicus
(E) Ösophagus

7.3   Ösophagus

H98 ■ ■

→**7.30** Welche Aussage zu Lage und Gestalt des Ösophagus des gesunden jungen Erwachsenen trifft zu?
(A) Die Gesamtlänge beträgt ca. 40 cm.
(B) Er beginnt in Höhe des 4. Halswirbels.
(C) Er liegt dem rechten Herzvorhof von dorsal an.
(D) Seine engste Stelle liegt in Nachbarschaft des Arcus aortae.
(E) Er mündet in die Kardia des Magens in Höhe des 10.–11. Brustwirbels.

F10 H09 F06 ■

→**7.31** Der Abfluss des venösen Blutes aus dem thorakalen Ösophagus erfolgt vorwiegend in die
(A) Vv. intercostales
(B) Vv. bronchiales
(C) V. thyroidea inferior
(D) V. thoracica interna
(E) V. azygos bzw. V. hemiazygos

H10 H07 H01 ■ ■

→**7.32** Welcher Herzraum hat die engste räumliche Beziehung zum Ösophagus?
(A) Atrium dextrum
(B) Atrium sinistrum
(C) Auricula dextra
(D) Auricula sinistra
(E) Ventriculus sinister

F09

→**7.33** Der Ösophagus wird am wenigsten wahrscheinlich mit Blut versorgt über die/den
(A) A. thyroidea inferior
(B) Truncus thyrocervicalis
(C) Aorta thoracica
(D) A. gastrica sinistra
(E) A. gastrica dextra

7.4   Thymus

H07 F05 ■

→**7.34** Aus diagnostischen Gründen wird am Oberrand des Sternums ein Hautschnitt gelegt und ein Endoskop hinter dem Sternum nach kaudal geführt (Mediastinoskopie).
Welche Struktur ist zwischen dem Periost des Sternums und der V. brachiocephalica sinistra zu erkennen?
(A) Glandula thyroidea
(B) Thymus
(C) V. hemiazygos accessoria
(D) N. phrenicus
(E) Truncus brachiocephalicus

7.26 (E)   7.27 (A)   7.28 (B)   7.29 (C)   7.30 (E)   7.31 (E)   7.32 (B)   7.33 (E)   7.34 (B)

7.5   Herz

F04

→7.35 Welcher der folgenden Herzanteile ist nicht richtig der entsprechenden Herzaußenfläche zugeordnet?
(A) rechte Kammer –– Facies sternocostalis
(B) linke Kammer –– Facies diaphragmatica
(C) linker Vorhof –– Facies posterior
(D) rechter Vorhof –– Facies diaphragmatica
(E) Conus arteriosus –– Facies posterior

H10

→7.36 Im kranialen Abschnitt des Sulcus terminalis des Herzens liegt/liegen am ehesten:
(A) Sinusknoten
(B) AV-Knoten
(C) His-Bündel
(D) Herzskelett
(E) Ursprünge der Papillarmuskeln

H04

→7.37 Die Crista terminalis des Herzens trennt
(A) den aus dem Sinushorn entstandenen Bereich von dem aus dem primitiven Atrium entstandenen Bereich des rechten Atriums
(B) Auricula sinistra vom Hauptabschnitt des linken Atriums
(C) Pars membranacea von Pars muscularis des Septum interventriculare
(D) Einflussbahn von Ausstrombahn im rechten Ventrikel
(E) Einflussbahn von Ausstrombahn im linken Ventrikel

H04 ■

→7.38 Welche Aussage zum Herzskelett trifft nicht zu?
(A) Es besteht vorwiegend aus elastischem Bindegewebe.
(B) Es trennt das Arbeitsmyokard des Vorhofs von dem der Kammer.
(C) An seinem Anulus fibrosus dexter entspringen die Segel der Valva tricuspidalis.
(D) Das Trigonum fibrosum dextrum wird vom Fasciculus atrioventricularis durchbohrt.
(E) Die Pars membranacea des Septum interventriculare gehört zum Herzskelett bzw. grenzt daran an.

H06 H03 ■

→7.39 Die Bildung des Atrialen Natriuretischen Peptids (ANP) erfolgt in den Herzvorhöfen im Wesentlichen durch
(A) parasympathische Nervenfasern
(B) Fibroblasten
(C) sympathische Nervenfasern
(D) Herzmuskelzellen
(E) Endothelzellen des Endokards

F03 ■

→7.40 Die Papillarmuskeln des Herzens
(A) sind Abspaltungen des Herzskeletts
(B) sind Teile des Erregungsleitungssystems
(C) verhindern mit den Chordae tendineae ein „Durchschlagen" der Segelklappen in den Vorhof während der Systole
(D) halten die Segelklappen in der Diastole offen
(E) sind Abspaltungen der Pars membranacea des Septum cordis

H06 ■

→7.41 Bei dem Querschnitt durch das Herz, transversal zur Herz(längs)achse, Ansicht von kaudal in Rückenlage, sind verschiedene Strukturen mit den Buchstaben A bis E markiert (siehe Abbildung Nr. 127 des Bildanhangs).
Welche Zuordnung trifft zu?
(A) A: Pericardium fibrosum
(B) B: linker Vorhof
(C) C: rechter Ventrikel
(D) D: His-Bündel
(E) E: M. papillaris posterior sinister

H07 ■

→7.42 Bei dem Querschnitt durch das Herz, transversal zur Herz(längs)achse, Ansicht von kaudal in Rückenlage, sind verschiedene Strukturen mit den Buchstaben A bis E markiert (siehe Abbildung Nr. 128 des Bildanhangs).
Welche Zuordnung trifft zu?
(A) A: rechter Ventrikel
(B) B: Septum interatriale
(C) C: Ast der A. coronaria sinistra
(D) D: rechter Vorhof
(E) E: AV-Knoten

7.35 (E)   7.36 (A)   7.37 (A)   7.38 (A)   7.39 (D)   7.40 (C)   7.41 (E)   7.42 (C)

F06 ■

→**7.43** Verschlüsse selbst kleiner Arterien des Herzens können zu lebensbedrohlichen Rhythmusstörungen führen.

Der Ramus nodi atrioventricularis hat meistens seinen Ursprung aus

(A) dem Ramus circumflexus der A. coronaria sinistra

(B) den anterioren Rami atrioventriculares der A. coronaria dextra

(C) einem Ast des Ramus nodi sinuatrialis

(D) dem posterioren Abschnitt der A. coronaria dextra

(E) einem Ast des Ramus interventricularis anterior

H08 ■

→**7.44** Durchblutungsstörungen und umschriebene Infarkte des Herzens können bei Schädigung des Erregungsbildungs- und Erregungsleitungssystems zu lebensbedrohlichen Herzrhythmusstörungen führen. Welche Aussage zur Topographie von Strukturen des Erregungsbildungs- und Erregungsleitungssystems des Herzens trifft zu?

(A) Der Sinusknoten liegt im rechten Herzrohr.

(B) Der AV-Knoten liegt im Koch-Dreieck zwischen Mündung des Sinus coronarius und Trigonum fibrosum dextrum.

(C) Das His-Bündel verläuft durch das Trigonum fibrosum sinistrum.

(D) Der linke Kammerschenkel zweigt sich erst im Bereich der Herzspitze auf.

(E) Der rechte Kammerschenkel zweigt im muskulären Teil des Septum interventriculare vom His-Bündel ab.

H05 ■

→**7.45** Ein Patient kommt zur Durchführung einer Herzkatheter-Untersuchung. Der Hausarzt teilt Ihnen mit, dass er über der linken „Seitenwand" eindeutige Zeichen einer Durchblutungsstörung gesehen habe (ST-Hebung in V_5–V_6).

In welchem Anteil des Koronarsystems erwarten Sie einen Verschluss?

(A) Ramus interventricularis posterior

(B) Ramus circumflexus der A. coronaria sinistra oder ihr R. marginalis

(C) Ramus interventricularis anterior im distalen Drittel

(D) A. coronaria sinistra vor Abgang des Ramus circumflexus

(E) proximaler Abschnitt der A. coronaria dextra

H07 H02 F01 ■ ■

→**7.46** Der AV-Knoten des Herzens wird (im Regelfall) mit arteriellem Blut versorgt

(A) aus dem Ramus circumflexus der A. coronaria sinistra

(B) aus dem Ramus interventricularis anterior der A. coronaria sinistra

(C) aus der A. coronaria dextra

(D) direkt aus dem linken Vorhof

(E) direkt aus der linken Kammer

F10 H01 ■

→**7.47** Bei einer Durchblutungsstörung des Herzmuskels durch eine isolierte Stenose (Einengung) einer Koronararterie kann man durch eine Operation aus einer herznahen Arterie Blut in den nicht betroffenen Teil dieser Koronararterie umleiten.

Welche der genannten Arterien liegt am nächsten zum Herzen und kann deshalb bei einer solchen Operation am ehesten verwendet werden?

(A) A. thoracica lateralis

(B) A. thoracodorsalis

(C) A. intercostalis suprema

(D) A. intercostalis posterior IV

(E) A. thoracica interna

F99

→**7.48** Welche Aussage zur Innervation des Herzens einschließlich der Ganglia cardiaca trifft <u>nicht</u> zu? Die Innervation erfolgt durch

(A) sensible Fasern im Nervus vagus

(B) präganglionäre parasympathische Fasern aus dem Hirnstamm

(C) sensible Fasern, die in thorakalen Spinalsegmenten enden

(D) postganglionäre parasympathische Fasern aus dem Ganglion cervicale medium

(E) postganglionäre sympathische Fasern aus dem Ganglion stellatum

F06 ■

→**7.49** Der für die Herzfunktion als Schrittmacher fungierende, etwa 10–20 mm lange Sinusknoten liegt

(A) subendokardial an der Hinterseite des linken Vorhofs

(B) subepikardial an der Einmündungsstelle der V. cava inferior in den rechten Vorhof

(C) subepikardial im Sulcus terminalis

(D) subendokardial unmittelbar neben der Einmündungsstelle des Sinus coronarius

(E) subendokardial an das Herzskelett angrenzend

H06 ■

→ **7.50 Welche Aussage zur Topographie von Strukturen des Erregungsbildungs- und Erregungsleitungssystems des Herzens trifft zu?**
(A) Der Sinusknoten liegt zwischen Endokard und Myokard.
(B) Der AV-Knoten liegt eingebettet im Myokard des Vorhofseptums am Limbus fossae ovalis.
(C) Das His-Bündel besitzt einen Vorhofabschnitt.
(D) Der linke Kammerschenkel zweigt sich erst im Bereich der Herzspitze auf.
(E) Der rechte Kammerschenkel versorgt insbesondere die Muskulatur der posterioren Abschnitte des rechten Ventrikels.

H05 ■

→ **7.51 Welche Aussage zum Atrioventrikularknoten trifft zu?**
(A) Er ist für die unverzögerte Erregungsfortleitung von den Vorhöfen in die Ventrikel erforderlich.
(B) Er liegt zwischen der Mündung des Sinus coronarius und dem Trigonum fibrosum dextrum.
(C) Seine Blutversorgung erfolgt in der Regel durch einen Ast der A. coronaria sinistra.
(D) Er dehnt sich in die Pars membranacea des Ventrikelseptums aus.
(E) Er liegt zwischen den Trigona fibrosa dextrum und sinistrum.

F05 ■

→ **7.52 Die Erregungsübertragung zwischen zwei Herzmuskelzellen erfolgt an den Glanzstreifen über**
(A) chemische Synapsen
(B) Nexus
(C) Desmosomen
(D) Varikositäten („Synapse en passant")
(E) Zonulae adhaerentes

H09 H04 ■

→ **7.53 Die Abbildung zeigt eine schematisierte Darstellung der Hinterwand des Herzbeutels nach Herausnahme des Herzens.**

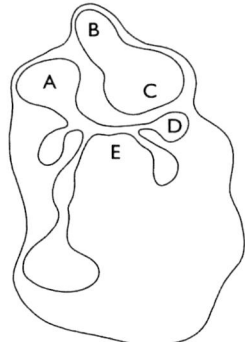

Welche Aussage zu den mit A–E markierten Anteilen trifft zu?
(A) A:Hier verlässt die Aorta den Herzbeutel.
(B) B:Hier tritt die V. cava superior in den Herzbeutel ein.
(C) C:Hier verlässt der Truncus pulmonalis den Herzbeutel.
(D) D:Hier verlässt die A. pulmonalis sinistra den Herzbeutel.
(E) E:Hier grenzt der rechte Vorhof an den Herzbeutel.

H08 ■

→ **7.54 Die Abbildung Nr. 129 des Bildanhangs zeigt das Herz von ventral nach Eröffnung des Herzbeutels.**
Der rote Stab befindet sich im
(A) Ductus venosus
(B) Ductus arteriosus
(C) Sinus coronarius
(D) Sinus obliquus pericardii
(E) Sinus transversus pericardii

7.6 Arterien, Venen und Lymphgefäße des Thorax

H05 F02 H94 H91 ■■

→ **7.55 Der Isthmus aortae liegt**
(A) innerhalb des von Perikard bedeckten Teils der Aorta
(B) am Übergang zwischen Pars ascendens und Arcus aortae
(C) im Scheitel des Aortenbogens zwischen A. carotis communis und A. subclavia
(D) am Übergang zur Pars thoracica aortae
(E) in Höhe des 6. Brustwirbelkörpers

7.50 (C)   7.51 (B)   7.52 (B)   7.53 (C)   7.54 (E)   7.55 (D)

F04

→**7.56 Ein Patient klagt über zunehmende Heiserkeit. Der Arzt stellt mit Hilfe bildgebender Verfahren eine Erweiterung (Aneurysma) des Aortenbogens fest. Welche Struktur(en) kann/können aufgrund ihrer topographischen Lage und funktionellen Bedeutung am ehesten für die klinische Symptomatik verantwortlich gemacht werden?**
(A) linker Stammbronchus
(B) N. laryngeus recurrens
(C) tracheobronchiale Lymphknoten
(D) Ösophagus
(E) V. brachiocephalica sinistra

F08

→**7.57 Atherosklerotische Veränderungen mit Aneurysmabildung befallen je nach der primären Krankheitsursache besonders häufig auch die Aorta und die von ihr direkt abgehenden Äste.**
Welche der folgenden Arterien ist/sind dabei am wahrscheinlichsten nur indirekt betroffen, da sie nicht direkt aus der Aorta entspringt/entspringen?
(A) A. phrenica superior sinistra
(B) A. renalis sinistra
(C) Aa. lumbales I–IV
(D) A. gastrica sinistra
(E) A. mesenterica inferior

H06 ■

→**7.58 Unmittelbar kranial des rechten Stammbronchus verläuft die**
(A) V. azygos
(B) V. hemiazygos
(C) A. pulmonalis dextra
(D) V. pulmonalis dextra superior
(E) A. bronchialis dextra

F09 F06 ■

→**7.59 Die A. pulmonalis dextra liegt im Regelfall**
(A) dorsal der Aorta ascendens
(B) ventral der V. cava superior
(C) kranial des Bogens der V. azygos
(D) kaudal der Vv. pulmonales dextrae
(E) dorsal des Bronchus principalis dexter

H98 ■

→**7.60 Welche Aussage über die rechte A. subclavia trifft nicht zu?**
(A) Sie entspringt aus dem Truncus brachiocephalicus.
(B) Sie gibt die A. thoracica interna ab.
(C) Sie liegt dorsal der V. subclavia.
(D) Sie zieht durch die Lücke zwischen M. scalenus anterior und M. scalenus medius.
(E) Sie wird in der Lücke zwischen M. scalenus anterior und M. scalenus medius vom N. phrenicus begleitet.

F08 F04 ■

→**7.61 Die V. cava superior**
(A) entsteht rechts aus dem Zusammenfluss der V. subclavia und der V. jugularis interna
(B) grenzt an den Ösophagus
(C) grenzt an die A. pulmonalis dextra
(D) nimmt den Sinus coronarius auf
(E) hat an der Einmündung in den rechten Vorhof eine Venenklappe

F10

→**7.62 Welche Aussage zur V. azygos trifft zu?**
(A) Sie ist die Fortsetzung der V. lumbalis ascendens sinistra.
(B) Sie tritt durch das Trigonum lumbocostale des Zwerchfells.
(C) Sie mündet in die V. brachiocephalica dextra.
(D) Sie mündet in den rechten Vorhof.
(E) Sie mündet in die V. cava superior.

F07 ■

→**7.63 Welche Aussage über die V. azygos trifft nicht zu?**
(A) Sie verläuft über der rechten Lungenwurzel von hinten nach vorn.
(B) Sie mündet in die V. brachiocephalica dextra.
(C) Sie hat topographischen Kontakt zum rechten N. vagus.
(D) Sie hat topographischen Kontakt zum Ductus thoracicus.
(E) Sie führt venöses Blut aus rechter und linker V. lumbalis ascendens.

F03

→**7.64 Welche der nachstehend genannten Körperregionen entsendet ihre Lymphe am wenigsten in den Ductus thoracicus?**
(A) linke Hals/Kopfregion
(B) rechte Hals/Kopfregion
(C) linke Brustregion
(D) untere Extremität
(E) Bauchregion

7.56 (B)   7.57 (D)   7.58 (A)   7.59 (A)   7.60 (E)   7.61 (C)   7.62 (E)   7.63 (B)   7.64 (B)

F10 ■

→ 7.65 Welche Aussage zum Ductus thoracicus trifft zu?
(A) Er verläuft durch den Hiatus aorticus.
(B) Er verläuft durch den Hiatus oesophagus.
(C) Er mündet in den rechten Venenwinkel.
(D) Er verläuft durch das Mediastinum medium.
(E) Er verläuft an der Ventralseite des Ösophagus.

7.7   Nerven

H98 ■

→ 7.66 Welche Aussage trifft nicht zu?
Der N. phrenicus
(A) bezieht Fasern aus dem Rückenmarksegment C4
(B) liegt an der Vorderfläche des M. scalenus anterior
(C) verläuft dorsal des Lungenstiels
(D) verläuft zwischen Pleura mediastinalis und Perikard
(E) innerviert sensibel das Peritoneum parietale im Bereich der Facies diaphragmatica der Leber

F08 F05 ■

→ 7.67 Der rechte N. phrenicus verläuft zwischen
(A) M. scalenus medius und M. scalenus anterior
(B) V. brachiocephalica dextra und Clavicula
(C) Thymus und V. cava superior
(D) rechtem Lungenoberlappen und V. cava superior
(E) A. pulmonalis dextra und Vv. pulmonales dextrae

■

→ 7.68 Welche Aussage trifft zu?
Der linke N. laryngeus recurrens schlingt sich um
(A) die linke Lungenwurzel
(B) die V. subclavia sinistra
(C) die A. subclavia sinistra
(D) das Lig. arteriosum und den Aortenbogen
(E) die V. brachiocephalica sinistra

H06 ■

→ 7.69 Der rechte N. laryngeus recurrens schlingt sich um
(A) den Aortenbogen
(B) das Ligamentum arteriosum
(C) die V. brachiocephalica dextra
(D) die A. subclavia dextra
(E) die V. subclavia dextra

H10 H04 ■

→ 7.70 Im Thoraxabschnitt verläuft der rechte N. vagus
(A) ventral der V. subclavia dextra
(B) lateral der V. azygos
(C) ventral des N. phrenicus
(D) dorsal des Lungenhilum
(E) dorsal der rechten Aa. intercostales posteriores

7.8   Angewandte und topographische Anatomie

H04 ■

→ 7.71 Die Bifurcatio tracheae liegt beim jungen Erwachsenen am ehesten in Höhe des
(A) 5. Halswirbels
(B) 7. Halswirbels
(C) 4.–5. Brustwirbels
(D) 6.–7. Brustwirbels
(E) Sternalansatzes der 1. Rippe

H09 ■

→ 7.72 Die Fissura obliqua der rechten Lunge endet in Atemmittelstellung am ehesten
(A) am Margo anterior etwa in Höhe der Knorpel-Knochen-Grenze der 4. Rippe
(B) am Margo anterior etwa in Höhe der Knorpel-Knochen-Grenze der 5. Rippe
(C) am Margo anterior etwa in Höhe der Knorpel-Knochen-Grenze der 6. Rippe
(D) am Margo inferior etwa in Höhe der Knorpel-Knochen-Grenze der 6. Rippe
(E) am Margo inferior etwa in Höhe des Schnittpunkts der vorderen Axillarlinie mit der 7. Rippe

H10 H04 ■

→ 7.73 Ein 23-jähriger Mann erhält von vorne eine Stichverletzung senkrecht zur Körperoberfläche im rechten 5. Intercostalraum in Höhe der Medioclavicularlinie. Er hat zum Zeitpunkt der Verletzung eingeatmet.
Welches Organ/welcher Organteil ist zuerst betroffen?
(A) Leber
(B) rechter Herzvorhof
(C) Lungenoberlappen
(D) Lungenmittellappen
(E) Lungenunterlappen

7.65 (A)   7.66 (C)   7.67 (D)   7.68 (D)   7.69 (D)   7.70 (D)   7.71 (C)   7.72 (D)   7.73 (D)

F10 ■

→ **7.74 Auf welche Höhe, bezogen auf die ventrale Wand des Brustkorbs bzw. des Halses, projizieren sich die Cupulae pleurae (Pleurakuppeln) am wahrscheinlichsten?**
(A) ca. 2 cm unterhalb der Clavicula
(B) 1. Rippenknorpel
(C) Clavicula
(D) ca. 2 cm oberhalb der Clavicula
(E) Cartilago cricoidea

F06

→ **7.75 Bei einem 53-jährigen Mann wächst von der linken Lungenspitze ein ausgedehnter bösartiger Tumor in die Nachbarschaft.**
Welche der folgenden Strukturen dürfte mit geringster Wahrscheinlichkeit vom Tumor erreicht werden?
(A) Plexus brachialis
(B) N. laryngeus recurrens
(C) Ganglion cervicale superius
(D) Ganglion cervicothoracicum (Ganglion stellatum)
(E) N. phrenicus

F09 F06 ■

→ **7.76 Die optimale Positionierung des Stethoskops für die Auskultation der Pulmonalklappe ist**
(A) über dem 2. Interkostalraum rechts parasternal
(B) an der Schnittstelle des 5. Interkostalraums mit der linken Medioklavikularlinie
(C) über dem 2. Interkostalraum links parasternal
(D) über dem Herzspitzenstoß
(E) im Bereich der Ansätze von 4.-6. Rippe am Sternum

H10 ■

→ **7.77 Welche Zuordnung zwischen Herzklappe und optimalem Auskultationsort trifft typischerweise zu?**
(A) Aortenklappe – 1. Interkostalraum links parasternal
(B) Aortenklappe – 2. Interkostalraum rechts parasternal
(C) Pulmonalklappe – 3. Interkostalraum rechts parasternal
(D) Pulmonalklappe – 5. Interkostalraum links parasternal
(E) Trikuspidalklappe – 3. Interkostalraum links parasternal

H09 F00 H88 ■ ■

Ordnen Sie der in Liste 1 genannten Herzklappe den Kennbuchstaben zu, mit dem ihre typische Auskultationsstelle auf der vorderen Rumpfwand in der Abbildung bezeichnet ist (Liste 2)!

Liste 1
→ **7.78 Valva atrioventricularis sinistra (Valva mitralis)**
→ **7.79 Valva trunci pulmonalis**

Liste 2

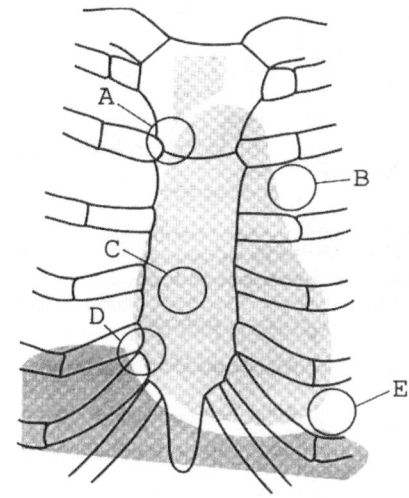

F07

→ **7.80 Das pleurafreie Dreieck vor dem Herzen wird seitlich begrenzt durch die/den**
(A) Lungenränder
(B) Ligg. sternopericardiaca
(C) Recessus costomediastinales
(D) Recessus costodiaphragmaticus
(E) seitlichen Ränder des Corpus sterni

H08 ■

→ **7.81 Welche Struktur beteiligt sich nicht an der Bildung der Mediastinalkontur der linken Lunge in der p.a. Thoraxröntgenaufnahme?**
(A) Aorta ascendens
(B) Aortenbogen
(C) Truncus pulmonalis
(D) Auricula sinistra
(E) Ventriculus sinister

H10 F09 ■

→7.82 Im Regelfall wird beim Gesunden in der Röntgenübersichtsaufnahme des Thorax im posterior-anterioren Strahlengang der rechte Herzrand hauptsächlich gebildet vom/von der
(A) rechten Vorhof
(B) rechten Ventrikel
(C) Außenwand des linken Vorhofs
(D) Arcus aortae
(E) A. pulmonalis

F02 H99 ■ ■

→7.83 Was trifft nicht zu?
Bei einer Röntgenübersichtsaufnahme des Thorax im anteriorposterioren Strahlengang wird der „linke Herzrand" gebildet von:
(A) Aorta ascendens
(B) Arcus aortae
(C) Truncus pulmonalis
(D) Atrium sinistrum
(E) Ventriculus sinister

F08 ■

→7.84 Welche Struktur findet sich im Mediastinum medium?
(A) Thymus
(B) V. pericardiacophrenica
(C) V. brachiocephalica
(D) V. hemiazygos
(E) Ductus thoracicus

F09 ■

→7.85 Welche Struktur(en) liegt/liegen im Mediastinum medium?
(A) Vv. brachiocephalicae
(B) Ductus thoracicus
(C) Nn. phrenici
(D) Nn. vagi
(E) Truncus sympathicus

F07 ■

→7.86 Welche Struktur ist nicht im hinteren Mediastinum gelegen?
(A) A. pericardiacophrenica
(B) Aorta descendens
(C) V. azygos
(D) N. vagus
(E) Ductus thoracicus

H08 ■

→7.87 Die Abbildung Nr. 130 des Bildanhangs zeigt eine Ansicht des Brustraums von der rechten Seite aus, die Lunge und die Pleura sind entfernt.
Bei der mit einem Pfeil gekennzeichneten Struktur handelt es sich um die/den
(A) V. azygos
(B) V. hemiazygos
(C) A. thoracica interna
(D) A. intercostalis suprema
(E) Ductus thoracicus

F09 ■

→7.88 Die Abbildung Nr. 131 des Bildanhangs zeigt eine Ansicht des Brustraums von der rechten Seite aus, die Lunge und die Pleura sind entfernt.
Bei der mit einem Pfeil gekennzeichneten Struktur handelt es sich um die/den
(A) V. hemiazygos
(B) V. cava superior
(C) V. pulmonalis dextra
(D) Truncus pulmonalis
(E) Aorta ascendens

H10 ■

→7.89 Die Abbildung Nr. 132 des Bildanhangs zeigt eine Ansicht des Brustraums von der rechten Seite aus, die Lunge und die Pleura sind entfernt.
Bei der mit einem Pfeil gekennzeichneten Struktur handelt es sich um den/die
(A) Ductus thoracicus
(B) N. phrenicus
(C) N. splanchnicus major
(D) V. azygos
(E) V. hemiazygos

F04 ■

→7.90 In der Abbildung Nr. 133 des Bildanhangs sind verschiedene Strukturen mit A–E bezeichnet.
Welche Bezeichnung trifft nicht zu?
(A) A: Aorta ascendens
(B) B: Truncus pulmonalis
(C) C: V. cava superior
(D) D: linker Ventrikel
(E) E: V. subclavia

7.82 (A)   7.83 (A)   7.84 (B)   7.85 (C)   7.86 (A)   7.87 (A)   7.88 (B)   7.89 (C)   7.90 (E)

F10

→7.91 Bei einer Lungenembolie wird ein Lungenarterienast durch Einschwemmung eines andernorts entstandenen Blutgerinnsels verlegt.
Als möglicher Bildungsort eines solchen Blutgerinnsels kommt/kommen am wahrscheinlichsten infrage:
(A) linkes Herzohr
(B) Aortenbogen
(C) rechtes Herzohr
(D) Vv. pulmonales
(E) V. portae

H06

→7.92 Bei einer Patientin hat sich in einer Vene ein Thrombus gebildet. Teile hiervon lösen sich, werden mit dem Blutstrom verschleppt und führen dann, ohne ein Kapillargebiet zu passieren, zu einem Verschluss (Embolie) einer Lungenarterie.
In welcher der folgenden Venen liegt der Thrombus am wahrscheinlichsten?
(A) V. hepatica
(B) V. mesenterica superior
(C) V. mesenterica inferior
(D) V. splenica
(E) V. pulmonalis

F09

→7.93 Bei der Einatmung wird das Zwerchfell kontrahiert, das seinen Ursprung auch an den beiden untersten, freien Rippen hat.
Welche/r Muskel/n wird/werden neben anderen am ehesten eingesetzt, um die unteren freien Rippen bei der Einatmung gegen den Zug des Zwerchfells zu stabilisieren?
(A) M. quadratus lumborum
(B) M. rectus abdominis
(C) M. transversus thoracis
(D) Mm. rotatores lumborum
(E) M. iliopsoas

F02 ■

→7.94 Verschiedene Mechanismen können die Exspiration im Stehen unterstützen.
Zu diesen gehört/gehören charakteristischerweise nicht:
(A) Senkung der Rippen
(B) Rückstellkräfte der Lunge
(C) Gewicht der Baucheingeweide
(D) Kontraktion der Mm. obliqui abdominis externi
(E) Kontraktion der Mm. obliqui abdominis interni

H01

→7.95 Welcher der genannten Muskeln hat keine inspiratorische Wirkung?
(A) Mm. scaleni
(B) Mm. intercostales externi
(C) M. rectus abdominis
(D) Pars lumbalis des Diaphragma thoracis
(E) Pars costalis des Diaphragma thoracis

H07 ■

→7.96 Zu den exspiratorisch wirksamen Atemmuskeln rechnet man:
(A) Mm. scaleni
(B) Mm. intercostales externi
(C) Mm. intercostales interni
(D) M. pectoralis minor
(E) Mm. serrati posteriores superiores

H99

→7.97 Das primäre zentrale Endigungsgebiet der Dehnungsrezeptoren im Aortenbogen („Pressorezeptor")
liegt im/in
(A) Ncl. solitarius
(B) Laminae I et II des thorakalen Rückenmarks
(C) Ncl. ambiguus
(D) Ncl. dorsalis nervi vagi
(E) der ventro-lateralen Formatio reticularis

H06 H03 ■

→7.98 Bei Ruheatmung wird der größte Beitrag zum Inspirationsvolumen geleistet durch:
(A) Mm. scaleni
(B) Mm. intercostales externi
(C) Mm. intercostales interni
(D) M. pectoralis major
(E) Diaphragma

H04

→7.99 Welche der folgenden Aussagen zur Mechanik der Bauchatmung trifft nicht zu?
(A) Die Kontraktion des Zwerchfells bewirkt eine Einatmung.
(B) Der elastische Lungenzug wirkt im Sinne einer Einatmung.
(C) Die Kontraktion des Zwerchfells bewirkt die Erweiterung der Recessus costodiaphragmatici.
(D) Bei der Einatmung wird die Leber nach kaudal verlagert.
(E) Die Kontraktion der flachen Bauchmuskeln bewirkt eine Ausatmung.

7.9 Fragen aus Examen Frühjahr 2011

F11

→7.100 Die mikroskopische Aufnahme (siehe Abbildung Nr. 184 des Bildanhangs) zeigt einen Ausschnitt aus einer menschlichen Lunge im unreifen Zustand. Welches Entwicklungsstadium ist in diesem Bild am wahrscheinlichsten getroffen?
(A) Stadium der primären Lungenknospen
(B) pseudoglanduläre Phase
(C) kanalikuläre Phase
(D) sakkuläre Phase
(E) alveoläre Phase

F11 ■

→7.101 Welche Aussage über die in der Abbildung Nr. 185 des Bildanhangs abgebildete Lunge trifft zu?
(A) Sie hat 3 Lappen.
(B) Der Hauptbronchus liegt eparteriell.
(C) Sie zeigt die Impression der V. azygos.
(D) Sie besitzt eine Fissura horizontalis.
(E) Sie zeigt den Anschnitt des Lig. pulmonale.

F11 ■

→7.102 Die Rami bronchiales (Vasa privata) der Lunge
(A) verlaufen im peribronchialen Bindegewebe
(B) führen sauerstoffarmes Blut
(C) verlaufen zum größten Teil gemeinsam mit den Ästen der V. pulmonalis
(D) verlaufen zwischen den Lungensegmenten (intersegmental)
(E) entspringen aus dem Truncus pulmonalis

F11 ■

→7.103 In der Röntgenübersichtsaufnahme des Thorax im p.-a. (posterior-anterioren) Strahlengang entspricht beim Gesunden der rechte Herzrand hauptsächlich dem/der
(A) rechten Vorhof
(B) rechten Ventrikel
(C) Außenwand des linken Vorhofs
(D) Arcus aortae
(E) A. pulmonalis

F11

→7.104 Welche der genannten Strukturen liegt im Mediastinum am weitesten dorsal?
(A) V. cava superior
(B) Aorta ascendens
(C) Truncus pulmonalis
(D) Bronchus principalis sinister
(E) Aorta descendens

F11 ■

→7.105 Die mit einem Stern markierte Struktur in der Abbildung Nr. 186 des Bildanhangs
(A) mündet in die V. cava inferior
(B) mündet direkt in das rechte Atrium
(C) entsteht aus dem Zusammenfluss der linken V. jugularis interna und der linken V. subclavia
(D) führt sauerstoffreiches Blut
(E) liegt ventral des retrosternalen Fettkörpers

7.100 (B)   7.101 (E)   7.102 (A)   7.103 (A)   7.104 (E)   7.105 (C)

8 Bauch- und Beckeneingeweide

8.1 Entwicklung von Darmtrakt, Harn- und Sexualorganen

F10 ■

→8.1 Der physiologische Nabelbruch in der Embryonalperiode
(A) entwickelt sich auf der Höhe des Hinterdarms
(B) wird von Ästen des Truncus coeliacus begleitet
(C) stülpt sich in die Amnionhöhle hinein
(D) stülpt sich in das extraembryonale Zölom hinein
(E) ist in der Regel in der 8. Entwicklungswoche zurückgebildet

H09 ■

→8.2 Aus dem Mesogastrium dorsale geht hervor:
(A) Lig. falciforme hepatis
(B) Lig. hepatoduodenale
(C) Lig. hepatogastricum
(D) Mesocolon transversum
(E) Omentum majus

H05 ■■

→8.3 Das Meckel-Divertikel ist ein Relikt des
(A) Urachus
(B) Ductus omphaloentericus
(C) Diverticulum hepatopancreaticum
(D) Müller-Ganges
(E) Wolff-Ganges

H05

→8.4 Welche Aussage zur Entwicklung der Leber trifft zu?
(A) Das Epithel entstammt der Leberbucht der Magenanlage.
(B) Die Leberzellbalken wachsen in das Septum transversum ein.
(C) Das Epithel stammt aus dem Diverticulum cysticum.
(D) Die Anlage entsteht aus einer gemeinsamen Epithelknospe mit der dorsalen Pankreas-Anlage.
(E) Ihre Blutversorgung erfolgt überwiegend aus der V. umbilicalis dextra.

H00

→8.5 Welche Aussage zur Entwicklung der Niere trifft nicht zu?
(A) Die Ureterknospe wird vom metanephrogenen Blastem umgeben.
(B) Das Nierenbecken entsteht aus der Ureterknospe.
(C) Die Sammelrohre entstehen aus dem metanephrogenen Blastem.
(D) Das Konvolut des distalen Tubulus des Nephrons entsteht aus dem metanephrogenen Blastem.
(E) Die proximalen Tubuli entstehen aus dem metanephrogenen Blastem.

F90

→8.6 Die Kelche des Nierenbeckens entstammen entwicklungsgeschichtlich
(A) dem metanephrogenen Blastem
(B) den S-förmigen Tubuli der Nierenanlage
(C) den Aufzweigungen der Ureterknospe
(D) persistierenden Tubuli der Urniere
(E) Aufzweigungen des Müllerschen Ganges

F89

→8.7 Die oberen zwei Drittel des Analkanals entstehen beim Menschen aus der/dem
(A) Allantois
(B) Schwanzdarm
(C) dorsalen Teil der Kloake
(D) Analbucht
(E) Sinus urogenitalis

8.2 Organe des Magen-Darm-Kanals

H09 ■

→8.8 In welchem Bereich des Dünndarms findet die Regeneration der Epithelzellen (Enterozyten) durch Zellteilung (Mitose) statt?
(A) im Bereich der Mikrovilli
(B) an den Zottenspitzen
(C) in der Zottenmitte
(D) an der Zottenbasis
(E) in den Krypten

8.1 (D)   8.2 (E)   8.3 (B)   8.4 (B)   8.5 (C)   8.6 (C)   8.7 (C)   8.8 (E)

H06 H97 ■
→ **8.9 Das Präparat (siehe Abbildung Nr. 134 des Bildanhangs) zeigt den Übergang zwischen**
(A) Ösophagus – Magen
(B) Magen – Duodenum
(C) Duodenum – Jejunum
(D) Ileum – Colon
(E) Rectum – Canalis analis

H09 ■
→ **8.10 Für die histologische Unterscheidung (Differenzialdiagnose) von Dünndarm und Dickdarm ist das folgende Kriterium entscheidend:**
Das Vorhandensein oder Fehlen der
(A) Becherzellen
(B) enteroendokrinen Zellen
(C) Krypten
(D) Lamina muscularis mucosae
(E) Zotten

F08 H02 ■
→ **8.11 Welche Zellen des Verdauungstrakts bilden Lysozym?**
(A) Enterozyten
(B) Becherzellen
(C) Belegzellen
(D) Paneth-Zellen
(E) enterochromaffine Zellen

H05
→ **8.12 Welche Aussage über Gastrin trifft zu?**
(A) Es wird in den D-Zellen im Fundus/Korpus des Magens gebildet.
(B) Es wirkt stimulierend auf die Hauptzellen des Magens.
(C) Es wirkt hemmend auf die Parietalzellen des Magens.
(D) Es wirkt hemmend auf die Magenmotilität.
(E) Es wirkt hemmend auf die Azinuszellen des Pankreas.

H04
→ **8.13 Welche Aussage über Sekretin trifft zu?**
(A) Es wird in den D-Zellen im Fundus/Korpus des Magens gebildet.
(B) Es wirkt hemmend auf die Hauptzellen des Magens.
(C) Es wirkt stimulierend auf die Parietalzellen des Magens.
(D) Es wirkt stimulierend auf die zentroazinären Zellen des Pankreas.
(E) Es wirkt hemmend auf die Azinuszellen des Pankreas.

H06 H00 ■
→ **8.14 Die Lamina muscularis mucosae des Dünndarms**
(A) ist in den Zotten vorhanden
(B) dringt in die Plicae circulares ein
(C) wird von Lieberkühn-Krypten durchbrochen
(D) verhindert im Bereich des Duodenums das Eindringen von Drüsen aus der Schleimhaut in die Tela submucosa
(E) enthält die Perikaryen der Nervenzellen des Plexus myentericus Auerbach

H00 ■
→ **8.15 Welches der folgenden Transportsysteme gehört _nicht_ zur funktionellen Ausstattung der Enterozyten?**
(A) eine Natrium-Kalium-ATPase in der basolateralen Zellmembran
(B) ein Natrium-Glucose-Symport in der luminalen Zellmembran
(C) ein Natrium-Triglycerid-Symport in der luminalen Zellmembran
(D) ein Natrium-Aminosäure-Symport in der luminalen Zellmembran
(E) ein Exozytosemechanismus für Chylomikronen in der basolateralen Zellmembran

H05
→ **8.16 Im Vergleich zum Erwachsenen ist das Jejunum des Neugeborenen/Säuglings in der Lage, verstärkt Eiweiß zu resorbieren.**
Dieser Eiweißresorption in den Enterozyten liegt/liegen zugrunde:
(A) Potozytose im Bereich der Mikrovillispitzen
(B) Pinozytose entlang den Mikrovilli
(C) Caveolae entlang den Mikrovilli
(D) Endozytose zwischen den Mikrovilli
(E) parazellulärer Stofftransport

H10
→ **8.17 Der Magen kann in verschiedene Abschnitte unterteilt werden.**
Der im Röntgenbild (p.-a. Strahlengang, stehender Patient) mit Luft gefüllte Abschnitt des Magens (Magenblase) entspricht am ehesten der/dem
(A) Cardia
(B) Fundus gastricus
(C) Corpus gastricum
(D) Antrum pyloricum
(E) Pylorus

8.9 (B)   8.10 (E)   8.11 (D)   8.12 (B)   8.13 (D)   8.14 (B)   8.15 (C)   8.16 (D)   8.17 (B)

H10 ■

→8.18 Welche Aussage zur regelhaften topographischen Lage des Magens trifft zu?
(A) Der Magenfundus berührt beim stehenden Menschen das Centrum tendineum des Zwerchfells.
(B) Der größte Teil der Vorderwand des Magens wird vom Lobus caudatus der Leber bedeckt.
(C) Der kaudalste Punkt des Magens befindet sich am Übergang ins Duodenum (Canalis pyloricus).
(D) Die Hinterwand des Magens grenzt an das Mesenterium.
(E) Die Cardia befindet sich im Hiatus oesophageus des Zwerchfells.

F05 ■

→8.19 Intrazelluläre Canaliculi mit einer gefalteten Membran, die eine H^+/K^+-ATPase enthält, sind in der Magenschleimhaut charakteristisch für aktivierte
(A) Mastzellen
(B) Makrophagen
(C) Hauptzellen
(D) Parietalzellen
(E) Nebenzellen

H06 ■

→8.20 Welcher Zelltyp ist am seltensten in den Drüsen des Magenfundus anzutreffen?
(A) Parietalzelle
(B) Nebenzelle
(C) G-Zelle
(D) Hauptzelle
(E) ECL-Zelle

F96 ■ ■

→8.21 Die elektronenmikroskopische Abbildung Nr. 135 des Bildanhangs zeigt einen Ausschnitt aus den Fundusdrüsen des Magens.
Die mit * markierte Zelle produziert
(A) Pepsinogen
(B) HCl
(C) Gastrin
(D) Somatostatin
(E) den „Intrinsic Factor"

F05 ■

→8.22 Welcher der folgenden Darmabschnitte liegt retroperitoneal?
(A) Jejunum
(B) Ileum
(C) Colon ascendens
(D) Colon transversum
(E) Colon sigmoideum

F08 ■

→8.23 Welche Aussage zum Duodenum trifft zu?
(A) Die Papilla duodeni minor befindet sich kaudal der Papilla duodeni major.
(B) Die Pars superior duodeni hat meistens Kontakt mit der Gallenblase.
(C) Die Pars descendens duodeni wird von den Vasa mesenterica superiora überkreuzt.
(D) Die Pars horizontalis des Duodenums liegt intraperitoneal.
(E) Die Flexura duodenojejunalis bedeckt von vorne den Pankreaskopf.

H07

→8.24 Bei der endoskopischen retrograden Cholangiopankreatikographie (ERCP) wird vom Duodenum aus über die Papilla duodeni major ein Röntgenkontrastmittel in die Gallengänge injiziert.
Das Endoskop wird dafür im Duodenum vorgeschoben bis zum/zur
(A) Bulbus
(B) Pars superior
(C) Pars descendens
(D) Pars inferior
(E) Pars ascendens

F02 ■

→8.25 Bei einem 56-jährigen Mann hat ein Geschwür in der Dorsalwand der Pars superior duodeni zu einer starken Blutung aus einem angrenzenden Gefäß geführt.
Welches der folgenden Gefäße ist am ehesten in Mitleidenschaft gezogen worden?
(A) V. portae
(B) A. gastroduodenalis
(C) A. hepatica propria
(D) A. pancreaticoduodenalis inferior
(E) A. gastrica dextra

F07

→8.26 Welche der genannten Strukturen sind Merkmale des Jejunums?
(A) Taenien
(B) Plicae circulares
(C) Haustren
(D) Plicae semilunares
(E) Appendices epiploicae

H08

→8.27 Welche Aussage zum Ostium ileale (Bauhin-Klappe) trifft zu?
(A) Es liegt an der Taenia libera.
(B) Es wird aus drei lippenförmigen Schleimhautfalten gebildet.
(C) Seine Lippen werden durch Muskelzüge verstärkt.
(D) Seine Lippen ragen in das Ileum.
(E) Es umschließt mit dem Frenulum ostii ilealis den Eingang der Appendix vermiformis.

H10 ■

→8.28 Wodurch ist das Colon gekennzeichnet?
(A) Fibrae obliquae
(B) Plicae circulares
(C) submuköse Drüsen
(D) Tänien
(E) Zotten

H09

→8.29 Bei einer Operation einer akuten Appendizitis ist manchmal die Appendix vermiformis nur schwer auffindbar.
Welche der folgenden Strukturen dient bei diesem Problem am besten zum Aufsuchen der Appendix vermiformis?
(A) A. appendicularis
(B) Ostium ileale
(C) rechter mesenteriokolischer Spalt
(D) Taenia libera
(E) Taenia mesocolica

F04 ■ ■

→8.30 An der Aufrechterhaltung eines gasdichten Verschlusses des Afters ist nicht beteiligt:
(A) Kontraktion des M. sphincter ani externus
(B) Kontraktion des M. sphincter ani internus
(C) Kontraktion des M. levator ani (M. puborectalis)
(D) parasympathisch vermittelte Hemmung der Rektumperistaltik
(E) Füllung der Gefäßgeflechte der Columnae anales

F07

→8.31 Welche der genannten Aussagen zur am stärksten ausgeprägten und klinisch wichtigen Plica transversalis recti (Kohlrauschsche Falte) trifft nicht zu?
(A) Sie liegt etwa 5–8 cm vom Anus entfernt.
(B) Sie wölbt sich von rechts in das Rectum vor.
(C) Sie liegt bei der Frau etwa in Höhe des tiefsten Punktes der Excavatio rectouterina.
(D) Sie liegt bei der Frau nahe der Pars posterior des Fornix vaginae.
(E) Beim Mann lässt sich oberhalb von ihr die Prostata tasten.

H09 ■

→8.32 Hämorrhoiden sind krankhafte Erweiterungen des Corpus cavernosum recti.
Die Blutzufuhr zum Corpus cavernosum recti erfolgt in erster Linie über die
(A) A. glutea inferior
(B) A. pudenda interna
(C) A. rectalis inferior
(D) A. rectalis superior
(E) Venen der Plexus sacralis

H98 ■

→8.33 Welche Aussage über den Canalis analis trifft nicht zu?
(A) Der Canalis analis verläuft dorsal- und kaudalwärts.
(B) Die Columnae anales enthalten Gefäße, die mit arteriellem Blut gefüllt sind.
(C) Der Hauptzufluß zu den Gefäßen der Columnae anales kommt aus der A. rectalis inferior.
(D) Der M. sphincter ani internus umfaßt den Analkanal auf Höhe der Columnae anales.
(E) Der M. sphincter ani externus wird vom N. pudendus innerviert.

| 8.3 | Leber, Gallenblase, Pankreas |

H05 ■

→8.34 Welche Aussage über die Bänder der Leber trifft zu?
(A) Das Lig. teres hepatis enthält die obliterierte V. umbilicalis.
(B) Das Lig. coronarium umschließt die Leberpforte.
(C) Das Omentum minus verbindet Leberpforte und Colon transversum.
(D) Das Lig. hepatoduodenale enthält u. a. den obliterierten Ductus venosus.
(E) Das Lig. falciforme hepatis setzt an der Porta hepatis an.

F04 ■

→8.35 In der Schemazeichnung der Facies visceralis der Leber sind fünf Felder durch Schraffur hervorgehoben.

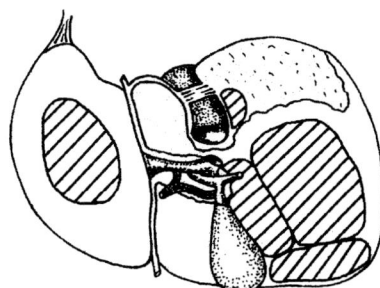

Welches der folgenden Organe grenzt <u>nicht</u> an einem dieser Felder an die Leber?
(A) Aorta
(B) Colon transversum
(C) Duodenum
(D) Magen
(E) Niere

F08 ■

→8.36 Welche Struktur(en) liegt (liegen) <u>nicht</u> in der Porta hepatis?
(A) A. hepatica propria
(B) Pfortader
(C) Lebervenen
(D) Ductus hepaticus
(E) autonome Nervenfasern

F10 ■

→8.37 Welche Aussage über die Lebersegmente trifft zu?
(A) Ihre Einteilung richtet sich nach den Impressionen durch die Nachbarorgane.
(B) Ihre Grenzen sind an der Leberoberfläche sichtbar.
(C) Ins Zentrum jedes Segmentes zieht ein größerer Ast der V. portae hepatis.
(D) Die V. hepatica dextra durchquert die rechten Lebersegmente.
(E) Das Lig. falciforme hepatis grenzt an alle Segmente des rechten Leberlappens.

H09 ■

→8.38 Welche der genannten Struktur(en) erlaubt/erlauben die Bestimmung der Lebersegmente?
(A) Ductus choledochus
(B) Lig. coronarium hepatis
(C) V. cava inferior
(D) Rippenbogen bei maximaler Exspiration
(E) Äste der V. portae hepatis

H10

→8.39 Welches Lebersegment ist dem Lobus caudatus zugeordnet?
(A) I
(B) II
(C) III
(D) IV
(E) V

H07 ■

→8.40 Die Kenntnis der Lebersegmente ist für die Leberteilresektion von klinischer Bedeutung. Welche Segmente liegen dabei ausschließlich im anatomischen Lobus sinister der Leber?
(A) I und II
(B) II und III
(C) III und IV
(D) IV und V
(E) V und VI

F00

→8.41 Die Abbildung Nr. 136 des Bildanhangs zeigt ein histologisches Bild der Leber (Ratte). Die durch Aufnahme von Tusche schwarz dargestellten Zellen enthalten im Vergleich zu den anderen kernhaltigen Zellen besonders viel
(A) Eisen
(B) VLDL-Partikel
(C) Glykogen
(D) Gallensäuren
(E) Vitamin A

F10

→8.42 Bei manchen Lebererkrankungen kommt es zu einer verstärkten Bildung von Kollagen in der Leber. Durch welche der genannten Zellen/Zellabkömmlinge erfolgt dies typischerweise?
(A) Hepatozyten
(B) Kupffer-Zellen
(C) Fettspeicherzellen (Ito-Zellen)
(D) Sinusendothelien
(E) Gallengangsepithelien

H05 ■

→8.43 Nach einer Entfernung oder Schädigung eines Teils der Leber kann Lebergewebe regenerieren. Die hierfür verantwortlichen Stammzellen
(A) liegen in den Hering-Kanälen (Schaltstücken zwischen Hepatozyten und interlobulären Gallengängen)
(B) sind die Von-Kupffer-Zellen
(C) sind die Ito-Zellen
(D) liegen im zentralen Abschnitt der klassischen Leberazini nahe der V. centralis
(E) wandern nach der Schädigung aus dem viszeralen Peritoneum ein

F02

→8.44 Eine wichtige Aufgabe der Leber ist die Synthese von an der Blutgerinnung beteiligten Proteinen. Deren Abgabe erfolgt hauptsächlich direkt
(A) in intrazelluläre Sekretkanälchen
(B) in extrazelluläre Sekretkanälchen
(C) in den Disse-Raum
(D) in Lebersinusoide
(E) an Ito-Zellen

H08 ■

→8.45 In dem mit einem Pfeil bezeichneten Lumen in der Abbildung Nr. 137 des Bildanhangs befindet sich physiologischerweise
(A) Lymphe
(B) Bauchspeichel
(C) Galle
(D) arterielles Blut
(E) venöses Blut

H09 ■■

→8.46 Im mit einem Pfeil bezeichneten Lumen in der Abbildung Nr. 138 des Bildanhangs befindet sich physiologischerweise
(A) Bauchspeichel
(B) arterielles Blut
(C) venöses Blut
(D) Galle
(E) Lymphe

H06 H01 ■■

→8.47 Der Disse-Raum der Leber enthält
(A) Lymphgefäße
(B) den arteriellen Schenkel von Kapillaren
(C) Gallenkanälchen
(D) Sinusoide
(E) Ito-Zellen

F02 ■

→8.48 In einer normal funktionierenden Leber gelangt die von Hepatozyten produzierte Galle nicht ins Blut. Welcher der folgenden Sachverhalte spielt hierbei keine ursächliche Rolle?
(A) Gallenabgabe auf einen bestimmten Zellpol beschränkt
(B) Gallentransport in einem speziellen, vom Blutweg getrennt verlaufenden Kanalsystem
(C) das Vorkommen von Zonulae occludentes in diesem Kanalsystem
(D) ungehinderter Abfluss der Galle
(E) phagozytotische Aktivität der Kupffer-Zellen der Blutsinusoide

F09 ■

→8.49 Welche Aussage über Gallekanälchen (Canaliculi biliferi) trifft am ehesten zu?
(A) Sie liegen zwischen benachbarten Hepatozyten.
(B) Sie werden von einem kontinuierlichen Endothel ausgekleidet.
(C) Sie werden von einem fenestrierten Endothel ausgekleidet.
(D) Sie besitzen eine lückenhafte Basalmembran.
(E) Sie besitzen in ihrer Wand kontraktile Zellen.

F02 ■

→8.50 Das Zentrum des klassischen Leberläppchens wird gebildet von:
(A) Sinusoide
(B) Ast der A. hepatica
(C) Ast der V. portae
(D) Zentralvene
(E) Gallengang

F09 ■ ■

→8.51 Beim Anstieg des intraabdominellen Drucks (z. B. bei der Bauchpresse) kann die Plica spiralis einen unkontrollierten Abfluss der Galle verhindern. Die Plica spiralis liegt im/in der:
(A) Ductus hepaticus communis
(B) Ductus cysticus
(C) Ductus choledochus
(D) Ampulla hepatopancreatica
(E) Papilla duodeni minor

H95

→8.52 Welche Aussage über die Gallenblase trifft nicht zu?
(A) Sie ist im Korpusbereich der Viszeralfläche der Leber ohne trennende Serosa angelagert.
(B) Sie hat unmittelbare Lagebeziehungen zum Duodenum.
(C) Sie hat unmittelbare Lagebeziehungen zum Colon transversum bzw. zur Flexura coli dextra.
(D) Sie wird aus der A. mesenterica superior versorgt.
(E) Ihr Fundus überragt den unteren Leberrand.

8.43 (A)   8.44 (C)   8.45 (C)   8.46 (C)   8.47 (E)   8.48 (E)   8.49 (A)   8.50 (D)   8.51 (B)   8.52 (D)

F05

→ **8.53 Der Ductus pancreaticus major mündet**
(A) in den Bulbus duodeni
(B) an der Flexura duodeni superior
(C) in die Pars descendens duodeni
(D) an der Flexura duodeni inferior
(E) in die Pars inferior (horizontalis) duodeni

F10 ■

→ **8.54 Der Ductus pancreaticus accessorius mündet in der Regel**
(A) an der Flexura duodeni inferior
(B) in den Bulbus duodeni
(C) in der Papilla duodeni major
(D) in die Flexura duodenojejunalis
(E) in die Pars descendens duodeni

H05

→ **8.55 Die Ampulla hepatopancreatica**
(A) entsteht durch Vereinigung von Ductus pancreaticus und Ductus hepaticus communis
(B) entsteht durch Vereinigung von Ductus pancreaticus und Ductus cysticus
(C) mündet auf der Papilla duodeni minor
(D) ist ein ampullenförmiger gemeinsamer Abschnitt zwischen ventraler Pankreasanlage und Leberanlage während der Embryonalentwicklung
(E) ist ein gemeinsamer erweiterter Endabschnitt von Ductus choledochus und Ductus pancreaticus (major)

H08 ■

→ **8.56 Welche Aussage zur Topographie der Bauchspeicheldrüse trifft zu?**
(A) Der Unterrand des Caput pancreatis liegt kranial der Radix mesocolica.
(B) Der Processus uncinatus des Caput pancreatis wird ventral von der A. mesenterica superior überlagert.
(C) Die Cauda pancreatis endet am Hilum der linken Niere.
(D) Das Corpus pancreatis überquert die Wirbelsäule in Höhe des 3.–4. Lendenwirbelkörpers.
(E) Die Facies posterior des Corpus pancreatis ist von Peritoneum überzogen.

F05

→ **8.57 Ein 6-jähriges Mädchen stürzt mit dem Fahrrad. Sie fällt mit dem Bauch auf die Lenkstange. Dadurch wird das Pankreas zwischen der Wirbelsäule und der Lenkstange eingeklemmt und verletzt.**
Diese Verletzung ist am wahrscheinlichsten lokalisiert
(A) im Pankreasschwanz in der Nähe des Milzhilus
(B) im Corpus pancreatis
(C) im Processus uncinatus
(D) an der Papilla duodeni major
(E) am Ductus pancreaticus minor

F06 ■

→ **8.58 Im Pankreas erfolgt die Sekretion von Bikarbonat vorwiegend durch die**
(A) Azinuszellen
(B) Schaltstückepithelzellen
(C) interlobulären Ausführungsgangepithelzellen
(D) B-Zellen
(E) D-Zellen

H05 ■

→ **8.59 Die Blutversorgung der Cauda pancreatis erfolgt vorwiegend über Äste der**
(A) Aa. gastricae breves
(B) A. splenica
(C) A. pancreatico-duodenalis superior
(D) A. pancreatico-duodenalis inferior
(E) A. gastroduodenalis

8.4   Milz

F09 ■

→ **8.60 Welche Aussage zur regelhaften topographischen Lage der Milz trifft am wenigsten zu?**
(A) Die Milz liegt in der linken Regio hypochondriaca.
(B) Die Milznische wird nach kaudal durch das Lig. phrenicocolicum begrenzt.
(C) Die Längsachse der Milz folgt dem Verlauf der 10. Rippe.
(D) Die Milz grenzt an die Flexura coli sinistra.
(E) Das Milzhilum grenzt an das Corpus pancreatis.

H08 ■

→8.61 Welche Aussage zur Topographie der Milz trifft zu?
(A) Die Längsachse der Milz folgt dem Verlauf der 12. Rippe.
(B) Die Milz liegt hinter dem Magen im Retroperitoneum.
(C) Der Margo inferior ist in der Regel unter dem linken Rippenbogen tastbar.
(D) Die Milz hat Kontakt zum linken Leberlappen.
(E) Das Lig. phrenicocolicum bildet den Boden der Milznische.

H04 H98 H96 H91

→8.62 Bei der mit einem Sternchen gekennzeichneten Struktur in der Abbildung Nr. 139 des Bildanhangs handelt es sich um eine/einen
(A) Zentralarterie
(B) Pulpaarterie
(C) Milzsinus
(D) Pinselarterie
(E) Hülsenarterie

H09 ■

→8.63 Die Abbildung Nr. 140 des Bildanhangs zeigt einen Ausschnitt aus einem Organ des menschlichen Körpers.
Wie lautet die korrekte Bezeichnung der Region, die mit einem Pfeil gekennzeichnet ist?
(A) Rinde
(B) Mark
(C) weiße Pulpa
(D) rote Pulpa
(E) Zona reticularis

8.5   Endokrine Organe

F10 ■

→8.64 Die in der Abbildung Nr. 141 des Bildanhangs mit 1 bezeichnete Struktur ist:
(A) Kapsel der Nebenniere
(B) Zona glomerulosa der Nebennierenrinde
(C) Zona fasciculata der Nebennierenrinde
(D) Zona reticularis der Nebennierenrinde
(E) Mark der Nebenniere

H04 ■

→8.65 Bei einer Überfunktion eines Bereichs der Nebenniere kann es bei Mädchen zu den Symptomen eines Virilismus (Vermännlichung) kommen. Hierfür sind Androgene verantwortlich.
Physiologischerweise werden diese in der Nebenniere am meisten gebildet in der/den
(A) an der Kapsel angrenzenden Zellen
(B) Zona glomerulosa
(C) Zona reticularis
(D) A-Zellen des Nebennierenmarks
(E) NA-Zellen des Nebennierenmarks

F06

→8.66 Die rechte Nebenniere liegt normalerweise
(A) etwa in Höhe des 12. Brustwirbels
(B) etwa in Höhe des 2. Lendenwirbels
(C) etwa in Höhe des 3. Lendenwirbels
(D) außerhalb des Fasziensackes der Niere
(E) angrenzend an die Aorta abdominalis

F95 ■

→8.67 Welche Aussage trifft nicht zu?
Gastrointestinale endokrine Zellen
(A) kommen im Duodenum vor
(B) fehlen in der Schleimhaut des Kolon
(C) liegen einzeln
(D) wirken parakrin
(E) haben basal gelegene Sekretgranula

H10 ■

→8.68 Die häufigste endokrine Epithelzelle der in der Abbildung Nr. 73 des Bildanhangs gezeigten Schleimhaut ist die
(A) Cholezystokinin-Pankreozymin-Zelle (I-Zelle)
(B) Gastrin-Zelle (G-Zelle)
(C) Sekretin-Zelle (S-Zelle)
(D) Serotonin-Zelle (EC-Zelle)
(E) Somatostatin-Zelle (D-Zelle)

F02 ■

→8.69 Cholecystokinin-produzierende endokrine Zellen sind am häufigsten in/im
(A) Gallenblase
(B) Leber
(C) Dünndarm
(D) Pars pylorica des Magens
(E) Langerhans-Inseln des Pankreas

8.61 (E)   8.62 (C)   8.63 (D)   8.64 (B)   8.65 (C)   8.66 (A)   8.67 (B)   8.68 (B)   8.69 (C)

H04 ■

→**8.70 Welche Zuordnung von Hormon zu Syntheseort trifft am ehesten zu?**
(A) FSH -– Hypothalamus
(B) ACTH -– Nebennierenrinde
(C) Aldosteron -– Nebennierenmark
(D) Somatostatin -– Inselorgan des Pankreas
(E) HCG -– Ovar

8.6 Harnorgane

F06 ■

→**8.71 Der schraffierten Zone der rechten Niere liegt ventral an:**

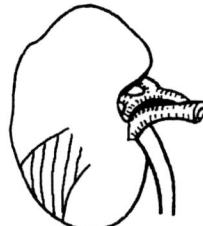

(A) Gallenblase
(B) Duodenum
(C) Colon mit Mesocolon
(D) Lig. hepatoduodenale
(E) Pylorus

H09

→**8.72 Ein Teil der Filtrationsbarriere des Nierenglomerulus ist die Schlitzmembran.**
Sie spannt sich aus zwischen
(A) Epithelzellen des parietalen Blattes der Bowman-Kapsel
(B) Kapillarendothelzellen
(C) Mesangiumzellen
(D) Podozyten
(E) Zellen des Anfangsstückes des proximalen Tubulus

H09 ■

→**8.73 Die Zellen, die in der Abbildung Nr. 142 des Bildanhangs durch den Pfeil gekennzeichnet sind, gehören am wahrscheinlichsten zu den/zur**
(A) extraglomerulären Mesangiumzellen
(B) (intra)glomerulären Mesangiumzellen
(C) Macula densa
(D) äußeren Podozyten
(E) granulierten juxtaglomerulären Zellen

F97 ■

→**8.74 Welche Aussage über den proximalen Tubulus der Niere trifft <u>nicht</u> zu?**
(A) durchlässige tight junctions
(B) ADH-sensitive Wasserpermeabilität
(C) Xenobiotika-Sekretion
(D) ein im apikalen Zytoplasma gelegener vakuolärer Apparat als Ausdruck der Peptidresorption
(E) Vergrößerung der basolateralen Zelloberfläche durch Zellinterdigitation

F01 ■

→**8.75 Auf dem histologischen Schnitt (siehe Abbildung Nr. 143 des Bildanhangs) sind alle für eine bestimmte Region der Niere typischen Nephronabschnitte zu erkennen.**
Um welche Region handelt es sich?
(A) Rindenlabyrinth
(B) Außenstreifen
(C) Innenstreifen
(D) Innenzone
(E) Papille

H06

→**8.76 Welche Struktur des Nephrons befindet sich sowohl im Außen- als auch im Innenstreifen der Außenzone?**
(A) Glomerulus
(B) Macula densa
(C) proximaler Tubulus
(D) intermediärer Tubulus
(E) distaler Tubulus

F00

→**8.77 Welche der folgenden Aussagen zur Durchblutung der Niere beim jungen Erwachsenen (Regelfall) trifft <u>nicht</u> zu?**
(A) Die peritubulären Kapillaren der Nierenrinde entstehen zum größten Teil aus präglomerulären Ästen der afferenten Arteriolen.
(B) Die Durchblutung des Nierenmarkes ist postglomerulär.
(C) Die efferenten Arteriolen der juxtamedullären Glomeruli stellen die arteriellen Gefäße des Nierenmarkes dar.
(D) Der venöse Abfluss der Rinde erfolgt über die Vv. arcuatae.
(E) Der venöse Abfluss des Nierenmarkes erfolgt über die Vv. arcuatae.

H97 F96 F90 ■

→**8.78 Die Aa. arcuatae der Niere verlaufen**
(A) in der Nierenrinde
(B) an der Rinden-Mark-Grenze
(C) in der Innenzone der Marksubstanz
(D) aufsteigend in den Columnae renales
(E) in den Markstrahlen der Nierenrinde

F08 ■ ■

→**8.79 Der Harnleiter (Ureter)**
(A) verläuft intraperitoneal
(B) liegt unter der Faszie des M. psoas
(C) unterkreuzt die Vasa testicularia bzw. ovarica
(D) unterkreuzt die Vasa iliaca
(E) überkreuzt beim Mann den Ductus deferens und bei der Frau die A. uterina

F10 ■ ■

→**8.80 Welche Aussage zum Verlauf des Ureters des Mannes trifft zu?**
(A) Er überkreuzt die Glandula vesiculosa.
(B) Er überkreuzt den Ductus deferens.
(C) Er unterkreuzt die A. testicularis.
(D) Er unterkreuzt die V. iliaca externa.
(E) Er verläuft lateral des Anulus inguinalis profundus.

H06 ■

→**8.81 Beim Katheterisieren der Harnblase ist beim Mann neben dem Ostium urethrae externum und dem Ostium urethrae internum eine weitere Engstelle der Harnröhre zu überwinden.**
Diese liegt
(A) in der Fossa navicularis
(B) am Übergang von der Glans zum Corpus spongiosum
(C) im Bereich der Einmündung der Ausführungsgänge der Glandulae bulbourethrales
(D) in der Pars membranacea
(E) in der Pars prostatica

F09

→**8.82 Weltweit leiden Millionen Patienten an einer „überaktiven Blase", die mit gesteigertem Harndranggefühl und erhöhtem Tonus des M. detrusor vesicae einhergeht.**
Die zugehörigen Perikaryen der Sensoren für die Wandspannung der Harnblase liegen am ehesten im/in:
(A) Hinterhorn des Rückenmarks
(B) Spinalganglien
(C) Ganglien in der Harnblasenwand
(D) Ggl. mesentericum inferius
(E) lumbalen Grenzstrangganglien

F04 ■

→**8.83 An der arteriellen Versorgung des Ureters bei der Frau sind am wenigsten beteiligt Äste der**
(A) A. renalis
(B) A. ovarica
(C) A. mesenterica inferior
(D) A. iliaca interna
(E) A. uterina

H04

→**8.84 Welche Aussage über die lichtmikroskopisch als Crusta bezeichnete Struktur des Harnblasenurothels trifft nicht zu?**
(A) Sie findet sich in dessen Superfizialzellen.
(B) Sie beruht u. a. auf dem Vorkommen von diskoiden Vesikeln.
(C) Sie enthält Uroplakin.
(D) Sie enthält viele Sekretgranula.
(E) Sie enthält Aktin- und Intermediärfilamente.

F09 ■

→**8.85 Die männliche Urethra wird in verschiedene klinisch bedeutsame Teile gegliedert.**
Welche Benennung bezeichnet keinen dieser Teile?
(A) Fossa navicularis
(B) Pars spongiosa
(C) Pars cavernosa
(D) Pars membranacea
(E) Pars prostatica

H08

→**8.86 Welcher Abschnitt der männlichen Urethra ist am stärksten am Beckenboden fixiert?**
(A) Fossa navicularis
(B) Pars spongiosa
(C) Pars membranacea
(D) Pars prostatica
(E) Ostium internum

F08 F04 ■

→**8.87 Das Sekret der Glandulae bulbourethrales gelangt in die Urethra**
(A) nach Vereinigung von Ausführungsgängen mit dem Ductus deferens zum Ductus ejaculatorius
(B) durch paarige Ausführungsgänge auf dem Colliculus seminalis
(C) mit einem unpaarigen Ausführungsgang im Utriculus prostaticus
(D) über mehrere Ausführungsgänge in der Umgebung des Colliculus seminalis
(E) über paarige Ausführungsgänge in die Pars spongiosa

8.78 (B)   8.79 (C)   8.80 (C)   8.81 (D)   8.82 (B)   8.83 (C)   8.84 (D)   8.85 (C)   8.86 (C)   8.87 (E)

H06 H03 ■

→8.88 Das Sekret der Prostata gelangt in die Urethra
(A) nach Vereinigung von Ausführungsgängen mit dem Ductus deferens zum Ductus ejaculatorius
(B) durch je einen Ausführungsgang links und rechts auf dem Colliculus seminalis
(C) durch einen einzelnen unpaarigen Ausführungsgang im Utriculus prostaticus
(D) über mehrere Ausführungsgänge in der Umgebung des Colliculus seminalis
(E) über paarige ca. 5 cm lange Ausführungsgänge in den Anfangsteil der Pars spongiosa urethrae

F07

→8.89 Bei einem Patienten wird über einen Zugang vom Perineum aus die Prostata operativ entfernt. Hierbei kommt es zur Schädigung eines nahe der Prostata verlaufenden Nervengeflechts.
Welche Funktionsstörung ist dadurch am ehesten zu erwarten?
(A) Harnreflux aus der Blase in Ureter und Nierenbecken
(B) rektale Inkontinenz
(C) Sensibilitätsstörung der Glans penis
(D) erektile Dysfunktion der Corpora cavernosa
(E) Sensibilitätsstörung des Hodens (Verlust der Schmerzfasern)

H07

→8.90 Ein querschnittsgelähmter Patient kann nicht mehr willkürlich die Miktion kontrollieren. Es soll ein Blasenschrittmacher implantiert werden, mit dessen Hilfe durch Steuerung von außen die Miktion eingeleitet werden kann.
Wo muss die Stimulationselektrode am ehesten platziert werden?
(A) N. pudendus
(B) N. genitofemoralis, Ramus genitalis
(C) lumbaler Grenzstrang
(D) Vorderwurzel L2
(E) Vorderwurzel S2

8.7   Weibliche Geschlechtsorgane

F09

→8.91 Welche Aussage über die Granulosazellschicht des Tertiärfollikels am 10. Zyklustag trifft zu?
(A) Sie bildet Pseudodeziduazellen aus.
(B) Sie ist stark kapillarisiert.
(C) Sie bildet LH, das parakrin die Theca folliculi stimuliert.
(D) Sie setzt Androgene um.
(E) Sie verschmilzt mit der Theca interna folliculi.

H06 F01 ■

→8.92 In einem Graaf-Follikel liegt die Eizelle unmittelbar an:
(A) Zona glomerulosa
(B) Zona columnaris
(C) Zona pellucida
(D) Theca interna
(E) Theca externa

H01 ■

→8.93 Bei der histologischen Untersuchung von Ovarien 10 Tage nach dem Follikelsprung ist welche der folgenden Strukturen <u>am wenigsten</u> wahrscheinlich?
(A) Corpus rubrum
(B) Corpus luteum
(C) Corpus albicans
(D) atretischer Follikel
(E) Tertiärfollikel

F08 H05 ■

→8.94 Die auffallend rot gefärbte Struktur im Ovar (Abbildung Nr. 144 des Bildanhangs) stellt dar:
(A) Lamina elastica interna einer Arterie vom muskulären Typ
(B) Kollagenfaserbündel
(C) Bündel elastischer Fasern
(D) Rest eines degenerierten Primärfollikels
(E) Rest eines atretischen Sekundär- oder Tertiärfollikels

H03 ■

→8.95 Welche Aussage zum Ovar trifft <u>nicht</u> zu?
(A) Das Ovar ist von Peritoneum überzogen.
(B) Das Ovar liegt dorsal des Lig. latum uteri.
(C) Die Tuba uterina verläuft durch das Mesovar.
(D) Die A. ovarica erreicht das Ovar über das Lig. suspensorium ovarii.
(E) Regionale Lymphknoten des Ovars (erste Station) sind u. a. die Nodi lymphatici lumbales.

F09 ■

→8.96 Der Uterus
(A) wird oberflächlich zum größten Teil vom Parametrium bedeckt
(B) ist durch Perimetrium lateral an der seitlichen Beckenwand befestigt
(C) ist im Korpus gegen die Zervix anteflektiert
(D) ragt mit seiner Portio supravaginalis in die Vagina
(E) wird lymphatisch vorwiegend zu den tiefen Leistenlymphknoten drainiert

8.88 (D)   8.89 (D)   8.90 (E)   8.91 (D)   8.92 (C)   8.93 (A)   8.94 (E)   8.95 (C)   8.96 (C)

H08 H07 ■

→8.97 Physiologischerweise liegt beim Uterus im klei-
nen Becken vor:
(A) Anteversio-Retroflexio
(B) Retroversio-Retroflexio
(C) Anteversio-Anteflexio
(D) Retroversio-Anteflexio
(E) Dextropositio

F05

→8.98 Bei einer retroflektierten Gebärmutter muss un-
ter Umständen eine operative Korrektur zur Rückfüh-
rung in die normale Anteflexio vorgenommen wer-
den. Bei einer Operationsmethode erfolgt eine beid-
seitige Kürzung von Bändern, um dieses Ziel zu errei-
chen.
Welches der genannten Bänder wird dabei verkürzt?
(A) Lig. pubovesicale
(B) Lig. latum uteri
(C) Lig. rectouterinum
(D) Lig. teres uteri
(E) Lig. ovarii proprium

H10 ■

→8.99 Welches Band zieht durch den Leistenkanal der
Frau?
(A) Lig. cardinale
(B) Lig. latum uteri
(C) Lig. ovarii proprium
(D) Lig. suspensorium ovarii
(E) Lig. teres uteri

F09 ■

→8.100 Welche der Kurven A–E (siehe Abbildung Nr.
145 des Bildanhangs) kennzeichnet am besten den
Verlauf der Progesteronkonzentration im Blutplasma
während des Menstruationszyklus einer gesunden,
geschlechtsreifen, nichtschwangeren Frau?

H05 ■

→8.101 Die für die Schwangerschaft typischen und ge-
richtsmedizinisch wichtigen Deciduazellen kommen
in leicht abgewandelter Form auch im Endometrium
des nicht-schwangeren Uterus vor, und zwar wäh-
rend der
(A) späten Desquamationsphase
(B) mittleren Regenerationsphase
(C) frühen Proliferationsphase
(D) späten Proliferationsphase
(E) späten Sekretionsphase

H07

→8.102 Im zytologischen Abstrich von der seitlichen
Vaginalwand findet man beim normalen Zyklus präo-
vulatorisch ein Überwiegen der
(A) Basalzellen
(B) kleinen Intermediärzellen
(C) Zylinderzellen
(D) Parabasalzellen
(E) Superfizialzellen

F08 ■

→8.103 Die Superfizialzellen des Vaginalepithels ent-
halten typischerweise
(A) Lipofuszin
(B) Keratohyalingranula
(C) Melanin
(D) Glykogen
(E) Lipidtröpfchen

H07 ■

→8.104 Eine 32-jährige Erstgebärende wurde mit ter-
mingerecht einsetzenden Geburtswehen in den
Kreißsaal aufgenommen. Bei der geburtshilflichen
vaginalen Tastuntersuchung palpieren Sie in Becken-
mitte der Patientin die Fontanellen und die Pfeilnaht
des Kindes in der in der Strichzeichnung dargestellten Position.

Ventralseite
der Schwangeren

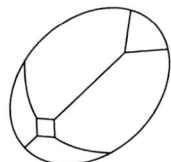

Dorsalseite
der Schwangeren

Welche Interpretation des Tastbefundes trifft am
ehesten zu?
(A) Das Gesicht des Kindes zeigt nach ventral und wird
sich im Verlauf der Geburt weiter nach ventral drehen.
(B) Das Gesicht des Kindes zeigt nach ventral und wird
sich im Verlauf der Geburt weiter nach dorsal drehen.
(C) Das Gesicht des Kindes zeigt nach dorsal und wird
sich im Verlauf der Geburt weiter nach ventral drehen.
(D) Das Gesicht des Kindes zeigt nach dorsal und wird
sich im Verlauf der Geburt weiter nach dorsal drehen.
(E) Das Gesicht des Kindes zeigt nach dorsal und dreht
sich im Verlauf der Geburt zufällig entweder nach
ventral oder nach dorsal.

8.97 (C)   8.98 (D)   8.99 (E)   8.100 (A)   8.101 (E)   8.102 (E)   8.103 (D)   8.104 (D)

F05 ■■

→8.105 Im Regelfall entspringt die Arteria ovarica dextra aus der
(A) Arteria iliaca communis
(B) Arteria iliaca interna
(C) Arteria renalis dextra
(D) Aorta
(E) Arteria uterina

H04

→8.106 Die linke V. uterina mündet in die
(A) V. cava inferior
(B) V. renalis sinistra
(C) V. iliaca interna sinistra
(D) V. iliaca externa sinistra
(E) V. rectalis media

8.8 Männliche Geschlechtsorgane

F08 H02 ■

→8.107 Auf der Abbildung Nr. 146 des Bildanhangs sind mehrere Zellen durch Pfeile gekennzeichnet. Um welche Zellen handelt es sich?
(A) Leydig-Zellen
(B) Sertoli-Zellen
(C) Spermatogonien
(D) Spermatozyten I. Ordnung
(E) Spermatozyten II. Ordnung

H96 ■

→8.108 Im basalen Kompartiment der Samenkanälchen befinden sich
(A) Spermatozoen
(B) Spermatiden
(C) Spermatozyten II
(D) Spermatogonien
(E) Makrophagen

F00

→8.109 Die Bildung von Spermien, beginnend mit der Teilung der Spermatogonien bis zur Abgabe der Spermien (Spermatiden) in das Lumen des Tubulus seminiferus, dauert größenordnungsmäßig
(A) ca. 6 – 10 Stunden
(B) ca. 1 – 2 Tage
(C) ca. 10 – 14 Tage
(D) ca. 3 – 4 Wochen
(E) ca. 9 – 11 Wochen

H95

→8.110 Die „Blut-Hoden-Schranke" wird gebildet von
(A) den Endothelzellen der versorgenden Kapillaren
(B) den Bindegewebszellen des Hodeninterstitiums
(C) den peritubulären Zellen
(D) der Basalmembran der Tubuli seminiferi
(E) den Sertoli-Zellen

H00 ■■

→8.111 Welche der folgenden Aussagen zu den Sertoli-Zellen trifft nicht zu?
(A) Sie können phagozytieren.
(B) Sie besitzen Rezeptoren für FSH.
(C) Sie bilden androgenbindendes Protein.
(D) Sie bilden Testosteron.
(E) Sie bilden Inhibin.

H10

→8.112 Für Kontraktionen der Muskulatur des Ductus deferens sind welche der genannten Fasern am wichtigsten?
(A) parasympathische Fasern von S2-S4
(B) sympathische Fasern aus dem N. splanchnicus major
(C) sympathische Fasern aus dem Plexus hypogastricus inferior
(D) motorische Fasern aus dem N. iliohypogastricus
(E) motorische Fasern aus dem R. genitalis des N. genitofemoralis

F06 H02 ■

→8.113 Bei einem 35 jährigen Mann vergrößerte sich der linke Plexus pampiniformis ohne sonstige auffällige Tastbefunde. Der rechte Plexus war nicht betroffen.
Welches ist der wahrscheinlichste Grund hierfür?
(A) Lymphstau im linken Hoden/Nebenhodenbereich
(B) Hypertrophie der Ductus-deferens-Muskulatur
(C) Passagehindernis des Ductus deferens
(D) Abflussbehinderung im Bereich des Übergangs von Vena iliaca communis sinistra zur Vena cava inferior
(E) Abflussstörung im Bereich der Vena renalis sinistra

8.105 (D)　8.106 (C)　8.107 (B)　8.108 (D)　8.109 (E)　8.110 (E)　8.111 (D)　8.112 (C)　8.113 (E)

→8.114 Bei einer Inguinalhernienoperation (Leisten-bruchoperation) beim Mann kann es zu unerwünschten Folgen durch Schädigung in dieser Region verlaufender Strukturen kommen.
Womit ist am ehesten zu rechnen?
(A) ein Sensibilitätsverlust an der Glans penis
(B) eine Hodennekrose/atrophie aufgrund von Gefäß-verletzung/einengung
(C) eine Erektionsunfähigkeit aufgrund von Nervenver-letzung
(D) eine Ejakulationsunfähigkeit aufgrund von Nerven-verletzung
(E) ein Fehlen der Befeuchtung der Glans penis bei se-xueller Erregung durch Schädigung des Ausfüh-rungsganges der Gl. bulbourethralis

→8.115 Welche Struktur befindet sich zwischen Fascia spermatica interna und externa?
(A) A. ductus deferentis
(B) A. testicularis
(C) Ductus deferens
(D) M. cremaster
(E) Plexus pampiniformis

→8.116 Welche Struktur befindet sich im Bereich des Scrotums außerhalb des von der Fascia spermatica interna umschlossenen Raumes?
(A) Ductus deferens
(B) A. testicularis
(C) Plexus pampiniformis
(D) Plexus testicularis
(E) N. ilioinguinalis

→8.117 Welche Aussage zu den Schwellkörpern des Penis trifft nicht zu?
(A) Das Corpus cavernosum penis ist eine paarige Struktur, dessen Crura beidseitig am Schambein befestigt sind.
(B) Das Corpus spongiosum penis beginnt proximal mit dem Bulbus penis.
(C) Das Corpus cavernosum penis endet distal mit der Glans penis.
(D) Das (paarige) Corpus cavernosum penis wird von der (paarigen) A. profunda penis versorgt.
(E) Die im Corpus spongiosum penis verlaufenden Ar-terien versorgen gleichzeitig die Urethra.

→8.118 Bei welcher Nervenschädigung ist beim Mann am ehesten mit einer erektilen Dysfunktion des Cor-pus cavernosum zu rechnen?
Schädigung der
(A) sakralen spinalen Hinterwurzeln S2–S4
(B) spinalen Vorderwurzeln T11–L2
(C) N. pudendus in der Fossa ischioanalis
(D) Nn. splanchnici pelvici
(E) N. dorsalis penis

→8.119 Bei der Untersuchung von Fertilitätsstörungen beim Mann wird u. a. der Fructosegehalt im Sperma bestimmt. Der Fructosegehalt ist in erster Linie ein Parameter für die Funktion des/der
(A) Tubuluskompartimentes der Testes
(B) Nebenhodens
(C) Cowper-Drüsen
(D) Prostata
(E) Glandulae vesiculosae

→8.120 Es besteht eine starke Flüssigkeitsansamm-lung in einem vorgebildeten Hohlraum des Skrotums (Hydrozele).
Zwischen welchen Strukturen befindet sich diese Flüssigkeitsansammlung?
Zwischen
(A) Fascia spermatica externa und Fascia cremasterica
(B) Fascia cremasterica und Fascia spermatica interna
(C) Fascia spermatica interna und Periorchium (Lamina parietalis der Tunica vaginalis testis)
(D) Periorchium (Lamina parietalis der Tunica vaginalis testis) und Epiorchium (Lamina visceralis der Tuni-ca vaginalis testis)
(E) Epiorchium (Lamina visceralis der Tunica vaginalis testis) und Tunica albuginea testis

→8.121 Welche Aussage zur Cowper-Drüse trifft zu?
(A) Sie ist eine kirschgroße unpaare Drüse.
(B) Sie liegt innerhalb des Crus penis.
(C) Sie gibt ihr Sekret in die Pars prostatica der Harn-röhre ab.
(D) Sie gibt ein visköses Sekret ab.
(E) Sie liegt kaudal der Fascia (Membrana) perinei.

8.9   Arterien

H06 H93 F90 F88 ■ ■

→8.122 Dem Anfangsteil der Pars abdominalis der Aorta liegt ventral auf:
(A) Pylorus
(B) Mesocolon transversum
(C) rechte Nebenniere
(D) Pars descendens duodeni
(E) Pankreas

H08

→8.123 Im Verlauf einer Oberbauchoperation durchtrennen Sie das Omentum minus und präparieren in der Tiefe die A. hepatica communis. Von dieser entspringt nach kaudal eine Arterie, die hinter den Pylorus weiterzieht.
Wenn der Regelfall der Gefäßversorgung der Oberbauchorgane vorliegt, handelt es sich am wahrscheinlichsten um die
(A) A. mesenterica superior
(B) A. pancreaticoduodenalis superior
(C) A. gastroduodenalis
(D) A. gastroomentalis dextra
(E) A. gastrica dextra

F08 ■

→8.124 Die A. und V. mesenterica superior verlaufen in der Regel
(A) an der Dorsalseite der Pars descendens duodeni
(B) an der Dorsalseite der Pars horizontalis duodeni
(C) dorsal des Corpus pancreatis
(D) lateral des Ductus choledochus
(E) lateral der Vesica fellea (Gallenblase)

H09

→8.125 Welches der genannten Gefäße erhält seine Blutzufuhr aus der A. mesenterica superior?
(A) A. appendicularis
(B) A. gastroduodenalis
(C) A. gastroomentalis dextra
(D) A. pancreatica dorsalis
(E) A. retroduodenalis

H10 ■

→8.126 Welche Arterie stammt in der Regel aus der A. mesenterica superior?
(A) A. gastroduodenalis
(B) A. pancreatica dorsalis
(C) A. pancreatica inferior
(D) A. pancreatica magna
(E) A. pancreaticoduodenalis inferior

F04 ■

→8.127 Gefäße, die ihr Blut aus der A. splenica erhalten, verlaufen nicht im
(A) Lig. reno-splenicum (lienorenale)
(B) Lig. gastro-splenicum (gastrolienale)
(C) Lig. phrenico-colicum
(D) Lig. gastro-colicum
(E) Omentum majus

F09 ■ ■

→8.128 Die kleine Kurvatur des Magens wird durch zwei miteinander anastomosierende Gefäße versorgt.
Hierbei handelt es sich um die
(A) A. gastroomentalis sinistra und A. gastroomentalis dextra
(B) A. gastroomentalis sinistra und A. gastrica dextra
(C) A. gastrica dextra und A. gastroomentalis dextra
(D) A. gastrica sinistra und A. gastrica dextra
(E) A. lienalis und A. gastroduodenalis

F10 ■

→8.129 Welche Aussage zur Gefäßversorgung des Magens trifft am ehesten zu?
(A) Die große Kurvatur des Magen wird durch Äste der A. mesenterica superior versorgt.
(B) Die A. gastroomentalis sinistra verläuft in der Plica gastropancreatica.
(C) Die A. gastrica sinistra ist meistens ein Ast der A. hepatica communis.
(D) Die A. gastroduodenalis versorgt den Magen im Bereich der Curvatura minor.
(E) Die Aa. gastricae breves sind Äste der A. splenica.

H06 ■

→8.130 Die A. gastroomentalis dextra verläuft im
(A) Lig. phrenicocolicum
(B) Lig. gastrocolicum
(C) Lig. gastrosplenicum
(D) Lig. phrenicosplenicum
(E) Lig. gastrophrenicum

F08 ■

→8.131 Die arterielle Blutversorgung des Pankreaskopfes (Caput pancreatis) erfolgt hauptsächlich
(A) über Äste der A. gastrica dextra
(B) über Äste aus der A. splenica
(C) über die A. pancreatica dorsalis
(D) durch die Aa. pancreaticoduodenales superior und inferior
(E) durch Äste aus der A. gastroomentalis dextra

8.122 (E)   8.123 (C)   8.124 (C)   8.125 (A)   8.126 (E)   8.127 (C)   8.128 (D)   8.129 (E)   8.130 (B)
8.131 (D)

H09 ■

→8.132 Der Processus uncinatus des Pankreas wird am wahrscheinlichsten versorgt durch Äste der
(A) A. gastrica sinistra
(B) A. gastroomentalis dextra
(C) A. mesenterica inferior
(D) A. mesenterica superior
(E) A. splenica

F09 ■

→8.133 Die A. rectalis media
(A) entspringt aus der A. pudenda interna
(B) verläuft streckenweise im Canalis pudendalis
(C) erreicht das Rektum oberhalb des M. levator ani
(D) hat einen Peritonealüberzug
(E) versorgt überwiegend das Corpus cavernosum recti

F08 ■

→8.134 Die A. iliaca interna versorgt die Eingeweide im kleinen Becken.
Welche Arterie entspringt in der Regel nicht aus dieser Arterie?
(A) A. umbilicalis
(B) A. rectalis superior
(C) A. rectalis media
(D) A. uterina
(E) A. pudenda interna

F08 ■

→8.135 Über welche Struktur erreicht die A. ovarica das Ovar?
(A) Lig. ovarii proprium
(B) Lig. latum uteri
(C) Mesosalpinx
(D) Lig. teres uteri
(E) Lig. suspensorium ovarii

F07 ■

→8.136 Für Operationen im weiblichen Becken ist der Verlauf der A. uterina von Bedeutung.
Welche der genannten Aussagen trifft nicht zu?
(A) Sie entspringt aus der A. iliaca interna.
(B) Sie verläuft durch die Basis des Lig. latum zur Cervix uteri.
(C) Sie überkreuzt den Ureter in Cervixnähe.
(D) Sie versorgt den Boden der Harnblase.
(E) Sie steigt an der Seitenfläche des Uterus zum Tubenwinkel auf.

H08

→8.137 Bei der operativen Entfernung des Uterus (Hysterektomie) muss die A. uterina unterbunden werden. Hierbei besteht besonders die Gefahr der Schädigung einer Struktur, die in engem Abstand diese Arterie unterkreuzt.
Dabei handelt es sich um die/den
(A) A. vesicalis superior
(B) A. pudenda interna
(C) N. pudendus
(D) Ureter
(E) Urethra

F09

→8.138 Welches Gefäß entspringt im Regelfall aus der A. iliaca externa?
(A) A. circumflexa ilium profunda
(B) A. obturatoria
(C) A. glutea superior
(D) A. glutea inferior
(E) A. perinealis

8.10   Venen

F10 ■

→8.139 Welche Vene(n) mündet/münden in der Regel direkt in den Stamm der V. cava inferior?
(A) Vv. uterinae
(B) Vv. rectales superiores
(C) V. ovarica dextra
(D) V. colica sinistra
(E) V. hemiazygos

F08 H07 ■

→8.140 Bei einer Patientin finden Sie eine Tumormetastase in der Leber.
Welches der folgenden Organe kommt als Sitz des Primärtumors am wenigsten in Betracht, wenn Sie davon ausgehen, dass die Metastasierung auf dem venösen Blutweg erfolgte und dass die Tumorzellen nicht schon zuvor ein weiteres Kapillargebiet passiert haben?
(A) Ductus choledochus
(B) Magen
(C) Pankreas
(D) Ovar
(E) Colon descendens

H09 ■■

→**8.141 Die linke V. testicularis mündet normalerweise in die**
(A) V. cava inferior
(B) V. iliaca communis
(C) V. iliaca interna
(D) V. mesenterica inferior
(E) V. renalis

H02 ■

→**8.142 Von welcher der folgenden Venen gelangt das Blut nicht in die Vena portae?**
(A) V. suprarenalis sinistra
(B) V. splenica
(C) V. mesenterica superior
(D) V. mesenterica inferior
(E) V. gastroomentalis dextra

F09 ■

→**8.143 Zu den Leitungsbahnen des enterohepatischen Kreislaufs gehört/gehören:**
(A) A. hepatica propria
(B) A. hepatica communis
(C) Vv. hepaticae
(D) V. portae hepatis
(E) Vv. oesophageales

H03 ■

→**8.144 Die V. splenica nimmt (im Regelfall) kein Blut aus folgendem Organ auf:**
(A) Magen
(B) Colon ascendens
(C) Colon descendens
(D) Colon sigmoideum
(E) Rektum

H08

→**8.145 Welche Aussage zur V. portae und ihren Wurzeln trifft zu?**
(A) Die V. portae entsteht ventral des Pankreaskopfes durch Zusammenfluss von V. splenica und V. mesenterica inferior.
(B) Die V. mesenterica inferior mündet meistens in die V. splenica.
(C) Die Vv. gastricae sinistra et dextra münden meistens in den Endabschnitt der V. splenica.
(D) Die V. portae geht im Bereich des Leberhilum in die Vv. hepaticae über.
(E) Die V. portae verläuft im Lig. hepatoduodenale meistens ventral von A. hepatica communis und Ductus choledochus.

8.11   Lymphknoten und Lymphgefäße

H04

→**8.146 Die zentralen Lymphkapillaren der Zotten des Dünndarms dienen insbesondere dem Transport von**
(A) Chylomikronen
(B) Peptiden
(C) Disacchariden
(D) Lipasen
(E) Immunglobulinen

F09 ■

→**8.147 Der linke Truncus lumbalis sammelt am ehesten die Lymphe aus:**
(A) Milz
(B) Appendix vermiformis
(C) linkem Ovar
(D) Pankreasschwanz (Cauda pancreatis)
(E) Colon transversum

H10 ■

→**8.148 In welche der genannten Lymphknotenstationen drainiert die Lymphe aus der Appendix vermiformis am ehesten?**
(A) Lnn. coeliaci
(B) Lnn. iliaci
(C) Lnn. lumbales
(D) Lnn. mesenterici inferiores
(E) Lnn. mesenterici superiores

H08 ■

→**8.149 Als Zufallsbefund wird bei einem Patienten eine Lymphknotenmetastase eines Tumors in einem Nodus lymphoideus lumbalis gefunden, andere Lymphknoten sind nicht befallen.**
Welches Organ ist am wahrscheinlichsten der Sitz des Primärtumors, wenn die Tumorzellen den Lymphknoten über den regelhaften Lymphabflussweg erreicht und keine Station übersprungen haben?
(A) Prostata
(B) Hoden
(C) Rectum
(D) Colon transversum
(E) Jejunum

8.141 (E)   8.142 (A)   8.143 (D)   8.144 (B)   8.145 (B)   8.146 (A)   8.147 (C)   8.148 (E)   8.149 (B)

H06 ■

→8.150 Bei einem Patienten stellen Sie ein Peniskarzinom fest und vermuten, dass sich über den Lymphweg eine Metastase in einem der regionären Lymphknoten gebildet hat.
Dieser liegt am wahrscheinlichsten
(A) oberflächlich (epifaszial) inguinal
(B) tief (subfaszial) inguinal
(C) pararektal
(D) entlang der A. iliaca interna
(E) paraaortal lumbal

H07

→8.151 Bösartige Uterustumoren im Bereich des Tubenwinkels können über Lymphgefäße in inguinale Lymphknoten metastasieren.
Diese Lymphgefäße verlaufen in erster Linie im
(A) Lig. teres uteri
(B) Lig. latum
(C) Lig. cardinale
(D) Lig. inguinale
(E) Spatium vesicouterinum

8.12   Vegetatives Nervensystem

Siehe Fragen 8.89 und 8.90 (Erektion, Miktionsreflex).

H09

→8.152 Auf welchem der genannten Wege verlaufen die Äste der Nn. vagi, die den Pylorus innervieren, hauptsächlich?
(A) im Lig. gastrocolicum
(B) im Omentum majus
(C) im Omentum minus
(D) in der Plica gastropancreatica
(E) entlang der großen Kurvatur des Magens

8.13   Peritoneum

H07 ■

→8.153 Ob ein Bauchorgan intra- oder retroperitoneal liegt, kann bei krankhaften Veränderungen dieses Organs für den klinischen Verlauf von entscheidender Bedeutung sein.
Welcher der folgenden Darmabschnitte liegt in der Regel retroperitoneal?
(A) Bulbus duodeni
(B) Pars ascendens duodeni
(C) terminales Ileum
(D) Appendix vermiformis
(E) Colon sigmoideum

F07 ■■

→8.154 Welche Struktur liegt sekundär retroperitoneal?
(A) Pancreas
(B) Ren
(C) Glandula suprarenalis
(D) Aorta abdominalis
(E) Ureter

F10

→8.155 Der Recessus intersigmoideus
(A) grenzt an den rechten mesenteriokolischen Spalt
(B) grenzt an die Recessus ileocaecales
(C) liegt kranial des Mesosigmoideums
(D) enthält in der Hinterwand den linken Ureter
(E) liegt mit seiner oberen Begrenzung kaudal der Linea terminalis

H04 ■

→8.156 In der schematischen Darstellung der Hinterwand der Peritonealhöhle nach Herausnahme der intraperitoneal gelegenen Organe (siehe Abbildung Nr. 147 des Bildanhangs) sind verschiedene Stellen mit Ziffern markiert, zu denen Aussagen gemacht sind.
Ventral der jeweils markierten Stelle liegt nicht
(A) 1: der Lobus dexter der Leber
(B) 2: der Lobus caudatus der Leber
(C) 3: der Magen
(D) 4: die Milz
(E) 5: das Ileum

H03

→8.157 In der schematischen Darstellung der Hinterwand der Peritonealhöhle nach Herausnahme der intraperitoneal gelegenen Organe (siehe Abbildung Nr. 148 des Bildanhangs) sind verschiedene Stellen mit den Ziffern 1–5 markiert. Gestrichelt wird die Lage der Nieren und des Duodenums angedeutet.
Ventral der jeweils markierten Stelle liegt nicht
(A) 1: Lobus caudatus der Leber
(B) 2: V. portae
(C) 3: Magen
(D) 4: Milz
(E) 5: Gallenblase

F04

→8.158 Welche Aussage über die Radix mesenterii trifft nicht zu?
(A) Sie beginnt kranial an der Flexura duodenojejunalis.
(B) Sie verläuft über einen Teil des Duodenums.
(C) Sie kreuzt auf der rechten Seite den Ureter.
(D) In ihr verläuft die A. mesenterica inferior.
(E) Sie zieht zur rechten Fossa iliaca.

8.150 (A)   8.151 (A)   8.152 (C)   8.153 (B)   8.154 (A)   8.155 (D)   8.156 (B)   8.157 (D)   8.158 (D)

F07 ■

→**8.159 Das Lig. hepatoduodenale enthält <u>nicht</u>:**
(A) die V. portae
(B) die A. hepatica propria
(C) den Ductus choledochus
(D) die Vv. hepaticae
(E) Lymphgefäße

F07 ■

→**8.160 Welche der genannten Strukturen beteiligt sich <u>nicht</u> an der Abgrenzung der Bursa omentalis?**
(A) Lig. gastrosplenicum
(B) Lig. gastrocolicum
(C) Mesocolon transversum
(D) Lig. falciforme hepatis
(E) Lig. hepatogastricum

H10 ■

→**8.161 Die Milznische wird kaudal (unten) begrenzt durch das**
(A) Lig. gastrocolicum
(B) Lig. gastrosplenicum
(C) Lig. phrenicocolicum
(D) Lig. splenorenale
(E) Mesocolon transversum

H09 ■

→**8.162 In welchem der genannten Ligamente verläuft die A. splenica zum Milzhilum?**
(A) Lig. colicophrenicum
(B) Lig. gastrocolicum
(C) Lig. gastrosplenicum
(D) Lig. hepatogastricum
(E) Lig. splenorenale

H10 ■

→**8.163 Welche Zuordnung zwischen Peritonealduplikatur und Leitungsbahn trifft zu?**
(A) Lig. gastrocolicum – A. gastrica dextra
(B) Lig. hepatoduodenale – V. hepatica
(C) Lig. hepatogastricum – A. hepatica communis
(D) Lig. teres hepatis – V. portae
(E) Plica gastropancreatica – A. gastrica sinistra

8.14 Angewandte und topographische Anatomie

H08 ■

→**8.164 In der Regio epigastrica ist im Regelfall am ehesten zu tasten:**
(A) linker Leberlappen
(B) Lobus caudatus der Leber
(C) Fornix gastricus
(D) Milz
(E) Colon ascendens

F08

→**8.165 Bei Erkrankungen innerer Organe kann es zu Schmerzempfindungen in umschriebenen Hautarealen kommen, die als Head-Zone bezeichnet werden. Die Head-Zone für die Leber liegt am ehesten in einem Hautareal**
(A) unter dem rechten Rippenbogen in Höhe der Segmente T8–T11
(B) im Bereich des 5. Interkostalraums rechts
(C) um den Nabel
(D) oberhalb der Symphyse (T12, L1)
(E) über dem Sternum

F10

→**8.166 Eine 46-jährige Patientin gibt starke, an- und abschwellende, immer nach dem Essen auftretende Schmerzen im Oberbauch an, die von Erbrechen begleitet sind. Zur Diagnosefindung palpiert der Arzt unterhalb des rechten Rippenbogens in der Medioklavikularlinie. Diese Untersuchung löst bei der Patientin sofort einen Schmerz aus.
Von welchem Organ kommt der Schmerz am wahrscheinlichsten?**
(A) Gallenblase
(B) rechte Niere
(C) Magen
(D) Lobus caudatus hepatis
(E) Flexura coli dextra

H10 ■

→8.167 Die Appendix vermiformis kann in manchen Fällen retrozäkal und dann dem M. psoas anliegen. Bei der akuten Appendizitis kann deshalb durch Kontraktion des M. psoas ein typischer Schmerz hervorgerufen werden.
Dieser Psoasschmerz kann am besten provoziert werden, indem man den Patienten das rechte Bein im Hüftgelenk gegen Widerstand
(A) abduzieren lässt
(B) adduzieren lässt
(C) außenrotieren lässt
(D) innenrotieren lässt
(E) beugen lässt

F10 ■

→8.168 Der McBurney-Punkt liegt
(A) zwischen äußerem und mittlerem Drittel rechts auf der Linie zwischen beiden Spinae iliacae anteriores superiores
(B) in der Mitte zwischen Nabel und Symphysis pubica
(C) in der Mitte zwischen rechter Spina iliaca anterior superior und tiefstem Punkt des rechten Rippenbogens
(D) kontralateral zur Appendix
(E) auf der Linie zwischen Nabel und rechter Spina iliaca anterior superior

H09

→8.169 Der Lanz-Punkt ist ein schmerzhafter Druckpunkt der Bauchwand bei der akuten Appendizitis. Er liegt
(A) zwischen äußerem und mittlerem Drittel rechts auf der Linie zwischen beiden Spinae iliacae anteriores superiores
(B) in der Mitte des äußeren Drittels auf der Linie zwischen Nabel und rechter Spina iliaca anterior superior
(C) in der Mitte zwischen rechter Spina iliaca anterior superior und tiefstem Punkt des rechten Rippenbogens
(D) kontralateral zur Appendix
(E) in der Mitte zwischen Nabel und rechter Spina iliaca anterior superior

F09 ■

→8.170 Welche Aussage zur Bursa omentalis trifft am wenigsten zu?
(A) Das Foramen omentale wird ventral durch das Ligamentum hepatoduodenale begrenzt.
(B) Der Magen bildet einen Teil der Vorderwand.
(C) Das Lig. gastrocolicum ist Teil der Vorderwand.
(D) Das Tuber omentale des Pancreas wölbt sich in den Recessus splenicus vor.
(E) Der Recessus inferior reicht bis zum Mesocolon transversum.

F09

→8.171 Welche Aussage zur ileokolischen Region trifft meistens zu?
(A) Das Ostium ileale liegt einige Zentimeter oralwärts der Einmündung des Ileums in das Colon.
(B) Das Caecum liegt in der Fossa iliaca.
(C) Das Caecum liegt sekundär retroperitoneal.
(D) Die Appendix vermiformis geht aus der lateralen Wand des Caecum ab.
(E) Die Appendix vermiformis erstreckt sich frei nach unten in Richtung auf das kleine Becken.

F05

→8.172 Auf welchem Weg ist die Excavatio rectouterina am besten zugänglich?
(A) vom Rectum aus
(B) suprapubisch
(C) infrapubisch
(D) vaginal, über das vordere Scheidengewölbe
(E) vaginal, über das hintere Scheidengewölbe

F10 ■

→8.173 Welche der nachfolgend genannten Strukturen tritt weder durch das Diaphragma pelvis noch durch das Spatium perinei profundum?
(A) Urethra masculina
(B) Urethra feminina
(C) Vagina
(D) Ductus deferens
(E) Rectum

H07 ■

→8.174 Der Canalis pudendalis (Alcock) stellt eine Duplikatur der Faszie welches Muskels dar?
(A) M. sphincter ani externus
(B) M. ischiocavernosus
(C) M. levator ani
(D) M. obturatorius internus
(E) M. obturatorius externus

8.167 (E)   8.168 (E)   8.169 (A)   8.170 (D)   8.171 (B)   8.172 (E)   8.173 (D)   8.174 (D)

8.15 Fragen aus Examen Frühjahr 2011

F11 ■

→8.175 Die Glans clitoridis entsteht aus:
(A) Genitalhöcker
(B) Labioskrotalfalten
(C) Müller-Gang
(D) Sinus urogenitalis
(E) Urogenitalfalten

F11 ■

→8.176 Aus dem Mesohepaticum dorsale entsteht das
(A) Lig. coronarium hepatis
(B) Lig. falciforme hepatis
(C) Lig. hepatoduodenale
(D) Lig. teres hepatis
(E) Omentum majus

F11 ■

→8.177 Die Aa. gastricae breves versorgen hauptsächlich
(A) den Magenfundus
(B) die kleine Kurvatur des Magens
(C) die große Kurvatur des Magens
(D) die Kardia
(E) den Pylorus des Magens

F11 ■

→8.178 Intrazelluläre Canaliculi mit einer gefalteten Membran, die eine H^+/K^+-ATPase enthält, sind in der Magenschleimhaut charakteristisch für aktivierte
(A) Mastzellen
(B) Makrophagen
(C) Hauptzellen
(D) Parietalzellen
(E) Nebenzellen

F11 ■

→8.179 Der Wand der Bursa omentalis liegt an:
(A) Radix mesenterii
(B) Lobus dexter der Leber
(C) Lobus quadratus der Leber
(D) Pars horizontalis duodeni
(E) Pars lumbalis des Zwerchfells

F11 ___

→8.180 Die Abbildung Nr. 187 des Bildanhangs zeigt ein mikroskopisches Bild der Leber.
Welche Aussage zu den zwei eingesetzten Pfeilen ist richtig?
(A) Pfeil 1 zeigt die Flussrichtung der Galle in den Canaliculi biliferi, Pfeil 2 zeigt die Flussrichtung des Blutes aus der A. hepatica propria.
(B) Pfeil 1 zeigt die Flussrichtung des Blutes aus der V. portae hepatis, Pfeil 2 zeigt die Flussrichtung der Galle in den Canaliculi biliferi.
(C) Pfeil 1 zeigt die Flussrichtung der Galle in den Canaliculi biliferi, Pfeil 2 zeigt die Flussrichtung des Blutes aus der V. portae hepatis.
(D) Pfeil 1 zeigt die Flussrichtung der Galle in den Ductus biliferi interlobulares, Pfeil 2 zeigt die Flussrichtung des Blutes aus der A. hepatica propria.
(E) Pfeil 1 zeigt die Flussrichtung des Blutes aus der V. portae hepatis, Pfeil 2 zeigt die Flussrichtung des Blutes aus der A. hepatica propria.

F11 ■

→8.181 In welchen Abschnitt des Duodenums mündet der Ductus choledochus?
(A) Bulbus
(B) Pars superior
(C) Pars descendens
(D) Pars transversa
(E) Pars ascendens

F11 ■

→8.182 Die Abbildung Nr. 188 des Bildanhangs zeigt einen Abschnitt des Dünndarms.
Welches der Merkmale kann unter Verwendung dieses Bildes zum sicheren Ausschluss der Diagnose Colon verwendet werden?
(A) die geringe Anzahl Becherzellen
(B) das Vorkommen von Zotten
(C) das Fehlen submuköser Drüsen
(D) das Vorkommen flacher Krypten
(E) das Vorkommen einer Tunica muscularis mucosae

F11 ■

→8.183 Ein 6-jähriges Mädchen stürzt mit dem Fahrrad. Sie fällt mit dem Bauch auf die Lenkstange. Dadurch wird das Pankreas zwischen der Wirbelsäule und der Lenkstange eingeklemmt und verletzt.
Diese Verletzung ist am wahrscheinlichsten lokalisiert
(A) im Pankreasschwanz in der Nähe des Milzhilus
(B) im Corpus pancreatis
(C) im Processus uncinatus
(D) an der Papilla duodeni major
(E) am Ductus pancreaticus minor

8.175 (A)   8.176 (C)   8.177 (A)   8.178 (D)   8.179 (E)   8.180 (B)   8.181 (C)   8.182 (B)   8.183 (B)

F11 ■

→ **8.184 Im Pankreas erfolgt die Sekretion von Bikarbonat vorwiegend durch die**
(A) Azinuszellen
(B) Schaltstückepithelzellen
(C) interlobulären Ausführungsgangepithelzellen
(D) B-Zellen
(E) D-Zellen

F11 ■

→ **8.185 Die A. mesenterica superior überkreuzt**
(A) die Cauda pancreatis
(B) die Radix mesocolica
(C) die Pars horizontalis (bzw. ascendens) duodeni
(D) das Caput pancreatis
(E) die Pars descendens duodeni

F11 ■

→ **8.186 In welche Vene mündet die V. gastroomentalis sinistra in der Regel?**
(A) V. mesenterica superior
(B) V. splenica
(C) V. mesenterica inferior
(D) V. gastrica sinistra
(E) V. gastrica dextra

F11

→ **8.187 Die Milz**
(A) erhält Lymphzuflüsse aus Jejunum und Ileum
(B) wiegt im Normalfall 400 g
(C) entwickelt sich im dorsalen Mesogastrium
(D) gliedert sich in Mark und Rinde
(E) liegt kaudal dem Lig. splenorenale auf

F11 ■

→ **8.188 Der N. splanchnicus major enthält hauptsächlich**
(A) postganglionäre noradrenerge Fasern
(B) präganglionäre Fasern des thorakalen Sympathicus
(C) postganglionäre Fasern des N. vagus
(D) autonome postganglionäre Nervenbündel des Ganglion coeliacum
(E) viszerosensorische Fasern des N. phrenicus

F11 ■

→ **8.189 Die für die Schwangerschaft typischen und gerichtsmedizinisch wichtigen Deciduazellen kommen in leicht abgewandelter Form auch im Endometrium des nicht-schwangeren Uterus vor, und zwar während der**
(A) späten Desquamationsphase
(B) mittleren Regenerationsphase
(C) frühen Proliferationsphase
(D) späten Proliferationsphase
(E) späten Sekretionsphase

F11

→ **8.190 In der 24. Schwangerschaftswoche post menstruationem steht der Fundus uteri am wahrscheinlichsten**
(A) in Höhe der Symphyse
(B) in der Mitte zwischen Symphyse und Nabel
(C) in Höhe des Nabels
(D) am Rippenbogen
(E) am Processus xiphoideus sterni

F11 ■

→ **8.191 Bei einem 20-jährigen Mann wird ein maligner Hodentumor diagnostiziert.**
Welche weitere Untersuchung ist am ehesten sinnvoll, um eine eventuelle Metastasierung in die primären regionären Lymphknoten zu diagnostizieren?
(A) Abtasten der oberflächlichen inguinalen Lymphknoten
(B) Darstellung der tiefen inguinalen Lymphknoten
(C) Darstellung der retroperitonealen Lymphknoten paraaortal
(D) Darstellung der retroperitonealen Lymphknoten um die A. mesenterica inferior
(E) Darstellung der Lymphknoten lateral der Prostata

F11 ■

→ **8.192 Die Gll. bulbourethrales münden in welchen Abschnitt der männlichen Harnröhre?**
(A) Pars intramuralis
(B) Pars prostatica
(C) Ampulla urethrae
(D) Pars spongiosa urethrae in der Pars pendulans penis
(E) Fossa navicularis

F11

→ **8.193 Welche der genannten Strukturen legt sich am ehesten kaudal der Membrana perinei an?**
(A) Canalis inguinalis
(B) Prostata
(C) Glandula vesiculosa
(D) Ductus ejaculatorius
(E) Bulbus penis

8.184 (B)   8.185 (C)   8.186 (B)   8.187 (C)   8.188 (B)   8.189 (E)   8.190 (C)   8.191 (C)   8.192 (C)
8.193 (E)

9   Zentralnervensystem

9.1   Entwicklung

H00

→9.1 Entwicklungsgeschichtlich ist das Corpus pineale ein modifiziertes
(A) Photorezeptororgan
(B) parasympathisches Ganglion
(C) Derivat des Tectum mesencephali
(D) Rudiment der Kopf-Neuralleiste
(E) Derivat des Pharyngealdaches

9.2   Rückenmark

H03 H00 F98 H95 H93 H89 H86 ■ ■

→9.2 Im Regelfall liegt der Conus medullaris des Rückenmarks beim Erwachsenen in Höhe des Wirbelkörpers
(A) Th 9–10
(B) Th 11–12
(C) L 1–2
(D) L 3–4
(E) L 5

H07

→9.3 Welche Aussage zur Cauda equina trifft zu?
(A) Sie enthält nur afferente Fasern.
(B) Sie enthält nur efferente Fasern.
(C) Sie besteht aus Spinalnerven.
(D) Sie besteht aus Spinalnervenwurzeln.
(E) Sie liegt zum größten Teil im Epiduralraum.

H05 ■

→9.4 Die Abbildung Nr. 149 des Bildanhangs zeigt einen Ausschnitt aus einem Halsquerschnitt eines 12 cm großen Feten. Darin sind mehrere Strukturen durch Ziffern markiert.
Welche der dazu gemachten Aussagen trifft zu?
(A) Die in 1 verlaufenden Fasern werden in 5 umgeschaltet.
(B) Die Zellkörper der in 2 verlaufenden Fasern liegen überwiegend in 5.
(C) 3 enthält Fasern, deren Zellkörper im Vorderhorn liegen.
(D) 4 enthält somatoefferente Fasern.
(E) In 5 werden propriozeptive Afferenzen umgeschaltet.

F08 ■

→9.5 Abbildung Nr. 150 des Bildanhangs zeigt einen Querschnitt durch das Rückenmark in der Klüver-Barrera-Färbung.
Die Nervenzellkörper der in dem mit X bezeichneten Strang verlaufenden Axone liegen vorwiegend im/in
(A) Ncl. gracilis
(B) Ncl. cuneatus
(C) Ncl. thoracicus posterior
(D) Ncl. proprius
(E) Spinalganglien

F05

→9.6 Bei manchen Muskeln kann eine isolierte Parese auf den Sitz der ursächlichen Wurzelläsion hinweisen. Sie werden deswegen Kennmuskeln genannt.
Der M. extensor hallucis longus ist Kennmuskel für:
(A) L1
(B) L2
(C) L3
(D) L4
(E) L5

H07 ■

→9.7 Bei Schädigung der rechten Vorderwurzeln der Rückenmarkssegmente C3/4 kommt es am ehesten zur/zum
(A) Zwerchfellhochstand
(B) Horner-Syndrom
(C) Lähmung des M. biceps brachii
(D) Lähmung des M. pectoralis major
(E) Lähmung des M. triceps brachii

F10

→9.8 Die Halbseitenläsion des Rückenmarksegments T12 links führt zu
(A) Ausfall der Temperaturempfindung des linken Beins
(B) Ausfall der Schmerzempfindung des rechten Beins
(C) Ausfall der feinen Berührungsempfindung (epikritische Sensibilität) des rechten Beins
(D) Lähmung der linken Zwerchfellhälfte
(E) Sensibilitätsstörungen im Bereich des Bauchnabels

9.1 (A)   9.2 (C)   9.3 (D)   9.4 (C)   9.5 (E)   9.6 (E)   9.7 (A)   9.8 (B)

F07

→9.9 Ein Patient leidet unter einer beidseitigen Therm-
anästhesie und Analgesie auf Höhe der Dermatome
C6 und C7. In weiter cranial und caudal gelegenen
Abschnitten sind keine Störungen festzustellen.
Welche Struktur des ZNS ist am wahrscheinlichsten
geschädigt?
(A) Commissura alba in derselben Segmenthöhe
(B) beide Fasciculi cuneati in derselben Segmenthöhe
(C) beide Fasciculi graciles in derselben Segmenthöhe
(D) beide Seitenstränge in derselben Segmenthöhe
(E) Decussatio lemnisci medialis

H07 ■

→9.10 Bei einem Patienten ist es zur Zerstörung der
Commissura alba anterior in den Rückenmarkseg-
menten C6–C8 gekommen.
Welches Symptom ist am wahrscheinlichsten?
(A) Parästhesien im Halsbereich
(B) gestörte Schmerz- und Temperaturempfindung in
beiden Händen
(C) Lähmung der unteren Zungenbeinmuskeln
(D) Lähmung des M. sternocleidomastoideus
(E) Ausfall der feinen Berührungsempfindung (epikriti-
sche Sensibilität) im Schulterbereich

H03

→9.11 In Abbildung Nr. 151 des Bildanhangs sind Neu-
rone im Vorderhorn des Rückenmarks mit X mar-
kiert.
Diese Neurone benutzen als Transmitter
(A) Acetylcholin
(B) GABA
(C) Glutamat
(D) Glycin
(E) Substanz P

F04

→9.12 In Abbildung Nr. 152 des Bildanhangs sind Neu-
rone im Vorderhorn des Rückenmarks mit Pfeilen
markiert.
Durch welchen Transmitter werden diese Neurone
rekurrent gehemmt?
(A) Adrenalin
(B) Noradrenalin
(C) Glycin
(D) Substanz P
(E) Endorphin

F05

→9.13 Ein 45-jähriger voll ansprechbarer männlicher
Patient klagt über eine vor einer Stunde spontan auf-
getretene schlaffe Lähmung und Sensibilitätsstörun-
gen der beiden unteren Extremitäten.
Angenommen, sie ist auf eine gestörte Blutversor-
gung zurückzuführen, welche(s) der Gefäß(e) ist/sind
am wahrscheinlichsten betroffen?
(A) A. basilaris
(B) Aa. cerebri mediae
(C) Aa. thalamostriatae anterolaterales
(D) Aa. spinales posteriores
(E) A. radicularis magna

H99 ■

→9.14 Eine einseitige Zerstörung der Hinterstrangbah-
nen führt auf der geschädigten Seite u. a. zu einem/r
(A) motorischen Lähmung
(B) Verlust der Schmerzempfindung
(C) Tremor
(D) Verlust der Temperaturempfindung
(E) Verlust der Tiefensensibilität

F07 ■

→9.15 Welche Aussage zum Fasciculus gracilis trifft
zu?
(A) Er befindet sich im Seitenstrang des Rückenmarks.
(B) Er setzt sich aus Nervenfasern von Spinalganglien-
neuronen zusammen.
(C) Er leitet Erregungen von Exterozeptoren der obe-
ren Körperhälfte.
(D) Er leitet die Sinnesmodalität Temperatur.
(E) Er besteht aus gekreuzten Nervenfasern.

H09 ■ ■

→9.16 Welcher Tractus (Fasciculus) wird von Fasern
gebildet, die auf Ebene des Rückenmarks auf die Ge-
genseite kreuzen?
(A) Fasciculus gracilis
(B) Tractus corticospinalis lateralis
(C) Tractus spinocerebellaris posterior
(D) Tractus spinothalamicus anterior
(E) Tractus vestibulospinalis lateralis

9.9 (A)   9.10 (B)   9.11 (A)   9.12 (C)   9.13 (E)   9.14 (E)   9.15 (B)   9.16 (D)

H02 ■

→9.17 Der Funiculus posterior des Halsmarks führt Axone von Neuronen, die
(A) sensible und motorische Afferenzen bzw. Efferenzen für die dorsale Leibeswand und Rückenmuskulatur leiten
(B) sensible und motorische Afferenzen bzw. Efferenzen für die ventrale Leibeswand und Bauchmuskulatur leiten
(C) sensible Afferenzen aus der dorsalen und ventralen Leibeswand und Muskulatur leiten
(D) motorische Efferenzen für die Rücken- und Bauchmuskulatur leiten
(E) sensible und motorische Afferenzen bzw. Efferenzen für die dorsale und ventrale Leibeswand und Muskulatur leiten

H02 H99 ■ ■

→9.18 Eine Durchtrennung des rechten Tractus spinothalamicus lateralis im oberen Teil des Rückenmarks hat zur Folge eine
(A) Muskellähmung im rechten Bein
(B) Muskellähmung im linken Bein
(C) aufgehobene bzw. herabgesetzte Schmerzempfindung im rechten Bein
(D) aufgehobene bzw. herabgesetzte Schmerzempfindung im linken Bein
(E) Störung der Tiefensensibilität in beiden Beinen

F09 H02 ■

→9.19 Die Axone des Tractus spinocerebellaris posterior, die im Pedunculus cerebellaris inferior verlaufen, haben ihren Ursprung in/im
(A) Spinalganglien
(B) Ncl. des Hinterhorns (Nucleus thoracicus Stilling-Clarke)
(C) Laminae I + II des Rückenmarks
(D) Ncl. intermediolateralis
(E) Ncl. cuneatus

H08 ■

→9.20 Welche Aussage zur Hinterstrangbahn des Rückenmarks trifft zu?
(A) Sie kreuzt auf Rückenmarksebene nach kontralateral.
(B) Sie endet auf Höhe der Rückenmarkssegmente C1 bzw. C2 an zweiten Neuronen.
(C) Sie leitet in erster Linie Schmerzempfindungen.
(D) Sie setzt sich nach Umschaltung auf das zweite Neuron in den Lemniscus medialis fort.
(E) Sie geht von Neuronen der Hinterhörner aus.

9.3 Rhombencephalon

F03 F00 ■

→9.21 Welche Aussage zum Ncl. cuneatus trifft nicht zu?
Er
(A) liegt in der Medulla oblongata
(B) ist Schaltstation einer Bahn, die im Hinterstrang des Rückenmarks verläuft
(C) steht vor allem im Dienst der Nozizeption
(D) erhält ungekreuzte Afferenzen
(E) entsendet Efferenzen in den Lemniscus medialis

F01

→9.22 In der in Abbildung Nr. 153 des Bildanhangs mit X bezeichneten Struktur erfolgt die
(A) Umschaltung epikritischer Afferenzen aus der unteren Körperhälfte
(B) Kreuzung der Mehrzahl der Fasern des Tractus corticospinalis
(C) Umschaltung der Hörbahn
(D) Umschaltung des Tractus rubro-olivo-cerebellaris
(E) Umschaltung des Tractus spino-cerebellaris

H10 ■

→9.23 Die Austrittsorte der Hirnnerven am Hirnstamm sind in einer medialen und einer lateralen Reihe angeordnet.
Welcher der genannten Hirnnerven tritt am weitesten medial aus?
(A) N. trigeminus
(B) N. vestibulocochlearis
(C) N. glossopharyngeus
(D) N. vagus
(E) N. hypoglossus

F08

→9.24 Die Austrittsorte der Hirnnerven am Hirnstamm sind in einer medialen und einer lateralen Reihe angeordnet.
Der medialen Reihe ist zuzurechnen:
(A) N. trigeminus
(B) N. facialis
(C) N. vestibulocochlearis
(D) N. vagus
(E) N. oculomotorius

H08

→ 9.25 Die Schemazeichnung zeigt einen schematischen Querschnitt durch die Medulla oblongata kaudal (unterhalb) der Stria medullaris ventriculi quarti.

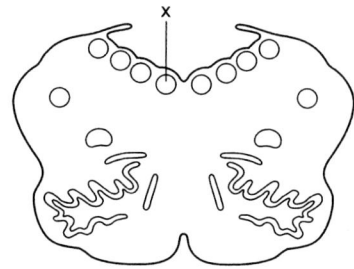

In dem mit X bezeichneten Areal befinden sich:
(A) Motoneurone, die u. a. die Binnenmuskulatur der Zunge innervieren
(B) parasympathische Neurone, deren Axone im N. vagus verlaufen
(C) Motoneurone, die den M. stapedius innervieren
(D) Motoneurone, die den M. tensor tympani innervieren
(E) Motoneurone, die u. a. den M. buccinator innervieren

H08

→ 9.26 Die Schemazeichnung zeigt die Lage von Hirnnervenkernen in einer schematischen Darstellung des Hirnstamms (Ansicht von dorsal).

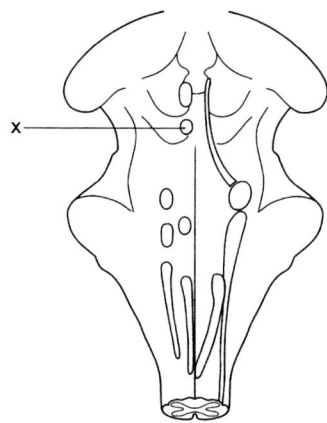

In der mit X bezeichneten Struktur befinden sich
(A) Motoneurone, die den M. obliquus superior innervieren
(B) Motoneurone, die u. a. den M. levator palpebrae superioris innervieren
(C) Motoneurone, die u. a. den M. genioglossus innervieren
(D) Motoneurone, die u. a. den M. orbicularis oculi innervieren
(E) sensorische Neurone, die u. a. Reize aus den Muskelspindeln der Kaumuskulatur weiterleiten

H92 ■

→ 9.27 In der schematischen Darstellung des Hirnstammes (Abbildung Nr. 154 des Bildanhangs) sind die austretenden Hirnnerven mit kleinen Buchstaben markiert.
Welche Buchstabenfolge faßt die (allgemein-)somatoefferente Fasern führenden Nerven zusammen?
(A) a, c, f, g
(B) c, d, e, h
(C) a, b, f, g
(D) d, h, e, k
(E) c, d, f, g

H10 ■

→ 9.28 Die Abbildung Nr. 155 des Bildanhangs zeigt einen Ausschnitt aus der Schädelbasis in der Ansicht von oben.
Welcher Nerv ist mit dem Pfeil gekennzeichnet?
(A) N. oculomotorius
(B) N. trochlearis
(C) N. abducens
(D) N. trigeminus
(E) N. hypoglossus

H09

→ 9.29 Die Abbildung Nr. 156 des Bildanhangs zeigt einen Ausschnitt aus der Schädelbasis mit anliegenden Strukturen in der Ansicht von oben.
Welcher Nerv ist mit dem Pfeil gekennzeichnet?
(A) N. opticus
(B) N. oculomotorius
(C) N. trochlearis
(D) N. trigeminus
(E) N. abducens

H09 ■

→ 9.30 Welcher der genannten Muskeln ist bei einem Tumor im Kleinhirnbrückenwinkel am wahrscheinlichsten gelähmt?
(A) M. buccinator
(B) M. tensor veli palatini
(C) M. trapezius
(D) M. verticalis linguae
(E) M. vocalis

H05

→ 9.31 Speziell viszeroefferente (branchiomotorische) Neurone liegen vorwiegend im
(A) Ncl. oculomotorius accessorius
(B) Ncl. salivatorius superior
(C) Ncl. salivatorius inferior
(D) Ncl. ambiguus
(E) Ncl. dorsalis n. vagi

F07

→**9.32 Welcher Hirnnerv tritt zwischen der unteren Olive und der Pyramide aus dem Hirnstamm aus?**
(A) N. abducens
(B) N. hypoglossus
(C) N. glossopharyngeus
(D) N. vagus
(E) N. accessorius

F08 ■■

→**9.33 Störungen der Innervation der Kopf/Hals-Muskulatur können auf Läsionen speziell-viszeroafferenter Abschnitte des Ncl. ambiguus beruhen.**
Störungen welcher Muskulatur/welches Muskels sind am ehesten zu erwarten?
(A) suprahyale Muskulatur
(B) M. stapedius
(C) Kehlkopfmuskulatur
(D) M. tensor tympani
(E) M. tensor veli palatini

F07 ■■

→**9.34 Welches der genannten Symptome tritt am wahrscheinlichsten bei einer Funktionsstörung des Ncl. ambiguus auf?**
(A) Einschränkung des Stirnrunzelns
(B) Funktionsausfall des M. obliquus superior
(C) schlaffe Lähmung der Kaumuskulatur
(D) Beeinträchtigung des Geschmackssinns
(E) Schluckstörungen

F08 ■

→**9.35 Welche der genannten Störungen tritt am wahrscheinlichsten bei einer Läsion der Ncll. tractus solitarii auf?**
(A) Geschmacksstörung
(B) Ausfall des afferenten Schenkels des Kornealreflexes
(C) Taubheitsgefühl der Nasenschleimhaut
(D) Taubheitsgefühl am harten Gaumen
(E) Sekretionsstörung der Tränen- und Nasendrüsen

F09 ■

→**9.36 Der Ncl. solitarius ist ein**
(A) parasympathischer Kern
(B) somatomotorischer Kern des N. vagus
(C) viszerosensibler Kern
(D) sympathischer Kern
(E) motorischer Kern für die Pharynxmuskulatur

H09

→**9.37 Bei einem akuten vollständigen Ausriss der Fila olfactoria durch eine Schädelfraktur können weiterhin bestimmte Stoffe, z. B. Essig, in der durch die Nase eingeatmetenLuft wahrgenommen werden.**
Diese Wahrnehmung erfolgt in erster Linie über den
(A) N. trigeminus
(B) N. facialis
(C) N. vagus
(D) N. glossopharyngeus
(E) N. hypoglossus

H09 ■

→**9.38 Der Nucleus principalis n. trigemini ist ein**
(A) branchiomotorischer Kern
(B) parasympathischer Kern
(C) somatosensorischer Kern
(D) sympathischer Kern
(E) viszerosensorischer Kern

F09 H02 F01 ■■

→**9.39 Die Nuclei principalis (pontis) und spinalis n. trigemini sind**
(A) somatosensible Kerne
(B) viszerosensible Kerne
(C) somatomotorische Kerne
(D) sympathische Kerne
(E) parasympathische Kerne

H03

→**9.40 Ein Patient klagt über Motilitätsstörungen im Bereich des Kiefergelenkes und des Kauapparates. Er fühlt sich nicht so sehr beim Kauen selbst, als vielmehr beim Sprechen und Singen behindert. Der Arzt diagnostiziert eine Störung des propriozeptiven Systems der Kaumuskulatur.**
Wo liegen die Perikaryen der pseudounipolaren Neurone des Trigeminussystems, die die propriozeptiven Afferenzen aus der Kaumuskulatur leiten?
(A) im ipsilateralen Ganglion trigeminale
(B) im ipsilateralen Nucleus mesencephalicus n. trigemini
(C) im kontralateralen Nucleus mesencephalicus n. trigemini
(D) im Ganglion oticum
(E) im Ganglion submandibulare

H09 ■

→**9.41 Der N. petrosus minor führt Fasern aus dem**
(A) N. trigeminus
(B) N. facialis
(C) N. vagusa
(D) N. glossopharyngeus
(E) N. hypoglossus

9.32 (B)   9.33 (C)   9.34 (E)   9.35 (A)   9.36 (C)   9.37 (A)   9.38 (C)   9.39 (A)   9.40 (B)   9.41 (D)

F07 ■

→9.42 Läsionen der parasympathischen (allgemein viszeroefferenten) Kerngebiete des Hirnstamms können zu bestimmten vegetativen Störungen führen.
Welche Zuordnung zwischen Läsion eines parasympathischen Kerns und vegetativer Störung trifft am ehesten zu?
(A) Läsion des Ncl. salivatorius inferior: verminderter Speichelfluss aus der Gl. submandibularis
(B) Läsion des Ncl. salivatorius superior: verminderter Speichelfluss aus der Gl. parotidea
(C) Läsion des Ncl. accessorius n. oculomotorii: Störung des Sehens in die Ferne
(D) Läsion des Ncl. dorsalis n. vagi: Störung der Sekretion der Drüsen des harten Gaumens
(E) Läsion des Ncl. salivatorius superior: Störung der Nasendrüsensekretion

F01 ■■

→9.43 Durch welchen Befund kann am ehesten eine zentrale von einer peripheren Fazialisparese abgegrenzt werden?
(A) Die zentrale Lähmung spart die Stirnmuskulatur aus.
(B) Die Geschmacksempfindung ist beeinträchtigt.
(C) Es besteht eine Hyperakusis.
(D) Die Speichelsekretion ist reduziert.
(E) Die Tränensekretion ist reduziert.

F03 H99 ■

→9.44 Das primäre zentrale Endigungsgebiet der Dehnungsrezeptoren im Aortenbogen („Pressorezeptoren") liegt im/in
(A) Ncl. tractus solitarii
(B) Laminae I et II des thorakalen Rückenmarks
(C) Ncl. ambiguus
(D) Ncl. dorsalis nervi vagi
(E) der ventro-lateralen Formatio reticularis

9.4 Mesencephalon

H03 F98 H93 F86 ■■

→9.45 Der N. oculomotorius verlässt den Hirnstamm
(A) in der Fossa interpeduncularis
(B) an der lateralen Oberfläche des Pons
(C) am kaudalen Rand der Lamina quadrigemina
(D) am kaudalen Rand des Pons
(E) neben der Olive

F10 H07 ■

→9.46 Welche Struktur wird dem Mesenzephalon zugeordnet?
(A) Substantia nigra
(B) Ncl. gracilis
(C) Corpus mammillare
(D) Area postrema
(E) Corpus geniculatum mediale

F09 ■

→9.47 Die Schemazeichnung zeigt einen schematischen Querschnitt durch das Mittelhirn auf der Höhe der Colliculi superiores.

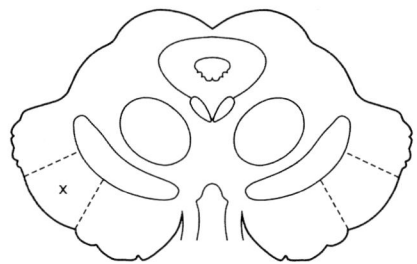

Welche Struktur liegt im mit X bezeichneten Areal?
(A) Pyramidenbahn
(B) Substantia nigra
(C) Tractus frontopontinus
(D) Tractus occipito-temporo-pontinus
(E) Nucleus ruber

H09

→9.48 Die Abbildung zeigt einen schematischen Querschnitt durch das Mittelhirn auf der Höhe der Colliculi superiores.

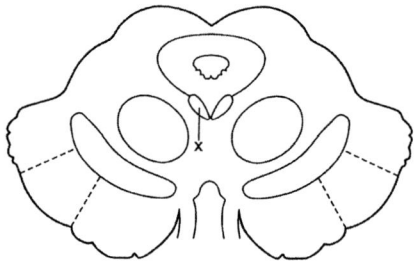

Im mit X bezeichneten Areal befinden sich
(A) dopaminerge Neurone, die u. a. das Striatum innervieren
(B) Axone des Lemniscus medialis
(C) Motoneurone, die u. a. den M. rectus superior innervieren
(D) präganglionäre parasympathische Neurone, deren Axone ins Ggl. pterygopalatinum projizieren
(E) Axone, die in der Commissura posterior kreuzen

9.42 (E)   9.43 (A)   9.44 (A)   9.45 (A)   9.46 (A)   9.47 (A)   9.48 (C)

F10 ■

→9.49 Die Abbildung zeigt einen schematischen Querschnitt durch das Mittelhirn auf der Höhe der Colliculi superiores.

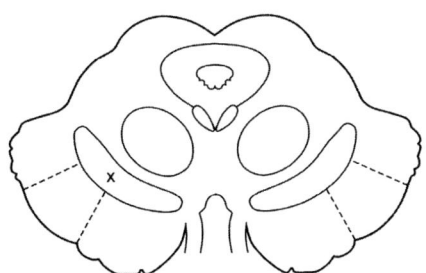

Im mit X bezeichneten Areal befinden sich:
(A) Perikaryen dopaminerger Neurone, deren Axone u. a. zum Striatum ziehen
(B) Axone des Lemniscus medialis
(C) Motoneurone, die u.a. den M. rectus bulbi superior innervieren
(D) präganglionäre parasympathische Neurone, deren Axone ins Ggl. ciliare projizieren
(E) Axone, die in der Commissura posterior kreuzen

H03 F02 F97 F91 ■ ■

→9.50 Zum Tectum mesencephali rechnet man:
(A) Formatio reticularis
(B) Colliculi superiores
(C) Nucleus ruber
(D) Substantia nigra
(E) motorischer Kern des N. oculomotorius

F03 F99 ■

→9.51 Das Zusammenspiel des Vestibularapparates mit den Neuronen der Augenmuskelkerne wird vermittelt durch den
(A) Lemniscus medialis
(B) Tractus tegmentalis centralis
(C) Fasciculus longitudinalis medialis
(D) Fasciculus longitudinalis dorsalis
(E) Lemniscus lateralis

H01 H99 ■

→9.52 Der Fasciculus longitudinalis dorsalis (SCHÜTZ) verbindet (u. a.):
(A) Nucleus supraopticus und Neurohypophyse
(B) Corpus geniculatum laterale und primäre Sehrinde
(C) Colliculus inferior und Corpus geniculatum mediale
(D) Thalamus und Olive
(E) Hypothalamus und Rhombenzephalon

H04 ■

→9.53 Welcher der folgenden Faserzüge besteht vorwiegend aus dopaminergen Fasern?
(A) Fasciculus gracilis
(B) Tractus nigrostriatalis
(C) Fasciculus mammillothalamicus
(D) Fibrae corticospinales
(E) Fasciculus uncinatus

H03 ■

→9.54 Serotoninproduzierende Zellen, von denen Bahnen in zahlreiche Kerngebiete des Groß- und Kleinhirns ausgehen, finden sich vor allem
(A) im Hypothalamus
(B) in den Raphekernen des Hirnstamms
(C) in den Dachkernen des Kleinhirns
(D) in den Basalganglien
(E) im Nucleus tractus solitarii

F07 ■

→9.55 Die dopaminerge Innervation von Ncl. accumbens und anteriorem frontalem Cortex spielt bei der Entwicklung von Suchtverhalten eine Rolle.
Ursprungskern(e) der dopaminergen Innervation des Nucleus accumbens ist (sind) in erster Linie:
(A) Pulvinar thalami
(B) Ncll. tegmentales
(C) Corpus amygdaloideum
(D) Ncl. caeruleus
(E) Striatum

F09 ■

→9.56 Im Hirnstamm können Somata von Neuronen, die durch bestimmte Neurotransmitter charakterisiert sind, in bestimmten Kerngebieten lokalisiert werden. In diesen Transmitterhaushalt kann mit verschiedenen zentral wirksamen Substanzen therapeutisch eingegriffen werden.
Welche Zuordnung von Neuronentypen zu typischem Kerngebiet trifft am ehesten zu?
(A) Somata serotoninerger Neurone -- Area tegmentalis ventralis
(B) Somata noradrenerger Neurone -- Ncl. raphes obscurus
(C) Somata histaminerger Neurone -- Ncl. caeruleus
(D) Somata dopaminerger Neurone -- Substantia nigra, pars compacta
(E) Somata dopaminerger Neurone -- Ncl. raphes magnus

H10 ■

→9.57 Axone aus Kerngebieten im Hirnstamm innervieren viele Areale des ganzen Gehirns und setzen dort ihre Neurotransmitter frei.
Welche Zuordnung von Kerngebiet zu den darin gelegenen typischen Neuronentypen trifft zu?
(A) Area tegmentalis ventralis – serotoninerge Neurone
(B) Ncl. caeruleus – dopaminerge Neurone
(C) Ncl. n. facialis – noradrenerge Neurone
(D) Raphekerne – serotoninerge Neurone
(E) Substantia nigra, Pars compacta – noradrenerge Neurone

H06 ■ ■

→9.58 Der Cortex cerebri wird u. a. serotoninerg innerviert. Eine pharmakologische Erhöhung des Serotoningehaltes wird u. a. zur Behandlung von Depressionen angewendet.
Zu den Ursprungskernen der serotoninergen Innervation des Cortex cerebri gehört/gehören:
(A) Ncl. caudatus
(B) Thalamus
(C) Corpus amygdaloideum
(D) Raphekerne
(E) Ncl. accumbens

H10 ■

→9.59 Beim Morbus Alzheimer findet sich u.a. eine Schädigung des Ncl. basalis Meynert des Vorderhirns mit Verlust von Neuronen.
Diese Neurone besitzen als Neurotransmitter am ehesten
(A) Acetylcholin
(B) Dopamin
(C) GABA
(D) Noradrenalin
(E) Oxytocin

9.5 Cerebellum

H97 ■

→9.60 Welche Aussage trifft nicht zu?
Die auf der Abbildung Nr. 157 des Bildanhangs gezeigten großen Zellen
(A) erhalten direkte Afferenzen von Körnerzellen
(B) erhalten direkte Afferenzen von Kletterfasern
(C) erhalten direkte Afferenzen von Moosfasern
(D) erhalten direkte Afferenzen vom Nucleus olivaris inferior
(E) schicken direkte Efferenzen z. B. zum Nucleus dentatus

H04 ■

→9.61 An den Purkinje-Zellen der Kleinhirnrinde endende Kletterfasern stammen aus
(A) Ncll. vestibulares
(B) Ncll. pontis
(C) Ncl. ruber
(D) Formatio reticularis
(E) Ncl. olivaris inferior („Olivenkernkomplex")

H08 ■

→9.62 Welche Zelle der Kleinhirnrinde projiziert zu den Kernen des Kleinhirns?
(A) Sternzelle
(B) Bergmann-Zelle
(C) Purkinje-Zelle
(D) Körnerzelle
(E) Golgi-Zelle

H06

→9.63 Zum Moosfasersystem des Kleinhirns gehört nicht:
(A) Tr. olivocerebellaris
(B) Tr. spinocerebellaris anterior
(C) Tr. reticulocerebellaris
(D) Tr. spinocerebellaris posterior
(E) Tr. vestibulocerebellaris

H10

→9.64 Körnerzellen des Kleinhirns geben am wahrscheinlichsten welchen Transmitter ab?
(A) Acetylcholin
(B) Asparaginsäure
(C) GABA
(D) Glutamat
(E) Noradrenalin

H10

→9.65 Die Parallelfasern im Stratum moleculare des Kleinhirns stammen von
(A) Golgi-Zellen
(B) Korbzellen
(C) Körnerzellen
(D) Purkinje-Zellen
(E) Sternzellen

F08 ■

→9.66 Welche Bahn verläuft im Pedunculus cerebellaris medius?
(A) Fibrae pontocerebellares
(B) Tr. olivocerebellaris
(C) Tr. spinocerebellaris posterior
(D) Tr. vestibulocerebellaris
(E) Fasciculus uncinatus

H07 ■■

→9.67 Im Pendunculus cerebellaris medius verlaufen in erster Linie
(A) Afferenzen aus der Brücke ins Kleinhirn
(B) Efferenzen aus dem Kleinhirn zum Mittelhirn
(C) Afferenzen aus dem Rückenmark ins Kleinhirn
(D) Efferenzen aus dem Kleinhirn zu Vestibulariskernen
(E) Efferenzen aus dem Kleinhirn zum Rückenmark

H08 ■■

→9.68 Welche Bahn verläuft im Pedunculus cerebellaris superior?
(A) Fibrae pontocerebellares
(B) Tr. olivocerebellaris
(C) Tr. spinocerebellaris anterior
(D) Tr. vestibulocerebellaris
(E) Fibrae cuneocerebellares

F05

→9.69 Das Pfeilschema zeigt die motorische Schleife zwischen Cortex und Kleinhirn.

$$\text{Cortex} \xleftarrow{\;4\;} \text{Thalamus}$$
$$\downarrow_1 \qquad\qquad \uparrow_3$$
$$\text{Pons} \xrightarrow{\;2\;} \text{Kleinhirn}$$

Welche Aussage zu den einzelnen Stationen trifft zu?
(A) Die durch ↓1 gekennzeichnete Verbindung endet im Tegmentum der Brücke.
(B) Die durch $\xrightarrow{2}$ gekennzeichnete Verbindung kreuzt im Bereich der Brücke auf die Gegenseite.
(C) Die durch $\xrightarrow{2}$ gekennzeichnete Verbindung endet direkt an den Purkinje-Zellen des Kleinhirns.
(D) Die durch ↑3 gekennzeichnete Verbindung entspringt der Purkinje-Zelle des Kleinhirns.
(E) Die durch $\xleftarrow{4}$ gekennzeichnete Verbindung entspringt im Nucleus anterior des Thalamus.

9.6　Diencephalon

H10 ■

→9.70 Welche Struktur wird dem Diencephalon zugeordnet?
(A) Colliculus superior
(B) Insula
(C) Ncl. caudatus
(D) Ncl. subthalamicus
(E) Septum pellucidum

H04 ■

→9.71 Welcher der genannten Zwischenhirnkerne hat typischerweise neurosekretorische Funktion?
(A) Ncl. corporis mammillaris
(B) Ncl. anterior thalami
(C) Ncl. corporis geniculati medialis
(D) Ncl. supraopticus
(E) Ncl. subthalamicus

F04

→9.72 Zu den Hypothalamuskernen gehört nicht:
(A) Nucleus suprachiasmaticus
(B) Nucleus preopticus
(C) Nucleus paraventricularis
(D) Nucleus habenularis (habenulae)
(E) Nucleus (corporis) mammillaris

F02

→9.73 Im transmissionselektronenmikroskopischen Bild des Hypophysenhinterlappens sind nicht erkennbar:
(A) Axone
(B) Sekretgranula in den Axonen
(C) Glia-Zellen
(D) Zellleiber mit reichlich Sekretgranula
(E) fenestrierte Kapillaren

H03 ■

→9.74 Von der Fossa hypophysialis liegt am weitesten entfernt
(A) Sinus sphenoidalis
(B) Sinus cavernosus
(C) N. oculomotorius
(D) Ganglion trigeminale
(E) Chiasma opticum

H05 ■

→**9.75 Ein Patient klagt über Sehstörungen im Bereich des peripheren Gesichtsfeldes. Der Arzt stellt Ausfälle im lateralen Gesichtsfeld beiderseits fest und vermutet eine Schädigung im Verlauf der Sehbahn. Wo liegt diese Schädigung am wahrscheinlichsten?**
(A) im Corpus geniculatum laterale
(B) im rechten Tractus opticus
(C) im zentralen Teil des Chiasma opticum
(D) in den lateralen Quadranten der Retina beider Augen
(E) im N. opticus des rechten Auges

F01

→**9.76 Welche der folgenden Aussagen zur Hypophyse trifft <u>nicht</u> zu?**
(A) Die Hypophyse liegt in der Fossa hypophysialis der Sella turcica.
(B) Die Fossa hypophysialis grenzt an den Sinus sphenoidalis.
(C) Das Infundibulum der Hypophyse durchbohrt das Diaphragma sellae.
(D) Seitlich der Hypophyse liegt der Sinus cavernosus.
(E) Hinter dem Infundibulum liegt das Chiasma opticum.

H00 ■

→**9.77 Welches der folgenden Hormone wird <u>nicht</u> im Vorderlappen der Hypophyse gebildet?**
(A) Somatotropin
(B) Vasopressin
(C) Prolactin
(D) Thyrotropin
(E) Corticotropin

F04

→**9.78 Die Hormonproduktion welcher der folgenden endokrinen Zellen wird vorwiegend über ein Steuerhormon der Hypophyse reguliert?**
(A) C-Zellen der Gl. thyroidea
(B) Hauptzellen der Gl. parathyroidea
(C) Zellen der Zona glomerulosa der Nebennierenrinde
(D) Zellen der Zona fasciculata der Nebennierenrinde
(E) B-Zellen des Inselorgans des Pankreas

F00

Ordnen Sie den an der Regulation des Hungergefühls beteiligten Peptiden der Liste 1 jeweils ihren in diesem Zusammenhang wichtigsten Bildungsort (Liste 2) zu!

Liste 1
→**9.79 Leptin**
→**9.80 Neuropeptid Y**

Liste 2
(A) Magenschleimhaut
(B) Langerhans-Inseln
(C) Hypothalamus
(D) Leptomeninx
(E) univakuoläre Fettzellen

F10 ■

→**9.81 Der Hauptzeitgeber der inneren Uhr des Menschen, der einen endogenen zirkadianen Rhythmus generiert, befindet sich im**
(A) Hypophysenvorderlappen
(B) Nebennierenmark
(C) Ncl. suprachiasmaticus
(D) okzipitalen Kortex (Area 17)
(E) Ncl. habenularis

H10 ■

→**9.82 Die Stria medullaris thalami verbindet welche der genannten Strukturen?**
(A) Amygdala und entorhinalen Cortex
(B) Corpus mammillare und Ncl. anterior thalami
(C) Ncll. septales und Hippocampus
(D) Ncll. septales und Ncll. habenulares
(E) Substantia nigra und Striatum

9.7   Telencephalon

H05 ■

→**9.83 Die im Cortex telencephali entspringenden Kommissurenfasern haben ihre zugehörigen Perikarya vor allem in der**
(A) Lamina II (Lamina granularis externa)
(B) Lamina III (Lamina pyramidalis externa)
(C) Lamina IV (Lamina granularis interna)
(D) Lamina V (Lamina pyramidalis interna)
(E) Lamina VI (Lamina multiformis)

9.75 (C)   9.76 (E)   9.77 (B)   9.78 (D)   9.79 (E)   9.80 (C)   9.81 (C)   9.82 (D)   9.83 (B)

F03

→9.84 Welche Zellen sind im Schnitt durch den Isocortex (siehe Abbildung Nr. 27 des Bildanhangs) markiert?
(A) Astrozyten
(B) Oligodendrozyten
(C) radiäre Glia
(D) Projektionsneurone
(E) Interneurone

H99

→9.85 Welche der folgenden Schichten ist in der Area 4 im Gyrus praecentralis gering ausgebildet?
(A) Lamina molecularis (Lamina I)
(B) Lamina granularis externa (Lamina II)
(C) Lamina pyramidalis externa (Lamina III)
(D) Lamina granularis interna (Lamina IV)
(E) Lamina pyramidalis interna (Lamina V)

H06 ■

→9.86 Eine wichtige Orientierungshilfe am Cortex cerebri ist die auf zytoarchitektonischen Besonderheiten beruhende Hirnkarte von Brodmann.
In Area 4 ist lokalisiert der/das
(A) supplementär-motorische Cortex
(B) primär-motorische Cortex
(C) primär-sensorische Cortex
(D) primär-auditorische Cortex
(E) frontale Augenfeld

H10 ■

→9.87 In der Area striata enden vor allem Fasern
(A) des sog. Forceps minor des Corpus callosum
(B) des Cingulums
(C) des Assoziationssystems (Fasciculus uncinatus)
(D) aus dem Corpus geniculatum laterale
(E) aus dem Colliculus superior

F08 ■

→9.88 Eine wichtige Orientierungshilfe am Cortex cerebri ist die auf zytoarchitektonischen Besonderheiten beruhende Hirnkarte von Brodmann.
Die Area 17 dieser Hirnkarte
(A) liegt im Lobus parietalis
(B) liegt im Gyrus praecentralis
(C) liegt oberhalb des Gyrus cinguli
(D) entspricht der Area striata des Lobus occipitalis
(E) liegt im Gyrus temporalis medius

H08

→9.89 Der Ncl. accumbens (septi) ist für das Belohnungssystem und das Suchtverhalten des Menschen von großer Bedeutung.
Dieses Kerngebiet wird folgender Struktur zugeordnet:
(A) Kortex
(B) Striatum
(C) Hippocampus
(D) Mesencephalon
(E) Diencephalon

F08

→9.90 Ein Patient leidet unter einem Tumor (Meningeom) im Bereich der Falx cerebri. Hierdurch kommt es zur Läsion des primären somatomotorischen Rindenfeldes links im Bereich der Mantelkante und der medialen Hirnhemisphärenfläche.
Welchen der genannten Ausfälle ruft diese Läsion am wahrscheinlichsten hervor?
(A) Lähmungen der Muskulatur des rechten Beines
(B) Lähmungen der Muskulatur des linken Beines
(C) Lähmungen der Muskulatur am rechten Oberarm
(D) Lähmungen der Muskulatur der rechten Hand
(E) Lähmungen der Zungenmuskulatur

F03 ■

→9.91 Das Broca-Zentrum befindet sich im
(A) Frontallappen
(B) Parietallappen
(C) Temporallappen
(D) Okzipitallappen
(E) basalen Teil des Gyrus praecentralis

H03

→9.92 Das Wernicke-Sprachzentrum
(A) befindet sich in der Pars triangularis und opercularis des Gyrus frontalis inferior
(B) steht in enger topographischer Beziehung zur Hörrinde
(C) liegt in der Regel in der rechten Hemisphäre
(D) ist ein primäres Rindenzentrum
(E) wird aus der A. cerebri anterior mit Blut versorgt

H01

→9.93 Welche Aussage über das Putamen trifft nicht zu?
(A) Es empfängt dopaminerge Fasern von der Substantia nigra.
(B) Es empfängt glutamaterge Fasern vom Cortex cerebri.
(C) Es empfängt GABAerge Fasern aus dem Kleinhirn.
(D) Es sendet GABAerge Fasern zum Pallidum.
(E) Es gehört zum Endhirn.

9.84 (D)   9.85 (D)   9.86 (B)   9.87 (D)   9.88 (D)   9.89 (B)   9.90 (A)   9.91 (A)   9.92 (B)   9.93 (C)

F05 H96 ■

→**9.94 Welche Struktur liegt zwischen Caput nuclei caudati und Nucleus lentiformis?**
(A) Capsula externa
(B) Capsula extrema
(C) Crus posterius der Capsula interna
(D) Crus anterius der Capsula interna
(E) Commissura fornicis

F03 ■

→**9.95 Lateral wird die Capsula interna begrenzt vom**
(A) Ncl. caudatus
(B) Thalamus
(C) Ncl. ruber
(D) Globus pallidus
(E) Hippocampus

H02 H99 ■

→**9.96 Welche Aussage über die innere Kapsel des Gehirns trifft zu?**
(A) Sie liegt lateral vom Nucleus lentiformis.
(B) Sie liegt medial vom Thalamus.
(C) Sie enthält nur absteigende Fasersysteme.
(D) Zwischen ihren Fasern befindet sich stellenweise graue Substanz.
(E) Sie beherbergt im Crus anterius die Radiatio optica.

H03

→**9.97 Mit welchem Buchstaben ist im Horizontalschnitt (siehe Abbildung Nr. 158 des Bildanhangs) durch ein Gehirn die Lage des Tractus corticospinalis bezeichnet?**

H96 ■

→**9.98 Welche Aussage zum Corpus callosum trifft zu? Das Corpus callosum**
(A) bildet mit dem Rostrum die vordere Wand des III. Ventrikels
(B) grenzt mit der Unterseite des Corpus direkt an das Lumen des III. Ventrikels
(C) bildet mit dem Splenium das Dach des Recessus suprapinealis
(D) ist an seiner Oberseite von einer dünnen Schicht grauer Substanz bedeckt
(E) umgrenzt die Foramina interventricularia

F09 ■

→**9.99 Die Mehrzahl der im Fornix verlaufenden Fasern stammt aus der/dem**
(A) Area septalis
(B) Hippocampus
(C) Gyrus cinguli
(D) Corpus mammillare
(E) Area entorhinalis

F04 H96 ■

→**9.100 In welchem Bereich des Gehirns sind die Fasern des Tractus corticospinalis anzutreffen?**
(A) Pedunculus cerebri
(B) Capsula externa
(C) Tectum mesencephali
(D) Pedunculus cerebellaris rostralis
(E) direkt unter dem Boden der Rautengrube

F04 ■

→**9.101 Ein Patient bemerkt nach dem Aufwachen, dass er sein linkes Bein und seinen linken Arm nicht mehr bewegen kann. Im Kopfbereich sind keine Veränderungen erkennbar. In der Klinik wird festgestellt, dass eine Hirnblutung erfolgt ist, die Nervenbahnen unterbrochen hat. Welche Bahnen sind betroffen?**
(A) Tractus corticospinalis aus der linken Hirnhälfte
(B) Tractus corticospinalis aus der rechten Hirnhälfte
(C) Tractus corticospinalis und Tractus corticobulbaris aus der rechten Hirnhälfte
(D) Hinterstrangbahnen der linken und Pyramidenbahnen der rechten Seite
(E) kontralateraler Tractus corticospinalis und ipsilateraler Tractus rubrospinalis

F05 ■

→**9.102 Ein 43-jähriger Mann kann das rechte Auge nicht abduzieren, die mimische Muskulatur der rechten Gesichtshälfte ist schlaff und auf der linken Körperseite besteht eine Parese der Arm, Bein- und Rumpfmuskulatur. Als Ursache wird eine Durchblutungsstörung im ZNS mit Ausfall der im geschädigten Bereich verlaufenden Bahnen und der dort liegenden Kerngebiete festgestellt. Wo liegt dieser geschädigte Bereich?**
(A) Gyrus precentralis der rechten Seite
(B) Capsula interna der rechten Seite
(C) Pedunculus cerebri der linken Seite
(D) kaudaler Pons auf der rechten Seite
(E) kaudale Medulla oblongata auf der linken Seite

9.94 (D)   9.95 (D)   9.96 (D)   9.97 (B)   9.98 (D)   9.99 (B)   9.100 (A)   9.101 (B)   9.102 (D)

H03

→9.103 Welche Aussage über die Fasern des Tractus corticonuclearis trifft **nicht** zu?
(A) Sie entspringen im Gyrus praecentralis.
(B) Sie ziehen durch die innere Kapsel.
(C) Sie verlaufen teilweise ungekreuzt.
(D) Sie werden im Caput nuclei caudati auf das 2. Neuron umgeschaltet.
(E) Sie ziehen durch das Crus cerebri.

9.8 Systeme

F02 ■

→9.104 Nach Verletzung der unteren Extremitäten erfolgt die erste neuronale Umschaltung der Schmerzafferenzen im
(A) ipsilateralen Ncl. thoracicus (Stilling-Clarke)
(B) kontralateralen Thalamus
(C) kontralateralen Ncl. gracilis
(D) ipsilateralen Ncl. cuneatus
(E) ipsilateralen Hinterhorn des Rückenmarks

H02 ■■

→9.105 In welchen der genannten Strukturen liegen typischerweise Perikaryen von Neuronen, deren Axone im Lemniscus medialis verlaufen?
(A) Spinalganglien
(B) Hinterhorn des Rückenmarks
(C) Nuclei cuneatus et gracilis
(D) Nucleus olivaris
(E) Nucleus ventralis posterolateralis thalami

H09 ■■

→9.106 Axone, die im Lemniscus medialis verlaufen, entspringen am wahrscheinlichsten im
(A) Nucleus cochlearis posterior
(B) Nucleus dentatus des Cerebellum
(C) Nucleus gracilis
(D) Spinalganglion
(E) Vorderhorn des Rückenmarks

F05 H01 H99 ■

→9.107 Die Decussatio lemniscorum medialium (lemnisci medialis)
(A) führt vorwiegend absteigende Fasersysteme
(B) enthält Axone aus den Nuclei gracilis und cuneatus
(C) projiziert zum Epithalamus
(D) ist Teil des 3. Neurons der Hinterstrangbahn
(E) führt Fasern, die zum größten Teil im Colliculus inferior enden

H04 ■

→9.108 Ein Proband ertastet mit geschlossenen Augen einen Gegenstand mit der Hand und kann so dessen Gestalt wahrnehmen.
Wo liegt die erste Synapse auf dem Weg der neuronalen Verschaltung?
(A) Spinalganglion
(B) Lamina I des Rückenmarks
(C) Nucleus cuneatus
(D) Nucleus gracilis
(E) Nucleus ventralis posterior thalami

H06 ■

→9.109 Welche Aussage über das olfaktorische System trifft zu?
(A) Die Riechzellen (Sinneszellen) bilden innerhalb der Riechschleimhaut Synapsen mit afferenten Neuronen.
(B) Die Riechzellen sind primäre Sinneszellen.
(C) Die Glomerula olfactoria liegen in den Fila olfactoria.
(D) Die Mitralzellen bilden das dritte Neuron der Riechbahn.
(E) Der Tractus olfactorius verbindet die Glomerula olfactoria mit den Mitralzellen.

F10

→9.110 Welche Aussage zum oberen Olivenkomplex trifft am ehesten zu?
(A) Er projiziert in das Kleinhirn.
(B) Er hat Bedeutung für das Richtungshören.
(C) Er erhält die meisten Afferenzen aus dem posterioren Kochleariskern.
(D) Er ist Ursprungskern des Tractus olivospinalis.
(E) Er liegt im oberen Abschnitt des Vestibulariskerngebietes.

H08 F03 ■

→9.111 Die Gyri temporales transversi erhalten ihre Afferenzen vorwiegend vom
(A) Corpus geniculatum mediale
(B) Corpus geniculatum laterale
(C) Corpus trapezoideum
(D) Colliculus superior
(E) Colliculus inferior

9.103 (D)   9.104 (E)   9.105 (C)   9.106 (C)   9.107 (B)   9.108 (C)   9.109 (B)   9.110 (B)   9.111 (A)

H08 H06 ■

9.112 Hirn- und Hypophysentumoren können zu Sehstörungen mit Gesichtsfeldausfällen führen. Welche Sehstörung ist bei einem nach suprasellär auswachsenden Hypophysentumor am wahrscheinlichsten zu erwarten?
Die aufgelisteten Gesichtsfeldausfälle sind dunkel markiert.

Links   Rechts

(A)

(B)

(C)

(D)

(E)

F03

9.113 Welche Schädigung der Sehbahn führt am ehesten zu einem beidseitigen temporalen Gesichtsfeldausfall (bitemporale Hemianopsie)?
(A) Sagittal-Durchtrennung des Chiasma opticum
(B) Frontal-Durchtrennung des Chiasma opticum
(C) beidseitige Kompression des Chiasma opticum von lateral
(D) Durchtrennung des rechten Tractus opticus
(E) Schädigung des linken Corpus geniculatum laterale

F06 ■

9.114 Eine homonyme Hemianopsie nach rechts ist typisch für eine Schädigung des/der
(A) linken N. opticus
(B) rechten N. opticus
(C) linken Tractus opticus
(D) rechten Tractus opticus
(E) rechten Radiatio optica

F92

9.115 Welche Aussage trifft _nicht_ zu?
Zum Papez-Kreis rechnet man das/den
(A) Subiculum
(B) Fornix
(C) Corpus mamillare
(D) Tractus mamillotegmentalis
(E) Gyrus cinguli

F10 ■

9.116 Die Stria terminalis verbindet
(A) Corpus amygdaloideum und Hypothalamus
(B) Hypothalamus und Zirbeldrüse (Corpus pineale)
(C) Corpus mammillare und Tegmentum
(D) Putamen und Pallidum
(E) Ncl. subthalamicus und Ncl. ruber

F07 ■

9.117 Was verbindet die Stria terminalis?
(A) Corpus amygdaloideum mit markarmem (grauen) Hypothalamus
(B) Corpus amygdaloideum mit Corpus mammillare
(C) Gyrus dentatus mit markarmem (grauen) Hypothalamus
(D) Pes hippocampi mit markarmem (grauen) Hypothalamus
(E) Ncl. caudatus mit Globus pallidus

F07

9.118 Welche Aussage zur Hippocampusformation und ihren Verbindungen trifft zu?
(A) Das Cornu ammonis ist durchgehend sechsschichtig.
(B) Der Fornix enthält vorwiegend Axone von Körnerzellen des Gyrus dentatus.
(C) Die Projektionen der Pyramidenzellen des Cornu ammonis werden als Tractus perforans bezeichnet.
(D) Die Commissura fornicis ist die wichtigste Projektionsbahn der Area entorhinalis.
(E) Die Axone der Körnerzellen des Gyrus dentatus werden als Moosfasern bezeichnet.

9.9   Innere Liquorräume

F04 ■

9.119 Am Aufbau der Wand des Cornu frontale des Seitenventrikels ist _nicht_ beteiligt der/das
(A) Truncus corporis callosi
(B) Caput nuclei caudati
(C) Septum pellucidum
(D) Thalamus
(E) Rostrum corporis callosi

F02 F97 ■

9.120 An der Begrenzung der Pars centralis des Seitenventrikels ist _nicht_ beteiligt:
(A) Balkenstrahlung
(B) Fornix
(C) Nucleus caudatus
(D) Putamen
(E) Lamina affixa mit darunterliegendem Thalamus

9.112 (B)   9.113 (A)   9.114 (C)   9.115 (D)   9.116 (A)   9.117 (A)   9.118 (E)   9.119 (D)   9.120 (D)

F08

→9.121 Der medialen Wand des Hinterhorns des Seitenventrikels liegt an:
(A) Plexus choroideus
(B) Calcar avis
(C) Taenia choroidea
(D) Genu corporis callosi
(E) Crus fornicis

F03 H99 ■

→9.122 Der III. Hirn-Ventrikel grenzt nicht an
(A) Thalamus
(B) Hypothalamus
(C) Lamina terminalis
(D) Tuber cinereum
(E) Ncl. caudatus

H08 ■

→9.123 Zu den wandbildenden Strukturen des III. Hirnventrikels gehört nicht:
(A) Hypothalamus
(B) Nucleus caudatus
(C) Commissura habenularum
(D) Commissura anterior
(E) Plexus choroideus

F08 ■

→9.124 Das Dach des III. Hirnventrikels wird gebildet von:
(A) Lamina terminalis
(B) Corpus callosum
(C) Septum pellucidum
(D) Commissura anterior
(E) Tela choroidea

F09 ■

→9.125 Bei einem Patienten besteht eine Abflussbehinderung des Liquor cerebrospinalis. Radiologisch wurde eine Erweiterung der Seitenventrikel und des 3. Ventrikels festgestellt.
Welche Ursache ist für diesen Befund am wahrscheinlichsten?
(A) Tumor im Bereich des Plexus choroideus des linken Seitenventrikels
(B) Tumor im Bereich des Foramen interventriculare
(C) Tumor im Bereich des Mesencephalon mit Verschluss des Aqueductus mesencephali (cerebri)
(D) Verschluss der Apertura mediana ventriculi quarti
(E) Verklebung der Cisterna ambiens

H08

→9.126 Welche der folgenden Aussagen zur Lokalisation eines Hirntumors mit Blockade des Liquorsystems (Markierung mit einem Pfeil) trifft am ehesten zu?

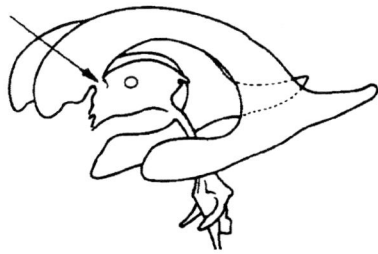

(A) Bei der Lokalisation des Tumors in dieser Region kommt es zunächst zum Verschluss des Ausgangs des Aqueductus cerebri (Sylvii).
(B) Die Cisterna cerebellomedullaris wird durch das Tumorwachstum verlegt.
(C) Der Tumor wächst im Bereich des IV. Ventrikels und wird zu dessen Erweiterung führen.
(D) Der Tumor verursacht einen Verschluss der Apertura mediana und der Aperturae laterales ventriculi quarti.
(E) Der Tumor verlegt die Foramina interventricularia und führt zu einer Erweiterung der Seitenventrikel.

F02 ■

→9.127 Ein Plexus choroideus ist am wenigsten zu erwarten:
(A) in der Pars centralis des Seitenventrikels
(B) im Vorderhorn des Seitenventrikels
(C) im Unterhorn des Seitenventrikels
(D) am Dach des III. Ventrikels
(E) in der Apertura lateralis des IV. Ventrikels

F99 ■

→9.128 Welche Aussage trifft nicht zu?
Eine Blut-Hirn-Schranke fehlt in der/im
(A) Eminentia mediana (Infundibulum)
(B) Area postrema
(C) Subfornikalorgan
(D) Corpus pineale
(E) Area striata

9.10 Hirn- und Rückenmarkshäute, äußere Liquorräume

F08

→9.129 Welche Aussage zu den Granulationes arachnoideae (Pacchioni-Granulationen) trifft zu?
(A) Sie werden von der Pia mater gebildet.
(B) Sie dienen der Resorption des Liquor cerebrospinalis.
(C) Die meisten Granulationes arachnoideae befinden sich im Bereich des Sinus sagittalis inferior und Sinus rectus.
(D) Sie enthalten zahlreiche multipolare Neurone.
(E) Sie bilden sich in der frühen Embryonalperiode aus.

F10

→9.130 Einige Stunden nach einem Sturz auf den Kopf hat sich bei einem Patienten ein Epiduralhämatom mit Hirndruckzeichen entwickelt. U.a. ist bei dem Patienten die linke Pupille stark erweitert.
Welche Nervenfasern sind links am wahrscheinlichsten ausgefallen?
(A) somatische Afferenzen des N. ophthalmicus
(B) somatische Efferenzen des N. oculomotorius
(C) viszerale Afferenzen des Auges
(D) viszerale Efferenzen des N. oculomotorius
(E) viszerale Efferenzen des Sympathikus

H10 ■■

→9.131 Nach einem Sturz auf den Kopf leidet eine 75-jährige Patientin an Kopfschmerzen, in der folgenden Woche zunehmend an Verwirrtheit und eingeschränkter Vigilanz. Es besteht der Verdacht auf eine intrakranielle Blutung.
Die Schädigung welches Blutgefäßes verursacht am wahrscheinlichsten diese Blutung?
(A) die A. meningea media
(B) eine Brückenvene
(C) eine Arterie des Circulus arteriosus cerebri
(D) ein Gefäß eines Plexus choroideus
(E) ein Sinus durae matris

F05

→9.132 Bei intrakranieller Druckerhöhung infolge eines Raum fordernden Prozesses (Hämatom, Ödem, Tumor) können Teile des Temporallappens eingeklemmt und funktionsuntüchtig werden.
Welche der folgenden Strukturen kommt als Einklemmungsort am ehesten infrage?
(A) Sella turcica
(B) Foramen magnum
(C) Falx cerebelli
(D) Incisura tentorii
(E) Foramen jugulare

F07

→9.133 Kopfschmerzen können durch Erregung von Schmerzfasern in der Dura mater in der Nachbarschaft des Sinus sagittalis superior entstehen.
In welcher der genannten Strukturen liegen die Perikaryen dieser Neurone?
(A) Ggl. pterygopalatinum
(B) Ggl. trigeminale
(C) Ncl. mesencephalicus nervi trigemini
(D) Ncl. principalis nervi trigemini
(E) Gyrus postcentralis

H04

→9.134 In der Ebene der Incisura tentorii liegt der/die
(A) Nucleus fastigii
(B) Nucleus nervi facialis
(C) Pulvinar thalami
(D) Area postrema
(E) Nucleus ruber

H07 ■

→9.135 Zur Orientierung vor der Lumbalpunktion am erwachsenen Patienten zieht man am sitzenden Patienten eine horizontale Linie, welche die oberen (kranialen) Begrenzungen der Darmbeinkämme miteinander verbindet.
Diese Linie schneidet die Wirbelsäule nach einer gebräuchlichen Faustregel etwa in folgender Höhe:
(A) Intervertebralraum L1/2
(B) Dornfortsatz L2
(C) Dornfortsatz L4
(D) Dornfortsatz L5
(E) oberes Drittel des Os sacrum

9.11 Gefäßversorgung

H04 F02 ■

→9.136 Zum Versorgungsgebiet der A. cerebri anterior gehört:
(A) primäre Sehrinde
(B) Beinareal des Gyrus praecentralis
(C) Handareal des Gyrus postcentralis
(D) motorisches Sprachzentrum
(E) primäre Hörrinde

H05 ■

→9.137 Die A. cerebri media versorgt nicht
(A) die Gegend des Sulcus calcarinus
(B) die Basalganglien
(C) Teile des Temporallappens
(D) das die Inselrinde bedeckende Operculum frontale
(E) die Inselrinde

9.129 (B)   9.130 (D)   9.131 (B)   9.132 (D)   9.133 (B)   9.134 (E)   9.135 (C)   9.136 (B)   9.137 (A)

F07 ■

→9.138 Die Abbildung Nr. 159 des Bildanhangs zeigt zwei Frontalschnitte durch ein Gehirn. Mit Pfeilen sind Gebiete bezeichnet, in denen es zu Gewebsnekrosen aufgrund von Durchblutungsstörungen gekommen ist.
Es handelt sich am wahrscheinlichsten um Durchblutungsstörungen in den Gebieten der
(A) Aa. cerebri anteriores
(B) Aa. cerebri mediae
(C) Aa. cerebri posteriores
(D) A. basilaris
(E) V. magna Galeni

F08 ■

→9.139 Eine Patientin leidet unter kurzfristigen, wiederholt auftretenden Ausfällen des rechten Gesichtsfeldes (homonyme Hemianopsie rechts). Als Ursache wird eine Durchblutungsstörung des linken Okzipitallappens festgestellt.
Welches Gefäß ist am wahrscheinlichsten betroffen?
(A) A. cerebelli superior links
(B) A. cerebri posterior links
(C) A. cerebri media links
(D) A. cerebelli inferior anterior links
(E) A. communicans posterior links

F06 ■

→9.140 Bei Schädelverletzungen können Gefäßrupturen zu Blutungen im Bereich der Hirnhäute führen und dort lebensbedrohliche Hämatome erzeugen. Welche Angabe zur Lokalisation der Epiduralhämatome trifft zu?
(A) zwischen Dura mater und Arachnoidea
(B) innerhalb der Dura mater
(C) zwischen Dura mater und einem die Dura umhüllenden Fettgewebemantel
(D) zwischen Dura mater und Duraneurothel
(E) zwischen Dura mater und Schädelknochen

F07 ■

→9.141 Eine 42-jährige Frau klagt nach körperlicher Anstrengung über plötzlich einsetzende starke Kopfschmerzen und verliert innerhalb weniger Minuten das Bewusstsein. Die Symptome werden durch eine akute Blutung in den Subarachnoidalraum (Subarachnoidalblutung) hervorgerufen.
Diese ist am wahrscheinlichsten zurückzuführen auf eine Ruptur einer Aussackung oder Verletzung der/des
(A) A. meningea media
(B) Sinus sagittalis inferior
(C) Ramus communicans anterior des Circulus arteriosus cerebri
(D) A. radicularis magna
(E) sog. Brückenvenen

F04 ■

→9.142 Ein Patient klagt über zunehmende Kopfschmerzen und Druckgefühl im Kopf. Der Arzt stellt einen Epiphysentumor fest.
Welche Hirnvene wird wahrscheinlich durch den Tumor zuerst komprimiert?
(A) V. choroidea anterior
(B) V. magna cerebri (Galeni)
(C) V. terminalis
(D) Sinus rectus
(E) Sinus sagittalis inferior

F09 ■

→9.143 Die V. magna cerebri mündet unmittelbar in den
(A) Sinus rectus
(B) Sinus sagittalis inferior
(C) Sinus sagittalis superior
(D) Sinus cavernosus
(E) Confluens sinuum

F99

→9.144 Welche Aussage über den venösen Blutabfluß im Kopfbereich trifft nicht zu?
(A) Venöses Blut aus dem Großhirn fließt über die Sinus durae matris zur V. jugularis interna ab.
(B) Venöses Blut aus dem Kleinhirn und der Medulla oblongata fließt über die V. basilaris cerebri in die V. jugularis externa ab.
(C) Sinus durae matris stehen mit Venen der Kopfhaut in Verbindung.
(D) Venöses Blut der Orbita fließt über die V. ophthalmica superior in den Sinus cavernosus ab.
(E) Über die V. angularis besteht eine Anastomose zwischen Gesichtsvenen und V. ophthalmica superior.

H06 ■

→9.145 Bei welchen der genannten venösen Gefäße fließt das Blut nicht unmittelbar vom erstgenannten in das zweite?
(A) Sinus transversus → Sinus sigmoideus
(B) Sinus sagittalis inferior → Sinus sagittalis superior
(C) Sinus cavernosus → Sinus petrosus superior
(D) Sinus rectus → Confluens sinuum
(E) V. ophthalmica superior → Sinus cavernosus

H08 ■

→ **9.146 Bei Erkrankungsprozessen im Sinus cavernosus (Sinus-cavernosus-Syndrom) findet sich klinisch am wenigsten wahrscheinlich eine Läsion des**
(A) N. facialis
(B) N. abducens
(C) N. trochlearis
(D) N. oculomotorius
(E) N. ophthalmicus

F03 ■

→ **9.147 Mit dem Sinus cavernosus steht nicht direkt in Verbindung der/die**
(A) V. ophthalmica superior
(B) Sinus sagittalis inferior
(C) Sinus petrosus inferior
(D) Sinus sphenoparietalis
(E) Sinus petrosus superior

F05 H82 ■

→ **9.148 Das Blut des Sinus rectus fließt normalerweise ab über:**
(A) Confluens sinuum – Sinus transversus – Sinus sigmoideus
(B) Confluens sinuum – Sinus occipitalis – V. emissaria occipitalis
(C) Sinus sagittalis inferior – V. cerebri magna – Bulbus superior v. jugularis
(D) Confluens sinuum – Sinus sagittalis superior – V. emissaria parietalis
(E) Sinus petrosus superior – Sinus cavernosus – Sinus petrosus inferior

F07 ■

→ **9.149 Furunkel im Bereich der Nasenflügel können über den venösen Abfluss zu einer Keimverschleppung – und damit letztlich zur Thrombose – in die Sinus durae matris führen.**
Welcher anatomische Weg wird hierbei am wahrscheinlichsten beschritten?
(A) V. angularis – V. petrosa superior – Sinus petrosus superior
(B) V. angularis – V. ophthalmica superior – Sinus cavernosus
(C) V. facialis – Plexus pterygoideus – Sinus sigmoideus
(D) V. temporalis superficialis – V. emissaria parietalis – Sinus sagittalis superior
(E) V. facialis – Plexus pterygoideus – Sinus sphenoparietalis

H04

→ **9.150 Zu den Vv. superficiales cerebri gehören:**
(A) Vv. cerebri inferiores
(B) V. magna cerebri
(C) V. thalamostriata
(D) V. septi pellucidi
(E) V. interna cerebri

9.12   Angewandte und topographische Anatomie

H08

→ **9.151 Auf eine Schädigung der Rückenmarksegmente C8/T1 weist am ehesten folgender der genannten Befunde hin:**
(A) Störung der sympathischen Innervation des Auges
(B) Parese des M. deltoideus
(C) Parese des Diaphragma
(D) Parese des M. biceps brachii
(E) Parese des M. sternocleidomastoideus

F04 ■

→ **9.152 Bei einer Querschnittslähmung im unteren Brustmark kommt es zu einer Harninkontinenz, da regulierende absteigende Bahnen von höheren Zentren durchtrennt sind.**
Ein wichtiges solches übergeordnetes Miktionszentrum liegt im/in der
(A) oberen Brustmark
(B) Zerebellum
(C) Pons
(D) Nucleus ruber
(E) Corpus amygdaloideum

F04

→ **9.153 Ein herzkranker Patient nimmt ein Herzglykosid der Digitalis-Gruppe ein und leidet wegen zu hoher Dosierung unter Brechreiz.**
Dieses Erbrechen wird provoziert durch Reizung von Chemorezeptoren in der
(A) Area praetectalis
(B) Area entorhinalis
(C) Area septalis
(D) Area postrema
(E) Area 3 nach Brodmann

9.146 (A)   9.147 (B)   9.148 (A)   9.149 (B)   9.150 (A)   9.151 (A)   9.152 (C)   9.153 (D)

F00

9.154 Die Abbildung Nr. 160 des Bildanhangs zeigt ein Angiogramm im a.-p. Strahlengang einer großen, das Gehirn versorgenden Arterie.

Die mit Pfeil gekennzeichnete Arterie versorgt unter anderem

(A) das motorische Sprachzentrum
(B) das sensorische Sprachzentrum
(C) das für Beinbewegungen zuständige Areal des Gyrus praecentralis
(D) das für Handbewegungen zuständige Areal des Gyrus praecentralis
(E) die primäre Sehrinde

F02 ■

9.155 In dem auf dem Sagittalschnitt durch ein menschliches Gehirn (siehe Abbildung Nr. 161 des Bildanhangs) mit X bezeichneten Faserzug verläuft der

(A) Tractus spinocerebellaris dorsalis
(B) Tractus corticocerebellaris
(C) Tractus dentatothalamicus
(D) Tractus vestibulocerebellaris
(E) Tractus olivocerebellaris

F03

9.156 Abbildung Nr. 162 des Bildanhangs zeigt einen Frontalschnitt durch das menschliche Gehirn.

In der mit * bezeichneten Struktur verläuft/verlaufen nicht:

(A) Tractus corticospinalis
(B) Tractus corticonuclearis
(C) Tractus corticopontini
(D) Tractus mamillothalamicus
(E) Radiationes thalami

F06 ■

9.157 Die Abbildung Nr. 163 des Bildanhangs zeigt einen Frontalschnitt durch das Dienzephalon mit angrenzenden Teilen des Telenzephalon.

Der mit einem Sternchen gekennzeichnete Faserzug verbindet die/den

(A) Area olfactoria medialis (Area subcallosa) mit der Epiphyse
(B) Hypothalamus mit dem Corpus pineale
(C) Hippocampus mit dem Corpus mamillare
(D) Hippocampus mit dem Corpus geniculatum mediale
(E) Gyrus cinguli mit dem Hippocampus

H05 ■

9.158 Die Abbildung Nr. 164 des Bildanhangs zeigt einen Ausschnitt aus einem plastinierten Horizontalschnitt durch den Kopf. Darauf sind verschiedene Nerven/Bahnen mit den Buchstaben A–E markiert. Welche Markierung trifft nicht zu?

(A) A: Tractus olfactorius
(B) B: N. opticus
(C) C: Tractus opticus
(D) D: N. trigeminus
(E) E: Tractus dentato-rubro-thalamicus

H96

9.159 Welche Aussage über die in Abbildung Nr. 165 des Bildanhangs mit Pfeil markierte Struktur trifft nicht zu?

(A) Sie ist ein Teil des Diencephalons.
(B) Ihr Hauptkern projiziert in das Rindengebiet des Lobus temporalis.
(C) Sie wird aus der A. cerebri posterior versorgt.
(D) Ihre freie Oberfläche wird von Pia mater bedeckt.
(E) Sie entsendet u. a. Nervenfasern zum Colliculus superior.

F96

9.160 Welche Aussage zu der in Abbildung Nr. 166 des Bildanhangs mit Pfeil bezeichneten Struktur trifft nicht zu?

Die bezeichnete Struktur

(A) gehört zu den Endhirnkernen
(B) ist an der Steuerung der Motorik beteiligt.
(C) wird von Ästen der A. cerebri media versorgt.
(D) erhält Nervenfasern aus dem präfrontalen Cortex
(E) steht mit dem Thalamus über Brücken von grauer Substanz in Verbindung

H05 ■

9.161 Abbildung Nr. 167 des Bildanhangs zeigt einen Medianschnitt durch den Kopf (MR-Aufnahme). Welche der angegebenen Bezeichnungen trifft nicht zu?

(A) A: Corpus callosum
(B) B: Fornix
(C) C: Thalamus
(D) D: Tegmentum
(E) E: IV. Ventrikel

9.154 (E)   9.155 (C)   9.156 (D)   9.157 (C)   9.158 (D)   9.159 (B)   9.160 (E)   9.161 (D)

F06 ■

→9.162 Auf dem Frontalschnitt des Gehirns in Abbildung Nr. 168 des Bildanhangs ist mit einem Y bezeichnet:
(A) Corpus amygdaloideum
(B) Cauda nuclei caudati
(C) Hippocampus
(D) Corpus geniculatum mediale
(E) Corpus geniculatum laterale

H09 ■

→9.163 Die mikroskopische Aufnahme in Abbildung Nr. 169 des Bildanhangs zeigt einen Ausschnitt aus dem/der
(A) Caput nuclei caudati des Lobus frontalis telencephali
(B) Colliculi superiores laminae tecti
(C) Hippocampus des Lobus temporalis telencephali
(D) Sulcus calcarinus des Lobus occipitalis telencephali
(E) Vermis cerebelli

9.13 Fragen aus Examen Frühjahr 2011

F11 ■

→9.164 Bei einer Blutung aus einer der großen basalen Hirnarterien, z.B. durch Ruptur eines Aneurysmas, ergießt sich das Blut primär in
(A) den Epiduralraum
(B) den Subduralraum
(C) den Subarachnoidalraum
(D) das Hirngewebe
(E) die Hirnventrikel

F11 ■■

→9.165 Eine Läsion des rechten Tractus spinothalamicus lateralis auf Höhe des 8. Brustwirbels führt am ehesten zu
(A) Muskellähmungen im rechten Bein
(B) Muskellähmungen im linken Bein
(C) aufgehobener bzw. herabgesetzter Schmerzempfindung im rechten Bein
(D) aufgehobener bzw. herabgesetzter Schmerzempfindung im linken Bein
(E) Störungen der Tiefensensibilität in beiden Beinen

F11 ■■

→9.166 Durch den Pedunculus cerebellaris medius ziehen Axone des
(A) Tractus cuneocerebellaris
(B) Tractus olivocerebellaris
(C) Tractus pontocerebellaris (Fibrae pontocerebellares)
(D) Tractus spinocerebellaris anterior
(E) Tractus spinocerebellaris posterior

F11 ■

→9.167 Das primäre zentrale Endigungsgebiet der Dehnungsrezeptoren im Aortenbogen („Pressorezeptoren") liegt in/im
(A) der ventrolateralen Formatio reticularis
(B) Laminae I et II des thorakalen Rückenmarks
(C) Ncl. ambiguus
(D) Ncl. dorsalis nervi vagi
(E) Ncl. solitarius

F11 ■

→9.168 Die Schädigung des Ncl. ambiguus bei Syringobulbie führt am wahrscheinlichsten zur Dysfunktion welcher Muskeln?
(A) Zungenmuskulatur
(B) Mittelohrmuskeln
(C) Pharynxmuskulatur
(D) M. sternocleidomastoideus
(E) M. tensor veli palatini

F11 ■

→9.169 Welche Hirn-/Kerngebiete werden durch den Fasciculus longitudinalis posterior (Schütz) verbunden?
(A) Ncl. gracilis und dorsaler Vaguskern
(B) Tractus opticus und Ncl. pretectalis
(C) Olive und Ncl. ruber
(D) Thalamus und Ncl. ruber
(E) Hypothalamus und Rhombencephalon

F11 ■

→9.170 Welche Struktur bzw. Bahn verbindet das Corpus amygdaloideum mit dem Hypothalamus?
(A) Commissura anterior
(B) Commissura posterior
(C) Corpus fornicis
(D) Habenulae
(E) Stria terminalis

F11 ■

→9.171 Welche Struktur gehört zum Telencephalon?
(A) Habenula
(B) Corpus mammillare
(C) Recessus supraopticus
(D) Recessus infundibularis
(E) Area subcallosa

9.162 (C)   9.163 (C)   9.164 (C)   9.165 (D)   9.166 (C)   9.167 (E)   9.168 (C)   9.169 (E)   9.170 (E)
9.171 (E)

10   Sehorgan

10.1   Entwicklung

H09

→10.1 Die Wände des Augenbläschens (der sog. Sehventrikel) entsprechen beim Erwachsenen am ehesten
(A) dem Raum, der durch den Glaskörper ausgefüllt wird
(B) dem Raum zwischen vorderem und hinterem Linsenepithel
(C) der Vorderkammer
(D) der Hinterkammer
(E) dem Pigmentepithel und der Sinneszellschicht der Retina

F10 ■

→10.2 Aus dem inneren Blatt des Augenbechers entsteht unter anderem:
(A) Stroma der Kornea
(B) Stroma der Iris
(C) Glaskörper
(D) Ganglienzellschicht der Retina
(E) Pigmentepithel der Retina

10.2   Orbita

F04 ■

→10.3 Welcher der folgenden Knochen ist <u>nicht</u> Teil der Orbita?
(A) Os zygomaticum
(B) Os ethmoidale
(C) Maxilla
(D) Vomer
(E) Os palatinum

F10

→10.4 Die Orbita wird in drei Etagen (Kompartimente), die obere, mittlere und untere Etage, gegliedert. Welche Leitungsbahn liegt am ehesten in der mittleren Etage der Orbita?
(A) N. lacrimalis
(B) N. frontalis
(C) N. supratrochlearis
(D) N. trochlearis
(E) R. superior n. oculomotorii

H10 ■

→10.5 Welche Leitungsbahn zieht außer dem N. opticus in der Regel durch den Canalis opticus?
(A) A. ophthalmica
(B) N. abducens
(C) N. oculomotorius
(D) N. ophthalmicus
(E) N. trochlearis

F09 ■

→10.6 Die Austrittsstelle der A. ophthalmica aus der Schädelhöhle liegt
(A) im Os frontale
(B) zwischen den beiden Laminae des Processus pterygoideus
(C) in der Ala minor des Os sphenoidale
(D) im Os ethmoidale
(E) zwischen Ala major und Ala minor des Os sphenoidale

F10

→10.7 Welche Aussage zum Verlauf der A. ophthalmica trifft zu?
(A) Abgang aus der Pars petrosa der A. carotis interna
(B) Austritt aus dem Foramen infraorbitale
(C) Verlauf durch die Fissura orbitalis superior
(D) Verlauf durch die Fissura orbitalis inferior
(E) Verlauf durch den Canalis opticus

10.3   Bulbus oculi

F04

→10.8 Die in Abbildung Nr. 170 des Bildanhangs mit X markierte Zellschicht wird sensibel innerviert über den:
(A) N. ophthalmicus
(B) N. maxillaris
(C) N. lingualis
(D) N. facialis
(E) N. pudendus

F06 ■

→ **10.9** Abbildung Nr. 171 des Bildanhangs zeigt einen Sagittalschnitt durch ein Säugetierauge, das dem Bau und der Funktion des menschlichen Auges sehr ähnlich ist.

Die Pfeile mit Buchstaben zeigen auf verschiedene wichtige Strukturen.

Welche Angabe zu den bezeichneten Strukturen trifft zu?

(A) A: Fornix conjunctivae
(B) B: Schlemm-Kanal
(C) C: Kammerwinkel
(D) D: Zonulafasern
(E) E: Pars optica retinae

H10

→ **10.10** Welche Struktur des Auges zählt zur mittleren Augenhaut (Tunica vasculosa)?

(A) A. und V. centralis retinae
(B) M. ciliaris
(C) Episklera
(D) Ora serrata
(E) Vagina bulbi

F08

→ **10.11** Unter einem Chalazion (Hagelkorn) versteht man eine chronische Entzündung der Meibom-Talgdrüsen am Auge.

Ein solches Chalazion liegt am wahrscheinlichsten

(A) in der Conjunctiva bulbi
(B) im Fornix conjunctivae
(C) an der Innenseite des Lides im Tarsus
(D) zwischen den Haarfollikeln der Wimpern
(E) im Gebiet zwischen Epidermis und Tarsus

H97 ■

→ **10.12** Die Augenlinse

(A) ist ein transparenter Bindegewebskörper
(B) hat beim Neugeborenen einen vorderen und einen hinteren Linsenstern
(C) ist in der Jugend homogen
(D) ist im Alter auf der Rückseite von Epithel bedeckt
(E) rundet sich bei Entspannung des M. ciliaris ab

H08 H00 F97 F84 ■ ■

→ **10.13** Die Linsenfasern

(A) gehen aus dem Linsenepithel hervor
(B) dienen der Befestigung der Augenlinse
(C) sind Kollagenfasern
(D) werden postnatal nicht mehr gebildet
(E) werden von Fibrozyten begleitet

F06 F03 ■

→ **10.14** Welche Grenzfläche trägt am meisten zur Gesamtbrechkraft des Auges bei?

(A) Vorderfläche der Kornea
(B) Rückfläche der Kornea
(C) Vorderfläche der Linse
(D) Rückfläche der Linse
(E) Vorderfläche des Glaskörpers

H02

→ **10.15** Das Kammerwasser des Auges wird (in erster Linie) produziert vom

(A) korneoskleralen Trabekelwerk
(B) Kornealendothel
(C) Ziliarepithel
(D) Mesothel der Irisvorderfläche
(E) Schlemm-Kanal

F04 F01 H98 ■

→ **10.16** Der Schlemm-Kanal

(A) dient zum Abfluss von Kammerwasser in den Konjunktivalraum
(B) transportiert Kammerwasser in intra- bzw. episklerale Venen
(C) dient in erster Linie zur Sekretion von Kammerwasser in die vordere Augenkammer
(D) liegt zwischen Iris und Ziliarkörper in der hinteren Augenkammer
(E) ist der Spalt zwischen Glaskörper und Retina

H07 ■

→ **10.17** Die Descemet-Membran des Auges ist die/der

(A) Basalmembran des (vorderen) Hornhautepithels
(B) Basalmembran des hinteren Hornhautendothels
(C) fetale Pupillenmembran
(D) durchlöcherte Stromaverdickung des Kammerwinkels
(E) Rest der Nickhaut im medialen Augenwinkel

H07 ■

→ **10.18** Die sensible Innervation der Cornea erfolgt am ehesten über den/die

(A) N. frontalis aus dem N. ophthalmicus
(B) N. infratrochlearis aus dem N. ophthalmicus
(C) Nn. ciliares longi aus dem N. nasociliaris
(D) N. zygomaticus aus dem N. maxillaris
(E) N. infraorbitalis aus dem N. maxillaris

10.9 (B)   10.10 (B)   10.11 (C)   10.12 (B)   10.13 (A)   10.14 (A)   10.15 (C)   10.16 (B)   10.17 (B)
10.18 (C)

H06

→**10.19** Zur klinischen Beurteilung von Störungen des Cornealreflexes (Lidschlussreflex bei Corneaberührung) sind Kenntnisse der Innervation erforderlich. Der afferente (sensorische) Schenkel des Cornealreflexes wird gebildet von Ästen des
(A) N. oculomotorius
(B) N. nasociliaris
(C) N. petrosus major
(D) N. supratrochlearis
(E) N. lacrimalis

H00 ■■

→**10.20** Bei fehlendem Lidschlag und ständig geöffnetem Auge kommt es zur Schädigung der Cornea durch Austrocknung.
Die Lähmung welches Nerven kann dies hervorrufen?
(A) N. oculomotorius
(B) N. trochlearis
(C) N. trigeminus
(D) N. facialis
(E) Halsgrenzstrang

H10 ■

→**10.21** Die Bruch-Membran zwischen der Choroidea und dem retinalen Pigmentepithel besitzt einen hohen Anteil an elastischen Fasern.
Was ist ihre Funktion am wahrscheinlichsten?
(A) elektrische Isolation der Pars optica retinae
(B) Fernakkommodation
(C) Nahakkommodation
(D) Sekretion von Kammerwasser
(E) Verankerung der Mm. recti bulbi

F06 ■

→**10.22** Welche Aussage zum M. ciliaris trifft zu?
(A) Seine Kontraktion führt zur Abflachung der Linse.
(B) Sein longitudinaler Teil (Brücke-Muskel) inseriert hauptsächlich in der Bruch-Membran.
(C) Der Muskel entspricht überwiegend dem Single-Unit-Typ (Kopplung durch Nexus).
(D) Er entspringt im Stroma der Iriswurzel.
(E) Er wird bei der Konvergenzbewegung der Augen relaxiert.

F08

→**10.23** Der Zahl der Zapfen in einer normalen menschlichen Retina kommt welche Zahl am nächsten?
(A) 600
(B) 6 000
(C) 60 000
(D) 600 000
(E) 6 000 000

F86

Ordnen Sie den in Liste 1 genannten Schichten des Auges die jeweils zutreffende, mit (A)–(E) bezeichnete Schicht (siehe Abbildung Nr. 172 des Bildanhangs) zu!

Liste 1
→**10.24** Schicht der bipolaren Ganglienzellen
→**10.25** Stratum pigmenti retinae

Liste 2
(A) Schicht A
(B) Schicht B
(C) Schicht C
(D) Schicht D
(E) Schicht E

F02 H97 ■

→**10.26** Die Synapsen der Photorezeptoren der Retina liegen in der
(A) äußeren Körnerschicht
(B) äußeren plexiformen Schicht
(C) inneren Körnerschicht
(D) inneren plexiformen Schicht
(E) Ganglienzellschicht

H07 F05 H03 ■■

→**10.27** Welche Zellen phagozytieren die abgenutzten Außengliedabschnitte der Photorezeptoren der Retina?
(A) Pigmentepithelzellen
(B) Makrophagen
(C) Müller-Stützzellen
(D) Mikrogliazellen
(E) amakrine Zellen

H08 H05 ■

→**10.28** In welchen der genannten Zellen erfolgt die Regeneration des Retinals im Zusammenhang mit dem Sehvorgang?
In
(A) amakrinen Zellen
(B) Müller-Zellen
(C) Horizontalzellen
(D) Bipolarzellen
(E) Pigmentepithelzellen

10.19 (B)   10.20 (D)   10.21 (B)   10.22 (B)   10.23 (E)   10.24 (B)   10.25 (E)   10.26 (B)   10.27 (A)
10.28 (E)

H02

→**10.29 Im Bereich der Fovea centralis der Retina sind am zahlreichsten die Zellkörper der**
(A) Zapfenzellen
(B) Stäbchenzellen
(C) Bipolarzellen
(D) amakrinen Zellen
(E) Horizontalzellen

F03 ■

→**10.30 Für die Retina im Bereich der Fovea centralis ist typisch:**
(A) ein dichtes Kapillarnetz der A. centralis retinae
(B) eine Seitwärtsverlagerung der Nervenzellkörper des Stratum ganglionare
(C) das Fehlen von Zapfen
(D) die Seitwärtsverlagerung der Außenglieder der Photorezeptoren
(E) Reichtum an Lipofuszin

F05 ■

→**10.31 Die A. centralis retinae geht direkt ab von der**
(A) A. temporalis
(B) A. ophthalmica
(C) A. carotis interna
(D) A. facialis
(E) A. naso-ciliaris

H10

→**10.32 Welcher/welche der folgenden Äste der A. ophthalmica ist/sind an der Versorgung der Choroidea des Bulbus oculi beteiligt?**
(A) A. centralis retinae
(B) Aa. ciliares posteriores breves
(C) A. ethmoidalis anterior
(D) A. supraorbitalis
(E) A. supratrochlearis

F09 ■

→**10.33 Bei einer langsam fortschreitenden Verengung der A. carotis interna kann trotzdem das Sehvermögen erhalten sein.**
Wenn die A. ophthalmica in diesem Falle aus dem Stromgebiet der A. carotis externa Blut erhält, erfolgt die Versorgung typischerweise über die
(A) A. alveolaris superior
(B) A. angularis
(C) A. maxillaris
(D) A. pharyngea ascendens
(E) A. temporalis profunda

H08 H03 ■

→**10.34 Im Verlauf der Sehbahn treten die ersten Myelinscheiden der Axone auf in der/im**
(A) inneren plexiformen Schicht der Retina
(B) Nervenfaserschicht der Retina
(C) N. opticus
(D) Radiatio optica
(E) Lamina IV der Area striata

F06 ■

→**10.35 Welche Aussage zum M. obliquus superior (bulbi oculi) trifft zu?**
(A) Er ist wichtig für die Außenrotationsbewegung des Auges.
(B) Er ist wichtig für eine Senkung des Auges in Adduktionsstellung.
(C) Er strahlt vor dem Äquator in die Sklera ein.
(D) Er überkreuzt den Endabschnitt des M. rectus superior.
(E) Er ist für die Senkung des Auges in Abduktionsstellung erforderlich.

F07 ■

→**10.36 Der in Abbildung Nr. 173 des Bildanhangs bezeichnete Muskel wird innerviert durch/vom**
(A) N. oculomotorius
(B) N. trochlearis
(C) N. abducens
(D) N. facialis
(E) postganglionäre sympathische Fasern aus dem Ggl. cervicale superius

F08 ■

→**10.37 Welcher der genannten Muskeln bewirkt eine Blicksenkung, wenn der Augapfel in Adduktionsstellung steht?**
(A) M. rectus medialis
(B) M. rectus lateralis
(C) M. obliquus superior
(D) M. levator palpebrae superioris
(E) M. rectus superior

F07

→**10.38 Bei Ausfall des linken N. abducens wird durch welche Kopfhaltung Doppelbildwahrnehmung reduziert?**
(A) Kopfdrehung nach links
(B) Kopfdrehung nach rechts
(C) Kopfneigung auf die linke Seite
(D) Kopfneigung auf die rechte Seite
(E) Vorbeugung des Kopfes

10.29 (A)   10.30 (B)   10.31 (B)   10.32 (B)   10.33 (B)   10.34 (C)   10.35 (B)   10.36 (A)   10.37 (C)
10.38 (A)

F97

→ **10.39** Welche der genannten Strukturen verläuft **nicht** innerhalb des Anulus tendineus communis der Augenmuskeln?
(A) N. opticus
(B) N. oculomotorius
(C) A. ophthalmica
(D) N. abducens
(E) N. trochlearis

H09 ■

→ **10.40** Welcher der folgenden Muskeln wird vom N. oculomotorius innerviert?
(A) M. obliquus superior
(B) M. orbicularis oculi
(C) M. rectus inferior
(D) M. rectus lateralis
(E) M. tarsalis superior

F08 ■

→ **10.41** Eine Lähmung des M. levator palpebrae superioris ist am wahrscheinlichsten Zeichen einer Läsion des:
(A) N. oculomotorius
(B) N. facialis
(C) N. trochlearis
(D) N. abducens
(E) N. ophthalmicus

H10 ■

→ **10.42** Wichtige Zeichen des Horner-Syndroms sind Miosis und Ptosis.
Die Ptosis bei diesem Syndrom entsteht am ehesten durch Lähmung des
(A) M. dilatator pupillae
(B) M. levator palpebrae superioris
(C) M. orbicularis oculi
(D) M. orbitalis
(E) M. tarsalis superior

H96

→ **10.43** Welche Aussage zu Reflexbögen des Auges trifft **nicht** zu?
(A) Der afferente Schenkel für den Kornealreflex läuft über Fasern des N. ophthalmicus.
(B) Der efferente Schenkel des Kornealreflexes läuft über Fasern des N. facialis.
(C) Der efferente Schenkes für die Nahakkommodation läuft über Fasern des N. oculomotorius.
(D) Der afferente Schenkel für den Pupillenreflex läuft über den N. opticus.
(E) Der efferente Schenkel für die Pupillenverengung läuft über den Truncus sympathicus.

F06 ■

→ **10.44** Bei der augenärztlichen Untersuchung fällt bei einem Patienten auf, dass bei Belichtung des rechten Auges zwar eine konsensuelle Pupillenverengung des linken Auges auftritt, nicht aber eine konsensuelle Pupillenverengung des rechten Auges bei Belichtung des linken. Dies ist auf eine Nervenschädigung zurückzuführen.
Welcher Nerv ist am wahrscheinlichsten geschädigt?
(A) rechter N. opticus
(B) linker N. oculomotorius
(C) rechter N. oculomotorius
(D) rechter Halsgrenzstrang
(E) linker Halsgrenzstrang

F07 ■

→ **10.45** Eine Schädigung des N. oculomotorius geht oft mit einer Störung der Pupillenreaktion einher.
Welche Störung der Pupille auf der geschädigten Seite ist am wahrscheinlichsten?
(A) Erweiterung der Pupille bei Nahakkommodation
(B) keine konsensuelle und keine direkte Reaktion auf Lichtreize
(C) Verengung auf Konvergenz, nicht aber bei Lichteinfall
(D) Verengung nur konsensuell auf Lichtreize
(E) dauerhafte Verengung (Miosis)

H10 ■

→ **10.46** Bei einem bewusstlosen Verkehrsunfallopfer wird der Lichtreflex der Pupillen untersucht. Bei Beleuchtung des linken Auges verengt sich weder die rechte noch die linke Pupille. Bei Beleuchtung des rechten Auges kommt es zur Verengung beider Pupillen.
Diese Störung der Pupillenreaktion ist am wahrscheinlichsten bedingt durch eine Läsion des
(A) linken Ganglion ciliare
(B) linken N. oculomotorius
(C) linken N. ophthalmicus
(D) linken N. opticus
(E) rechten Tractus opticus

10.4 Zusätzliche Einrichtungen

F02 H98 ■ ■

→ **10.47** Welche Aussage über den Saccus lacrimalis trifft **nicht** zu?
(A) Er stellt eine Aussackung der Conjunctiva dar.
(B) Er liegt der medialen Wand der Orbita an.
(C) Er wird vorne von einem Teil des Lig. palpebrale mediale bedeckt.
(D) Er nimmt die Canaliculi lacrimales auf.
(E) Er geht in den Ductus nasolacrimalis über.

F04 ■

→ **10.48 Welche Aussage zur Tränendrüse und zu den Abflusswegen der Tränenflüssigkeit trifft zu?**
(A) Die Tränendrüse gibt ihr Sekret in den Fornix conjunctivae ab.
(B) Am Sekretionsprozess der Tränenflüssigkeit sind die Canaliculi lacrimales als Ausführungsgänge beteiligt.
(C) Die Puncta lacrimalia markieren die direkten Ausmündungen der Tränendrüse in den Tränensee (Lacus lacrimalis).
(D) Der Ductus nasolacrimalis verbindet den Tränensee (Lacus lacrimalis) direkt mit der Nasenhöhle.
(E) Der Ductus nasolacrimalis mündet zwischen mittlerer und unterer Muschel in die Nasenhöhle.

H04 H97 F93 H86 ■■

→ **10.49 Die Ductuli excretorii der Tränendrüse münden**
(A) in den Saccus lacrimalis
(B) an den Puncta lacrimalia
(C) in den Fornix conjunctivae superior
(D) in den Angulus iridocornealis
(E) in das Spatium episclerale

H10

→ **10.50 Die Gl. lacrimalis liegt an der/am**
(A) Maxilla
(B) Os frontale
(C) Os lacrimale
(D) Os palatinum
(E) Os parietale

H03 ■■

→ **10.51 Die sekretorische Innervation der Tränendrüse erfolgt über das**
(A) Ganglion oticum
(B) Ganglion ciliare
(C) Ganglion pterygopalatinum
(D) Ganglion submandibulare
(E) Ganglion trigeminale

Fragen aus Examen
10.5   Frühjahr 2011

F11 ■

→ **10.52 Das Stroma der Cornea des Auges besteht – außer aus Wasser – hauptsächlich aus**
(A) Kollagen
(B) Elastin
(C) Hyaluronsäure
(D) Laminin
(E) Fibronektin

10.48 (A)   10.49 (C)   10.50 (B)   10.51 (C)   10.52 (A)

11 Hör- und Gleichgewichtsorgan

11.1 Entwicklung des Hör- und Gleichgewichtsorgans

H05

→11.1 Aus der Ohrplakode geht/gehen hervor:
(A) Ohrmuschel
(B) Membrana tympani
(C) Gehörknöchelchen
(D) Ductus cochlearis
(E) Tuba auditiva

H04 H82 ■

→11.2 Cavitas tympani und Tuba auditiva entstehen aus
(A) der 1. Schlundtasche
(B) der 2. Schlundtasche
(C) der 1. Kiemenfurche
(D) der 2. Kiemenfurche
(E) dem Sinus cervicalis

11.2 Äußeres Ohr

F09 ■

→11.3 Die Abbildung Nr. 174 des Bildanhangs zeigt ein rechtes Ohr.
Welche der Markierungen bezeichnet den Tragus?

F09 ■

→11.4 Der knöcherne Abschnitt des äußeren Gehörgangs des Erwachsenen
(A) enthält mehr Talgdrüsen als der knorpelige Abschnitt
(B) wird von einer fest mit dem Periost verwachsenen Haut ausgekleidet
(C) ist etwa 5–6 mm lang
(D) hat seine weiteste Stelle an der Grenze zum knorpeligen Abschnitt
(E) bildet mit seiner unteren Wand das Dach des Antrum mastoideum

H10 ■

→11.5 Bei dem Versuch, eine kleine Erbse aus dem äußeren Gehörgang (Meatus acusticus externus) eines Kindes zu extrahieren, kommt es zu Husten und Erbrechen.
Die Reizung welches der genannten Nerven ist am ehesten dafür verantwortlich?
(A) N. auricularis magnus
(B) N. auriculotemporalis
(C) N. facialis
(D) N. occipitalis minor
(E) R. auricularis n. vagi

H08 ■

→11.6 Zu den an der sensiblen Versorgung des äußeren Gehörgangs beteiligten Nerven zählen Äste des/der
(A) N. accessorius
(B) N. maxillaris
(C) N. vagus
(D) Chorda tympani
(E) N. vestibulocochlearis

H06

→11.7 Das Trommelfell wird bei der Otoskopie zur besseren Orientierung vereinbarungsgemäß durch zwei gedachte Geraden in 4 Quadranten unterteilt.
Der Schnittpunkt der beiden Geraden projiziert sich im otoskopischen Bild auf folgende Struktur:
(A) kurzer Ambossfortsatz (Crus breve)
(B) Ambosskörper (Corpus incudis)
(C) Fenestra cochleae
(D) Hammergriffspitze (Umbo)
(E) Chorda tympani

H07 ■

→11.8 Bei der Otoskopie erscheint am Trommelfell ein Lichtreflex. Typischerweise liegt dieser
(A) in der Pars flaccida
(B) im hinteren unteren Quadranten
(C) im vorderen unteren Quadranten
(D) im hinteren oberen Quadranten
(E) über dem Umbo

11.1 (D)   11.2 (A)   11.3 (A)   11.4 (B)   11.5 (E)   11.6 (C)   11.7 (D)   11.8 (C)

F10

→ **11.9** Die Fenestra vestibuli und der Stapes projizieren auf welchen der mit I bis V bezeichneten Abschnitte des rechten Trommelfells (siehe Abbildung Nr. 175 des Bildanhangs)?
(A) I
(B) II
(C) III
(D) IV
(E) V

F01 F99 H92 H90 H85 ■■

→ **11.10** Die Pars flaccida (= Shrapnell-Membran) der Membrana tympani
(A) ist der größere, straffere Teil des Trommelfells
(B) befindet sich hinten unten am Trommelfell
(C) wird auch als Stria mallearis bezeichnet
(D) ist ein Teil des Paries labyrinthicus
(E) bildet eine Grenze des Recessus membranae tympani superior (= Prussak-Raum)

11.3   Mittelohr

F02 ■■■

→ **11.11** Welches ist der korrekte Weg der Schallenergieübertragung im Mittelohr?
(A) Incus → Malleus → Stapes → Fenestra vestibuli
(B) Malleus → Incus → Stapes → Fenestra cochleae
(C) Malleus → Incus → Stapes → Fenestra vestibuli
(D) Stapes → Incus → Malleus → Fenestra cochleae
(E) Incus → Stapes → Malleus → Fenestra vestibuli

H05 H01 F99 F97 ■■

Ordnen Sie den in Liste 1 genannten anatomischen Strukturen die entsprechende Lagebeziehung zu einer Wand des Cavum tympani aus Liste 2 zu!

Liste 1
→ **11.12** Promontorium
→ **11.13** Fenestra vestibuli

Liste 2
(A) Paries labyrinthicus
(B) Paries membranaceus
(C) Paries mastoideus
(D) Paries tegmentalis
(E) Paries caroticus

F07 ■

→ **11.14** Bei Operationen des Mittelohres kann ein Zugangsweg durch Eröffnung des Processus mastoideus geschaffen werden.
Welches größere Blutgefäß liegt dabei in engster räumlicher Nähe des Processus mastoideus und ist daher am meisten gefährdet?
(A) V. jugularis interna
(B) Sinus sigmoideus
(C) A. carotis interna
(D) A. carotis externa
(E) R. parietalis a. meningeae mediae

H10 ■

→ **11.15** Durch welche Wand der Paukenhöhle kann sich eine Mittelohrentzündung (Otitis media) zu den Hirnhäuten und dem Temporallappen am wahrscheinlichsten ausbreiten?
(A) Paries caroticus
(B) Paries jugularis
(C) Paries labyrinthicus
(D) Paries membranaceus
(E) Paries tegmentalis

F02 F96 ■

→ **11.16** Welches Gebilde ist der Paukenhöhle nicht unmittelbar benachbart?
(A) Canalis caroticus
(B) Antrum mastoideum
(C) Fossa jugularis
(D) Canalis hypoglossi
(E) Canalis facialis

H03 H00 H98 ■■

→ **11.17** Welche der genannten Strukturen grenzt nicht an die Paukenhöhle?
(A) N. facialis
(B) A. carotis interna
(C) apikale Windung der Schnecke
(D) Canalis semicircularis lateralis
(E) Bulbus superior v. jugularis internae

F01 H96 F93 F90 F87 ■■

→ **11.18** Die Cellulae mastoideae haben enge Nachbarbeziehungen zum/zur
(A) Ganglion trigeminale
(B) A. meningea media
(C) A. carotis externa
(D) Sinus sigmoideus
(E) N. accessorius

11.9 (D)   11.10 (E)   11.11 (C)   11.12 (A)   11.13 (A)   11.14 (B)   11.15 (E)   11.16 (D)   11.17 (C)
11.18 (D)

F02 F97 ■■

→11.19 Welche Aussage über die Cellulae mastoideae trifft nicht zu?
(A) Sie sind pneumatisiert.
(B) Sie entwickeln sich nach der Geburt.
(C) Sie grenzen u. a. an die knöcherne Rinne des Sinus sigmoideus.
(D) Sie sind von Schleimhaut ausgekleidet.
(E) Sie stehen in direkter Verbindung mit dem häutigen Labyrinth.

H03 H01 F95 H92 H90 F84 ■■

→11.20 Die Schleimhaut des Mittelohres ist sehr schmerzempfindlich. Sie wird sensibel überwiegend versorgt von Endästen des
(A) N. trigeminus
(B) N. facialis
(C) N. vestibulocochlearis
(D) N. glossopharyngeus
(E) N. vagus

H02 ■

→11.21 Die Tuba auditiva ist ausgekleidet durch ein
(A) einschichtiges Plattenepithel
(B) zweischichtiges hochprismatisches Epithel
(C) Flimmerepithel mit Becherzellen
(D) mehrschichtiges unverhorntes Plattenepithel
(E) mehrschichtiges verhorntes Plattenepithel

H09 ■■

→11.22 Der M. stapedius wird motorisch innerviert von einem Ast des
(A) N. facialis
(B) N. glossopharyngeus
(C) N. mandibularis
(D) N. maxillaris
(E) N. vagus

H03 ■

→11.23 Welche Funktionsstörung im Bereich des Ohres ist bei einer Schädigung des N. facialis unmittelbar peripher des Ganglion geniculi zu erwarten?
(A) Drehschwindel
(B) Taubheit
(C) Belüftungsstörung des Mittelohres
(D) Hyperakusis
(E) Sensibilitätsverlust der Schleimhaut der Paukenhöhle

H01 H95 ■■

→11.24 Abbildung Nr. 176 des Bildanhangs zeigt ein Modell des Mittelohres.
Der mit * gekennzeichnete Muskel wird innerviert durch:
(A) Chorda tympani
(B) N. facialis
(C) N. petrosus major
(D) N. petrosus minor
(E) Pars motorica des N. trigeminus

F08 ■

→11.25 Der M. tensor tympani wird innerviert von einem Ast des
(A) N. facialis
(B) N. oculomotorius
(C) N. maxillaris
(D) N. mandibularis
(E) N. glossopharyngeus

H04 ■

→11.26 Die Chorda tympani innerviert
(A) sekretorisch die Glandula parotidea
(B) sensorisch Geschmacksknospen des Zungenrückens
(C) sensibel die Mechanorezeptoren des Gaumens
(D) sensibel die Mechanorezeptoren auf der Außenfläche des Trommelfells
(E) motorisch den M. tensor tympani

H08

→11.27 Welche der Aussagen zum Verlauf der Chorda tympani in der Cavitas tympani trifft zu?
(A) Sie liegt der Oberseite der Stapesfußplatte an.
(B) Sie tritt in die Cavitas tympani am runden Fenster ein.
(C) Sie verlässt die Cavitas tympani durch die mediale Wand.
(D) Sie zieht zwischen Hammergriff und langem Amboss-Schenkel hindurch.
(E) Sie verläuft über den Recessus epitympanicus zum Antrum mastoideum.

11.19 (E) 11.20 (D) 11.21 (C) 11.22 (A) 11.23 (D) 11.24 (B) 11.25 (D) 11.26 (B) 11.27 (D)

11.4   Innenohr

F10 ■
→11.28 Welche der nachfolgenden Aussagen zum Innenohr ist richtig?
(A) In der Scala vestibuli befindet sich Endolymphe.
(B) In der Scala tympani befindet sich Endolymphe.
(C) Die Reissner-Membran trennt die Scala vestibuli vom Ductus cochlearis.
(D) Das Helicotrema verbindet die Scala vestibuli mit dem Ductus cochlearis.
(E) Der Ductus reuniens verbindet den Ductus cochlearis mit der Cavitas tympani.

H06
→11.29 Der Ductus cochlearis
(A) grenzt am runden Fenster an das Mittelohr
(B) geht am Helicotrema in die Scala vestibuli über
(C) grenzt mit der Basilarmembran an die Scala vestibuli
(D) grenzt mit der Stria vascularis an den Modiolus
(E) hat gegenüber der Perilymphe ein positives Potential

F06 ■
→11.30 Die Sekretion der Endolymphe im Ductus cochlearis erfolgt vorwiegend durch die
(A) Pfeilerzellen
(B) Phalangenzellen
(C) Hensen-Zellen
(D) Stria vascularis
(E) Zellen der Reissner-Membran

H08 ■
→11.31 Welche der aufgeführten Strukturen bildet im häutigen Labyrinth des Innenohres einen Teil der Wand der Scala tympani?
(A) äußere Haarzellen
(B) Membrana tectoria
(C) Lamina basilaris
(D) Membrana vestibularis
(E) Stria vascularis

F02 H97 H94 ■
→11.32 Welche Aussage trifft nicht zu?
Die Basilarmembran des Innenohrs
(A) ist an der Lamina spiralis ossea befestigt
(B) trennt Scala vestibuli und Ductus cochlearis
(C) ist am Ligamentum spirale befestigt
(D) trägt das Corti-Organ
(E) gerät durch Druckwellen der Perilymphe in Schwingungen

F03
→11.33 Die Endolymphe der Cochlea ist besonders kaliumreich.
Welche Zellen transportieren das Kalium in die Endolymphe?
(A) Epithel der Reissner-Membran
(B) Phalangenzellen
(C) Pfeilerzellen
(D) Zellen der Stria vascularis
(E) äußere Haarzellen

H06
→11.34 Die Auslenkung der Basilarmembran durch die Wanderwellenspitze führt zunächst zu einer
(A) Auslösung von Aktionspotentialen an den inneren Haarzellen
(B) Auslenkung des Kinoziliums der äußeren Haarzellen
(C) aktiven Längenänderung der äußeren Haarzellen
(D) aktiven Längenänderung der inneren Haarzellen
(E) Veränderung der Ionenkonzentration in der Perilymphe

H06
→11.35 Schwerhörigkeit kann mit mangelhafter Funktion von tip links (sog. Spitzenfäden) im Corti-Organ zusammenhängen.
Bei tip links handelt es sich um:
(A) apikal gelegene desmosomale Verbindungen zwischen den Zellleibern von Haarzellen
(B) apikal gelegene Zonulae occludentes zwischen Haarzellen und Phalangenzellen
(C) Verbindungen zwischen innerer Haarzelle und dem Anfangsteil einer afferenten Nervenfaser
(D) Aktinfilamente, die das Plasmalemm von Haarzell-Stereozilien apikal durchdringen und extrazelluläre Bündel bilden
(E) Fäden, die an den Haarzellen Spitzen von Stereozilien an benachbarte Stereozilien anheften

H10 F05 F03 ■ ■
→11.36 Bei der Hörwahrnehmung erfolgt eine Erregungsleitung vom Innenohr zur Großhirnrinde.
Wo liegt der Zellkörper des 1. Neurons dieser Kette?
(A) im Corti-Organ
(B) im Modiolus
(C) im inneren Gehörgang
(D) im Ncl. cochlearis anterior
(E) im Corpus trapezoideum

11.28 (C)   11.29 (E)   11.30 (D)   11.31 (C)   11.32 (B)   11.33 (D)   11.34 (C)   11.35 (E)   11.36 (B)

F09 H05 ■

→ **11.37 Die für die Prüfung des Hörvermögens wichtigen otoakustischen Emissionen werden erzeugt von/m**
(A) Trommelfell
(B) Helicotrema
(C) äußeren Haarzellen
(D) Schwingungen der Membrana tympanica secundaria
(E) Steigbügel

H09

→ **11.38 Welche Aussage zur A. labyrinthi trifft zu?**
(A) Sie gehört zum Stromgebiet der A. basilaris.
(B) Sie begleitet den N. hypoglossus.
(C) Sie verläuft durch den Meatus acusticus externus.
(D) Sie verläuft im Canaliculus cochleae.
(E) Sie versorgt die Vorderwand der Paukenhöhle.

F04 H93 ■

→ **11.39 Der Utriculus des häutigen Labyrinths**
(A) steht mit dem Ductus perilymphaticus in Verbindung
(B) hat über den Ductus reuniens eine direkte Verbindung mit dem Ductus cochlearis
(C) grenzt an die Fenestra ovalis
(D) weist eine Macula statica auf
(E) wird von der Scala vestibuli umgeben

H02

→ **11.40 Wo liegen Sinneszellen, deren Stereozilien in eine Cupula ragen?**
(A) Ductus cochlearis
(B) Ampullen der Bogengänge
(C) Vestibulum labyrinthi
(D) Sacculus
(E) Saccus endolymphaticus

H07 H04 H02 ■ ■

→ **11.41 Die Perikaryen der Neurone, die die Erregung von den Sinneszellen der Cristae ampullares weiterleiten, liegen**
(A) im Utriculus
(B) im inneren Gehörgang
(C) im Ganglion spirale
(D) im Modiolus
(E) in den Nuclei vestibulares

Fragen aus Examen
11.5 Frühjahr 2011

F11

→ **11.42 Der Meatus acusticus externus entwickelt sich aus der**
(A) Vesicula cervicalis
(B) 1. Schlundfurche
(C) 1. Schlundtasche
(D) 2. Schlundtasche
(E) 3. Schlundfurche

F11 ■

→ **11.43 Bei der Hörwahrnehmung erfolgt eine Erregungsleitung vom Innenohr zur Großhirnrinde. Wo liegt der Zellkörper des 1. Neurons dieser Kette?**
(A) im Corti-Organ
(B) im Modiolus
(C) im inneren Gehörgang
(D) im Ncl. cochlearis anterior
(E) im Corpus trapezoideum

F11 ■

→ **11.44 Die mit einem Stern markierte Struktur in der Abbildung Nr. 189 des Bildanhangs ist der/die**
(A) Ductus cochlearis
(B) Ductus reuniens
(C) Ductus semicircularis lateralis
(D) Scala tympani
(E) Scala vestibuli

11.37 (C)   11.38 (A)   11.39 (D)   11.40 (B)   11.41 (B)   11.42 (B)   11.43 (B)   11.44 (A)

12   Haut und Hautanhangsgebilde

12.1   Haut und Unterhaut

F08

→12.1 An welcher/n Körperstelle(n) findet sich charakteristischerweise Leistenhaut?
(A) Regio axillaris
(B) Regio glutea
(C) Regio cruris
(D) Fingerbeeren
(E) Regio mammaria

F98 ■

→12.2 Welche Aussage über die Haut bzw. Unterhaut trifft nicht zu?
(A) Das Corium besteht aus dem Stratum papillare und Stratum reticulare.
(B) In der Tela subcutanea unterteilen Bindegewebszüge das Fettgewebe.
(C) Das Stratum corneum der Epidermis wird aus Zellen mit deutlich sichtbaren Kernen gebildet.
(D) Im Stratum basale der Epidermis kommen Merkelzellen vor.
(E) Die Zellen des Stratum spinosum der Epidermis enthalten Tonofibrillen (Tonofilamente).

H06

→12.3 Bei einem Patienten kommt es aufgrund eines genetischen Defekts des Laminin 5 zur Blasenbildung in der Haut. Anhand des Vorkommens dieses Proteins in der normalen Haut lässt sich folgern, in welcher Schicht sich diese Blasen entwickeln; sie entstehen
(A) im Stratum corneum
(B) im Stratum basale
(C) zwischen Basalzellschicht und Lamina densa der Basalmembran
(D) zwischen Lamina densa und Lamina fibroreticularis der Basalmembran
(E) im Stratum papillare

H07 ■

→12.4 Bei einem Patienten kommt es aufgrund eines genetischen Defektes von Ankerfibrillen zur Blasenbildung in der Haut.
Welcher Kollagentyp bildet die Ankerfibrillen zur Verankerung der Basallamina in der Lamina fibroreticularis?
(A) Typ III
(B) Typ V
(C) Typ VI
(D) Typ VII
(E) Typ VIII

H10 F07 F03 H00 ■ ■

→12.5 In welcher Hautschicht findet sich die größte Konzentration an Mastzellen?
(A) Stratum spinosum der Epidermis
(B) Stratum basale der Epidermis
(C) Stratum papillare der Dermis
(D) Stratum reticulare der Dermis
(E) Subkutis

F09 F04 ■

→12.6 Eine Patientin sucht wegen eines vereiterten Hühnerauges einen Arzt auf. Bei der Untersuchung fällt ein vergrößerter und druckschmerzhafter Lymphknoten in der oberflächlichen Inguinalregion der gleichen Seite auf. Die in diesem Lymphknoten stattfindende Abwehrreaktion wurde durch Zellen eingeleitet, die in der Haut des entzündeten Gebietes Antigen aufnahmen, dann über die Lymphbahnen in den Lymphknoten einwanderten und es dort in prozessierter Form präsentierten.
Bei diesen Zellen handelt es sich um
(A) Merkel-Zellen
(B) Keratinozyten
(C) Mastzellen
(D) T-Lymphozyten
(E) Langerhans-Zellen

F97 ■ ■

→12.7 Welche Aussage über die Melanozyten der Haut trifft nicht zu?
(A) Die Melanozyten der Haut stammen von der Neuralleiste ab.
(B) Die Zellkörper des Melanozyten liegen im Stratum basale der Epidermis.
(C) Die Fortsätze der Melanozyten schieben sich zwischen die Zellen des Stratum spinosum.
(D) Die Melanozyten geben das von ihnen gebildete Melanin an die Keratinozyten ab.
(E) Die Bräunung der Haut beruht auf einer Vermehrung der Melanozyten.

H06

→12.8 Das rötliche Phäomelanin („Sommersprossenpigment") wird in der Haut hauptsächlich gebildet von:
(A) Langerhans-Zellen
(B) Merkel-Zellen
(C) Melanozyten
(D) Keratinozyten
(E) Fibroblasten des Coriums

12.1 (D)   12.2 (C)   12.3 (C)   12.4 (D)   12.5 (C)   12.6 (E)   12.7 (E)   12.8 (C)

F03 F99 ■

→ **12.9 In der Epidermis kommen nicht vor:**
(A) Keratinozyten
(B) Melanozyten
(C) Langerhans-Zellen
(D) Merkel-Zellen
(E) Meißner-Körperchen

F04 ■

→ **12.10 Welche der nachstehend genannten Zellen bzw. Körperchen liegen nicht in der Epidermis?**
(A) Melanozyten
(B) Merkel-Zellen
(C) Keratinozyten
(D) Langerhans-Zellen
(E) Vater-Pacini-Körperchen

F09 ■

→ **12.11 Welche Aussage zu den Meissner-Tastkörperchen trifft zu?**
(A) Sie liegen in der Subcutis und im Stratum reticulare des Coriums.
(B) Sie sind Schmerzrezeptoren.
(C) Sie enthalten in der Regel eine einzelne markhaltige afferente Nervenendigung.
(D) Sie sind von einer vielschichtigen Kapsel aus Fibroblasten umgeben.
(E) Sie sind in der Leistenhaut (z. B. an der Fingerbeere) besonders häufig.

H03

→ **12.12 Schmerzwahrnehmung erfolgt vor allem über**
(A) Meissner-Körperchen
(B) Kernsackfasern
(C) so genannte freie Nervenendigungen
(D) Ruffini-Körperchen
(E) anulospirale Endigungen

H04 ■

→ **12.13 Welche der nachstehend genannten Zuordnung von Rezeptoren der Haut und ihrer Funktion trifft nicht zu?**
(A) Ruffini-Körperchen– Chemorezeption
(B) Merkel-Zellen– Druckrezeption
(C) Meissner-Körperchen– Berührungsrezeption
(D) freie Nervenendigungen– Schmerz-, Temperaturempfindung
(E) Vater-Pacini-Lamellenkörperchen– Vibrationsempfindung

F07 ■

→ **12.14 Die Meißner-Körperchen der Haut liegen im**
(A) Stratum corneum
(B) Stratum lucidum
(C) Stratum granulosum
(D) Stratum germinativum
(E) Stratum papillare

12.2 Behaarung

F04

→ **12.15 Bei Kältereiz kommt es unter anderem zu einem Aufrichten der Haare auf dem Unterarm („Gänsehaut") durch die Mm. arrectores pilorum.**
Diese werden am ehesten zur Kontraktion angeregt durch
(A) cholinerge somatomotorische Nervenfasern
(B) nitrerge parasympathische Nervenfasern
(C) cholinerge parasympathische Nervenfasern
(D) noradrenerge sympathische Nervenfasern
(E) cholinerge sympathische Nervenfasern

12.3 Nägel

Zu diesem Kapitel wurde bisher keine Frage gestellt.

12.4 Hautdrüsen

Vgl. Kapitel 2.4.

F09

→ **12.16 Drüsenendstücke ekkriner Schweißdrüsen findet man typischerweise in folgender Lokalisation:**
(A) Stratum basale der Epidermis
(B) Haarfollikel
(C) Stratum papillare des Coriums
(D) Stratum reticulare des Coriums bzw. Subcutis
(E) subfaszial

12.5 Mamma

Vgl. Kapitel 6.2.

Kommentare

1   Allgemeine Embryologie

1.1   Grundlagen der Reproduktion

I.1   Ovarialzyklus, Oogenese

Ovarialzyklus

Während des monatlichen Zyklus der Frau finden im Ovar Veränderungen statt, die man als *ovariellen Zyklus* bezeichnet, gleichzeitig – und damit eng in Zusammenhang stehend – beobachtet man *Veränderungen der Uterusschleimhaut.*

Der Menstruationszyklus wird hormonell gesteuert, und zwar durch die gonadotropen Hypophysenvorderlappenhormone

FSH *(follikelstimulierendes Hormon):* Stimulus für die Reifung von Primärfollikeln und für steigende Östrogensekretion (Östradiol E_2) und

LH *(luteinisierendes Hormon):* Auslösung des Eisprungs.

Die unter dem Einfluss der Hypophysenhormone produzierten Östrogene und Gestagene üben wiederum über negative Rückkopplung einen modifizierenden Einfluss auf die Releasing-Faktoren für FSH und LH aus.

Sollten also zuviel Östrogene produziert werden, erfolgt sofort „Meldung" an den Hypothalamus, der über die Releasing-Faktoren die Sekretion von FSH und LH senkt, was wiederum die Östrogensekretion hemmt (s. o.).

Klinischer Bezug

Das Prinzip der hormonellen Kontrazeption, der peroralen Ovulationshemmung („Pille") beruht bei den Kombinationspräparaten auf der zentralen Hemmung der Ovulation durch negative Rückkopplung (verminderte Freisetzung von FSH und LH). Zusätzlich nimmt das Zervixsekret an Viskosität zu, es gibt einen Endometriumeffekt (deziduale Stromaänderung) und die Tubenmotilität wird gehemmt. Bei den Kombinationspräparaten enthalten alle Tabletten die gleiche Menge an Östrogen und Gestagen, bei den Sequenzpräparaten wird in der ersten Phase nur Östrogen, dann in der zweiten Phase eine Östrogen-Gestagen-Kombination verabreicht. Die Wirkung der Sequenzpräparate ähnelt eher dem normalen Zyklusablauf, da die antikonzeptionelle Wirkung zunächst nur durch die Östrogene erfolgt und die Endometriumveränderungen erst in der 2. Zyklushälfte zum Tragen kommen.

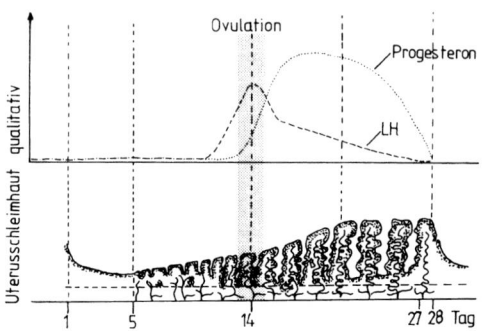

Abb. 1.1 Ovarialzyklus

Oogenese

Wie beim männlichen Embryo wandern auch beim genetisch weiblichen Embryo Urkeimzellen aus der Wand des Dottersacks in die Gonadenanlage ein.

Dort erst differenzieren sie sich zu *Oogonien,* die sich weiter teilen bis zu einer Maximalanzahl von 6 Millionen etwa im 5. Embryonalmonat. Danach beginnt die Zelldegeneration eines Teils der Oogonien. Gleichzeitig haben sich Oogonien zu *primären Oozyten* differenziert (3. Embryonalmonat), die zusammen mit der sie umgebenden Epithelschicht als *Primordialfollikel* bezeichnet werden.

Primäre Oozyten beginnen mit der Prophase der 1. Reifeteilung (4n-DNA). Dann treten sie bis zur Pubertät in ein Ruhestadium ein (Diktyotän).

Bis zu diesem Zeitpunkt (und auch schon bis zur Geburt) ist ein großer Teil der primären Oozyten und Oogonien zugrunde gegangen (bis auf etwa 40 000, Follikelatresie). In der Geschlechtsreife beginnt während des Zyklus jeweils alle 28 Tage eine Gruppe von Primordialfollikeln unter dem Einfluss von FSH zu wachsen und erreicht über *Primärfollikel* und *Sekundärfollikel* (Abb. 1.2d) das Stadium des *Tertiärfollikels* (Abb. 1.2e). Ein einziger Tertiärfollikel pro Zyklus wird dominant und wächst zum sprungreifen Graaf-Follikel heran. Alle anderen werden atretisch.

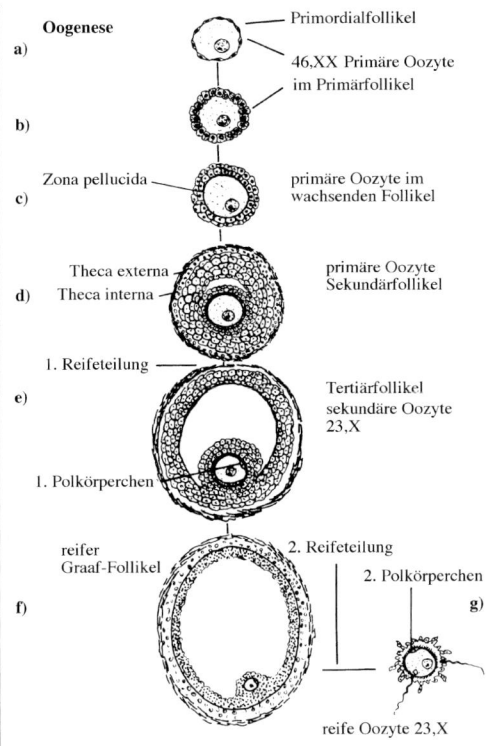

a) **Oogenese** — Primordialfollikel

— 46,XX Primäre Oozyte im Primärfollikel

b)

Zona pellucida —

c) — primäre Oozyte im wachsenden Follikel

Theca externa — — primäre Oozyte Sekundärfollikel

d) Theca interna —

1. Reifeteilung —

e) — Tertiärfollikel sekundäre Oozyte 23,X

1. Polkörperchen —

reifer Graaf-Follikel — 2. Reifeteilung

— 2. Polkörperchen

f) g)

— reife Oozyte 23,X

Abb. 1.2 Oogenese

Nachdem der Follikel reif ist, wird die 1. Reifeteilung ca. 12 h vor der Ovulation fortgesetzt und erst kurz vor der Ovulation beendet (*sekundäre Oozyten*, 2n-DNA). Die Prophase der 2. Reifeteilung wird direkt angeschlossen und in der Metaphase wieder angehalten. Die Eizelle beendet die **2. Reifeteilung** erst nach der Befruchtung!

Kurz vor der Ovulation wächst ein Tertiärfollikel innerhalb weniger Stunden zum reifen *Graaf-Follikel* (Abb. 1.2f), der sich gegen die Oberfläche des Ovars vorwölbt. Bei der Ovulation gibt er die Oozyte frei. Sie wird von den Fimbrien des Eileiters aufgefangen und durch rhythmische Kontraktionen der Tubenmuskulatur zum Uterus befördert.

Der im Ovar verbliebene Teil des Follikels wandelt sich über das Corpus rubrum (haemorrhagicum) zum *Corpus luteum* um, welches **Progesteron** bildet.

Vom Corpus rubrum (Corpus haemorrhagicum) spricht man, wenn nach der Ovulation die Follikelwand kollabiert und Blut in die Follikelhöhle eindringt. Die Umwandlung von Follikelepithelzellen zu Granulosaluteinzellen und von Zellen der Theca interna zu Thekaluteinzellen beginnt dann unter dem Einfluss von LH der Hypophyse. Dann entsteht aus dem Corpus rubrum erst das Corpus luteum.

Progesteron bewirkt in der Uterusschleimhaut die *Sekretionsphase* (Vorbereitung der Uterusschleimhaut für die Aufnahme einer befruchteten Eizelle). Erfolgt keine Befruchtung, so degeneriert das Corpus luteum etwa ab dem 9.–10. Tag post ovulationem zum *Corpus albicans*. Der Progesteronabfall löst dann die Menstruationsblutung, also das Abstoßen der proliferierten Uterusschleimhaut, aus. Bei einer Befruchtung produziert der Trophoblast sofort **HCG** (humanes Choriongonadotropin – Schwangerschaftsnachweis, siehe „Klinischer Bezug" Lerntext I.9). Dies verhindert die Rückbildung des Corpus luteum, das nun weiter Progesteron produziert – *Corpus luteum graviditatis* –, solange bis die Plazenta selbst die Produktion übernehmen kann. Das Corpus luteum graviditatis bildet sich dann ab dem 5. Schwangerschaftsmonat zum Corpus albicans zurück.

Klinischer Bezug

Bei der „Pille danach" löst eine einmalig hohe Hormongabe einen nachfolgenden relativen Hormonmangel aus, der dann die Menstruationsblutung verursacht, bevor die Blastozyste das Uteruslumen erreicht.

H01

→ **Frage 1.1: Lösung C**

Der Begriff **„Keimbahn"** umfasst die für die Weitergabe und Positionierung des Keimplasmas relevante direkte Zellfolge, ausgehend von der Zygote über die Entwicklung der Urkeimzellen, Wanderung in die Gonadenanlage, Geschlechtsdifferenzierung, Entwicklung und Differenzierung der Keimzellen während Embryonalperiode und Pubertät des Individuums bis hin zur Befruchtung und Entwicklung einer Zygote der folgenden Generation. Diagnostische und therapeutische Eingriffe an Keimbahnzellen des Menschen sind nach dem Embryonenschutzgesetz nicht zulässig.

Zu **(C)**: Die **Blastozyste** besteht aus zwei verschiedenen Zelltypen: dem so genannten **Embryoblasten** (= Keimscheibe), aus dem alle Zellen des Embryos entstehen (auch die Keimzellen), sowie dem **Trophoblasten**, aus dem die Zellen der Plazenta (**Synzytiotrophoblasten** und **Zytotrophoblasten**) entstehen. Trophoblastenzellen sind nicht Bestandteil der Keimbahn, da aus ihnen die Anteile der Plazenta entstehen.

Zu **(A)**, **(B)**, **(D)** und **(E)**: Die **Blastomeren** entstehen aus der befruchteten Eizelle, nachdem diese das Zygotenstadium durchlaufen hat. Es sind die Zellen, die durch die Furchungsteilungen entstehen. Blastomeren sind totipotente Zellen, d. h. aus ihnen können sowohl die Plazenta als auch der Embryo selber, also auch die **Keimzellen**, entstehen. Über das Morulastadium entsteht dann am 5. Tag die

Kommentare

Blastozyste, die sich aus dem **Embryoblasten** (= Keimscheibe, bildet den Embryo) und dem Trophoblasten (bildet die Plazenta) zusammensetzt. Embryoblastzellen sind pluripotent.

Die **Keimzellen** (= Gameten = Geschlechtszellen) entwickeln sich aus Urkeimzellen, die von der kaudalen Hälfte des Primitivstreifens ausgehend zur Dottersackwand wandern. In der 3. Entwicklungswoche sind die Urkeimzellen in der **Dottersackwand** nachweisbar, von dort wandern sie in der 6. Woche mittels **amöboider** Bewegung durch den Allantoisgang über das dorsale Mesenterium des Enddarms in das Gewebe der Genitalanlage. Dort induzieren sie vermutlich die Gonadenentwicklung. Hier entstehen aus den Urkeimzellen (die entweder Oogonien oder Spermatogonien sind) dann die Keimzellen (= Gameten = Oozyte bzw. Spermatozyte).

H98
→ **Frage 1.2: Lösung D**

Siehe Lerntext I.2.
Die **1. Reifeteilung** der Oozyte beginnt bereits pränatal, wird durch eine lange Ruheperiode – in der die Reifeteilung in der Prophase sozusagen „stehenbleibt" – unterbrochen und dann erst nach der Pubertät einige Stunden vor der Ovulation fortgesetzt. Die 1. Reifeteilung wird kurz vor der Ovulation der Oozyte beendet. Während der Ovulation beginnt dann gleich die **2. Reifeteilung**, die erst nach einer evtl. Befruchtung, d. h. nach Eindringen des Spermienkopfs in die Eizelle, beendet wird.

H98
→ **Frage 1.3: Lösung E**

Siehe Kommentar zu Frage 1.2.
Bei der **Mitose** wird die zuerst verdoppelte DNS auf 2 Tochterzellen verteilt, so dass jede Zelle wieder das gleiche genetische Material wie die Ursprungszelle erhält.
Bei der **Meiose** dagegen unterteilt sich der Vorgang in 1. und 2. Reifeteilung, die letzte Verdoppelung der DNS findet vor Beginn der 1. Reifeteilung statt (Interphase, S-Phase). Die 2. Reifeteilung schließt sich *ohne* Replikation der DNS an, so dass schließlich Gameten mit haploidem Chromosomensatz vorliegen. Die Meiose ist sozusagen ein Zellzyklus mit einer S-Phase und 2 Zellteilungen.
Im Unterschied zur Mitose werden bei der **Meiose (Reduktionsteilung)**, die nur bei Geschlechtszellen erfolgt,

- die Anzahl der homologen Chromosomen auf die Hälfte reduziert (von 46 (diploider Chromosomensatz) auf 23 (haploider Chromosomensatz)).
- Es kommt zur Paarung von homologen Chromosomen (verlängerte Prophase der 1. Reifeteilung) – Austausch von Genabschnitten (Rekombination, Genmaterial wird in anderer Konstellation kombiniert).
- Zwischen 1. und 2. Reifeteilung (Interphase) unterbleibt die Synthesephase, der 2. Reifeteilung geht keine DNA-Synthese voraus.

I.2	Reifeteilungen der Oozyte		
	Beginn	**Ende**	**Bemerkungen**
1. Reifeteilung	pränatal (ab Ende der Embryonalperiode/Anfang der Fetalperiode) bereits Eintritt in die Prophase der 1. Reifeteilung, Arretierung im Diktyotän, anschließend lange Ruheperiode der primären Oozyten/Primordialfollikel	1. Reifeteilung wird erst im Verlauf eines Zyklus – unabhängig von der Entwicklung des Follikels zum Tertiärfollikel – gerade etwa 12 Stunden vor der Ovulation unter dem Einfluss von LH fortgesetzt und kurz vor der Ovulation abgeschlossen. Die Eizelle befindet sich in allen Follikelstadien in der Prophase der 1. meiotischen Teilung	einige Eizellen verbleiben bis zu ca. 40 Jahre in der Ruhephase (Möglichkeit der chromosomalen Defekte steigt an)
2. Reifeteilung	sofort nach Ovulation Beginn der 2. Reifeteilung ohne DNS-Replikation, Arretierung in der Metaphase	Beendigung erst nach erfolgter Befruchtung, d. h. nach Eindringen des Spermienkopfs in die Eizelle	

Wichtig ist, dass bei der Oogenese zwischen Vermehrungsperiode, 1. und 2. Wachstumsperiode und den Ruheperioden unterschieden wird.
Nochmals die Oogenese in Stichpunkten:

Pränatale Reifung:
- Urkeimzellen wandern in die Gonadenanlage ein.
- Vermehrungsperiode der Oogonien (mitotische Teilung) und bereits Beginn der Zelldegeneration der Oogonien.

- *1. Wachstumsperiode* → primäre Oozyten werden von Follikelepithel umgeben →Primordialfollikel.
- Beginn der 1. Reifeteilung (ab Ende der Embryonalperiode/Anfang der Fetalperiode), Arretierung im Diktyotänstadium (Verharren bis zur Pubertät).

Postnatale Reifung:

- *2. Wachstumsperiode* → hormonabhängig reifen in jedem Zyklus mehrere Primordialfollikel zu Primär-und Sekundärfollikeln, ein einziger pro Zyklus reift zum sprungreifen Graaf-Follikel (Tertiärfollikel).
- Fortsetzung der 1. Reifeteilung 12 h vor der Ovulation unter LH-Einfluss
- Beendigung der 1. Reifeteilung kurz vor der Ovulation.
- Sofortiger Anschluss der 2. Reifeteilung, die in der Metaphase zum Stillstand kommt.
- Abschluss der 2. Reifeteilung nur nach erfolgter Befruchtung, sonst Umwandlung zum Corpus luteum.

Klinischer Bezug

Da die Ruhephase einiger Primordialfollikel mindestens bis zur Pubertät bis maximal zur Menopause (Zeitpunkt der letzten Monatsblutung) 40 Jahre oder länger dauern kann, könnte während dieser Zeit die primäre Oozyte sehr lange möglichen schädigenden Umwelteinflüssen ausgesetzt sein; zumindest steigt das Risiko, Kinder mit chromosomalen Defekten zur Welt zu bringen, mit zunehmendem Alter der Mutter stark an.

Klinischer Bezug

Die Entnahme von Fruchtwasser (Amniozentese) oder eine Chorionzottenbiopsie ist unter Ultraschallkontrolle bei bestehender Indikation relativ risikoarm möglich. Die Amniozentese wird ca. in der 16. Schwangerschaftswoche durchgeführt, wenn genügend Fruchtwasser vorhanden ist. Die Chorionzottenbiopsie kann früher, ca. in der 8.–12. Schwangerschaftswoche, durchgeführt werden.

Kommentare

H08 ■

→ **Frage 1.4: Lösung D**

Siehe Lerntexte I.1 und I.2.

Das erste **Polkörperchen** entsteht mit Ende der ersten Reifeteilung der Oozyte, also **kurz vor der Ovulation** (D). Am Beginn der Follikulogenese (C) ist die Oozyte immer noch in der Prophase der 1. Reifeteilung.

Theca externa
Theca interna
Follikelzellen (= Granulosazellen)
Follikelhöhle
Zona pellucida
primäre Oozyte

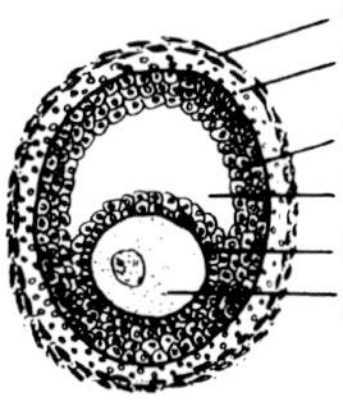

Abb. 1.3 Tertiärfollikel

I.3 Tertiärfollikel

Um den reifen Follikel differenziert sich aus dem Stroma ovarii eine bindegewebige Hülle. Diese Bindegewebsschicht besteht aus einer inneren gefäßreichen Schicht *(Theca interna)* und einer fibrösen Schicht außen *(Theca externa)*.

Die Theca interna ist eine endokrine Drüse und produziert v. a. Androgene, die von Granulosazellen zu Östrogenen umgewandelt werden und die Proliferation des Endometriums steuern.

Die Wand des Antrum folliculi wird von den *Granulosazellen* gebildet, den Zellen des Follikelepithels. Dann folgt die Basalmembran, schließlich Theca interna und externa.

Der *Liquor folliculi* wird von den Granulosazellen abgesondert.

I.4 Spermatogenese

Die *Spermatogenese* beschreibt die Entwicklung von Urkeimzellen zu *Spermatiden* (haploid, 1n-DNA) im männlichen Organismus. **Achtung!** Die Entwicklung von Spermien aus den Spermatiden nennt man *Spermiogenese*.

Die Spermatogenese beginnt mit den *Urkeimzellen*, die in die Gonadenanlage einwandern. Spermatogenese findet in den *Tubuli seminiferi contorti* statt. Die Urkeimzellen differenzieren sich zu *Spermatogonien*, welche sich mitotisch teilen (Vermehrungsperiode). Ein Teil davon differenziert sich zu *primären Spermatozyten* (Wachstumsperiode). Nach Reduplikation (Replikation) der DNA beginnt die Reifungsperiode mit der 1. Reifeteilung, wobei die Prophase etwa 16 Tage dauert.

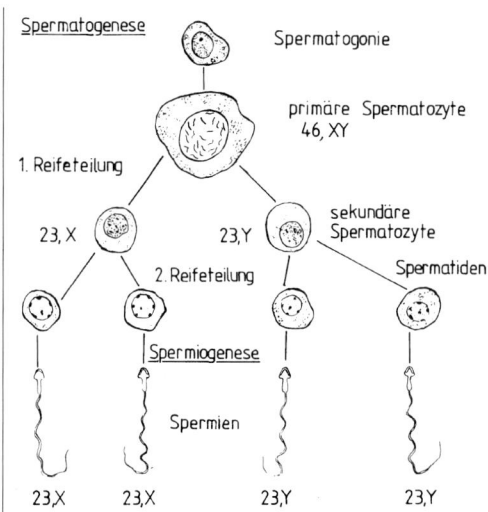

Spermatogenese

Spermatogonie

primäre Spermatozyte
46, XY

1. Reifeteilung

23, X   23, Y   sekundäre Spermatozyte

2. Reifeteilung   Spermatiden

Spermiogenese

Spermien

23,X   23,X   23,Y   23,Y

Abb. 1.4 Spermato- und Spermiogenese

Die 1. meiotische Teilung, die zu 2 *sekundären Spermatozyten* führt, wird schnell beendet und sofort die 2. Reifeteilung begonnen, die mit der Bildung von je 2 *Spermatiden* die Spermatogenese beendet. Die Spermatogenese wird durch das *FSH der Hypophyse* stimuliert.
Zur Spermiogenese siehe Lerntext VIII.17.

H10 ■
→   **Frage 1.5: Lösung C**

Zu **(C)**: Das **androgenbindende Protein** (ABP) wird von den **Sertoli-Zellen** sezerniert und ist wichtig für die Testosteronbindung. Dadurch wird eine hohe Testosteronkonzentration in den Hodenkanälchen und den Samenwegen erreicht.
Zu **(A)**: Die **Leydig-Zellen** bilden Testosteron.
Zu **(B)**: Durch die peristaltische Aktivität der **peritubulären Myofibroblasten** (keine ABP-Bildung) werden die im Lumen der Samenkanälchen liegenden Spermatozoen zum Rete testis transportiert.
Zu **(D)** und **(E)**: Die Urkeimzellen differenzieren sich zu Spermatogonien, die sich mitotisch teilen. Ein Teil davon differenziert zu **Spermatozyten I. Ordnung** (mit doppeltem Chromosomensatz). Aus diesen gehen in der 1. meiotischen Teilung **Spermatozyten II. Ordnung** (mit einfachem Chromosomensatz) hervor. Die Spermatozyten bilden kein ABP.

H02 F01 ■ ■
→   **Frage 1.6: Lösung D**

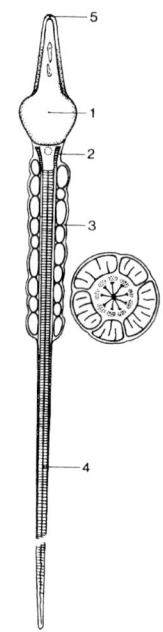

Abb. 1.5 Spermatozoon (nach Ånberg). Stärker vergrößerter Querschnitt durch das Mittelstück. Schema.
aus: Leonhardt, Histologie, Zytologie und Mikroanatomie des Menschen. 8. Aufl., Georg Thieme Verlag, Stuttgart 1990.

Das Spermium gliedert sich in folgende Abschnitte:
1. Kopf,
2. Hals,
3. Mittelstück,
4. Hauptstück (Schwanzfaden),
5. Akrosom.
Das **Akrosom** ist aus den verschmolzenen Bläschen von Golgi-Apparat und Lysosomen entstanden; bei Kontakt mit der Eizelle werden lysosomale Enzyme freigesetzt, um die Verschmelzung mit der Eizelle zu ermöglichen. Der **Kopf** enthält den haploiden Chromosomensatz, der **Hals** enthält das proximale Zentriol, das **Mittelstück** das distale, dort beginnt die **Geißel** (9 x 2 + 2-Struktur). Um die Tubuli liegen die sog. Außenfibrillen am Mittelstück; um diese sind als Spiralfaden die Mitochondrien gepackt.

H02
→   **Frage 1.7: Lösung D**

Klinisch gebräuchlich ist die Angabe von Schwangerschaftswochen (SSW). Die Berechnung orientiert sich am ersten Tag der *letzten* stattgehabten Regel (also „post menstruationem", dieser Tag ist von der Schwangeren sicher anzugeben); er eignet sich gut zur Bestimmung des Geburtstermins (ca. 40 Wochen später). Die Entwicklung des Embryos beginnt ab der Befruchtung – „post conceptionem" – und ist damit um ca. 2 Wochen kürzer (Befruchtung ca. 6–12 Stunden nach der Ovulation, Ovulationstermin ca. um den 14. Zyklustag, allerdings individuelle Schwankungen möglich).

Die Dauer der Schwangerschaft kann in Entwicklungswochen p. c. (post conceptionem = nach der Befruchtung) angegeben werden (38 Wochen). Da der Zeitraum von der letzten Menstruation bis zum Eisprung ca. 14 Tage beträgt, kann man aber auch sagen, dass die 8. SSW p. c. der 10. SSW p. m. (post menstruationem) entspricht. Dies ist die klinisch gebräuchliche Angabe der Schwangerschaftsdauer. Wenn also von der Schwangerschaftswoche gesprochen wird, sollte man immer von der „Entwicklungswoche" differenzieren (Ovulationsalter = Befruchtungsalter = Menstruationsalter minus 2 Wochen).

H02
→ **Frage 1.8: Lösung B**

Siehe Kommentar zu Frage 1.7.

1.2 Grundlagen der Embryologie

H08 ■
→ **Frage 1.9: Lösung C**

Embryonale Stammzellen (ES-Zellen) werden aus der inneren Zellmasse, dem Embryoblast, gewonnen. Diese Zellen **können sich zu allen 3 Keimblättern differenzieren**, da sie noch ein sehr weites Entwicklungsspektrum besitzen. ES-Zellen können in geeigneter Zellkultur beliebig vermehrt werden.

Zu **(A)**, **(B)**, **(D)** und **(E)**: Trophoblastzellen (B) aus der Blastozystenwand differenzieren sich zum Trophoblasten. Sie sind in ihren Entwicklungsmöglichkeiten schon weiter eingeschränkt. In einem späteren Entwicklungsstadium (ca. 7. Tag) zeigt sich am Embryoblast eine neue Zellschicht an der zur Blastozystenhöhle zugewandten Seite – der **Hypoblast** (primitives Endoderm), der vermutlich aus Embryoblastzellen entsteht, während die dem Trophoblast zugewandten Zellen sich zu einem zylindrischen Epithel ordnen, dem **Epiblast** (primitives Ektoderm). Die zweiblättrige Keimscheibe ist entstanden. Der Epiblast (D) bildet den Boden der Amnionhöhle und zeigt die dorsale Seite des Keims an, der Hypoblast (E) die ventrale Seite. Über der Keimscheibe (also über dem Epiblast) konfluieren Extrazellulärräume zwischen Epiblast und Trophoblast zur Amnionhöhle. Am Rande des Epiblasts entstehen sog. **Amnioblasten** (A), die sich innen an

der Amnionhöhle ausbreiten und sie auskleiden. Aus dem Epiblast entstehen die 3 Keimblätter, aus dem Hypoblast entstehen extraembryonale Strukturen – Auskleidung der Dottersackhöhle. Amnioblast und Hypoblast sind **in ihren Entwicklungsmöglichkeiten** demnach auch schon **weiter eingeschränkt als embryonale Stammzellen.**

H09
→ **Frage 1.10: Lösung B**

Zu **(B)**: Homöobox-Gene (abgekürzt **Hox-Gene**) spielen in der Embryologie für die Entwicklung und Musterbildung von Organismen eine entscheidende Rolle. Sie **kodieren für Proteine**, die eine Homöodomäne (eine Aminosäurensequenz von ca. 60 AS) enthalten, **die an DNA binden** kann. Es handelt sich um Transkriptionsregulationsfaktoren, die **bestimmte Gene an- oder abschalten können** und somit die Genexpression kontrollieren. Diese Homöobox-Gene sind der Entwicklung bzw. Determination von Zellen vorgeschaltete Gene, die die Entwicklung von Zelltypen und Organen im Organismus steuern (**Entwicklungskontrollgene**). Sie kontrollieren ganze Genverbände und legen den **Bauplan von Organismen** fest. Sie setzen die Segmentierung und die Organentwicklung an bestimmten Stellen des Organismus in Gang, bestimmen also, wo welches Organ angelegt wird.

Zu **(A)**, **(C)–(E)**: Die hier aufgeführten Stoffe dienen der **Signalübertragung für die Induktion zur Ausbildung einer bestimmten Struktur**, so beispielsweise **diffundiert** das **Signalmolekül von** der **induzierenden zur reagierenden Zelle** (parakrine Signalbildung). Die reagierende Zelle muss den dafür passenden Rezeptor besitzen. Dann wird nach Ankoppelung des Signalmoleküls eine **intrazelluläre Kaskade** in Gang gesetzt (Signalübertragungsweg) und die **Zellantwort** schließlich **umgesetzt**. Bei der Antwortkompetenz der reagierenden Zelle können auch zeitliche Abläufe eine Rolle spielen, d. h. die Zelle muss vorher schon den Kontakt zu einer bestimmten anderen Struktur gehabt haben oder es gibt zeitlich begrenzte Phasen, in denen die Zelle auf die Induktion reagiert (Determinationsperiode). Bei der Induktion spielt auch die räumliche Nähe der beteiligten Zellen eine Rolle.

Es gibt **verschiedene Gruppen von Wachstumsfaktoren bzw. Signalmolekülen**:

- **Sonic hedgehog** (C) gehört zur Gruppe der Hedgehog Proteine, wird u. a. von Chorda dorsalis und Bodenplatte des Neuralrohrs gebildet, induziert das Sklerotom in den Somiten und spielt auch bei einer Reihe von anderen Entwicklungsvorgängen eine Rolle.
- **Wnt-Signalproteine** (E) regulieren die Musterbildung in der Extremitätenknospe, können in den Somiten die Entwicklung von Muskulatur indu-

zieren und spielen bei der Entwicklung des Mesencephalons eine Rolle.

- **Transforming growth factor β** (D) ist eine andere Wachstumsfaktorfamilie, die u. a. bei der Verzweigung von Epithelknospen in der Lunge und in der Niere zum Tragen kommt.
- **Bone morphogenetic protein** (A) gehört zur Familie der TGFβ und spielt bei der Knochenentwicklung und Skelettdifferenzierung eine Rolle.

Man sollte berücksichtigen, dass es sich hier um ganze Gruppen oder Familien von Wachstumsfaktoren handelt, die an mehren Stellen zum Einsatz kommen. Beschreibung einzelner Faktoren und deren Funktion führt an dieser Stelle zu weit.

H09

→ **Frage 1.11: Lösung A**

Zu **(A)**: Bei der **Bildung** des mittleren Keimblattes wandern lateral liegende Epiblastzellen auf die **Primitivrinne** zu, verlassen den epithelialen Zellverband und wandern dann wieder nach lateral zwischen die beiden Keimblätter Epiblast und Hypoblast. Sie wandeln sich dabei von einer polarisierten Epithelzelle in eine nicht mehr polarisierte Mesenchymzelle um. Dies bezeichnet man als **epithelial-mesenchymale Umwandlung** oder epithelial-mesenchymale Transformation (EMT).

Zu **(B)**: Bei der Weiterdifferenzierung von Somiten (nicht bei der Entstehung) wandeln sich epithelartige Zellen des ventromedialen Segments zu mesenchymalen Sklerotomzellen um. Die **Entstehung der Somiten** ist umgekehrt eine **mesenchymal-epitheliale Umwandlung** - paraxiales Mesoderm wird vorübergehend zu Epithelblasen umgewandelt.

Zu **(C)**: Bei der **Entstehung der Augenlinse** induziert das Augenbläschen die Entwicklung der Linsenplakode aus dem Oberflächenektoderm. (Es handelt sich nicht um eine epithelial-mesenchymale Umwandlung!) Aus dem hinteren Linsenepithel entstehen schließlich die Linsenfasern.

Zu **(D)**: Das **Innenohr** entstammt der ektodermalen Ohrplakode.

H04

→ **Frage 1.12: Lösung D**

Eine sehr spezielle Frage zu Gestaltungsbewegungen im Embryo und zur Bewegung und Entstehung von Epithelverbänden. Bei all diesen Vorgängen spielen Zelladhäsionsmoleküle eine große Rolle. Gestaltungsbewegungen im Embryo werden von spezifischen Zelladhäsionsmolekülen (Cell adhesion molecule, CAM) in der Nachbarschaft der Zellen gesteuert. Hierzu zählen z. B. Integrine, Cadherine, Selektine. Sie sind für die Bildung von Verbänden aus gleichartigen Zellen, Aufrechterhaltung von Zellkontakten oder Verbindung zum Zytoskelett und zu Aktinfilamenten zuständig.

Ein gutes Beispiel für die Bewegung von Epithelverbänden im Embryo ist die Entstehung des Neuralrohrs. Der zunächst noch plattenförmige Epithelverband richtet sich zum Neuralwulst auf: Die Zellen sitzen einer Basalmembran auf und sind durch Desmosomen am apikalen Pol verbunden. Quer zwischen diesen Desmosomen spannen sich Aktin-Myosin-Filamente aus, die sich kontrahieren. So wird der laterale Rand des Zellverbands nach oben gezogen, der Zellverband faltet sich auf. Weiterhin spielt bei diesem Vorgang der Neuralabfaltung noch das Zelladhäsionsmolekül Cadherin eine Rolle, das in den Desmosomen vorkommt.

Zu den anderen genannten Filamenten: Vimentinfilamente kommen in Zellen vor, die mesenchymaler Herkunft sind (z. B. Knorpel, Knochen, Bindegewebs- und Fettzellen), Desmin kommt in der Muskulatur vor, Laminfilamente bilden ein Netz in der inneren Kernmembran, und Zytokeratinfilamente treten in Epithelien auf.

F05

→ **Frage 1.13: Lösung E**

Diese Frage ist nicht einfach und spitzfindig: Neuralleistenzellen wandern zielgerichtet aus dem Zellverband der Neuralleiste aus, der sich vorher mit Hilfe von Aktin- und Myosinfilamenten zum Neuralrohr aufgefaltet hat. Es verschwinden die epithelassoziierten Adhäsionsmoleküle, die die Zellen noch im Verband des Neuralrohrs „festhalten", und die Zellen entwickeln andere **Zelladhäsionsmoleküle** (Integrine), mit denen sie sich an die Basalmembran z. B. des Oberflächenektoderms oder des Neuralrohrs als Leitstruktur anheften können (an Laminin). Die „Bewegung" dieser Zellen wird u. a. durch Aktinfilamente unterstützt. Hyaluronsäure liegt als Bestandteil der Interzellularsubstanz des Mesenchyms (lockeres embryonales Bindegewebe) vor, das die Neuralleistenzellen durchqueren müssen, es erleichtert damit die Bewegung.

Zu **(E)**: *Chondroitinsulfatreiche* Proteoglykane kommen in der Knorpelmatrix vor. Sie fördern oder begünstigen nicht die Migration von Zellen, während jedoch andere Proteoglykane wie Syndecan durchaus die Migration von Zellen fördern.

F08

→ **Frage 1.14: Lösung B**

Bei den Furchungsteilungen der Zygote entstehen durch mitotische Teilung Tochterzellen, die man als **Blastomeren** bezeichnet. Man erhält ein 4-Zellen-, dann ein 8-Zellen-Stadium usw. Die Zygote wird durch den Eileiter transportiert. Sie ist weiterhin durch die Zona pellucida umhüllt und behält ihre Größe. Das bedeutet, dass die Blastomeren zum einen immer kleiner werden, aber auch ab dem 8-Zellen-Stadium näher zusammenrücken (**Kompak-**

tierung). Diese **engere Anlagerung der Blastomeren** (und Ausbildung von Zellkontakten) **vermitteln** spezielle **Adhäsionsproteine**, z. B. das **E-Cadherin** („E" steht für Epithel). Es gibt verschiedene Cadherine, wobei das E-Cadherin bereits zwischen den Embryonalzellen im Morulastadium (16–32 Blastomeren) auftritt. (E-Cadherin ist das Transmembranprotein bei den Adhaerens-Kontakten in Epithelien). Diese Adhäsionsproteine sind auch die Grundlage für die Ausbildung der inneren Zellmasse, die später zum Embryoblast wird.

Zu **(A):** **Aggrecan** ist das typische Proteoglykan in der Knorpelgrundsubstanz, wo es mit Hyaluronan interagiert und große Aggregate bildet.

Zu **(C):** **Fibronektin** (ein Glykoprotein) ist ein Adhäsionsprotein, welches zwischen Zelle und Matrix vermittelt. Es wird u. a. von Fibroblasten gebildet und hat eine besondere Affinität zu Kollagenfibrillen. In gelöster Form kommt es auch im Blut vor (Plasmafibronektin) und ist z. B. an der Wundheilung beteiligt.

Zu **(D):** **Clathrin** spielt bei der Endozytose eine Rolle, sog. Stachelsaumbläschen. Clathrin bildet eine Art „Käfig oder Korb", in den die Plasmamembran von außen hineingestülpt wird und sich zum Bläschen abschnürt. Der Clathrinmantel löst sich nach der Einschnürung schnell und wird dann wieder verwendet.

Zu **(E):** **Laminine** sind die wichtigsten Adhäsionsproteine der Basallamina.

H04 ■

→ **Frage 1.15: Lösung C**

Zu **(C):** Das **Entoderm** (gebräuchlichere Schreibweise in der Literatur: Endoderm) bildet die epitheliale Auskleidung des Gastrointestinaltraktes sowie der Harnblase, der Gallenblase und des Respirationstraktes, die sich aus dem primitiven Darmkanal ausstülpen (Lungenknospe). Außerdem entstehen aus dem Entoderm epitheliale Anteile von Tonsillen, Schilddrüse, Nebenschilddrüsen, des Thymus, der Leber und des Pankreas sowie die epitheliale Auskleidung der Tuba auditiva und der Paukenhöhle. Die epitheliale Auskleidung des Dottersacks und des Allantois-Divertikels (das sich aus der Hinterwand des Dottersacks ausstülpt) entsteht ebenfalls aus dem Entoderm.

Zu **(A):** Die Gehirnblasen des Embryos bleiben als Gehirnventrikel erhalten. Die Gehirnblasen sind Erweiterungen des Neuralrohrs, also ist auch das Ependym der Hirnventrikel ektodermaler Herkunft.

Zu **(B):** Der Tränennasengang ist in der Verschmelzungszone zwischen lateralem Nasenwulst und Oberkieferfortsatz entstanden. Er entwickelt sich aus einer Ektodermverdickung, daraus entsteht ein Zellstrang, der schließlich ein Lumen erhält.

Zu **(D):** Das Material des Herzens und der Gefäße entsteht aus dem Mesoderm, dort werden Angio-

blasten induziert, die sich schließlich zu Blutinseln, dann zu den dorsalen Aorten und zum Herzschlauch differenzieren. Der Herzschlauch hat dann einen innen gelegenen Endokardschlauch und den außen gelegenen Myokardmantel. Die Herzklappen sind Endokardduplikaturen, dazwischen liegt straffes Bindegewebe.

Zu **(E):** Die Nebenniere entwickelt sich aus zwei Komponenten. Die Nebennierenrinde ist mesodermaler Herkunft, während das Nebennierenmark ektodermaler Herkunft ist (Entstehung über Sympathikoblasten aus der Neuralleiste).

1.3 Befruchtung, Furchung und Implantation beim Menschen

I.5 Akrosom, Akrosomreaktion

Das **Akrosom** ist die Kopfkappe des Spermiums. Es handelt sich um Strukturen, die den Lysosomen entsprechen und während der **Spermiogenese** gebildet werden.

Das Akrosom bedeckt die vorderen $2/3$ des Spermienkopfs wie eine Lysosomkappe. Das Akrosom enthält verschiedene hydrolytische Enzyme, die eine wichtige Rolle bei der Befruchtung der Eizelle spielen. Durch diese Enzyme wird die Zona pellucida proteolytisch verändert, und es wird die Aufnahme des Spermatozoons in die Eizelle ermöglicht.

Die **Akrosombildung** durchläuft vier Stadien, ausgehend vom Golgi-Apparat:

1. Golgi-Phase (Abschnürung des Materials aus dem Golgi-Apparat)
2. Kappen-Phase (Ausbildung der Kopfkappe)
3. Akrosomphase
4. Reifungsphase

Die Golgi-Phase beginnt primär mit Abschnürung zahlreicher Bläschen aus dem Golgi-Apparat der Spermatide. Die Bläschen kondensieren zu einem größeren akrosomalen Bläschen, das sich dem Zellkern anheftet. An dieser Seite entsteht später der Kopf des Spermiums. Im weiteren Verlauf flacht sich das akrosomale Bläschen ab und legt sich kappenförmig um den Zellkern, um zum endgültigen Akrosom auszureifen. Für die Imprägnation (Eindringen eines Spermiums in eine Oozyte) ist die **Akrosomreaktion** von Bedeutung. Sie kommt nach dem Kontakt der Corona radiata mit dem Spermium in Gang und vollzieht sich während der Passage durch die Corona radiata. Die Zellmembran des Spermienkopfs verschmilzt außen an mehreren Stellen mit der äußeren Membran des Akrosoms. In den Verschmelzungspunkten entstehen Poren, durch die der Akrosominhalt austritt. Es werden so die akrosomalen Enzyme (Hyaluronidase und Proteasen) freigesetzt, die das Eindringen des Spermiums durch Corona radiata und Zona pellucida ermöglichen.

I.6   Ovulation

Der Ovarialzyklus bzw. Menstruationszyklus der Frau wird hormonell gesteuert. Für die Mitte des Menstruationszyklus, d. h. den Zeitpunkt der **Ovulation**, gilt folgendes:

- Der Eisprung findet etwa am 14. Tag des Zyklus statt (1. Tag entspricht dem ersten Tag der Menstruation), individuelle Schwankungen kommen natürlich vor, werden hier aber nicht berücksichtigt.
- Mit dem Eisprung liegt auch das Konzeptionsoptimum um den 14. Tag.
- Es werden höhere Plasmaspiegel von FSH, LH und Östradiol um den 14. Tag gemessen.
- Nach der Ovulation steigt durch freiwerdendes Progesteron die Basaltemperatur um 0,5–1 °C. Der Anstieg erfolgt schon beim Freisetzen von Follikelflüssigkeit nach der Ovulation und wird unter Progesteroneinfluss des Corpus luteum aufrecht erhalten.
  Übrigens: Wenn keine Befruchtung erfolgt, degeneriert das Corpus luteum, der abfallende Progesteronspiegel löst die Menstruation aus.
- Die Motilität der Tubenmuskulatur ist erhöht, ebenso die Aktivität der Sekretionszellen des Tubenepithels.
- Der Muttermund erweitert sich auf 5 mm. Der Zervixschleim ist vermehrt transparent, seine Viskosität nimmt ab, er wird spinnbar, d. h. es lässt sich ein Faden aus Zervixschleim vom äußeren Muttermund bis zur Vulva ausziehen. Im getrockneten Zervixschleim bilden sich zum Zeitpunkt der Ovulation farnkrautähnliche Kristalle. Spinnbarkeit und Farnkrautphänomen dienen als Funktionstests in der Gynäkologie.
- Die Sekretionsphase der Uterusschleimhaut beginnt (Progesteroneinfluss).

Bei der Ovulation wird die Oozyte samt der Corona radiata ausgestoßen. Die Corona radiata verbleibt auch bis zur evtl. Befruchtung oder während der Tubenwanderung der Eizelle.
Die Eizelle muss die Schichten der Follikelwand (Granulosazellen, Theca externa, Theca interna) und das Ovarialepithel durchdringen.

Klinischer Bezug
Die Messung der Basaltemperatur (morgens in Bettruhe) kann dazu dienen, den Eisprung zu bestimmen. Die Erhöhung zeigt dann allerdings nur den bereits stattgefundenen Eisprung an. Die Anwendung dieser Methode zur Empfängnisverhütung ist möglich, aber mit Unsicherheiten behaftet.

Klinischer Bezug
Der sprungreife Graaf-Follikel erreicht einen Durchmesser von 18–22 mm und wölbt die Tunica albuginea des Ovars vor. Der Follikel ist bei einer Ultraschalluntersuchung gut zu sehen. So kann auch das Konzeptionsoptimum bei Kinderwunsch bestimmt werden, aber auch der Zeitpunkt zur Entnahme von Eizellen bei In-vitro-Fertilisation – extrakorporaler Befruchtung. Nach dem Eisprung wird der Liquor folliculi frei, man kann nach Follikelsprung mit der Ultraschalluntersuchung (sonographisch) auch freie Flüssigkeit im Douglas-Raum nachweisen.

F02 ■
→   **Frage 1.16: Lösung B**

Als erstes muss das Spermium die **Corona radiata** durchdringen, dann von außen nach innen die Zona pellucida, den perivitellinen Raum und dann die Zellmembran der Eizelle. Die Corona radiata wird gebildet aus den Zellen des Cumulus oophorus des gesprungenen Follikels, die Zona pellucida ist eine Schicht aus Glykoproteinen; der perivitelline Raum entsteht dadurch, dass sich die Fortsätze der Follikelepithelzellen aus der Zona pellucida nach außen zurückziehen, ebenso wie die Zellmembran der Eizelle nach innen.

F07
→   **Frage 1.17: Lösung A**

Optimale Bedingungen für eine Befruchtung liegen vor, wenn befruchtungsfähige, bewegliche Spermien eine kürzlich ausgestoßene Eizelle erreichen. Die Eizelle ist nach der **Ovulation** ca. 6 Stunden bis maximal 24 Stunden befruchtungsfähig, sodass Lösungsmöglichkeit (B) mit 2. Tag nach Ovulation und (E) mit 5–6 Tagen nach Ovulation ohnehin gleich ausscheiden. *Normalerweise wird eine Eizelle innerhalb von 6 – 12 Stunden nach der Ovulation befruchtet.* Der günstigste Tag ist also ein Tag vor der Ovulation und der Tag des Eisprungs.
Die Spermien wandern nach der **Kohabitation** und Deposition vor dem Muttermund *entgegen* dem Flüssigkeitstransport in Tuben und Uteruslumen aufwärts. Sie bewegen sich ca. 3 mm pro Minute. Die zu bewältigende Strecke ist ca. 15 cm lang, wenn sich die befruchtungsfähige Eizelle in der Ampulle des Eileiters befindet. Nur ein Bruchteil der Spermien erreicht die Eizelle. Im Uterus und in den Tuben werden bei der Wanderung die Spermatozoen erst befruchtungsfähig. Diesen Prozess nennt man **Kapazitation**: Es wird enzymatisch die

Plasmamembran über dem Akrosom von einer Glykoproteinschicht befreit, sodass die Akrosomreaktion möglich wird.

Die Spermien sind 2 bis maximal 4 Tage innerhalb des weiblichen Genitaltrakts befruchtungsfähig. Eine Voraussetzung für die Spermienwanderung ist die Veränderung des Zervixschleims (Abnahme der Viskosität) unter Östrogeneinfluss, die periovulatorisch zu einer Verflüssigung (Spinnbarkeit) des Zervixschleims führt und die Zervix für die Spermien passierbar macht.

Zu (C) und (D): Nach der Ovulation steigt durch Progesteron (Bildung im Corpus luteum, Lutealphase des Zyklus) die Basaltemperatur um 0,5 bis 1 °C an. Eine Erhöhung der Basaltemperatur zeigt dann aber *nur den bereits stattgefundenen Eisprung* an, bei einer Kohabitation 2 Tage nach Anstieg der Basaltemperatur ist die ausgestoßene Eizelle bereits zugrunde gegangen.

Eine Kohabitation 4–6 Tage vor Anstieg der Basaltemperatur ist für eine Befruchtung möglicherweise noch zu früh, da viele Spermien dann schon vor dem Zeitpunkt der Ovulation nicht mehr befruchtungsfähig sind.

I.7   Befruchtung

Befruchtung wird definiert als die *Verschmelzung der männlichen und weiblichen Gameten bzw. deren Vorkerne.*

Kurz dargestellt geschieht folgendes:
- Spermium durchdringt die Corona radiata (Follikelepithel) **(Akrosomreaktion)**.
- Auflösung der Zona pellucida.
- Kopf des Spermiums lagert sich der Oberfläche der Eizelle an (Zytoplasma der Eizelle verschmilzt mit dem des Spermiums).
- Reaktion der Eizelle: Zona pellucida verändert sich so, dass keine weiteren Spermien eindringen können. Die sekundäre Oozyte beendet die 2. Reifeteilung, der weibliche Vorkern entsteht.
- Schwanzfaden des Spermiums degeneriert, Kopf schwillt zum Vorkern an.
- Verschmelzung der beiden Vorkerne.

Bei der Befruchtung wird erreicht:
1. Wiederherstellung des diploiden Chromosomensatzes.
2. Geschlechtsbestimmung für den neuentstandenen Organismus (da männliche Zellen die Geschlechtschromosomen XY erhalten, entstehen aus einer Spermatogonie jeweils 2 Spermien mit dem X- und 2 mit dem Y-Chromosom. Sie allein bestimmen das Geschlecht des neuen Organismus, weil im weiblichen haploiden Chromosomensatz nur das X-Chromosom enthalten ist).
3. Durchmischung des Erbguts (einerseits durch Crossing-over in der Meiose, dann durch Neukombination bei der Befruchtung).

4. Die Furchung wird eingeleitet. Die befruchtete Oozyte heißt Zygote.

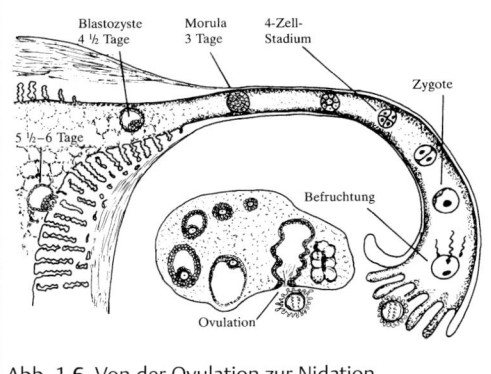

Abb. 1.6 Von der Ovulation zur Nidation

F05 ■
→   **Frage 1.18: Lösung D**

Eine ähnliche Frage wurde im Physikum H03 gestellt.

Bei der Befruchtung durchdringt das Spermium die Corona radiata und hat dann Kontakt zur **Zona pellucida** (siehe auch Akrosomreaktion des Spermiums, Lerntext I.5). Nach der Anlagerung an die Zona pellucida über rezeptorähnliche Proteine wird diese innerhalb weniger Minuten durchdrungen und das Spermium hat Kontakt zur Membran der Eizelle. Die Zellmembranen fusionieren und lösen damit mehrere Vorgänge an der Eizelle aus: Die Zona pellucida wird für weitere Spermien undurchdringlich (Polyspermieblock), die 2. Reifeteilung wird fortgesetzt und der Stoffwechsel der Eizelle wird aktiviert.

Nach der Befruchtung beginnen die Zellteilungen. Die Zona pellucida bleibt aber immer noch erhalten. Auch die Morula mit ihren Blastomeren wird noch von der Zona pellucida umgeben. Erst *kurz vor der Implantation* des Keims (D) wird die Blastozyste dann nicht mehr von der Zona pellucida umgeben. Etwa gleichzeitig mit der Ausbildung von Embryoblast (innere Zellmasse) und Trophoblast löst sich die Zona pellucida langsam auf, die Blastozyste „schlüpft" sozusagen aus der Zona pellucida heraus. Dieser Zeitpunkt liegt etwa 5–6 Tage nach der Befruchtung. In diesem Stadium ist schon die Trennung in Embryoblast und Trophoblast erfolgt, sodass dann die Trophoblastzellen schon direkten Kontakt mit dem Endometrium haben.

F10
→   **Frage 1.19: Lösung C**

Zu **(C)**: Bei der **Präimplantationsdiagnostik** (genetische Diagnostik vor Implantation eines in vitro gezeugten Embryos) – die rechtliche Situation ist in

Kommentare

den europäischen Ländern unterschiedlich – wird im 6- bis 8-Zellstadium der in-vitro-befruchteten Zygote eine totipotente Zelle – also **Blastomere** – entnommen. An ihr werden zytologische und molekulargenetische Untersuchungen durchgeführt, um evtl. Erbkrankheiten und Besonderheiten der Chromosomen zu erkennen. In Deutschland ist die Präimplantationsdiagnostik im Zusammenhang mit dem Embryonenschutzgesetz derzeit verboten, da eine genetische Diagnostik vor einer Implantation des Embryos auch die Möglichkeit einschließt, dass der Embryo im Falle von Erbkrankheiten nicht in die Gebärmutter implantiert und dann verworfen wird; dies wäre nicht im Sinne des Embryonenschutzgesetzes.

Zu **(A)**: **Gameten** sind die männlichen und weiblichen – zur Befruchtung reifen – Keimzellen, also noch vor der Entstehung eines neuen Individuums.

Zu **(B)**: Die ganze **Zygote** ist für die Präimplantationsdiagnostik nicht nötig, es reicht eine Zelle.

Zu **(D)** und **(E)**: **Chorionzottenbiopsien** werden in der 10.–12. Schwangerschaftswoche durchgeführt. Man gewinnt dadurch **Trophoblastzellen**, die genetisch untersucht werden können (z. B. Bestimmung des fetalen Karyotyps). Dies fällt unter den Begriff „Pränataldiagnostik", nicht unter „Präimplantationsdiagnostik".

F09

→ **Frage 1.20: Lösung B**

Das **Morula-Stadium** (16–32 Blastomeren, 2. und 3. Entwicklungstag) des Keims wird noch in der **Tuba uterina** (B) erreicht. Wenn die Morula dann im **Uteruslumen** ((C), (D)) (eine Differenzierung zwischen Corpus und Fundus uteri macht hier keinen Sinn) angelangt ist, findet die Umwandlung zur **Blastozyste** statt (4. und 5. Entwicklungstag, Ausbildung vom Embryoblast und Trophoblast), kurz vor der Nidation löst sich dann die Zona pellucida auf. Anschließend (7.–12. Entwicklungstag) erfolgt die **Implantation** in die **Uterusschleimhaut** (E).

F06

→ **Frage 1.21: Lösung C**

Siehe Lerntext I.8.
Die dem Embryoblast anliegenden Trophoblastzellen lagern sich dem mütterlichen Uterusepithel an. *Es heften sich also die* **Trophoblastzellen** *bei der Einnistung (Nidation) an das Uterusepithel.*
Die anderen in der Frage erwähnten Strukturen wie Epiblast, extraembryonales Mesoderm und Amnionepithel entstehen erst später in der Embryonalentwicklung. Die Tatsache, dass der Keim die Zona pellucida erst kurz vor der Implantation verliert, wurde bereits in alten Prüfungsfragen erwähnt.

I.8   Implantation

Vorbereitung der Uterusschleimhaut:
Nach der Ovulation wird einmal Progesteron aus dem Liquor folliculi freigesetzt, zum anderen bildet das entstehende Corpus luteum Progesteron. Schon 2 oder 3 Tage nach der Ovulation zeigen sich die Wirkungen des Progesterons an der Uterusschleimhaut, die durch dieses Hormon in die Sekretionsphase versetzt wird. Bei der Implantation befindet sich die Uterusschleimhaut schon in der späten Sekretionsphase.

Die **Implantation** (Einnistung) geschieht an Hinter- und Vorderwand des Uterus, häufiger an der Hinterwand.

Die **Blastozyste** implantiert ab dem 5½–6. Tag im Bindegewebe der Zona compacta der Uterusschleimhaut direkt unter dem Epithel. Die Implantation des Keimes erfolgt in drei Schritten:

- **Anheftung:** Die Blastozyste schlüpft aus der Zona pellucida heraus, nimmt Flüssigkeit auf und wird dadurch größer und heftet sich an das Uterusepithel. Das Uterusepithel muss in der Sekretionsphase sein. Der dem Embryoblast anliegende Anteil des Trophoblasten (polarer Trophoblast) übernimmt den Kontakt zum Uterusepithel.
- **Adhäsion an das Uterusepithel:** Eine große Rolle spielen zu diesem Zeitpunkt die Zelladhäsionsmoleküle zwischen Uterusepithel und Trophoblastenzellen; sie sorgen dafür, dass der Keim haftet und werden offensichtlich nur während einer kurzen (rezeptiven) Zyklusphase von den Uterusepithelzellen exprimiert.
- **Invasion:** Die vorher „aufgeblähte" Blastozyste kollabiert beim Eintritt in das Endometrium (Implantationskollaps). Der entstehende Synzytiotrophoblast durchdringt das Uterusepithel, die menschliche Keimzelle dringt ganz in das Bindegewebe/Stroma des Endometriums ein (interstitielle Implantation). Die Invasionsstelle wird durch ein Fibrinkoagel verschlossen.

Klinischer Bezug

Gefährlich ist u. U. die Einnistung in der Nähe des inneren Muttermundes oder im Zervixbereich: Die Plazenta legt sich über den inneren Muttermund *(Placenta praevia)*, und dies kann bei der Geburt oder auch schon im zweiten Teil der Schwangerschaft zu starken Blutungen führen. Auch extrauterine Einnistungen in der Excavatio rectouterina (Douglas-Raum) – wenn die Eizelle nicht von den Fimbrien des Eileiters aufgefangen wird – können vorkommen. Eileiterschwangerschaften (nach einer Nidation in der Tuba uterina) sind deshalb so gefährlich, weil es zur Ruptur der Tube und wegen der gut ausgebildeten arteriellen Anastomosen zu starken inneren Blutungen kommen kann.

1.4 Plazentation

I.9 Plazentation

Als Nachgeburt wird die Plazenta mit Nabelstrang und Eihäuten ausgestoßen. Sie hat die Form eines flachen Kuchens, ist rund bis oval und wiegt 500–600 g. Sie hat einen Durchmesser von 15–25 cm und ist 2–3 cm dick. Sie besteht grundsätzlich aus zwei Teilen

- dem *fetalen Teil,* der aus dem **Chorion** (s. u.) entstanden ist,
- dem *maternen Teil,* der sich aus dem **Endometrium** entwickelt.

Zur Entstehung der Plazenta:
Die Plazenta entsteht aus dem Trophoblast. Bei der Nidation (5.–6. Tag) lagert sich der embryonale Pol der Blastozyste der Uterusschleimhaut an. Die Trophoblastzellen, die den Embryoblast überkleiden, wachsen in das Epithel des Endometriums ein.
Dabei differenzieren sich (Abb. 1.7):
- **Zytotrophoblastzellen**, die größtenteils zum
- **Synzytiotrophoblast** (Synzytium, vielkernige Plasmamasse ohne erkennbare Zellgrenzen) verschmelzen.

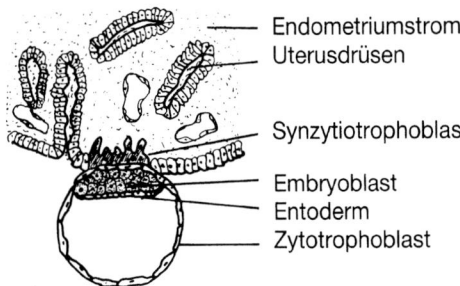

Abb. 1.7 Beginnende Implantation (ca. 8. Tag)

Der Synzytiotrophoblast wuchert weiter in das Endometriumstroma hinein. Es entstehen Lakunen, die mit den mütterlichen Kapillaren im Endometrium in Verbindung treten (9. Tag), der *utero-plazentare Kreislauf* beginnt (Abb. 1.8).

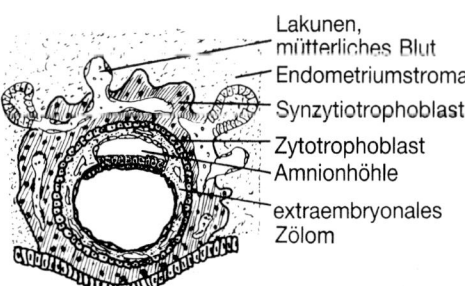

Abb. 1.8 Implantation, 9. Tag

Zytotrophoblast und Synzytiotrophoblast existieren *gleichzeitig* nebeneinander. Aus dem Trophoblast differenzieren sich Zytotrophoblastzellen. Ein Teil dieser Zellen verschmilzt und bildet den Synzytiotrophoblast, eine vielkernige Plasmamasse ohne Zellgrenzen, der Rest bleibt als Zytotrophoblastzellen erhalten.
Während der Synzytiotrophoblast ins Endometrium vorwuchert, dabei maternes Gewebe proteolytisch abbaut und die Voraussetzung für die Bildung der Plazenta schafft, differenzieren sich aus dem Zytotrophoblast Mesenchymzellen in die Blastozystenhöhle hinein; sie liegen als *extraembryonales Mesoderm* dem Zytotrophoblast an.
Im Trophoblast entstehen Hohlräume (Lakunen), dazwischen bleiben Trabekel bestehen. In diese Trabekel dringen Zytotrophoblastzellen vor, man spricht dann von *Primärzotten.*
Aus dem Zytotrophoblast differenzieren sich Mesenchymzellen zum extraembryonalen Mesoderm. Im *extraembryonalen Mesoderm* entstehen Hohlräume, die Anfänge des *extraembryonalen Zöloms.*
Der Epitheldefekt durch die Nidation wird durch ein Koagulum verschlossen.
Die im Trophoblast entstandenen Lakunen vergrößern sich und bilden ein Lakunensystem, aus dem später die *intervillösen Räume* der Plazenta gebildet werden.

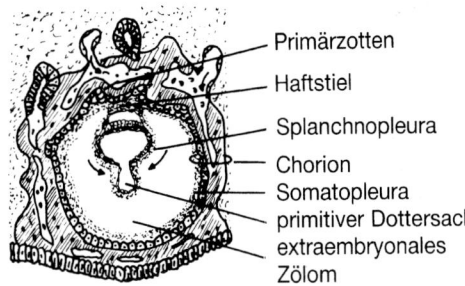

Abb. 1.9 Primärzotten, 13. Tag

Den Teil des extraembryonalen Mesoderms, der dem Zytotrophoblast anliegt, nennt man *Somatopleura.*
Somatopleura, Zytotrophoblast und Synzytiotrophoblast bilden zusammen das Chorion (Abb. 1.9). Die primären Chorionzotten verzweigen sich, Mesenchym (aus der Somatopleura) wächst hinein und differenziert sich zu Bindegewebe. **Sekundärzotten** sind entstanden (16. Tag).
Sobald sich Gefäße differenzieren und Kapillaren in das neugebildete Zottenbindegewebe einsprossen, spricht man von **Tertiärzotten**. Die Blutgefäße der Zotten stehen mit denen des Embryos in Kontakt (Abb. 1.10).

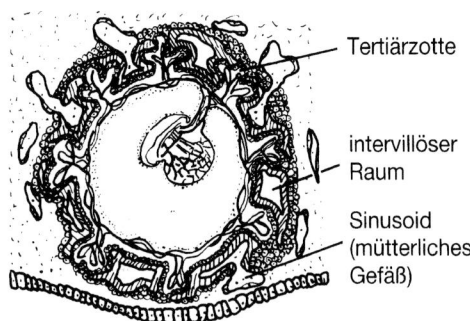

Tertiärzotte

intervillöser Raum

Sinusoid (mütterliches Gefäß)

Abb. 1.**10** Implantierter Embryo, 21. Tag

Aus dem Teil des Chorions, das der Decidua basalis anliegt, entwickelt sich das *Chorion frondosum.* Das Chorium frondosum bildet den fetalen Teil der Plazenta. Der materne Teil wird demzufolge von der Decidua basalis gebildet. Als Dezidua wird die Schleimhaut des graviden Uterus bezeichnet. Man unterscheidet zunächst noch 3 Abschnitte (Abb. 1.11):

Decidua basalis: bildet den maternen Anteil der Plazenta.
Decidua capsularis: umgibt den Embryo.
Decidua parietalis: restlicher Abschnitt der Uterusschleimhaut.

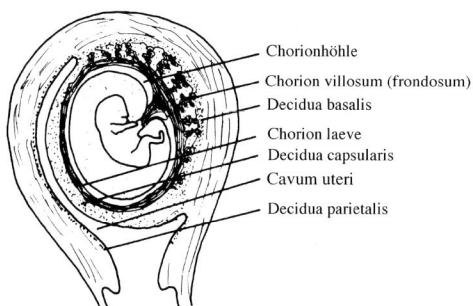

Chorionhöhle
Chorion villosum (frondosum)
Decidua basalis
Chorion laeve
Decidua capsularis
Cavum uteri
Decidua parietalis

Abb. 1.**11** Dezidua

Mit der Vergrößerung des Embryos verwächst die Decidua capsularis mit der Decidua parietalis. Das Uteruslumen obliteriert.
Zunächst umgeben die Tertiärzotten noch radiär das Chorion. Ab der 8. Woche verkümmern die Zotten, die an der Decidua capsularis liegen. Sie bilden dann das *Chorion laeve.*
Das Chorion laeve bildet sich also im Bereich der Decidua capsularis.
Auf der reifen abgestoßenen Plazenta sind Furchen zu erkennen, die die einzelnen *Kotyledonen* voneinander trennen. Diese Furchen nehmen die Plazentarsepten, Ausstülpungen der Decidua basalis, auf (Abb. 1.12).

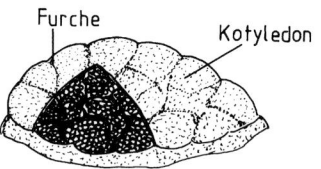

Furche   Kotyledon

Abb. 1.**12** Reife Plazenta

Klinischer Bezug

Das vom Synzytiotrophoblasten gebildete HCG (humanes Choriongonadotropin) ist bereits früh nachweisbar. Es stimuliert im Ovar das Corpus luteum, das sich in ein Corpus luteum graviditatis umwandelt und weiter Progesteron produziert. Die Uterusschleimhaut wird also nicht abgestoßen, die Menstruation bleibt aus, und die Implantation kann stattfinden. HCG wird im Harn ausgeschieden und kann als Schwangerschaftstest eingesetzt werden. Die frei verkäuflichen Schwangerschaftstests weisen das HCG im Morgenurin nach. Der Nachweis gelingt frühestens am Ende der zweiten Woche nach Befruchtung, also etwa zur erwarteten Regelblutung. HCG kann auch im Serum bestimmt werden. Hierbei ist ein früherer Nachweis einer normalen, aber auch einer ektopen (also außerhalb der Gebärmutter liegenden) Schwangerschaft möglich. Der Nachweis gelingt etwa ab dem 23.–24. Zyklustag bei Ovulation am 14. Zyklustag, also noch vor der zu erwartenden Regelblutung.
Durch den regelrechten Anstieg des HCG im Verlauf kann auch ein Schwangerschaftsverlauf in der Frühphase beurteilt (HCG steigt bis zur 10. SSW stark an und fällt dann wieder ab) und evtl. Rückschlüsse auf Störungen der Frühschwangerschaft oder eine Extrauteringravidität (z. B. in Kombination mit der Ultraschalluntersuchung) gezogen werden.
Das Hormon wird auch als Tumormarker eingesetzt für maligne Keimzelltumoren (z. B. Hodentumoren wie Seminome, Teratome, aber auch Chorionkarzinome und Blasenmolen als Trophoblastentumoren). Es dient bei diesen Erkrankungen v. a. zur Verlaufskontrolle.

F02 ■
→   **Frage 1.22: Lösung A**

Die Hormonbildung der Plazenta dient der Erhaltung der Schwangerschaft. **HCG – humanes Choriongonadotropin** – ist ein Proteohormon (E), also ein Hormon mit Eiweißstruktur. Es wird im Synzytiotrophoblasten der Plazenta (B) gebildet und verhindert die Rückbildung des Corpus luteum graviditatis (C), sodass die Progesteronsekretion des Corpus luteum und damit die Funktion des Endometriums erhalten bleibt. HCG kann im Blut schon früh mit hochsensiblen Methoden nachgewiesen werden; es wird über die Nieren ausgeschieden (D) und kann dann auch im Urin nachgewiesen werden (Schwangerschaftstest, siehe „Klinischer Bezug" Lerntext I.9).

Zu **(A)**: Die LH-Sekretion des Hypophysenvorderlappens (LH = luteinisierendes Hormon, Gipfel zur Zyklusmitte – Auslösung der Ovulation, Umwandlung des Follikels zum Gelbkörper, Sekretion von Progesteron durch das Corpus luteum) erfolgt aufgrund der Stimulierung durch GnRH.

F06 ■
→ **Frage 1.23: Lösung A**

Progesteron wird wie auch Östrogene, hCG (humanes Choriongonadotropin, anfänglich sezerniert zum Erhalt des Gelbkörpers) und hPL (humanes Plazentalaktogen, Brustdrüsen stimulierendes Hormon) im **Synzytiotrophoblast** gebildet. Die Hormone wirken auf den mütterlichen Organismus.

Zu **(C)**: **Hofbauer-Zellen** sind Makrophagen im *Zottenbindegewebe*, die als weitere Schranke für den Proteinaustausch zwischen Fetus und Mutter verantwortlich sind und Wachstumsfaktoren zum Zottenwachstum bilden.

F04 ■
→ **Frage 1.24: Lösung A**

Bei der Blastozyste erkennt man zunächst die Differenzierung in Embryoblast und Trophoblast. Die Zytotrophoblastzellen proliferieren und verschmelzen zu einem vielkernigen Synzytium an der Seite, die Kontakt zum Endometrium hat, dort wächst der Synzytiotrophoblast auch invasiv ein. Die Zytotrophoblastzellen sind teilungsfähig und liefern also den ständigen Nachschub für den Synzytiotrophoblasten. Von Apoptose bzw. Phagozytose durch Makrophagen ist also nicht die Rede.

H04 ■
→ **Frage 1.25: Lösung E**

Eine Primärzotte besteht nur aus Synzytiotrophoblast und Zytotrophoblastkern, eine Sekundärzotte enthält in der Mitte dann bereits extraembryonales Zottenmesoderm. Sobald dann die Vaskularisierung (etwa zum Ende der 3. Entwicklungswoche) erfolgt ist, spricht man von einer Tertiärzotte.

Man erkennt auf der Abbildung Anschnitte mehrerer Plazentazotten, wobei es sich bei der in der Mit-

te und mit Buchstaben markierten Zotte um eine Tertiärzotte handelt, da in der Mitte eine Zottenkapillare (A) zu sehen ist.

Wichtig ist aber: Zotten, Zottenkapillaren (A) und Zottenstroma (B) sind fetales, also *kindliches* Gewebe, ebenso der umgebende Zytotrophoblast (C) und der Synzytiotrophoblast (D). Im intervillösen Raum werden die Plazentazotten von *mütterlichem* Blut umspült. Somit ist die mit (E) markierte Struktur eine mütterliche Zelle.

Siehe auch Abb. 1.14 des Lerntextes I.10. Auf dieser Abbildung wird der Aufbau der Plazentazotten deutlich.

> **Merke!**
> Im intervillösen Raum befindet sich mütterliches Blut, welches die Plazentazotten umspült.

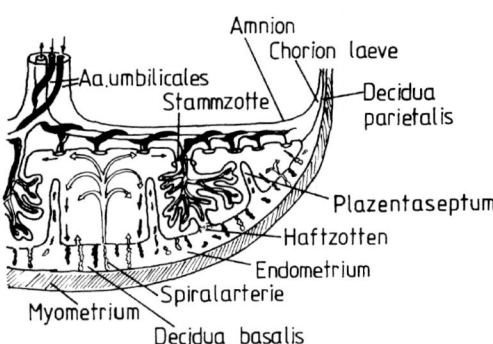

Abb. 1.13 Plazentakreislauf

> **I.10   Plazentaschranke**
>
> Als **Plazentaschranke** fungieren
> Synzytiotrophoblast   *materne*
> Zytotrophoblast   ↓
> Bindegewebsschicht (Zottenstroma)
> Kapillarendothel (fetale Kapillaren)   *fetale Seite*
> Dies gilt bis etwa zur 20. Schwangerschaftswoche, danach verändert sich die Plazentaschranke und wird noch dünner (Zottenstroma nimmt ab, fetale Kapillaren werden größer, der Trophoblast bildet keine eigene Zellschicht mehr, fetale Kapillaren lagern sich direkt dem Synzytiotrophoblasten an). Diese Strukturveränderungen sind als Alterungsprozess der Plazenta zu betrachten.

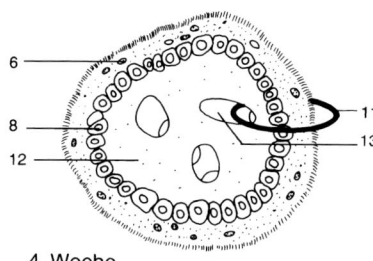

4. Woche

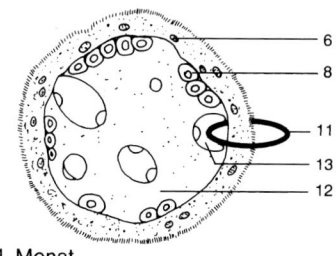

4. Monat

Plazentaschranke

6 Synzytiotrophoblast

8 Zytotrophoblast

11 Elemente der Plazentaschranke

12 Zottenstroma

13 fetale Kapillare

Abb. 1.14 Plazentaschranke
Aus: Kahle W, Leonhardt H, Platzer W. Taschenatlas der Anatomie, 6. überarbeitete Auflage 1991, Georg Thieme Verlag, Stuttgart, New York.

Funktionen der **Plazenta:**
- Endokrine Funktion:
  Synthese von Östrogen,
  Progesteron,
  humanem Choriongonadotropin (HCG),
  humanem Plazentalaktogen (HPL).
- Diaplazentarer Stofftransport:
  – Diffusion (z. B. CO_2, O_2),
  – erleichterte Diffusion (Glucose, Milchsäure),
  – aktiver Transport (Elektrolyte, Aminosäuren),
  – Transzytose (IgG-Antikörper).

Die Plazenta lässt Antikörper vom Typ des **IgG** (kleines Molekulargewicht) passieren. Hierzu zählen Antitoxine, inkomplette Rh-Antikörper, Antikörper gegen Viruserkrankungen.

Klinischer Bezug

Die diaplazentar von der Mutter erworbenen Antikörper (IgG) bieten dem Kind im Sinne einer passiven Immunisierung einen sog. „Nestschutz". Da allerdings IgM-Antikörper bei einer akuten Infektion der Mutter die Plazenta nicht passieren

können, ist das Kind, z. B. bei einer Röteln-Infektion der Mutter, gefährdet.

Da die diaplazentar erworbenen Serumantikörper die abgeschwächten Erreger nach einer Lebendimpfung neutralisieren können, sind Lebendimpfungen (z. B. gegen Masen-Mumps-Röteln) im ersten Lebensjahr in der Regel erfolglos und werden erst später durchgeführt.

Während der Stillzeit kann das Kind IgA-Antikörper aus der Muttermilch durch das Darmepithel aufnehmen.

Klinischer Bezug

Durch Defekte in Zottenkapillaren oder durch Mikrotraumen, aber auch bei einer Geburt oder Fehlgeburt kann die Zottenoberfläche beschädigt werden, es können fetale Blutzellen ins mütterliche Blut übertreten. Bei Blutgruppen- (v. a. Rhesus-)inkompatibler Schwangerschaft (z. B. Mutter Rhesus-negativ, Kind Rhesus-positiv) bildet die Mutter Antikörper gegen die kindlichen Erythrozyten. Das erste Kind ist nicht oder kaum betroffen. Diese Antikörper können bei einer erneuten Schwangerschaft den nächsten Rhesus-negativen Feten schädigen und zu einer fetalen Erythroblastose (Morbus haemolyticus neonatorum) führen. Die Symptome reichen von einer hämolytischen Anämie (vermehrter oder vorzeitiger Abbau der Erythrozyten) mit Steigerung der extramedullären Blutbildung beim Feten (Hepatosplenomegalie, unreife rote Blutzellen – Erythroblasten – gelangen in die Blutbahn) bis hin zu einer erhöhten Bilirubinansammlung im Gehirn des Feten – Kernikterus. Die gravierendste Verlaufsform ist der Hydrops fetalis (Wasseransammlung) oder sogar der intrauterine Fruchttod. Man führt daher bereits bei der Schwangerschaftsvorsorge eine Blutgruppenbestimmung und einen indirekten Coombs-Test bei der Mutter durch, der solche irregulären Antikörper nachweisen soll. Rhesus-negative Frauen erhalten nach einer Geburt bzw. einem Abort eine Rhesus- bzw. Anti-D-Prophylaxe. Durch die Verabreichung von Anti-D-Immunglobulin kann die Bildung mütterlicher Antikörper gegen Rhesus-positive Blutkörperchen verhindert werden.

H06

→   **Frage 1.26: Lösung E**

Die abgelöste **Plazenta** nach der Geburt hat eine gewölbte **basale, mütterliche Seite**, die durch ca. 20 **Kotyledonen** (Unterteilung der Plazenta durch Septenbildung, nach außen durch Furchen sichtbar) charakterisiert ist ((E) ist richtig). Bedeckt ist diese Seite der Plazenta von der Decidua basalis. Man überprüft die Vollständigkeit dieser Kotyledonen-

struktur, da zurückgebliebene Anteile von Zottengewebe im Uterus zu Nachblutungen führen können.
Die **fetale Seite** ist **flach** und wird von der **Chorionplatte** gebildet ((A) ist falsch). Man sieht die Choriongefäße, die zur Nabelschnur ziehen; aus der Mitte ragt die Nabelschnur. Diese Seite ist von einem Überzug aus Amnionepithel bedeckt ((B) ist falsch).

H07 ■

→ **Frage 1.27: Lösung D**

Zu **(A)**: Die Nabelschnur ist bei der Geburt ca. 50–60 cm lang.
Sie wird von Amnionepithel überkleidet ((E) ist falsch) und enthält gallertiges Bindegewebe zum Schutz der Blutgefäße (Wharton-Sulze, (B) ist falsch). Die Nabelschnur enthält **eine Vene und 2 Arterien** ((C) ist falsch). Aus der Plazenta fließt Blut **durch die Vene zum Feten**, von dort zur Leberpforte. Das vom Feten verbrauchte Blut fließt durch zwei Aa. umbilicales (aus den Aa. vesicales sup.) zur Plazenta zurück.

1.5   Frühentwicklung

I.11   Primitiventwicklung, Keimblätter, Chorda dorsalis

Auch im Embryoblast beginnen bereits während bzw. kurz vor der Implantation erste Differenzierungsschritte. Die zur Blastozystenhöhle gerichteten Zellen bilden eine einschichtige Zelllage, den **Hypoblast** (primitives Endoderm). Die Zellen, die dem Trophoblast anliegen, formen sich zu einem zylindrigen Epithel, dem **Epiblast** (späteres Ektoderm). Die zweiblättrige Keimscheibe ist entstanden.
Gleichzeitig bilden sich zwischen Zytotrophoblast und Epiblast Spalträume aus, die dann zur **Amnionhöhle** zusammenfließen. Sie ist mit *Amnionepithel* ausgekleidet. Das Amnionepithel entstammt dem Epiblast.
Vom Hypoblast ausgehend wandern Zellen entlang der Blastozystenwand, und es erfolgt die Auskleidung der Blastozystenhöhle mit Epithel, der *Heuser-Membran*. Der primäre **Dottersack** ist entstanden.
Mesenchym schiebt sich als *extraembryonales Mesenchym* sowohl zwischen Trophoblast und Heuser-Membran als auch zwischen Amnionepithel und Trophoblast.
Durch Spaltung im extraembryonalen Mesenchym entstehen das extraembryonale Zölom sowie *extraembryonales parietales* und *viszerales Mesenchym*. Der Übergang zwischen beiden Blättern liegt an der Grenze zwischen Epiblast und Hypoblast.
Die zweiblättrige Keimscheibe spannt sich zwischen Amnionhöhle und Dottersack aus (Abb. 1.15).
Die Verbindung von Trophoblast und Embryo bezeichnet man als *Haftstiel* (Abb. 1.15). Daraus entwickelt sich später die Nabelschnur.

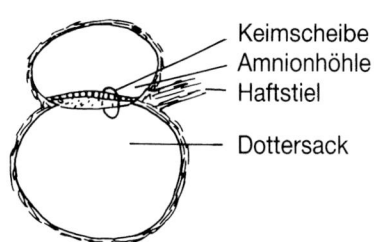

Keimscheibe
Amnionhöhle
Haftstiel

Dottersack

Abb. 1.15 Haftstiel

Im Rahmen der **Gastrulation** kommt es in der 3. Entwicklungswoche in der zweiblättrigen Keimscheibe zu Zellverschiebungen:
- Die kraniokaudale Achse wird festgelegt – vordere *Randbogenbildung* im Hypoblast, vom kaudalen Ende der Keimscheibe reicht der **Primitivstreifen** als Zellverdickung im Epiblast bis nahe der Mitte der Keimscheibe nach kranial, danach entsteht aus dem Primitivstreifen eine **Primitivrinne**. Am kranialen Ende der Primitivrinne befindet sich der **Primitivknoten** (etwa in der Mitte der ovalen Keimscheibe).
- Über die Primitivrinne wandern Zellen des Epiblasts von lateral nach medial, „verschwinden" in der Primitivrinne und wandern zwischen Epiblast und Hypoblast. Das (intraembryonale) **Mesoderm** ist entstanden, die ursprünglich epithelial polarisierten Zellen des Epiblasts verändern sich damit in einen unpolarisierten Zelltyp des Mesoderms. Es liegt damit eine dreiblättrige Keimscheibe vor.
- Aus dem Primitivknoten bildet sich eine **Primitivgrube**. Auch dort invaginieren Zellen des Epiblasts, bilden eine Zellstrang, der sich als Chordaplatte, dann als **Chordafortsatz** nach kranial vorschiebt. Daraus entsteht die **Chorda dorsalis**.
- Die lateralen Zellen der Chordaplatte vermehren sich und verdrängen die Zellen des Hypoblasts (primitives Endoderm) zur Seite und bilden das definitive **Endoderm**.
- Die Differenzierung der Körperachsen des Embryos ist angelegt – dorsoventral (Epiblast – Hypoblast), kranial – kaudal (vorderer Randbogen, Primitivstreifen), rechts – links.
- Bei der Wanderung der Zellen spielen Aktin-Myosin-Filamente ebenso eine Rolle wie

Wachstumsfaktoren, Signalmoleküle und spezielle Rezeptoren, aber auch regionale Zellproliferation und Apoptosevorgänge.

Die **Chorda dorsalis** induziert sowohl die Bildung des Neuralrohrs, und damit die Entwicklung des ZNS, als auch die Differenzierung des paraxialen Mesoderms. Aus den Somiten (Zellaggregate aus mesodermalem Gewebe) entstehen Myotom, Sklerotom und Dermatom. *Erst das Sklerotom bildet die Anlage der Wirbelkörper!* (Abb. 1.16 und Abb. 1.17)

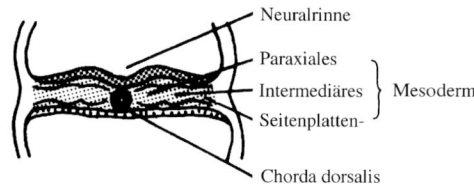

Abb. 1.**16** Chorda dorsalis

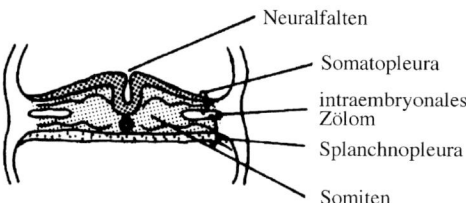

Abb. 1.**17** Neuralfalten

Lateral davon bilden sich im intraembryonalen Mesoderm Spalten, die zum *intraembryonalen Zölom* zusammenfließen und sich lateral am Übergang zum extraembryonalen Teil des Mesoderms in *Somatopleura* (oben, bildet zusammen mit dem Ektoderm die äußere Körperwand) und *Splanchnopleura* (unten, bildet zusammen mit dem Endoderm die Wand des primitiven Darmrohres) teilen. Das intraembryonale Zölom wird bei der Abfaltung des Embryos zu den Körperhöhlen (Perikardhöhle, Pleurahöhle, Peritonealhöhle) umgebildet.

Die aus dem Mesoderm entstandenen **Somiten** bilden die Grundlage für die segmentale Gliederung des Körpers. Aus dem **Sklerotom** (ventromedialer Anteil der Somitenwand) entstehen die Knorpel- und Skelettelemente der Wirbelsäule (Wirbelkörper, Wirbelbögen, Querfortsätze, Rippen, Zwischenwirbelscheiben), aus dem dorsolateralen Anteil der Somiten, dem **Dermomyotom** entwickelt sich Muskulatur und Haut und Unterhaut.

F02 ■

→ **Frage 1.28: Lösung C**

Keinesfalls ist der Dottersack *in* der Amnionhöhle enthalten. Dottersack und Amnionhöhle sind zwei ganz verschiedene Strukturen:

- Die **Amnionhöhle** entsteht bereits in der 2. Entwicklungswoche aus Spaltbildungen zwischen den Zellen des Embryoblasts, die sich zum Ektoderm entwickeln. Dieser Spalt öffnet sich zur Seite des Trophoblasts, und die entstandene Höhle wird von Amnioblasten, ausgehend von den Rändern des Epiblasts, rundum epithelartig ausgekleidet.
- Auf der Gegenseite des Embryoblasten – also auf der Endodermseite der zweiblättrigen Keimscheibe – wandern Hypoblastenzellen aus und kleiden die Blastozystenhöhle aus; es entsteht der **Dottersack**. Zunächst liegt also die Keimscheibe zwischen Amnionhöhle und Dottersack. Die gesamte Embryonalanlage ist am Haftstiel befestigt und ragt in die Chorionhöhle.
- Bei der Abfaltung des Embryos verändern sich die Verhältnisse: Der Dottersack verengt sich zum Dottergang, es erfolgt die Zusammenfassung mit dem Haftstiel und der Allantois zur Nabelschnur, die Amnionhöhle umhüllt den Embryo bei der Abfaltung und wird größer, das Amnion verschmilzt mit dem Chorion, die Chorionhöhle obliteriert, sodass der Embryo an der Nabelschnur in der Amnionhöhle schwimmt. Zur Verdeutlichung dienen Abb. 1.15 und Abb. 1.19.

F07 ■

→ **Frage 1.29: Lösung D**

An der Primitivgrube invaginieren Zellen des Epiblasts, bilden einen Zellstrang, der sich als Chordaplatte, dann als **Chordafortsatz** nach kranial vorschiebt. Daraus entsteht die **Chorda dorsalis**. Sie schnürt sich aus dem Epiblast ab, nicht aus dem Neuroektoderm, *denn sie induziert erst die Bildung von Neuroektoderm (Neuralplatte)!*

Die lateralen Zellen der Chordaplatte vermehren sich und verdrängen die Zellen des Hypoblasts (primitives Endoderm) zur Seite und bilden das definitive **Endoderm.**

Die Differenzierung der Körperachsen des Embryos ist angelegt – dorsoventral (Epiblast – Hypoblast), kranial – kaudal (vorderer Randbogen, Primitivstreifen), rechts – links.

Bei der Wanderung der Zellen spielen Aktin-Myosin-Filamente ebenso eine Rolle wie Wachstumsfaktoren, Signalmoleküle und spezielle Rezeptoren, aber auch regionale Zellproliferation und Apoptosevorgänge.

Die **Chorda dorsalis** induziert durch die vom Chordamesoderm und prächordalen Mesoderm sezernierten Proteine **Noggin** und **Chordin** die Bildung der Neuralplatte über der Chorda dorsalis, indem diese Proteine letztlich die Oberflächenektodermbildung über der Chorda dorsalis behindern. Damit wird sowohl die Bildung der Neuralplatte und des Neuralrohrs, und damit die Entwicklung des ZNS, als auch die Differenzierung des paraxialen Mesoderms induziert. Aus den Somiten (Zellaggregate aus mesodermalem Gewebe) entstehen Sklerotom und Dermamyotom.

H04

→ **Frage 1.30: Lösung C**

Die Zellen, die die Amnionhöhle auskleiden, sog. Amnioblast, entstammen dem Epiblast. Etwa zum Zeitpunkt der Implantation finden auch im Embryoblast schon erste Differenzierungsschritte statt. Auf der dem Trophoblast zugewandten Seite zeigt sich eine zylinderepithelartige Schicht, der **Epiblast**, darunter, auf der der Blastozystenhöhle zugewandten Seite, bildet sich eine einschichtige Epithellage, der **Hypoblast**. Aus dem Epiblast gehen die Zellen hervor, die die Amnionhöhle auskleiden, vom Rand des Hypoblasts ausgehend bildet sich das Dottersackepithel. Epiblast und Hypoblast sind die ersten Anzeichen einer dorsoventralen Orientierung des Embryos.

Die Begriffe Hypoblast und Epiblast sind mit der Entwicklung der zweiblättrigen Keimscheibe gleichzusetzen.

F10

→ **Frage 1.31: Lösung A**

Zu **(A)**: Das **Aminonepithel** umhüllt die Nabelschnur und **geht** an der Bauchdecke **in die kindliche Epidermis über**. Siehe auch Abb. 1.19 in Lerntext I.14.

H10 F05 ■

→ **Frage 1.32: Lösung A**

Der **Embryo** liegt nach der Abfaltung und der Ausbildung der Körperform in der Amnionhöhle, ist also **von Fruchtwasser und Amnion umgeben. Danach** folgen das **Chorion und die Dezidua**. Die an dem Embryo umgebende Decidua capsularis verwächst beim Größenwachstum der Frucht mit der Decidua parietalis und das ursprüngliche Uteruslumen verschwindet. Als Eihäute bezeichnet man Amnion und Chorion laeve. Die Anordnung der Eihäute wird aus dem Ablauf der Plazentation und der Abfaltung des Embryos deutlich. Siehe auch Abb. 1.11 in Lerntext I.9 sowie Abb. 1.13.

F04

→ **Frage 1.33: Lösung C**

Die aus dem Mesoderm entstandenen **Somiten** bilden die Grundlage für die segmentale Gliederung des Körpers. Aus dem Sklerotom entstehen die Knorpel- und Skelettelemente der Wirbelsäule (Wirbelkörper, Wirbelbögen, Querfortsätze, Rippen, Zwischenwirbelscheiben), aus dem Dermomyotom die Körperwandmuskulatur, das Material für das subkutane Gewebe und die Haut.

Die Nieren entstehen aus dem *intermediären Mesoderm*, das zwischen Somiten und Seitenplatten liegt.

Zu **(B)**: Die autochthone Muskulatur ist die primär dort entstandene Muskulatur, die aber auch aus dem Myotom entsteht. Aus dem dorsalen Anteil des Myotoms (epiaxialer Anteil) entsteht die autochthone Rückenmuskulatur, die von den Rr. dorsales der Spinalnerven innerviert werden. Aus dem ventralen Anteil (hypaxialer Abschnitt) entsteht die seitliche und vordere Rumpfwandmuskulatur, die sog. sekundäre Rückenmuskulatur, die von den Rr. ventrales der Spinalnerven innerviert werden.

H06 ■

→ **Frage 1.34: Lösung B**

Aus den dorsalen Anteilen des Myotoms entsteht die autochthone Rückenmuskulatur, die vom Ramus posterior des Spinalnervs innerviert wird. Ein **Spinalnerv** besteht aus folgenden Bestandteilen: einer Radix anterior, die motorische Fasern führt, einer Radix posterior, die sensible Fasern beinhaltet, einem R. meningeus, der sensibel die Rückenmarkhäute innerviert, Rr. communicantes albus et griseus, die mit den sympathischen Grenzstranggganglien in Verbindung treten, einem R. ventralis, der als stärkster Ast des Spinalnervs motorisch die ventrale Rumpfwandmuskulatur und die Extremitätenmuskeln sowie sensibel die ventrale und laterale Bauchwand versorgt ((A) ist falsch), und einem **R. dorsalis**, der sensibel die Haut des Rückens und motorisch die **autochthonen Rückenmuskeln** (und somit auch den **M. splenicus cervicis**) innerviert. (B) ist richtig. Siehe auch Abb. 2.12.

H08 ■

→ **Frage 1.35: Lösung B**

Der **Verschluss des Neuroporus anterior** datiert sich in die **4. Embryonalwoche** (ca. 24./25. Tag). Der Verschluss des Neuroporus posterior erfolgt 2 Tage später. Damit ist der Vorgang der Neuralrohrbildung (**Neurulation**) abgeschlossen.

Kommentare

I.12   Neurulation, Neuralrohr

Als **Neurulation** bezeichnet man die Differenzierung der Neuralplatte aus dem Ektoderm, die Weiterentwicklung über Neuralfalte und Neuralrinne und schließlich der Schluss zum Neuralrohr. Der Vorgang beginnt in der 3. Embryonalwoche (Schluss des Neuroporus anterior) und endet ca. am 26./27. Tag mit dem Schluss des Neuroporus posterior.

Die Entwicklungsvorgänge werden durch den Chordafortsatz induziert, der mit Hilfe von Signalmolekülen und Regulatorgenen die Entwicklungsvorgänge in Gang setzt. Die Entwicklung läuft folgendermaßen ab:

- Bildung der **Neuralplatte** im Ektoderm durch Induktion des **Chordafortsatzes**.
- Auffaltung der Seitenränder der Neuralplatte zu Neuralfalten, dazwischen Einsenkung der **Neuralrinne**.
- In den Kanten der Neuralfalte liegt bereits das Material für die Neuralleiste.
- Schluss des Neuralrohrs durch Annäherung der Neuralfalten und Verschmelzung in der Mittellinie. Beginn der Verschmelzung in Höhe der Halsregion (Bereich des 4. Somiten), Fortsetzung in kranialer und kaudaler Richtung.
- Abwandern der Neuralleistenzellen aktiv ins darunterliegende Mesoderm und Weiterentwicklung dieser Zellen (s. Lerntext I.13).
- Während sich das Neuralrohr bereits in der Mitte geschlossen hat, hat es immer noch Verbindung zur Amnionhöhle durch den Neuroporus anterior (Schluss am 25. Tag, 18–20 Somiten), der Neuroporus posterior schließt sich etwas später (s. o.).
- Aus dem Neuralrohr entstehen im kaudalen Anteil das Rückenmark, aus dem kranialen Anteil zunächst die 3 primären Hirnbläschen (s. Lerntext IX.1).
- Die Wand des Neuralrohrs besteht aus zunächst noch undifferenzierten Neuralepithelzellen, die in einem mehrreihigen Zellverbund liegen. Zum einen teilen sich die Zellen jetzt sehr stark, zum anderen differenzieren sich zu primitiven Nervenzellen (Neuroblasten). Wenn die Bildung von Neuroblasten beendet ist, folgt als nächstes die Differenzierung von Neuralepithelzellen zu Glioblasten, als letztes sind Ependymzellen an der Reihe.

Bei den Entwicklungsvorgängen ist immer die Parallelität zu beachten, auch wenn nur ein Organsystem gerade besprochen wird. Gleichzeitig mit der Entwicklung des Neuralrohrs erfolgt u. a. auch die Somitenbildung.

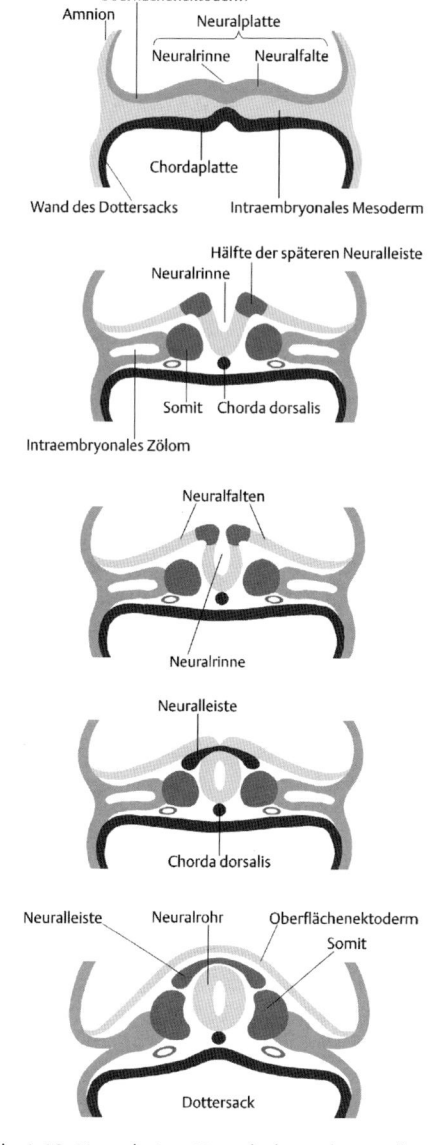

Abb. 1.**18** Neurulation, Neuralrohr und Neuralleiste

Klinischer Bezug

Verschlussstörungen des Neuralrohrs (Neuralrohrdefekte) treten in unterschiedlicher Ausprägung als kongenitale Fehlbildungen auf. Die klinische Symptomatik hängt von der Höhe der Ausprägung der Rückenmark- und Nervenwurzelschädigung ab. Der Schweregrad reicht von der **Spina bifida occulta** (Neuralrohr geschlossen, fehlender Schluss des knöchernen Wirbelkanals, Haut über dem Defekt intakt mit verstärkter Behaarung) über eine **Meningozele** (Erweiterung und/oder Vorwölbung der Meningen nach dorsal, Rückenmark liegt korrekt), eine **Meningomyelozele** (auch das Rückenmark liegt innerhalb der Vor-

wölbung nach dorsal, Neuralrohr aber korrekt verschlossen) bis hin zur **Myelozele** (Neuralrohr offen, Nervengewebe liegt frei).
Eine Rolle bei der Ätiologie spielt der **Folsäurespiegel** in der Frühschwangerschaft – Verschluss des Neuralrohrs in der 4. Entwicklungswoche. Es wird daher heute als Prophylaxe Folsäure in der Frühschwangerschaft substituiert. Eine solche Fehlbildung lässt sich auch sonographisch während der Schwangerschaft erfassen.

I.13 Neuralleiste

Aus der **Neuralleiste** (s. Abb. 1.18) entwickeln sich:
- alle afferenten Neurone – somatoafferente und viszeroafferente Neurone, d. h. Zellen der Spinalganglien (pseudounipolar, ursprünglich bipolar);
- Gliazellen, d. h. Mantel- oder Satellitenzellen (umgeben die sensiblen Neurone in den Spinalganglien);
- Schwann-Zellen (Myelinisierung des peripheren Nervensystems);
- Mesektoderm: beteiligt an der Bildung der Hirnhäute, des Dentins, des Viszeralskeletts, der Schädeldeckknochen;
- sensible Ganglien der Hirnnerven (V, VII, IX und X) und parasympathische Kopfganglien;
- multipolare Ganglienzellen des vegetativen Nervensystems (2. Neuron der efferenten vegetativen Leitung), z. B. Sympathikoblasten:
  1. paravertebrale Ganglien (Grenzstrang),
  2. prävertebrale Ganglien (Ggl. cardiacum, coeliacum, mesentericum superior et inferior),
  3. intramurale Ganglien der Eingeweide (Plexus myentericus [Auerbach], Plexus submucosus [Meissner]);
- chromaffine Zellen der Paraganglien (verschiedene verstreute Zellgruppen, sympathisch oder parasympathisch), z. B. chromaffine Zellen des Nebennierenmarks;
- Melanoblasten (Vorstufe der Melanozyten [Pigmentzellen] sowie der Nebennierenmarkzellen).
- C-Zellen der Schilddrüse

F09 ■
→ **Frage 1.36: Lösung C**

Das Material für die **Neuralleiste** (Auffaltung nach dorsal) liegt **zwischen dem Oberflächenektoderm** (Seite) **und dem Neuroektoderm** (Mitte) (C), das sich dann zur Neuralrinne einsenkt und zum Neuralrohr schließt. Die Neuralleistenzellen wandern beim Schluss des Neuralrohrs dann nach unten und lateral ab.

H09 ■
→ **Frage 1.37: Lösung C**

Zu **(A)**, **(B)**, **(D)** und **(E)**: Aus dem **Neuroepithel des Neuralrohrs** entwickeln sich über Neuroblasten und Glioblasten:
- die **Neurone** (D) des ZNS,
- die **Astrozyten** (A) → Stützfunktion, Blut-Hirn-Schranke,
- die **Oligodendrozyten** (E) → bilden Myelinscheiden,
- die **Ependymzellen** (B) → kleiden Hirnventrikel aus.

Zu **(C)**: Die **Mikrogliazellen** sind **mesenchymalen Ursprungs** (→ entstehen aus Vorläuferzellen im Knochenmark) und wandern erst später ein.

F10 ■
→ **Frage 1.38: Lösung C**

Zu **(C)**: Im Bereich des Rumpfes entstehen aus den **Neuralleistenzellen** am ehesten **Ganglienzellen des Truncus sympathicus**.
Aus der **Neuralleiste** stammen:
- die sensiblen Neurone der Spinalnerven
- die Ganglienzellen der Hirnnerven V, VII, IX und X
- die Neurone parasympathischer Kopfganglien
- die Ganglienzellen des vegetativen Nervensystems
- die Mantel- und Gliazellen der sensiblen Neurone
- die Schwann-Zellen
- die chromaffinen Zellen der Paraganglien
- die Zellen des Nebennieren**marks** (nicht der Rinde!) und des Glomus caroticum
- die Melanoblasten

Zusätzlich sind Neuralleistenzellen auch die mesenchymale Grundlage von verschiedenen Geweben im Kopfbereich (Mesektoderm).
Zu **(A)**: Das **Rumpfskelett** entsteht über das Sklerotom aus den **Somiten**.
Zu **(B)**: Die Skelett- und die autochthone **Muskulatur** entsteht über das **Myotom**.
Zu **(E)**: Zellen der Nebennieren**rinde** entstehen aus dem **Mesodermepitehl des Zöloms**. Nur die Zellen des Nebennierenmarks entstehen aus Neuralleistenzellen.
Siehe auch Abb. 1.18 in Lerntext I.12.

F07 F05 ■
→ **Frage 1.39: Lösung D**

Nach Verschluss des Neuralrohrs senkt sich dieses ab. Die an das Neuralrohr seitlich angrenzenden Neuralleisten werden von emigrierten Neuroektodermzellen gebildet: Das Material der Neuralleiste entstammt von Zellgruppen aus der *Übergangszone zwischen Neuralplatte und Oberflächenektoderm*, die sich auf beiden Seiten der Neuralanlage anordnen. In der Verwachsungszone des Neuralrohrs wandert dann dieses Zellmaterial nach lateral und bildet beidseits die Neuralleiste. Die Neuralleistenzellen wandern von dort in verschiedene Regionen des Körpers aus und differenzieren sich zu unterschiedlichen Zelltypen. Aus der Neuralleiste entstehen später u. a. die Spinalganglien.

H08

→   **Frage 1.40: Lösung C**

Die **Hirschsprung-Krankheit** wird auch als aganglionäres Megakolon (oder Megacolon congenitum) bezeichnet. Es handelt sich um eine **abnorme Erweiterung eines Kolonabschnittes**, da distal davon in einem Segment **vegetative Ganglienzellen des Plexus myentericus** (C) in der Darmmuskulatur **fehlen**. Dadurch fehlt hier die Peristaltik und der **Darminhalt** wird nicht weitertransportiert und **staut sich vor diesem Abschnitt**. Das Megakolon selbst besitzt ausreichend Ganglienzellen. Ursache für das Fehlen dieser Ganglienzellen ist eine nicht erfolgte Einwanderung von Neuralleistenzellen in diese Zone bereits ganz früh in der Entwicklung (ca. 5. bis 7. Woche). Bisher hat man ein RET-Protoonkogen identifiziert, das eine membranständige Rezeptortyrosinkinase kodiert, die für die Migration und Differenzierung von Neuralleistenzellen bedeutsam ist. Therapie der Erkrankung ist die chirurgische Entfernung des betroffenen Darmanteils.

F03

→   **Frage 1.41: Lösung C**

In der 3. Entwicklungswoche beginnt die Entwicklung des *Mesoderms* durch Invagination von Zellen im Bereich des Primitivstreifens, die sich zwischen Hypoblast und Epiblast schieben und nach lateral wandern (intraembryonales Mesoderm). Die dreiblättrige Keimscheibe ist entstanden. Für die weitere Entwicklung ist jetzt die Achsenorganisation des Embryos durch Entwicklung der Chorda dorsalis von Bedeutung: Vom Primitivknoten aus (diesem entspricht eine Verdickung am kranialen Ende des Primitivstreifens) wandern Zellen nach kranial in Richtung der Prächordalplatte. Durch diese Invagination des Chordafortsatzes, der auch die Richtung des Primitivstreifens nach kranial fortsetzt, ist eine kranio-kaudale Achse des Embryos entstanden. Daran entlang organisiert sich das Mesoderm in das **paraxiale Mesoderm**, das dann neben dem Neuralrohr liegt (entwickelt sich dann weiter zu den Somiten). Lateral daran anschließend folgt das intermediäre Mesoderm (Anlage für Vorniere, Urniere und Nachniere) und dann das Seitenplattenmesoderm.

Zum einen erfolgt dann die von kranial nach kaudal fortschreitende Segmentierung des paraxialen Me-

soderms in die **Somiten**, zum anderen bilden sich im Seitenplattenmesoderm palisadenartige Epithelverbände, was schließlich zu einer Trennung in parietale und viszerale Mesodermschicht führt. Die parietale Mesodermschicht (**Somatopleura**, Bildung der Leibeswand, parietales Peritoneum) steht in Verbindung mit dem Ektoderm, die viszerale Mesodermschicht (**Splanchnopleura**) steht in Verbindung mit dem Entoderm.

Zu **(A)**, **(B)**, **(D)** und **(E)**: Siehe Kommentar zu Frage 1.33.

Bitte nicht verwechseln mit den Resten der Chorda dorsalis, die später als Nucleus pulposus, Gallertkern, in den Zwischenwirbelscheiben – Disci intervertebrales – noch vorhanden sind.

Zu **(C)**: Die **Splanchnopleura** entsteht also aus dem Seitenplattenmesoderm als parietales Mesoderm und bildet die Schichten der Darmwand und das viszerale Peritoneum.

H04 ■

→   **Frage 1.42: Lösung B**

Im Mesenchym der Dottersackwand findet man ab der 3. Embryonalwoche Blutinseln, deren Zellen sich zu Gefäßendothelien und Erythrozytenvorstufen entwickeln. Dies dauert bis zum Ende des 3. Monats. Erst später, nach Rückbildung des Dottersacks, erfolgt die Blutbildung in Leber und Milz (hepatolienale Phase), in der Fetalzeit wird die Blutbildung in das Knochenmark verlagert. Die Phasen überlappen sich.

H05 ■

→   **Frage 1.43: Lösung B**

Die **Plica umbilicalis medialis** enthält das Lig. umbilicale mediale, den Rest der obliterierten A. umbilicalis (distaler Anteil). Die A. epigastrica inferior verläuft in der Plica umbilicalis lateralis. Der bindegewebige Rest des Urachus verläuft in der Plica umbilicalis mediana. Der proximale Anteil der A. umbilicalis verläuft als A. vesicalis superior zur Harnblase. Siehe Prometheus, Lernatlas der Anatomie, Allgemeine Anatomie und Bewegungssystem, 2. Auflage, Georg Thieme Verlag 2007, S. 210 und Abb. 6.2.

I.14   Nabelstrang

Zur Entstehung des Nabelstrangs: **Der Nabelstrang entwickelt sich aus dem Haftstiel.** In den Haftstiel hinein wächst zunächst einmal eine fingerförmige Ausstülpung des Dottersacks – die *Allantois*. Sie befindet sich am späteren kaudalen Ende des Embryos. Sie hat einen extraembryonalen und einen intraembryonalen Teil (ein Teil des Dottersacks wird bei der Abfaltung des Embryos miteingeschnürt). Der extraembryonale Teil, der in den Haftstiel hineingewachsen ist, verödet dort, der intraembryonale Teil steht mit der späteren Harnblase in Verbindung und wird zum *Urachus.* Auch dieser verödet schließlich, und sein Rest ist als *Lig. umbilicale medianum* noch sichtbar.

In der Allantoiswand kommt es zur Bildung von primitiven Blutgefäßen, die sich später zu den Umbilikalgefäßen umformen. Somit ist die Allantois für die Bildung der Umbilikalgefäße von entscheidender Bedeutung.

Die Nabelschnur enthält eine Vene und 2 Arterien. Sie wird von Amnionepithel überkleidet und enthält gallertiges Bindegewebe (Wharton-Sulze). Aus der Plazenta fließt Blut *durch die Vene zum Feten,* dort zur Leberpforte.

Das vom Feten verbrauchte Blut fließt durch zwei Aa. umbilicales (aus den Aa. vesicales sup.) zur Plazenta zurück.

Die folgenden Abbildungen demonstrieren die Bildung des Nabelstrangs aus der Verschmelzung von Haftstiel mit Dottersack und die Umhüllung mit Amnionepithel. Auch das persistierende Dottersackbläschen ist sichtbar (Abb. 1.19).

Merke!
Eine Vena umbilicalis führt arterialisiertes Blut zum Feten. Sie wird von **zwei** Aa. umbilicales begleitet, die das CO_2-reiche Blut wieder zur Plazenta zurückleiten.

H95 F94 H90 F88 ■ ■
→ **Frage 1.44: Lösung D**

Leider ist Aussage (B) etwas missverständlich formuliert. Der „Descensus" des Herzens ist als solches kein feststehender Begriff wie z. B. der „Descensus testis". Tatsächlich wird die Herzanlage bei der Abfaltung nach ventral *und kaudal* (bezogen auf den Embryo) verlagert.

Die Entwicklung des Nabels durch Abfaltung der Keimscheibe in der longitudinalen und transversalen Achse wird aus Abb. 1.19 deutlich:

Zum Nabel werden Haftstiel und Dottersack bzw. Ductus omphaloentericus **zusammengefasst**, nicht getrennt.

Durch das starke Wachstum der Hirnanlage verlagert sich die noch „kranial" außerhalb der Rachenmembran liegende Herzanlage nach kaudal und ventral (alle Richtungsangaben bezogen auf den Embryo), so dass folgende Lagebeziehung entsteht: Der in Abb. 1.20 mit dem Pfeil bezeichnete Raum ist die Kopffalte.

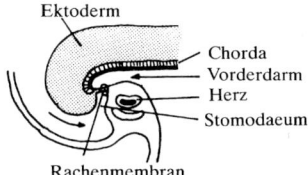

Abb. 1.**20** Längsschnitt der Kopfregion, ca. 26. Tag

Das intraembryonale Zölom entsteht ursprünglich aus Spalträumen zwischen den Seitenplatten (Me-

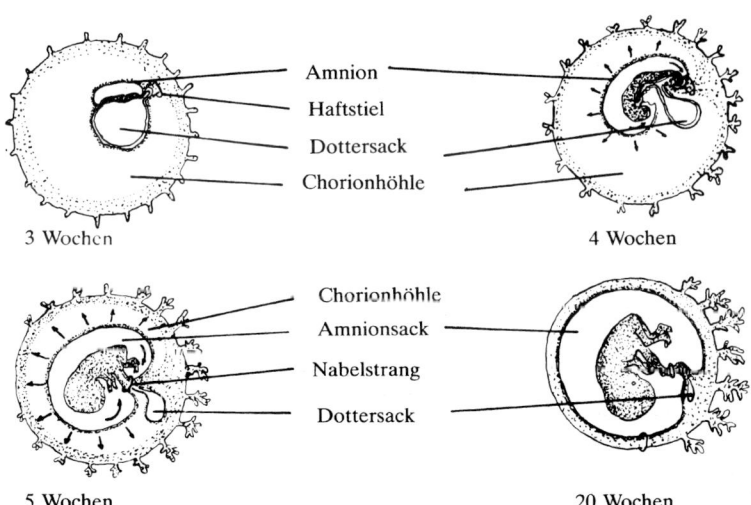

Abb. 1.**19** Bildung des Nabelstrangs

soderm), die dann zum intraembryonalen Zölom konfluieren. Nach beiden Seiten an den Rändern der Keimscheibe besteht dann eine Verbindung zum extraembryonalen Zölom: die seitlichen Zölompforten; bei der lateralen Abfaltung des Embryos werden diese Anteile vorne, an der Ventralseite des Embryos, mit dem Nabel zusammengefasst. Die Verbindung zwischen intra- und extraembryonalem Zölom geht dann verloren.
(Zur ausführlichen Illustration sei auf S. 20 ff. in Ulfig, N., Kurzlehrbuch Embryologie, 2. Auflage 2009, Georg Thieme Verlag, Stuttgart, hingewiesen.)

1.6 Organogenese und Ausbildung der äußeren Körperform

H10 ■

→ **Frage 1.45: Lösung E**

Beachte: Die Größenangabe „**Scheitel-Fersen-Länge**", die das IMPP hier vorgibt, wird erst ab der 11. Schwangerschaftswoche verwendet. Zuvor wird die **Scheitel-Steiß-Länge** gemessen, da die Beine in diesen frühen Stadien schlecht abzumessen sind. Entsprechend beziehen sich die Größenangaben im Kommentar auch auf die Scheitel-Steiß-Länge. Die Frage ist dennoch eindeutig zu beantworten.
Zu **(E)**: Die Embryonalperiode dauert von der Befruchtung bis zum Ende der 8. Entwicklungswoche, d. h. bis zum 56. Entwicklungstag. Nach der 8-wöchigen **Embryonalperiode** nennt man die menschliche Frucht **Fetus**. Die Fetalperiode reicht von der 9. Entwicklungswoche (3. Monat) bis zur Geburt. In dieser Zeit kommt es zu einer Größen- (v. a. im 3.–5. Monat) und einer Gewichtszunahme (v. a. im letzten Trimenon). Die **Scheitel-Steiß-Länge am Ende der Embryonalperiode** beträgt **30 mm, so dass nur** die unter (E) angegebene **Länge von 250 mm** der eines **Feten entspricht**.
Zu **(A)–(D)**: Zeitpunkte der übrigen angegebenen **Scheitel-Steiß-Längen:**
- **ca. 4 mm** (A): 28. Tag
- **ca. 8 mm** (B): 35. Tag
- **ca. 10 mm** (C): 39. Tag
- **ca. 30 mm** (D): 56. Tag

F10 ■

→ **Frage 1.46: Lösung A**

Zu **(A)**: Die Bildung der definitiven Niere beginnt mit der Bildung der **Nachniere**, die ursprünglich im Becken liegt. Sie verlagert sich im Verlauf der Entwicklung (relativ) weiter nach kranial, wobei auch das Wachstum des Embryos in kraniokaudaler Richtung eine Rolle spielt. Findet der **Aszensus** nicht statt bzw. wird durch die Beckengefäße behindert,

so spricht man von einer **Beckenniere**. Siehe Abb. 8.6.
Zu **(B)**: Der **Descensus testis** durch den Leistenkanal in den Hodensack ist ein feststehender Begriff und wurde auch schon mehrfach gefragt. Mit Beginn des 3. Monats wandern die Hoden retroperitoneal in 2 Etappen nach kaudal, gleichzeitig spielt auch hier das Wachstum der unteren Körperhälfte eine Rolle. Die Hoden nehmen Gefäße, Nerven, Samenleiter, Muskelfasern mit, die dann den Samenstrang bilden. Die Hoden wandern durch den Leistenkanal in der 28. Woche und erreichen das Skrotum in der 33. Woche. Fehlt der Descensus testis, so spricht man vom **Kryptorchismus**, der sich als Leisten- oder Abdominalhoden manifestieren kann.
Zu **(C)**: Auch das **Ovar** deszendiert, allerdings nicht so ausgeprägt wie der Hoden, bis an den oberen Rand des kleinen Beckens. Auch hier werden Gefäße nach kaudal mitgenommen.
Zu **(D)**: Der **Thymus** entsteht aus der ventralen Ausstülpung der 3. Schlundtasche (aus der dorsalen Ausstülpung entsteht die untere Nebenschilddrüse), wandert ebenfalls nach kaudal (Descensus) und verschmilzt mit der Anlage der Gegenseite.
Zu **(E)**: Auch das **Herz** deszendiert: Die Herzanlage wird bei der Abfaltung des Embryos von extraembryonal nach intraembryonal kaudal und ventral verlagert, so dass die Herzanlage in der Thoraxregion liegt.

F09 ■

→ **Frage 1.47: Lösung D**

Zu **(D)**: Beim Mann entwickelt sich der **Wolff-Gang** (Urnierengang) weiter zu den ableitenden Samenwegen (Ductus deferens, Ductus epididymidis, Vesicula seminalis = **Glandula vesiculosa** [Bläschendrüse], Ductus ejaculatorius).
Zu **(A)**, **(C)** und **(E)**: Harnblase (außer dem Trigonum vesica, das aus einem Anteil des Wolff-Gangs entsteht), **Urethra** (E), **Glandula bulbourethralis** (C) und **Prostata** (A) entwickeln sich aus dem Sinus urogenitalis.
Zu **(B)**: Der **Hoden** (Testis) entwickelt sich aus der indifferenten Gonadenanlage und wandert dann während des Descensus testis im 7. und 8. Entwicklungsmonat nach kaudal in das Skrotum.

H10

→ **Frage 1.48: Lösung E**

Zu **(E)**: Das **untere Keimdrüsenband** (Gubernakulum) verläuft schräg durch die Bauchwandschichten und definiert damit die Lage des späteren Leistenkanals für den Descensus testis (→ Bildung des Proc. vaginalis peritonei). Beim weiblichen Geschlecht verbleibt nur ein Rest des Gubernakulums, das **Lig. teres uteri**, welches bei der Frau durch den Leistenkanal verläuft.

Zu **(A)**: Das **Lig. cardinale uteri** (= Lig. transversum cervicis) besteht aus Bindegewebszügen, die von der Faszie der seitlichen Beckenwand in die Portio supravaginalis cervicis einstrahlen (parazervikales Bindegewebe). Es gehört zum Halteapparat des Uterus und geht nicht aus dem Gubernakulum hervor. Siehe Prometheus, Lernatlas der Anatomie, Innere Organe, 2. Auflage, Georg Thieme Verlag, Stuttgart, 2009, S. 384f.

Zu **(B)**: Das **Lig. inguinale** hat ebenfalls mit dem Gubernakulum nichts zu tun. Es wird vom verstärkten Rand der Aponeurose des M. obliquus externus abdominis sowie von Fasern der Fascia tranversalis gebildet. Es begrenzt den Leistenkanal (den das Lig. teres uteri bei der Frau durchzieht) von kaudal.

Zu **(C)**: Das **Lig. latum uteri** ist eine Peritonealduplikatur, die seitlich des Uterus das Parametrium überzieht. Im kranialen Rand verläuft der Eileiter, das Lig. teres uteri und das Lig. ovarium proprium. Das Lig. latum uteri dient auch als Aufhängeband für Ovar, Tuben und Gebärmutter.

Zu **(D)**: Das **Lig. sacrouterinum** verläuft zwischen Uterushals und Os sacrum nach dorsal und umfasst dabei auch das Rektum.

F04 ■
→ **Frage 1.49: Lösung E**

Die eigentliche Niere entsteht aus dem kaudalen Anteil des nephrogenen Strangs aus der Nachniere, dem **metanephrogenen Gewebe**. Die Bildung des Nierengewebes wird durch das Aussprossen der Ureterknospe aus dem Wolff-Gang ins metanephrogene Gewebe induziert.

Aus der Ureterknospe entstehen die harnableitenden Wege, nämlich Ureteren, Nierenbecken, Nierenkelche, Sammelrohre. Um jede Kanälchensprosse entsteht eine Kappe aus metanephrogenem Blastem. Es kommt zu Zellanhäufungen, aus denen sich schließlich die Nephrone entwickeln. Es bildet sich eine Bowman-Kapsel und eine Verbindung zu den Sammelrohren der Ureterknospe. Die Nephrone (und somit sämtliche Anteile wie Bowman-Kapsel, proximaler Tubulus, Henle-Schleife, distaler Tubulus) entstehen also aus metanephrogenem Gewebe.

F06
→ **Frage 1.50: Lösung D**

Im indifferenten Stadium der Geschlechtsentwicklung entstehen zunächst beidseits lateral der Urniere je zwei Schläuche:
1. Urnierengang (Ductus nephricus, Wolff-Gang),
2. Müller-Gang (Ductus paramesonephricus).
Beim **weiblichen Embryo** degenerieren die Wolff-Gänge. Aus den kranialen Anteilen der Müller-Gänge, die kaudal zum gemeinsamen Uterovaginalkanal verschmelzen, entwickeln sich die Tubae uterinae.

Wichtig für die Entwicklung des Uterus ist also die Verschmelzung zweier Müller-Gänge zum Uterus. Ein Uterus bicornis entsteht dann, wenn die Verschmelzung des Uterovaginalkanals unvollständig ist, im extremeren Fall kann auch ein Uterus duplex die Folge sein.

H07
→ **Frage 1.51: Lösung B**

Im fetalen Hoden sezernieren die **Sertoli-Zellen** das **Anti-Müller-Hormon** ((B) ist richtig). Es bewirkt die **Rückbildung** der Müller-Gänge, die eigentliche Bildung kann es jedoch nicht verhindern ((D) ist falsch). Der Wolff-Gang wird dann beim männlichen Embryo zum Ausführungsgang der Geschlechtsdrüsen (Ductus deferens). Der weibliche Fetus produziert natürlich kein Anti-Müller-Hormon, so dass sich die Müller-Gänge weiter zu Uterus und Eileitern entwickeln. Es ist zu beachten, dass in der indifferenten Phase der Geschlechtsentwicklung Müller- und Wolff-Gänge parallel vorhanden sind. Erst die Geschlechtsdifferenzierung entscheidet dann über das „Schicksal" des jeweiligen Ganges, also Rückbildung oder Weiterentwicklung.

F10 ■
→ **Frage 1.52: Lösung A**

Zu **(A)**: Bei dem beschriebenen Phänomen („nässender Nabel") kommt bei den vorgegebenen Auswahlmöglichkeiten nur eine **Urachusfistel** in Frage: Aus dem oberen Anteil des **Sinus urogenitalis** entsteht die Harnblase, die noch über die Allantois mit dem Nabel in Verbindung steht. Die Allantois verödet schließlich zu einem fibrösen Strang, dem Urachus. Beim Erwachsenen heißt dieser Strang dann **Lig. umbilicale medianum**. Bleibt das Lumen dieses Allantoisabschnittes erhalten, so besteht eine Urachusfistel mit Abfließen von Harn aus dem Nabel. Bleibt das Lumen nur in einem umschriebenen Abschnitt erhalten, so kann sich dort eine Zyste bilden (Urachuszyste).

Zu **(B)**: Die beiden Aa. umbilicales obliterieren im distalen Abschnitt nach der Geburt zu den **Ligg. umbilicales mediales**. Der proximale Abschnitt der Nabelarterien bleibt durchgängig (Aa. vesicales superiores). Sie können das beschriebene Bild nicht verursachen.

Zu **(C)**: Die **Plica umbilicalis lateralis** wird am Relief der inneren Bauchwand durch die epigastrischen Gefäße (A. und V. epigastrica inferior) aufgewölbt. Es handelt sich hierbei **nicht** um ein ursprüngliches Lumen, das obliteriert ist. Die Plica umbilicalis lateralis trennt die Fossa inguinalis medialis von der Fossa inguinalis lateralis.

Zu **(D)** und **(E)**: Im freien Rand des **Lig. falciforme hepatis** (Peritonealduplikatur) gelangt die V. umbilicalis zur Leber, sie obliteriert nach der Geburt zum **Lig. teres hepatis.**

→ **Frage 1.53: Lösung C**

Zu **(C)**: Das Drüsenepithel der **Prostata entwickelt sich aus** der entodermalen Urethralanlage im **Sinus urogenitalis**. Aus dem benachbarten Mesenchym differenziert sich das Stroma der Prostata.

Zu **(A)**: Der **Genitalhöcker** ist die Verbindung der Spitzen der beiden Urethralfalten (im frühen indifferenten Entwicklungsstadium des äußeren Genitale). Lateral der Urethralfalten entstehen die Genitalwülste. Später entwickelt sich aus dem Genitalhöcker das Corpus cavernosum penis bei männlichen bzw. die Klitoris und die Glans clitoridis bei weiblichen Individuen. Siehe Abb. 8.4 und 8.6.

Zu **(B)**: Aus dem **Müller-Gang**, der sich beim weiblichen Embryo weiterentwickelt, entstehen Uterus, Tuben und oberer Teil der Vagina.

Zu **(D)**: Die **Urogenitalfalte** oder Urogenitalleiste ist eine Vorwölbung der Leibeshöhle bestehend aus Nierenleiste und Genitalleiste.

Zu **(E)**: Aus dem **Wolff-Gang** entwickeln sich die männlichen Genitalwege: Ductus deferens, Ductus epididymidis, Ductus ejaculatorius und Glandula vesiculosa.

→ **Frage 1.54: Lösung A**

Spaltbildungen des Gesichts werden zunächst **in vordere und hintere Spalten eingeteilt, bezogen auf** das **Foramen incisivum**, welches hinten zwischen dem Oberkieferfortsatz und dem Zwischenkiefersegment liegt. Vordere Spaltbildungen betreffen Lippen und den alveolären Teil des Kiefers. Hintere Spaltbildungen (hinter dem Foramen incisivum gelegen) betreffen den harten und weichen Gaumen. Grundlage der Spaltbildung ist eine fehlende Verschmelzung von Epithelien – in diesem Falle von Gesichtswülsten – oder eine zu geringe bzw. fehlende Proliferation von Mesenchymanteilen unter dem Epithel. Wird also die Verschmelzung zwischen Oberkieferfortsatz und medialem Nasenwulst gestört, kommt es zu Lippenspalten, stärker ausgeprägt zu Lippen-/Oberkieferspalten. Auch die Kombination mit Gaumenspalten ist möglich. Dabei tritt noch ein Defekt bei der Verschmelzung beider Gaumenplatten auf.

In der vorliegenden Frage handelt es sich um eine **vordere Spaltbildung**, die am wahrscheinlichsten durch Defekte bei der Verschmelzung **zwischen** dem **Oberkieferwulst und** dem **Zwischenkiefersegment** (welches aus der Verschmelzung der beiden medialen Nasenwülste entsteht) auftritt. Das Zwischenkiefersegment hat einen Anteil an der Lippe (das Philtrum), am Oberkiefer (medial mit den mittleren vier Schneidezähnen) und am harten Gaumen (primärer Gaumen), der dreieckförmig ist und mit der Spitze an das Foramen incisivum grenzt.

Man sollte diese Frage nicht ohne entsprechende Abbildungen im Atlas oder in Embryologiebüchern bearbeiten, um sich eine Vorstellung von den Veränderungen bei der Gesichtsentwicklung zu machen.

1.7 Mehrlingsbildung, Mehrfachbildung, Fehlbildung

Organfehlbildungen sind dem jeweiligen Organsystem zugeordnet.

→ **Frage 1.55: Lösung C**

Zu **(C)** und **(D)**: In der **Mehrzahl** der Fälle von **eineiigen** (monozygoten) **Zwillingen teilt sich** während des Blastozystenstadiums **der Embryoblast**, und es entwickeln sich **zwei Embryonen** (C). Nur in **ganz seltenen Fällen** haben eineiige (monozygote) Zwillinge eine **gemeinsame Amnionhöhle** ((D) ist falsch) und zwar, wenn die **Trennung** erst im Stadium der zweiblättrigen Keimscheibe **nach Bildung der Amnionhöhle erfolgt** (sich somit zwei Embryonen in einer gemeinsamen Amnionhöhle entwickeln). In $^2/_3$ der Fälle erfolgt die Trennung früher im Blastozystenstadium, und es entwickeln sich 2 Embryonen mit je einer Amnionhöhle und gemeinsamer Chorionhöhle. Bei einer **Trennung** bereits **im Morulastadium** entstehen zwei **völlig getrennte Embryonen**, deren **Eihäute** sich **wie bei zweieiigen Zwillingen** verhalten, d. h. jeder Embryo entwickelt seine eigene Chorionhülle und seine eigene Plazenta.

Zu **(A)**: Die **Zwillingshäufigkeit** beträgt etwa **1 %** der Geburten in Westeuropa.

Zu **(B)**: Es ist genau umgekehrt: **zweieiige Zwillinge treten familiär gehäuft auf!**

Zu **(E)**: **Zweieiige**, also dizygote **Zwillinge** entstehen aus zwei getrennt befruchteten Zygoten und entwickeln **eigene Amnion- und Chorionhöhlen und getrennte Plazenten**. Bei eng nebeneinander liegenden Nidationsorten können Chorionhüllen und Plazenten verschmolzen sein. Jeder Zwilling hat jedoch auf jeden Fall seine eigene Amnionhöhle.

Kommentare

I.15   Zwillinge

	Möglichkeit der Teilung	Genetik	Geschlecht	Plazenta	Eihäute	
					Amnion	Chorion
Eineiige Zwillinge	Teilung in der Morula → 2 völlig getrennte Embryonen	genetisch identisch	identisch	getrennt	getrennt	getrennt
	Teilung in der Blastozyste	genetisch identisch	identisch	gemeinsam	getrennt	gemeinsam
	Teilung nach Ausbildung der Amnionhöhle (selten), oft werden nicht beide Zwillinge lebend geboren.	genetisch identisch	identisch	gemeinsam	gemeinsam (monoamniotisch)	gemeinsam
Zweieiige Zwillinge	2 (oder evtl. mehrere) Eizellen werden bei der Ovulation ausgestoßen und befruchtet	genetisch *nicht* identisch	identisch oder unterschiedlich (wie normale Geschwister)	ursprünglich getrennt, Verschmelzung möglich	getrennt	getrennt

Bei der Zwillingbildung unterscheidet man zwischen eineiigen und zweieiigen Zwillingen.

- **Eineiige Zwillinge:**
  Beide Zwillinge entwickeln sich aus *einer einzigen* befruchteten Eizelle. Die Zygote kann sich dann in verschiedenen Entwicklungsstadien durchschnüren/teilen, wohl frühestens im Zweizellenstadium, wobei sich zwei getrennte Zygoten innerhalb einer Zona pellucida entwickeln. Nach Auflösung der Zona pellucida nisten sich die 2 Blastozysten getrennt ein und jeder Zwilling entwickelt seine eigene Plazenta sowie sein eigenes Amnion und Chorion. Teilt sich der Embryoblast in zwei Zellhaufen, die sich als getrennte Embryonen weiterentwickeln, so haben beide Individuen ein eigenes Amnion in einer gemeinsamen Chorionhülle und auch eine gemeinsame Plazenta. Die seltene 3. Möglichkeit ist eine Längsspaltenbildung in der zweiblättrigen Keimscheibe kurz vor Auftreten des Primi-

tivstreifens. In diesem Fall haben beide Individuen ein gemeinsames Amnion, eine gemeinsame Chorionhöhle und Plazenta.
Aus den Eihautbefunden kann somit auf den Zeitpunkt der Teilung der ursprünglichen Zygote geschlossen werden. Bei allen 3 Möglichkeiten ist natürlich die genetische Übereinstimmung beider Zwillinge vollständig gegeben.

- **Zweieiige Zwillinge:**
  Zweieiige Zwillinge findet man bei $3/4$ aller Zwillingsgeburten. Sie entstehen dadurch, dass 2 Oozyten gemeinsam bei einem Eisprung ausgestoßen werden und getrennt von 2 Spermatozoen befruchtet werden. Hierbei können die 2 Oozyten einem gemeinsamen Tertiärfollikel entstammen oder aus 2 Follikeln freigesetzt werden. Beide Zwillinge entwickeln getrennte Plazenten, getrennte Amnion- und Chorionhöhlen. Wenn die Nidationsorte dicht beieinander liegen, so können die Plazenten und Chorionhüllen auch verschmelzen.

F96 F92 ■

→ **Frage 1.56: Lösung E**

Das Problem dieser Prüfungsfrage ist die Formulierung des einleitenden Satzes.
„Beweisend" ist die gemeinsame Plazenta nicht!
Zum einen können auch bei *zweieiigen Zwillingen* (aus 2 verschiedenen Oozyten) die zunächst getrennten Plazenten verschmelzen, wenn die Nidationsorte nahe beieinander liegen, zum anderen besitzen selbst *eineiige Zwillinge* getrennte Plazenten, wenn die Teilung der Oozyte schon im Zweizellenstadium erfolgt. Dies ist allerdings selten. In diesem Fall entwickeln sich 2 Zygoten innerhalb einer Zona pellucida. Wenn sich die Zona pellucida dann auflöst, nisten sich beide Zygoten getrennt ein und entwickeln auch ihre eigene Plazenta.

In der Mehrzahl der Fälle haben eineiige Zwillinge jedoch eine gemeinsame Plazenta. Bei eineiigen Zwillingen können auch Chorion- und Amnionhöhle gemeinsam oder getrennt sein, je nach dem Teilungszeitpunkt der Embryoblasten.

H05 ■

→ **Frage 1.57: Lösung B**

Die Aussagen klingen auf den ersten Blick recht kompliziert.
Zu (E): *Zweieiige* Zwillinge entstehen dadurch, dass 2 Oozyten gemeinsam bei einem Eisprung ausgestoßen und befruchtet werden. Beide Zwillinge nisten sich getrennt ein und bilden eigene Amnion- und Chorionhöhlen (diamniotisch, dichorial). Die Teilung bereits der Zygote (bis zum 4-Zellen-Stadium, ab 8-Zellen-Stadium → Morula) kommt bei

eineiigen Zwillingen vor (die Zellen der Zygote sind genetisch identisch). Dies wäre eine besonders frühe Teilung zu eineiigen Zwillingen.

Zu **(A)**: Diese Aussage klingt zunächst ungenau, ist aber falsch. **Blastomeren** sind die Zellen der Morula bzw. der Zygote allgemein. Sie *teilen* sich ohnehin durch Furchungsteilungen. *Trennen* sich die Blastomeren in einem sehr frühen Stadium der Totipotenz, also im Stadium der Morula, können sich 2 Embryonen entwickeln. Diese haben dann – wie bei zweieiigen Zwillingen – getrennte Amnionhöhlen und Chorionhöhlen, sind also nicht monochorial. Daher ist die Aussage falsch, durch die Formulierung der „Teilung der Blastomeren" ist sie zu ungenau.

Zu **(B)**: Wenn sich der Embryoblast teilt, also im Stadium der Blastozyste, dann bilden sich eineiige Zwillinge mit getrennten Amnionhöhlen (= **diamniotisch**), aber einem Chorion und einer Plazenta (= **monochorial**).

Zu **(C)**: Wenn zwei Organisatorbereiche (Chorda dorsalis, Primitivknoten, Festlegung der Embryonalachse, Gastrulationsbewegungen) bei der Teilung in einer Keimscheibe auftreten, kann dies die Bildung von zwei Individuen induzieren. Wenn die vollständige Trennung dieser Bereiche ausbleibt, entstehen unterschiedlich stark verwachsene Zwillinge (siamesische Zwillinge). Dieser Vorgang wäre also eher in den Bereich der Fehlbildungen einzuordnen.

Zu **(D)**: Dichoriale, diamniotische Zwillinge entstehen durch sehr frühe Trennung der Blastomeren im Morulastadium, siehe auch Kommentar zu (A).

F08 ■
→ **Frage 1.58: Lösung B**

Treten bei der späten Teilung der Keimscheibe zwei Organisatorbereiche auf (Chorda dorsalis, Primitivknoten, Festlegung der Embryonalachse, Gastrulationsbewegung), so kann dies die Bildung von zwei Individuen induzieren. Diese haben, da sie primär aus einer Zygote entstanden sind, auch eine gemeinsame Chorion- und Amnionhöhle und eine gemeinsame Plazenta. Ist die Trennung der Organisatorbereiche unvollständig, so sind die zwei Individuen im Kopf-, Rumpf- oder Beckenbereich zusammengewachsen (**Siamesische Zwillinge**). Sie **können** auch **gemeinsame innere Organe haben**.

1.8 Fragen mit Abbildung im Bildanhang

H09 ■
→ **Frage 1.59: Lösung E**

Zu **(E)**: Die Abbildung zeigt einen **Tertiärfollikel** noch **vor Beendigung der ersten Reifeteilung**. Die erste Reifeteilung wird erst kurz vor der Ovulation abgeschlossen. Dies bedeutet, dass sich die hier sichtbare **primäre Oozyte** in einer **Ruhephase zwischen Prophase und Metaphase** der ersten Reifeteilung befindet. Die **DNA** ist **bereits verdoppelt** und die Chromosomen werden in der ersten Reifeteilung gleichmäßig auf die beiden Tochterzellen verteilt. Dieser Vorgang hat in dem hier abgebildeten Stadium noch nicht stattgefunden. Daher ist noch der doppelte DNA-Gehalt, also **4C** (**4 Chromatiden pro Chromosomenpaar, diploider Chromosomensatz**), vorhanden. Erst **kurz vor der Ovulation kommt es zur Metaphase**. Die Chromosomen werden auf die beiden Zellen (sekundäre Oozyte und Polkörperchen) gleichmäßig verteilt (**2C**, haploider Chromosomensatz, 2 Chromatiden; (D) ist falsch). Die **zweite Reifeteilung** schließt sich dann ohne DNA-Synthesephase an. Die dabei entstandenen Zellen haben einen haploiden Chromosomensatz, aber nur noch ein **Einzelchromatid**, also **1C** ((C) ist falsch).

H10
→ **Frage 1.60: Lösung A**

Zu **(A)**: Die **Abbildung zeigt** einen Ausschnitt aus der Rindenregion des Ovars. Dicht unter der Oberfläche liegen die hier markierten **Primordialfollikel**, die sich aus der primären Oozyte und dem sie umgebenden, flachen einschichtigen Follikelepithel zusammensetzen. Die primären Oozyten treten bereits pränatal in die 1. meiotische Teilung ein und verbleiben bis zur Pubertät **in der Prophase der 1. meiotischen Teilung** (Diktyotän = Ruhestadium bis zur Pubertät), in der sie auch noch innerhalb eines Monatszyklus während der Reifung zum Tertiärfollikel verharren. Die 1. Reifeteilung wird erst 12 Stunden vor der Ovulation unter LH-Einfluss fortgesetzt und **endet kurz vor der Ovulation**.

Zu **(B)** - **(E)**: Die **2. meiotische Teilung** setzt mit der Ovulation ein, **wird in** der **Metaphase bis zur Befruchtung angehalten** und erst **nach** der **Befruchtung fortgesetzt** und beendet. Nach der Ovulation befindet sich die Eizelle nicht mehr im Ovar. Daher können diese Lösungsmöglichkeiten ausgeschlossen werden.

1.9 Kommentare aus Examen Frühjahr 2011

F11
→ **Frage 1.61: Lösung D**

Zu **(D)**: Die **Implantation der Blastozyste** erfolgt am 5.–6. Tag nach der Befruchtung **am häufigsten** im oberen Bereich der **Uterushinterwand**, indem sich die Blastozyste mit dem embryonalen Pol an das Endometrium anlegt und anheftet.

Zu **(A)**: Eine Einnistung des Keims außerhalb des Cavum uteri wird als **Extrauteringravidität** (ektope Schwangerschaft) bezeichnet. Am häufigsten ist die Eileiterschwangerschaft (Tubargravidität), wobei die

Einnistung in jedem Teil der Tube, eben auch an der Einmündung in den Uterus (**Tubenwinkel**) möglich ist.
Zu (E): Eine (viel seltenere) Einnistung in der **Cervix uteri** ist zwar eigentlich eine uterine Schwangerschaft, ist aber nicht lebensfähig und wird zu den ektopen Graviditäten gezählt (Zervixgravidität).
Zu (B): Einen **Fornix** gibt es im Uterus nicht, sondern nur in der Vagina (Fornix vaginae). Das Scheidengewölbe ist der proximale Teil der Vagina, in den die Portio vaginalis cervicis uteri hineinragt. Dort ist eine **Einnistung** der Blastozyste aufgrund der Schleimhautverhältnisse **nicht möglich** (mehrschichtiges Plattenepithel!).
Zu (C): Die Implantation erfolgt meistens im Bereich der Hinter- und **nicht** der **Seitenwand** des Uterus.

Klinischer Bezug:
Eileiterschwangerschaften sind nicht lebensfähig und sterben spätestens bis zur 12. Schwangerschaftswoche ab. Dabei können sie zu Komplikationen wie einer Tubarruptur mit akutem Abdomen führen.

F11 ■
→   **Frage 1.62: Lösung A**

Zu (A): Der **Synzytiotrophoblast** (kindliche Zellen!) „wuchert" in die mütterliche Endometriumschleimhaut ein (Implantation) und **bildet** Hormone: Zunächst hCG (humanes Choriongonadotropin) zur Erhaltung der Schwangerschaft, dann aber auch **Progesteron**, Östrogene und hPL (humanes Plazentalaktogen). Progesteron verhindert u. a. eine Abstoßung der Dezidua sowie Kontraktionen des Myometriums und bewirkt eine Vergrößerung der Brustdrüse.
Zu (B), (D) und (E): Der **Zytotrophoblast** (B), aus dem sich später die Chorionzotten der Plazenta entwickeln, die **Fibroblasten des Zottenbindegewebes** (D) und die **Endothelzellen der fetalen Kapillaren** bilden keine Hormone.
Zu (C): **Hofbauer-Zellen** sind Makrophagen im Zottenstroma, die Wachstumsfaktoren für das Zottenwachstum bilden.

F11 ■ ■
→   **Frage 1.63: Lösung E**

Eineiige Zwillinge entstehen aus derselben befruchteten Eizelle. Je nach dem Zeitpunkt der Teilung werden 3 Fälle unterschieden:
- Teilung bis zum 3. Entwicklungstag: **dichoriale-diamniote Zwillinge** mit jeweils eigener Plazenta, Chorion- und Amnionhöhle
- Teilung zwischen dem 3. und 9. Entwicklungstag: **monochoriale-diamniote Zwillinge** mit gemeinsamer Plazenta und Chorionhöhle, aber getrennter Amnionhöhle

- Teilung nach dem 9. Entwicklungstag: **monochoriale-monoamniote Zwillinge** mit gemeinsamer Plazenta, Chorion- und Amnionhöhle
Zu (E): Eine **gemeinsame Chorion- und Amnionhöhle** kommt nur bei **eineiigen Zwillingen** vor.
Zu (A) und (D): 2 Embryonen, von denen **jeder eine eigene Plazenta** sowie eine eigene Chorion- und Amnionhöhle hat, sind bei zweieiigen und bei dichorialen-diamnioten eineiigen Zwillingen möglich.
Zu (B): Eine **gemeinsame Plazenta** ist ebenfalls kein Ausschlusskriterium für zweieiige Zwillinge: Ursprünglich getrennte Plazenten von 2 Oozyten können verschmelzen, wenn die Nidationsorte nahe beieinander liegen.
Zu (C): **Getrennte Amnionhöhlen** bestehen bei Zwillingsschwangerschaften immer, außer bei monochorialen-monoamnioten eineiigen Zwillingen. Sie sind daher kein Beweis für eineiige Zwillinge.

F11 ■
→   **Frage 1.64: Lösung D**

Zu (D): Die **Abbildung** zeigt einen Schnitt durch einen **Finger** mit ursprünglich knorpelig angelegten Skelettelementen: Bei der hier (und in den meisten anderen Knochen) stattfindenden indirekten, (en)**chondralen Ossifikation** sind die Knochen knorpelig vorgeformt und verknöchern im Verlauf der weiteren Entwicklung.
Zur Erinnerung: Platte Knochen wie Schädeldach, Gesichtsschädel und Klavikula entstehen direkt aus Osteoblasten (desmale Osteogenese).
Die Knorpel und Knochen der Extremitäten entstehen aus dem **Seitenplattenmesoderm**, das sich in der 3. Entwicklungswoche durch Spaltenbildung in die **Somatopleura**, die dem Oberflächenektoderm anliegt und aus der die Leibeswand entsteht, und die Splanchnopleura (s. u.) aufteilt. Aus der Somatopleura geht auch die Extremitätenknospe (obere Extremität: 26.–27. Entwicklungstag) hervor. Diese besteht aus einem mesenchymalen Kern (Somatopleura) und einer ektodermalen Randleiste, die das Längenwachstum der Extremitäten induziert.
Zu (A) und (B): Im paraxialen Mesoderm entstehen in der 3. Entwicklungswoche erste segmentale Einheiten, die **Somiten**. Sie sind wichtig für die segmentale Organisation des Embryos. Jeder Somit besteht aus 3 Anteilen:
- Aus dem **Sklerotom** (B) entwickelt sich das Achsenskelett.
- Aus dem **Myotom** entsteht die Muskulatur von Rumpf, Hals und Extremitäten.
- Das **Dermatom** (A) liefert das Zellmaterial für das subkutane Gewebe und die Haut.
Zu (C): Aus dem **intermediären Mesoderm** entwickeln sich die Anlagen für die Harn- und Genitalorgane.
Zu (E): Die **Splanchnopleura** bildet zusammen mit dem Endoderm die Wand des primitiven Darmrohrs.

2   Allgemeine Anatomie, Gewebelehre und Histogenese

2.1   Allgemeine Anatomie

II.1   Allgemeine Begriffe zur Histologie

Blastem	Indifferentes Keimgewebe, Verband aus gleichartigen, differenzierungsfähigen Zellen
Polyploidie	Verdoppelung der DNS ohne anschließende Zellteilung
Hypertrophie	Vergrößerung der Zellen mit oder ohne Zunahme der Interzellularsubstanz (Muskelhypertrophie nach Bodybuilding)
Atrophie	Gegenteil der Hypertrophie, Zellzahl bleibt erhalten, Zellvolumen und Interzellularsubstanz nehmen ab (Muskelatrophie nach schlaffen Lähmungen oder bei Ruhigstellung)
Hyperplasie	Reaktive Vermehrung der Zellzahl eines Gewebes
Involution	Gegenteil der Hyperplasie (z. B. Brustdrüse nach Stillzeit)
Regeneration	Gewebeneubildung nach Gewebeverlust, überalterte Zellen werden durch neue ersetzt (Teilung aus Stammzellen) – physiologische Regeneration
Degeneration	Stoffwechselstörung und Funktionsverlust von Geweben
Aplasie	Organ oder Gewebe wird in der Entwicklung nicht ausgebildet
Agenesie	Gewebe oder Organ ist nicht angelegt
Nekrobiose	Zwischenstadium der Nekrose mit bereits irreversiblen Kern- und Protoplasmaveränderungen
Parenchym	Spezifische Anteile eines Organs mit besonderen Funktionen und Leistungen (Nephrone, Drüsenzellen usw.)
Stroma	Gewebsanteil eines Organs mit Stützfunktion
Metaplasie	Umdifferenzierung eines Gewebetyps in einen anderen, Anpassungsreaktion des Gewebes an wiederholte entzündliche, chemische oder mechanische Reize, reversibler Prozess.
Apoptose	Programmierter „natürlicher" Zelltod
Nekrose	Zelluntergang aufgrund äußerer Noxen (z. B. Hypoxie)

II.2   Plasmodium, Synzytium

Mehrkernige Zellen (Plasmodien) entstehen:
a) wenn nach einer Kernteilung, d. h. *Mitose* (Kernteilung *mit* Sichtbarwerden der Chromosomen), die Zellteilung unterbleibt,
b) wenn nach einer *Amitose* die Zellteilung unterbleibt. So entstehen am häufigsten mehrkernige Zellen. Bei der Amitose handelt es sich um eine Kernteilung *ohne* Auflösung der Kernhülle und ohne Sichtbarwerden der Chromosomen. Der Amitose geht eine Endomitose (Verdopplung des genetischen Materials, Polyploidie) voraus.

Plasmodienbildung und Amitose beim Menschen sind nicht nachgewiesen, Polyploidie kommt vor.

Bei **Skelettmuskelfasern** entsteht die Mehrkernigkeit durch Verschmelzung von Zellen (Myoblasten). Es handelt sich hier also um ein Synzytium, ähnlich dem Synzytiotrophoblasten der Plazenta.

Unter **Synzytium** versteht man eine Zellmasse, die zunächst aus voneinander getrennten Zellen bestand, deren Zellgrenzen sich aber aufgelöst haben und die somit einen vielkernigen Zytoplasmahaufen bilden.

F09

→   **Frage 2.1: Lösung B**

Zu **(A)** und **(B)**: **Becherzellen** treten in der Magenschleimhaut normalerweise nicht auf. Das Epithel der Magenschleimhaut ist ein einschichtig prismatisches, schleimbildendes Epithel, welches die Oberfläche bedeckt, aber auch die Foveolae gastricae auskleidet. Es produziert den zähen Schleim, der die Mukosa vor dem säurehaltigen Magensaft und vor Verletzungen schützt.

Metaplasie bezeichnet die Umwandlung eines differenzierten Gewebetyps in einen anderen (z. B. an der Portio vaginalis – einschichtiges Zylinderepithel wandelt sich in mehrschichtig unverhorntes Plattenepithel um). Gerade Metaplasien sind anfällig für eine maligne Entartung des Gewebes. Metaplasie hat gerade bei Epithelien besondere Bedeutung.

Zu **(C)**: Unter **Atrophie** wird die Rückbildung eines Gewebes verstanden. Zu unterscheiden ist die einfache (Größenabnahme der betroffenen Zellen) von der numerischen Atrophie (Schwund der Zellzahl), z. B. physiologische Atrophie des Thymus in der Pubertät.

Zu **(D)**: **Hypertrophie** bezeichnet eine Vergrößerung eines Gewebes oder Organs durch Vergrößerung der Zellen aufgrund von vermehrter Syntheseleistung (im Gegensatz z. B. zu ödematöser Zellschwellung), z. B. Muskelhypertrophie bei vermehrtem Krafttraining.

Zu **(E)**: Im Gegensatz dazu kommt es bei **Hyperplasie** zu einer Organ- oder Gewebevergrößerung aufgrund von stark vermehrter Zellteilung, z. B. benigne Prostatahyperplasie.

Klinischer Bezug

Klinisch bedeutsam ist auch die **Metaplasie** im distalen Ösophagusanteil, wenn sich das mehrschichtig unverhornte Epithel des Ösophagus bei Reflux von saurem Magensaft als Folge der chronischen Refluxösophagitis in ein schleimbildendes Zylinderepithel umwandelt, das widerstandsfähiger gegen den Reflux ist. Dieser „Barrett-Ösophagus" wird als Präkanzerose betrachtet. Durch Biopsien sind ggf. Dysplasien nachweisbar und erfordern weitere therapeutische Schritte.

F04 ■
→ **Frage 2.2: Lösung B**

Von den genannten Möglichkeiten findet sich eine Zellverschmelzung nur bei Skelettmuskelfasern, ursprünglich einkernige Zellen verschmelzen zu einem Synzytium. Ein weiteres Beispiel sind noch Osteoklasten, der Synzytiotrophoblast der Plazenta oder mehrkernige Leberzellen.

H09
→ **Frage 2.3: Lösung E**

Zu **(E)**: Die **Transversalebene** steht horizontal, teilt den Körper in **oberhalb und unterhalb liegende Strukturen** und ist die Ebene von axialen Schnitten im Computertomogram (CT) oder in magnetresonanztomographischen Untersuchungen (MRT).
Zu **(A)**: Die **Frontalebene** steht parallel zur Stirn.
Zu **(B)** und **(C)**: Die **Mediansagittalebene** teilt den Körper in eine linke und rechte Hälfte (B) und liegt in der Krümmungsebene der Lendenlordose (C).
Zu **(D)**: **Vertikal- und Transversalachse** befinden sich auf einer Frontalebene.

H08 ■
→ **Frage 2.4: Lösung C**

Die **Sagittalebene steht parallel zu den Krümmungen der Wirbelsäule** ((E) ist falsch) und **senkrecht zur Stirn** ((A) ist falsch, denn parallel zur Stirn liegt die Frontalebene) bzw. parallel zur Sutura sagittalis des Schädels. Die Sagittalebene **teilt den Körper** somit **in links und rechts von ihr liegende Strukturen** (C). Siehe Prometheus, Lernatlas der Anatomie, Allgemeine Anatomie und Bewegungssystem, 2. Auflage, Georg Thieme Verlag 2007, S. 27.

Zu **(D)**: Nicht die Sagittalebene, sondern die **Transversalebene** teilt den Körper in oberhalb und unterhalb von ihr liegende Strukturen.

F05
→ **Frage 2.5: Lösung C**

Ein Anstieg der **Kreatinkinase** (CK) ist ein Hinweis auf eine Schädigung von Skelett- oder Herzmuskulatur, z. B. nach starker körperlicher Aktivität bzw. Sport, nach intramuskulären Injektionen, nach Sturz oder anderem Trauma, bei Myokarditis oder Myokardinfarkt (Mitanstieg des Isoenzyms CK-MB) oder bei Skelettmuskelerkrankungen (Polymyositis, Muskeldystrophie). Bei einem Anstieg der CK wird immer das Isoenzym CK-MB mitbestimmt. Es erleichtert meist die Differenzierung, ob eine Herz- oder Skelettmuskelschädigung vorliegt.
Bei Schädigung der Hepatozyten kommt es u. a. zu einem Anstieg der Glutamat-Pyruvat-Transaminase (GPT) und der Glutamat-Oxalazetat-Transaminase (GOT).
Bei Nekrosen von Zellen der Erythropoese kann ein Anstieg der Lactatdehydrogenase (LDH) nachgewiesen werden, z. B. bei einer hämolytischen Anämie mit Zerfall von Erythrozyten. Die LDH ist dafür aber nicht spezifisch, sie kann auch bei vielen anderen Erkrankungen erhöht sein, da sie in allen Geweben vorkommt. Bei Tubulusschädigungen der Niere und Glomerulopathien kann man Proteine im Urin nachweisen, sowohl als Gesamtmenge wie auch nach Differenzierung durch eine Urineiweißelektrophorese. Bei tubulären Läsionen kann z. B. auch ein spezifisches Protein, das β_2-Mikroglobulin, im Urin erhöht sein.
Die Bewertung von Enzymerhöhungen muss immer im klinischen Kontext und unter Berücksichtigung anderer Befunde erfolgen, keines dieser Enzyme ist absolut spezifisch für ein Krankheitsbild, auch die Dynamik des Anstiegs und Abfalls eines Enzyms oder von Enzymkonstellationen trägt zur Diagnostik bei. Beim Myokardinfarkt steigen beispielsweise nicht nur das Troponin-T, die CK und CK-MB, sondern im Verlauf auch LDH und GOT an.

H04
→ **Frage 2.6: Lösung A**

Eine *gemeinsame Basallamina* liegt bei der **Blut-Luft-Schranke** in den Alveolen zwischen Kapillarendothel und Pneumozyt Typ I vor. Insofern ist die Lösung mit den Alveolarsepten korrekt, da die Alveolarwand, also die Blut-Luft-Schranke, beiden benachbarten Alveolen gemeinsam ist. Hierdurch wird der Gasaustausch erleichtert.
Zu **(C)**: Morphologisches Korrelat der **Blut-Hirn-Schranke** (BHS) ist das Kapillarendothel der ZNS-Gefäße. Das Kapillarendothel ist die *eigentliche* Diffusionsbarriere. Es handelt sich um eng durch Tight

junctions verbundenes, kontinuierliches, nicht gefenstertes Endothel. Darunter liegt die Basallamina der Endothelzellen und die Gliagrenzmembran (Membrana limitans glialis perivascularis), die durch die aneinandergelagerten Gefäßfüße der Astrozyten gebildet wird. Die Blut-Hirn-Schranke (BHS) hat **Barrierefunktion**, die den Durchtritt von hydrophilen Stoffen ins ZNS verhindert. Lipophile Substanzen können die BHS passieren (Diffusion). Hydrophile Substanzen müssen mit speziellen Transportmechanismen ins ZNS geschleust werden. Dies betrifft auch Toxine und Medikamente (z. B. wird das Parkinson-Medikament Dopamin als L-Dopa gegeben, damit es über einen Aminosäuretransporter durch die Blut-Hirn-Schranke gelangt, dann wird es im ZNS zu Dopamin verstoffwechselt). Die Astrozyten *induzieren* die Blut-Hirn-Schranke, d. h. die Ausbildung der Tight junctions des Endothels, und sind damit für die Ausbildung der BHS sehr wichtig.

Zu **(B)**: Die Sertoli-Zellen sind durch Tight junctions (morphologisches Korrelat der **Blut-Hoden-Schranke**) verbunden und bilden so ein basales und ein adluminales Kompartiment. Das adluminale Kompartiment ist so vom basalen Kompartiment abgetrennt.

Die Blut-Hoden-Schranke ist ebenfalls eine *Barriere*, die einerseits den Übertritt von toxischen Substanzen oder Autoantikörpern ins adluminale Kompartiment verhindert, andererseits die Spermatogonien von den in die Meiose eintretenden Spermatozyten I trennt.

F10

→ **Frage 2.7: Lösung A**

Zu **(A)**: Die Muskelfasern bei der **Skelettmuskulatur** zeigen sich als lange, vielkernige Elemente (Fusion einzelner Zellen), die Zellkerne liegen randständig. Die **glatte Muskelfaser** hat einen zentral gelegenen ovalen Zellkern.

Zu **(B)**: Die Fetttropfen und die Zellgröße wären die Unterscheidungskriterien der genannten Gewebsentitäten:
- **univakuoläres Fettgewebe:** Siegelringform, große Vakuole, einzelner Fetttropfen, Zellkern am Zellrand
- **lockeres Bindegewebe**: wellig verlaufende Kollagenfasern, dazwischen immer wieder Zellkerne ohne typische Anordnung.

Zu **(C)**: Die Fasern der **Herzmuskulatur** sind einkernig mit zentral gelegenem Zellkern. Die Unterscheidung zu **glatter Muskulatur** lässt sich durch den Faserdurchmesser und die Glanzstreifen der Herzmuskulatur treffen.

Zu **(D)**: **Eizellen** zeigen je nach Zyklusstadium eine charakteristische Follikelstruktur, Nervenzellen sind von **Ganglienzellen** umgeben.

Zu **(E)**: Bei den **Oberflächenepithelien** ist die Form der einzelnen Zellen und die Anordnung (z. B. Zellschichten) das Unterscheidungskriterium.

2.2 Methoden

II.3 Histologische und histochemische Technik

Um Gewebe licht- oder elektronenmikroskopisch untersuchen zu können, sind verschiedene Vorbehandlungen nötig:
- **Gewebefixierung** (Konservierung und Härtung) zur Vermeidung der Gewebsautolyse. Man unterscheidet Immersionsfixierung (Einlegen des Gewebes oder des bioptisch gewonnenen Materials in eine Fixierlösung), Perfusionsfixierung (Durchspülen von Organen durch die Blutgefäße) und Kältefixierung (plötzliches Abkühlen in flüssigem Stickstoff). Durch die Fixierung entstehen leicht Artefakte; zudem kommt es durch die ersten beiden Methoden – chemische Fixierung – z. B. zu einer Extraktion von Fett aus Fettzellen oder zur Eiweißfällung.
- **Einbettung:** Für die Lichtmikroskopie werden die Gewebe in Paraffin, aber auch in Gelatine eingebettet, für die Elektronenmikroskopie können Kunstharze verwendet werden.
- **Schneiden:** Die Schichtdicke für lichtmikroskopische Präparate beträgt 5–10 μm, elektronenmikroskopische Präparate dürfen nur 40–100 nm dick sein.
- **Färben:** Färbungen dienen in der Histologie zur besseren Differenzierung von Strukturen. Wichtig ist, dass immer die gleichen Strukturen die gleiche Färbung aufweisen. Es gibt keine Färbemethode, die alle Zell- und Gewebsstrukturen gleichzeitig darstellt. Die Färbemittel können gleichzeitig oder hintereinander auf das Gewebe einwirken. Zur Färbung nutzt man physikochemische Eigenschaften der Gewebe, z. B. azidophile, neutrophile und basophile Anteile, die sich mit den jeweiligen Stoffen färben lassen: basische Farbstoffe binden an negativ geladene basophile Strukturen, z. B. Nukleinsäuren, rER der Nervenzelle (Nissl-Schollen). Basische Farbstoffe sind Methylenblau, Toluidinblau, Hämatoxylin. Saure Farbstoffe (Eosin, Anilinblau, Pikrinsäure, Azokarmin) binden an azidophile, positiv geladene Strukturen, z. B. Plasmaproteine. In der Regel verwendet man bei bestimmten Färbevorschriften mehrere Farbstoffe, die dann mehr als eine Zellstruktur anfärben. Bekannteste Färbungen sind die HE-Färbung (Hämatoxylin-Eosin) oder die Azanfärbung (Azokarmin, Orange-G und Anilinblau). Zusätzlich gibt es spezielle Elastikafärbungen oder Silberimprägnation für retikuläre Fasern.

Auch bei der Untersuchung von Nervengewebe wird mit der Imprägnation von Metallen gearbeitet (Golgi-Färbung, Silberimprägnation nach Cajal).

- **Metachromasie:** Farbwechsel bei manchen basischen Farbstoffen.
- **Histochemie:** Beim Nachweis von bestimmten Verbindungen wie Enzymen, Lipiden oder Kohlenhydraten kommen neben morphologischen auch funktionelle Aspekte zur Darstellung. Man kann die Verbindungen direkt am Ort des Vorkommens innerhalb der Zelle darstellen. Bekanntes Beispiel hierfür ist die
- **PAS-Reaktion:** Perjodsäure-Schiff-Reagenz-Nachweis von 1,2-Diolen aus Kohlenhydraten. PAS-positiv sind Glykogen, Proteoglykane, manche Glykoproteine.
- **Immunhistochemie:** Diese Methode nutzt Antigen-Antikörper-Reaktionen zum Nachweis bestimmter Proteine in und an Zellen.

F10 ■

→ **Frage 2.8: Lösung A**

Zu **(A):** Die **PAS-Färbung** (Periodic Acid-Schiff) ist eine **substrathistochemische Färbung** (eine Stoffgruppe wird angefärbt und sichtbar gemacht): Kohlenhydratreiche Strukturen wie Glykoproteine, Glykolipide, Polysaccharide (Glykogen) und Muzine lassen sich darstellen. Die Färbung beruht auf der Oxidation benachbarter Glykol-Gruppen (HC(OH)-HC(OH)) zu Dialdehyden durch die Perjodsäure, die Dialdehyde reagieren dann mit dem Schiff-Reagenz (farblose fuchsinschweflige Säure) zu einem roten Produkt. PAS-positiv sind Basalmembranen (Glykosaminoglykane) oder Becherzellen (Muzine im Schleim).

Zu **(B):** Azan ist eine Standardfärbung für Bindegewebe, Kollagenfasern werden blau dargestellt, Kerne rot. Es ist eine Kombination aus Azokarmin und Anilinblau und Orange-G.

Zu **(C):** Die **Goldner-Färbung** ist ebenfalls keine spezifische, sondern eine Übersichtsfärbung und für Bindegewebe geeignet, weil sie zusätzlich auch Kollagenfasern darstellt.

Zu **(D):** Alcianblau färbt als basischer Farbstoff stark anionische Verbindungen wie z. B. saure Kohlenhydratverbindungen: Muzine in Becherzellen, Heparin in Mastzellgranula.

Zu **(E):** Die Giemsa-Färbung wird in der Histologie und Hämatologie zur Färbung von Blutausstrichen oder zur Darstellung lymphatischer Organen verwendet. Es ist eine Kombination von sauren (Eosin) und basischen Farbstoffen (Azur, Methylenblau).

H99 F97 F88 F85 ■ ■

→ **Frage 2.9: Lösung C**

Eisenhaltig ist nur **Hämosiderin**. Hämosiderin ist neben Ferritin eine wasserunlösliche Speicherform des Eisens (Eisen-Eiweiß-Verbindung mit 37 % Eisenanteil).

Melanin bestimmt als bräunlich-schwarzes Pigment die Hautfarbe (es entsteht aus Tyrosin über Dopa und Indolchinon). **Bilirubin** und **Biliverdin** entstehen durch mehrere Reaktionen (u. a. die Abspaltung des Fe^{3+}) aus Hämoglobin, und **Hämatoidin** entsteht beim Austritt von Hämoglobin aus den Gefäßen. Es ist ebenfalls eisenfrei.

H94 ■

→ **Frage 2.10: Lösung D**

Diese Frage ist eng mit der Neurophysiologie verknüpft.

Glutamatdecarboxylase ist ein wichtiges Enzym an **GABA-ergen Synapsen**, denn es katalysiert die Synthese von GABA (γ-Aminobuttersäure).

Zu **(B):** Die **Sukzinatdehydrogenase** ist ein Enzym des Zitratzyklus und dehydriert Sukzinat zu Fumarat mit Hilfe des Koenzyms FAD. Die Enzyme des Zitratzyklus (und des oxidativen Fettsäureabbaus) sind in der Matrix der Mitochondrien lokalisiert. Die Sukzinatdehydrogenase kommt also nur in Mitochondrien vor.

Zur Wiederholung der anderen histochemischen Marker:

Die saure Phosphatase (A) markiert Lysosomen, die Glukose-6-Phosphatase markiert das glatte endoplasmatische Retikulum.

Zu **(E):** Acetylcholinesterase (AChE) ist ein häufig vorkommendes Enzym (z. B. neuromuskuläre Endplatte und an vielen anderen Synapsen, siehe Neurophysiologie), das als Marker wegen seines ubiquitären Vorkommens nicht verwendbar ist.

H07 ■

→ **Frage 2.11: Lösung A**

Zu **(A):** Die **Eosinophilie** beruht auf dem Mitochondrienreichtum mancher Zellen bei der Anfärbung mit sauren Farbstoffen. Allgemein haben Zellstrukturen, die mit Eosin, also mit einem sehr häufig verwendeten anionischen, sauren Farbstoff gut anfärbbar sind, einen hohen Gehalt an kationischen Verbindungen bzw. Gewebekomponenten mit positiven elektrischen Ladungen (eosinophil – azidophil). Das gilt nicht nur für Mitochondrien, sondern auch für bestimmte Sekretgranula oder Hämoglobin.

Die Eosinophilie ist jedoch keine spezifische Methode, um Mitochondrien zu lokalisieren, hierfür würde man vielmehr das spezifische Markerenzym Sukzinatdehydrogenase verwenden.

Kommentare

Zu **(C)**: Ein hoher Grad an freien Ribosomen (Gehalt an RNS, negativ geladene Gewebekomponenten) oder Nissl-Schollen in Nervenzellen ist für die **Basophilie** von Zellen (Anfärbung mit basischen Farbstoffen) verantwortlich, ebenso wie ein hoher Anteil an rauem endoplasmatischem Retikulum.

Zu **(D)**: Lipofuszin, ein gelbes Pigment, sammelt sich in Zellen an, in denen eine Peroxidation von Lipiden durch Sauerstoffradikale stattfindet. Es wird auch als Abnutzungs- oder Alterspigment bezeichnet.

F06 ■

→   **Frage 2.12: Lösung E**

Kollagenfasern lassen sich durch die gängige Hämatoxilin-Eosin (HE)-Färbung rot darstellen, es gibt aber spezielle **Bindegewebsfärbungen** (**van Gieson**, Goldner, Azan), die besser geeignet sind und kollagene Fasern leichter abgrenzen – in der Azanfärbung erscheinen kollagene Fasern blau.

Sudanschwarz ist ein typischer Farbstoff für die Darstellung von Fett in Adipozyten, **Alcianblau** ist ein stark positiv geladener Farbstoff und färbt besonders anionische Substanzen, z. B. saure Glykoproteine im Schleim von Becherzellen (hoher Gehalt an Carboxyl- und Sulfatgruppen).

H09 F02 ■

→   **Frage 2.13: Lösung C**

Zu **(C)**: Die **Narbenbildung im Gehirn** erfolgt durch Gliazellen, und zwar sind daran **Astrozyten**, z. B. fibrilläre Astrozyten (Faserastrozyten), beteiligt. Diese zeichnen sich durch **besonders viele Fibrillen** in ihren Zellfortsätzen aus, weswegen man ihnen mechanische Aufgaben zuschreibt. Diese Fibrillen (in den Astrozyten) lassen sich durch ein **histochemisch darstellbares saures Protein** (GFAP = glial fibrillary acidic protein) nachweisen. Durch diese spezielle Färbemethode lässt sich die Narbenbildung in der Großhirnrinde bestätigen.

Zu **(A)** und **(B)**: In der HE-Färbung (Hämatoxylin-Eosin-Färbung) stellen sich **kollagene Fasern** (A) rot dar. In der Azan-Färbung (Azokarmin-Anilinblau-Färbung) färben sich **retikuläre Fasern** (B) blau. Beide Färbemethoden bringen einen aber im vorliegenden Fall nicht weiter.

Zu **(D)**: Bei der **Markscheidenfärbung** nach Klüver-Barrera stellen sich die Markscheiden leuchtend blau dar (→ bei einer Multiplen Sklerose würde man beispielsweise eine deutliche Abblassung der Markscheidenfärbung finden).

Zu **(E)**: Durch die **Nissl-Färbung** lassen sich (z. B. mit Methylenblau) die basophilen Strukturen (→ Schollen von rauem endoplasmatischem Retikulum) im Nervengewebe darstellen.

2.3   Epithelgewebe

II.4   Zellkontakte

Zur Aufrechterhaltung eines Zellverbandes/Gewebes ist die Ausbildung von Zellkontakten unerlässlich.

Man unterscheidet **direkte Zellverbindungen**, die sich aus speziell gebauten Membranabschnitten zusammensetzen, und **indirekte Zellverbindungen** wie Interzellularsubstanz oder einfache Zellverzahnungen.

Direkte Zellverbindungen
Sie erfüllen vor allem mechanische Funktionen.

- **Desmosom/Macula adhaerens**
  Scheibenförmige Strukturen (0,3–0,5 μm Durchmesser), bestehend aus Verdichtungen zweier benachbarter Zellen (Haftplatten).
  Der Interzellularspalt ist etwas weiter und enthält transmembranöse Gykoproteine. Aus dem Zellinneren ziehen feine Tonofilamente zu den Haftplatten und vernetzen sich dort.
  Sind solche Zellkontakte nicht scheibenförmig, so nennt man sie auch Zonula oder Fascia adhaerens (streifenförmig). Ein Hemidesmosom verbindet die Zelle mit der Basalmembran.
  Funktion: v. a. mechanische Aufgaben – Verbindung von Epithelzellen.
  Der Interzellularspalt ist nicht verschlossen, die Zirkulation von Interzellularflüssigkeit bleibt erhalten, der parazelluläre Transport wird nicht behindert.

- **Nexus/Gap Junction**
  Annäherung von Zellmembranen zweier benachbarter Zellen mit deutlicher Verschmälerung des Interzellularspaltes auf 2–5 nm.
  Querverbindungen durch integrierte Membranproteine, die senkrecht zur Zellmembran beide Zellen verbinden und gleichzeitig eine zentral gelegene Öffnung freilassen (Tunnelproteine).
  Hierdurch wird ein reger Stoffaustausch ermöglicht sowie die Weiterleitung von elektrischen Signalen (ionale und mechanische Koppelung).
  Vorkommen: Herzmuskel, glatte Muskulatur, Niere, Nebenniere, Schilddrüse u. a.

- **Zona occludens/Tight Junction**
  Verschluss des Interzellularspaltes durch Verschmelzung beider äußerer Schichten des Plasmalemms zweier benachbarter Zellen. Es bilden sich sogenannte „Fusionslinien".
  Tight junctions behindern interzellulären oder parazellulären Stofftransport!

- **Haftkomplex**
  Aufeinanderfolge (von apikal nach basal) von Zonula occludens, Zonula adhaerens und Desmosom.
  Lichtmikroskopisch: Schlussleisten.

Indirekte Zellverbindungen
sind Zellinterdigitationen, d. h. Vernetzung durch Zellausläufer und Interzellularsubstanzen (Glykoproteine der Glykokalix).

H00

→ **Frage 2.14: Lösung D**

Gap junctions (Nexus) bewirken eine Verbindung zwischen benachbarten Zellen, sodass eine elektrische (ionale) und metabolische Kopplung möglich ist. Sie kommen typischerweise in glatten Muskelzellen, Herzmuskelzellen, Osteozyten, Enterozyten und embryonalem Gewebe vor.
Nexus (gap junctions) koppeln vielzellige Verbände zu Funktionseinheiten. Nexus sind kleinflächige, umschriebene Zellkontakte mit einer Verschmälerung des Interzellularspalts auf 2–5 nm. Die Zellen kommunizieren durch transzelluläre Tunnelproteine, die senkrecht zur Zellmembran verlaufen und jeweils zur Hälfte von den benachbarten Zellen aus Konnexin-Proteinen gebildet werden (Konnexon).
Im Herzmuskel und im glatten Muskelgewebe ermöglichen Nexus eine Ausbreitung des Aktionspotentials von Zelle zu Zelle. Auch bei nichtkontraktilen Zellverbänden (Osteozyten, Epithelzellen in Drüsen) spielen Nexus eine wichtige Rolle.
Nexus gestalten die ionale und metabolische Kopplung benachbarter Zellen.

H09 F05 ■

→ **Frage 2.15: Lösung A**

Zu **(A)**: **Schlussleisten** sind u. a. bei **einschichtigen Epithelien** entwickelt. Im Haftkomplex (junktionaler Komplex) kombinieren sich an der lateralen Plasmamembran verschiedene Zellkontakte (von apikal nach basal):
- **Zonula occludens** (Tight junction): trennt die basolaterale Oberfläche der Zellen von der apikalen Oberfläche, Verschlusskontakt,
- **Zonula adhaerens**: gürtelförmig um die Zelle, dort setzen Aktinfilamente an, mechanische Verbindung, Haftkontakt,
- **Desmosom**: „fleckförmiger" Zellkontakt, der nicht nur auf den Haftkomplex beschränkt ist, Ansatz von Intermediärfilamenten des Zytoskeletts, multiples Vorkommen an den Zellen, mechanische Verbindung, Haftkontakt.

Die Schlussleisten sind lichtmikroskopisch als Netz (Schlussleistennetz) im Flachschnitt durch den apikalen Epithelbereich zu sehen, da die Aktinfilamente der Zonula adhaerens als Bündel eine hexagonale Anordnung aufweisen.
Zu **(B)**: **Fokale Kontakte** bezeichnet man auch als **Punktdesmosomen**. Hier sind (wie bei der Zonula adhaerens) Aktinfilamente im Anheftungsplaque

verankert. Ein Fokalkontakt kommt als Zell-Matrix-Kontakt vor.
Zu **(C)**: **Nexus** (gap junctions) **koppeln vielzellige Verbände zu Funktionseinheiten** (Kommunikationskontakte). Nexus sind kleinflächige, umschriebene Zellkontakte mit einer Verschmälerung des Interzellularspalts auf 2–5 nm. Die Zellen kommunizieren durch transzelluläre Tunnelproteine, die senkrecht zur Zellmembran verlaufen und jeweils zur Hälfte von den benachbarten Zellen aus Konnexin-Proteinen gebildet werden (Konnexon). Im Herzmuskel und im glatten Muskelgewebe ermöglichen Nexus eine Ausbreitung des Aktionspotentials von Zelle zu Zelle. Auch bei nicht kontraktilen Zellverbänden (Osteozyten, Epithelzellen in Drüsen) spielen Nexus eine wichtige Rolle. Nexus gestalten die ionale und metabolische Kopplung benachbarter Zellen.
Zu **(D)**: Ein **Hemidesmosom** verbindet die Epithelzelle mit der Basalmembran.

H00

→ **Frage 2.16: Lösung E**

Zu **(E)**: **Clathrinmoleküle** spielen bei der Bildung von durch Endozytose entstehenden **Coated vesicles** eine Rolle. Sie kommen nur innerhalb der Zellen vor, an der Anheftung an Nachbarstrukturen sind sie nicht beteiligt.
Zu **(C)** und **(D)**: Siehe Lerntext II.7. Laminin und Fibronektin gehören zu den Adhäsionsproteinen.
Zu **(A)** und **(B)**: Cadherine und Integrine gehören ebenfalls zu den Zelladhäsionsmolekülen. Integrine dienen der Verbindung von Zelle und Extrazellulärmatrix, Cadherine spielen bei Zellkontakten untereinander eine Rolle.

H08 ■

→ **Frage 2.17: Lösung E**

In der Aufgabe wird die klinisch-diagnostische Anwendung des Nachweises von Intermediärfilamenten in Tumorgewebe beschrieben (**immunhistochemischer Nachweis**). Viele **Intermediärfilamente** (= im Zytoplasma einer Zelle gelegene Strukturen aus Proteinen, die der Zelle mechanische Stabilität verleihen; sind beispielsweise mit Hemidesmosomen und Desmosomen verbunden) sind für ein bestimmtes Gewebe charakteristisch. So kann man **bei epithelialen Tumoren Zytokeratin (E)** nachweisen, während **Vimentin (C)** für Zellen mesenchymaler Herkunft charakteristisch ist und **Desmin (B)** für Muskelzellen. Man unterscheidet saure und basische Zytokeratine, insgesamt sind 20 Subtypen von Zytokeratinen bekannt, die bei verschiedenen Tumorentitäten exprimiert werden, z. B. CK20 bei gastrointestinalen Tumoren, CK7 bei Ovarial- und Endometriumtumoren. Bündel von Zyotkeratinfilamenten entsprechen den lichtmikroskopisch sichtbaren Tonofilamenten.

Zu **(A)**: **S-100** ist ein saures, kalziumbindendes Protein und spielt u. a. bei der Zelldifferenzierung eine Rolle. Es ist ein Tumormarker für das metastasierte Melanom und dient zur Prognoseeinschätzung und Verlaufskontrolle mit Nachweis im Serum. Immunhistochemisch grenzt man S-100-positive Zellen ab, z. B. bei Melanomen, Gliomen.

H97

→   **Frage 2.18: Lösung E**

Diese Frage erfordert einige Spezialkenntnisse, um korrekt gelöst zu werden. Es wird hier nach Mikrofilamenten (Aktin) und intermediären Filamenten (Keratine, Vimentin, Desmin) gefragt.

Zu **(A)** und **(B)**: Das Protein **Aktin** ist Bestandteil von Mikrofilamenten, die nahezu in jeder Zelle vorkommen und mit dem Plasmalemm in Verbindung stehen können. Aktinfilamente sind z. B. in Muskelzellen mit Myosin assoziiert (Grundlage der Kontraktion). **Spektrin** zählt zu den aktinbindenden Proteinen; zusammen (mit Aktin) können sie ein Netzwerk in der Erythrozytenmembran ausbilden.

Zu **(C)**: **Desmin** findet sich in den Z-Scheiben der Skelettmuskulatur und der Herzmuskulatur.

Zu **(D)**: **Vimentin** korreliert mit undifferenzierten Zellen oder Zellen mesenchymalen Ursprungs, aber auch embryonalen Zellen.

Zu **(E)**: Zytokeratine kommen in Epithelien vor. Sie zählen ebenfalls zu den Intermediärfilamenten, deren Durchmesser mit 8–10 nm zwischen Mikrofilamenten und Aktinfilamenten liegt. Man unterscheidet saure und basische Zytokeratine. Sie haben eine passive Stützfunktion innerhalb der Zelle, sind mit Hemidesmosomen und Desmosomen verbunden und bewirken z. B. Zugfestigkeit. Daraus lässt sich auch ihre Funktion als mechanischer Schutz bei Epithelien und ihr Vorkommen in Zellen mit hoher mechanischer Beanspruchung erklären. In der Haut ziehen Bündel von Zytokeratinfilamenten bis in die Ausläufer der Stachelzellen (lichtmikroskopisch: Tonofibrillen) zu den Desmosomen und erzeugen eine Stabilität gegen Scherwirkungen.

Klinischer Bezug

Zytokeratin wird in der Histopathologie eingesetzt, um z. B. Tumorgewebe unklarer Genese (CUP-Syndrom, „Carcinoma of Unknown Primary") genauer zuzuordnen, in diesem Fall zu epithelialen Tumoren. Das gleiche gilt für Desmin und Vimentin, die beispielsweise von Sarkomen exprimiert werden. Die genannten Substanzen werden also als Marker eingesetzt.

II.5   Epithelgewebe, Übersicht

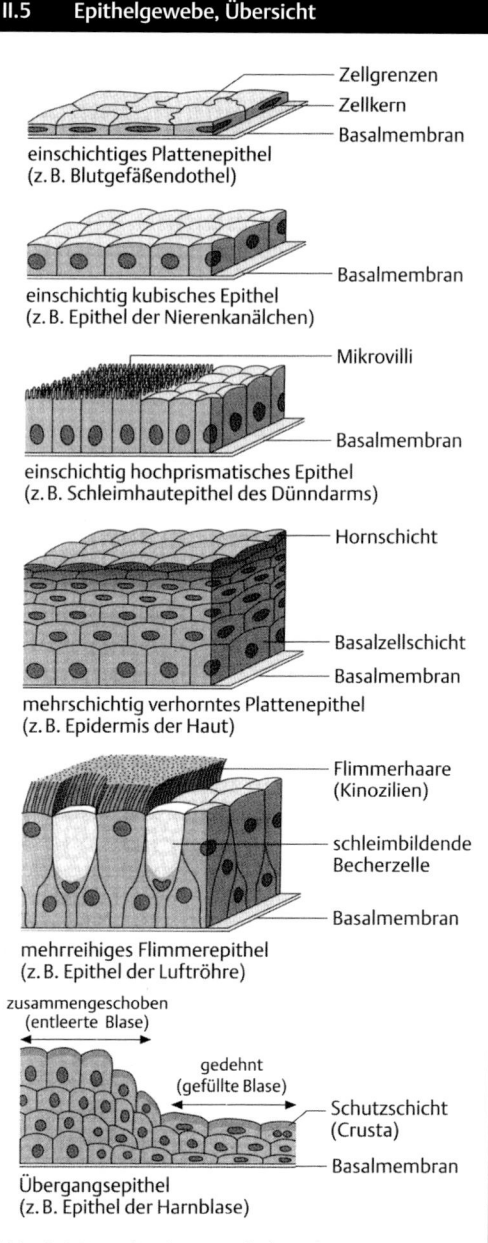

einschichtiges Plattenepithel
(z. B. Blutgefäßendothel)
— Zellgrenzen
— Zellkern
— Basalmembran

einschichtig kubisches Epithel
(z. B. Epithel der Nierenkanälchen)
— Basalmembran

einschichtig hochprismatisches Epithel
(z. B. Schleimhautepithel des Dünndarms)
— Mikrovilli
— Basalmembran

mehrschichtig verhorntes Plattenepithel
(z. B. Epidermis der Haut)
— Hornschicht
— Basalzellschicht
— Basalmembran

mehrreihiges Flimmerepithel
(z. B. Epithel der Luftröhre)
— Flimmerhaare (Kinozilien)
— schleimbildende Becherzelle
— Basalmembran

zusammengeschoben (entleerte Blase)
gedehnt (gefüllte Blase)

Übergangsepithel
(z. B. Epithel der Harnblase)
— Schutzschicht (Crusta)
— Basalmembran

Abb. 2.1 Verschiedene Epithelarten (Aus: Faller A., Schünke M., Der Körper des Menschen, 12. Auflage 1995, Georg Thieme Verlag, Stuttgart, New York)

Epithelien sind solide Zellverbände mit sehr wenig oder keiner Interzellularsubstanz und ohne Blutgefäße (Ausnahme hier: Stria vascularis des Innenohrs). Sie bedecken innere und äußere Oberflächen, als Drüsenepithelien bilden sie den funktionell bedeutsamen Anteil aller Drüsen. Epithelien werden durch eine Basalmembran mit dem darunterliegenden Gewebe verbunden. Man unterscheidet:

- Oberflächenepithel
- Sinnesepithel (primäre und sekundäre Sinneszellen, z. B. Geschmackszellen der Zunge, Mechanorezeptoren in der Haut, Riechepithel usw.)
- Drüsenepithel

Im weiteren Lerntext wird nur auf **Oberflächenepithel** eingegangen:

Oberflächenepithel wird nach der Form der Zellen der obersten Schicht und nach der Anzahl der Zellschichten klassifiziert. Weiterhin lassen sich verschiedene Oberflächendifferenzierungen unterscheiden, die eng mit der Funktion des Epithels korreliert sind.

Klassifizierung von Oberflächenepithel:

- **einschichtige Epithelien:**
  - einschichtiges Plattenepithel an Oberflächen mit sehr hoher Durchlässigkeit, z. B. als *Endothel* in Blut- und Lymphgefäßen, als *Mesothel* an der Oberfläche seröser Häute, als Kornealendothel.
  - isoprismatisches/kubisches Epithel: polygonale Zellen in der Aufsicht („Pflastersteine"), z. B. Sammelrohre der Niere, kleine Gallengänge, Plexus choroideus, an Oberflächen, wo Austauschvorgänge stattfinden, häufig mit Mikrovilli (s. u.)
  - einschichtiges hochprismatisches Epithel: z. B. Verdauungskanal – Oberflächenepithel des Magens und des Darms, aber auch des Uterus und des Eileiters.
- **mehrreihige Epithelien:**
  Alle Epithelzellen haben Kontakt zur Basalmembran, nicht alle Zellen erreichen die Oberfläche. Kommt als respiratorisches Epithel oder in Teilen des Urogenitalsystems (Samenleiter, Nebenhodengang) vor. Umstritten ist noch, ob die Zellen, die keinen Kontakt zur Oberfläche haben (Basalzellen), auch teilungsfähige Stammzellen sind.
- **mehrschichtige Epithelien:**
  Mehrere Zellschichten liegen übereinander, nur die unterste Zellschicht hat Kontakt zur Basalmembran. Zellersatz geht von der Basalzellschicht aus. Dort sind die Zellen noch prismatisch, wandern dann zur Oberfläche und verändern ihre Form, sie werden zunehmend abgeplattet.
  - mehrschichtig unverhorntes Plattenepithel: Auch die obersten platten Zellen haben noch Zellkerne. Es dient dem Schutz innerer Oberflächen, z. B. Mundhöhle, Vagina, Ösophagus. Zonulae occludentes können zwischen den Oberflächenzellen vorkommen.
  - mehrschichtig verhorntes Plattenepithel (es gibt keine mehrschichtig verhornten iso- oder hochprismatischen Epithelien): kommt als Epidermis der Haut vor. Schutz vor me

chanischen Beanspruchungen, wirkt als mechanische/physikalische wie auch als chemische Barriere (Lipide in Interzellularspalten erschweren die Resorption von hydrophilen chemischen Stoffen, hydrophobe bzw. lipophile Substanzen können die Epidermis leichter durchdringen; cave: Lösungsmittel).

- **Übergangsepithelien**
  Mehrschichtiges Epithel, das die harnableitenden Wege auskleidet (Nierenbecken, Ureter, Harnblase, proximale Harnröhre), besteht aus Basalzellen, Intermediärzellen und Superfizialzellen. Superfizialzellen überdecken immer mehr als eine Intermediärzelle, können sich bei Dehnung des Epithels abflachen, können auch 2 oder mehr Zellkerne enthalten. Besondere Barriereeinrichtungen der Deckzellen (Zonulae occludentes und Plaques) machen sie widerstandsfähig gegen einige Bestandteile des Harns. Durch die besonderen Oberflächenstrukturen ist die apikale Seite der Deckzellen stärker anfärbbar.

Oberflächendifferenzierungen:

- **Kinozilien** sind bewegliche, in einem bestimmten Rhythmus schlagende Zellausstülpungen, die einem gerichteten Stofftransport dienen.
- **Stereozilien** sind unbewegliche Strukturen der Epitheloberfläche, die in Ductus epididymidis und Ductus deferens vorkommen.
- **Mikrovilli** sind Zellausstülpungen, die v. a. bei stark resorbierenden Zellen als **Bürstensaum** vorkommen. Beispiele dafür sind die Epithelien des Darmes und die Zellen des Hauptstückes der Niere. Aufgabe der Mikrovilli ist es, die Zelloberfläche zu vergrößern.

F08 ■

→ **Frage 2.19: Lösung B**

Die **Schleimhaut** der **Tuba auditiva** besteht aus mehrreihigem **Flimmerepithel**. In der Pars cartilaginea finden sich seromuköse Drüsen in der Lamina propria, im pharyngealen Anteil dann auch Lymphfollikel (Tonsilla tubaria).

H07

→ **Frage 2.20: Lösung E**

Zu **(E)**: Die **Vaginalwand** besteht aus einer völlig drüsenfreien Tunica mucosa, einer dünnen Tunica muscularis und einer Tunica adventitia. Das sogenannte „Vaginalsekret" wird von den reichhaltigen Uterus- und Tubendrüsen produziert und entsteht zu einem Teil auch durch eine Transsudation interstitieller Flüssigkeit in der Lamina propria. Siehe Abbildung Nr. 60 des Bildanhangs.

Zu **(A)** bis **(D)**: In der Mundhöhle, in hartem und weichem Gaumen sowie Mesopharynx liegen viele kleine Drüsen (Gll. buccales, Gll. palatinae).

	Epithelform	Untergliederung nach der Zellform	Vorkommen/Beispiel	Bemerkungen
Drüsenepithel		exokrin/endokrin	siehe Kapitel 2.4	
Sinnesepithel			primäre (Riechepithel) und sekundäre Sinneszellen, z. B. Mechanorezeptoren, Geschmackszellen	
Oberflächenepithel	**einschichtige Epithelien**	einschichtiges Plattenepithel	Endothel in Blut- und Lymphgefäßen, Endokard, Kornealendothel, Lungenalveolen, Mesothel	geringe Beanspruchung der Oberflächen, Durchlässigkeit, gute Verschiebbarkeit der Eingeweide gegeneinander
		einschichtig kubisches/isoprismatisches Epithel	kleine Gallengänge, proximaler und distaler Tubulus der Niere, Oberfläche des Eierstocks	
		einschichtig hochprismatisches Epithel	Verdauungskanal, z. B. Enterozyten des Dünndarms (Mikrovilli), Flimmerepithel in kleinen Bronchien (Flimmerhaare), Tuba uterina	sehr spezifische aktive Zelleistungen (Transportfunktion, deutliche Nexus als Zellverbindungen, Na-K-ATPase)
	mehrschichtige Epithelien (Benennung nach der obersten Schicht)	mehrschichtig unverhorntes Plattenepithel	Vagina, Mundhöhle, Ösophagus	hohe Beanspruchung, Oberflächen dürfen nicht austrocknen, Zellteilung in der basalen Schicht
		mehrschichtig verhorntes Plattenepithel	Epidermis, Lippenrot	hohe Beanspruchung, äußere Oberflächen
		mehrschichtiges unverhorntes Zylinderepithel	sehr selten, z. B. Fornix conjunctivae	
		Übergangsepithel (meistens mehrschichtig)	Ureter, Harnblase, Nierenbecken, oberer Teil der Harnröhre	auffallende Deckzellen, Abflachung bei Dehnung
	mehrreihige Epithelien (alle Zellen sind mit der Basalmembran in Verbindung, nicht alle erreichen die Oberfläche)	zweireihiges Epithel	Ductus epididymidis – Nebenhodengang	Stereozilien
		mehrreihiges Epithel	respiratorisches Epithel	Flimmerhaare (Kinozilien)

H09

→ **Frage 2.21: Lösung C**

Zu **(C)**: Der **Ösophagus** besitzt muköse **Drüsen** (Glandulae oesophageae) in der **Submukosa**. Das Duodenum hat ebenfalls seine Brunner-Drüsen in der Submukosa.

Zu **(B)**: Das **Ileum** besitzt keine speziellen Drüsen. Typisch für das Ileum sind die Peyer-Plaques in der Lamina propria mucosae.

Zu **(A)**: Das **Kolon** hat keine speziellen Drüsen, lediglich Krypten.

Zu **(D)**: Der **Ureter** weist keine Drüsen in der Wand auf.

Zu **(E)**: Lediglich im Gallenblasenhals finden sich muköse Drüsen. Die **Gallenblase** selbst hat jedoch keine speziellen Drüsen mehr im Wandaufbau.

F10

→ **Frage 2.22: Lösung C**

Zu **(C)**: Das **Duodenum** besitzt charakteristische **Brunner-Drüsen** in der **Submukosa**, die Ausführungsgänge münden in den Krypten.

Zu **(A)**: Die **Harnblase** besitzt keine Drüsen in der Submukosa, charakteristisch ist ein Übergangsepithel, eine kräftige Mukosa mit fenestrierten Kapillaren unter dem Epithel und eine kräftige Muskularis aus 3 Schichten glatter Muskulatur.

Zu **(B)**: Die **Vesicula seminalis** hat ein sekretorisch aktives prismatisches Epithel, die Mukosa zeigt viele Schleimhautfalten, ansonsten finden sich in der Wand Bindegewebe und glatte Muskulatur.

Zu **(D)**: In der **Appendix vermiformis** fallen die zahlreichen Lymphfollikel auf, die bis in die Submukosa reichen können.

Zu **(E)**: Das **Kolon** zeigt in der Mukosa die charakteristischen Krypten mit resorbierenden Zellen und vielen Becherzellen, aber keine Drüsen in der Submukosa.

F03 ■

→ **Frage 2.23: Lösung D**

Die Abbildung wurde bereits mehrfach in Prüfungen gezeigt, sodass die mit (1) und (2) markierten Zellen erkannt werden sollten. Auch das Schlussleistennetz, das für die Aufrechterhaltung des osmotischen Gradienten zwischen Darmlumen und Interzellularraum von Bedeutung ist, wurde bereits erfragt.

Die Abbildung zeigt ein einschichtig hochprismatisches Epithel, das mit **Mikrovilli** (nicht mit Kinozilien) besetzt ist. Dieser Mikrovillibesatz wird auch als Bürstensaum beschrieben. Dort sind viele, für die Verdauung wichtige Enzyme (Disaccharidasen, Peptidasen) lokalisiert. Zwischen den Epithelzellen liegen Becherzellen (mit (2) markiert). All diese Merkmale sind typisch für das **Darmepithel**. Bei den mit (1) markierten Zellen handelt es sich um Enterozyten des Darmepithels. Die Epithelzellen haben eine Lebensdauer von ca. **2 Tagen**, die **Zellerneuerung** erfolgt vom Boden der Krypten aus. Besonders im Dünn-, aber auch im Dickdarm werden die einzelnen Nahrungsbestandteile (beispielsweise **Monosaccharide**, Aminosäuren, Fettsäuren, Wasser, **Mineralien** usw.) durch verschiedene Mechanismen resorbiert.

Zu **(D)**: Becherzellen sezernieren Schleim ins Darmlumen, der für den Schutz der Epitheloberfläche sowie das Gleiten des Speisebreis verantwortlich ist. Lysozym wird von Becherzellen nicht sezerniert.

Zu **(A)**: Dies ist korrekt, Aufnahme von Glukose über einen Na⁺-Cotransporter.

H03 ■

→ **Frage 2.24: Lösung B**

Kinozilien sind Bestandteil des respiratorischen Epithels, das sich von der Trachea in die Abschnitte des respiratorischen Systems fortsetzt. Lobär- und Segmentalbronchien und Bronchioli enthalten im Epithel noch Kinozilien, die nach distal hin abnehmen. Auch der Bronchiolus terminalis hat noch ein einschichtiges kubisches Flimmerepithel. In den Bronchioli respiratorii jedoch fehlen die Kinozilien, ebenso wie in den Ductuli alveolares (B). Auch die Becherzellen nehmen im respiratorischen System nach distal hin ab.

Siehe auch den Kommentar zu Frage 2.192 und Lerntext VII.8.

H98 F94 ■

→ **Frage 2.25: Lösung C**

Siehe Lerntext II.5.

F09

→ **Frage 2.26: Lösung A**

Zu **(A)**: Es sind einige **Becherzellen** im abgebildeten Epithel zu sehen, insbesondere am linken Bildrand. **Becherzellen** sind ein besonders gutes Beispiel für einzellige intraepitheliale Drüsen. Sie kommen im respiratorischen Epithel und im gesamten Dünn- und Dickdarm vor, von proximal nach distal zunehmend. Sie haben eine typische kolbenförmige Gestalt und bilden Schleim, der viele Glykoproteine, aber keine proteolytischen Enzyme enthält. Sie sind aufgrund der Glykoproteine PAS-positiv. Bei Azanfärbung erscheinen sie hellblau. Siehe auch Abbildung Nr. 4 des Bildanhangs.

Zu **(B)**: Innerhalb des mehrschichtigen Epithels der Zungenpapillen liegen in den **Geschmacksknospen** Stütz-, Sinnes- und Basalzellen gemeinsam vor und bilden zwiebelartige Strukturen. Auf der der Oberfläche zugewandten Seite befindet sich der Geschmacksporus. Alle Zellen sind schmal und reichen von der Basis bis zum Porus. Die Sinneszellen ragen mit Mikrovilli in den Porus hinein.

Zu **(C)**: **Kinozilien** kommen im respiratorischen Epithel und im Eileiter vor.

Zu **(D)**: Ein **Bürstensaum** ist das lichtmikroskopische Korrelat einer dichten Ansammlung von Mikrovilli auf der Zelloberfläche (zur Oberflächenvergrößerung). Er ist charakteristisch für Darmepithel, proximalen Tubulus der Niere oder das Gallenblasenepithel. Hier nicht eindeutig zu identifizieren.

Zu **(E)**: Eine „Crusta" kommt bei den großen Deckzellen des Übergangsepithels vor, sie ist hier nicht zu sehen. Dabei handelt es sich um eine stärkere Anfärbbarkeit des apikalen Zytoplasmasaums der großen, z. T. mehrkernigen Deckzellen.

Kommentare

2.4 Allgemeine Anatomie der exokrinen und endokrinen Drüsen

II.6 Allgemeine Anatomie der Drüsen

Man unterscheidet zunächst **exogene** und **endogene Drüsen** (Drüsen mit innerer Sekretion, kein Ausführungsgang). Die folgende Klassifikation betrifft die exogenen Drüsen. Die Hormonabgabe endokriner Drüsen bzw. die Hormonwirkung wird in weiteren Kommentaren besprochen.

Exogene Drüsen kann man einteilen nach der Art der Sekretextrusion (Sekretausschüttung), nach der Lage in Beziehung zum Oberflächenepithel, nach der Beschaffenheit des in den Drüsenendstücken gebildeten Sekrets und nach der Form der Drüsen.

- **Klassifikation nach Art des Sekretes:**
  Man unterscheidet **seröse – muköse – gemischte Drüsen** mit jeweils charakteristischen Endstücken:
  serös – azinöses Endstück (Ausnahme Tränendrüse – tubuloalveolär), rund im Querschnitt, zentral liegende Zellkerne, enges Lumen, Basophilie; Sekret proteinreich, dünnflüssig.
  mukös – tubulöses Endstück, im Querschnitt basal liegender, abgeplatteter Zellkern, weites Lumen, wabige Zellstruktur; Sekret muzinreich, zäh, Schleim.
  In **gemischten Drüsen** kommen seröse und muköse Endstücke vor.
- **Klassifikation nach der Lage zum Oberflächenepithel:**
  Diese Unterscheidung betrifft **intraepitheliale oder extraepitheliale Drüsen.** Intraepitheliale Drüsen sind Becherzellen. Größere extraepitheliale Drüsen sind eigenständige „Organe" mit eigener Bindegewebskapsel und Ausführungsgang (z. B. Speicheldrüsen), kleinere Drüsen bestehen nur aus Endstück und Ausführungsgang, z. B. Schweißdrüse.
- **Klassifikation nach der Form der Drüsen:**
  Hier wird beschrieben, ob eine Drüse **einfach, verzweigt, gewunden, tubulär, alveolär, azinös** oder zusammengesetzt aufgebaut ist.
- **Klassifikation nach Art der Sekretausschüttung:**
  Die **holokrinen Drüsen** gehen bei der Sekretion zugrunde, die Zellen werden mit dem Sekret ausgeschleust (Abb. 2.2). Sie unterscheiden sich von anderen exokrinen Drüsen durch ein mehrschichtiges Epithel. Wichtigste Vertreter der holokrinen Drüsen sind die *Talgdrüsen*. Sie kommen an den Haaren, den Lippen, dem Augenlid, der Wangenschleimhaut und an der Nase vor.

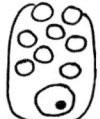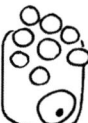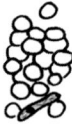

Abb. 2.2 Holokrine Sekretion

Duftdrüsen sind **apokrine Drüsen.** Bei solchen Drüsen nimmt bei der Sekretion das Zellvolumen ab. Apokrine Drüsen sind befähigt, Sekret in ihren alveolären Endstücken zu speichern. Die Duftdrüsen stehen immer in unmittelbarer Beziehung zu Haaren. Das Sekret der Duftdrüsen ist fettig und alkalisch. Sie kommen in der Achselhöhle, auf dem Mons pubis, an den Labia majora, an den Augenlidern und im äußeren Gehörgang vor. Die Milchdrüsen und die Drüsen des Warzenhofs sind ebenfalls apokrine Drüsen (Abb. 2.3).

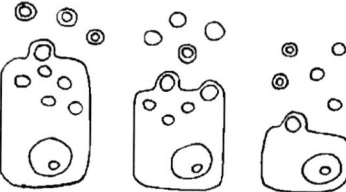

Abb. 2.3 Apokrine Sekretion

Zu den **ekkrinen Knäueldrüsen** der Haut gehören im wesentlichen die *Schweißdrüsen*. Sie sondern ein saures Sekret ab, das das Bakterienwachstum auf der Haut einschränkt. Verdunstung des Sekrets dient der Wasser- und Wärmeregulation. Die ekkrinen Drüsen sezernieren ohne Veränderung des Epithels, sie bleiben auch ständig sekretionsbereit (Abb. 2.4). Sie finden sich v. a. auf der Haut der Stirn, der Palmarfläche der Hand und auf der Fußsohle.

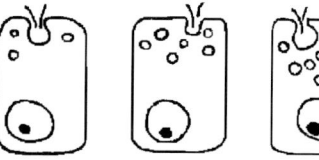

Abb. 2.4 Ekkrine Sekretion

Merke!
für die 3 rein serösen Drüsen:
„Papageientränen sind serös"
(**Pa**nkreas, **Pa**rotis und **Trä**nendrüse).

Klinischer Bezug
Das Sekret der exogenen Drüsen ist wässrig, besteht aus Elektrolyten, Wasser und Proteinen (spezifischen Sekretprodukten der jeweiligen Drüse) sowie Muzin in unterschiedlicher Menge. Wassergehalt und Gehalt an Muzin bestimmen die Viskosität des Drüsensekrets. Der Flüssigkeitsgehalt des Sekrets wird über den Transport von Cl^--Ionen ins Drüsenlumen reguliert, parazellulär folgen dann Na^+-Ionen und Wasser. Wichtig dafür sind Chloridkanäle in Drüsenzellen bzw. Gangepithelien.
Bei der **zystischen Fibrose** (CF oder Mukoviszidose), einer autosomal-rezessiven und bisher intensiv erforschten Erbkrankheit, existiert ein Defekt im CF-Gen (auf dem langen Arm des Chromosoms 7), das ein bestimmtes Protein kodiert (CFTR – cystic fibrosis transmembrane regulator). Dieses Genprodukt CFTR ist ein cAMP-abhängiger Chloridkanal an der apikalen Zellmembran. Betroffen sind alle exogenen Drüsen. Bei einem Defekt dieses Proteins kommt es zu fehlendem oder ungenügendem Chloridtransport, entsprechend wird das Sekret der Drüsen zu viskös und kann nicht gut abfließen. Betroffene Organe bei den Erkrankten sind z. B. die Lunge mit häufigen Infekten und zähem Schleim, der Gastrointestinaltrakt und das Pankreas.

zentroazinäre Zellen (2). Die Pankreaszellen geben ihr Sekret durch **Exozytose** ab, und zwar nach Stimulation durch Cholezystokinin die inaktiven Vorstufen proteolytischer Enzyme (Amylase, Lipasen, Trypsin). Sekretin stimuliert die Sekretion einer bikarbonatreichen Flüssigkeit, damit nach Neutralisation des sauren Chymus die Pankreasenzyme optimale Wirkung entfalten können.
Zu **(B)**: Pepsinogen wird in Hauptzellen gebildet und durch Exozytose abgegeben.
Zu **(A)**: Gastrin stimuliert die Belegzellen des Magens.

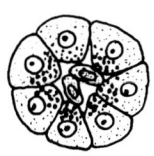 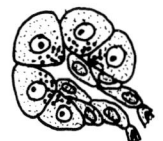

Abb. 2.5 Zentroazinäre Zellen

F09
→ **Frage 2.29: Lösung D**

Unterschieden wird eine konstitutive, d. h. kontinuierliche **Sekretion** von einer regulierten Sekretion. Bei der ersteren wird **kontinuierlich Sekret** abgegeben, ohne dass ein Sekretionssignal vorliegt (z. B. **Immunglobuline** aus Plasmazellen (D), Kollagen aus Fibrozyten). Bei der zweiten Form erfolgt ein **Sekretionsreiz bzw. -signal**, z. B. Nahrungsaufnahme bei den Pankreasenzymen **Trypsin** und **Amylase** ((A), (C)) (kephale, gastrale, intestinale Phase), Freisetzung von **Insulin** (B) aus den β-Zellen bei Anstieg der Plasmaglukosekonzentration, Freisetzung von **Histamin** (E) aus den Mastzellen bei allergischen Reaktionen (Fc-Rezeptor für IgE auf der Zelloberfläche). Demnach erfolgt bei allen Lösungsmöglichkeiten außer den Immunglobulinen eine Sekretion erst nach spezifischem Stimulus.

F06 ■
→ **Frage 2.27: Lösung E**

Charakteristikum der **Prostata** sind die vielen Züge glatter Muskulatur im Stroma, die die Drüse durchziehen. Man sieht dies auch an alten Prüfungsabbildungen, z. B. siehe Abbildung Nr. 57 und 58 im Bildanhang. Man spricht von einem *fibromuskulären Stroma*. Etwa 30–50 tubuloalveoläre Einzeldrüsen bilden die Prostata, die von einer Kapsel aus Bindegewebe und Muskulatur umgeben wird.
Bei der laktierenden Mamma sprossen die Milchgänge aus, das Drüsenparenchym nimmt zu, im Vordergrund stehen histologisch die Drüsenendstücke, die Läppchen werden durch Bindegewebssepten getrennt, siehe Abbildung Nr. 61 im Bildanhang. Auch für die 3 serösen Speicheldrüsen unter (A) bis (C) sind Muskelzellen im Stroma nicht charakteristisch, Drüsenendstücke und Schaltstücke sind von Myoepithelzellen (→ Sekretfluss) begleitet.

F05 ■
→ **Frage 2.28: Lösung C**

Man erkennt auf der Aufnahme einen Ausschnitt aus dem exokrinen **Pankreas** mit serösen Azini (pyramidenförmige Zellen, basale Basophilie, runde, basal liegende Zellkerne, deutlicher Nukleolus), die mit (1) bezeichnet sind. Mit (2) bezeichnet sind

H09
→ **Frage 2.30: Lösung C**

Zu **(C)**: Bei der **parakrinen Sekretion** gelangt das **Hormon nur über Diffusion zur Zielzelle**. Beispiele sind Somatostatin, lokale Mediatoren oder Gewebshormone (wie Zytokine, Histamin und Prostaglandine).
Zu **(A)**: Wenn **Aktionspotentiale** die Freisetzung von Hormonen aus neuroendokrinen Zellen bewirken, spricht man von neuroendokriner Übertragung (Beispiel: Corticotropin-releasing-Hormon).
Zu **(B)**: Bei der endokrinen Sekretion gelangen die Hormone (z. B. Cortisol) über den **Blutweg** zur Zielzelle.
Zu **(E)**: Bei der **intrakrinen Sekretion** wirken die in der Zelle produzierten Hormone an intrazellulären Rezeptoren.

F06 ■

→ **Frage 2.31: Lösung C**

Die **holokrinen Drüsen** gehen bei der Sekretion zugrunde, die Zellen werden mit dem Sekret ausgeschleust. Sie unterscheiden sich von anderen exokrinen Drüsen durch ein mehrschichtiges Epithel. Wichtigste Vertreter der holokrinen Drüsen sind die *Talgdrüsen*. Sie kommen an den Haaren, den Lippen, dem Augenlid, der Wangenschleimhaut und an der Nase vor.

Die Brustdrüse sezerniert **apokrin**, und zwar den Fettanteil der Milch, die Fetttröpfchen werden mit einem schmalen Zytoplasmasaum sezerniert.

Die meisten exokrinen Drüsen, also auch die Speicheldrüsen, und endokrine Drüsen sezernieren **merokrin** (ekkrin), d. h. über Exozytose des Sekrets.

H96 H91 ■

→ **Frage 2.32: Lösung B**

In der Abbildung sind bis auf (E) alle angegebenen Strukturen zu erkennen. Es handelt sich um einen Schnitt durch die Haut der Achselhöhle mit einem an sich charakteristischen Bild: nur schwach verhornte Epidermis (auf dem Bild nicht zu sehen), subepidermal derbes Bindegewebe – links im Bild, Anschnitte von Haaren (dunkel gefärbte Strukturen in Bildmitte), darüber typische Talgdrüsen – hell, wabig wegen des fettreichen Sekrets; in der rechten unteren Bildecke ist eine ekkrine Schweißdrüse angeschnitten, die apokrinen Schweiß- bzw. Duftdrüsen sind mit dem Pfeil markiert. Sie haben eine charakteristisch weite Lichtung. Sie kommen nur in bestimmten Hautregionen vor: Brustwarze, Axilla, Mons pubis, Analregion und Labia majora.

H09 ■

→ **Frage 2.33: Lösung D**

Zu **(D)**: Auf der Abbildung erkennt man mehrere **Zellstränge** bzw. Zellzapfen **ohne eigenes Lumen, durch Bindegewebe abgeteilt. In der Mitte** sieht man **große** helle **Zellen**, die aber fast alle noch einen **Zellkern** enthalten. Basal (d. h. außen) an den Strängen finden sich **Basal- oder Ersatzzellen**, die den Nachschub liefern. Es handelt sich um die Zellzapfen einer **Talgdrüse**, der einzigen Struktur mit **holokriner Sekretion** beim Menschen. Der Talgkolben mündet in den Haarbalg. Nach apikal hin verändern sich die Zellen (Vakuolisierung, der Zellkern zerfällt → Pyknose, die Zelle stirbt ab → Apoptose) und werden letztendlich zusammen mit dem Sekret (Talg) ausgestoßen.

Zu **(A)**: **Apokrine Drüsen** kommen beim Menschen als Duftdrüsen der Haut beispielsweise in der Achselhöhle, am Analkanal, an den Augenlidern, an Brustwarzen und Schamlippen vor oder auch als laktierende Mamma. Diese Drüsenzellen fallen (anders als in der gezeigten Abbildung) durch **apikale**

Vorwölbung ins Lumen auf. Das Sekret wird mit der Vorwölbung abgeschnürt und abgegeben.

Zu **(B)**: Beim **Blasenknorpel** sind innerhalb einer amorphen Grundsubstanz (Knorpelmatrix) die hypertrophen **Chondrozyten** in säulenähnlicher Anordnung zu sehen. Dazwischen finden sich die Longitudinalsepten mit beginnend mineralisierter Knorpelmatrix.

Zu **(C)**: Bei einem **Ganglion** findet man zwischen großen hellen Ganglienzellen kleine Satellitenzellen (was ebenfalls nicht zur Abbildung passt).

Zu **(E)**: Im plurivakuolären **braunen Fettgewebe** finden sich viele kleine und unterschiedlich große Lipidtröpfchen in den Zellen neben vielen dichtgepackten Mitochondrien. Die Fetttropfen sind deutlich kleiner als im weißen Fettgewebe (→ Siegelringform bei exzentrisch gelegenem Kern, eine einzige Vakuole).

F03 H96 F89 ■ ■

→ **Frage 2.34: Lösung A**

Auf der vorliegenden Abbildung fällt die Polarität der Zelle auf, rechts viel raues ER, in der Mitte Golgi-Apparat (nicht so deutlich), links die Sekretgranula. Genau dies ist der Weg der Sekretbildung in **Drüsenzellen** (A).

Zu **(B)**: Neutrophile Granulozyten haben einen gelappten Kern (2–5 Segmente), somit sind im mikroskopischen Schnitt mehrere Kernabschnitte zu erkennen. Granula sind über die gesamte Zelle verteilt.

Zu **(C)**: Die Granula haben eine für eosinophile Granula charakteristische Form – eher oval – und zeigen im Elektronenmikroskop ein längliches Kristalloid, welche in einer alten Prüfungsabbildung bereits erfragt wurde.

Zu **(E)**: Nissl-Schollen erkennt man am besten unter dem Lichtmikroskop. Dort stellen sie sich als schollige Gebilde mit vermehrter Basophilie dar. Im elektronenmikroskopischen Schnitt sieht man Anhäufungen von ER, jedoch keine rundlichen dunklen Granula.

Zu **(D)**: Multivakuoläre Fettzellen enthalten zahlreiche Fetttröpfchen, weniger ER, viele Mitochondrien.

F10 ■

→ **Frage 2.35: Lösung D**

Zu **(B)–(D)**: Man erkennt einen Ausschnitt aus einer **serösen** Speicheldrüse ohne zentroazinäre Zellen, die basal stehenden Zellkerne der Azini sind rund, die Lichtung ist eng (B). In der Mitte ist links ein **Schaltstück** quer getroffen (C), rechts daneben sind die hochprismatischen Epithelzellen des **Streifenstücks** (D) längs angeschnitten. Charakteristisch für das Streifenstück ist das einschichtig prismatische azidophile Epithel (viele Mitochondrien)

Zu **(A)**: Die **Langerhans-Inseln** (nicht mit den Langerhans-*Zellen* der Epidermis verwechseln!), in ihrer Gesamtheit auch als **Inselorgan** bezeichnet, sind Zellagglomerate im Pankreas, die u. a. den Blutzuckerspiegel messen und sowohl Insulin produzieren als auch ausschütten. Sie sind hier nicht zu erkennen.

Zu **(E)**: **Interlobuläre Ausführungsgänge** haben ein weiteres Lumen und sind von Bindegewebe umgeben.

> **Merke!**
> **seröse Endstücke:** hohe Zellen, runde mittelständige Kerne, kleines Lumen; **muköse Endstücke:** flache, basal liegende Kerne, weites Lumen.

F10
→ **Frage 2.36: Lösung B**

Zu **(B)**: **Interzelluläre Sekretkapillaren** sind eine Besonderheit **seromuköser Drüsen**: Einem mukösen Schlauch sitzen wie eine Kappe seröse Zellen auf („seröser Halbmond"), die nur über diese kleinen Kanälchen Anschluss an das Tubuluslumen haben. Die Endstücke selbst sind von Myoepithelzellen umgeben.

Zu **(A)**: Wie bereits erwähnt, dienen die Sekretkapillaren der Sekretabgabe und nicht der Zufuhr von Stoffen.

Zu **(C)** und **(D)**: Die Kanälchen sind nicht von **Endothel** ausgekleidet.

Zu **(E)**: Nur die **Endstücke** selbst sind von **Myoepithelzellen** umgeben.

H98
→ **Frage 2.37: Lösung D**

Die Abbildung zeigt in hoher Vergrößerung einen Ausschnitt aus einer Speicheldrüse: seröse Drüsenazini (dunkler, violettes Gebilde rechts) mit stark gekörnten Zellen, links ein Streifenstück (Bestandteil des Ausführungsgangsystems), in welchem in hohem Maße NaCl aus dem Speichel reabsorbiert wird.

H04 ■
→ **Frage 2.38: Lösung A**

Myoepithelzellen sind aufgrund ihrer Aktin- und Myosinfilamente kontraktil und fördern die Austreibung von Sekret aus den Drüsenendstücken. Auch das Intermediärfilament Desmin kommt in diesen Zellen vor, ebenso epitheliale Zytokeratine. Myoepithelzellen liegen den sekretorischen Drüsenzellen unmittelbar an, liegen also zwischen sekretorischer Zelle und Basallamina, oder sie liegen außen auf den direkt ans Endstück anschließenden Ausführungsgängen. Sie sind durch Desmosomen mit den Drüsenzellen und untereinander durch Gap junctions verbunden und kommen in der Brustdrüse, in Duft- und Schweißdrüsen der Haut und Speicheldrüsen vor. Nervenendigungen des autonomen Nervensystems reichen an die Myoepithelzellen heran, die Innervation ist bei den Schweißdrüsen z. B. sympathisch. Die Myoepithelzellen der Brustdrüse werden durch das Hormon Oxytocin stimuliert.

F02
→ **Frage 2.39: Lösung A**

Hormone werden in Drüsenzellen produziert und gelangen auf dem Blutweg an ihre Zielorgane, die spezielle Rezeptoren tragen. Bei den Hormonen unterscheidet man:

Peptidhormone (z. B. Gastrin, Insulin, Glukagon, ADH) / **Proteinhormone** (Proteohormone wie FSH, LH, TSH) von den Aminosäurenderivaten (Katecholamine, Schilddrüsenhormone) und den **Steroidhormonen** (Mineralokortikoide, Glukokortikoide, Geschlechtshormone – Grundgerüst Cholesterin).

Die Sekretion der meisten Hormone entspricht der bei exokrinen Drüsen, nämlich verpackt in Vesikel/ Sekretgranula, die nach Verschmelzung mit der Zellmembran ihren Inhalt freigeben (**Exozytose**). Dies gilt für Peptidhormone – also Insulin, Glukagon, Gastrin – wie auch für Katecholamine (Adrenalin, Noradrenalin, Dopamin), die im Nebennierenmark in Vesikeln gespeichert werden und auf nervale Reize in Sekundenschnelle freigesetzt werden können.

Eine Ausnahme bilden die **Steroidhormone**, die aufgrund ihrer Biochemie sehr lipophil sind und die Zellmembran durch Diffusion passieren können. Sie benötigen aber für den Weg im Blut eine Bindung an Plasmaproteine oder spezielle Transportproteine. Bei den Steroidhormonen liegen die Rezeptoren nicht in der Plasmamembran der Zielzelle, da diese ebenfalls gut passiert werden kann, sondern im Zytosol. Zu den Steroidhormonen zählt auch das **Aldosteron**, das in der Zona glomerulosa der Nebennierenrinde gebildet wird. Aldosteron wird über den Regelkreis des Renin-Angiotensin-Aldosteron-Systems freigesetzt, Hypovolämie und Hyponatriämie wirken auch direkt auf die Zona-glomerulosa-Zellen; Aldosteron ist an der Regulation des Wasser- und Elektrolythaushaltes beteiligt, indem es die Natriumrückresorption in den distalen Tubuli steigert und die Kalium- und Protonenausscheidung fördert. Zusammen mit mehr Natrium wird dann auch – osmotisch bedingt – mehr Wasser zurückgehalten. Bei Natriummangel oder Verminderung des Blutvolumens wird **Renin** aus den Epitheloidzellen der Vasa afferentia der Niere freigesetzt, über **Angiotensinogen** in **Angiotensin I** und dann über das Converting-Enzym in **Angiotensin II** umgewandelt. Angiotensin stimuliert die Sekretion von Aldosteron am stärksten, wirkt stark vasokonstriktorisch und löst Durst aus.

F09 ■
→ **Frage 2.40: Lösung B**

Zu **(B)**: Die **Schilddrüsenhormone** Thyroxin (T_4) und Trijodthyronin (T_3) sind Aminosäurederivate aus dem Tyrosin. Die fertigen Hormone entstehen nach vielen Zwischenschritten erst ganz zuletzt und treten dann als lipophile Hormone passiv durch die Zellmembran. Die Schilddrüsenhormone werden eingebaut im Thyreoglobulin *extrazellulär* in den Schilddrüsenfollikeln gespeichert und das als Vorrat für mehrere Wochen! Bei der Entstehung der Schilddrüsenhormone spielt das Follikelepithel, aber auch das Follikellumen eine wichtige Rolle. Zunächst wird von der Follikelepithelzelle die Vorstufe **Thyreoglobulin** synthetisiert. Die Vorstufe wird in das Follikellumen transportiert, jodiert und gespeichert. Hierzu kann die Follikelepithelzelle Jodid aufnehmen (Na$^+$-Symporter) und ebenfalls ins Follikellumen transportieren. Dort erfolgt die *Oxidierung* des Jodids, *Iodinierung* an Tyrosinreste des Thyreoglobulins und eine anschließende *Koppelung* von iodinierten Tyrosin. Hierdurch entstehen T$_3$ und T$_4$ als Bestandteil von Thyreoglobulin. Bei der **Hormonausschüttung** muss tatsächlich wieder die Vorstufe (Kolloid – jodiertes Thyreoglobulin) über Endozytose als Kolloidtröpfchen in die Follikelepithelzelle aufgenommen werden. Die Endozytosebläschen verschmelzen mit **Lysosomen**, es erfolgt die proteolytische Spaltung des Thyreoglobulins und die Freisetzung von T$_3$ und T$_4$ in den **Lysosomen**. Dann erst können die fertigen Hormone aus der Zelle austreten, wobei die Schilddrüse vorwiegend T$_4$ abgibt, woraus peripher dann T$_3$ entsteht.

Zu **(A)**: **Calcitonin**, ein Polypeptidhormon, wird in den C-Zellen der Schilddrüse (parafollikuläre Zellen) gebildet und in Granula fertig gespeichert. Es senkt den Kalziumspiegel durch Einbau von Kalzium in den Knochen und Hemmung des Knochenabbaus durch Hemmung der Osteoklastenaktivität.

Zu **(C)**: **Insulin** ist ein Polypeptid aus 51 Aminosäuren. Das reife Insulin liegt in einer A- und einer B-Kette vor. Insulin wird in den β-Zellen der Langerhans-Inseln des Pankreas gebildet. Zunächst entsteht Präproinsulin im rauen endoplasmatischen Retikulum, durch Abspaltung einer Signalsequenz entsteht Proinsulin (A- und B-Kette, dazwischen das C-Peptid, A- und B-Kette sind durch Disulfidbrücken verbunden). Proinsulin gelangt zusammen mit einer Protease in ein Speichergranulum, dort wird das C-Peptid abgespalten. Die Hormonabgabe erfolgt durch kalziumabhängige Exozytose auf bestimmte Signale hin (Glukosekonzentration im Blut, enteroendokrine Hormone). Insulin senkt den Blutglukosespiegel und fördert die Aufnahme von Glukose in Leber-, Fett- und Muskelzellen.

Zu **(D)**: **Glukagon** ist ebenfalls ein Polypeptidhormon und hebt den Blutglukosespiegel, indem es die Freisetzung von Glukose aus gespeichertem Glykogen fördert. Bildungsort sind die α-Zellen der Langerhans-Inseln des Pankreas mit entsprechenden Speichergranula.

Zu **(E)**: **Parathormon** („stellt Kalzium parat/bereit") wird in der Nebenschilddrüse gebildet und in Speichergranula gelagert. Das Hormon wird abhängig von der Kalziumkonzentration sezerniert und wirkt indirekt aktivierend auf Osteoklasten, die dann Kalzium aus dem Knochen freisetzen. Es wirkt fördernd auf die Rückresorption von Kalzium in der Niere und über 1,25-OH-Vitamin D auf die Resorption von Kalzium im Darm.

F03 ■
→   **Frage 2.41: Lösung D**

Den Hormonen ist die spezifische Wirkung auf ganz bestimmte Zellen gemeinsam, trotz der ubiquitären Verfügbarkeit der Hormone. Dies beruht auf spezifischen Rezeptoren der Zielzelle. Es gibt aber zwei unterschiedliche Arten von Hormonwirkungen:
- Einmal über Rezeptoren auf der Zellmembran, Aktivierung eines „Second messengers", z.B. cAMP oder Calcium, und über diese Botenstoffe Auslösen der spezifischen Hormonwirkungen der Zelle. Diese Möglichkeit trifft für das unter (D) genannte *Prolaktin* oder andere Hormone wie Gonadotropine, ACTH, TSH zu.
- Eine andere Möglichkeit besteht für Hormone, die die Zellmembran gut passieren können und Rezeptoren im Zellinneren erreichen. Diese Hormone sind lipophil und werden an Rezeptoren am Zellkern oder im Zytosol gebunden (Steroide, Thyroxin).

Cortisol, Progesteron und Testosteron zählen zu den Steroidhormonen, die ihren Rezeptor im Zellinneren haben, Thyroxin hat seinen Rezeptor im Zellkern.
Siehe Kommentar zu Frage 2.39.

H00
→   **Frage 2.42: Lösung B**

Siehe Kommentar zu Frage 2.41.
Zu **(B)**: **Aldosteron** zählt zu den **Steroidhormonen** (Hormone, die aus Cholesterin gebildet werden: Mineralocorticoide, Glucocorticoide, Geschlechtshormone). Steroidhormone sind ebenso wie das Thyroxin **lipophil**, sie sind somit in der Lage, die Zellmembran zu durchdringen. Innerhalb der Zielzellen binden sie an einen **spezifischen Rezeptor** und beeinflussen so die **Transkription**.
Zu **(A)**, **(C)**, **(D)** und **(E)**: Alle hier genannten Hormone binden an Rezeptoren der Zellmembran und lösen hier entweder die Bildung intrazellulärer Transmitter, die Phosphorylierung intrazellulärer Proteine oder die Aktivierung von Ionenkanälen aus.

F10 ■
→   **Frage 2.43: Lösung C**

Zu **(C)**: Bei erhöhtem Serumkalzium **hemmt Kalzitonin die Osteoklastenwirkung**: Über einen speziellen Kalzitoninrezeptor werden cAMP-abhängige Ca^{2+}-Kanäle der Plasmamembran aktiviert, was zu einem Ca^{2+}-Anstieg in der Zelle führt. Dies wiederum depolymerisiert Aktinfilamente in der Haftzone um den Faltensaum. Dadurch wird der Kontakt der knochenabbauenden Osteoklasten zur Knochenmatrix aufgehoben und daher weniger Kalzium aus dem Knochen freigesetzt.

Zu **(A)**: Die **Enterozyten des Duodenums** haben nichts mit der Kalziumregulation zu tun, Kalzium wird im Ileum resorbiert (↑ durch 1,25-Dihydroxycholecalciferol).

Zu **(B)**: Der Hauptteil (ca. 80%) des glomerulär filtrierten Ca^{2+} wird im **proximalen Tubulus** wieder aufgenommen, hormonell gesteuert wird jedoch erst die Reabsorption im distalen Tubulus (↑ durch Parathormon, ↓ durch Kalzitonin).

Zu **(D)**: Die **Hauptzellen der Glandula parathyreoidea** (Nebenschilddrüse) sind für die Produktion von **Parathormon** (PTH) verantwortlich, das als Antagonist von Kalzitonin die Kalziumkonzentration im Blut durch indirekte Aktivierung der Osteoklasten, Förderung der renalen Reabsorption und der Umwandlung von Vitamin D_3 in seinen aktiven Metaboliten 1,25-Dihydroxycholecalciferol erhöht.

H98

→ **Frage 2.44: Lösung C**

In den Myozyten des rechten und linken Vorhofs wird auf den Reiz der Vorhofdehnung durch erhöhten zentralvenösen Druck hin ein **„atriales natriuretisches Peptid (ANP)"** oder **Atriopeptin** gebildet. ANP hemmt u. a. in der Niere die Natriumrückresorption und erhöht somit die Natriurese.

Ein wichtiges natriumretinierendes Hormon ist das **Aldosteron**, ein Mineralokortikoid, das in der Zona glomerulosa der Nebennierenrinde gebildet wird. Aldosteron steigert die Natriumrückresorption und damit natürlich auch die osmotisch bedingte Wasserrückresorption.

H98

→ **Frage 2.45: Lösung A**

Siehe Kommentar zu Frage 2.44.

Weiteres siehe Lehrbücher der Physiologie.

Klinischer Bezug
Zur Förderung der Diurese und bei der Therapie der Herzinsuffizienz setzt man z. B. Aldosteronantagonisten ein, z. T. auch in festen Kombinationen mit anderen Diuretika.

Klinischer Bezug
Natriuretische Peptide bilden sozusagen das Gegengewicht zum Renin-Angiotensin-Aldosteron-System, in dem sie die Druck- und Volumenüberlastung des Körpers zu reduzieren versuchen. Man hat derzeit zwei natriuretische Peptide iden-

---

tifiziert, die vom Myokard bei Dehnungsstress ins Blut abgegeben werden. Zum einen das ANP (atriales natriuretisches Peptid), das von den Myozyten des Atriums produziert wird, zum anderen das BNP („brain" natriuretisches Peptid), das von den Myozyten des Ventrikels freigesetzt wird. Für die ventrikuläre Dysfunktion und die sehr frühe Diagnose einer Herzinsuffizienz – also noch im asymptomatischen Stadium vor den ersten klinischen Zeichen – ist BNP der sensitivere Marker. BNP als Marker für die Herzinsuffizienz ist bereits kommerziell erhältlich und wird klinisch eingesetzt.

2.5 Binde- und Stützgewebe

2.5.1 Bindegewebe

H01

→ **Frage 2.46: Lösung D**

Plurivakuoläres Fettgewebe besteht aus Zellen mit einer Größe von ca. 30 µm (sind also fast viermal so groß wie ein Erythrozyt); im Verhältnis zu den zellulären Bestandteilen ist die Intrazellularsubstanz aus Bindegewebe sehr gering.

Beispielsweise bei hyalinem Knorpel ist das Verhältnis genau umgekehrt: Bei den einzelnen Chondronen (im histologischen Schnitt weiß) sind die zellulären Bestandteile im Vergleich zur Interzellularsubstanz (im histologischen Schnitt meist hellblau angefärbt) sehr viel geringer.

II.7 Bindegewebe

Binde- und Stützgewebe im Allgemeinen:
Bindegewebe kommt überall im Körper vor und übernimmt zahlreiche Aufgaben (Formgebung, Speicherung, Stoffaustausch, Abwehrsystem). Zu den Stützgeweben rechnet man Knorpel und Knochen (siehe spezielle Lerntexte), zum Bindegewebe zählen unterschiedliche Gewebearten wie kollagenes, elastisches oder retikuläres Bindewebe, aber auch Mesenchym, das gallertige Bindegewebe in der Nabelschnur und das Fettgewebe. Bindegewebe bildet in den Organen das Stroma, welches Gefäße und Nerven enthält und das Organparenchym unterteilt. Auch Organkapseln bestehen aus Bindegewebe.

Zwischen den Zellen des Bindegewebes liegen größere Mengen von **Interzellularsubstanz** – auch als **extrazelluläre Matrix** bezeichnet. Diese kann *geformt* (z. B. Fibrillen, Fasern) und *ungeformt* (Grundsubstanz aus Glykosaminoglykanen, Proteoglykanen, Wasser und Adhäsionsproteine) vorliegen. Das Verhältnis zwischen Fasern und umgeformter Grundsubstanz ist je nach Gewebe quantitativ unterschiedlich.

Adhäsionsproteine vermitteln die Verbindung zwischen Zellen und extrazellulärer Matrix. Sie haften über spezielle Rezeptoren an den Zellen. Hierzu zählen **Fibronektine** und **Laminine**. Die biomechanischen Eigenschaften der verschiedenen Gewebe beruhen auf den physikalischen Eigenschaften der Matrix.

Entwicklungsgeschichtlich gehen alle Binde- und Stützgewebe aus dem Mesenchym hervor. Die **Zellen** des Bindegewebes lassen sich unterteilen in

- **spezifische (fixe, ortsständige) Zellen** (Fibroblasten, Fibrozyten, Retikulumzellen, Fettzellen, Osteozyten, Chondrozyten) und
- **eingewanderte (freie, bewegliche) Zellen**, die aus dem Blut eingewandert und für die unspezifische Abwehr zuständig sind (z. B. Plasmazellen, Makrophagen, Leukozyten, Mastzellen).

Die beweglichen Zellen werden im Kapitel „Allgemeine Anatomie" gesondert behandelt. **Bindegewebe im engeren Sinn – fixe Zellen des Bindegewebes:**

Fibroblasten sind die besonders aktive Form der **Fibrozyten**. Die Unterscheidung bezeichnet lediglich eine Zelle in 2 Funktionszuständen. Fibroblasten haben viele zytoplasmatische Fortsätze, einen großen, hellen, runden Zellkern mit deutlichem Nukleolus und feinem Chromatin. Als Zeichen einer lebhaften Synthese ist das Zytoplasma reich an rauem endoplasmatischem Retikulum (rER). Fibrozyten sind eher spindelförmig, haben weniger Zellfortsätze, einen kleineren dunkleren Zellkern sowie wenig rER.

Die Syntheseleistung der Fibroblasten besteht in der *intrazellulären* Bildung von **Prokollagenmolekülen**. *Extrazellulär* entstehen durch enzymatische Abspaltung von Teilen der Polypeptidketten nicht lösliche **Tropokollagenmoleküle,** welche sich schließlich zu *Mikrofibrillen* zusammensetzen.

Prokollagenmoleküle   intrazellulär
(3 helixartige verdrillte
Polypeptidketten)

     ↓ *enzymatische Abspaltung*
       von Propeptiden

Tropokollagenmoleküle | 1,2 nm   extrazellulär

     ↓ *treppenartige Anordnung,*
       Aggregation, Quervernetzung
       periodische Querstreifung

Mikrofibrillen | 20–100 nm   Elektronen-
     ↓   mikroskop

Kollagene Fibrillen | 0,2–0,5 μm
     ↓

Kollagene Fasern | 1–20 μm   Lichtmikroskop

Die Fasern des Bindegewebes sind

- kollagene Fasern (zugfest)
- retikuläre Fasern (biegungselastisch)
- elastische Fasern (zugelastisch)

Kollagenfasern (Aufbau s. o.) sind unverzweigt, bilden kleine Bündel und sind zugfest und flexibel. Im lockeren Bindegewebe zeigen sie einen gewellten Verlauf, ihre Länge ist abhängig vom Spannungszustand.

Die wichtigsten **Kollagentypen** I–IV unterscheiden sich in der Zusammensetzung aus α-Polypeptidketten. Einige Kollagene bestehen auch aus verschiedenen α-Ketten.

Typ I   kommt vor im Korium der Haut, Sehnen, Bänder, Faszien, Knochen und Dentin sowie Kornea und Sklera

Typ II   findet man im hyalinen und elastischen Knorpel, Nucleus pulposus und Glaskörper

Typ III ist Bestandteil von retikulären Fasern, Gefäßwänden und dem Korium, der Lamina fibroreticularis von Basalmembranen, glatter Muskulatur, Leber, Milz, Lunge

Typ IV kommt in Basallaminae (Lamina densa) von Epithelien vor. Typ IV ist ein nichtfibrilläres Kollagen im Gegensatz zu den anderen Typen I–III.

Daneben gibt es noch diverse andere Kollagentypen.

Retikulinfasern sind dünner als Kollagenfasern, sie bestehen aus quergestreiften Mikrofibrillen und polyglykanreicher Kittsubstanz. Die färberische Darstellung gelingt nur mit speziellen Methoden (PAS-Reaktion, Silbersalzen). Retikulinfasern lagern sich im retikulären Bindegewebe der Zelloberfläche an und bilden feine Gitternetze (z. B. in Lymphknoten, Knochenmark oder Milz). Synonym ist der Begriff „Gitterfasern". Ein räumliches Netz aus Retikulinfasern besteht im retikulären Bindegewebe.

Elastische Fasern sind verzweigt, bilden in der Regel Netze. Auch hier sind färberische „Kunstgriffe" nötig: Resorcinfuchsin, Aldehydfuchsin und Orcein. Elektronenmikroskopisch fehlt hier die Querstreifung. Die Fasern bestehen aus Mikrofibrillen, aus **Fibrillin** und einem elastinhaltigen Zentrum.

Merke!

Prokollagen wird also bereits als Tripel-Helix in den Extrazellulärraum abgegeben.

Klinischer Bezug

Ein genetisch bedingter Defekt im Aufbau der elastischen Fasern (Fibrillin-Defekt) äußert sich z. B. beim autosomal-dominant vererbten *Mar-*

fan-Syndrom in einer Spinnenfingrigkeit, überlangen Extremitäten, Überdehnbarkeit der Gelenke, Subluxation der Augenlinse und kardialen Fehlbildungen. Auch die verschiedenen Formen des *Ehlers-Danlos-Syndroms* beruhen auf Synthesestörungen oder Strukturdefekten des Kollagens und äußern sich in einer Überdehnbarkeit der Gelenke, hyperelastischer Haut, Arteriendissektionen und Gelenkluxationen.

Da Ascorbinsäure (Vitamin C) eine wichtige Rolle bei der Hydroxylierung des Prokollagens spielt, findet sich auch bei Vitamin-C-Mangel (Skorbut) ein funktionell schlechteres Kollagen, was Zahnausfall, Hyperkeratosen und Hämorrhagien – Hautblutungen – zur Folge haben kann.

II.8   Fibroblasten, Fibrozyten

Fibroblasten und Fibrozyten sind *ortsständige* Bindegewebszellen. Der **Fibroblast** ist dabei die synthetisch besonders aktive Form, der **Fibrozyt** die eher ruhende Zelle. Es handelt sich um zwei Funktionszustände des gleichen Zelltyps. Der Fibrozyt kann jederzeit wieder in den aktiven Zustand (= Fibroblast) zurückkehren.

Fibroblasten besitzen viele unregelmäßige Zytoplasmafortsätze, einen langen platten Zellkern und viel rER und Mitochondrien. Fibroblasten sezernieren die Faserkomponente Prokollagen und die Grundsubstanz in den Extrazellärraum. Im Extrazellärraum werden die Prokollagenmoleküle dann „weiterverarbeitet".

Fibroblasten sind Abkömmlinge des Mesenchyms. Fibrozyten sind eher spindelförmig und haben weniger Zytoplasmafortsätze und weniger rER.

F09 ■

→   **Frage 2.47: Lösung A**

Zu **(A)**: Im **lockeren Bindegewebe** unterscheidet man die fixen, ortsständigen Zellen wie Fibroblasten (bzw. Fibrozyten) von den **freien Zellen**, die alle im Dienst der Abwehr stehen, z.B. Plasmazellen, Makrophagen und Mastzellen. Die **Plasmazellen** sezernieren **Immunglobuline**.

Zu **(B)**: (Zyto)-keratine sind Intermediärfilamente und wirken bei Zellkontakten mit, sie kommen in Epithelien vor.

Zu **(C)** und **(D)**: Kollagen Typ II (C) und **Typ IV** (D) werden von Fibroblasten, fixen Zellen des Bindegewebes, sezerniert.

Zu **(E)**: **Tubulin** ist Bestandteil von Mikrotubuli und kommt in allen Zellen vor.

H06 H99 ■

→   **Frage 2.48: Lösung E**

Zu **(E)**: Das Prädentin, das aus extrazellulärer Matrix (u.a. Glykosaminoglykane) und Kollagen besteht, wird von Odontoblasten gebildet. Es mineralisiert durch Einlagerung von anorganischen Substanzen zu Dentin. Das Dentin bildet die Hauptmasse des Zahns und besteht aus den eingelagerten anorganischen Substanzen sowie aus einem organischen Anteil, der hauptsächlich Kollagenfibrillen enthält.

Zu **(A)**: Typisch für die **Epidermis** sind z.B. Keratinozyten und Melanozyten. Kollagenfasern kommen nur in der Dermis (Korium), nicht aber in der Epidermis vor.

Zu **(B)**: Ein Fingernagel entsteht durch eine modifizierte Hornbildung der Epidermis.

Zu **(C)**: Der Zahnschmelz wird von den Ameloblasten gebildet. Die Adamantoblasten produzieren nichtkollagene Schmelzmatrixproteine; durch Calciumeinlagerung entstehen aus diesen Proteinen Apatitkristalle.

Zu **(D)**: Der Haarschaft besteht aus Horn; die in Längsrichtung orientierten Tonofibrillen der Haarwurzelepithelien sind mit der Hornsubstanz verwachsen.

H04

→   **Frage 2.49: Lösung E**

Zu **(E)**: Im Gegensatz zu anderen Fasertypen (kollagene und retikuläre Fasern) zeigen elastische Fasern *keine Querstreifung*.

H10 ■

→   **Frage 2.50: Lösung B**

Zu **(B)**: **Gallertiges Bindegewebe** kommt nur in der **Nabelschnur** vor. Es enthält viel Wasser und Hyaluronsäure, wenig Zellen und Kollagenfasern. Daher ist die Nabelschnur gleichzeitig flexibel und stabil und kann nicht komprimiert werden.

Zu **(A)**: Die **Lunge** enthält kollagene und elastische Bindegewebsfasern.

Zu **(C)**: Die Glomeruluskapillaren der **Niere** enthalten in ihrer Basalmembran (Lamina densa) Kollagen Typ IV.

Zu **(D)**: Im **Lymphknoten** (und auch in Milz, Tonsillen, Peyer-Plaques und Knochenmark) kommt retikuläres Bindegewebe vor. Es besteht aus Retikulumzellen und einem dreidimensionalen Netz aus retikulären Fasern.

Zu **(E)**: Häufig wurde schon nach dem **spinozellulären Bindegewebe** gefragt, das für das **Ovar** (Kortex) charakteristisch ist.

H09 ■

→ **Frage 2.51: Lösung D**

Zu **(D): Gallertiges Bindegewebe** ist **charakteristisch** für die **Nabelschnur**. Es enthält wenige Zellen, kollagene Fasern sowie viel Hyalurone und Wasser (Wharton-Sulze).

Zu **(A):** Der **Glaskörper** des Auges besteht **nicht aus Bindegewebe**, sondern enthält vorwiegend Wasser, Hyaluron, einzelne Fibrozyten und ein Netz aus Kollagenfasern. In Sklera und Kornea kommt dagegen straffes, geflechtartiges Bindegewebe vor.

Zu **(B): Retikuläres Bindegewebe** findet sich in sekundären lymphatischen Organen und im **Knochenmark**.

Zu **(C):** Die **Leber** hat eine **Kapsel aus straffem Bindegewebe** und Bindegewebszüge oder -straßen, in denen die Gefäße verlaufen. Ansonsten bildet Bindegewebe eine eher dünne Begrenzung der Leberläppchen.

Zu **(E):** In der **Subkutis** findet sich Fettgewebe, das durch **Bindegewebssepten** unterteilt wird. Die Dermis (retikuläre Dermis) dagegen besteht aus straffem geflechtartigem Bindegewebe.

F10 ■

→ **Frage 2.52: Lösung A**

Zu **(A): Retikuläres Bindegewebe** findet sich in sekundären lymphatischen Organen und im Knochenmark.

Zu **(B):** In der **Nebenniere** herrschen in der **Rinde** Epithelzellstränge und -nester vor, bindegewebige Septen ziehen mit Gefäßen in die Tiefe. Im **Nebennierenmark** gibt es ebenfalls kein Bindegewebe, sondern Zellstränge aus modifizierten Sympathikusneuronen.

Zu **(C):** Für das Rindenstroma des **Ovars** ist **spinozelluläres Bindegewebe** typisch, das u. a. die Follikel enthält. Das Mark enthält **lockeres** Bindegewebe.

Zu **(D):** In der **Haut** kommen **straffes und lockeres Bindegewebe** vor.

Zu **(E):** Der **Plexus choroideus** besteht aus **lockerem Bindegewebe**, das sich aus dem Pia-Bindegewebe fortsetzt, und dem Plexusepithel.

H08 H04 ■ ■

→ **Frage 2.53: Lösung B**

Aggrecan ist das typische Proteoglykan des (hyalinen) Knorpels. In der **Extrazellulärmatrix** des hyalinen Knorpels interagiert es (keine kovalente Bindung, Verbindungsprotein) mit Hyaluronan (**Hyaluronsäure**, fadenförmiges Molekül) und bildet große Aggregate, die wiederum mit Kollagenfibrillen (im hyalinen Knorpel Typ-II-Kollagen) vernetzt sind.

Die Kollagenfibrillen verhindern ein weiteres Ausdehnen der Proteoglykane (durch weitere Wasserspeicherung und Abstoßung der vielen negativen Ladungen der Seitenketten der Proteoglykane), indem sie ein festes Netz bilden. Der Knorpel ist also in geringem Maße komprimierbar, dehnt sich jedoch danach sofort wieder aus, soweit es die vernetzten Kollagenfibrillen zulassen. Darauf beruht die Druckelastizität bzw. die „Stoßdämpferwirkung" des hyalinen Knorpels, die ja v. a. im Gelenkbereich wichtig ist.

Siehe auch Kommentar zu Frage 2.65.

F01

→ **Frage 2.54: Lösung D**

Proteoglykane gehören neben den Glykoproteinen und den Glykosaminoglykanen zu den Bestandteilen der Bindegewebsgrundsubstanz. Proteoglykane bestehen aus einem Kernproteinfaden und vielen Glykosaminoglykan-Seitenketten. Diese Ketten besitzen viele Negativladungen, aber auch aufgrund der Elektroneutralität viele Kationen. Daher ziehen diese Moleküle viel Wasser an, das so in der Grundsubstanz gespeichert wird. Es gibt verschiedene Proteoglykane, z. B. ist Aggrecan das typische Proteoglykan des Knorpels.

Zu **(A): Albumin** ist vor allem für die Aufrechterhaltung des kolloidosmotischen Drucks im Blut zuständig. Eine verminderte Albuminproduktion liegt beispielsweise bei einer Leberzirrhose vor; hier kann es zum Austritt von Flüssigkeit in die Bauchhöhle (= Aszites) kommen. Albumin stellt eine wichtige Aminosäurereserve des Körpers dar und dient als Transportprotein. Es transportiert beispielsweise Fettsäuren, Kalzium, Steroidhormone, Bilirubin, aber auch Pharmaka (Plasmaeiweißbindung). Zur Albuminfraktion zählt auch das Transthyretin, das die Hormone Thyroxin und Trijodthyronin im Blutplasma transportiert.

Zu **(C): Lipoproteine** sind beispielsweise Chylomikronen, VLDL, LDL und HDL, die u.a. für den Transport von Fettsäuren zuständig sind.

Zu **(E): Kollagene** bilden Fasern, Netze und Bänder; sie zeichnen sich durch Zugfestigkeit aus.

H99 H96 ■ ■

→ **Frage 2.55: Lösung D**

Man erkennt verschieden dicke und verschieden geformte Bündel von kollagenen Fasern; die dazwischen liegenden dunkleren Zellen sehen aus, als ob sie Fortsätze besäßen. Es handelt sich um die für den Querschnitt der Sehne charakteristischen Flügelzellen, die zwischen den runden Fasern liegen und sich in ihrer Form den Zwischenräumen zwischen den Fasern anpassen. Die Septen aus lockerem Bindegewebe, die auch dunkler gefärbt sind, nennt man Peritendineum internum. Ein Peritendineum externum umhüllt die gesamte Sehne.

Zu **(A):** Der Sehnerv enthält keine Zellen.

Zu **(B)**: Augenmuskeln bestehen aus quergestreifter (Skelett-) Muskulatur.

Zu **(C)**: Zu 3 Taenien ist die äußere Längsmuskelschicht der Tunica muscularis des Kolons zusammengefasst. Man müsste also die Charakteristika glatter Muskulatur im Querschnitt erkennen: zentral gelegene Zellkerne, die aber nicht in jeder Zelle auf der gleichen Querschnittsebene anzutreffen sind. In jedem Querschnitt wird nur ein Teil der Zellkerne getroffen.

Zu **(E)**: Im kompakten Lamellenknochen sind die konzentrischen Lamellen um Havers-Kanäle auffallend. Das Bild der Zellen in den Lamellen ähnelt entfernt der vorliegenden Abbildung, die zentral liegenden Havers-Kanäle fehlen jedoch. Außerdem sind im Knochen die Zellen regelmäßiger an den Lamellen angeordnet.

H06 H90 ■
→ **Frage 2.56: Lösung D**

Zu **(A)** und **(D)**: Bei flüchtigem Hinsehen besteht bei dieser elektronenmikroskopischen Abbildung eine gewisse Ähnlichkeit zum Bild der quergestreiften Skelettmuskulatur. Es handelt sich bei diesem geflechtartigen kollagenen Bindegewebe (D) jedoch um eine *erst elektronenmikroskopisch sichtbare Querstreifung!* Die Skelettmuskulatur zeigt aber schon im Lichtmikroskop bei z. B. 400-facher Vergrößerung eine charakteristische Querstreifung. Zum anderen fehlen auf vorliegender Abbildung die zwischen den Fasern der Skelettmuskulatur liegenden Zellkerne. Muskulatur scheidet als Lösung also aus.

Zu **(C)**: Bei einer Sehne wären kollagene Fibrillen parallel angeordnet, ließen jedoch auch die Querstreifung erkennen.

H05 F90
→ **Frage 2.57: Lösung B**

In der unteren Bildhälfte sind mehrere Hohlräume quer, schräg und längs angeschnitten. Sie enthalten ein zentrales Blutgefäß, was eindeutig für Knochengewebe, Havers-Kanäle, spricht. Dargestellt sind somit Fasern des Periosts, die als Sharpey-Fasern mit dem Knochen verankert sind. Sie strahlen zusammen mit Fasern ansetzender Sehnen in die Kortikalis ein und verbinden das Knochengewebe mit dem Periost. Siehe auch Lerntext II.13.
Also fallen die Lösungen (C), (D) und (E) weg.
Endost (A) besteht aus flachen Bindegewebszellen, wenig Bindegewebe, es fehlen meist Kollagenfasern.

2.5.2   Fettgewebe

F00
→ **Frage 2.58: Lösung C**

Beim **Fettgewebe** unterscheidet man zwischen zwei Formen:
- weißes, univakuoläres Fettgewebe (ein großer Fetttropfen)
- braunes, plurivakuoläres Fettgewebe (viele kleinere Fetttropfen)

Fettzellen entstammen einer *mesenchymalen* pluripotenten Stammzelle, dem Adipoblasten. Diese Zellform differenziert sich dann in frühe Präadipozyten, späte Präadipozyten und Adipozyten. Letztere teilen sich nicht mehr. Die zunächst noch multipel vorliegenden Fetttropfen verschmelzen im Laufe der Differenzierung zu einem einzigen großen Fetttropfen.

Zu **(C)**: **VLDL-Partikel** gehören zu den Lipoproteinen. Sie werden ebenso wie die HDL-Partikel in der Leber gebildet (LDL entsteht aus VLDL, Chylomikronen entstehen in der Darmmukosa).
Im Blut findet man Lipide nur als Lipoproteine, d. h. als Komplexe von Proteinen und Lipiden. Je nach Zusammensetzung unterscheidet man vier verschiedene Lipoproteine, die unterschiedliche Anteile von Lipiden und Eiweißen aufweisen. VLDL-Lipoproteine (very low density lipoproteins) sind z. B. sehr triglyzeridreich.
Die mit der Nahrung aufgenommenen Triglyzeride und das Cholesterin werden mit Hilfe von Chylomikronen (aus der Dünndarmschleimhaut) resorbiert und auf dem Lymphwege in den Kreislauf geschleust. In der **Leber** werden dann VLDL gebildet, die als Transportform für Lipide anzusehen sind.
Die Fettzelle nimmt Fett nicht in Form von VLDL auf: Lipoproteine werden vorher durch eine Lipoproteinlipase gespalten. Die Fettzelle nimmt dann z. B. durch Pinozytose freie Fettsäuren, an Albumin gebunden, auf.

Zu **(A)**, **(B)**, **(D)** und **(E)**: **Univakuoläre Fettzellen** bilden das weiße Fettgewebe. Die zunächst plurivakuolären Fettkügelchen fließen zu einem großen Fetttropfen zusammen, dabei werden Zytoplasma und **Kern** als dünne umhüllende Membran an den Rand gedrängt **(= Siegelringstruktur)**.
Argyrophile retikuläre Bindegewebsfasern bilden ein Gitternetz um die Fettzelle. Die Einlagerung in Fettgewebe und seine geschlechtsabhängig unterschiedliche Verteilung auf die Körperregion wird hormonell gesteuert (Nor-/Adrenalin, Insulin, Glucagon), ebenso wie die Lipolyse (Nor-/Adrenalin und Glucagon setzen intrazellulär cAMP frei, das die Lipase aktiviert).
Fettzellen sind metabolisch sehr aktiv, denn es findet ein ständiger Umsatz (Lipogenese und Lipolyse) statt.

Zur Fettspeicherung (Lipogenese) werden die Zellen durch **Insulin** angeregt, lipolytisch wirken u. a. Katecholamine und Glukagon.
Schilddrüsenhormone, wie Thyroxin und Trijodthyronin, fördern die Lipolyse.

F10
→   **Frage 2.59: Lösung D**

Zu **(D)**: Die Farbe des **braunen Fettgewebes** beruht auf dem hohen Gehalt der Zellen an **Mitochondrien** (braune Zytochrome).
Zu **(A)**: **Melanin** ist das **Hautpigment**, es kommt nicht im braunen Fettgewebe vor.
Zu **(B)**: **Lipofuszingranula** enthalten Lipid-Protein-Komplexe und sind aufgrund der braun-gelben Eigenfarbe im Lichtmikroskop sichtbar. Sie treten bei Zellen mit sehr langer Lebensdauer auf (z. B. Nerven- und Herzmuskelzellen), sozusagen als **Alterspigment**.
Zu **(C)**: Das **glatte endoplasmatische Retikulum** dient u. a. dem Lipid-, Steroid- und Kohlenhydratstoffwechsel, entsprechend ist es v. a. in der **Nebennierenrinde** und in **Hepatozyten** zu finden. Eine spezielle Form ist das sarkoplasmatische Retikulum des Muskels, das der Ca^{2+}-Speicherung dient.

F10 H02 ■
→   **Frage 2.60: Lösung A**

Zu **(A)**: Man erkennt univakuoläres **Fettgewebe**, aus dem durch Fixierung alles Fett herausgelöst wurde. Die weißen Stellen (Vakuolen) der Lipozyten entsprechen ursprünglich **einem** großen Fetttropfen, und die Zellen stellen sich als charakteristische **Siegelringform** dar (aufgrund der Fettspeicherung wurden Zellkern und Zytoplasma an den Rand der Zelle gedrängt).
Die Lipozyten (Adipozyten) werden ca. 50–100 µm groß und haben eine polygonale Form. Zwischen den Fettzellen liegen viele Kapillaren sowie ein Netz aus retikulären Fasern. Das in den Vakuolen enthaltene Fett besteht hauptsächlich aus Triglyzeriden (Glyzerin mit Fettsäuren verestert), während Chylomikronen die „Transportform" für Fette (Fette in Glykoproteine eingehüllt) in Lymphe und Blut darstellen.
Auch VLDL werden im Blut transportiert und dann wieder vor der Aufnahme in die Fettzelle hydrolysiert; die Fettzelle nimmt dann die Fettsäuren auf und synthetisiert wieder Triglyzeride. **Abgegeben aus der Fettzelle ins Blut** werden dann wieder **Fettsäuren** und **Glyzerin**, nicht jedoch Chylomikronen oder VLDL. Daher sind (C) und (E) falsch.
Leptin ist dagegen ein in der Fettzelle synthetisiertes Hormon, das bei der Regulation der Nahrungsaufnahme eine Rolle spielt.
Zu **(C)**: **VLDL** werden von der **Leber** sezerniert.

Zu **(E)**: **Chylomikronen**, die die resorbierten Nahrungsfette enthalten, werden von den **Enterozyten** an die Lymphflüssigkeit abgegeben.

F06 ■
→   **Frage 2.61: Lösung D**

Leptin ist als eines von mehreren Hormonen aus der Familie der Adipokine ein wichtiger Stoff, der von den Fettzellen (Adipozyten) sezerniert wird. Die Fettzellen sezernieren auch noch Adiponektin, Interleukin 6, Tumornekrosefaktor α und andere Stoffe, die Insulinresistenz und Energiestoffwechsel beeinflussen und bei Adipositas, Diabetes mellitus und metabolischem Syndrom zur Zeit intensiv erforscht werden. Leptin ist sozusagen ein Regulator der Nahrungsaufnahme, es wird von den Fettzellen bei zunehmender Speicherung von Fett sezerniert („Signalisierung des Speicherzustandes") und vermindert über den Angriffspunkt im Hypothalamus den Appetit und unterdrückt die Gewichtszunahme. Gleichzeitig hat Leptin auch periphere Angriffspunkte an der Fettzelle selbst (autokrine Funktion) und an den β-Zellen des Pankreas, die das Insulin produzieren.
Zu **(E)**: Neuropeptid Y ist der Transmitter im Hypothalamus, der die Leptinwirkung vermittelt.

H02
→   **Frage 2.62: Lösung A**

Ito-Zellen (perisinusoidale Zellen, **hepatische Sternzelle**) wurden bisher nur als fettspeichernde und Vitamin-A-enthaltende Zellen – im Disse-Raum liegend – erfragt.
Diese Zellen spielen eine Rolle bei der Entstehung der Leberzirrhose, also der verstärkten Kollagenbildung in der Leber. Bei einer chronischen Entzündung des Lebergewebes werden Mediatorstoffe frei, die zur Aktivierung der normalerweise ruhenden Sternzellen führen: dabei verlieren dieses „aktivierten" Sternzellen ihren Vitamin-A-Speicher, verwandeln sich zu Myofibroblasten und bilden vermehrt Kollagenfibrillen. Interessant ist der weitgehend gleiche Verlauf chronischer Lebererkrankungen bei völlig unterschiedlichen Ätiologien (Hepatitis, Alkoholabusus, Cholestease usw.).

2.5.3   Knorpelgewebe

II.9   Knorpelgewebe

Knorpel zählt zu den Stützgeweben. Knorpelgewebe entwickelt sich aus dem Mesenchym, es lagern sich Mesenchymzellen aneinander und differenzieren sich zu **Chondroblasten.** Die Zellen bilden extrazelluläre Matrix und werden zu Chondrozyten. Sie weichen durch die Menge an gebildeter Matrix weiter auseinander (interstitielles Wachstum), und es entstehen die typischen Chondrone. Im differenzierten Knorpelgewebe teilen sich Chondrozyten nicht mehr.

Knorpel ist ein bradytrophes Gewebe, es enthält keine Gefäße, keine Lymphgefäße, und es ist nicht innerviert. Für Ernährung und Wachstum von Bedeutung ist das Perichondrium, das analog zum Knochen aus einer äußeren Faserschicht und einer inneren zellreichen Schicht besteht, deren Zellen sich zu Chondroblasten differenzieren können. Blutgefäße reichen bis ins Perichondrium, die Knorpelzellen werden über Diffusion durch die Extrazellulärmatrix (EZM) ernährt. Lediglich die Gelenkflächen des hyalinen Knorpels sind nicht von Perichondrium überzogen, dort erfolgt die Ernährung über die Synovialflüssigkeit.

Knorpelgewebe besteht aus Knorpelzellen (Chondrozyten), die in Gruppen sog. **Chondrone** bilden, und einem hohen Anteil an EZM. Bestandteil der EZM sind Glykosaminoglykane wie Hyaluronan, Proteoglykane (z. B. Aggrecan), kollagene Fasern aus meist Typ-II-Kollagen (im Faserknorpel Typ-I-Kollagen) und Glykoproteine (z. B. Chondronektin, vermittelt die Haftung von Kollagen an Chondrozyten). Knorpel ist sehr druckelastisch. Die unterschiedlichen Knorpeltypen resultieren aus verschiedenen funktionellen Anforderungen an das Gewebe:

Hyaliner Knorpel: Ist bis auf die Gelenkflächen von einem Perichondrium umgeben, in seiner Grundsubstanz findet man maskierte kollagene Fibrillen und von einem Zellhof umgebene Chondrone aus mehreren Knorpelzellen. Die EZM ist aufgrund des hohen Proteoglykananteils basophil, direkt um die Chondrozyten stärker angefärbt.

Vorkommen: Epiphysenfugen, Gelenk- und Rippenknorpel, Nasenknorpel, Knorpelspangen der Luftröhre, Cartilago thyroidea et cricoidea.

Elastischer Knorpel: Er enthält zusätzlich zu den Strukturen des hyalinen Knorpels elastische Fasernetze, die um die Chondrone laufen, die interterritoriale Substanz durchqueren und ins Perichondrium einstrahlen. Er ist druck- und biegeelastisch.

Vorkommen: z. B. Ohrmuschel und äußerer Gehörgang, Tuba auditiva, Epiglottis.

Faserknorpel (Bindegewebsknorpel): Faserknorpel ist zugfest und druckelastisch. Die Kollagenfasern werden nicht mehr von der Knorpelgrundsubstanz maskiert. Die weit auseinander gedrängten, zellarmen Chondrone sind zwischen Faserbündeln (Typ-I-Kollagen) eingezwängt und nur von einem dünnen Saum von Knorpelgrundsubstanz umgeben.

Vorkommen: Zwischenwirbelscheiben, Symphysis pubica, teilweise auch in Disci und Menisci der Gelenke, Discus des Kiefer- und Schlüsselbeingelenks.

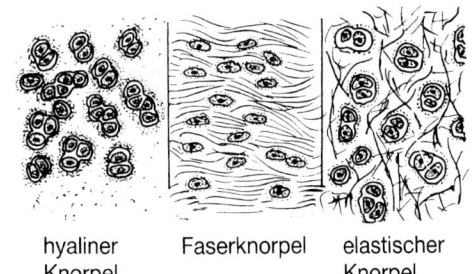

| hyaliner Knorpel | Faserknorpel | elastischer Knorpel |

Abb. 2.6 Knorpelarten

Klinischer Bezug

In einigen Lokalisationen des Knorpels kommt es physiologisch zu Verkalkungen (Kehlkopf, Rippenknorpel). Mit zunehmendem Alter lässt die Druckelastizität des Knorpels nach, auch die Regeneration des Knorpels ist gering. Aufgrund der hohen Diffusionsstrecke für die Ernährung kommt es mit der Zeit zu degenerativen Veränderungen, der Anteil an Proteoglykanen nimmt ab, Kollagenfibrillen demaskieren sich, Knorpelschäden und -defekte werden durch bindegewebige Narben „repariert". Die Knorpeloberfläche wird unregelmäßig, man spricht klinisch von einer *Arthrose,* insbesondere in den stärker belasteten Gelenken der unteren Extremität, aber auch z. B. im Schultergelenk.

F06 ■

→ **Frage 2.63: Lösung D**

Die Abbildung wurde bereits vor 20 Jahren im Physikum gezeigt, sie zeigt **hyalinen Knorpel** mit typischem Aufbau (Chondrone – in Gruppen liegende Chondrozyten, basophile, aber ungleichmäßig gefärbte Extrazellulärmatrix aufgrund unterschiedlich dicht gelagerter Kollagenfibrillen, Maskierung der Kollagenfibrillen). Hyaliner Knorpel kommt vor als Gelenkknorpel, als Rippenknorpel, in den Atemwegen, in der Trachea und als knorpelig angelegte Skelettteile. Direkt in den Wachstumszonen der Epiphysenfuge liegt er nicht, dort sind die Chondrozyten dann zu Säulen angeordnet. Zwischenwirbelscheiben bestehen aus Faserknorpel, die Epiglottis besteht aus elastischem Knorpel.

H08 F05 ■

→ **Frage 2.64: Lösung B**

Man erkennt im vorliegenden Schnitt relativ seltene **Chondrozyten**, die **von einem basophilen Hof umgeben** sind. **Dazwischen** finden sich **viele kollagene Fasern, Kennzeichen für** den **Faserknorpel.** Er kommt neben den **Zwischenwirbelscheiben** (B) auch in Menisci, Disci articulares und in der Symphyse vor.

Zu **(A):** Die **Substantia gelatinosa** ist eine bandförmige Zone dorsal am Hinterhorn des Rückenmarks (graue Substanz). Sie entspricht der Lamina II der Rexed-Gliederung. Diese Schicht enthält viele kleine, dicht stehende Neurone, die z. B. als Interneurone eine wichtige Funktion bei der Modulation von Schmerzreizen haben (hoher Gehalt an Endorphinen) sowie reichlich synaptische Verschaltungen.

Zu (C): Eine **Sehne** war bereits in Längs- und Querschnitt in alten Prüfungsfragen zu sehen. Charakteristisch ist der wellenförmige Verlauf der Kollagenfasern.

Zu (D): Die **Epiglottis** besteht aus elastischem Knorpel. Dort liegen die Chondrone auch gruppenweise und dichter als in der vorliegenden Abbildung. Man erkennt die zusätzlichen elastischen Fasern, die netzartig verlaufen.

Zu (E): Im **Femurkopf** wäre Gelenkknorpel zu sehen, d. h. hyaliner Knorpel, gruppenweise zusammengelagerte Chondrozyten sowie maskierte kollagene Fibrillen (im Lichtmikroskop nicht zu erkennen).

F07 ■

→   **Frage 2.65: Lösung D**

Hyaluronsäure (Hyaluronan) bildet zusammen mit dem Proteoglykan **Aggrecan** große Aggregate, die mit Kollagenfasern in der Knorpelgrundsubstanz vernetzt sind. Dazwischen wird Wasser eingelagert (Wassergehalt 60–70 %). Diese Struktur ist die Voraussetzung für die mechanischen Eigenschaften des hyalinen Knorpels – er ist druckelastisch, weil die Vernetzung durch die Kollagenfibrillen nur eine begrenzte Wassereinlagerung in die Matrix zulässt und sich die Grundsubstanz nach Kompression sofort wieder ausdehnt („Stoßdämpfer").

Vorherrschendes Kollagen ist übrigens der Typ II, was auch früher schon gefragt wurde.
Siehe auch Kommentar zu Frage 2.53.

H02 ■ ■

→   **Frage 2.66: Lösung D**

Siehe Lerntext II.9.
Neben dem Knorpel der Ohrmuschel kommt **elastischer Knorpel** noch in der Epiglottis, im äußeren Gehörgang und in der Tuba auditiva vor.
Alle übrigen in der Frage genannten Lokalisationen weisen hyalinen Knorpel auf.

2.5.4   Knochengewebe

H04 ■

→   **Frage 2.67: Lösung A**

Kollagen Typ II ist nicht charakteristisch für den Knochen, hier herrscht der Kollagen Typ I vor. Weiter findet man in der Extrazellulärmatrix natürlich Hydroxylapatit, relativ wenig Proteoglykane, aber

auch die unter (B) und (C) erwähnten Proteine. Kollagen Typ II ist charakteristisch für den Knorpel, Typ III für retikuläre Fasern.

II.10   Knochengewebe

Knochen gehört zu den härtesten Geweben, er ist fest gegen Biegung, Drehung, Zug und Druck.

Knochen besteht – wie jedes Bindegewebe – aus Zellen (Osteozyten) und Interzellularsubstanz (Matrix).

Die **Knochengrundsubstanz (Osteoid)** besteht zu 35 % aus *organischen* (Kollagen, Glykosaminoglykane und Proteoglykane) und zu 65 % aus *anorganischen Bestandteilen*. Diese liegen in Form von Hydroxylapatitkristallen vor und setzen sich zusammen aus Calciumphosphat, Calciumcarbonat, Magnesiumphosphat und Alkalisalzen.

Fast 99 % des Gesamtcalciums des Körpers sind im Knochen gespeichert.

An Knochenzellen unterscheidet man **Osteozyten**, die von Grundsubstanz umgeben im Knochen liegen, und **Osteoblasten**, die die organischen Anteile der Interzellularsubstanz synthetisieren.

Osteoblasten synthetisieren Kollagen und Glykoproteine. Sie liegen an der Oberfläche von Knochenbälkchen, ihre Aktivität wird hormonal gesteuert (STH, somatotropes Hormon). In der Synthesephase zeigen sie alle Anzeichen proteinbildender Zellen: viel raues endoplasmatisches Retikulum, gut ausgebildeter Golgi-Apparat. Ihr Zellkern ist groß, rund und enthält fein verteiltes Chromatin. Durch feine, zytoplasmatische Fortsätze stehen sie mit Nachbarzellen in Verbindung.

Während der Synthesephase gibt der Osteoblast ständig Grundsubstanz – Osteoid – ab und mauert sich so selbst ein.

Er wird dann als Osteozyt bezeichnet. Auch hier sind seine Zellfortsätze charakteristisch, die in entsprechenden Knochenkanälchen liegen.

Osteoklasten sind amöboid bewegliche, mehrkernige Riesenzellen, die aus zunächst einkernigen Vorläuferzellen fusionieren. Die Vorläuferzellen des monozytären Phagozytensystems sind ebenfalls Progenitorzellen der Osteoklasten. Die Progenitorzellen gelangen aus dem Knochenmark direkt oder über den Blutweg in den Knochen. Osteoklasten sind 30–100 μm groß und besitzen 5–50 Zellkerne. Resorbierende Osteoklasten finden sich direkt an der Knochenmatrix und lösen den Knochen auf, so dass dort eine Lakune (Howship-Lakune) entsteht. An der Seite der Knochenmatrix bilden sie mit dem Teil der Zelloberfläche, der der Matrix anliegt, einen Faltenbesatz zur Oberflächenvergrößerung aus; diese Zone wird durch eine Versiegelung (Haftmoleküle) dicht gegen die Umgebung abgeschlossen. Innerhalb der Resorptionszone entsteht ein saures Milieu durch eine energieaufwendige *Protonenpumpe* (H^+-ATPase),

die Protonen (Wasserstoffionen) in die Lakune abgibt, Chloridionen folgen durch einen Chloridkanal. So kann durch Säure das Knochensalz gelöst werden. **Calcitonin** hemmt die Osteoklastenaktivität. Auch **Östrogene** und **Androgene** fördern die Mineralisierung, wirken hemmend auf die Osteoklasten, verkürzen deren Lebensdauer und fördern damit die Knochenbildung. Kortison beschleunigt den Knochenabbau.
Die Aktivität der Osteoklasten wird durch Parathormon verstärkt.
Parathormon wird in den Nebenschilddrüsen gebildet und bewirkt eine **Erhöhung des Serumcalciums** durch
- Förderung der Ca^{2+}-Resorption im Dünndarm,
- Förderung der Ca^{2+}-Reabsorption in der Niere,
- Aktivierung der Osteoklasten, damit Mobilisierung von Ca^{2+} und Phosphat unter Mitwirkung von Vitamin D.

Osteone sind Lamellensysteme (Havers-System), in deren Mitte der Havers-Kanal liegt.
Die Osteone sind bis zu mehreren Zentimetern lang und verlaufen parallel zur Knochenoberfläche (längsgerichtet).
Im Zentralkanal befinden sich Blutgefäße, Nerven und lockeres Bindegewebe.

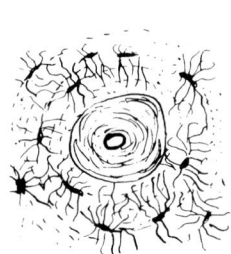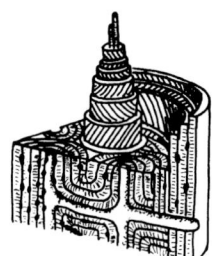

Abb. 2.7 Havers-System

Klinischer Bezug
Bei Frauen in der Menopause, aber auch bei Männern in höherem Lebensalter nimmt die Knochenmasse ab, der Knochenaufbau ist reduziert, durch den Östrogenmangel ist der Abbau des Knochens zu hoch. Die Spongiosaarchitektur verändert sich ebenfalls, die Knochendichte nimmt ab. Man spricht von einer **Osteoporose**. Es resultiert ein drastischer Anstieg des Frakturrisikos, v.a. in spongiösen Knochenbezirken wie Oberschenkelhals und Wirbelkörpern. Kortisondauermedikation führt ebenfalls zum Abbau von Knochensubstanz (steroidinduzierte Osteoporose).
Zur Therapie der Osteoporose werden neben ausreichender Substitution von Kalzium und Vitamin D antiresorptive Substanzen, z. B. Bisphosphonate, eingesetzt, aber auch osteoanabole Substanzen.
Die Gabe von Östrogenen in der Menopause zur

Verhinderung des Knochenabbaus ist in der Zwischenzeit umstritten und wird nicht mehr empfohlen.
Von einer **Osteomalazie** spricht man beim Erwachsenen bei ausgeprägtem Vitamin-D-Mangel, in der Pädiatrie werden die Folgen als **Rachitis** beschrieben.

Merke!
Osteo**b**lasten **b**auen Knochen, Osteo**k**lasten **k**lauen Knochen.

II.11   Ossifikation eines Röhrenknochens

Desmale Ossifikation:

Mesenchym $\xrightarrow{\text{desmale Ossifikation}}$ Geflechtknochen $\xrightarrow{\text{Umbau}}$ Lamellenknochen

Chondrale Ossifikation:
Mesenchym → Knorpel → perichondrale Ossifikation an der Diaphyse (Apposition) → enchondrale Ossifikation mit Bildung der primären Markhöhle → Geflechtknochen $\xrightarrow{\text{Umbau}}$ Lamellenknochen
Die **Ossifikation** eines Röhrenknochens erfolgt über die Zwischenstufe des knorpelig (hyaliner Knorpel) vorgebildeten Skelettteils (chondrale Ossifikation).
Der Mittelteil des Röhrenknochens ossifiziert, indem
a) sich osteogene Zellen des Perichondriums dem Knorpel von außen auflagern (**perichondrale Ossifikation**) und so eine Knochenschale aufbauen, während der Knorpel innen durch Chondroklasten abgebaut wird und so die Markhöhle entsteht.
b) Mesenchymzellen und Gefäße ins Innere des Knorpels gelangen und dort Ossifikationskerne bilden (**enchondrale Ossifikation**). Sie werden zu Chondroblasten und bauen Knorpel ab, sie werden zu Osteoblasten und ein primäres Ossifikationszentrum entsteht.
Das Längenwachstum geht von den Epiphysenfugen aus, in denen ständig Knorpelgewebe auf, gleichzeitig aber auch welches abgebaut und durch Knochengewebe ersetzt wird. Zunächst entsteht immer Geflechtknochen, der noch in Lamellenknochen umgebaut wird.
Innerhalb des Knorpels entsteht Knochen indirekt, indem erst der Knorpel weggeräumt und dann durch Knochen ersetzt wird.

An der *Knorpel-Knochen-Grenze* erkennt man die verschiedenen Stadien der Ossifikation als Zonen zunehmender Knorpelveränderung und beginnender Knochenbildung:

- Reservezone – Epiphyse, hyaliner Knorpel
- Zone des *Säulenknorpels* mit Knorpelproliferation (Proliferationszone)
- Zone des *Blasenknorpels,* Vergrößerung der Knorpelzellen und Erweiterung der Knorpelzellhöhlen (Hypertrophie)
- *Eröffnungszone,* Knorpelabbau und Kapillarisierung
- *Knochenanbauzone,* Knochenbälkchen, Verkalkung der Grundsubstanz

Dickenwachstum erfolgt ähnlich wie die perichondrale Ossifikation durch appositionelles Wachstum. Es lagern sich Osteoblasten von außen auf und verstärken die Röhre aus Knochensubstanz, während innen Osteoklasten die Knochensubstanz wieder abbauen und die Markhöhle vergrößern.

H99 F94 F89 H85 ■ ■

→   **Frage 2.68: Lösung C**

Es gilt, dass die **perichondrale Ossifikation** bereits beim Embryo an den Diaphysen der langen Röhrenknochen beginnt. Die Knochenkerne in den Epiphysen entstehen erst später. Bei der Geburt findet man lediglich die Knochenkerne in den proximalen Tibia- und den distalen Femurepiphysen (siehe Reifezeichen).

Knorpelige Epiphysenfugen zwischen Diaphyse und Epiphyse bleiben allerdings noch Jahre bestehen, da hier das Längenwachstum der Röhrenknochen stattfindet. Mit Abschluss des Längenwachstums verknöchern auch die Epiphysenfugen.

Zur Wiederholung:

Die langen Röhrenknochen entstehen durch **chondrale Ossifikation**. Diese lässt sich unterteilen in eine **perichondrale** und eine **enchondrale** Ossifikation, die zeitlich etwas versetzt ablaufen.

Ab dem 3. Embryonalmonat beginnt die **perichondrale** Ossifikation. An der Oberfläche der **Diaphyse** (= Knochenschaft) der knorpeligen Knochen treten desmale Ossifikationsinseln (= **primäre** Ossifikationszentren) auf, die das spätere Periost bilden. Der Knorpelschaft wird hierbei von einer Knochenmanschette umgeben. In der Diaphyse entsteht, durch Ab- und Umbauvorgänge bedingt, die primäre Markhöhle, die Blutgefäße, Chondroklasten, Osteoblasten und -klasten enthält. Ab dem 5. Embryonalmonat herrschen die Stammzellen der Blutbildung hier vor, man spricht dann von sekundärer Markhöhle.

Ab dem 4. Embryonalmonat beginnt verstärkt die **enchondrale** Ossifikation. Sie findet zwischen Dia- und Epiphyse, in der sogenannten Epiphysenfuge (Metaphyse, Wachstumsfuge) statt. Hier wird aus hyalinem Knorpel erst Säulen, dann Blasenknorpel, dieser Knorpel wird von Chondrozyten abgebaut. Aus dem Periost stammende Osteoblasten bauen in den entstandenen Höhlen Geflechtknochen (der später zu Lamellenknochen umgebaut wird) auf.

Als **Apophyse** bezeichnet man Knochenvorsprünge, an denen Bänder oder Muskeln befestigt sind!

Klinischer Bezug

Die Ausbildung von Knochenkernen in Epiphysen z. B. am Handskelett wird in der Kinderheilkunde zur Bestimmung des Knochenalters bzw. der Skelettreife herangezogen.

F05 ■

→   **Frage 2.69: Lösung B**

In den zwei Abbildungen erkennt man die **perichondrale Ossifikation** eines kleinen Röhrenknochens, vermutlich einer Fingerphalanx. Es liegt eine Knorpelmatrize, also ein knorpelig vorgeformtes Skelettteil vor, das letztlich in Geflechtknochen umgebaut wird (enchondrale Ossifikation). Im Bild dargestellt ist die Bildung der Knochenmanschette an der Diaphyse über perichondrale Ossifikation. Hier bilden sich direkt aus dem Mesenchym des Perichondriums Osteoblasten, die dann eine Knochenmanschette um die knorpelige Matrize formen. Genau dies ist in den Abbildungen dargestellt.

Mit (A) ist das Perichondrium bzw. spätere Periost bezeichnet, hieraus differenzieren sich die *Osteoblasten*. Damit ist Lösungsmöglichkeit (A) nicht korrekt. Der dunkelrot gefärbte Anteil (B) ist bereits Geflechtknochen, der wie oben beschrieben *direkt* aus den Osteoblasten entstanden ist (desmale Ossifikation), nicht indirekt erst durch Abbau von Knorpel. Das spätere Periost um diese Knochenmanschette ist für das Dickenwachstum der Knochenmanschette verantwortlich. Die perichondrale Knochenmanschette bildet sich bei einigen Knochen bereits in der 8. Embryonalwoche. Die Ausdehnung der Manschette nach proximal und distal nimmt im Verlauf zu.

Mit (C) ist die spätere Wachstumszone des Knorpels bezeichnet, hier proliferieren Chondroblasten.

Rechts neben dem Buchstaben (A) sprosst ein Blutgefäß ein, auf diesem Weg gelangen Mesenchymzellen in die Knorpelmatrix und differenzieren sich zu Osteoklasten und Osteoblasten. Bei (D) und (E) zeigt sich später die Hypertrophie- und Resorptionszone.

F07 ■

→   **Frage 2.70: Lösung C**

Das Längenwachstum geht von den Epiphysenfugen (Wachstumsplatte) aus, in denen ständig Knorpelgewebe auf-, gleichzeitig aber auch welches abgebaut und durch Knochengewebe ersetzt wird. Zunächst entsteht immer Geflechtknochen, der noch in Lamellenknochen umgebaut wird.

Knorpelige Epiphysenfugen zwischen Diaphyse und Epiphyse bleiben allerdings noch Jahre bestehen, da hier das Längenwachstum der Röhrenknochen stattfindet. Mit Abschluss des Längenwachstums verknöchern auch die Epiphysenfugen.

Das Längenwachstum selbst erfolgt dadurch, dass sich die Wachstumsplatten aufgrund der Proliferation der Chondrozyten immer weiter voneinander entfernen, sich also in Richtung der Epiphysen nach proximal und distal bewegen.

> **Klinischer Bezug**
>
> Eine intakte Wachstumsfuge ist Voraussetzung für das Längenwachstum nach der Geburt. Bei gelenknahen Frakturen der langen Röhrenknochen, die im Kindesalter auftreten, muss immer auf eine intakte Wachstumsfuge geachtet werden.

F08

→ **Frage 2.71: Lösung A**

Bei der **Frakturheilung** unterscheidet man eine primäre Frakturheilung von einer sekundären Frakturheilung. Die **primäre Heilung** kann nur nach sehr enger Adaptation der Frakturenden (Spalt < 1 mm) und stabiler Fixierung mittels Osteosynthese (chirurgisch durch Platten und Schrauben) erfolgen. Unter diesen Umständen kann sich zwischen den Frakturenden **direkt neues Knochengewebe** entwickeln.

Erfolgt die Adaptation nicht so eng (bei konservativem Vorgehen und Adaptation mittels Gipsverband), liegt eine **sekundäre Frakturheilung** vor. Bei der beschriebenen routinemäßigen Versorgung der Radiusfraktur ist die Adaptation der Frakturenden nicht so eng möglich, weil sich auch zwischen den Frakturenden ein Hämatom bilden kann und der Frakturspalt somit breiter ist. Daher wird sich eine **Reparaturzone** wie folgt entwickeln: zunächst müssen abgestorbene Knochenzellen und Knochenmatrix und ggf. Blutgerinnsel durch Makrophagen entfernt werden, Periost und Endost lösen eine Proliferation von Stammzellen der Osteoblasten aus, es bildet sich ein **bindegewebiges Granulationsgewebe**, dann **fibrokartilaginärer Knorpel**, schließlich entsteht **Geflechtknochen** durch Mineralisation und erst nach längerer Zeit **Lamellenknochen**.

Wichtig für die Frakturheilung sind also Adaptation der Frakturenden und Stabilität. Bei einer Trümmerfraktur ist somit gleich von einer sekundären Frakturheilung auszugehen.

F04 ■

→ **Frage 2.72: Lösung B**

Man erkennt auf dem Schnitt durch die Substantia compacta eines Röhrenknochens die typischen Elemente: Osteone – Havers-Systeme, Havers-Kanäle, Spezial- und Schaltlamellen. Die Osteozyten liegen zwischen den Lamellen. Siehe auch Lerntext II.10. Knorpelige Anteile, die bei einer chondralen Ossifikation zu erwarten wären, fehlen auf dem Bild.

F96 H86

→ **Frage 2.73: Lösung D**

Zu erkennen sind in konzentrischen Kreisen angeordnete fortsatzreiche Zellen. Es handelt sich um einen Ausschnitt aus einem Osteon. Man kann sich gut die konzentrischen Spezialamellen entlang der Zelle vorstellen, rechts oben im Bild liegt der Havers-Kanal. Der blau angefärbte Osteozyt ist ringsum von Knochensubstanz umgeben, in die er sich selbst eingemauert hat. Durch seine in Canaliculi (kleinste Kanälchen) reichenden Fortsätze steht er mit benachbarten Zellen in Verbindung (gap junctions).

2.6 Muskelgewebe

F02 ■■

→ **Frage 2.74: Lösung D**

Man erkennt elektronenmikroskopisch einen Schnitt durch quergestreifte Skelettmuskulatur. Deutlich sind abwechselnd A- und I-Streifen zu erkennen sowie die gut kontrastierenden Z-Linien (dunkle Linien in den hellen I-Streifen).

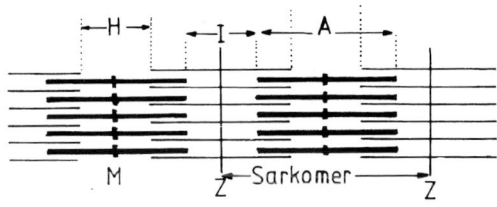

Abb. 2.8 Sarkomer (dicke Filamente – Myosin, dünne Filamente – Aktin)

Zu **(A)**: Der mit 1 bezeichnete Abschnitt gehört zum **A-Streifen**; dieser besteht aus dicken Myosin Filamenten, die sich – je nach Kontraktionszustand – mehr oder weniger mit den dünnen Aktin-Filamenten überlappen. Der A-Streifen enthält also Aktin und Myosin.

Zu **(B)** und **(D)**: Im **I-Streifen** liegen nur die dünnen Aktin-Filamente. Bei der Kontraktion wird der A-

Streifen *nicht* schmaler, da sich die dünnen Aktin-Filamente des I-Streifens (mit 2 bezeichnet) nur weiter in die dunkler erscheinenden A-Streifen hineinschieben. Bei der Kontraktion werden also die I-Streifen schmaler.

Zu **(C)**: Im Z-Streifen, der als dunkle Querlinie innerhalb des I-Streifens mit 3 bezeichnet ist, werden die Aktin-Filamente benachbarter Sarkomere durch ein quer verlaufendes Gitter feinster Filamente End-zu-End verknüpft. Das erwähnte α-Aktinin ist ein aktinbindendes Protein, welches auch in Desmosomen vorkommt. Im Z-Streifen sind auch Desmin- und Vimentin-Filamente zu finden. Periphere Filamente sind durch Vinculin auch mit der Plasmamembran verbunden.

Zu **(E)**: Mit 4 sind auf dieser Aufnahme die **Triaden** bezeichnet, zu denen es schon einmal eine Prüfungsfrage gab. Die Abbildung selbst ist bereits im Bildfundus alter Examina enthalten, nur waren damals die Triaden nicht extra bezeichnet.

Triaden nennt man Komplexe, die sich zwischen T-Tubuli und L-System (sarkoplasmatischem Retikulum) ausbilden. Jeweils 2 Erweiterungen des sarkoplasmatischen Retikulums, die an der Grenze zwischen A- und I-Streifen liegen (Endzisternen), lagern sich eng mit einem T-Tubulus zusammen. Im Querschnitt ist dies auf einer elektronenmikroskopischen Aufnahme als eine „Dreierformation – Triade" mit dem T-Tubulus in der Mitte zu erkennen – und zwar an der Grenze zwischen A- und I-Streifen. Rechts und links des als kleines Lumen zu sehenden T-Tubulus findet man – stärker dunkel gefärbt – die Endzisternen des sarkoplasmatischen Retikulums.

- **T-System:** Es handelt sich um *quer* zur Muskelfaser orientierte röhrenförmige Einstülpungen des Plasmalemms zwischen A- und I-Streifen *(transversale Tubuli)*. Diese Tubuli leiten die Depolarisation der Zellmembran mit hoher Geschwindigkeit ins Faserinnere,
- **L-System** (sarkoplasmatisches Retikulum): *longitudinales System* (in Filamentrichtung), an den Enden jeweils terminale Zisternen. Funktion: Speicherung von Ca^{2+}-Ionen.

Das sarkoplasmatische Retikulum ist eine *spezielle Form des glatten endoplasmatischen Retikulums.*

H02 ■

→ **Frage 2.75: Lösung A**

Das mit U bezeichnete Areal entspricht dem A-Streifen, der Aktin- *und* Myosinfilamente enthält, die je nach Kontraktionszustand ineinandergreifen. In der Mitte des A-Streifens bleibt der mit X in der Abbildung bezeichnete H-Streifen sozusagen aktinfrei, hier sind nur die dicken Myosinfilamente miteinander verbunden.

V entspricht dem I-Streifen, der aus Aktinfilamenten besteht. In der Mitte des I-Streifens findet sich der Z-Streifen, der in der Abbildung mit Y bezeichnet ist und immer im elektronenmikroskopischen Bild dunkel erscheint. Er markiert die Sarkomergrenze (von Z-Streifen zu Z-Streifen). Im Z-Streifen sind die Aktinfilamente gitterartig mit α-Aktinin verbunden (E).
Siehe Abb. 2.8.

| II.12 | Muskelgewebe |

Die **Skelettmuskelfaser** kann als Zytoplasmaschlauch bis zu 10 cm lang sein. Zellgrenzen sind nicht erkennbar. Man zählt ca. 30–50 Zellkerne/mm, die randständig liegen. Ein Muskel wird von parallel liegenden Muskelfasern gebildet. Die Plasmamembran der Muskelfaser wird *Sarkolemm,* das Zytoplasma wird *Sarkoplasma* genannt. Im Sarkoplasma liegen Mitochondrien, das muskelspezifische Hohlraumsystem des sarkoplasmatischen Retikulums und Myofibrillen. An beiden Enden ist die Muskelfaser mit Kollagenfibrillen fixiert (Muskel-Sehnen-Übergang). Die Kontraktion der Sarkomere wird über Strukturen des *Zytoskeletts* auf die gesamte Muskelfaser und letztendlich auch auf die extrazelluläre Matrix übertragen, sonst ist eine Bewegung/Verkürzung nicht möglich. So sind für das Zytoskelett, die Myofibrillenarchitektur und die Stabilität des Sarkolemms auch noch andere wichtige Proteine verantwortlich:

Desmin bindet die Myofibrillen ans Sarkolemm und verankert Aktinfilamente am Z-Streifen und die Z-Scheiben untereinander und mit der Zellwand. Periphere Myofibrillen werden über sog. Costamere (Verdichtungszonen, enthalten Vinculin, Dystrophin, Spectrin) am Sarkolemm verankert. Das *Membranskelett* aus **Dystrophin** und **assoziierten Proteinen** verbindet das Aktin-Zytoskelett mit dem Sarkolemm und der extrazellulären Matrix und ist für die Stabilität des Sarkolemms wichtig. Neben den Sarkomeren sind also noch viele andere Bestandteile für die Architektur, Stabilität und Kontraktionsfähigkeit der Muskelfaser verantwortlich.

Die Skelettmuskelfaser ist durch ihre typische, bereits lichtmikroskopisch sichtbare Querstreifung im histologischen Bild charakterisiert, die durch die regelmäßige Anordnung der kontraktilen Elemente, der Myofilamente Aktin und Myosin in Form von *Sarkomeren,* hervorgerufen wird. Die elektrische Erregung wird über das T-Tubulussystem (sarkoplasmatisches Retikulum) schnell in die Tiefe der Zelle geleitet.

Glatte Muskelzellen besitzen genau wie die Skelettmuskelfasern Myofilamente (Aktin- und Myosin), die allerdings keine lichtmikroskopische Querstreifung zeigen. Glatte Muskelzellen sind spindelförmig, 30–200 µm lang. Der Zellkern ist oval und liegt zentral. Die Kontraktion dieser Muskulatur ist zwar langsamer, es tritt jedoch keine Ermüdung auf. Es existiert ebenfalls ein unterschiedlich ausgeprägtes gER, welches als Ca^{2+}-Speicher dient, jedoch kein so ausgeprägtes Tubulussystem wie in der Skelettmuskulatur. Das Zytoskelett wird durch ein Netzwerk aus Desminfilamenten (Intermediärfilamente, in den Blutgefäßen auch aus Vimentin) durchzogen, Aktin- und Myosinfilamente verlaufen schräg, die Aktinfilamente sind innerhalb der Zelle an den Verdichtungszonen befestigt, mit Anheftungsplaques an der Innenseite der Plasmamembran. So wird auch hier die Kontraktion über Intermediärfilamente auf die gesamte Muskelzelle übertragen. Glatte Muskelzellen sind funktionell über Gap junctions verbunden.

Vorkommen der glatten Muskelzellen:
Darm, Gallenblase, Blutgefäße, Ureter, Blase, Prostata, Luftwege (unterhalb des Larynx), Geschlechtsorgane, M. dilatator und sphincter pupillae und M. ciliaris.

Die glatte Muskulatur wird nur vegetativ innerviert.

Das **Herzmuskelgewebe** wird der quergestreiften Muskulatur zugerechnet, obwohl sich der Herzmuskel vom Skelettmuskel in mehreren Punkten unterscheidet: Die Muskelzellen zeigen deutliche *Haftstellen,* Disci intercalares, welche man wegen ihres Aussehens auch als *Glanzstreifen* bezeichnet. Der Erregungsausbreitung dienen Nexus, „gap junctions", die man in ähnlicher Form auch bei den glatten Muskelzellen findet. Aufgrund der elektrischen Koppelung bilden die Herzmuskelzellen ein funktionelles Synzytium.

Im Herzmuskelgewebe findet man wie beim Skelettmuskel ein transversales und longitudinales Tubulussystem. Die Herzmuskulatur besitzt einen netzförmigen Aufbau, ihre Fasern haben einen geringeren Querschnitt als Skelettmuskelfasern, die oval oder viereckig geformten Kerne liegen zentral (die Kerne der Skelettmuskelfasern liegen dagegen randständig). Wie bei der quergestreiften Muskulatur sind auch im Herzmuskelgewebe die kontraktilen Filamente in A- und I-Streifen angeordnet (Abb. 2.8). Wichtig für den Herzmuskel ist das Vorhandensein von Mitochondrien (Energieversorgung).

Längsschnitt	Querschnitt
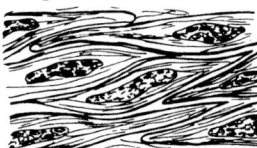	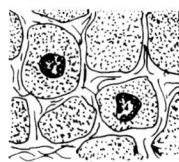

glatte Muskulatur

 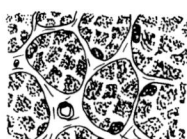

quergestreifte Skelettmuskulatur

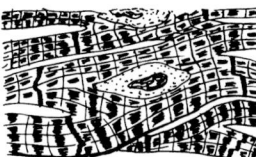 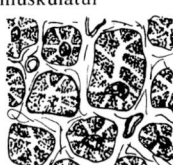

Herzmuskelgewebe

Abb. 2.9 Arten des Muskelgewebes

Klinischer Bezug

Für viele der o.g. Proteine wie Dystrophin oder Desmin sind Defekte, Fehlen oder Funktionsverluste bekannt. Dies führt zum langsamen Untergang von Skelettmuskelfasern (progrediente Fibrosierung), den *Muskeldystrophien,* bei denen man verschiedene Typen unterscheiden kann. Der häufigste Typ ist die Duchenne-Muskeldystrophie, die x-chromosomal-rezessiv vererbt wird und mit einer Häufigkeit von 1:3000 bei lebendgeborenen Knaben auftritt. Es handelt sich um eine Dystrophindefizienz durch Mutation des Dystrophingens.

Beim Untergang von Muskelfasern werden **Enzyme** frei, die diagnostische Bedeutung haben. Insbesondere ist die *Kreatinkinase* zu erwähnen (abgekürzt im klinischen Sprachgebrauch „CK"), die bei Schädigungen der Herz- und Skelettmuskulatur erhöht ist (Sturz, Traumen, intramuskuläre Injektion, erhöhte körperliche Aktivität, Myokardinfarkt [mit Erhöhung des myokardspezifischen Isoenzyms CK-MB], Muskelerkrankungen, Rhabdomyolyse (akute Schädigung der Muskulatur, toxisch-medikamentös bedingt). Beim Myokardinfarkt, also dem Untergang von Herzmuskulatur, wird neben der CK auch sehr früh *Troponin* freigesetzt (befindet sich als Komplex aus 3 Untereinheiten in regelmäßigen Abständen auf dem Aktinfilament), so dass man bei Angina-pectoris-Beschwerden (akutes Koronarsyndrom) Troponin T oder Troponin I zur Primärdiagnostik einsetzt, um eine Myokardnekrose frühzeitig zu erfassen.

Klinischer Bezug

Gehen bei einem Herzinfarkt Myokardzellen zugrunde, so bildet sich an deren Stelle eine bindegewebige Narbe. An dieser Stelle kann sich das Myokard nicht mehr kontrahieren und zeigt im bewegten Bild (Echokardiographie) atypische Bewegungsmuster. Bei Herzmuskelzellen ist auf der anderen Seite eine Hypertrophie möglich (z. B. bei über längere Zeit andauernder arterieller Hypertonie hypertrophiert das Myokard des linken Ventrikels).

Klinischer Bezug

Die Skelettmuskulatur ist ein gutes Beispiel für die Anpassung an unterschiedliche Anforderungen: eine denervierte Skelettmuskelfaser atrophiert, auch bei einer längeren Immobilisierung (Bettlägerigkeit) tritt recht schnell eine Muskelatrophie der Skelettmuskulatur auf, die Faserdicke nimmt ab. Bei körperlicher Aktivität nimmt die Muskelmasse jedoch auch wieder zu, die Fasern werden dicker, es werden Myofibrillen aufgebaut.

F06 ■

→ **Frage 2.76: Lösung B**

Die Skelettmuskulatur regeneriert auf folgende Art und Weise: Bei erhaltener Basalmembran können nach einem Reiz durch die Schädigung der Muskelfaser sog. **Satellitenzellen** proliferieren, fusionieren und neue Muskelfasern bilden. Die Satellitenzellen liegen als spindelförmige Zellen unter der Basalmembran, sind lichtmikroskopisch aber nicht gut zu erkennen.

F05

→ **Frage 2.77: Lösung C**

Titin gehört zu den dünnen zusätzlichen Filamenten des Muskelgewebes. Es spannt sich parallel zu den Myofilamenten Aktin und Myosin zwischen Z-Linie und M-Zone aus. Es wirkt einer Überdehnung des Sarkomers entgegen und hält die Myosinfilamente in der korrekten Position, damit sie wieder zwischen die Aktinfilamente zurückgleiten können. Es hat innerhalb der A-Bande einen Anteil, die Myosinfilamente sind an der M-Zone befestigt. Das zweite Ende des Titins ist an der Z-Linie gebunden, dieser Anteil des Titins innerhalb der I-Bande hat elastische Eigenschaften (ähnlich wie die Funktion einer Feder). Siehe auch entsprechende Schemazeichnungen in den Histologielehrbüchern.

H05 ■

→ **Frage 2.78: Lösung D**

Die Kontraktion der Sarkomere wird über Strukturen des Zytoskeletts auf die gesamte Muskelfaser und letztendlich auch auf die extrazelluläre Matrix übertragen, sonst ist eine Bewegung/Verkürzung nicht möglich. So sind für das Zytoskelett, die Myofibrillenarchitektur und die Stabilität des Sarkolemms auch noch andere wichtige Proteine verantwortlich: *Desmin* bindet die Myofibrillen ans Sarkolemm und verankert Aktinfilamente am Z-Streifen sowie die Z-Scheiben untereinander und mit der Zellwand, periphere Myofibrillen werden über sog. *Costamere* (Verdichtungszonen, enthalten Vinculin, Dystrophin, Spectrin) am Sarkolemm verankert. Das Membranskelett aus **Dystrophin** und assoziierten Proteinen verbindet das Aktin-Zytoskelett mit dem **Sarkolemm** und der extrazellulären Matrix und ist für die Stabilität des Sarkolemms wichtig.

F05

→ **Frage 2.79: Lösung B**

In der Abbildung zu erkennen sind unregelmäßig verteilte und unterschiedlich dichte Anfärbungen, die den Glanzstreifen, **Disci intercalares**, der Herzmuskulatur entsprechen. Die Disci intercalares sind spezialisierte Zellkontakte der Herzmuskulatur und bestehen aus Macula adhaerens, Fascia adhaerens und Nexus. **Nexus** sind für die elektrische Kopplung der Herzmuskelzellen verantwortlich. Das charakteristische Protein für die Nexus in der Arbeitsmuskulatur des Herzens ist das Connexin 43, das hier mit einem Antikörper speziell dargestellt werden kann. **Connexine** sind die Proteine, die die charakteristischen Verbindungskanäle zwischen den Zellen bilden. Sie werden nach ihrem Molekulargewicht klassifiziert.

Zu **(A)**: Occludin ist ein Verschlussprotein, Bestandteil der Verschlussleisten bei Tight junctions.

Zu **(C)** und **(D)**: Bei einem Antikörper gegen das in allen Muskelfasern vorkommende Aktin und Myosin wäre das Gewebe überall angefärbt.

F99

→ **Frage 2.80: Lösung D**

Cadherine gehören zu den Haftproteinen in Desmosomen. Somit kommen sie auch automatisch in Maculae und Zonulae adhaerentes vor.

Integrine sind Adhäsionsrezeptoren der Plasmamembran und werden mit der Haftung von Oberflächenepithel an extrazellulärer Matrix in Verbindung gebracht.

H03

→ **Frage 2.81: Lösung B**

Anheftungsplaques sind Bestandteile des kontraktilen Apparates der glatten Muskelzelle. Es handelt sich um Verdichtungszonen (dense bodies), die auf der Innenseite der Plasmamembran liegen. Man spricht hier von attachment plaques. Auch im Zytoplasma gibt es Verdichtungszonen, cytoplasmatic dense bodies, an denen Anteile des Zytoskeletts und Aktinfilamente verankert sind. Die Anheftungsplaques dienen der Verankerung der *Aktinfilamente* an der Innenseite der Plasmamembran und der Anheftung von Desmin als Bestandteil des Zytoskeletts. Myosinfilamente sind nicht an der Zellmembran oder an dense bodies verankert. Aktin- und Myosinfilamente verlaufen in schrägen Bündeln durch die glatte Muskelzelle.

2.7 Allgemeine Anatomie des Bewegungsapparates

II.13 Periost, Endost

Das **Periost** (Knochenhaut) überzieht die *äußere* Oberfläche der Knochen, nicht aber die Gelenkflächen. Die Knochenhaut besteht aus zwei Anteilen, dem außen liegenden **Stratum fibrosum** (faserreiches Bindegewebe) und der inneren zellreichen Schicht, **Stratum osteogenicum** (man nennt diese Schicht analog zum Dickenwachstum bei Bäumen auch **Kambiumschicht**, da von hier aus das Dickenwachstum des Knochens erfolgt).

Das Stratum fibrosum ist reich an Fasern. Bündel dieser Fasern strahlen als Sharpey-Fasern in die Kortikalis ein, auch zusammen mit Sehnenfasern. Die Knochenhaut ist mit dem Knochen also durch ein Fasersystem (Sharpey-Fasern) eng verknüpft, so dass auch inserierende Sehnen gute Verbindungen zum Knochen haben. Der Verlauf der Kollagenfaserbündel innerhalb des Periosts kann auch die Zugkraft einer Sehne innerhalb des Periosts auf eine größere Fläche verteilen.

Das Stratum osteogenicum liegt dem Knochengewebe direkt an und ist von vielen kleinen Blutgefäßen reichlich durchsetzt, die mit der Gefäßversorgung des Knochens selbst zahlreiche Verbindungen eingehen. In dieser Schicht liegen auch viele Nervenfasern. Daher ist das Periost sehr schmerzempfindlich. Eine Funktion für Wachstum und Regeneration des Knochens übernimmt das Stratum osteogenicum, denn in dieser Schicht liegen u. a. teilungsfähige mesenchymale Stammzellen, ruhende Osteoblasten und Osteoklasten, die aktiviert werden und mit dem Knochenumbau beginnen können. Diese „Vorläuferzellen" des Stratum osteogenicum kommen als platte Zellen, sog. „lining cells", zur Darstellung.

Endost kleidet die *inneren* Oberflächen des Knochens (z. B. Trabekel und Havers-Kanäle) aus. Es besteht ebenfalls aus der o. g. Schicht der Vorläuferzellen, aber weniger Bindegewebe.

Klinischer Bezug
Bei der sekundären Knochenheilung gehen Knochen- bzw. Frakturheilung von Periost und Endost aus. Zunächst räumen Makrophagen Reste zerstörter Knochenmatrix und Blutzellen weg. Die Vorläuferzellen in Periost und Endost zeigen eine starke Proliferation, mesenchymale Stammzellen aus dem Stratum osteogenicum wandern mit den Kapillaren ein. Um die Bruchstelle zwischen den Frakturenden bildet sich zunächst eine Narbe aus Bindegewebe und Knorpel, danach Umbau in Geflechtknochen, der als Kallus im Röntgenbild auch sichtbar ist. Bei der Frakturheilung tritt also gleichzeitig enchondrale und desmale Ossifikation auf. Der Kallus wird dann im Verlauf in Lamellenknochen, entsprechend der Belastung, umgebaut. Innerhalb von Wochen entsteht also wieder die ursprüngliche Form und Lamellenarchitektur.
Durch möglichst genaue Adaptation der Frakturenden und Stabilisierung entwder im Gipsverband oder operativ mittels Schrauben und Platten oder Verriegelungsnägeln (operative Osteosynthese) beschleunigt sich die Frakturheilung (primäre Frakturheilung, kleiner Frakturspalt), die Fraktur ist sehr viel früher belastungsstabil.

II.14 Gelenke

Knochen können diskontinuierlich im Sinne echter Gelenke (Diarthrosen) und kontinuierlich durch Bindegewebe oder Knorpel miteinander verbunden sein (Synarthrosen).
Bei **Synarthrosen** unterscheidet man:
- **Syndesmosen:** Verbindung durch kollagenes Bindegewebe (z. B. Membrana interossea zwischen Tibia und Fibula), eine Sonderform ist die Naht (Sutura) am Schädel.
- **Synchondrosen:** durch hyalinen Knorpel (jugendliche Schädelbasis) oder Faserknorpel (Symphysis pubica)
- **Synostosen:** nach Verknöcherung der Schädelnähte

Echte gelenkige Verbindungen heißen **Diarthrosen,** sie besitzen einen Gelenkspalt zwischen zwei artikulierenden Flächen.
Gelenke bestehen aus:
- **Gelenkflächen:** überzogen von hyalinem Knorpel (ohne Perichondrium keine Regeneration möglich), teils auch von Faserknorpel; stark durch Druck belastete Gelenkflächen weisen einen dicken Knorpelüberzug auf.

- **Gelenkkapsel:** schlauchähnliche Umhüllung des Gelenkes, bestehend aus Membrana fibrosa und Membrana synovialis. In der Membrana synovialis lokalisierte Fibrozyten bilden die „Gelenkschmiere" – **Synovia** – eine mukopoly-saccharidhaltige Flüssigkeit, die als Gleitmittel und zur Ernährung des gefäßlosen Knorpels dient.
- **Gelenkspalt, Gelenkbänder: Gelenkbänder** bestehen aus parallelen Zügen von Kollagenfasern und sichern die Gelenkführung. Bei der Gelenk-bewegung haben **Knochenführung** (z. B. oberes Sprunggelenk) und **Bänderführung** (z. B. Kniegelenk) Einfluss auf die Gelenkbeweglichkeit. In manchen Gelenken ohne ausreichende Bänder- oder Knochenführung hat die **Muskelführung** eine große Bedeutung.

Als Zusatzstrukturen der Gelenke haben **Disci articulares, Menisci** und **Pfannenlippen** eine besondere Funktion: Disci articulares dienen der besseren Druckverteilung und gleichen inkongruente Gelenkflächen aus, eine Sonderform sind die Menisci des Kniegelenks.

Pfannenlippen dienen z. B. im Schulter- und Hüftgelenk zur Vergrößerung der Gelenkflächen.

Die Gelenkbeweglichkeit wird nach der Anzahl der Bewegungsachsen eingeteilt:
- **Dreiachsige** Gelenke können 3 Bewegungen ausführen (Adduktion – Abduktion; Flexion – Extension; Innenrotation – Außenrotation). Es handelt sich um Kugelgelenke.
- **Zweiachsige** Gelenke sind Eigelenke (proximales Handgelenk) und Sattelgelenk (Daumengrundgelenk).
- **Einachsige** Gelenke sind z. B. Radgelenke.

Freiheitsgrade: Der Begriff „Freiheitsgrad" beschreibt in der Gelenkmechanik die (zumindest theoretischen) Bewegungsmöglichkeiten eines Gelenks in seinen Hauptachsen. Hierdurch ist eine Einteilung der Gelenke möglich. Anhand der drei aufeinander senkrecht stehenden Hauptachsen sind folgende Bewegungen möglich:
1.) Innen- und Außenrotation (1. Hauptachse = Längsachse),
2.) Flexion und Extension (2. Hauptachse = transversale Achse) und
3.) Abduktion und Adduktion (3. Hauptachse = sagittale Achse).

Am Beispiel des Schultergelenks wären dies Abduktion/Adduktion, Anteversion/Retroversion, Außenrotation/Innenrotation. Das Schultergelenk als Kugelgelenk hat also drei Freiheitsgrade. Der Bewegungsumfang selbst wird durch die Form der Gelenkflächen wie auch durch Bänder (Hemm- und Führungsbänder) und Muskeln bestimmt.

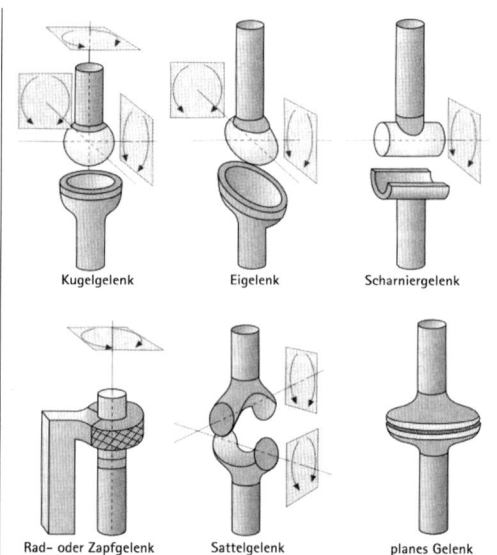

Abb. 2.10 Gelenkformen
Aus: Faller A, Schünke M., Der Körper des Menschen, 12. Auflage 1995, Georg Thieme Verlag, Stuttgart, New York.

Klinischer Bezug

Neutral-Null-Methode: Die Untersuchung der Gelenkbeweglichkeit ist eine wichtige funktionelle Untersuchung. Im klinischen Gebrauch dient die standardisierte Neutral-Null-Methode zur Beschreibung und Dokumentation des tatsächlichen Bewegungsumfanges des untersuchten Gelenks: als Neutral-Null-Stellung definiert man die aufrechte Körperhaltung mit an den Körper angelegten Armen, Handflächen nach innen und Daumen nach vorne.

Der Bewegungsumfang z. B. des Kniegelenks für die Extension/Flexion wird dann aus der Neutral-Null-Stellung in Grad angegeben. Das gesunde Kniegelenk kann maximal 5° extendiert und 140° flektiert werden. In der Dokumentation steht dann die Nullstellung als zweite Zahl: Extension/Flexion 5/0/140°. Die Bewegung, die vom Körper wegführt, wird zuerst angegeben.

Siehe auch Prometheus, Lernatlas der Anatomie, Allgemeine Anatomie und Bewegungssystem, 2. Auflage, Georg Thieme Verlag 2007, S. 50.

H09 F03 ■

→ **Frage 2.82: Lösung C**

Zu **(C): Diarthrosen** sind **echte Gelenke mit einem Gelenkspalt**. Bestandteile einer Diarthrose sind:
- **Gelenkspalt** bzw. -höhle (Cavum articularis),
- **Gelenkknorpel** auf der Facies articularis,

- Gelenkkapsel (Capsula articularis), diese besteht wiederum aus Stratum fibrosum und Stratum synoviale (= **Membrana synovialis** (C)),
- **Bänder** (Ligamenta articularia).

Zu **(A)** und **(B)**: **Menisci** (B), **Disci** (A) und **Pfannenlippen** zählen zu den Hilfseinrichtungen von Gelenken und sind **nicht obligat**. Menisci kommen nur im Kniegelenk vor. Ansonsten haben Gelenkzwischenscheiben eine polsternde Funktion und helfen bei der Druckverteilung, indem sie die Kongruenz der Gelenkflächen verbessern (Kniegelenk, Kiefergelenk). Pfannenlippen vergrößern die Artikulationsfläche (Hüft- und Schultergelenk).

Zu **(D)** und **(E)**: **Bursa synovialis** (D) und **Vagina synovialis** (E) sind ebenfalls **nicht obligate Bestandteile einer Diarthrose**, sondern Ausstülpungen der Gelenkhöhle, damit gelenknahe Muskeln und Sehnen besser gleiten können.

H02 ■
→ **Frage 2.83: Lösung B**

Amphiarthrosen heißen Gelenke, die durch eine sehr straffe Bänderführung stark in ihrer Bewegungsmöglichkeit eingeschränkt sind. Beispiel ist das Iliosakralgelenk oder die kleinen Fußgelenke.
Alle anderen genannten Gelenke haben eine gute Gelenkbeweglichkeit und zum Teil mehrere Freiheitsgrade. Siehe Lerntext II.14.

H10
→ **Frage 2.84: Lösung A**

Zu **(A)**: Ein **Discus articularis** teilt die Gelenkhöhle in 2 voneinander getrennte Kammern. Er dient der Vergrößerung der Kontaktfläche zwischen den Gelenkanteilen, gleicht Ungleichheiten der Gelenkflächen aus und verteilt den Druck, der auf dem Gelenk lastet. Von den genannten Gelenken hat nur das **Kiefergelenk** (Articulatio temporomandibularis) einen Discus articularis. Dieser ist fest mit der Gelenkkapsel und dem Caput superius des M. pterygoideus lateralis verwachsen. Er teilt das Kiefergelenk in einen diskotemporalen (→ Schiebebewegung) und einen diskomandibulären Gelenkspalt (→ Scharnierbewegung).
Zu **(B)**: Das **Ellenbogengelenk** ist aus 3 verschiedenen Gelenken zusammengesetzt, von denen keines einen Discus articularis besitzt (Humeroulnargelenk = Scharniergelenk; Humeroradialgelenk = Drehscharniergelenk; proximales Radioulnargelenk = Radgelenk).
Zu **(C)**: Das **distale Handgelenk** (zwischen proximaler und distaler Reihe der Handwurzelknochen) ist ein verzahntes Scharniergelenk.
Zu **(D)**: Das **Daumensattelgelenk** artikuliert ohne Gelenkscheibe das Os trapezium und das Os metacarpale I miteinander.

Zu **(E)**: Die **Articulatio subtalaris** wird durch die konvexe Facies articularis posterior des Kalkaneus und die konkave Facies articularis posterior des Talus gebildet. Sie besitzt keinen Discus articularis.

F06 ■
→ **Frage 2.85: Lösung B**

Die Membrana synovialis enthält Mechanorezeptoren und freie Nervenendigungen; sie vermittelt Schmerzempfindungen.
Die **Membrana synovialis** ist der innere Bestandteil der Gelenkkapsel, außen findet sich die Membrana fibrosa aus straffem Bindegewebe. Die Membrana synovialis besteht aus lockerem Bindegewebe (Auffaltung zu Plicae oder Villi synoviales) mit Fettzellen, die innere Oberfläche bilden spezielle Fibroblasten (Zelltyp B) und Makrophagen (Zelltyp A).
Die Fibroblasten (B-Zellen) sezernieren den größten Anteil an Hyaluronsäure (Hyaluronan) und Bestandteile der extrazellulären Matrix. Makrophagen sind zur Antigenpräsentation befähigt, phagozytieren Zelltrümmer und Bakterien. **Lubricin** wird ebenfalls durch den Synovialzelltyp B sezerniert.

F08 ■
→ **Frage 2.86: Lösung B**

Die in Schleimbeuteln und v. a. in den Gelenkhöhlen vorhandene Flüssigkeit – **Synovia** – ist sehr viskös aufgrund ihres Gehaltes an **Hyaluronsäure (Hyaluronan)**. Sie sichert die reibungsfreie Gleitfunktion der Gelenke und ist an der Ernährung des Gelenkknorpels beteiligt. Die Synovia wird von B-Synoviozyten gebildet, nicht phagozytiert!

H10 F04 ■
→ **Frage 2.87: Lösung B**

Zu **(B)**: Am Bildrand sind Skelettmuskelfasern im Querschnitt mit deutlich randständigem Kern zu erkennen. Die **Muskelspindel liegt im Perimysium internum** und besteht aus einer bindegewebigen Kapsel, in deren Zentrum mehrere dünne intrafusale Muskelfasern liegen. Muskelspindeln sind Dehnungsrezeptoren der Muskulatur.
Zu **(A)**: Herzmuskelfasern im Querschnitt zeigen die typische Cohnheim-Felderung, also Myofibrillen, die zu kleinen, durch Sarkoplasmastraßen getrennten Grüppchen zusammengefasst sind.
Zu **(C)**: Der **periphere Nerv** besteht aus Nervenfaserbündeln. Insgesamt ist die Struktur der Faserbündel wesentlich dichter als bei der markierten Struktur.
Zu **(D)**: Die **Sehnenscheide** passt schon vom Größenverhältnis in Bezug zu den Skelettmuskelfasern nicht. Sie besteht aus einer äußeren Membrana fibrosa und einer inneren Membrana synovialis.
Zu **(E)**: **Vater-Pacini-Körperchen** sind nicht von Muskelfasern umgeben. Sie liegen im Unterhautbinde-

gewebe und lassen im Querschnitt zwiebelschalenartig angeordnete Lamellen erkennen.

F02 ■

→ **Frage 2.88: Lösung C**

Die **motorische Endplatte**, oder auch **myoneurale Synapse** genannt, besteht aus 3 Anteilen:
- **Präsynaptische Endigung:** Der axonale Anteil der myoneuralen Synapse ist verdickt und breiter („Endplatte"), in Vesikeln befindet sich Acetylcholin (ACh) als Transmitter. Die Myelinscheide reicht nicht bis an die Endplatte heran (A).
- **Synaptischer Spalt:** Diffusionsstrecke für Transmitter, Enzyme, Pharmaka, ca. 30–50 nm weit. Der Transmitter Acetycholin wird aus den präsynaptischen Bläschen freigesetzt und benötigt *keinerlei Transporter* im synaptischen Spalt (C). Acetylcholin diffundiert frei durch den synaptischen Spalt.
- **Postsynaptische (subsynaptische) Membran:** Membran der Skelettmuskelfaser, Fältelung zur Oberflächenvergrößerung, enthält ACh-Rezeptoren (E).

Der synaptische Spalt ist kein „Leerraum", er enthält Glykoproteine als amorphe Matrix (B).

F99 ■

→ **Frage 2.89: Lösung D**

Als *realen Hebelarm* eines Muskels definiert man den senkrechten Abstand zwischen Ansatz des Muskels und der Drehachse des Gelenks. Als Beispiel stelle man sich dies am M. biceps brachii und dem Ellenbogengelenk vor. Dieser Hebelarm bleibt konstant.

Da jedoch die Muskelwirkung eines Muskels nicht nur von der Hubkraft, sondern auch von der Gelenkstellung bestimmt wird, kann man mit dieser rein mechanisch-physikalischen Definition nicht viel anfangen.

Der *virtuelle und wirksame Hebelarm* eines Muskels ist der jeweilige senkrechte Abstand zwischen Muskelsehne und Drehachse des Gelenks. Damit wird klar, dass dieser virtuelle Hebelarm von der Gelenkstellung abhängig ist (er ist z. B. extrem klein in Streckstellung). Damit ist Aussage (C) falsch, denn dies würde nur für den realen Hebelarm zutreffen.

Der virtuelle Hebelarm *kann* länger sein als der reale Hebelarm, das hängt von der Gelenkstellung ab.

Mit Hilfe des virtuellen Hebelarms kann man das für die jeweilige Gelenkstellung wirkende *Drehmoment* berechnen.

F06 ■

→ **Frage 2.90: Lösung C**

Skelettmuskelfasern unterscheiden sich u. a. nach Stoffwechsel und Kontraktionsgeschwindigkeit. Es

gibt zwei **Fasertypen**. Muskeln bestehen jedoch nicht nur aus einem Fasertyp, sondern es überwiegt – je nach Funktion – der eine oder der andere Typ. Man unterscheidet:
- **Typ I:** langsam kontrahierende Fasern, die oxidativ arbeiten (Ausdauer), und
- **Typ II:** schnell kontrahierende Fasern, die glykolytisch arbeiten (schnell und kraftvoll).

2.8 Nervengewebe

II.15 Nervengewebe

Nervengewebe besteht aus **Nervenzellen** und **Gliazellen**. Die **Glia** dient dem Sauerstofftransport, der Abwehr und der Isolierung der Nervenfasern, sie bildet die Markscheiden und übernimmt mechanische Aufgaben. Gliazellen bleiben teilungsfähig und führen zur Narbenbildung nach Nervenverletzungen. Ohne Gliazellen sind Nervenzellen nicht funktionsfähig. Es gibt zahlenmäßig weitaus mehr Gliazellen als Nervenzellen im Nervensystem

Ependymzellen, eine Form der Glia, kleiden die Hohlräume von Gehirn und Rückenmark aus.

Eine **Nervenzelle** bildet als funktionelle und morphologische Einheit ein **Neuron**. Es besteht aus dem Zellleib (Perikaryon), den Dendriten, die die ankommen Erregungen (Afferenzen) aufnehmen, und dem Neuriten oder Axon, der die Erregungen zur nächsten Synapse fortleitet (Efferenz). Über **Synapsen** wird das Aktionspotenzial an andere Nervenzellen oder Effektoren weitergeleitet. Man unterscheidet elektrische Synapsen (Typ „Gap junction") und chemische Synapsen, die sehr viel häufiger sind. Die elektrische Leitung ist hier unterbrochen. Eine chemische Synapse besteht aus
- präsynaptischer Membran,
- synaptischen Vesikeln, die den Transmitter enthalten,
- synaptischem Spalt, in den der Transmitter ausgeschüttet wird, und
- postsynaptischer Membran, die Rezeptormoleküle für den Transmitter enthält, der nach Bindung dann eine Membranreaktion hervorruft. Man unterscheidet so *erregende und hemmende* Synapsen.

Ein **Neuron** entwickelt sich aus einem Neuroblasten und muss als trophische Einheit angesehen werden. Die Zellkerne der Neurone liegen als große Gebilde im Perikaryon zentral und fallen durch einen großen Nukleolus auf. Bei vegetativen Nervenzellen können auch mehrkernige Exemplare auftreten.

Je nach Größe und Form ihrer Fortsätze teilt man Nervenzellen nach *morphologischen Gesichtspunkten in*
- bipolare Nervenzellen,
- multipolare Nervenzellen und
- pseudounipolare Nervenzellen ein.

Pseudounipolare Nervenzellen sind sensible Nervenzellen, deren Dendrit und Neurit nahe des Perikaryons zu einem Fortsatz verschmolzen sind. Sie kommen im Spinalganglion und in sensiblen Kopfganglien vor.

Bipolare Nervenzellen (ein Dendrit – ein Axon) findet man in der Retina und im Ganglion vestibulocochleare (Ausnahme!).

Nervenfasern bestehen aus dem Axon und einer speziellen Hülle, der **Axonscheide** oder **Myelinscheide/Markscheide.** Die Myelinisierung ist von großer Bedeutung für die schnelle Erregunsleitung (z. B. saltatorische Erregungsleitung über die Internodien). Im peripheren Nervensystem bilden die *Schwann-Zellen* die Axonscheide (ab dem 4. Schwangerschaftsmonat), im ZNS wird dies von *Oligodendrozyten* übernommen. Unterschieden wird zwischen **markhaltigen** und **marklosen Fasern**. Bei markhaltigen Nervenfasern wird das Axon konzentrisch von der Zellmembran der Schwann-Zelle mehrfach umhüllt, so dass Lamellen entstehen. Im Verlauf der Axonscheide sind Unterbrechungen zu erkennen – **Ranvier-Schnürringe**. Den Bereich zwischen zwei Schnürringen nennt man Internodium. Hier ist das Axon (der Neurit) markscheidenfrei und gibt Äste ab.

Im Bereich der Schnürringe erhält das Axon relativ guten Kontakt zum Extrazellulärraum, was Stoff- und Ionenaustauschvorgänge erleichtert. An den Schnürringen ist auch die Markscheide unterbrochen, die einzelnen Lamellen verlaufen nach innen zum Axon zu, wobei die äußeren die inneren Lamellen überdecken.

Dazwischen treten feine Ausläufer der Schwann-Zellen an das Axon heran.

Die **Basallamina** umgibt im peripheren Nervensystem die markhaltige Nervenfaser auf der ganzen Länge und zieht auch über die Ranvier-Schnürringe hinweg. Im zentralen Nervensystem hat das Axon keine Basallamina.

Als **Schmidt-Lantermann-Einkerbungen** bezeichnet man konisch verlaufende Furchungen in der Markscheide der Schwann-Zelle, die sich von außen in die Zelle einkerben, den Neuriten aber nicht erreichen. Zu erkennen sind sie nur nach einer Osmiumfärbung des Nerven. Die Markscheide erscheint dann schwarz, die Schmidt-Lantermann-Einkerbungen setzen sich dagegen hell ab.

Bei **marklosen Nervenfasern** liegen die Axone in einfachen Einstülpungen der Schwann-Zellen. Hier sind keine Ranvier-Schnürringe sichtbar – die Schwann-Zellen stoßen dicht aneinander und bilden eine zusammenhängende Scheide.

Nerven bestehen aus Bündeln von Nervenfasern, die durch bindegewebige Strukturen zusammengehalten werden.

Nervenfasern werden zu Bündeln zusammengefasst, zwischen den Fasern liegt **Endoneurium** (retikuläres Bindegewebe), umhüllt wird ein Bündel von **Perineurium.** Das Perineurium ist eine Diffusionsbarriere (Perineuralscheide) und besteht aus mehreren Lagen flacher Zellen, die durch viele Tight junctions verbunden sind. Innerhalb des Perineuriums liegt der Endoneuralraum, der so vom sonstigen Extrazellulärraum abgetrennt ist. Erst größere Nerven besitzen noch eine bindegewebige Umhüllung, das **Epineurium**, das dann dem Perineurium außen aufliegt.

Klinischer Bezug

Nach der **Verletzung** eines Neuriten regeneriert das **proximal** gelegene Segment, das mit dem Perikaryon in Verbindung bleibt. Das **distale** Segment degeneriert und fällt den Gewebsmakrophagen zum Opfer *(Waller-Degeneration).* Es wird durch Neubildung ersetzt.

Proximal der Axonunterbrechung zeigt sich eine lokale Schwellung mit Organellenanreicherung. Das Perikaryon zeigt die Symptome der primären Reizung (Chromatolyse, Zellschwellung, verstärkte Proteinsynthese, Verlegung des Zellkernes in die Peripherie).

In unmittelbarer Nähe der Verletzung kommt es primär zu retrograder Degeneration, bevor die Regeneration einsetzt. Distal der Verletzung degenerieren Axon und Axonscheide, erhalten bleiben (sofern sie nicht durch äußere Gewalt ebenfalls durchtrennt wurden) bindegewebige Leitstrukturen. Sie dienen als Leitschiene für proliferierende und neu einsprossende Schwann-Zellen. Schwann-Zellen lagern sich zu Bändern zusammen, daran entlang können Axonsprossen aus dem proximalen Stumpf wachsen, bis sie wieder peripher Anschluss finden.

Klinischer Bezug

Die an **Synapsen** beteiligten Strukturen und Stoffe bieten reichlich Angriffspunkte für Medikamente, aber auch Toxine. Besondere Bedeutung hat dabei natürlich die neuromuskuläre Synapse – motorische Endplatte. Zur Muskelrelaxierung bei Narkose und künstlicher Beatmung verwendet man peripher wirksame Muskelrelaxanzien, z. B. Succinylcholin (depolarisierend, kurz wirksam, ACh-ähnlicher Agonist) oder länger wirksame Curarederivate (nicht depolarisierend, kompetitive Antagonisten des ACh-Rezeptors, z. B. Pancuroniumbromid oder Vecuronium). Das Bakterientoxin „Botulinumtoxin" wird immer mehr als Wirkstoff erkannt. Es hemmt die Transmitterfreisetzung an der motorischen Endplatte und kann in der

Schmerztherapie bei Dystonien und Spasmen eingesetzt werden (lokale Injektion), aber auch aus kosmetischer „Indikation" (Faltenunterspritzung).

Klinischer Bezug

Die *Myasthenia gravis* ist eine Autoimmunkrankheit, bei der Autoantikörper gegen ACh-Rezeptoren zirkulieren und die Signalübertragung an der motorischen Endplatte stören. Dies führt zu belastungsabhängiger Ermüdung der quergestreiften Muskulatur, besonders der Gesichts- und Augenmuskulatur, aber auch der pharyngealen Muskulatur.
Bei der *Multiplen Sklerose* (Enzephalomyelitis disseminata) wird die Wichtigkeit der Myelinschicht deutlich: es kommt zu umschriebenen Herden, Myelinscheiden werden zerstört und die betroffenen Axone gehen zugrunde (fokale Demyelinisierung). Pathogenetisch diskutiert man Autoantikörper, die zur Zerstörung des Myelins führen. Die Ätiologie ist aber noch nicht definitiv geklärt.

F03 H98

→   **Frage 2.91: Lösung D**

Pseudounipolare Nervenzellen sind sensible Nervenzellen, deren Dendrit und Neurit nahe des Perikaryons zu einem Fortsatz verschmolzen sind. Sie kommen im Spinalganglion und in sensiblen Kopfganglien vor.
Zu **(A)**: Das Vorderhorn des Rückenmarks ist motorisch. Somit kommen als Vorderhornzellen α- und γ-Motoneurone sowie Renshaw-Zellen (Binnenzellen für die inhibitorische Rückkopplung eines α-Motoneurons) vor.
Zu **(B)**: Das Seitenhorn des Rückenmarks enthält die Perikarya des vegetativen Nervensystems. In der Substantia intermediolateralis (Th1–L2) liegen sympathische Nervenzellen, in der Substantia intermediomedialis (S2–S4) parasympathische Wurzelzellen.
Zu **(C)**: Das Hinterhorn des Rückenmarks ist sensibel und enthält die Zellen, die das 2. Neuron der sensiblen Bahnen darstellen (alle sensiblen Bahnen haben ihr 1. Neuron im Spinalganglion, das 2. Neuron im Rückenmark oder in der Medulla oblongata, die Bahnen kreuzen **nach** dem 2. Neuron, das 3. Neuron liegt im Thalamus).
Zu **(E)**: Im Gyrus praecentralis liegt das primäre somatomotorische Zentrum, dort befindet sich der Ursprung der Pyramidenbahn (Tractus corticospinalis, zuständig für Willkürmotorik). Im Bereich des Gyrus praecentralis ist die Lamina pyramidalis interna, die aus den Betz-Riesenpyramidenzellen besteht, besonders stark ausgeprägt.

Merke!
Im ZNS liegen die sensiblen Zentren (Gyrus postcentralis, Hinterhorn, Wernicke-Sprachzentrum) dorsal, die motorischen Zentren (Gyrus praecentralis, Vorderhorn, Broca-Sprachzentrum) ventral.

H08 ■■

→   **Frage 2.92: Lösung B**

Das **Ganglion superius nervi glossopharyngei** ist ein sensibles Hirnnervenganglion und **enthält** daher **pseudounipolare Nervenzellen**. Dies sind sensible Nervenzellen, deren Dendrit und Axon nahe des Perikaryons zu einem Fortsatz verschmolzen sind. Pseudounipolare Nervenzellen sind für Spinalganglien und die sensiblen Hirnnervenganglien (Hirnnerv V, VII, IX und X) charakteristisch.
Zu **(A)**, **(C)**, **(D)** und **(E)**: In den **Ganglien des Hör-** (A) **und Gleichgewichtsorgans** (B) sowie im **Riechepithel** (E) und in der inneren Körnerschicht der **Retina** (D) kommen **bipolare Nervenzellen** vor.

F07 ■

→   **Frage 2.93: Lösung B**

Siehe Kommentar zu Frage 2.92.
Zu **(A)**, **(C)** und **(D)**: Das **Ganglion ciliare**, das **Ganglion oticum** und das **Ganglion submandibulare** sind dagegen parasympathische Kopfganglien – vegetative Ganglien enthalten **multipolare Nervenzellen**. Jedes parasympathische Kopfganglion hat drei Wurzeln: parasympathisch, sympathisch und sensibel. Im Ganglion selbst wird jedoch nur die parasympathische Wurzel umgeschaltet, die sympathischen Fasern kommen bereits postganglionär (Umschaltung im Ganglion cervicale sup. des Sympathikus) zum Kopfganglion. Auch die sensiblen Fasern durchlaufen das Ganglion ohne Unterbrechung. Somit finden sich in o.g. Ganglien nur die Perikarya für die Umschaltung der vegetativen parasympathischen Fasern als multipolare Nervenzellen.
Zu **(E)**: Das **Ganglion coeliacum** zählt zu den prävertebralen Ganglien des Sympathikus und schaltet die präganglionären Fasern (z. B. N. vagus) auf postganglionär um, da die Fasern für die Eingeweide meist ohne Umschaltung durch die Grenzstrangganglien ziehen.

H09 ■

→   **Frage 2.94: Lösung B**

Zu **(B)**: Im **Spinalganglion** findet keine Umschaltung statt, d. h. die Erregung aus der Peripherie wird direkt vom peripheren auf den zentralen Fortsatz weitergeleitet. **Interneurone** findet man daher im Spinalganglion **nicht**!

Zu **(A)**, **(C)**–**(E)**: Das **Spinalganglion** enthält die **Perikaryen von pseudounipolaren Neuronen** (D). Der Fortsatz dieser Zellen legt sich zunächst in verschiedenen Schlingen um den Zellkörper und teilt sich dann in zwei Äste. Der eine Ast steht in Verbindung mit der Peripherie, der andere mit dem ZNS (→ dieser Fortsatz ist das eigentliche **Axon** (A)). **Schwann-Zellen** (E) myelinisieren den dendritischen Fortsatz (peripherer Fortsatz) der pseudounipolaren Ganglienzellen. Die Perikarya sind umgeben von **Mantelzellen** ((C), Glia). Dazwischen findet man Bindegewebe und Kapillaren.

F01 ■

→ **Frage 2.95: Lösung B**

Dieser Sachverhalt wird vom IMPP normalerweise gerne im 2. Staatsexamen geprüft.

Ein Nerv ist generell in der Lage, sich zu regenerieren, allerdings nur sehr langsam und nur, wenn eine Art „Leitstruktur" vorhanden ist. Als Leitstruktur können z.B. die **Schwann-Zellen** dienen.

Nach der Durchtrennung eines Axons unterscheidet man Degenerations- und Regenerationsvorgänge, die proximal und distal der Schädigung ablaufen.

- **Distal** kommt es zu:
  - Waller-Degeneration mit Axonzerfall, wobei die Schwann-Zellen erhalten bleiben und zusammen mit Makrophagen z.B. Zelltrümmer und Myelinscheiden „abräumen".
  - Degeneration des distalen Anteils des Axons einschließlich der Markscheiden, Abbau der Trümmer durch Makrophagen (s. o.).
  - Wichtig für eine spätere Regeneration ist das Verbleiben von Schwann-Zellen und der Basalmembran der Myelinscheide als Leitschiene/Leitstruktur.
- **Proximal** lassen sich folgende Vorgänge beobachten:
  - Absterben des proximalen Axonstumpfs, Demarkierung bis zum nächsten proximalen Ranvier-Schnürring, Bildung eines proximalen Wachstumskolbens.
  - Aussprossen feiner Nervenendigungen aus dem Wachstumskolben (nicht aus Dendriten des Neurons!) unter dem Einfluss von lokalen Wachstumsfaktoren, z.B. nerve growth factor u. ä. Das bedeutet, die Regeneration geht direkt vom proximalen Ende des Axons aus, nicht vom Ursprungskegel.
  - Verlagerung des Zellkerns im Perikaryon des Neurons in die Peripherie.
  - Desintegration der Nissl-Substanz, Volumenzunahme des Perikaryons.

Im weiteren Verlauf kommt es zur Rückbildung und Normalisierung am Perikaryon, Proliferation der Schwann-Zellen an der Schädigungsstelle, Bildung von Zellsäulen und zusammenhängenden Basalmembranen als Basis für ein gerichtetes Wachstum der Axonsprossen und Überbrückung der Schädigung. Damit wird dann auch wieder eine intakte Innervation des Zielgebiets/-organs ermöglicht.

II.16 Neuroglia

Neuroglia bildet das (vorwiegend ektodermale) Stützskelett des ZNS. Man unterscheidet verschiedene Zellarten:

- Ependymzellen
- Oligodendrozyten
- Astrozyten
- Mikroglia (Hortega-Zellen).

Auf eine Nervenzelle kommen etwa zehn Gliazellen. Die Glia bildet Markscheiden im ZNS, ist für das Elektrolytgleichgewicht verantwortlich und phagozytiert. **Ependymzellen** kleiden die Hohlräume des Gehirns aus.

Oligodendrozyten:
Als

- Myelinisierungszellen bilden sie die Myelinscheiden im zentralen Nervensystem, übernehmen hier also die Aufgaben der Schwann-Zellen des peripheren Nervensystems.
- Satellitenzellen treten sie bei Reizung auf. Sie umschließen die Nervenzellen und teilen sich.

Oligodendrozyten haben einen dichten Kern. Die Zellen fallen auch durch ihre Fortsätze auf, die auch mehrere Axone gleichzeitig unterscheiden können.

Astrozyten sind fortsatzreiche Zellen mit großem hellen Zellkern. Man unterscheidet protoplasmatische Astrozyten mit wenigen Fortsätzen, die häufiger in der grauen Substanz zu finden sind, und fibrilläre Astrozyten mit vielen langen Fortsätzen, die eher in der weißen Substanz liegen. Astrozyten bilden ein Netzwerk zwischen den Nervenzellen (Stützfunktion), an der äußeren Oberfläche des Gehirns verdichtet sich das Stützgerüst zur Membrana limitans gliae superficialis und bildet den Abschluss des Hirngewebes gegen die Hirnhäute. Astrozyten bilden weiterhin Glianarben nach der Zerstörung von Hirngewebe. Sie entsenden auch zahlreiche Fortsätze zu Hirnkapillaren und haben damit eine wichtige Funktion bei der Ausbildung der **Blut-Hirn-Schranke** und bei der Erhaltung des inneren Milieus (Ionengleichgewicht, pH-Wert) im ZNS.

Gliazellen des ZNS

Einteilung	Gliazellen	Charakteristik/Funktion	Klinischer Bezug
Makroglia	Oligodendrozyten	rund oder polygonal, weniger Fortsätze als Astrozyten	Myelinproduktion im ZNS, Bildung von Myelinscheiden. Tumoren im ZNS sind meist Tumoren des Gliagewebes (Gliome), z. B. das Glioblastom.
Entstehung aus Neuralrohr (Ektoderm)	Astrozyten	häufigster Gliazelltyp, fibrillärer und protoplasmatischer Typ, Netzwerk durch Verbindung der Fortsätze (gap junction), Bildung einer Grenzschicht gegen ZNS-Oberfläche und Gefäße bestehend aus Gefäßfüßchen (Blut-Hirn-Schranke zusammen mit Gefäßendothel und Basallamina)	Stützfunktion, Narbenbildung nach ZNS- Läsionen (Glianarbe), Blut-Hirn-Schranke, Nachweis durch GFAP (gliafibrilläres Protein), Erhalten der Ionenhomöostase, Metabolismus von Neurotransmittern
	Ependymzellen	Auskleidung der Hirnventrikel (am Boden des III. Ventrikels: Tanyzyten)	
Mikroglia	Synonym: Hortega-Zellen	Entstehung aus Vorläuferzellen im Knochenmark (wie Blutmonozyten), ruhende ↔ aktive Form	Phagozytose, Antigenpräsentation, Zytokinproduktion

Weitere spezielle Gliazellen des ZNS sind noch die Tanyzyten am Boden des III. Ventrikels, die astrozytenähnlichen Müller-Zellen der Retina und die Pituizyten, die im Hypophysenhinterlappen zu finden sind.

Glia des peripheren Nervensystems sind die Schwann-Zellen, die sich aus der Neuralleiste entwickeln, sowie Mantelzellen (Satellitenzellen), die den peripheren Ganglienzellen anliegen. Gliazellen bleiben zeitlebens teilungsfähig.

F09 F03 ■
→ **Frage 2.96: Lösung D**

Die Abbildung wurde bereits in älteren Prüfungen verwendet.
Zu **(D)**: Man erkennt einen Ausschnitt aus der Großhirnrinde (**Isokortex**) mit großen, dreieckigen **Pyramidenzellen** und davon abgehend lange aufsteigende Dendriten. Diese Zellen sind Projektionsneurone und bilden z. B. als Betz-Riesenzellen den Beginn der Pyramidenbahn. Form und Größe der Zellen sind charakteristisch für die Pyramidenzellen.
Zu **(A)**–**(C)** und **(E)**: Alle anderen Lösungen sind nicht zutreffend.

H05 H97 ■
→ **Frage 2.97: Lösung E**

Die großen, durch Silberimprägnation nach Golgi dargestellten Zellen sind stark verzweigt und reichen mit einigen ihrer Fortsätze an die in der Mitte dargestellte Kapillare heran („Gefäßfüße").
Neben der Silberimprägnation sind Astrozyten auch immunhistochemisch durch GFAP – glial fibrillary acidic protein – darstellbar.

Merke!
Die enge Verbindung zu Gefäßen ist ein Charakteristikum von **Astrozyten**.

H08 ■
→ **Frage 2.98: Lösung B**

Morphologisches Korrelat der Blut-Hirn-Schranke (BHS) ist das Kapillarendothel der ZNS-Gefäße. Das Kapillarendothel ist die eigentliche Diffusionsbarriere. Es handelt sich um eng durch **Tight junctions** verbundenes, kontinuierliches, nicht gefenstertes Endothel. Darunter liegt die Basallamina der Endothelzellen und die Gliagrenzmembran (Membrana limitans glialis perivascularis), die durch die aneinandergelagerten Gefäßfüße der Astrozyten gebildet wird. Auch die Gliagrenzmembran besitzt eine Basallamina. Die Blut-Hirn-Schranke (BHS) hat **Barrierefunktion, die** den **Durchtritt von hydrophilen Stoffen ins ZNS verhindert**. Lipophile Substanzen können die BHS passieren (Diffusion). Hydrophile Substanzen müssen jedoch mit speziellen Transport-mechanismen ins ZNS geschleust werden. Dies betrifft auch Medikamente und Toxine (z. B. wird das Parkinson-Medikament Dopamin als L-Dopa verabreicht, damit es über einen Aminosäuretransporter durch die Blut-Hirn-Schranke gelangt; anschließend wird es im ZNS zu Dopamin verstoffwechselt). Die Astrozyten induzieren die Blut-Hirn-Schranke (d. h. die Ausbildung der Tight junctions des Endothels) und sind damit für die Ausbildung der BHS sehr wichtig.
Zu **(A)**, **(C)**–**(E)**: **Myelinscheiden von Oligodendrozyten** (A), **Gap junctions von Astrozyten** (C), **Hemidesmosomen der Ependymzellen** (D) und **Adhaerens-**

Kontakte von Nervenzellen (E) stellen nicht die entscheidende Barriere der Blut-Hirn-Schranke dar.

H10

→ **Frage 2.99: Lösung A**

Zu **(A)**: Die **Radialglia** ist eine **Frühform der Astroglia**, die bei der Entwicklung des ZNS eine Rolle spielt: Die Zellen bilden lange Fortsätze, die sich radiär im Neuroepithel ausspannen und im Neuralrohr als Leitschiene für wandernde Neuronen und auswachsende Axone dienen. Später differenzieren sich diese Zellen zu Astrozyten. Ein **spezieller Typ** ist die **Bergmann-Glia im Kleinhirn**.

Zu **(B)**–**(E)**: Die übrigen genannten Gliaarten und das Plexusepithel zählen nicht zur Radialglia und treten erst in einem späteren Entwicklungsstadium auf.

- Das **Plexus-choroideus-Epithel** (B) bildet den Liquor cerebrospinalis.
- Die **Mikrogliazellen** (C) sind die Makrophagen des ZNS.
- Die **Oligodendrozyten** (D) bilden die Myelinscheiden des ZNS.
- Die **protoplasmatischen Astrozyten** (E) besitzen im Gegensatz zur Radialglia wenige Fortsätze. Sie kommen v. a. in der grauen Substanz vor.

F08 ■

→ **Frage 2.100: Lösung C**

Das **saure Gliafaserprotein** („glia fibrillary acidic protein", GFAP) ist ein spezifisches Protein der **Astrozyten** und dient als immunhistochemischer Marker. Dies wurde schon einmal gefragt als Nachweis für Glianarben im ZNS.

F08 ■

→ **Frage 2.101: Lösung C**

Der hier beschriebene Tumor im inneren Gehörgang gehört zu den Tumoren, die man auch als Neurinome (Schwannome) bezeichnet, da sie von den Schwann-Zellen ausgehen. **Schwann-Zellen** bilden die Myelinscheiden im peripheren Nervensystem (also auch bei Spinalnerven und den Hirnnerven III–XII).

Zu **(D)**: **Oligodendrozyten** bilden die Myelinscheiden im ZNS.

> **Merke!**
> **Schwann-Zellen** entstammen der Neuralleiste und bilden die Mark-(Axon)scheiden des peripheren Nervensystems.

> **Merke!**
> **Oligodendrozyten** bilden die Markscheiden im Zentralnervensystem, entsprechen also funktionell den Schwann-Zellen des peripheren Nervensystems.

H01

→ **Frage 2.102: Lösung C**

Zu **(C)**: **Astrozyten** liegen in den Zwischenräumen zwischen Nervenzellen, Blutgefäßen und anderen Gliaelementen. Sie bilden hierbei ein dichtes Netzwerk und spielen auch bei der interneuralen Kontaktaufnahme eine Rolle. Bei **krankhaften Vorgängen** im Bereich des **ZNS** bilden sie **Glianarben**, die z. T. histologisch wie ein Rasen imponieren.

Zu **(A)**: **Hortega-Gliazellen** werden auch Mikrogliazellen genannt. Sie entstehen im Laufe der Hirnentwicklung im Zuge der Vaskularisation aus Vorläuferzellen von Monozyten. Diese dienen im ZNS als Phagozyten.

Zu **(B)**: **Renshaw-Zellen** sind eine besondere Art von **Interneuronen**.

Zu **(D)**: **Oligodendrozyten** kommen im **ZNS** vor, sie sind das Äquivalent der Schwann-Zellen des PNS. Sie proliferieren bei Schädigungen des ZNS deutlich weniger als Astrozyten.

Zu **(E)**: Die **Dura mater** besteht aus Kollagenfasern; eine vermehrte Proliferation der Hirnhäute führt zu einem Meningeom.

H10 ■

→ **Frage 2.103: Lösung B**

Zu **(B)**: Die **Abbildung zeigt** eine Region aus dem **Cortex cerebelli**. Man erkennt die deutlich **dreischichtige Kleinhirnrinde** mit dem **außen** (hier: oben) gelegenen, hellen, relativ zellarmen **Stratum moleculare** (faserreiche Molekularschicht, Dendriten der Purkinje-Zellen als Dendritenbaum quer zu den Windungen des Kleinhirns, Kletter- und Parallelfasern), **darunter** das **Stratum ganglionare** mit den auffallend großen Zellleibern der Purkinje-Zellen (hier: nur eine Purkinje-Zelle sichtbar), **darunter** als innerste Schicht das **Stratum granulosum**, die Körnerschicht mit zahlreichen Körner- und vereinzelten Golgi-Zellen.

Zu **(A)**: Der größte Teil der **Großhirnrinde** (Isocortex) hat einen **6-schichtigen Aufbau**.

Zu **(C)**: In der **Neurohypophyse** sind überwiegend Nervenfasern zu finden. Die **Adenohypophyse** ist eine endokrine Drüse.

Zu **(E)**: Im Bereich des **Rückenmarks** ist die typische „Schmetterlingsform" von grauer und weißer Substanz zu sehen.

F06 ■

→ **Frage 2.104: Lösung E**

Lediglich die **Mikroglia** (Hortega-Zellen) hat **phagozytotische Funktion**. Sie entstammt Vorläuferzellen im Knochenmark (Bestandteile des mononukleären Phagozytensystems), sie kommen als ruhende und aktivierte Form vor und sind die kleinsten Neurogliazellen. Schwann-Zellen und Oligodendrozyten bilden Myelin, die Oligodendrozyten im ZNS, die Schwann-Zellen im peripheren Nervensystem. Mantelzellen umhüllen Ganglienzellen. Astrozyten haben Stützfunktion, bilden Glianarben nach Läsionen und sind wichtig für die Blut-Hirn-Schranke. Siehe auch Lerntext II.16 mit Tabelle.

F07 F00

→ **Frage 2.105: Lösung C**

Siehe Kommentar zu Frage 2.106.

F07 F00

→ **Frage 2.106: Lösung D**

Zu **(A)**: Hierbei handelt es sich um eine Nervenzelle mit einer kurzen (= Golgi-Typ-II-Axon) **marklosen** Nervenfaser, die eine Axonkollaterale zu besitzen scheint. Es sind zahlreiche Dendriten am Perikaryon zu sehen, somit handelt es sich um eine **multipolare** Nervenzelle. Solche Zellen kommen z. B. als postganglionäre Fasern der **vegetativen** Nerven vor.
Zu **(B)**: Auch hier ist eine **multipolare** Nervenzelle dargestellt, allerdings mit langer (= Golgi-Typ-I-Axon) **markhaltiger** Nervenfaser. Hierbei handelt es sich um einen **motorischen** Nerv bzw. um eine motorische Endplatte, deren Zellkörper im **Vorderhorn** des Rückenmarks liegt.
Zu **(C)**: Diese Abbildung zeigt eine **pseudounipolare** Nervenzelle, sie können markhaltig oder marklos sein. Sie sind typisch für **sensible** Nerven. Der Zellkörper des ersten Neurons einer sensiblen Bahn liegt **immer** im **Spinalganglion**.
Zu **(D)**: Hier ist eine **bipolare** Nervenzelle dargestellt. Bipolare Nervenzellen kommen beispielsweise in den **Ganglia vestibulare et cochleare** vor.
Zu **(E)**: Dargestellt ist eine **unipolare** Nervenzelle (keine Dendriten). Sie kommt als **Riechzelle** in der Nase vor. Die daneben gezeichnete Zelle könnte demnach einer Stützzelle entsprechen.

H04 ■

→ **Frage 2.107: Lösung E**

Kompaktes und nicht kompaktes Myelin:
Bei der Myelinisierung des peripheren Nervs wird das Axon zunächst wie bei der marklosen Nervenfaser in einer Rinne umhüllt, dadurch kommt es an der Stelle der Einsenkung zu einer Membranduplikatur, dem Mesaxon. Im weiteren Verlauf schiebt sich der eine Rand der Einsenkung unter den ande-

ren und wickelt sich um das Axon weiter herum. Das Zytoplasma zieht sich aus den Wicklungen zurück, sodass die Plasmamembranen der Schwann-Zelle in den Internodien immer dichter aufeinander zu liegen kommen und durch spezifische Proteine miteinander verklebt werden. Diesen Vorgang nennt man **Kompaktierung** des Myelins. Im kompakten Myelin der Internodien kann man dann elektronenmikroskopisch die bekannte Lamellenstruktur im Querschnitt erkennen. Es liegt ein periodisches Muster aus dunklen Linien vor (major dense lines oder Hauptlinien), die aus den ursprünglich zytoplasmatischen – also innen gelegenen – Lamellen der Plasmamembran der Schwann-Zelle entstanden sind. Dazwischen finden sich heller darstellbare Zwischenlinien. Die Dicke der Myelinscheide ergibt sich aus der Anzahl der Wicklungen um das Axon.
Neben dem kompakten Myelin unterscheidet man noch das nicht kompakte Myelin, wo man noch das Zytoplasma der Schwann-Zelle findet: also im Bereich der Myelininzisuren (Schmidt-Lantermann-Einkerbungen) sowie in der paranodalen Zone beidseits der Ranvier-Schnürringe.
Das morphologische Zeichen der Myelininzisuren ist die Aufspaltung der Hauptlinien durch dazwischen liegendes Zytoplasma der Schwann-Zelle. Dadurch erscheinen die Myelininzisuren als schräg gestellte Aufhellungszone im Myelin. Zwischen den Membranen der Wicklungen bestehen aber Gap junctions (Nexus), die den Stoffaustausch zwischen äußerem und innerem Zytoplasmaschlauch ermöglichen und die Diffusionsstrecke verkürzen. Auch die Zwischenlinien sind durch Adhärenskontakte verbunden (Adhäsionsmolekül ist das E-Cadherin).

> **Merke!**
> Das Initialsegment eines Axons ist markscheidenfrei.

> **Merke!**
> Im peripheren Nervensystem besteht **jede** Nervenfaser aus Axon und Axonscheide!

F03 H99 F95

→ **Frage 2.108: Lösung C**

Zu **(B)**: **Ranvier-Schnürringe** bzw. **Internodien** sind ein entscheidendes Kriterium zur Unterscheidung von markhaltigen und marklosen Nervenfasern. Beide Faserarten sind von Schwann-Zellen (im peripheren Nervensystem) umgeben, marklose Nervenfasern sind jedoch nur einfach (einzeln oder zu mehreren) in eine Schwann-Zelle gehüllt, während die markhaltigen vom Mesaxon unter Bildung von Myelinlamellen mehrfach umhüllt werden.

Markhaltige Fasern leiten aufgrund der Internodien saltatorisch, marklose kontinuierlich, aber langsamer.

Die marklosen Nervenfasern gehören (nach der Klassifikation von Erlanger und Gasser) zur Gruppe C und leiten Afferenzen, z. B. Schmerz, Temperatur, aus somatischen und viszeralen Bereichen.

Zu (C): Auch marklose Nervenfasern besitzen Mesaxone! Ein Mesaxon entsteht durch die Anlagerung der beiden Oberflächen der Hüllzelle und ist sozusagen eine Plasmamembranduplikatur.

Das **Mesaxon** bei der marklosen Nervenfaser ist nur sehr kurz, während es bei der markhaltigen Faser das Axon mehrfach umhüllt („umwickelt").

Zu (D) und (A): **Marklose** Nervenfasern bilden postganglionäre vegetative Fasern sowie Hautafferenzen für Schmerz. Sie sind sehr dünn und haben nur einen Durchmesser von 0,1–2,4 µm. Der Faserdurchmesser von markhaltigen Aα-Fasern (Neuriten von motorischen Vorderhornzellen, zusammen mit Aγ-Fasern) mit langen Internodien beträgt dagegen 10–20 µm!

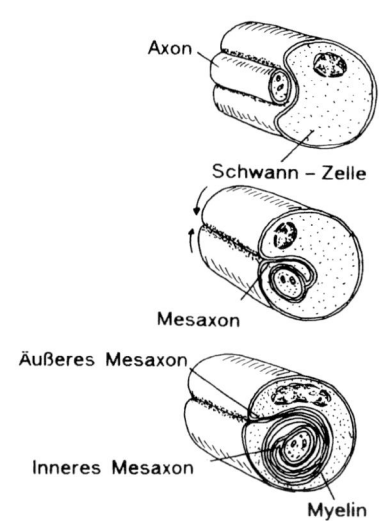

Abb. 2.11 Bildung eines Mesaxons bei markhaltigen Nervenfasern

> **Merke!**
> Nur markhaltige Nervenfasern besitzen Schnürringe.

H07

→ **Frage 2.109: Lösung C**

Für den gerichteten intrazellulären Transport von Zellorganellen oder Membransystemen sind **Mikrotubuli** zusammen mit Motorproteinen verantwortlich. Im **Axon** einer Nervenzelle findet keine Proteinsynthese statt, so dass die erforderlichen Membranen, Enzyme und Zellorganellen vom Perykaryon entlang des Axons nach distal transportiert werden müssen.

Beim **schnellen axonalen Transport**, der eine Geschwindigkeit von bis zu 40 cm/Tag erreichen kann, werden Organellen entlang der Mikrotubuli transportiert, die sozusagen die Leitschiene für den Transport darstellen. Die Mikrotubuli haben ein Minus- und ein Plus-Ende, das Plus-Ende aller Mikrotubuli ist im Axon nach distal (also ans Axonende) orientiert. Das **Motorprotein Kinesin** ist für den axonalen Transport in Richtung des Plus-Endes (anterograder Transport), das Motorprotein **Dynein** für den Transport in Richtung Minus-Ende (retrograder Transport) verantwortlich.

Die Motorproteine binden mit einem Abschnitt an die zu transportierenden Organellen, mit einem anderen Abschnitt an die Mikrotubuli. Durch eine energieabhängige Konformationsänderung gleiten die Motorproteine nun an den Mikrotubuli entlang, ähnlich wie Aktin- und Myosinfilamente in der Muskulatur (Antwort (A) und (B) sind falsch), und nehmen die zu transportierende Struktur mit.

Zu (D) und (E): Nestin und das Neurofilamentprotein-L sind beides Intermediärfilamente und somit für die mechanische Stabilisierung einer Zelle verantwortlich. Ersteres kommt v. a. in neuronalen Stammzellen, letzteres in zentralen und peripheren Nervenzellen vor.

H96

→ **Frage 2.110: Lösung E**

Zur Abgabe des Transmitters in den synaptischen Spalt verschmelzen die synaptischen Bläschen, die den Transmitter enthalten, mit der präsynaptischen Membran der Synapse und geben so den Transmitter in den synaptischen Spalt frei **(Exozytose)**. Das wertvolle Membranmaterial der Vesikel wird damit in die präsynaptische Membran integriert. Zum Recycling dieses Materials lagert sich das Protein **Clathrin** innerhalb des Endkolbens an die präsynaptische Membran und trägt dazu bei, dass sich wieder Vesikel ins Zellinnere abschnüren und in die Zelle zurückwandern. Der Clathrinmantel dieser „coated vesicles" (Stachelsaumbläschen) löst sich dann sofort, um bei weiteren Vorgängen der Mikropinozytose Verwendung zu finden. Daher sind in elektronenmikroskopischen Aufnahmen selten coated vesicles zu finden. Das Protein Clathrin vermittelt allgemein die Abschnürung von Vesikeln aus der Zellmembran, nicht nur bei Synapsen. Man nennt diesen Vorgang **Endozytose oder Mikropinozytose** (Bläschendurchmesser 50–150 nm) im Gegensatz zur Makropinozytose bzw. Phagozytose, wobei der Bläschendurchmesser bei der Makropinozytose bis 1 µm, bei der Phagozytose sogar darüber liegen kann. Der Clathrinmantel fehlt bei Makropinozytose und Phagozytose.

Zu **(E)**: Die **Acetylcholinesterase** ist essentiell, um ein einmal in den synaptischen Spalt freigesetztes ACh sehr schnell durch Spaltung in Cholin und Acetat zu inaktivieren. Die Acetylcholinesterase ist in der Nähe des ACh-Rezeptors an der Membran lokalisiert und gelangt nicht durch Endozytose in die Zelle.

H10

→   **Frage 2.111: Lösung D**

Zu **(D)**: Die Abbildung wurde bereits in einem früheren Examen gezeigt. Es handelt sich um **dendritische Dornen** (dendritic spine), die bei Pyramidenbahnzellen und Purkinje-Zellen des Kleinhirns zu beobachten sind. Es handelt sich um spezialisierte Synapsenregionen: An den Dornen enden die Axone anderer Neurone, indem sie Synapsen bilden (axodendritische Synapse). Der Dorn hat somit rezeptive Funktion, so dass sich dort viele **Transmitterrezeptoren** befinden. Die Dornen vergrößern die rezeptive Oberfläche eines Neurons erheblich.

Zu **(A)**: Das **basische Myelinprotein** macht ca. 35 % des gesamten Myelinproteins aus. Myelin-bildende Zellen des zentralen Nervensystems sind die **Oligodendrozyten**.

Zu **(C)**: **Tetanustoxin** (Tetanospasmin) wirkt vornehmlich im **Rückenmark**, nicht im Cortex cerebri.

Zu **(E)**: **Vakuoläre Protonenpumpen** (V-ATPasen) werden in der Plasmamembran von Gliazellen exprimiert, nicht jedoch von Neuronen. Sie dienen dem Protonentransport.

F10 ■

→   **Frage 2.112: Lösung A**

Zu **(A)**: Die **Synapsen der Photorezeptoren der Netzhaut,** der **Bipolarzellen** der Netzhaut und der **Haarsinneszellen** des Innenohrs und des Gleichgewichtsorgans zeigen im Vergleich zu anderen Synapsentypen physiologische und anatomische Besonderheiten: **Synaptische Bänder** oder **Lamellen**, an denen die mit dem Transmitter **Glutamat** beladenen synaptischen Vesikel gebunden sind und somit zur Exozytose bereit stehen. **Morphologisch** handelt es sich hierbei um präsynaptische, elektronendichte **bandartige Strukturen senkrecht zum synaptischen Spalt**. Diese Strukturen **korrelieren mit hohen Entladungsfrequenzen** und hohem Umsatz von Vesikeln (Vesikelreservoir), was die außerordentlich hohe Ausschüttungsrate von Vesikeln und die Präzision der Erregungsübertragung erklärt.

Zu **(B)–(E)**: Die **Horizontal-** und die **amakrinen Zellen der Netzhaut**, die **Pituizyten** und die **Mitralzellen des Bulbus olfactorius** weisen keinerlei solcher bandartigen Strukturen auf.

2.9   Allgemeine Anatomie des Nervensystems

F10 ■

→   **Frage 2.113: Lösung E**

Zu **(E)**: Gesucht wird ein leicht zugänglicher Nerv, möglichst ohne motorische Funktionen (alle anderen Lösungen fallen aus) und mit möglichst kleinem Autonomgebiet: Am besten eignet sich der N. suralis am Unterschenkel: Er ist **rein sensibel**, versorgt nur ein kleines Gebiet hinter dem Malleolus lateralis und ist **leicht zugänglich**. Siehe Abb. 4.5.

Zu **(A)–(D)**: Der **N. fibularis communis** (Synonym: N. peroneus communis, (A)), der **N. ulnaris** (B), der **N. obturatorius** (C) und der **N. musculocutaneus** (D) sind rein motorisch oder gemischt sensibel-motorisch und daher ungeeignet für Biopsien.

H08 ■

→   **Frage 2.114: Lösung D**

Für eine **Biopsie** eines peripheren Nervs **wird der rein sensible N. suralis verwendet**, da er **leicht zugänglich** ist und ein nur kleines Gebiet hinter dem Malleolus lateralis sensibel versorgt. Zum Innervationsgebiet des N. suralis siehe Prometheus, Lernatlas der Anatomie, Allgemeine Anatomie und Bewegungssystem, 2. Auflage, Georg Thieme Verlag 2007, S. 533.

Zu **(A)–(C), (E)**: Die übrigen genannten Nerven haben größere oder wichtigere Versorgungsgebiete wie der unter (B) genannte **R. superficialis n. radialis** (siehe Prometheus, Lernatlas der Anatomie, Allgemeine Anatomie und Bewegungssystem, 2. Auflage, Georg Thieme Verlag 2007, S. 358), oder der **N. cutaneus femoris lateralis** ((C), der die laterale Oberschenkelseite bis zum Knie versorgt), oder sie sind wie der **N. thoracicus longus** (E) rein motorisch oder schlecht zugänglich. Der **N. occipitalis major** (A) versorgt die Hinterhauptsgegend motorisch und sensibel. Motorische Nerven, die wichtige Muskeln versorgen, sind für eine Nervenbiopsie nicht geeignet.

Kommentare

F98

→ **Frage 2.115: Lösung D**

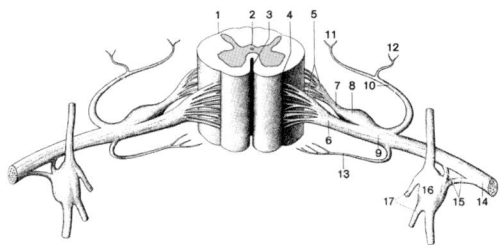

Abb. 2.12 Spinalnervsegment
1 Sulcus posterolateralis
2 Sulcus medianus post.
3 Fissura mediana ant.
4 Sulcus anterolateralis
5 Wurzelfäden
6 Radix anterior
7 Radix posterior
8 Spinalganglion
9 N. spinalis, Spinalnerv
10 R. posterior des Spinalnervs,
   Aufzweigung in R. medialis (11)
   und R. lateralis (12)
13 R. meningeus
14 R. anterior des Spinalnervs
15 Ramus communicans albus und griseus
16 Grenzstrangganglion
17 Nn. splanchnici
Aus: Frick H, Leonhardt H, Starck D, Allgemeine Anatomie, Spezielle Anatomie I, 4. Auflage 1992, Georg Thieme Verlag, Stuttgart, New York.

Zu **(D)**: Präganglionäre sympathische Fasern enthalten nur die thorakalen und oberen lumbalen Spinalnerven (C8–L3). Die präganglionären sympathischen Fasern laufen eine kurze Strecke im Spinalnerv mit und zweigen dann zum Grenzstrangganglion ab (R. communicans albus).

Der Mensch hat:
12 Hirnnerven- und
31 Rückenmarknervenpaare, davon
• 8 Zervikalnervenpaare
• 12 Thorakalnervenpaare
• 5 Lumbalnervenpaare
• 5 Sakralnervenpaare
• 1 Kokzygealnervenpaar

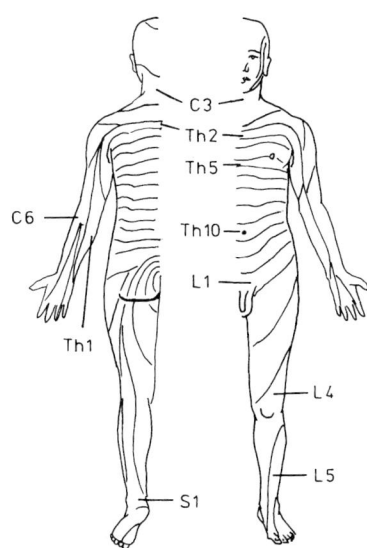

Abb. 2.13 Segmentale Innervation der Haut

F09 ■

→ **Frage 2.116: Lösung C**

Zu **(C)**: Der **Patellarsehnenreflex** ist über den **N. femoralis** vermittelt und wird weitestgehend im Segment L4 verschaltet.
Wichtig ist das Prinzip des Reflexbogens beim **monosynaptischen Eigenreflex**: Durch den Schlag mit dem Reflexhammer auf die Patellarsehne wird der M. quadriceps femoris gedehnt, das Signal aus den Muskelspindeln, die die Dehnung registrieren, erreicht über Ia-Fasern (Neurone, deren Perikarya im Spinalganglion liegen) über die **Hinterwurzel** die entsprechende Vorderhornzelle, die dann die Muskelkontraktion (**M. quadriceps femoris – Kennmuskel für das Segment L4**) auslöst. Eine **intakte Hinterwurzel** ist also unabdingbar für den Reflex.
Die Eigenreflexe stehen unter dem Einfluss hemmender Bahnen aus der Formatio reticularis, die mit der Pyramidenbahn zum Vorderhorn laufen. Wenn die Pyramidenbahn geschädigt ist, ist der Eigenreflex daher gesteigert (z. B. nach Schlaganfall). Periphere oder segmentale Läsionen führen zur Abschwächung bis hin zum Ausfall des Reflexes.
Zu **(A)**: Diese Aussage ist so nicht richtig, der Reflex kann selbstverständlich **auch bei intakter Pyramidenbahn** ausgelöst werden.
Zu **(B)**: Die **Hinterstrangbahn** ist für den Reflexverlauf nicht relevant, da er auf Segmentebene verläuft.
Zu **(D)** und **(E)**: Eigenreflexe können **auch bei bewusstlosen Patienten** untersucht werden (E), sie **ermüden nicht** (D). Eine Bahnung von Reflexen durch spezielle Handgriffe ist möglich und sollte auch

durchgeführt werden; klinisch wichtig ist der Seitenvergleich.

Siehe Prometheus, Lernatlas der Anatomie, Kopf, Hals und Neuroanatomie, 2. Auflage, Georg Thieme Verlag 2009, S. 344.

H09 ■

→ **Frage 2.117: Lösung B**

Zu **(B)**: Von **übertragenem Schmerz** spricht man, wenn es bei **Erkrankungen der inneren Organe zu Schmerzen** bzw. Überempfindlichkeiten **in bestimmten Hautarealen** kommt. Diese Hautareale nennt man auch **Head-Zonen**. Viszeroafferenzen und Schmerzafferenzen dieses Hautareals werden im Rückenmark auf dieselbe Strangzelle projiziert. Beim akuten Koronarsyndrom kann es daher zu Schmerzen an der Innenseite des Oberarms (C8, Th1) kommen. **Über dem Nabel** (Th 10) liegt die **Head-Zone des Dünndarms**.

Zu **(A)**, **(C)–(E)**: Die **Head-Zonen** der anderen genannten Organe liegen:

- **Dickdarm** (A) → Th11 kaudal des Nabels,
- Leber, **Gallenblase** (C) → Th8 bis Th11 rechts,
- **Ösophagus** (D) → Th4 bis Th5 Mitte,
- **Zwerchfell** (E) → C4.

H02

→ **Frage 2.118: Lösung E**

Zu **(E)**: Im **Plexus hypogastricus inferior** (Plexus pelvicus) mit zahlreichen Ganglien (Ganglia pelvica) werden tatsächlich sowohl parasympathische Fasern aus dem Sakralmark wie auch sympathische Fasern umgeschaltet, sodass in den Ganglia die Perikarya postganglionärer Neurone beider Qualitäten liegen. Der Plexus umgreift Blase, Mastdarm und innere Geschlechtsorgane.

Zu **(A)**: Das Ganglion impar ist sozusagen das unterste unpaare Grenzstrangganglion und enthält damit nur die Perikarya sympathischer postganglionärer Neurone.

Zu **(B)**: Im Ganglion stellatum finden sich die Perikarya sympathischer postganglionärer Neurone für Plexus vertebralis, Herz, Lunge und Ösophagus.

Zu **(C)**: Das Ganglion submandibulare enthält die Perikarya parasympathischer postganglionärer Neurone für die Glandula submandibularis und sublingualis.

Zu **(D)**: Das enterische Nervensystem und damit auch der Plexus myentericus ist autonom und wird durch Sympathikus und Parasympathikus lediglich beeinflusst und moduliert, d. h. in den Ganglien des Plexus myentericus liegen keine Perikarya postganglionärer Neurone des Sympathikus und Parasympathikus.

H07 ■

→ **Frage 2.119: Lösung C**

Man unterscheidet **primäre** und **sekundäre Sinneszellen**. Bei **primären Sinneszellen** (Riechschleimhaut, Sehzellen der Netzhaut) besitzt die Rezeptorzelle einen eigenen Neuriten, der die Reize gleich weiterleitet – man bezeichnet ihn als afferenten Neuriten. Die Sinneszelle ist damit das **erste Neuron der afferenten Leitung**, also: Sinneszelle (Rezeptor) + afferenter Neurit = primäre Sinneszelle. Diese entspricht dem 1. Neuron.

Die **sekundäre Sinneszelle** (Geschmacks-, Gleichgewichts- und Hörorgan, Merkel-Zelle) besitzt keinen afferenten Neuriten. Die Sinneszelle setzt bei Erregung einen Transmitter frei, der ein Aktionspotential auslöst. Dort ist eine spezielle Nervenzelle für die Weiterleitung zuständig. Die sekundäre Sinneszelle ist dem 1. Neuron (= Nervenzelle + Neurit) vorgeschaltet.

H08 ■

→ **Frage 2.120: Lösung D**

Die interstitiellen Zellen von Cajal sind spezialisierte verzweigte Zellen innerhalb der Tunica muscularis des Magen-Darm-Trakts, die Kontakte zu glatten Muskelzellen (Nexus) haben und zwischen Nervenendigungen des enterischen Nervensystems und glatten Muskelzellen vermitteln sollen. Es wird ihnen auch eine **Schrittmacherfunktion bei** der **Darmmotorik** zugeschrieben. Diese Zellen können durch Imprägnation mit Metallen und aufgrund eines speziellen Tyrosinkinase-Membranrezeptors selektiv dargestellt werden.

H05

→ **Frage 2.121: Lösung C**

Bei Dehnung der Blasenwand unter zunehmender Blasenfüllung werden die Dehnungsrezeptoren erregt und führen zum Miktionsreflex, d. h. Erregung der parasympathischen Neurone zum M. detrusor vesicae (Kontraktion der Blasenmuskulatur) und zum M. sphincter urethrae externus (Erschlaffung, damit Beginn der Blasenentleerung). Damit ist der Parasympathikus als efferenter Schenkel dieses Reflexes zu sehen. Die Fasern entstammen den Segmenten S2–S4 und gelangen in den Plexus vesicalis, der auch sympathische Fasern führt. Die Miktion ist ein Rückenmarkreflex, der allerdings vom Miktionszentrum beeinflusst wird.

F07

→ **Frage 2.122: Lösung D**

Die beschriebene Charakteristik Hauptzellen, gliale Hüllzellen, viele fenestrierte Kapillaren und Nervenendigungen sprechen für ein **Glomusorgan**, z. B. **Glomus caroticum**. Glomusorgane gehören zu den

Paraganglien, es sind Chemorezeptoren. Die Hauptzellen enthalten chromaffine Granula.

Die **Epithelkörperchen** (A) bestehen aus dicht nebeneinander liegenden Epithelzellen, dazwischen liegen viele Kapillaren. Es gibt helle Hauptzellen, dunkle Hauptzellen und oxyphile Zellen. Man findet aber keine Nervenendigungen. Auch die Follikelstruktur der Schilddrüse (B) lässt sich mit dem beschriebenen Bild nicht in Einklang bringen.

2.10 Allgemeine Anatomie des Kreislaufsystems

II.17 Fetalkreislauf

Der Fetus erhält Nährstoffe und arterialisiertes Blut über die Plazenta von der Mutter. Da sich mütterliches und fetales Blut nicht vermischen können (Plazentaschranke, siehe Lerntext I.10), wird das fetale Blut über die Zottenoberfläche durch Diffusion oxygeniert, d. h. Sauerstoff diffundiert durch die Plazentaschranke und gelangt in die fetalen Kapillaren. Diese sammeln sich zu **einer** V. umbilicalis, welche arterialisiertes Blut über den Nabelstrang zum Fetus führt.

Im Kreislauf des Fetus sind verschiedene *Kurzschlussverbindungen (Shunts)* eingeschaltet, da die noch nicht belüfteten Lungen und die Leber (die Entgiftung geschieht über die Plazenta) umgangen werden müssen.

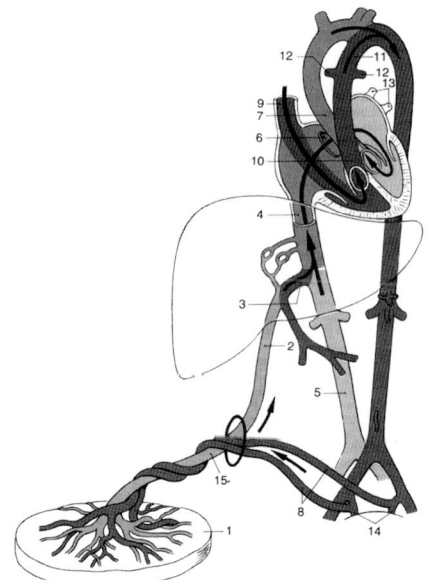

Abb. 2.14 Fetalkreislauf
Aus: Kahle W, Leonhardt H, Platzer W. Taschenatlas der Anatomie, 6. überarbeitete Auflage 1991, Georg Thieme Verlag, Stuttgart, New York.

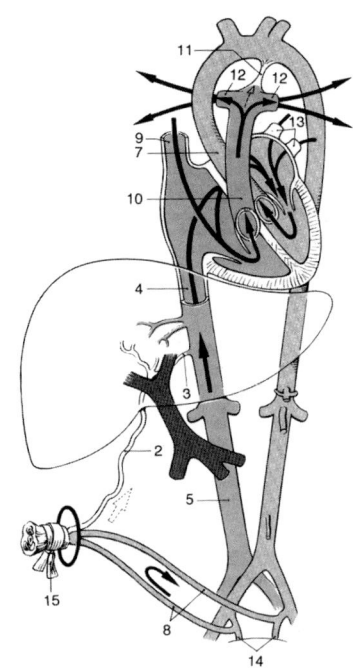

Abb. 2.15 Postnatale Umstellung des Blutkreislaufs
Aus: Kahle W, Leonhardt H, Platzer W. Taschenatlas der Anatomie, 6. überarbeitete Auflage 1991, Georg Thieme Verlag, Stuttgart, New York.

Legende zu Abb. 2.14 und Abb. 2.15
1 Plazenta
2 V. umbilicalis
3 **Ductus venosus (Arantii)** → **Lig. venosum**
4 V. cava inferior
5 Sauerstoffärmeres Blut aus den unteren Extremitäten in der V. cava inf.
6 **Foramen ovale**
7 Aorta
8 Aa. umbilicales
9 V. cava superior
10 Truncus pulmonalis
11 **Ductus arteriosus (Botalli)** → **Lig. arteriosum**
12 Aa. pulmonales
13 Vv. pulmonales
14 Aa. vesicales sup.

Der Weg des arterialisierten Blutes ist folgender:
Die V. umbilicalis (2) verläuft zur Leberpforte (später Lig. teres hepatis), dort fließt ein kleiner Teil durch die Leber, während der größte Teil über den **1. Shunt, den Ductus venosus (Arantii)** (3), an der Leber vorbei in die V. cava inferior (4) geleitet wird. Dort findet die erste Vermischung mit venösem Blut (5) statt.
Da nun im Herz der kleine (also Lungen-) Kreislauf umgangen werden soll, fließt das (nun nicht mehr voll arterialisierte) Blut aus der V. cava inf.

über den **2. Shunt, das Foramen ovale** (6), gleich in den linken Vorhof, von dort normal weiter über die linke Kammer in die Aorta (7).

Die Verbindung zwischen rechtem und linkem Herzen besteht also auf Vorhofebene, nicht zwischen den Ventrikeln.

Im linken Vorhof befindet sich dann Blut, das weniger oxygeniert ist als das fast arterielle Blut aus der V. umbilicalis. Gleichzeitig wird rein venöses Blut aus dem Kopf und den oberen Extremitäten über die V. cava superior in das rechte Herz und dann am Mischblut (das durch das Foramen ovale fließt) vorbei in die rechte Kammer und in den Truncus pulmonalis (10) geleitet. Hier wird der **3. Kurzschluss** wirksam: Der **Ductus arteriosus (Botalli)** (11) verbindet Truncus pulmonalis und Aorta und leitet Blut sofort in die Aorta, anstatt über die noch nicht belüftete Lunge. Nur ein kleiner Teil des Blutes fließt durch den Lungenkreislauf.

Da der Ductus arteriosus nach den arteriellen Abgängen für Kopf und obere Extremitäten mündet und rein venöses Blut zugeführt wird, erhalten die unteren Extremitäten sauerstoffärmeres Blut als die Arterien für die obere Körperhälfte.

Das venöse Blut fließt dann über **zwei** Aa. umbilicales (8) wieder in die Plazenta.

Die **Umstellung des Fetalkreislaufs** bei der Geburt vollzieht sich schrittweise:
- Beendigung der plazentaren Zirkulation und
- Einsetzen der Lungenatmung, dadurch
- Abfall des Blutdrucks in der Vena cava inferior und im rechten Vorhof,
- Absinken des pulmonalen Widerstandes durch die Belüftung der Lunge,
- Durchblutung der Lunge, dadurch
- Druckanstieg im linken Vorhof, der Druck im linken Vorhof ist jetzt höher als im rechten Vorhof, dadurch
- funktioneller Verschluss des Foramen ovale,
- funktioneller Verschluss des Ductus arteriosus und des Ductus venosus (10–15 Stunden nach der Geburt).

Der Verschluss der einzelnen Shunts erfolgt zunächst nur funktionell, durch Gewebsveränderungen und Zellproliferation ergibt sich dann der endgültige anatomische Verschluss.

H04 ■
→ **Frage 2.123: Lösung C**

Zu **(A)**: Der Ductus arteriosus (Botalli) verschließt sich nach der Geburt (Lig. arteriosum).
Zu **(B)**: Der Ductus venosus (Arantii) verschließt sich ebenfalls zum Lig. venosum.
Zu **(C)**: Der **Sinus coronarius** ist im Gegensatz zu den anderen genannten Strukturen keine Kurzschlussverbindung des Fetalkreislaufs bzw. kein fe-

tales Gefäß, sondern nimmt den größten Teil des venösen Blutes aus den Herzvenen auf und mündet in den rechten Vorhof.

Zu **(D)**: Beide **Aa. umbilicales** verschließen sich zunächst funktionell, dann erst später durch Fibrosierung. Aus den distalen Anteilen entsteht jeweils das Lig. umbilicale mediale (Innenrelief der Bauchwand), die proximalen Anteile bleiben durchgängig als Aa. vesicales superiores.

Zu **(E)**: Aus dem intraabdominellen Verlauf der V. umbilicalis entsteht nach Verschluss das Lig. teres hepatis (Unterrand des Lig. falciforme hepatis).

F02 ■
→ **Frage 2.124: Lösung C**

Der **Ductus venosus** leitet das arterialisierte Blut aus (einer) V. umbilicalis an der Leber vorbei zur V. cava inferior (ein kleiner Teil fließt auch durch die Leber). Danach findet die erste Vermischung mit venösem Blut aus der unteren Körperhälfte statt.

Am fetalen Herz wird das Blut aus der unteren Hohlvene über eine „Klappe" (Valva venae cavae inferioris) zum **Foramen ovale** direkt in den linken Vorhof unter Umgehung des Lungenkreislaufs geleitet (Rechts-Links-Shunt).

Der **Ductus arteriosus Botalli** leitet Blut, das aus der V. cava superior in den rechten Vorhof strömt und dann am Blutstrom durch das Foramen ovale vorbei in den Truncus pulmonalis gelangt, von der Lungenschlagader in die Aorta. Die zwei **Aa. umbilicales** verlaufen, von den Aa. iliacae communes aus kommend, durch den Nabelring zur Plazenta.

Zu **(B)**: Der **Ductus venosus** enthält sauerstoffreicheres Blut als die fetale Aorta, die zudem noch sauerstoffarmes Blut aus der oberen Körperhälfte über den Ductus arteriosus Botalli erhält.

Zu **(D)** und **(E)**: Nach der Umstellung des Fetalkreislaufs zum postnatalen Kreislauf kommt es zunächst zum funktionellen Verschluss des Ductus venosus, der sich später auch anatomisch verschließt. Nach der Obliteration wird aus dem Ductus venosus das **Lig. venosum**, das auf der Facies visceralis der Leber zu erkennen ist. Das Lig. teres hepatis entsteht aus dem intraabdominellen Verlauf der V. umbilicalis.

> **Merke!**
> Im rechten Vorhof kreuzen sich zwei Blutströme! Auch im Fetalkreislauf fließt Blut durch die Pulmonalarterie in die Lungen!

F08 ■

→ **Frage 2.125: Lösung C**

Von den genannten Gefäßen führt die **V. iliaca interna im fetalen Kreislauf** das **sauerstoffärmste Blut**. Sie enthält venöses Blut aus den unteren Extremitäten des Fetus und transportiert es in die untere (herzferne) V. cava inferior, die bis zur Einmündung des Ductus venosus sauerstoffarmes Blut führt.

Zu **(B)** und **(D)**: **Vena umbilicalis** und **Ductus venosus** führen das sauerstoffreiche Blut aus der Plazenta zum Fetus bzw. sofort an der Leber vorbei, so dass die herznahe V. cava inferior nach Einmündung des Ductus venosus noch relativ sauerstoffreiches Blut enthält. Dieses Blut wird vom rechten Vorhof direkt über das offene Foramen ovale in den linken Vorhof geleitet (ist damit immer noch sauerstoffreich) und gelangt schließlich in die Aorta ascendens des Fetus.

Zu **(A)** und **(E)**: Das venöse Blut aus Kopf und oberen Extremitäten gelangt über die V. cava superior in den rechten Vorhof, vermischt sich dort mit dem kleinen Teil sauerstoffreichen Blutes aus der V. cava inferior und hat dann eine mittlere O_2-Sättigung. Dieses Blut gelangt über den rechten Ventrikel in die Lungenarterie, in die Lungen und dann über den **Ductus arteriosus** in die Aorta, wo es sich mit dem sauerstoffreichen Blut wieder vermischt. Die **Aa. umbilicales** führen dann Blut mit mittlerer O_2-Sättigung wieder zur Plazenta zurück. Die **Sauerstoffsättigung in der Aorta abdominalis und den Nabelarterien** ist aber **im fetalen Kreislauf geringer als in der herznahen V. cava inferior** (nach Zumischen des sauerstoffreichen Blutes aus dem Ductus venosus)! Siehe Prometheus, Lernatlas der Anatomie, Innere Organe, 2. Auflage, Georg Thieme Verlag 2009, S. 20.

H03 ■

→ **Frage 2.126: Lösung E**

Siehe zunächst Lerntext II.17.
Das Lig. venosum entsteht aus dem Ductus venosus (Arantii), das Lig. arteriosum ist der Rest des Ductus arteriosus Botalli und das Lig. teres hepatis ist der Rest der V. umbilicalis. Die Plica umbilicalis medialis enthält auf jeder Seite das Lig. umbilicale mediale, den Rest der beiden Aa. umbilicales.
Zu **(E)**. Die Plica umbilicalis mediana bzw. das Lig. umbilicale medianum ist der bindegewebige Rest des Urachus und verbindet Nabel und den Scheitel der Harnblase.

F03 ■

→ **Frage 2.127: Lösung B**

Die mit „Y" bezeichnete Struktur an der Facies visceralis der Leber ist das Lig. teres hepatis, der Rest der V. umbilicalis des Fetalkreislaufs. Im Fetalkreis-

lauf führt die V. umbilicalis aus der Nabelschnur arterialisiertes Blut zum Fetus. Siehe hierzu auch Abb. 2.14 und Lerntext II.17.

II.18   Blutgefäße, Kapillaren

Bei den **Arterien** vom elastischen Typ, zu denen man die großen herznahen Gefäße zählt (Aorta, A. carotis communis usw.), überwiegen beim Aufbau der Tunica media bei weitem die elastischen Lamellen. Sie sind wesentlich für die **Windkesselfunktion** dieser Gefäße zuständig. Bei den weiter vom Herzen entfernten Gefäßen nimmt der Anteil an glatten Muskelzellen in der Tunica media zu.

Die Tunica intima, die innerste Schicht im Wandaufbau arterieller Gefäße, besteht aus der Endothelschicht und der Membrana elastica interna, die die Grenze zur Tunica media bildet.

Kapillaren haben eine durchschnittliche Länge von 0,5–1 mm. Der Wandbau der Kapillaren ist recht einfach. Die Wand besteht nur aus 3 Komponenten:

• Basallamina
• Endothel
• Perizyten

Druckbedingt besitzen die **Venen** eine dünnere Wand als die Arterien. Die Taschenklappen der Venen bestehen aus Duplikaturen der Tunica intima. Die Klappen dienen der Blutstromausrichtung zum Herzen hin.

Klinischer Bezug
Bei Tonusverlust der Venenwand und anschließender Dilatation werden die Klappen insuffizient. Dies führt zur **Varizenbildung** („Krampfadern").

Weitere Elemente der Venenwand sind glatte Muskelzellen, Kollagen- und Retikulinfasern.

Die Muskelzellbündel in der Tunica externa sorgen für einen schichtenförmigen Aufbau der Venenwand.

Grundsätzlich gilt für Arterien und Venen folgender Wandaufbau: *Intima, Media, Adventitia*.

Arterie:
– kräftige, gut abgrenzbare Media
– charakteristische Elastica interna (Halskrause)

Vene:
– unscharfe Abgrenzung der Schichten
– *Elastica interna fehlt!*
– Media locker, fehlende Abgrenzung zwischen Media und Adventitia

Generell können drei verschiedene **Kapillartypen** unterschieden werden:

• **Kapillaren vom kontinuierlichen** (lückenlosen, nicht fenestrierten) **Typ** zeichnen sich durch ein durchgängiges Endothel ohne Fensterung sowie eine kontinuierliche Basallamina aus. Sie kommen typischerweise in der Lunge, im Zentralnervensystem, Binde- und Stützgewebe, in der Retina und in Skelett- und Herzmuskelgewebe vor. Die Kapillarpermeabilität ist je nach Organ sehr unterschiedlich. Besonders wenig permeabel sind Hirnkapillaren, die sehr dichte tight junctions besitzen.

- **fenestrierte kontinuierliche Kapillaren:** Sie besitzen ein gefenstertes Endothel, aber eine kontinuierliche Basallamina und kommen typischerweise im Magen-Darm-Trakt, in endokrinen Drüsen und im Plexus choroideus sowie in der Niere (Poren bei den Endothelien der Nierenglomeruli, Membranen bei peritubulären Kapillaren) vor. Man unterscheidet Diaphragmen (Membranen) oder Poren als Durchbruchstellen.
- **fenestrierte diskontinuierliche sinusoide Kapillaren:** Sie zeichnen sich durch ein gefenstertes Endothel (Endothelporen) sowie eine diskontinuierliche Basallamina aus. Sie sind typischerweise in der Leber, der Milz und im Blut bildenden Knochenmark lokalisiert.

H08 F03 H00 ■■

→ **Frage 2.128: Lösung A**

Siehe Lerntext II.18.
Zu **(B)–(E):** In **Nierenglomerulus** (B), **Leberläppchen** (C), **Nebenniere** (D) und im **Inselorgan des Pankreas** (E) sind die Kapillarendothelien typischerweise nicht vom kontinuierlichen Typ.

F06 H01 ■

→ **Frage 2.129: Lösung C**

Der Begriff **fenestrierte Kapillare** meint Kapillaren mit gefenstertem Endothel, aber lückenloser Basallamina (im Gegensatz zu diskontinuierlichen Kapillaren, wo auch die Basalmembran mit Lücken durchsetzt ist, z. B. in Leber, Milz). **Fenestrierte Kapillaren** sind typisch für die Niere (peritubuläre Kapillaren), die Darmschleimhaut, endokrine und exokrine Drüsen, den **Plexus choroideus** sowie die neurohämalen Regionen des Gehirns (zirkumventrikuläre Organe, siehe Kommentar zu Frage 9.128).

F07 ■

→ **Frage 2.130: Lösung C**

Siehe Kommentar zu Frage 2.129.

F08 ■

→ **Frage 2.131: Lösung A**

Endothel mit Poren (also ohne Diaphragmen) ist gleichbedeutend mit diskontinuierlichem Endothel und kommt nur in wenigen Organen vor. Es ist **Bestandteil der** sinusoiden **Kapillaren der Leberläppchen** (Lebersinusoide) und der Nierenglomeruli.
Zu **(B)–(E):** Kapillaren mit fenestriertem Endothel (Diaphragmen) finden sich z. B. in allen endokrinen

Organen, exokrinen Drüsen, Plexus choroideus, im Magen-Darm-Trakt und in der Harnblase.

H07 ■■

→ **Frage 2.132: Lösung E**

Kapillaren mit **fenestriertem Endothel** kommen an Stellen mit hohem Stoffaustausch vor, z. B. in der Darmmukosa oder endokrinen Organen. In Lunge (A), Herz (B), Bindegewebe und Muskulatur kommen Kapillaren mit kontinuierlichem Endohel vor. Besonders dicht ist das kontinuierliche Endothel der Hirnkapillaren (Antwort (D) ist falsch), das für die Eigenschaften der Blut-Hirn-Schranke wichtig ist.

F00

→ **Frage 2.133: Lösung A**

Zu **(A): Sympathische**, postganglionäre Fasern ziehen häufig gemeinsam mit den Arterien zu ihrem Erfolgsorgan und innervieren „unterwegs" die Arterien. Der Sympathikus führt an den Arterien zu einer Vasokonstriktion, indem er die glatten Muskelzellen der Tunica media innerviert. Wie auf der Abbildung zu sehen, ziehen seine Fasern dafür gleichmäßig und netzartig verzweigt durch die Arterienwand.
Zu **(B): Dendriten** verlaufen **radiär** auf ein Perikaryon einer Nervenzelle zu. Die auf der Abbildung sichtbaren Fasern scheinen jedoch auf keine Struktur zuzulaufen.
Zu **(C): Korbzellen** kommen im Stratum moleculare des Kleinhirns vor. Sie geben **inhibitorische** Fasern zur Purkinje-Zelle ab und sind nicht um eine Arterie gruppiert.
Zu **(D): Kollagen Typ III** kommt zwar in Gefäßwänden vor, das subendotheliale Bindegewebe ist aber ausschließlich in Richtung des Gefäßverlaufs angeordnet. Außerdem bildet das Kollagen Typ III kein solch grobmaschiges Netz, wie in der Abbildung zu sehen, es würde sich eher als nahezu durchgängige Schicht darstellen.
Zu **(E): Elastin** ist das Skleroprotein der **elastischen Fasern**. Es ähnelt in der Aminosäurenzusammensetzung dem Kollagen (viel Glycin und Prolin). Es wäre ebenfalls als nahezu durchgängige Schicht zu sehen, allerdings enthält eine kleine Arterie wenig elastische Fasern.

H06

→ **Frage 2.134: Lösung C**

Zu **(C):** Das **Wanddicken-Radius-Verhältnis** bei arteriellen Gefäßen, wie auch das Verhältnis zwischen Mediadicke und Radius, nimmt von der zentralen Aorta bis hin zu den peripheren Arteriolen zu. Die relative Wanddicke der Aorta ist also gering, sie hat im Verhältnis zum Radius von ca. 1,3 cm nur eine Wanddicke von 2 mm, also eine relative Wanddicke von 0,15. Bei einer kleinen Arterie beträgt dieser

Wert schon 0,5; bei der **Arteriole** ca. 1,3! Das hat zur Folge, dass die relativ dicke Wand der Arteriole die Wandspannung reduziert und das Gefäß weniger Energie benötigt, um das Gefäßlumen wirkungsvoll einzuengen. Aorta und große Arterien müssen eine viel größere Wandspannung aushalten; dies erklärt den hohen bindegewebigen und elastischen Anteil in der Gefäßwand.

F10 ■

→ **Frage 2.135: Lösung A**

Zu **(A)**: Die A. carotis communis ist reicher an elastischen Fasern als die übrigen in der Frage genannten Arterien. Arterien vom elastischen Typ treten in Herznähe auf. Zu ihnen zählen z. B. die Aorta und ihre Hauptäste sowie der Truncus pulmonalis oder auch der **Truncus brachiocephalicus**. Sie „glätten" den diskontinuierlichen Ausstoß des Blutes aus dem Herzen, indem sie während der Diastole durch die passive Kontraktion der vorher gedehnten Arterienwand den Blutstrom aufrechterhalten (**Windkesselfunktion**). Ihre Media besteht aus mehreren konzentrisch angeordneten elastischen Lamellen, zwischen denen sich eine Lage glatter Muskelzellen befindet.

Weiter peripher im Stromgebiet wandelt sich das histologische Bild der Arterienwand und geht zunächst in den Misch- und dann muskulären Typ über.

Zu **(B)**: Die **A. maxillaris** gehört zu den Arterien des muskulären Typs. Insgesamt kann man sich merken, dass die Arterien dieses Typs relativ **herzfern** liegen und ihre Hauptaufgabe in der **Aufrechterhaltung des Blutdrucks** (**Widerstandsgefäße!**) liegt.

Zu **(C)–(E)**: Auch die **A. brachialis** (C), die **A. iliaca externa** (D) und die zarte **A. cerebri media** (E) gehören zu den muskulären Arterien.

H08 ■

→ **Frage 2.136: Lösung C**

In der vorliegenden elektronenmikroskopischen Aufnahme der **Arteriolenwand** sind **Caveolae** zu erkennen, die der **Oberflächenvergrößerung** dienen. Caveolae kommen in den meisten Zellen vor, in manchen aber besonders zahlreich (Gefäßendothel, glatte Muskelzellen, Fettzellen). In glatten Muskelzellen sind sie relativ konstant und haben mit dem Kalziumeinstrom zu tun. In Endothelzellen werden Funktionen bei der Transzytose diskutiert, sie könnten aber auch bestimmte Transporter, Tunnelproteine und ähnliches enthalten.

Zu **(B)**: **Synaptische Vesikel** sind für die synaptische Erregungsübertragung essenziell. Sie speichern synaptische Überträgerstoffe und setzen sie auf einen Impuls hin frei.

Zu **(A)**: **Weibel-Palade-Körperchen** liegen innerhalb des Zytoplasmas. Sie enthalten den von Willebrand-Faktor, der eine Rolle bei der Thrombozytenaggregation nach Gefäßverletzungen spielt.

Zu **(D)**: **Multivesicular bodies** sind kleine, doppelwandige Zellorganellen, die kleinere Vesikel enthalten. Man findet sie beispielsweise in Herzmuskeloder Gliazellen.

Zu **(E)**: **T-Tubuli** (= transversale Tubuli) sind abgeplattete Membranschläuche, die die Muskelfasern durchziehen und zu einer Membranoberflächenvergrößerung führen. Die Ausbreitung der elektrischen Erregung in das Innere der Muskelfaser wird hierdurch erleichtert.

F09 ■

→ **Frage 2.137: Lösung E**

Das Bild wurde bereits einmal in der 1. ÄP Herbst 2008 gezeigt, damals mussten die Caveolae (Membraneinstülpungen, die die Oberfläche vergrößern und viele Membranproteine enthalten) erkannt werden.

Zu **(E)**: Die jetzt markierte Struktur in der Arteriolenwand ist eine **Nervenendigung**, erkennbar an den synaptischen Bläschen. **Arteriolen** sind im Kreislauf die **Widerstandsgefäße**, die den peripheren Gefäßwiderstand regulieren können. Aus diesem Grund sind sie reich innerviert (sympathisch – noradrenerg vermittelte Kontraktion, Relaxation durch NO [Stickstoffmonoxid] aus dem Endothel, s. Physiologie).

Zu **(A)–(D)**: Die Gefäßwand der Arteriolen besteht aus lückenlosem **Endothel** ((A), hier rechts zu sehen, das Gefäßlumen ist also rechts), dann folgt eine Lage ringförmiger **Muskelzellen** (B), in der Adventitia liegen Axone und Nervenendigungen, **Bindegewebszellen** (D) und kollagene Fasern.

F94

→ **Frage 2.138: Lösung B**

Im Bereich des Pylorus bzw. der Pars pylorica existieren keine Schwellkörper. Der Verschluss wird durch den kräftigen Ringmuskel des Pylorus bewirkt.

Zu **(A)**: Die Schwellkörper (Plexus cavernosum concharum) liegen in der Wand der Nasenmuscheln und am knorpeligen Nasenseptum, und zwar in der Lamina propria der Nasenschleimhaut. Sie enthalten arteriovenöse Anastomosen, die am Nasenseptum (Locus Kiesselbachi) zu starkem Nasenbluten führen können.

H01

→ **Frage 2.139: Lösung A**

Pfortadersystem im weiteren Sinne meint ein System, in dem das Blut zwei aufeinander folgende Kapillarsysteme passiert, wobei das zweite Kapillarnetz auch als **Rete mirabile** (= Malpighi-Netz) bezeichnet wird.

Beim **Hypophysenvorderlappen** gibt es ein Pfortadersystem, wobei arterielles Blut für die Hypophyse zuerst im Hypophysenstiel kapillarisiert, dann in 1–2 Venen fließt (Portalvenen), die sich wiederum zu einem zweiten Kapillarsystem verzweigen. Dabei gelangen die im Infundibulum der Hypophyse aufgenommenen Steuerhormone des Hypothalamus in die Adenohypophyse und entfalten dort ihre Wirkung.

Allgemein kann man sich merken: Portalsysteme entstehen aus Venen, die aus einem Kapillarbett entspringen und wieder in ein Kapillarbett einmünden, wobei der Blutfluss nicht von der Pumpleistung des Herzens abhängig ist.

Bei der **Niere** handelt es sich um ein Hintereinanderschalten von **2 arteriellen Kapillarsystemen.** Das erste Kapillarsystem ist das glomeruläre Kapillarknäuel mit afferenter und efferenter Arteriole, das zweite Kapillarsystem schließt an die efferente Arteriole an und zeigt je nach Lokalisation in der Niere funktionelle und strukturelle Besonderheiten (überwiegend sind es peritubuläre Kapillaren in den Zwischenräumen der kortikalen Tubuli; efferente Arteriolen juxtamedullärer Glomeruli zweigen sich aber in lange Vasa recta auf, die eine Rolle beim Ionen- und Flüssigkeitsaustausch spielen).

In der **Leber** wird das venöse Blut aus dem Kapillargebiet der unpaaren Bauchorgane über die Pfortader einem zweiten Kapillarsystem zugeführt, bevor es über die Lebervenen in die V. cava inferior fließt.

F99

→ **Frage 2.140: Lösung A**

Diese Frage erfordert doch Einiges an Spezialwissen (oder den Blick aufs „Kleingedruckte" in Spezialliteratur). Bei den **Weibel-Palade-Körperchen** handelt es sich um Sekretgranula in Endothelzellen von Kapillaren. Diese Granula enthalten den von Willebrand-Faktor und Endothelin (vasoaktives Peptid für die Verengung der Kapillaren). Die beiden letztgenannten Substanzen sind wesentlich für die Blutgerinnung, insbesondere vermittelt der von Willebrand-Faktor die Thrombozytenadhäsion an der Gefäßwand (siehe Kapitel „Hämostase" in der Physiologie).

F02 ■

→ **Frage 2.141: Lösung C**

Lymphkapillaren enthalten keine oder nur eine lückenhafte Basallamina. Es sind Rohre aus nicht fenestriertem, stark abgeflachtem Endothel, die blind im Gewebe beginnen. Durch Spalten zwischen den Endothelzellen können Gewebeflüssigkeit (B) und Zellen (z. B. Blutkörperchen) aus dem Interstitium

aufgenommen werden (D). Alle übrigen Aussagen sind richtig.

II.19   Lymphe und Lymphgefäße

Lymphkapillaren unterscheiden sich von den Blutkapillaren durch ein größeres Lumen. Sie beginnen blind im interstitiellen Bindegewebe. Eine Basallamina ist nicht oder nur rudimentär ausgebildet. Die sehr dünnen Endothelzellen überlappen sich, sind aber nicht durch Tight junctions verbunden. Dazwischen liegen Lücken, durch die Flüssigkeit, Zellen und Proteine in die Lymphgefäße einströmen können.

Die Lymphkapillaren sind mittels Mikrofibrillen im umgebenden Bindegewebe verankert. Größere Lymphgefäße ähneln in ihrem Wandbau kleinen Venen. Der Lymphstrom ist durch Klappen in den Gefäßen gerichtet, und die Lymphflüssigkeit wird durch eine Art Muskelpumpe der umgebenden Muskulatur bewegt.

Neben den *regionären Lymphknoten* gibt es solche, denen Lymphe aus den regionären Lymphknoten zugeleitet wird. Sie werden als *Sammellymphknoten* bezeichnet.

Der Weg der Lymphe durch den Lymphknoten beginnt als Zufluss über die Vasa afferentia. Von dort gelangt sie in den Rand- oder Marginalsinus, der sich direkt unter der Kapsel befindet. Die Verbindung zum Marksinus verläuft über die radiär angeordneten Intermediärsinus. Die Lymphflüssigkeit wird in ihrem Verlauf mit Lymphozyten angereichert und verlässt den Knoten über die Vasa efferentia (Abb. 2.16).

Letztlich mündet die Lymphflüssigkeit in den venösen Kreislauf (Venenwinkel) ein.

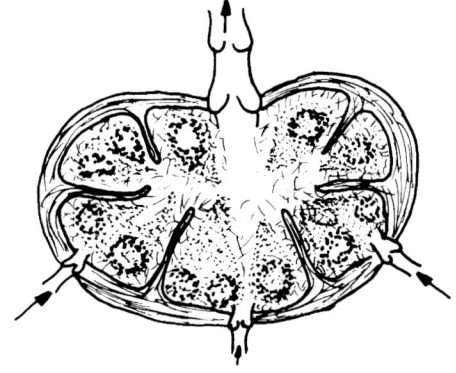

Abb. **2.16** Lymphknoten

Lymphe ist eine farblose, gerinnungsfähige Flüssigkeit, enthält Gewebsflüssigkeit, transportiert Lymphozyten, die auf diesem Weg vom Lymphknoten ins Blut gelangen, sowie Eiweiß, Fette aus dem Darm (Chylus), Hormone und Zerfallsprodukte.

Lymphknoten liegen eingeschaltet in die Lymphbahn und besitzen ein Grundgerüst aus retikulärem Bindegewebe.

Regionäre Lymphknoten: Sie erhalten Lymphe aus bestimmten Organen oder Regionen (z. B. Nll. inguinales superficiales).

Sammellymphknoten: Sie erhalten Lymphe aus den regionären Lymphknoten; Sammellymphknoten sind regionären Lymphknoten nachgeschaltet (z. B. Nll. inguinales profundi, Nll. iliaci communes, Nll. lumbales).

Klinischer Bezug

Der Weg der Lymphe ist wichtig für die Ausbreitung von Tumoren und bei Entzündungen, daher sollten Lymphknoten bei der körperlichen Untersuchung immer getastet werden.

Bei einem Ödem liegt eine pathologische Flüssigkeitsansammlung (in der Regel) im Interstitium vor. Als Ursachen kommt neben der Lymphabflussstörung auch ein erhöhter Kapillardruck mit gesteigerter Auswärtsfiltration von Flüssigkeit ins Interstitium in Frage. Auch bei vermindertem kolloidosmotischem Druck (Eiweißverminderung) kommt es zu gesteigertem Abstrom von Flüssigkeit ins Gewebe. Bei allergischen Reaktionen und Entzündungen ist die Kapillarpermeabilität unter dem Einfluss von Zytokinen und/oder Histamin gesteigert und es kommt ebenfalls zum Ödem. Reicht dann die Transportkapazität der Lymphkapillaren nicht aus, findet sich ein persistierendes Ödem.

2.11   Blut und Knochenmark

F06 ■

→   **Frage 2.142: Lösung E**

Die ersten roten Blutzellen finden sich ab der 3. Embryonalwoche in der Wand des Dottersacks, damit beginnt die **megaloblastische Periode** der Blutbildung. In der 6. Entwicklungswoche setzt die **hepatolienale Periode** mit Blutbildung in Leber und Milz ein, ab dem 5. Fetalmonat dann die Blutbildung im Knochenmark aller Knochen **(medulläre Periode)**. Siehe hierzu Lerntext II.20.

H06 H01 ■

→   **Frage 2.143: Lösung E**

Myeloblasten sind Vorläufer von Granulozyten, mit ihnen beginnt die **Granulozytopoese** ((E) ist richtig). Sie gehen aus der Progenitorzelle für die Granulozytopoese (CFU-G („Colony forming units" für die Granulozytopoese)) hervor und reifen dann weiter zu den großen Promyelozyten. Beide finden sich im Knochenmarkausstrich, normalerweise nicht im peripheren Blut ((C) ist falsch).

Zu **(B)**: Die Vorläufer der Muskelzellen sind Myoblasten, nicht Myeloblasten!

Zur Wiederholung:

Die Existenz von **Stammzellen** (hier sind jetzt adulte Stammzellen gemeint) ist ganz wesentlich für die Regeneration von Geweben. Bei multi- bzw. pluripotenten Stammzellen verbleibt bei der Teilung eine Zelle im Stammzellpool, die andere Tochterzelle differenziert sich weiter. Stammzellen sind als hämatopoetische Stammzellen, als mesenchymale Stammzellen in der Haut, im Epithel von Magen und Darm und in der Leber nachgewiesen. In der **Hämatopoese** beispielsweise gibt es dann noch höher differenzierte Vorläufer (**Progenitorzellen**), die dann nur noch uni- und bipotent sind. Man bezeichnet in der Hämatologie diese Zellen auch als „Colony forming units" (CFU). Diese differenzieren sich dann nach einer Mitose weiter.

In der Hämatopoese kennt man eine pluripotente Stammzelle, dann die multipotenten (determiniert) lymphatischen oder myeloiden Stammzellen. Die myeloide Stammzelle differenziert sich dann z. B. zu der Progenitorzelle für die Megakaryopoese (CFU-Meg) (→ Thrombozyten) oder die Progenitorzelle für die Erythropoese (CFU-E).

Für die Vermehrung bzw. Differenzierung der Zellen sind Wachstumsfaktoren zuständig, die zu den Zytokinen zählen.

Klinischer Bezug

Wachstumsfaktoren werden klinisch eingesetzt, z. B. **G-CSF** (Granulozyten-„colony stimulating factor") bei Patienten mit malignen Erkrankungen zur Prophylaxe schwerer Infektionen (Stimulierung der Neutrophilenproduktion) oder **Erythropoetin** (Stimulierung der Erythropoese) bei Anämie im Rahmen einer schweren Niereninsuffizienz oder bei Anämie in der Tumortherapie.

Hämatopoetische Stammzellen sind auch beim Gesunden im peripheren Blut vorhanden. Sie sind durch die Expression des Oberflächenmarkers CD34 charakterisiert. Nach Applikation von Wachstumsfaktoren (G-CSF) kann der Anteil an CD34$^+$-Stammzellen im Blut gesteigert werden. Die autologe **Stammzellentransplantation** ist ein Verfahren, bei dem beim Patienten durch Leukapherese („Zellseparation") nach zytokiner Stimulation CD34$^+$-Stammzellen gesammelt und dem Patienten bei Bedarf – nach einer Hochdosis-Chemotherapie – wieder retransfundiert werden, um die chemotherapiebedingte Knochenmarktoxizität zu reduzieren. Neuere Forschungsergebnisse zeigen, dass sich aus pluripotenten adulten hämatopoetischen Stammzellen auch andere Zellen (z. B. Herzmuskelzellen, Gefäßendothelien) entwickeln können.

In der Diskussion sind z. Zt. immer wieder **embryonale Stammzellen**, die aufgrund ihrer Pluripotenz Hoffnung auf neue Therapieansätze (Gewebeersatz) wecken. Man versteht darunter Zellen, die aus einem frühen Stadium der Embryonalentwicklung stammen und in Zellkultur gehalten werden können.

F06 ■

→ **Frage 2.144: Lösung C**

Beim Erwachsenen wandelt sich das Knochenmark der Diaphysen der Röhrenknochen in gelbes, nicht mehr Blut bildendes **Knochenmark** um, daher ist Lösungsmöglichkeit (C) korrekt. Rotes, Blut bildendes Knochenmark findet man beim Erwachsenen nur noch in Rippen, Sternum, Beckenkamm, Wirbelkörper, Schädelknochen, Caput femoris und Caput humeri.

II.20   Blutzellbildung

Während der Ontogenese findet die Blutzellbildung in verschiedenen Teilen des Embryos und Fetus statt. Man unterscheidet folgende Abschnitte, die sich zeitlich überlappen:

- **Megaloblastische Periode:** Sie findet im Mesenchym des Dottersacks statt. Man findet ab der 3. Embryonalwoche Blutinseln, deren Zellen sich zu Gefäßendothelien und Erythrozytenvorstufen entwickeln. Dies dauert bis zum Ende des 3. Monats.
- **Hepatolienale Periode:** Beginn der Blutzellbildung im Mesenchym von Leber und in geringerem Umfang auch in der Milz (Beginn in der 6. Embryonalwoche), bis Ende des 5. Monats.
- **Medulläre Periode:** Ab dem 5. Fetalmonat beginnt die Blutzellbildung im Knochenmark zunächst aller Knochen.

Beim Erwachsenen nach abgeschlossenem Körperwachstum ist rotes, hämatopoetisches, also blutbildendes Knochenmark nur noch in einigen Knochen zu finden: Beckenkamm, Sternum, Wirbelkörper, Rippen, Schädelknochen und in den proximalen Epiphysen langer Knochen (Femur und Humerus). Ansonsten wandelt sich rotes Knochenmark in den Diaphysen der langen Knochen in gelbes, nicht mehr Blut bildendes Knochenmark um.

Klinischer Bezug

Die Umwandlung ist reversibel, wenn wieder mehr rotes Knochenmark – z. B. bei chronischem Blutverlust – gebraucht wird.
Zur Abklärung hämatologischer Erkrankungen oder zum Ausschluss der Knochenmarkinfiltration bei Neoplasien oder (seltener) Infektionen und Speicherkrankheiten kann entweder ein Kno-

chenmarkaspirat (Aspiration schmerzhaft!) aus Sternum oder Beckenkamm (Spina iliaca post. sup.) oder eine *Knochenmarkstanze (Knochenmarkbiopsie)* aus dem Beckenkamm gewonnen werden. Das Knochenmarkaspirat wird wie ein Blutausstrich gefärbt und kann noch am gleichen Tag betrachtet werden. Weiterführende Untersuchungen (Zytogenetik, Molekulargenetik, mikrobiologische Untersuchungen) können mit diesem Material ebenfalls durchgeführt werden. Die Knochenmarkstanze erlaubt zusätzlich eine histologische Untersuchung.

F07

→ **Frage 2.145: Lösung C**

Beim Erwachsenen, nach abgeschlossenem Körperwachstum, ist rotes, Blut bildendes Knochenmark nur noch in kurzen und platten Knochen und in den Epiphysen langer Knochen zu finden. Ansonsten wandelt sich rotes Knochenmark in den Diaphysen der langen Knochen in gelbes Knochenmark um.

Die Menge des roten Knochenmarks wird in etwa mit 2 % des Körpergewichts angegeben, der gleiche Anteil entfällt nochmals auf das gelbe Knochenmark. Dies würde auch der Lösungsmöglichkeit (C) entsprechen. Andere Angaben in der Literatur sprechen von insgesamt 2,6 kg Knochenmark insgesamt, davon 1,3 kg rotes Knochenmark. Die Blut bildenden Zellen wiegen wiederum ca. 400 g.

H08

→ **Frage 2.146: Lösung E**

Zu **(E):** Die Abbildung zeigt eine auffallend große Zelle mit großem (meist gelapptem) Kern, der polyploid ist – ein Megakaryozyt. **Aus Megakaryozyten entstehen Thrombozyten** durch Abschnürung peripherer Zytoplasmaanteile.

Zu **(A): Erythrozyten** entstehen aus teilungsfähigen Stammzellen (aus zunächst kernhaltigen Erythroblasten entwickeln sich unter Ausstoßung des Zellkerns Retikulozyten und schließlich Erythrozyten).

Zu **(B): Lymphozyten** entstehen aus multipotenten Stammzellen im Knochenmark der platten Knochen und differenzieren sich erst im Thymus zu B- bzw. T-Lymphozyten.

Zu **(C):** Die Neubildung **neutrophiler Granulozyten** erfolgt ebenfalls im Knochenmark.

Zu **(D):** Monoblasten bilden sich im Knochenmark aus Stammzellen (unter Einfluss bestimmter Wachstumsfaktoren). Im weiteren Verlauf entwickeln sie sich zu **Monozyten**, die das Knochenmark verlassen und in den Blutkreislauf übergehen.

F03 H02 ■

→ **Frage 2.147: Lösung E**

Erythrozyten haben weder einen Zellkern noch Organellen (E), sie können sich somit nicht teilen, die Fähigkeit zur Proteinsynthese bzw. ein Stoffwechsel fehlt. Nach ca. 120 Tagen Lebensdauer werden sie vor allem in der Milz von Makrophagen phagozytiert.
Erythrozyten haben eine bikonkave Scheibenform, sind extrem verformbar, besitzen aber doch ein auf der zytoplasmatischen Seite der Zellmembran lokalisiertes „Skelett", das aus Membranproteinen gebildet wird und die mechanischen Eigenschaften der roten Blutkörperchen bedingt.
Zur Wiederholung:
Die Makrophagen in der roten Milzpulpa phagozytieren überalterte Erythrozyten. Das Hämoglobin wird zunächst zu Häm und Globin zerlegt, letzteres wird wieder dem Aminosäurenstoffwechsel zugeführt. Das Eisen des Häms wird u. a. in der Milz in der Speicherform Hämosiderin oder Ferritin gespeichert, bis es gebraucht wird. Das Porphyrin des Häms wird zu Bilirubin verstoffwechselt und glukuronidiert über die Galle ausgeschieden. Falls zur Neubildung von Erythrozyten Eisen gebraucht wird, gelangt es mit Hilfe des Transportproteins Transferrin wieder ins Knochenmark.

Klinischer Bezug

Die Laborbestimmungen der Werte für Ferritin und Transferrin erlauben eine weiterführende Diagnostik bei Anämien. Eine pathologische Eisenüberladung des Organismus wird als Hämosiderose bzw. Hämochromatose bezeichnet. Diese kann hereditär oder z. B. durch zahlreiche Bluttransfusionen bedingt sein.

F04

→ **Frage 2.148: Lösung D**

Erythrozyten sind bikonkave Scheiben mit einem Durchmesser von 7,5 μm.

II.21   Leukozyten und Differenzialblutbild

Monozyten sind phagozytierende weiße Blutzellen mit einem Durchmesser von 15–20 μm. Sie besitzen einen großen Zellkern, der randständig liegt und nierenförmig ausgeprägt ist.
Der Lymphozytendurchmesser im Blut beträgt 7 μm, sie gehören also zu den kleinen Leukozyten. Sie tragen einen runden Kern, der nahezu die gesamte Zelle ausfüllt.
Die **Lymphozyten** gehören dem körpereigenen Immunsystem an. Die Blutlymphozyten lassen sich noch einteilen in Lymphozyten aus dem Knochenmark, T- und B-Lymphozyten, und Immunozyten. Alle Formen haben nahezu das gleiche Aussehen.

Die **eosinophilen Granulozyten** besitzen einen Durchmesser von 8–15 μm. Die von einer Membran umgebenen Granula haben eine ovale Form. Eosinophile Granulozyten können **Histamin** binden und inaktivieren.
Weitere Formen der Granulozyten sind die basophilen und die neutrophilen Granulozyten. **Basophile Granulozyten** bilden 0,5–1 % der Leukozyten, neutrophile Granulozyten 55–65 %.
Neutrophile Granulozyten beteiligen sich an der unspezifischen Entzündungsreaktion. Die Granula (zum großen Teil Lysosomen) der Neutrophilen enthalten neben saurer Phosphatase und Proteasen auch Lysozym, dessen Funktion in der Andauung der Zellwand von Bakterien besteht. Ein weiteres Produkt der Neutrophilen ist das Lactoferrin, das Eisen bindet, welches die Bakterien zum Wachstum brauchen. Diese Komponenten tragen dazu bei, dass Neutrophile Bakterien erfolgreich bekämpfen und schließlich phagozytieren können. Sie gelangen durch chemotaktische Reize an den Ort der Entzündung (Migration) und verlassen die Blutbahn. Dies wird durch chemotaktische Faktoren gesteuert, indem die Leukozyten-Adhärenz am Endothel der Kapillaren verstärkt und ein Verlassen der Blutbahn erleichtert wird. Die Neutrophilen teilen sich nicht bei Antigenkontakt, sondern gehen im Sinne der unspezifischen Abwehr z. B. fremde Mikroorganismen direkt an und phagozytieren sie. Ihre Lebensdauer ist recht kurz, die Halbwertszeit im Blut beträgt ca. 7,5 h.

Klinischer Bezug

Es kann zusätzlich noch zwischen segmentkernigen reiferen Formen und stabkernigen unreiferen Formen unterschieden werden, wobei generell der Anstieg der Neutrophilen ein Hinweis auf eine bakterielle Entzündung ist, eine zusätzlich erhöhte Zahl von **Stabkernigen** spricht für eine akute Entzündungsreaktion (man spricht dabei von einer „Linksverschiebung" des Differenzialblutbilds). Auch bei Abheilung der Entzündung ist die Zahl der Neutrophilen noch einige Zeit erhöht (Phagozytose).

Basophile sind wahrscheinlich die Vorläufer der Gewebsmastzellen, mit denen sie strukturell und funktionell einige Ähnlichkeit besitzen. Charakteristisch sind die basophilen Granula, die **Histamin**, Heparin, Chondroitinsulfat und Leukotrien 3 enthalten. Sowohl Basophile als auch Mastzellen besitzen einen Rezeptor für das Fc-Fragment von IgE. Dadurch wird bei Allergenexposition der Inhalt der Granula entleert und Histamin und andere vasoaktive Mediatoren freigesetzt. Sie stellen 0,5–1 % der weißen Blutkörperchen, sind aber im Gegensatz zu den Mastzellen nicht in normalem Gewebe zu finden.

Differenzialblutbild (Erwachsene)

Erythrozyten	$4{,}3–5{,}9 \cdot 10^{12}$/l Männer
	$3{,}9–5{,}3 \cdot 10^{12}$/l Frauen
Thrombozyten	$150–400 \cdot 10^9$/l
Leukozyten	4000–9000 pro mm³
	bzw. $4–9 \cdot 10^9$/l
	Neutrophile/Stabk. 3–5 %
	Neutrophile/Segmentk. 55–65 %
	Basophile 0,5–1 %
	Monozyten 6–7 %
	Lymphozyten 20–40 %
	Eosinophile 2–4 %

F06 F92 ■

→ **Frage 2.149: Lösung B**

Neutrophile Granulozyten sind die häufigsten Leukozyten mit einem Normalwert von 50–60 % im Differenzialblutbild, davon 5 % Stabkernige. Eosinophile treten zu 2–4 % im Differenzialblutbild auf. Basophile sind noch seltener (0,5–1 %), Monozyten treten zu 6–7 % auf. Lymphozyten findet man in der Regel zu 20–40 %. Retikulozyten werden in Prozent mit 0,5–2 % angegeben, oft aber auch in Promille gemessen!

F06 F92 ■

→ **Frage 2.150: Lösung A**

Siehe Kommentar zu Frage 2.149.

H07

→ **Frage 2.151: Lösung A**

Retikulozyten sind Vorstufen von Erythrozyten, in denen noch Reste von Zellorganellen, aber kein Zellkern mehr nachweisbar sind. Sie reifen noch ca. 3 Tage bis zum reifen Erythrozyt. Mit einem Anteil von 3–15/1000 Erythrozyten treten sie auch im normalen Blutbild auf. Ihr Anteil ist ein Maß für die erythropoetische Aktivität des Knochenmarks. Nach Blutverlust kann der Anteil stark ansteigen.

Zu **(B)**: Retikulozyten haben nichts mit den fibroblastischen Retikulumzellen des Knochenmarkstromas zu tun. Diese bilden das Grundgerüst des Knochenmarks, in dessen Maschen die Blutzellvorstufen liegen.

Zu **(D)**: Die Gerinnungsfähigkeit des Blutes wird mit verschiedenen Funktionstests überprüft, z. B. der partiellen Thromboplastinzeit (PTT, Überprüfung des intrinsischen Gerinnungssystems) oder der Thromboplastinzeit („Quick-Wert"), die zur Überprüfung des extrinsischen Gerinnungssystems eingesetzt wird.

F03 ■

→ **Frage 2.152: Lösung B**

Eosinophile Granulozyten wandern aufgrund *chemotaktischer* Reize (Bakterienprodukte, Komplementfaktoren, Histamin) aus dem Blut ins Gewebe. Im Blutkreislauf verbleiben sie nur wenige Stunden. Die Aussagen (C)–(E) entstammen der Prüfung H02.

Zu **(B)**: IgE wird von Plasmazellen gebildet und hat eine hohe Affinität zu den entsprechenden Fc-Rezeptoren von Mastzellen (Histaminfreisetzung) und basophilen Granulozyten.

Zu **(D)**: Eosinophile Granulozyten haben einen zweigelappten Kern und stark eosinophile Granula. In diesen Granula ist das „major basic protein" (MBP) enthalten, das elektronenmikroskopisch als Internum in den Granula sichtbar ist. Dieses Protein ist gegen Parasiten (Würmer) wirksam, sodass ein erhöhter Eosinophilenanteil im Differenzialblutbild (normalerweise 2–4 %) an einen Parasitenbefall denken lassen sollte.

Zu **(C)**: Eosinophile Granulozyten werden durch Mediatoren an den Ort allergischer Reaktionen gelockt.

Zu **(E)**: In der Lamina propria mucosae des Magen-Darm-Traktes liegen zwischen den Drüsen im Schleimhautbindegewebe Zellen des Abwehrsystems, so auch Makrophagen, Plasmazellen und eosinophile Granulozyten.

H01

→ **Frage 2.153: Lösung D**

Zu **(D)**: **Lymphozyten** haben von allen genannten Zellen die längste Lebensdauer, nämlich von 10 Tagen bis zu **4 Jahren**! Sie rezirkulieren somit am stärksten.

Zu **(A)**: Die Verweildauer von **Monozyten** im Blut beträgt 16–23 Stunden, die Gesamtlebensdauer ist aber wesentlich länger (Wochen bis Monate nach Differenzierung zu Makrophagen).

Zu **(B)**: **Retikulozyten** sind unreife Erythrozyten und machen etwa 1 % der roten Blutzellen aus mit einer Ausreifungszeit in Blut und Knochenmark von 1–2 Tagen, dabei werden sie zu reifen Erythrozyten. Diese haben eine Lebenserwartung von 100–120 Tagen.

Zu **(C)**: **Neutrophile** Granulozyten haben eine Verweildauer im Blut von nur 6–7 Stunden bei einer Gesamtlebensdauer von 1–2 Tagen.

Zu **(E)**: **Eosinophile** Granulozyten haben eine Lebensdauer von etwa 10 Tagen, aber nur eine Verweildauer im Blut von 4–12 Stunden (basophile Granulozyten haben eine Verweildauer im Blut von 5–6 Stunden).

F99

→ **Frage 2.154: Lösung B**

Neutrophile Granulozyten gehören zum unspezifischen Teil des Abwehrsystems. Auf chemotaktische Reize hin bewegen sie sich ins Gewebe und bauen dort durch Phagozytose Material (Mikroorganismen, Zelltrümmer) ab. Die Bindung der Fremdpartikel wird durch **Opsonisierung** (Antikörper, Komplementfaktoren) erleichtert, der Fremdkörper wird an den Neutrophilen gebunden (mit Hilfe von Rezeptoren für Fc-Fragmente von Antikörpern, Rezeptoren für Komplementfaktoren und Rezeptoren für Polysaccharide von Bakterienwänden). Nach Ausbildung von Pseudopodien wird das Fremdmaterial eingeschlossen **(Internalisierung)** und ein Endozytosevesikel ausgebildet – ein Phagosom ist entstanden. Nach Verschmelzung des Phagosoms mit zelleigenen Granula wird das Fremdmaterial im sog. Phagolysosom abgebaut.

Zu **(B)**: Die **ab-Fragmente der Antikörper** (Fab) binden an das **Antigen**, nicht an Granulozyten oder Makrophagen. Dafür ist der entgegengesetzte Teil des Y-förmigen Antikörpers, das Fc-Fragment, zuständig. Es bindet an entsprechende Rezeptoren von z. B. Neutrophilen und Granulozyten.

F03 ■

→ **Frage 2.155: Lösung C**

Zu **(C)**: MHC-Klasse-II-Proteine werden von antigenpräsentierenden Zellen (also Makrophagen, Langerhans-Zellen der Haut, dendritische Zellen der lymphatischen Organe, B-Lymphozyten) auf der Zelloberfläche exprimiert, nicht jedoch von neutrophilen Granulozyten.

Die Charakteristika eines **neutrophilen Granulozyten** (55–65 % der Leukozyten) sind:

- beim jugendlichen neutrophilen Granulozyten („stabkernig") ein stabförmiger Zellkern (stabförmige neutrophile Granulozyten machen 3–5 % der Leukozyten aus)
- beim reifen neutrophilen Granulozyten ein segmentierter Kern (2–5 Segmente)
- Nachweis des „drumsticks" beim weiblichen Individuum (Kernanhängsel)
- Granula mit lysosomalen Enzymen (E)
- spezifische Granula (enthalten alkalische Phosphatase)
- Funktion bei der unspezifischen Abwehr (*unspezifisch* phagozytierende Zellen)
- Lebensdauer von 30 Stunden.

Die Fähigkeit zur Antigenpräsentation (Phagozytose und Metabolisierung von antigenem Material) *fehlt*. Neutrophile Granulozyten besitzen die Fähigkeit zur Anheftung an die Kapillarwand und zur Diapedese (Endothelpassage der Kapillaren) sowie weiterhin die Fähigkeit, sich z. B. in entzündetem Gewebe amöboid zu bewegen und auf chemotaktische Faktoren zu reagieren. Verantwortlich für diese Fähigkeiten sind Zelladhäsionsmoleküle (D), die die Anheftung an die Kapillarwand vermitteln.

Neutrophile Granulozyten tragen als unspezifisch phagozytierende Zellen Komplementrezeptoren (B), z. B. für C3b, und können so das zu phagozytierende Material erkennen und verarbeiten (Opsonisierung, Anlagerung von Substanzen, die die Phagozytose erleichtern). Die Phagozytose wird auch durch an Fremdmaterial bereits angelagerte Antikörper erleichtert, daher haben Neutrophile auch Rezeptoren für das Fc-Fragment (A) von Antikörpern.

H07 ■

→ **Frage 2.156: Lösung C**

Man erkennt die typisch rot gefärbten Granula von **eosinophilen Granulozyten**.

In diesen Granula ist das „major basic protein" (MBP) enthalten, das elektronenmikroskopisch als Internum in den Granula sichtbar ist. Dieses Protein ist gegen Parasiten wirksam, sodass ein erhöhter Eosinophilenanteil im Differenzialblutbild (normalerweise 2–4 %) u. a. an einen Parasitenbefall denken lassen sollte. Das MBP führt auch zur Freisetzung von Histamin aus Mastzellen. Auch bei allergischen Reaktionen sind eosinophile Granulozyten gehäuft zu finden, sie werden durch aus Mastzellen freigesetzte Chemokine angelockt.

Zu **(A)** und **(D)**: Heparin und Histamin sind in den Granula von Mastzellen und basophilen Granulozyten enthalten.

Zu **(E)**: Der von-Willebrand-Faktor wird von Endothelzellen gebildet. Er liegt dort in sog. Weibel-Palade-Körperchen und bewirkt eine Steigerung der Thrombozytenadhäsion an der Gefäßwand bei Endothelläsionen.

H02 ■

→ **Frage 2.157: Lösung A**

Die **Mastzelle** ist ca. 6–12 µm groß und durch ihre dicht gepackten Granula charakterisiert. Die basophilen Granula zeigen eine metachromatische Farbreaktion, d. h. sie färben sich anders als erwartet, z. B. mit einem blauen, basischen Farbstoff intensiv rot (Toluidinblau). Diese Reaktion geht auf das in den Granula enthaltene Heparin zurück. Weiterhin enthalten die Granula Histamin, Enzyme und andere Stoffe. Die Zellen können auch Leukotriene produzieren.

Mastzellen haben auf ihrer Oberfläche hochsensible Rezeptoren für das Fc-Fragment von IgE (IgE-Antikörper – von Plasmazellen entsprechend dem Antigen gebildet), das bei der Vermittlung von allergischen Zweitreaktionen (erneuter Kontakt mit dem Allergen) eine große Rolle spielt. Durch die rasche Freisetzung von Histamin und anderen vasoaktiven

Mediatoren tritt eine allergische Reaktion vom Soforttyp auf (Anaphylaxie bis hin zum Schock).
Die Lebensdauer der Mastzellen beträgt allerdings nicht nur wenige Tage, sondern Wochen bis Monate.

H08 H00 ■

→ **Frage 2.158: Lösung C**

Neutrophile Granulozyten dienen der unspezifischen Immunabwehr. Sie phagozytieren Fremdkörper und Bakterien und zerstören diese mittels Lysozym und D-Aminosäureoxidase. Außerdem **besitzen** sie eine **NADPH-Oxidase** (Nicotinamid-Adenin-Dinucleotid-Phosphat-Oxidase), die **in der Lage** ist, **toxische Sauerstoffradikale zu bilden.** (Der Begriff „respiratory burst" kommt in der gängigen, zur Vorbereitung auf die 1. ÄP genutzten Literatur nicht vor!)

II.22   Thrombozyten

Die **Blutplättchen** besitzen einen Durchmesser von ca. 2 µm. Pro Mikroliter Blut existieren im gesunden Organismus 150 000–400 000 Thrombozyten bzw. (in neuer SI-Einheit) $150–400 \cdot 10^9$/l. Thrombozyten zirkulieren kurz (ca. 5–10 Tage) im Blut und werden dann in der Milz phagozytiert.
Die Thrombozyten sind runde, *kernlose* Gebilde, die von Plasmalemm umgeben sind. Im lichtmikroskopischen Bild erscheint eine hellere Randzone, das **Hyalomer**, und ein dunklerer Bereich, das **Granulomer**, das Mitochondrien und Ribosomen enthält. Thrombozyten entstehen aus den **Megakaryozyten** und haben nur eine Lebensdauer von wenigen Tagen.
Thrombozyten kommt eine wesentliche Funktion bei der Blutgerinnung zu, da sie beim Zerfall Thrombokinase freisetzen können (gerinnungsaktivierendes Enzym). Auch ist in den Thrombozyten **Serotonin** gespeichert, das bei einer Blutung abgegeben wird und gefäßkontrahierende Wirkung hat.
Wichtig ist die Aktivierung von Thrombozyten während der Gerinnung; sie entleeren dann ihre Granula, verformen sich und bilden Glykoproteinrezeptoren aus. Über solche Rezeptoren werden sie mit dem von Willebrand-Faktor an die Gefäßwand angeheftet. Weiterhin ist ein Glykoproteinrezeptor IIb/IIIa von Bedeutung, der Fibrinogen bindet und so die Thrombozyten irreversibel miteinander verknüpft. Antagonisten zu diesem Rezeptorkomplex (z. B. Abciximab) werden in der Zwischenzeit therapeutisch eingesetzt.
Medikamentös wird auch durch sog. Thrombozytenaggregationshemmer (z. B. Acetylsalicylsäure, Aspirin®, Clopidogrel, Plavix®) in die Funktion der Thrombozyten eingegriffen (Hemmung der Thrombozyten-Cyclooxygenase).

Klinischer Bezug
Eine Thrombozytopenie (Mangel an Thrombozyten) besteht bei Thrombozytenzahlen unter 150000/µl. Bei kritischen Werten von <10000–20000/µl besteht eine Blutungsneigung. Es kommt zu punktförmigen Blutungen (Petechien, Purpura) in Haut und Schleimhäuten, auch gehäuftes Nasenbluten ist möglich. Je nach Begleiterkrankung (Fieber, Sepsis, Splenomegalie) sind auch höhere Thrombozytenwerte mit einer Blutungsneigung verbunden.
Thrombozytenkonzentrate lassen sich vom Lebendspender durch Thrombozytenapherese gewinnen (Thrombozyten werden selektiv aus dem Blut entfernt). Sie sollen ABO-kompatibel und möglichst auch – insbesondere bei Rh-negativen Frauen im oder vor dem gebärfähigen Alter – Rhesus-kompatibel transfundiert werden.

H94 ■

→ **Frage 2.159: Lösung C**

Die dargestellte Zelle ist ein **Monozyt**. Diese Zellen sind zwar äußerst vielseitig, aber Antikörper bilden sie nicht!
Siehe auch Lerntext II.23.

II.23   Monozyten

Monozyten machen 4–7 % der weißen Blutkörperchen im Blutausstrich aus. Es sind die größten Leukozyten (Durchmesser 12–20 µm). Der Kern liegt exzentrisch und ist in der Regel U- oder nierenförmig. Das Kernchromatin ist nicht sehr dicht. Das Zytoplasma ist schwach azidophil, enthält wenig raues ER, dafür viele kleine Mitochondrien und feine azurophile Granula. An der Zelloberfläche sind Mikrovilli und pinozytotische Bläschen zu erkennen.

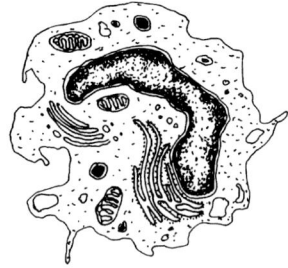

Abb. 2.**17** Monozyt

Monozyten entstammen dem Knochenmark, halten sich kurz im Blut auf (Halbwertszeit 20 Stunden), um dann durch die Kapillarwände ins Gewebe zu wandern. Dort differenzieren sie sich zu Makrophagen, die unterschiedlich benannt werden: Histiozyten, v. Kupffer-Sternzellen (Kupffer-Zellen), Alveolarmakrophagen, Peritonealmakrophagen. Monozyten bilden so die Vorläufer von Makrophagen, und man fasst Monozytenvorläufer im Knochenmark, Blutmonozyten und von Monozyten abstammende Makrophagen als **mononukleäres Phagozytensystem** zusammen.

An ihrer Oberfläche besitzen Monozyten Rezeptoren für das Fc-Fragment von Immunglobulinen. Dies erleichtert die Bindung – und damit die Phagozytose – von Fremdmaterial.

H09 ■
→ **Frage 2.160: Lösung A**

Zu **(A)**: Bei diesen mit Pfeil gekennzeichneten Zellen einer Schleimhautbiopsie handelt es sich um **eosinophile Granulozyten**, erkennbar am **eosinophilen Zytoplasma** und **zweigelappten Kern**. Ihre pathologisch erhöhte Zahl könnte z. B. auf eine **allergische Reaktion** hinweisen.

Zu **(B)**: **Lymphozyten** sind kleiner und zeigen nicht diese spezielle Anfärbbarkeit des Zyotoplasmas.

Zu **(C)**: **Mastzellen** kommen häufig im Gewebe vor, weisen aber stark anfärbbare Granula auf.

Zu **(D)**: **Monozyten** sind größer und kommen nicht in so hoher Zahl vor. Sie entwickeln sich in den Bindegeweben zu Makrophagen. Der Kern ist gelappt.

Zu **(E)**: **Plasmazellen** sind stark basophil, finden sich in der Schleimhaut der Atemwege, in Speicheldrüsen, in der laktierenden Mamma, in der Tränendrüse und in der Darmschleimhaut. Charakteristisch ist der radspeichenartige Kern.

2.12 Allgemeine Anatomie des Immunsystems

II.24 Immunantwort, Immunregulation

Ein kurzer Exkurs zum Thema Immunantwort und Immunregulation (stark vereinfacht zur Erklärung der vorkommenden Fachausdrücke).

Bei den Lymphozyten werden B- und T-Lymphozyten unterschieden. *B-Lymphozyten* werden z. B. im Knochenmark immunologisch geprägt, d. h. für ihre Aufgabe ausgerustet. Sie wandern dann in die B-Zellregion lymphatischer Organe ein, u. a. in die hellen Zentren der lymphatischen Sekundärfollikel. Dort können sie sich bei Antigenkontakt in Immunoblasten der B-Reihe und dann in **Plasmazellen** umwandeln. Plasmazellen bilden Antikörper (humorale Immunität).

T-Lymphozyten werden im Thymus speziell „ausgerüstet", d. h. geprägt, und halten sich dann in T-zellabhängigen Regionen lymphatischer Gewebe auf (zelluläre Immunität).

Bei den T-Zellen unterschiedet man verschiedene Subpopulationen, die je eine spezifische Oberflächendifferenzierung aufweisen und mit immunologischen Verfahren differenzierbar sind.

T-Zellen entwickeln sich nach antigenem Kontakt zu T-Effektorzellen und T-Gedächtniszellen weiter. Die Gedächtniszellen sind langlebig und lösen bei erneutem Kontakt mit ihrem Antigen wieder eine Immunreaktion aus.

Bei den T-Effektorzellen unterscheidet man:

- **T-Helferzellen, regulatorische T-Lymphozyten** (CD4-Lymphozyten (CD = cluster of differentiation)
  zeigen bestimmte Oberflächenkennzeichnungen/-rezeptoren,
  koordinieren über Ausschüttung von Zytokinen die Immunantwort, sie induzieren z. B. die Aktivierung und Differenzierung anderer Immunzellen.
  Man unterscheidet noch T_H1-Helferzellen (Wirkung auf Makrophagen, eher inflammatorisch) und T_H2-Helferzellen (Wirkung auf die Umwandlung von B-Lymphozyten zu Plasmazellen (Anregung der Antikörperproduktion, dabei wichtige Botenstoffe sind Interleukine, z. B. IL-4)). Beide Zelltypen sezernieren unterschiedliche Zytokine und setzen verschiedene Reaktionen bzw. Immunantworten in Gang.
  T-Helferzellen erkennen Antigene, die ihnen zusammen mit dem MHC-Klasse-II-Komplex präsentiert werden (s. u.).
- **T-Suppressorzellen** (CD8-Lymphozyten)
  Sie unterdrücken bzw. inhibieren eine einmal begonnene Immunantwort. Existenz in den Lehrbüchern nicht einheitlich beschrieben, auch humoral vermittelte Inhibition durch Zytokine wird beschrieben.
- **Zytotoxische T-Zellen** (CD8-Lymphozyten) (s. u.)
- **NK-Zellen**
  Natürliche Killer-Zellen gehören zu den Null-Zellen, besitzen weder B- noch T-charakteristische Oberflächenmarker, agieren ohne Antigenpräsentation und können Tumorzellen und virusinfizierte Zellen zerstören. Sie gehören zur angeborenen Immunabwehr und sind auch funktionsfähig, bevor B- und T-Lymphozyten aktiviert werden können.

AIDS

Das HIV-Virus bindet an Membranrezeptoren auf CD4-Zellen und infiziert und zerstört selektiv CD4-Lymphozyten, also regulatorische T-Lymphozyten, so dass hierdurch die Immunabwehr stark geschwächt wird und die Patienten an opportunistischen Infektionen und Tumoren leiden.

Antigen-Präsentation

Histokompatibilitätsantigene spielen eine wichtige Rolle bei der Antigenpräsentation, bei der Erkennung körpereigener und körperfremder Substanzen/Moleküle. Man nennt sie auch MHC-Moleküle (major histocompatibility complex) und unterscheidet zwischen MHC-Klasse-I-Molekülen und MHC-Klasse-II-Molekülen:

MHC-Klasse-I-Moleküle finden sich auf den Oberflächen aller kernhaltigen Zellen eines Individuums. Sie binden Proteine, die die Zelle selbst synthetisiert hat („Selbstproteine"), aber auch Tumorproteine oder Virusproteine.

MHC-Klasse-II-Moleküle werden (zusätzlich zu den MHC-Klasse-I-Molekülen) auf der Oberfläche von speziellen **Antigen präsentierenden Zellen** (z. B. Langerhans-Zellen der Haut, Makrophagen, dendritische Zellen lymphatischer Organe, B-Lymphozyten) exprimiert. MHC-Klasse-II-Moleküle binden körperfremde Proteine.

Klinischer Bezug

Das Muster der Histokompatibilitätsantigene ist genetisch festgelegt und für ein Individuum sowie für genetisch identische Individuen wie eineiige Zwillinge identisch. Vor einer Organtransplantation werden MHC-Muster (z. B. von Leukozyten) von Spender und Empfänger hinsichtlich Kompatibilität (antigene Übereinstimmung) untersucht.

Zytotoxische T-Lymphozyten (CD8) tolerieren also körpereigene Zellen, die den „eigenen" MHC-Klasse-I-Komplex tragen, reagieren aber auf Zellen, die MHC-Klasse-I-Moleküle *zusammen mit* z. B. körperfremden Virusproteinen tragen. Diese Zellen werden dann zerstört.

Regulatorische T-Helfer-Lymphozyten (CD4, T_H1-Helferzellen und T_H2-Helferzellen) reagieren auf die Kombination von Antigen *zusammen mit* dem körpereigenen MHC-Klasse-II-Komplex („die Zelle präsentiert ein Fremdantigen und gibt sich gleichzeitig als körpereigen zu erkennen").

Klinischer Bezug

AIDS: Das HI-Virus ist ein RNA-Virus. Es befällt CD4-Zellen, führt zu einem Abfall der CD4-Zellzahl und hat eine hohe Replikationsrate. Der CD4-Rezeptor ist zusammen mit den Korezeptoren CCR5 und CXCR4 essentiell für das Andocken des HI-Virus an CD4-positiven Zellen, v. a. CD4-Lymphozyten. Das Oberflächenprotein gp120 des Virus bindet an den CD4-Rezeptor, der Korezeptor interagiert mit den Hüllproteinen des Virus, was eine enge Verankerung und schließlich die Membranverschmelzung von Virus und CD4-Zelle bewirkt. Es werden Virus-RNA und drei wichtige Replikationsenzyme in die Wirtszelle eingeschleust: über die reverse Transkriptase erfolgt die Transkription der Virus-RNA in einen DNA-Strang, der schließlich über die Integrase in den Nukleus der Zelle eingeschleust und ins Wirtsgenom eingebaut wird. So können Virusproteine erzeugt werden (Translation), die von einer Protease noch zerschnitten werden und dann wieder zusammen mit der Virus-RNA und den Enzymen ein Kapsid bilden, aus der befallenen CD4-Zelle ausgeschleust werden und zu neuen Viren reifen. Jedes der Enzyme ist ein wichtiger Angriffspunkt für die antiretrovirale Therapie, die versucht, die Virusreplikation zu unterdrücken, die Viruslast zu senken und die Krankheitsprogression zu verlangsamen. Man versucht auch, durch Blockierung der Korezeptoren bereits das Andocken und Eindringen des Virus zu verhindern.

H08

→ **Frage 2.161: Lösung C**

Bei der **Reifung der T-Zellen** bildet sich der **T-Zell-Rezeptor** (TZR) auf der Oberfläche aus (der in der Lage ist, Antigenfragmente von Fremdantigenen zu erkennen, ohne sie mit körpereigenen Antigenen zu „verwechseln"). Darüber hinaus benötigt die T-Zelle einen **Corezeptor** (das **CD4 oder CD8**-Molekül, das nach Bindung des Fremdantigenfragmentes diese Bindung noch verstärkt). Es liegen demnach **zwei** große **Gruppen von T-Zellen** vor, die **CD4-positiven** und die **CD8-positiven T-Lymphozyten**. (CD4 ist charakteristisch für die Helferzelle, CD8 für die zytotoxische T-Zelle.)

CD4$^+$-Lymphozyten können jedoch **nur Antigenfragmente erkennen, die mittels MHC-II-Molekülen präsentiert werden** („der CD4-Corezeptor passt nur zu den MHC-II-Molekülen"), während die **CD8$^+$-Lymphozyten** lediglich Antigene erkennen, die mittels **MHC-I-Molekülen** präsentiert werden.

Die **Antigenpräsentation** erfolgt von darauf spezialisierten Zellen (z. B. interdigitierende Zellen, Makrophagen, B-Zellen), die das Antigen „prozessieren", d. h. verarbeiten, und ein Fragment **mittels MHC-II-Molekül** präsentieren. Das **MHC-I-Molekül** wird von allen kernhaltigen Zellen exprimiert und **präsentiert Antigenbruchstücke intrazellulären** (= von der Zelle selbst sezernierten) **Ursprungs**. Neben körpereigenen Peptiden können dies auch z. B. Viruspeptide sein. So werden diese Virus-befallenen Zellen (z. B. Makrophagen) direkt von CD8-positiven Lymphozyten erkannt und vernichtet.

Zusammenfassend ist wichtig zu merken: CD4 korrespondiert mit dem MHC-II-Molekül, CD8 mit dem MHC-I-Molekül.

Zu **(B)**: **B-Lymphozyten** können im Gegensatz zu T-Lymphozyten mit ihrem Rezeptor ganze Antigene binden (nicht nur Bruchstücke!). Sie benötigen allerdings die Unterstützung durch T-Helferzellen, um zu Antikörper-bildenden Plasmazellen aktiviert zu werden.

H09

→ **Frage 2.162: Lösung C**

Zu **(C)**: Die **Kupffer-Zellen** sind **Makrophagen** und **organspezifisch** für die **Leber**. Sie liegen in der Wand der Sinusoide.
Zu **(A)**: Clara-Zellen sind **keine Makrophagen, sondern sekretorische Zellen** der distalen Luftwege. (Siehe Kommentar zu Frage 2.163).
Zu **(B)**: **Ito-Zellen** (wurden schon mehrfach gefragt!) sind **fettspeichernde Zellen** in der Leber.
Zu **(D)**: **Leydig-Zellen** sind die Zwischenzellen des Hodens und produzieren **Testosteron**. Die Sertoli-Zellen des Hodens können dagegen phagozytieren.
Zu **(E)**: **Paneth-Körnerzellen** sind ebenfalls keine Makrophagen, sondern apikal gekörnte Zellen der Glandulae intestinales, die u. a. **Lysozym** sezernieren.

H10 ■

→ **Frage 2.163: Lösung B**

Zu **(A)**, **(B)** und **(E)**: **Clara-Zellen** sind **keine Makrophagen** ((A) ist falsch), **sondern sekretorische Zellen** der distalen Luftwege. Sie sezernieren die **Surfactant-Proteine SP-A und SP-D** ((E) ist falsch) und stehen damit im Dienst der unspezifischen Abwehr. Diese Proteine **wirken antimikrobiell als Opsonine**, indem sie an Zuckermoleküle auf der Oberfläche unterschiedlicher Erreger binden, wodurch diese dann leichter phagozytiert werden können. Clara-Zellen **sezernieren** zudem CC10 und Clara-Zell-Protein. Diese **Proteine** können übermäßige gewebeschädliche Entzündungsreaktionen begrenzen. Eine Funktion der Clara-Zellen als Zellersatz bzw. als Vorläuferzellen für andere Zellen der distalen Luftwege wird diskutiert.
Zu **(C)**: Die **Phospholipide des Surfactant** werden von den **Pneumozyten Typ II** gebildet. Diese Zellen sezernieren ebenfalls die beiden Surfactant-Proteine SP-A und SP-D.

H05

→ **Frage 2.164: Lösung B**

Diese Frage ist sehr speziell.
Das angeborene/unspezifische Immunsystem ermöglicht bei mikrobieller/bakterieller Infektion die Erkennung eines Erregers (unspezifisch) und die schnelle Einleitung einer Immunantwort. Die **Membranrezeptoren der "Toll-like"-Familie** (TLR) spielen hier eine zentrale Rolle. Sie befinden sich auf Monozyten/Makrophagen, die als klassische Vertreter angeborener Immunzellen proinflammatorische Zytokine wie IL-6 und TNFα produzieren und sezernieren. TLR erkennen strukturell konservierte mikrobielle Erregerbestandteile bzw. bestimmte Molekülmuster der Erreger, z.B. erkennen TLR4 Lipopolysaccharide gramnegativer Keime als bakterielles "Gefahrensignal", TLR2 wird durch bakterielle Lipoproteine, heat-shock-Proteine (HSP) und pilzspezifische Zuckerstrukturen (Zymosan/Mannane) aktiviert.

H03 H02 ■

→ **Frage 2.165: Lösung E**

Einige der Aussagen kamen schon in ähnlicher Formulierung in Altfragen vor. **Makrophagen** differenzieren sich aus Monozyten (monozytäres Phagozytensystem). Sie bilden Zytokine, z.B. Komplementfaktoren, tragen aber auch Rezeptoren für Komplementfaktoren auf ihrer Oberfläche. Ebenso exprimieren sie MHC-Moleküle der Klasse II („major histocompatibility complex") auf ihrer Zelloberfläche, ein wichtiger Faktor bei der Antigenpräsentation und Aktivierung von T-Lymphozyten.
Zu **(B)**: Zu den **Zytokinen** gehören beispielsweise die Interleukine, die Interferone und auch ein sog. Makrophagen-aktivierender-Faktor **(MAF)**, für den der Makrophage einen Rezeptor an seiner Zellmembran besitzt.
Zu **(C)**: Das **Fc-Fragment** kann nicht nur das Komplementsystem aktivieren, sondern auch biologische Effekte auslösen, wenn es an **Fc-Rezeptoren** auf der Oberfläche von Makrophagen oder Lymphozyten gebunden wird.
Zu **(D)**: Makrophagen sezernieren nicht nur die Komplementfaktoren C3a, C4a und C5a, sondern besitzen auch Rezeptoren für Komplementfaktoren.
Zu **(E)**: **Perforine** sind Stoffe, die die Zellmembran durchlässig machen. Sie werden von zytotoxischen T-Lymphozyten produziert.

II.25 Makrophagen, Plasmazellen

Makrophagen differenzieren sich aus Monozyten. Die im Blut zirkulierenden Monozyten wandern in verschiedene Gewebe aus und differenzieren sich dort zu entsprechenden Phagozyten, welche in ihrer Form und Struktur organabhängig sind. Man unterscheidet daher Makrophagen der Milz, der Lymphknoten, Alveolarmakrophagen, Makrophagen der serösen Häute, Kupffer-Sternzellen der Leber, Mikroglia des Gehirns u. a. Alle diese verschiedenen Makrophagen, Monozyten als ihre Vorläufer und Vorstufen der Blutmonozyten fasst man als **mononukleäres Phagozytensystem** zusammen.
Makrophagen zählen zu den akzessorischen Zellen des Immunsystems (unspezifischer zellulärer Teil des Immunsystems) und sind in den Ablauf der immunogenen Information an das Immunsystem eingebunden. Ihre Lebensdauer beträgt Tage bis Monate. Sie phagozytieren antigenes Material, das in den Körper gelangt und können es in hoher Dichte auf ihrer Zelloberfläche den T-Lymphozyten präsentieren und damit eine Immunantwort

stimulieren. Die Phagozytose wird durch vorherige „Opsonisierung" des Materials erleichtert (Umhüllung durch Proteine des Komplementsystems oder durch Antikörper).

Die Makrophagen müssen sich bei der Antigenpräsentation als körpereigen präsentieren, d. h. sie koppeln das antigene Material an Membranproteine – MCH-Klasse-II-Proteine auf ihrer Zelloberfläche –, was nach Erkennung durch T-Helferzellen (T$_4$-Zellen) dann eine spezifische Immunreaktion in Gang setzt. Makrophagen besitzen aber auch – wie alle kernhaltigen Zellen des Organismus – MCH-Klasse-I-Antigene auf ihrer Zellmembran.

Ebenso besitzen Makrophagen Rezeptoren für das Fc-Fragment von Antikörpern oder für Komplementfaktoren, außerdem sezernieren sie u. a. Komplementfaktoren und Zytokine, die die Entzündungsreaktion und anschließende Reparaturvorgänge steuern.

Histiozyten, eine alte Bezeichnung für Gewebsmakrophagen, sind Abkömmlinge der Monozyten und zählen zum mononukleären Phagozytensystem. Die mit einem kleinen Kern ausgestatteten Histiozyten besitzen eine Größe von ca. 17 μm. Das Lysosomen und Phagosomen enthaltende Zytoplasma ist basophil und stark mit Mitochondrien durchsetzt. Die Histiozyten besitzen eine Funktion im Bereich des unspezifischen Abwehrsystems, indem sie einerseits phagozytieren, andererseits in der Lage sind, antigene Informationen zu präsentieren (zusammen mit Klasse-II-Proteinen des Major Histocompatibility Complex (MHC)).

Histiozyten können lysosomale Enzyme bilden. Die lysosomalen Enzyme können phagozytiertes Material abbauen und sind somit Stoffe der intrazellulären Verdauung. Gewebsmakrophagen fallen elektronenmikroskopisch durch einen hohen Gehalt an Lysosomen und Phagosomen auf.

Plasmazellen entstehen aus B-Lymphozyten im Rahmen der Immunantwort. Sie fallen im mikroskopischen Bild durch ihren typischen **„Radspeichenkern"** auf (Abb. 2.18).

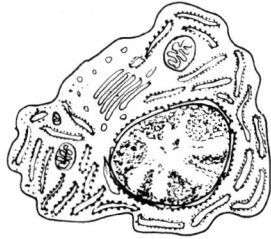

Abb. 2.**18** Plasmazelle

Im stark basophilen Zelleib liegen zahlreiche Mitochondrien in Kernnähe. Ein ausgeprägtes Ergastoplasma erfüllt nahezu den gesamten Raum der Zelle außerhalb des Kerns. Die Größe der Plasmazelle beträgt ca. 12 μm. Sie lebt nur wenige Tage.

Die Plasmazellen gehören zum spezifischen Abwehrsystem des Körpers. Sie bilden spezifische Antikörper. Durch die freigesetzten Immunglobuline können in den Körper eingedrungene Antigene bekämpft werden.

Das Heterochromatin ist so angeordnet, dass das für die Plasmazelle typische Bild des Radspeichenkerns entsteht.

F06

→ **Frage 2.166: Lösung E**

Plasmazellen gehören zur spezifischen Abwehr, sie entstehen aus B-Lymphozyten (nach Antigenpräsentation klonale Selektion in den B-Zellregionen → in Keimzentren von Lymphknoten Transformation zu Zentroblasten, danach Reifung zu Zentrozyten, diese entwickeln sich dann weiter zu Plasmazellen → Bildung spezifischer Antikörper und Gedächtniszellen → Sekundärreaktion auf das gleiche Antigen). Plasmazellen sind kaum noch in den Keimzentren zu finden, weil sie vorher auswandern. Sie finden sich häufig in den Marksträngen der Lymphknoten, in der roten Milzpulpa, in Schleimhäuten und im Knochenmark, *in der Regel jedoch nicht im Blut*.

H10 ■

→ **Frage 2.167: Lösung D**

Zu **(D)**: In der Milz fehlt die Mark-Rinden-Gliederung und es ist kein Randsinus vorhanden. Bestandteile der weißen Milzpulpa sind die für die Milz histologisch charakteristischen **periarteriellen Lymphozytenscheiden** (T-Zellregion).

Zu **(A)**: **Hassall-Körperchen** sind typisch für den Thymus, v. a. beim juvenilen Thymus.

Zu **(B)**: **Hochendotheliale Venulen** (HEV) sind charakteristisch für alle sekundären lymphatischen Organe (Lymphknoten, Tonsillen, Peyer-Plaques) – außer der Milz. Sie gehören zur T-Zone. Dort verlassen die Lymphozyten die Blutgefäße.

Zu **(C)**: Das Grundgerüst der sekundären lymphatischen Organe ist retikuläres Bindegewebe, bestehend aus **fibroblastischen Retikulumzellen und retikulären Fasern**. Die retikulären Fasern werden von den Retikulumzellen umhüllt.

Zu **(E)**: Einen **Randsinus** findet man nur in **Lymphknoten** und nicht in der Milz, da dort das Parenchym direkt an die Kapsel grenzt.

F10 ■

→ **Frage 2.168: Lösung C**

Zu **(C)**: Charakteristikum des **Thymus**, v. a. im juvenilen Stadium, sind **Hasall-Körperchen**. Ihre **Funktion ist nicht geklärt**.
Zu **(A)**, **(B)**, **(D)** und **(E)**: **Pulpavenen** (A), **Trabekel** (B), **Randsinus** (D) und **Lymphfollikel** (E) treten in unterschiedlichen lymphatischen Organen auf und sind nicht zur Differenzialdiagnose des Organs „Thymus" geeignet.

F09 ■■

→ **Frage 2.169: Lösung C**

Hochendothelvenulen (HEV) sind charakteristische Strukturen im Parakortex eines **Lymphknotens** (T-Zone). Sie stellen die postkapilläre Gefäßstrecke dar. Aus diesen Gefäßen können Lymphozyten aufgrund spezieller Eigenschaften des **Endothels** (Exprimation von Selektinen = spezifische Erkennungsmoleküle) den Blutstrom verlassen und in das lymphatische Gewebe eintreten (**Rezirkulation**). Das Endothel besteht hier aus hohen Zellen mit hellen Zellkernen, ein Lumen lässt sich schwer abgrenzen. Zwischen den Endothelzellen sieht man Lymphozyten (erkennbar an den dichten dunklen Kernen), die die Gefäßwand durchwandern.
Zu **(A)**, **(B)**, **(D)** und **(E)**: Hochendothelvenulen kommen weder in **Knochen** (A), **Knorpel** (B), **Milz** (D) oder **Niere** (E) vor.
Zu den HEV wurden schon viele Fragen gestellt, auch mit Abbildung.

II.26   Funktionelle Histologie des Lymphknotens

Der Feinbau eines Lymphknotens, der eng mit der Funktion korreliert, ist auf den ersten Blick recht kompliziert. Ein Lymphknoten besteht erst einmal grob aus Kapsel, parenchymatösen Anteilen, Lymphsinus und Blutgefäßkompartiment. Alle diese Bestandteile lassen sich noch weiter differenzieren und haben teilweise eine spezielle Funktion.
Man unterscheidet:
- **Kapsel:** bindegewebige Hülle, von dort aus strahlen **Trabekel** ins Innere und bilden ein grobes Gerüst. Zwischen den Trabekeln befindet sich ein dreidimensionales Maschenwerk aus Retikulinfasern und Retikulumzellen (daher auch lymphoretikuläres Organ).
- **Rinde, Parakortex (Synonym: parakortikale Zone) und Mark:**
  Rinde (B-Zone): Lymphfollikel mit dunklerem Rand und hellem Zentrum (Keimzentrum), im Keimzentrum Vermehrung und Reifung von B-Lymphozyten. Es kommen aber in geringer Zahl auch T-Helferzellen in den Lymphfollikeln vor.

Parakortex (T-Zone): im Parakortex dominieren T-Lymphozyten. Ebenfalls ein Charakteristikum für den Parakortex sind **postkapilläre Venolen**, die wegen ihres kubischen Epithels mit speziellen Zellrezeptoren auch als „high endothelian venules, HEV" bezeichnet werden. Die Rezeptoren werden von zirkulierenden Lymphozyten erkannt und erleichtern den Übertritt von Lymphozyten aus dem Blut in den Lymphknoten.
Mark: keine speziellen Strukturen, Marksinus, Markstränge. Im Parakortex und Marksinus reifen die **Plasmazellen**. Plasmazellen sind die am häufigsten in den Marksträngen anzutreffenden Zellen. Dort werden dann auch Antikörper gebildet, die über die efferente Lymphe in den Kreislauf gelangen.
- **Lymphsinus:** Man unterscheidet Marginalsinus, Intermediärsinus und Marksinus.
- **Gefäßkompartiment:** Netzwerk aus kleinen Blutgefäßen inklusive spezieller postkapillärer Venolen. Aufzweigung von einem oder mehreren arteriellen Gefäßen in ein Kapillarnetz, austretende Vene.

T- und B-Region:
Mit den üblichen morphologisch-färberischen Methoden lassen sich B- und T-Zellregionen <u>nicht</u> voneinander abgrenzen, dazu benötigt man zytochemische, elektrophoretische und v. a. immunologische Verfahren. Allerdings tragen die Retikulumzellen in den B- und T-Regionen spezifische Merkmale.
Retikulumzellen der B-Region: dendritische Retikulumzellen, deutliche Kernmembran, zentraler Nukleolus.
Retikulumzellen der T-Region: kurze kräftige Zellfortsätze mit Verzahnungen (interdigitierende Retikulumzellen), Chromatinschicht unter der Kernmembran.
Im Lymphknoten fungieren phagozytierende Zellen als unspezifischer Blutfilter, Lymphozyten können mit neuen Antigenen und antigenpräsentierenden Zellen in Kontakt kommen und interagieren. Es vermehren sich B- und T-Lymphozyten, es findet eine Reifung von B-Lymphozyten zu Plasmazellen und B-Gedächtniszellen und eine Aktivierung von T-Lymphozyten statt.

H02 ■

→ **Frage 2.170: Lösung C**

Der **Marginalsinus** (Randsinus) liegt direkt unter der Kapsel des Lymphknotens. Er ist in histologischen Präparaten als heller Spaltraum unter der bindegewebigen Kapsel gut zu erkennen. Der Marginalsinus liegt damit der Rinde benachbart, nicht dem Mark.
Alle übrigen Aussagen sind korrekt. Siehe auch Lerntext II.26.

H03 ■

→ **Frage 2.171: Lösung C**

Das **Keimzentrum** eines (sekundären) Lymphfollikels gehört zur **B-Zellregion** des Lymphknotens. Dort finden Vermehrung und Selektionierung von antigenspezifischen B-Lymphozyten (→ Zentroblasten → Zentrozyten) statt. Die Zentrozyten mit weniger passendem oder weniger affinem Rezeptor zum Antigen gehen durch Apoptose unter und werden von Makrophagen phagozytiert (C). Deswegen ist das helle Keimzentrum der lymphatischen Sekundärfollikel typisch für Apoptosevorgänge, wie bereits in einer alten Physikumsfrage erwähnt. Die überlebenden Zellen entwickeln sich zu Plasmazellvorstufen und B-Gedächtniszellen weiter.

Neben B-Zellen, Zentroblasten und Zentrozyten kommen im Sekundärfollikel noch Makrophagen, follikulär dendritische Zellen (Bindung des Antigens an der Zelloberfläche – Erleichterung der Selektion des wirksamsten B-Zellklons) und einige T-Helferzellen vor. Siehe auch Lerntext II.26.

Zu **(A)**: Lymphozyten verlassen die Blutbahn im Lymphknoten in den charakteristischen High Endothelian Venules (HEV's) (T-Zellregion) des Parakortex. Zunächst findet die Adhäsion des Lymphozyten am Endothel statt, danach die Diapedese. Im Falle einer Entzündung wandern Lymphozyten lokal gezielt aus dem Blutstrom durch die postkapillären Venolen aus, ebenfalls nach den o. g. Mechanismen.

Zu **(B)**: Der Wiedereintritt in die Blutbahn erfolgt aus dem Interstitium über Lymphkapillaren, Lymphgefäße und dann wieder in die Blutbahn.

F10 ■

→ **Frage 2.172: Lösung E**

Zu **(E)**: Man erkennt **Milzsinus**, dünnwandige „Gefäße" mit weitem Lumen und rot gefärbten Erythrozyten. Zwischen den Milzsinus liegen Pulpastränge.

Zu **(A)** und **(B)**: **Trabekelarterien** und **-venen** verlaufen innerhalb der Trabekel, sind also von Bindegewebe umgeben und haben ein deutlich größeres Lumen als die hier markierten Sinusoide. Siehe hierzu auch Übersichtsschnitte der Milz (z. B. Lüllmann-Rauch, R., Taschenlehrbuch Histologie, 3. Auflage, Georg Thieme Verlag 2009, S. 317, Abb. 13.18).

Zu **(C)**: **Zentralarterien** weisen eine typische periarterielle Lymphozytenscheide auf, die auch in alten Prüfungsabbildungen zu sehen war.

Zu **(D)**: **Pinselarteriolen** sind die kleinen kurzen Gefäße zwischen Zentralarterien und Milzsinus, sie heißen so, weil sich die Zentralarterien beim Eintritt in die rote Pulpa in viele kleine Gefäße „pinselartig" aufteilen.

H08 F05 ■ ■

→ **Frage 2.173: Lösung E**

Es handelt sich um einen Ausschnitt aus dem **Parakortex eines Lymphknotens** mit den charakteristischen **Hochendothelvenolen** („high endothelian venules", HEV's). **Hier können Lymphozyten aus der Blutbahn in die Lymphe rezirkulieren** ((C) ist falsch) und aufgrund spezieller Adhäsionsmoleküle an der Gefäßwand (das Endothel exprimiert bestimmte Selektine, während von den Lymphozyten L-Selektin exprimiert wird; das „Andocken" erfolgt dann mit Hilfe korrespondierender Liganden) leichter in das umgebende Gewebe gelangen (Diapedese).

Zu **(A)** und **(B)**: Bei dem markierten Gefäß handelt es sich weder um eine **Zentralarterie** (A) noch um einen **Lymphsinus** (B).

Zu **(D)**: Um die HEV's sind viele **interdigitierende dendritische Zellen** zu finden, die den rezirkulierten Lymphozyten dann Antigene präsentieren können.

F07

→ **Frage 2.174: Lösung B**

Die Auswanderung von Lymphozyten durch die **Hochendothelvenolen** (HEV) der Lymphknoten ist wichtig für die Rezirkulation und ist eine komplexe Kooperation zwischen Lymphozyt und Endothel. Ähnlich geschieht auch die Auswanderung von Leukozyten aus der Blutbahn. Zunächst erfolgt eine Geschwindigkeitsreduktion der Leukozyten bzw. Lymphozyten, dann eine lockere Adhäsion mittels spezieller Adhäsionsmoleküle. Dabei wird **L-Selektin** auf den Lymphozyten exprimiert, während das Endothel andere Selektine auf der Oberfläche exprimiert (E-Selektin und P-Selektin). Korrespondierend zu den Selektinen existieren wiederum bestimmte Liganden an den Leukozyten bzw. am Endothel. Die Lymphozyten werden langsamer, rollen auf dem Endothel, „docken" schließlich an und gelangen zwischen den Endothelzellen hindurch (Diapedese).

H04

→ **Frage 2.175: Lösung B**

Zu **(A)**: In der hellen Region des Keimzentrums im Sekundärfollikel werden die Zentrozyten selektiert, die den am besten zum präsentierten Antigen passenden Antikörper haben. Es findet auch die Umwandlung zu Plasmazellvorstufen und B-Gedächtniszellen statt. Die Antigenpräsentation erfolgt bei (A) typischerweise durch *follikuläre* dendritische Zellen. *Interdigitierende* dendritische Zellen sind hochwirksame, professionelle antigenpräsentierende Zellen, die sich aber in den T-Zonen lymphatischer Organe finden, wo sie T-Helferzellen aktivieren.

Zu **(B)**: Dies ist ein Intermediärsinus im Lymphkno-ten. Hier finden sich viele Lymphozyten und Ma-krophagen, die Fremdstoffe aus der Lymphe filtern können.

Zu **(C)**: Hier in den HEVs, den Hochendothelve-nolen, treten die Lymphozyten aus dem Blutstrom aus, aber verlassen durch die HEVs natürlich nicht den Lymphknoten. Sie verbleiben eine Zeit lang im lymphatischen Gewebe und kehren dann wieder ins Blut zurück.

Zu **(D)**: In der dunkleren Region des Keimzentrums proliferieren antigenstimulierte B-Zellen zu Zen-troblasten, die dann weiter in der helleren Region selektiert werden (s. o.). Helle und dunkle Region zählen zur B-Zone im Lymphknoten. Antigenpro-duzierende Plasmazellen finden sich eher als Vorstufe, weniger als reife Plasmazelle bei (A) im hellen Zen-trum.

Zu **(E)**: Dies ist ein Vas afferens, das Lymphe zuführt und in den Randsinus (Marginalsinus) mündet. Das efferente Lymphgefäß verlässt den Lymphknoten am Hilum!

H06 ■

→ **Frage 2.176: Lösung A**

T-Helferzellen erkennen Antigene, die ihnen zu-sammen mit dem MHC-Klasse-II-Protein präsen-tiert werden. Dadurch werden sie aktiviert. Die **T-Zellregion** im Lymphknoten ist die parakortikale Zone, die viele **interdigitierende dendritische Zellen** enthält. Diese Zellen tragen auf der Oberfläche MHC-II-Moleküle und sind zur Antigenpräsentation befähigt ((A) ist richtig).

Antigen präsentierende Zellen sind solche, die anti-gene Proteinfragmente an MHC-Proteine der Klasse II binden und sie dann den Helferzellen präsentie-ren können. Hierzu zählen interdigitierende dend-ritische Zellen, Langerhans-Zellen der Haut, Makro-phagen, aber auch B-Lymphozyten.

F04 ■

→ **Frage 2.177: Lösung C**

Peyer-Plaques sind Ansammlungen von Lymphfolli-keln (Noduli lymphoidei aggregati) in der Lamina propria mucosae bis in die Submukosa reichend. Speziell die Peyer-Plaques liegen gegenüber dem Mesenterialansatz. Daneben gibt es auch einzeln gelegene Lymphfollikel im Darm. Das Epithel über den Lymphfollikeln nennt man Domepithel. Dort finden sich M-Zellen, die Antigene per **Transzytose** durch die Epithelbarriere schleusen können. Unter dem Epithel liegen Makrophagen und dendritische Zellen, die die Antigenpräsentation übernehmen.

H01 ___

→ **Frage 2.178: Lösung E**

Zu **(E)**: **M-Zellen** sind **interdigitierende Retikulum-zellen**; sie gehören somit zu den Zellen des Immun-systems. Sie liegen lumenwärts im Darm und sind in der Lage, Antigene aus dem Darmlumen aufzu-nehmen, sie durch das Epithel zu schleusen (Trans-zytose) und sie Lymphozyten und Makrophagen zu präsentieren. Aufgrund ihrer Funktion ist es sinn-voll, dass sie in der Nähe von lymphatischen Orga-nen, z. B. Peyer-Plaques, angesiedelt sind.

Zu **(A)**: Im Domareal der Peyer-Plaques kommen auch **Enterozyten** vor, sie sind aber nicht typisch für **diese** Region, sondern für den Verdauungstrakt an sich.

Zu **(B)**: **Becherzellen** sezernieren Schleim, sie neh-men vom Duodenum bis zum Colon massiv zu.

Zu **(C)**: **Paneth-Zellen** sezernieren Lysozym, sie sind typisch für den Dünndarm.

Zu **(D)**: **D-Zellen** kommen in den Inseln des Pank-reas vor, sie bilden Somatostatin.

H04 ___

→ **Frage 2.179: Lösung E**

Eine ähnliche Frage zu IgA-Antikörpern wurde in der vergangenen Prüfung gestellt.

Immunglobulin A wird von Plasmazellen gebildet, die in der Schleimhaut des Verdauungstraktes (z. B. Speicheldrüsen), des Urogenitaltrakts und der Lun-ge liegen. IgA findet man auch in der Tränenflüssig-keit, daneben in Speichel, im Nasensekret, in der Bronchialschleimhaut sowie im Prostatasekret, in der Muttermilch und Vaginalflüssigkeit. Das IgA ist in der Muttermilch enthalten und wird nicht durch die Plazenta transportiert. Lediglich IgG kann die Plazenta durchdringen.

IgA-Antikörper werden im MALT gebildet und über Transzytose ins Lumen befördert. Dort bildet IgA ei-nen Schutz auf der apikalen Zelloberfläche von Schleimhautepithelien und exokrinen Drüsen.

H08 ■

→ **Frage 2.180: Lösung D**

Unter dem Begriff **Mukosa-assoziiertes lymphati-sches Gewebe** (MALT) sind Ansammlungen lym-phatischen Gewebes meist in der Nähe von Schleimhäuten (Urogenitaltrakt, Bronchialsystem, Rachenschleimhaut, Tonsillen) zu verstehen, die das Eindringen von Antigenen durch die Schleim-hautoberfläche verhindern. Besonders zu erwähnen ist die **Produktion von IgA-Antikörpern** als Schutz auf der Schleimhaut und das Vorkommen speziali-sierter Zellen (**M-Zellen**), die Antigene durch Endo-thelzellen transportieren können. Die Verarbeitung und Präsentation der Antigene erfolgt nach Durch-schleusung des Antigens mit Hilfe dendritischer

Zellen und Makrophagen ((C) ist falsch). Im **Magen-Darm-Trakt** findet man das GALT (gut associated lymphatic tissue) mit Solitärfollikeln (= **Sekundär-follikel**) in der gesamten Magen- und Darmschleimhaut, vor allem aber in Kolon und Rektum ((B) ist falsch). Eine weitere Form stellen die **Peyer-Plaques** (Folliculi lymphatici aggregati) dar. Sie bestehen aus 10–50 Follikeln, sind charakteristisch für das **Ileum** ((A) ist falsch) und liegen hauptsächlich **gegenüber dem Mesenteriumansatz** ((D) ist richtig).

Zu (E): Die **Lymphfollikel** des gastrointestinalen MALT (GALT) liegen hauptsächlich in der **Lamina propria** und reichen bis hinunter in die **Submukosa**.

2.13 Fragen mit Abbildung im Bildanhang

F85

→ **Frage 2.181: Lösung D**

Man erkennt einen Ausschnitt aus der Kolonschleimhaut.
Die Schleimhaut der Abbildung besteht nur aus sehr regelmäßig angeordneten *Krypten,* in deren Epithel massenhaft **Becherzellen** gelegen sind. Es sind weder Zotten des Dünndarms noch die langen, verzweigten, tubulösen Drüsen des Magens zu erkennen. Das restliche Epithel (einschichtig hochprismatisch) trägt einen Bürstensaum (Mikrovilli).
Zu (D): Die frühe Proliferationsphase bezieht sich auf die Uterusschleimhaut.

F97 H92 H87 ■

→ **Frage 2.182: Lösung B**

Im Bild erkennt man einen Querschnitt durch den Ösophagus mit der für den gesamten Rumpfdarm geltenden Schichtung (Mukosa mit Muscularis mucosae, Submukosa mit Glandulae oesophageae, Muskularis mit Ring- und Längsmuskelschicht). Das Epithel ist mehrschichtig unverhornt. Die Glandulae oesophageae sind **muköse** Drüsen ((B) ist die gesuchte Falschaussage).
Der Ösophagus enthält im oberen Drittel quergestreifte, aber viszeroefferent innervierte Muskulatur.

F09

→ **Frage 2.183: Lösung A**

Zu (A): Man erkennt Einsenkungen eines Epithels, das einschichtig prismatisch ist, mit Becherzellen. Am Grund der (Lieberkühn-)**Krypten** liegen Paneth-Zellen mit apikalen Granula. Unten am Bildrand quer verlaufend ist die Muscularis mucosae zu sehen.
Zu (B): **Magendrüsen** scheiden als Lösung aus, weil diese sehr dicht nebeneinander liegen und keine

Becherzellen haben. Das Zellbild ist aufgrund der verschiedenen Zellarten unregelmäßiger.
Zu (C): **Pylorusdrüsen** enthalten nur einen Typ muköser heller Zellen und sind gewunden und geknäult, was hier nicht zu sehen ist.
Zu (D): **Glandulae uterinae** sind weniger dicht in ein mesenchymartiges Stroma eingebettet. Sie zeigen je nach Zyklusphase ein unterschiedliches Aussehen. In der *Sekretionsphase* erscheinen sie geschlängelt, was im Schnitt ein sägeblattartiges Aussehen ergibt. Das Lumen ist auch schon in der *Proliferationsphase* weiter als hier in der Abbildung. Außerdem fehlen bei den Uterusdrüsen die gekörnten Zellen am Drüsengrund.
Zu (E): **Glandulae bronchiales** sind seromuköse Drüsen in der Lamina propria von Bronchien, die verzweigt und geknäult sind, also auf einem Schnitt in mehreren Ebenen getroffen werden. Die Drüsen können auch außerhalb der Tunica mucosa zwischen Knorpelspangen liegen oder in der Schicht zwischen Muskularis und den Knorpelspangen.

H10 ■

→ **Frage 2.184: Lösung D**

Zu (D): Die **Abbildung** wurde schon früher gezeigt, diesmal jedoch nur im Ausschnitt. Dargestellt ist ein **Teil einer Darmkrypte** mit Enterozyten, Becherzellen (in der Tiefe der Krypte) und **Paneth-Zellen** mit apikalen eosinophilen Granula, hier rotbraun angefärbt. Die Paneth-Zellen sezernieren z. B. Lysozym.
Zu (A): **Becherzellen** erscheinen hier in der Abbildung hell und sind gut abzugrenzen.
Zu (B): **Enteroendokrine Zellen** liegen verstreut im Epithel von Zotten und Krypten. Sie produzieren je nach Zelltyp unterschiedliche Hormone (z. B. Gastrin, Cholezystokinin, Sekretin).
Zu (C): **M-Zellen** sind Zellen des Immunsystems. Sie liegen lumenwärts im Darm im Domepithel **über den Peyer-Plaques** und sind in der Lage, Antigene aus dem Darmlumen aufzunehmen, sie durch das Epithel zu schleusen (Transzytose) und sie Lymphozyten und Makrophagen zu präsentieren.
Zu (E): **Enterozyten** machen den Großteil des Darmepithels aus. Charakteristisch ist der Mikrovilli-Besatz (Bürstensaum) der hochprismatischen Zellen.

H09 ■

→ **Frage 2.185: Lösung B**

Zu (B): In der vorliegenden Abbildung handelt es sich um einen histologischen Schnitt aus den tiefen Anteilen der **Magendrüsen**. Man erkennt vor allem **Hauptzellen** und rötlich-orange gefärbte größere (azidophil wegen ihres hohen Anteils an Mitochondrien) **Belegzellen** (Parietalzellen), deren Basis sich in die Lamina propria vorwölbt. Die Zellen wirken wie aufgelagert. Parietalzellen (Belegzellen) sezernieren die Salzsäure (Protonen und Chlorid-Ionen). Die **Hauptzellen** fallen durch ihre **gekörnte Struktur** auch in diesem eher unscharfen Bild auf. Hierbei handelt es sich um Sekretionsgranula (Pepsine).

Zu **(A)**, **(C)–(E)**: Die hier abgebildeten **Lumina zweier Drüsenschläuche sind längs angeschnitten**. Dies spricht gegen:

- **Nebenniere** (C) → je nach Zone (die hier nicht angegeben ist) strangförmige Gliederung, keine Lumina dazwischen,
- **Pankreas** (D) → Läppchengliederung, keine unterschiedlich anfärbbaren Zellen,
- **Hypophyse** (A) → buntes Zellbild, aber trotz unterschiedlicher Anfärbbarkeit der Zellen (azidophil, chromophob und basophil) eher unregelmäßigere Zellknäuel und -stränge.
- **Schilddrüse** (E) → mit einschichtigem Epithel ausgekleidete Follikel, die Kolloid enthalten.

H98 ■

→ **Frage 2.186: Lösung E**

Die Abbildung wurde bereits in mehreren Physika verwendet. Das gezeigte Epithel mit Zylinderepithelzellen, dazwischenliegenden Becherzellen sowie dem erkennbaren, dunkler angefärbten Bürstensaum (Mikrovilli) an der Zelloberfläche passt zu den Anschnitten von Dünndarmzotten. In dem eingerahmten Bezirk kommt es dem IMPP vor allem auf das dichte Schlussleistennetz (Zonula adhaerens, Zonula occludens, Desmosom) zwischen den Epithelzellen und dem Bürstensaum an. Zusätzlich geht es um Carriersysteme für den Transport von Molekülen durch die Epithelien (Na⁺-K⁺-ATPase und Na⁺-Glucose-Cotransporter).

Enterozyten des Dünndarms sind ein typisches Beispiel für transportierende bzw. resorbierende Epithelien:

An der lateralen Zellmembran findet man die Na^+-K^+-ATPase, durch deren Aktivität große Mengen von Elektrolyten resorbiert werden können. Durch den osmotischen Gradienten unter der Zonula occludens (das dichte Schlussleistennetz verhindert die Rückdiffusion transportierter Ionen) kommt es zu einem starken parazellulären Rückstrom von Wasser. Monosaccharide können durch Enterozyten mit Hilfe von natriumabhängigen Glukose-Cotransportern durch die Mikrovilli-Membran aufgenommen werden. Die Mikrovilli sind mit Glykokalix überzogen, die verschiedene Bürstensaumenzyme enthalten.

Kinetosomen sind mit Zentriolen verwandt und liegen unter der Zelloberfläche bei kinozilientragenden Zellen.

F09 ■

→ **Frage 2.187: Lösung D**

Zu **(D)**: Das Bild zeigt eine (Kerckring-)Falte mit Zottenbesatz, unterhalb der Zotten liegen dann tubuläre Krypten, die auch für das **Jejunum** typisch sind. Die Zotten sind längs, aber auch quer angeschnitten, die **PAS-Färbung** kennzeichnet die Muzine in den **Becherzellen**.

Zu **(A)**, **(B)** und **(E)**: Aufgrund der Falten- und Zottenkombination kommt weder **Magen** ((A), (B)) noch **Kolon** (E) in Frage, denn im Kolon wären keine Zotten, nur noch Krypten zu finden, außerdem auch keine Kerckring-Falten mehr. Die Falten (Kerckring-Falten, Plicae circulares) werden vom Jejunum nach aboral weniger, stehen demnach im Ileum schon weiter auseinander und fehlen im Kolon ganz.

Zu **(C)**: Das **Duodenum** (C) kommt als Lösung nicht in Frage, weil in der Tunica submucosa des Duodenums die Brunner-Drüsen zu sehen wären, die hier auf dem Bild links fehlen.

H04 ■ ■

→ **Frage 2.188: Lösung C**

Auch diese Abbildung ist eine Wiederholung. Es handelt sich um Dünndarmzotten, erkennbar am Freiraum *zwischen* den runden Strukturen. Charakteristisch sind die etwas heller gefärbten **Becherzellen** zwischen den **Enterozyten**. Der Bürstensaum der Enterozyten lässt sich auf diesem Bild nur erahnen. In der Mitte der Zotten ist Zottenstroma zu sehen, also das Bindegewebe der Lamina propria mit Blut- und Lymphkapillaren.

Diese **Zotten** – Villi intestinales – sind Aufwerfungen der Mukosa, bestehen somit nur aus dem **Oberflächenepithel** des Darms und der **Lamina propria mucosae**. Sie sind 0,5 – 1,5 mm hoch und vergrößern die Resorptionsfläche des Darms auf das 5-fache. Das Innere dieser Zotten besteht aus retikulärem Bindegewebe, enthält Kapillaren und Lymphgefäße, glatte Muskelzellen sowie freie Zellen (Lymphozyten, Plasmazellen, Granulozyten).

F93

→ **Frage 2.189: Lösung B**

Der hier gezeigte Schnitt durch die Gallenblasenwand lässt sich differenzialdiagnostisch schwer von der Tuba uterina oder auch der Prostatadrüse abgrenzen. Das Epithel ist hier einschichtig hochprismatisch, trägt Mikrovilli, d. h. es resorbiert auch (Salz und Wasserrückresorption). Die lockere Lamina propria ist zellreich und reich an Kapillaren. Es gibt keine Muscularis mucosa, charakteristisch sind unregelmäßige Falten. Die Zellen sezernieren Schleimvorstufen. (Tuba uterina → Abbildung Nr. 59 des Bildanhangs, Prostata → Abbildung Nr. 57 und Abbildung Nr. 58 des Bildanhangs).

F07 F00 F96 ■
→ **Frage 2.190: Lösung B**

Es handelt sich um einen elektronenmikroskopischen Schnitt durch **Leberparenchym**. Die untere Hälfte des Bildes wird von einer Leberzelle eingenommen, die charakteristische Merkmale wie viele Mitochondrien, gruppiert vorkommendes rER, diffus verteiltes gER, Glykogenpartikel und einen großen runden Zellkern zeigt. Oben im Bild ist ein **Lebersinusoid** dargestellt, schräg nach rechts unten erkennt man ein unregelmäßiges Gebilde – eine Gallenkapillare. Somit lassen sich die Lösungsmöglichkeiten Lymphe, Galle und Liquor recht schnell ausschließen.

Das mit Pfeil markierte Kompartiment ist der Disse-Raum. Die Schwierigkeit liegt jetzt darin zu entscheiden, was der **Disse-Raum** eigentlich enthält: Im Lebersinusoid fließt Mischblut aus der A. hepatica und der V. portae, Blut, welches natürlich Blutplasma *und* zelluläre Bestandteile enthält. Die Wand der Lebersinusoide wird von Endothelzellen und Kupffer-Sternzellen gebildet. Durch die Poren zwischen den Endothelzellen gelangen nur die *nichtzellulären* Blutbestandteile in den Disse-Raum.

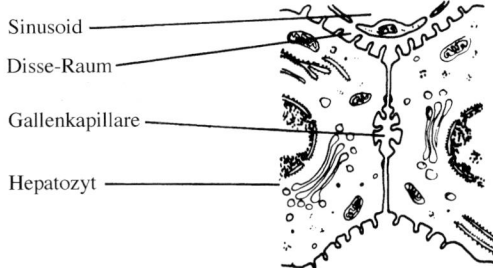

Sinusoid

Disse-Raum

Gallenkapillare

Hepatozyt

Abb. 2.**19** Leberzellen mit Gallenkapillare

H00 F93 H84 ■
→ **Frage 2.191: Lösung B**

Es handelt sich hier um einen kleinen **Bronchus**, denn links unten sowie rechts oben sind Anschnitte von Knorpelspangen aus elastischem Knorpel zu sehen. Die Knorpel des Bronchialbaumes sind durch Kollagenfasern in der Längsrichtung verbunden. Dadurch entsteht die sog. *Tunica fibrocartilaginea*. Die Schleimhaut (respiratorisches Epithel, Flimmer- und Becherzellen) legt sich bei Entspannung der Bronchien in Längsfalten. Zwischen Schleimhaut und Tunica fibrocartilaginea liegen Züge glatter Muskelzellen und Glandulae bronchiales. *Bronchioli* enthalten keinen Knorpel, sondern nur scherengitterartig angeordnete glatte Muskulatur und elastische Fasernetze. Die Bronchioli terminales gabeln sich in zwei Bronchioli respiratorii (flimmerloses kubisches Epithel).

F04 ■
→ **Frage 2.192: Lösung E**

Die Abbildung wurde schon einmal gezeigt, zumindest teilweise und auf dem Kopf stehend. Bei der mit X bezeichneten Struktur handelt es sich nicht um ein Gefäß (B), sondern um einen Teil des Bronchialsystems, einen **Bronchiolus**. Alleine schon durch das umgebende Gewebe (Lungengewebe, zahlreiche Alveolen angeschnitten) ist die bezeichnete Struktur als Bronchiolus gut zu erkennen. Von der Arterie lässt sich der **Bronchiolus** durch die faltig aufgeworfene Schleimhaut mit einschichtigem, aber deutlich *zylindrischem* Flimmerepithel unterscheiden. Weiterhin auffallend ist die gut entwickelte glatte Muskulatur und das Fehlen von Drüsen und Knorpel in der Wand des Bronchiolus. Auf dem Bild sind links unten und rechts oben noch kleine Arterien zu sehen.

Das Flimmerepithel trägt *Kinozilien*, Stereozilien kommen im Ductus epididymidis und im Sinnesepithel des Innenohrs vor (A).

Der Tonus der glatten Wandmuskulatur wird vom **Parasympathikus** erhöht, der Sympathikus verursacht eine Bronchodilatation.

Klinischer Bezug
Beta-Sympathomimetika als Dosieraerosol werden zur Bronchodilatation z. B. bei Asthma bronchiale eingesetzt, sowohl als längerwirksame Dauermedikation wie auch im Akutfall.

F93
→ **Frage 2.193: Lösung D**

Eine ähnliche Abbildung war schon einmal Gegenstand einer Prüfungsfrage. Markiert sind die Leydig-Zwischenzellen des Hodens, die in Gruppen zwischen den Hodenkanälchen liegen. Sie produzieren Testosteron. Zur Wiederholung: Lerntext VIII.18.

Die Hodenkanälchen sollten klar identifizierbar sein, damit scheiden einige Lösungsmöglichkeiten von vornherein aus.

F03 ■
→ **Frage 2.194: Lösung B**

In der Abbildung ist ein Anschnitt eines Samenkanälchens, **Tubulus seminiferus**, dargestellt. Dort findet die Spermatogenese und Spermiogenese statt. Eine ähnliche Abbildung wurde gerade in der vorangegangenen Prüfung gezeigt.

Man erkennt außen die Lamina limitans mit innenliegender Basalmembran. Dann folgt nach innen lumenwärts das **Keimepithel**, das aus den Sertoli-Zellen und den Zellen der Spermatogenese und Spermiogenese besteht. Der Basalmembran aufsitzend sind die **Sertoli-Zellen**, die die Samenkanälchen auskleiden. Diese Zellen haben eine stützende Funktion („Stützzellen"), gleichzeitig ernähren sie die noch nicht fertigen Keimzellen, phagozytieren und bilden z. B. ABP (Androgen-bindendes Protein) und sind zuständig für die Blut-Hoden-Schranke. Charakteristisch ist ihr dreieckiger Zellkern, der auch in der Abbildung zu erkennen ist.

Die übrigen in der Abbildung gezeigten Zellen sind Zwischenstufen der Spermatogenese bis hin zu den kleinen dunkleren Spermatiden, die in Richtung des Lumens zu erkennen sind. Siehe auch Lerntext VIII.17.

Die markierten Zellen sind am ehesten **Spermatozyten** 1. Ordnung (B).

Zu **(E)**: Leydig-Zwischenzellen liegen nicht im Tubulus seminiferus, sondern in Gruppen im Bindegewebe zwischen den Samenkanälchen. Sie produzieren Testosteron.

Zu **(A)**: Spermatogonien liegen ganz außen im basalen Kompartiment der Samenkanälchen.

H03 ■
→ **Frage 2.195: Lösung B**

Diese Aufnahme entstammt einer sehr alten Prüfungsfrage (F86), ein Ausschnitt aus der vorliegenden Abbildung kam bereits in älteren Prüfungsfragen vor.

In der Abbildung sieht man einen Schnitt durch den **Nebenhoden**. Charakteristisch ist hier der Ductus epididymidis (B). Der Nebenhodengang zeigt als Begrenzung des Lumens ein hochprismatisches, zweireihiges, deutlich sichtbar zilientragendes Epithel. Um das Epithel herum lagert sich eine schmale Schicht glatter Muskelzellen (Transportfunktion). Es handelt sich jedoch nicht um Flimmerepithel mit Kinozilien, sondern um unbewegliche **Stereozilien**.

Zu **(A), (D)** und **(E)**: Im Lumen sind die Stererozilien deutlich zu erkennen. Dies spricht gegen Darmkrypten, Foveolae gastricae und Sammelrohre im Nierenmark.

H04 ■■
→ **Frage 2.196: Lösung B**

Die Abbildung wurde schon vor Jahren in der Prüfung gezeigt. Man erkennt einen Querschnitt durch die Prostata. Es sind mehrere tubuloalveoläre Einzeldrüsen in kollagenes Bindegewebe (blau gefärbt) eingebettet, charakteristisch sind auch die vielen glatten Muskelzellen (rot gefärbt), die das Stroma durchziehen. Insgesamt spricht man von einem *fibromuskulären* Stroma.

F03 ■
→ **Frage 2.197: Lösung E**

Die Abbildung wurde schon in vergangenen Prüfungen gezeigt, es handelt sich um einen Anschnitt aus der **Prostata**.

Charakteristikum der Prostata sind die vielen Züge glatter Muskulatur, die die Drüse durchziehen, sowie Epithelfalten in den Drüsenschläuchen. In der Abbildung sind auch tubulo-alveoläre Drüsen mit ein- bis zweireihigem hochprismatischem Epithel zu sehen, die saure Phosphatase und Spermin produzieren. Am oberen Bildrand ist noch ein Prostatastein zu erkennen.

H02 ■
→ **Frage 2.198: Lösung D**

Die Abbildung wurde bereits im Frühjahrsphysikum verwendet. Es handelt sich um einen Schnitt durch die Schleimhaut der **Tuba uterina** mit einschichtig prismatischem Epithel, deutlich sichtbaren Kinozilien (Flimmerzellen) und Drüsenzellen. Darunter liegt gleich die Lamina propria.

Hier ist die Differentialdiagnose zwischen Tuba uterina, Duodenum und Gallenblase nicht einfach: Deutlich sieht man aber die Flimmerepithelzellen, dazwischen sezernierende Zellen des Eileiters. Beim **Duodenum** dagegen wäre das Epithel eher regelmäßiger, seltener durchsetzt mit dunkleren Becherzellen. Als dichtere oder dunklere Schicht könnte man beim Duodenum noch einen Bürstensaum an der Epitheloberfläche erkennen. Siehe hierzu auch Abbildung Nr. 47 des Bildanhangs.

Zu **(E)**: Die **Gallenblase** besitzt ein einschichtig hochprismatisches Epithel, das einen schmalen Bürstensaum und ein Schlussleistennetz aufweist. Die Wand der Gallenblase besteht aus drei Schichten: Tunica mucosa, Tunica muscularis und Tunica serosa. Typisch für die Gallenblase sind auch (aus den Falten und Taschen im histologischen Schnitt entstehende) Schleimhautbrücken, die beiderseits von Epithel bekleidet sind.

H10 ■
→ **Frage 2.199: Lösung C**

Zu **(C)**: In der vorliegenden Abbildung handelt es sich um einen Ausschnitt der **Vaginalwand**: drüsenfreie Mukosa ((A) und (B) sind falsch), mehrschichtiges, nicht- verhorntes hohes **Plattenepithel mit glykogenreichen Zellen** ((D) ist falsch), darunter eine breite Lamina propria. Unter dem Einfluss von Östrogen wird im Vaginalepithel Glykogen synthetisiert und gespeichert. Mit den abgeschilferten Vaginalepithelzellen gelangt das Glykogen ins Scheidenlumen, wo es von Bakterien zu Milchsäure umgesetzt wird (→ niedriger pH der Vagina).

Zu **(E)**: Der Begriff **Crusta** hat nichts mit der Vaginalwand zu tun, sondern bezeichnet eine Struktur des Urothels.

F06 H02 ■

→ **Frage 2.200: Lösung A**

Die Abbildung ist eine Wiederholung aus dem Herbstphysikum 2002 und zeigt einen histologischen Schnitt durch die **laktierende Mamma**. Von daher ist die Art der Sekretion mit Kasein, Kohlenhydrate und Lipiden zutreffend. Man erkennt unterschiedlich geformte Endstücke, dicht beieinander liegend, dazwischen Bindegewebsfasern. Das Epithel der Drüsenendstücke ist dem Sekretionszustand entsprechend unterschiedlich hoch. Vereinzelt sind auch Sekretvakuolen (apikal gelegen) in den Epithelzellen zu erkennen und in den Drüsenendstücken auch Sekret.

Zu **(E)**: Für die Produktion von saurer Phosphatase und Spermin ist die Prostata zuständig. Charakteristika der **Prostata** sind die vielen Züge glatter Muskulatur, die die Drüse durchziehen, sowie Epithelfalten in den Drüsenschläuchen.

Zu **(B)** und **(D)**: Bei einem Schnitt durch die Schilddrüse imponieren die Follikel, die mit Kolloid gefüllt sind. Das Epithel der Follikel ist isoprismatisch, bei der aktiven Schilddrüse ist das Epithel höher, die Kolloidmenge nimmt ab. Apikale Fetttropfen/Sekretvakuolen wie bei der laktierenden Mamma in den Epithelzellen fehlen in der Schilddrüse.

Zu **(C)**: Zwischen den Schilddrüsenfollikeln kommen parafollikuläre Zellen in Gruppen vor (C-Zellen), die das Kalzitonin produzieren und speichern.

H99 H95 ■

→ **Frage 2.201: Lösung C**

Markiert ist der intervillöse Raum der **Plazenta**, der von mütterlichem Blut durchströmt wird. Neben der unteren linken Markierung ist eine Stammzotte mit größeren Blutgefäßen zu erkennen. Auch am rechten Bildrand erkennt man angeschnittene fetale Blutgefäße.

Zu **(A)**: Der Subarachnoidalraum liegt zwischen Arachnoidea und Pia mater, ist mit Liquor gefüllt und wird von einem Trabekelwerk aus Bindegewebsfasern durchzogen. Die Fasern sind mit Meningealzellen bedeckt. Man würde im histologischen Schnitt nicht so häufig wie auf der vorliegenden Abbildung Trabekel antreffen.

Zu **(D)**: Tubenlabyrinth wäre von der Zottenform her zunächst denkbar, das Epithel ist dort aber einschichtig iso- bis hochprismatisch und enthält Flimmerzellen mit Kinozilien (s. Abbildung Nr. 59 des Bildanhangs).

Zu **(E)**: Synovialzotten sind mit mehreren Zellagen unterschiedlich geformter Zellen bedeckt. Der Unterschied zur hier vorliegenden Abbildung ist das unter dem Epithel gelegene lockere Bindegewebe, das Fettzellen, Kollagenfasern, Fibroblasten und Makrophagen enthält.

F08 ■

→ **Frage 2.202: Lösung B**

Das dargestellte Organ ist die **Plazenta** (das Bild wurde bereits in der 1. ÄP Herbst 2007 gezeigt). Es handelt sich um angeschnittene Plazentazotten mit lockerem mesenchymalem Gewebe in der Mitte. Außen erkennt man den insgesamt zweilagigen Überzug aus Zytotrophoblast (innen) und Synzytiotrophoblast (außen). Ab dem 5. Monat bildet sich der Zytotrophoblast zurück. Man erkennt in der Mitte der Zotte und am unteren Bildrand Kapillaren. Die **Makrophagen** (Hofbauer-Zellen) befinden sich im mesenchymalen Gewebe.

F01 ■

→ **Frage 2.203: Lösung B**

Die Abbildung entstammt einer sehr ähnlichen Frage aus dem Frühjahrsphysikum 1997. Das Bild zeigt die Funktionalis der Uterusschleimhaut in der zweiten Zyklushälfte (Sekretionsphase), erkennbar an der Schlängelung der Drüsenschläuche. Diese Veränderung wird bewirkt durch das Progesteron des Gelbkörpers, welches die Uterusschleimhaut auf eine bevorstehende Implantation des Keimes vorbereiten soll.

H05 ■

→ **Frage 2.204: Lösung A**

Die Abbildung war schon einmal Gegenstand einer Prüfungsfrage, damals ging es um das Reaktionszentrum in Sekundärfollikeln in der **Tonsilla palatina**. Hier jedoch findet in der mit X bezeichneten Region (Tonsillarkrypte) die Antigenaufnahme, Durchschleusung durch die Epithelbarriere und Antigenpräsentation statt. Das über die dicht unter dem Epithel liegenden Sekundärfollikel ziehende Epithel bezeichnet man als follikelassoziiertes Epithel (FAE), es enthält auch M-Zellen – wie in den Peyer-Plaques des Ileums –, die besonders gut Antigene durch das Epithel schleusen.

Charakteristika der Tonsilla palatina auf der vorliegenden Abbildung sind: tiefe Krypte, mehrschichtig unverhorntes Plattenepithel, rechts am Bildrand quergestreifte Muskulatur.

In den Reaktionszentren findet man immunreaktive Zellen – aktivierte B-Lymphozyten, die sich zu Plasmazellen umwandeln können, Makrophagen (d. h. antigenpräsentierende Zellen), T-Helferzellen, die die Umwandlung von B-Lymphozyten zu Immunoblasten bzw. Plasmazellen regulieren sowie Eosinophile und Mastzellen.

H01 ■

→ **Frage 2.205: Lösung D**

Die Abbildung zeigt einen Schnitt der **Nebennieren-rinde**. Markiert ist die **Zona glomerulosa**; hier werden **Mineralokortikoide** produziert.
Die **Nebenniere** besteht aus Rinde und Mark. Drei Rindenregionen werden unterschieden. Von außen nach innen sind dies die

- Zona glomerulosa,
- Zona fasciculata,
- Zona reticularis.

In der *Rinde* werden Glukokortikoide und Mineralokortikoide produziert.
Das *Mark* stellt die Transmitterhormone Adrenalin und Noradrenalin her.
Aufbau der Rindenzonen:

- *Zona glomerulosa:* Sie ist nur sehr schmal und besitzt kleine dunkle Zellen, die sich färberisch azidophil verhalten. An Hormonen werden in dieser Zone Mineralokortikoide gebildet (Aldosteron).
- *Zona fasciculata:* Hier finden sich große, meist runde Zellen in einem breiten Bereich. Typisch ist der säulenartige Zellenaufbau. Die Zona fasciculata bildet Glukokortikoide (Kortisol, Kortikosteron) und Geschlechtshormone (z. B. Dehydroepiandrosteron). Die Zellen enthalten viele Fetttröpfchen.
- *Zona reticularis:* Der hier netzartige Zellverband enthält wieder kleinere Zellen, die sich färberisch wie in der Zona glomerulosa azidophil verhalten. Sie bilden androgene Geschlechtshormone und Glukokortikoide in geringen Mengen.

Merke!
Die Schichten der Nebennierenrinde von außen nach innen sind:
– Zona **g**lomerulosa: **Mineral**okortikoide
– Zona **f**asciculata: **Gluko**kortikoide
– Zona **r**eticularis: **Geschlecht**shormone

Merke!
„**GFR Mineral**wasser mit **Zucker** macht **sexy**"

F04

→ **Frage 2.206: Lösung F**

Bei den wellenförmigen Strukturen handelt es sich um elastische Fasern, die in der Media der Venen ebenfalls vorkommen. Bei den Venen ist die Media sehr unterschiedlich ausgebildet, auch die Muskelwand kann verschieden dick sein. Neben elastischen Fasern kommen natürlich auch kollagene Fasern vor. Vergleiche auch Abbildung Nr. 31 des Bildanhangs. Dort sind in einer Fluoreszenzfärbung

ähnliche Strukturen bei einer kleinen Arterie zu sehen, es handelt sich aber um sympathische Fasern. Siehe auch Venenwand in Abb. 74 des Bildanhangs.

H05

→ **Frage 2.207: Lösung B**

Man erkennt eindeutig ein lymphatisches Organ, nachvollziehbar an den Sekundärfollikeln. Entscheidend ist für die Differenzialdiagnose jetzt die Art des Oberflächenepithels oder der Oberflächenstruktur. Nur bei der **Tonsilla palatina** finden wir mehrschichtig unverhorntes Plattenepithel. Die Tonsilla pharyngea trägt ein respiratorisches Flimmerepithel. Der Lymphknoten hat kein Oberflächenepithel, sondern eine Kapsel – ebenso die Milz. Bei den Peyer-Plaques des Dünndarms wären noch Darmzotten und -krypten im Bild zu erkennen.

H06

→ **Frage 2.208: Lösung B**

Es handelt sich bei der Zellgruppe dieser histologischen Abbildung um eine Langerhans-Insel des endokrinen **Pankreas**. Die Langerhans-Inseln sind heller angefärbt als die umgebenden serösen Drüsenendstücke des exokrinen Pankreas.

H07

→ **Frage 2.209: Lösung C**

Zu **(C)**: Die gezeigte Zelle ist eine **Mastzelle**, erkennbar an den deutlichen elektronendichten Granula im Zytoplasma. Die Zelle hat lange, teilweise verzweigte Fortsätze, der Zellkern ist eingekerbt und das Heterochromatin randständig. Die Granula enthalten Heparin und Histamin. Es handelt sich hierbei um eine Mukosamastzelle aus dem Bindegewebe der Schleimhäute, sonst gibt es noch Gewebemastzellen.
Zu **(B)**: Für Plasmazellen charakteristisch ist ihr Kern, der aufgrund der Verteilung des Heterochromatins an ein Wagenrad erinnert („Radspeichenkern").

H07

→ **Frage 2.210: Lösung B**

In der Abbildung liegt ein Ausschnitt aus einem Zentralvenenläppchen der Leber vor, wobei weder die Zentralvene noch ein periportales Feld zu erkennen ist. Man sieht balkenähnlich angeordnet (und auf die Zentralvene zulaufend) die Hepatozyten, dazwischen liegen – längs und quer angeschnitten – die Lebersinusoide. Auch die Endothelzellen der Sinusoide sind zu erkennen, Kupffer-Zellen sind jedoch nicht abzugrenzen. Zwischen Sinusendothel und Hepatozyt liegt der Disse-Raum.

In der Glandula parathyroidea (D) und im Corpus luteum (C) sind die Zellen wesentlich dichter gelagert als es in diesem Bildabschnitt der Fall ist. Im Nebennierenmark (A) imponiert zwar auch eine strangförmige Anordnung der Zellen, jedoch ohne die charakteristischen Sinus. Im Nierenmark (E) wären viele Tubuli in dichter Anordnung angeschnitten, die innerhalb des Lumens natürlich kein extra Endothel mehr aufweisen würden.

H10 ■

→ **Frage 2.211: Lösung A**

Zu **(A)**: Diese Abbildung wurde bereits im Physikum Herbst 2007 gezeigt. Man erkennt ein Inselorgan des Pankreas mit den 2 dort häufigsten Zellarten:
- **B-Zellen** (rotorange markiert): Insulinproduktion, über die Insel verteilte Lage
- **A-Zellen** (grün markiert): Glukagonproduktion, Lage an der Inselperipherie

Dies entspricht der Anordnung auf dem Bild. Die Folge einer autoimmunen Destruktion (im Rahmen einer **Autoimmunerkrankung**) **der rotorange markierten Zellen** ist ein **Diabetes mellitus Typ I** mit **erhöhten Blutglukosekonzentrationen**. Die Patienten müssen Insulin parenteral zuführen.

Zu **(B)**: Die häufigsten Ursachen einer Erhöhung der Kalziumkonzentration (**Hyperkalzämie**) sind maligne Tumoren und ein primärer Hyperparathyreoidismus, also eine vermehrte Ausschüttung von **Parathormon** aus den Hauptzellen der Gll. parathyroideae. Parathormon erhöht die Kalziumkonzentration.

Zu **(C)**: Häufige Ursachen einer erniedrigten Kalziumkonzentration im Blut (**Hypokalzämie**) sind ein Hypoparathyreoidismus (Mangel an Parathormon), ein alimentärer Kalziummangel oder ein Vitamin D-Mangel.

Zu **(D)**: Die **Harnsteinbildung** hat vielfältige Ursachen (je nach Art des Harnsteins: Ausfällung durch Übersättigung des Urins an Calciumoxalat, Calciumphosphat, Zystein, Harnsäure), ist aber nicht durch das Zugrundegehen von hormonproduzierenden Zellen bedingt.

Zu **(E)**: Die **Magensäure** wird von den **Belegzellen des Magens** gebildet. Diese können im Rahmen einer Autoimmungastritis (Typ A-Gastritis) zugrunde gehen, die Folge ist eine verminderte Magensäuresekretion. Die Belegzellen sezernieren jedoch keine Hormone.

F08

→ **Frage 2.212: Lösung B**

Kriterium für die **Pars pylorica** des Magens sind tiefe, fast bis zur Hälfte der Mukosa reichende **Foveolae gastricae**, in der Tiefe stark geschlängelte, verzweigte Drüsen (**Pylorusdrüsen** mit nur einem Zelltyp muköser, heller schleimbildender Zellen) und darunter dann die **Lamina muscularis mucosae**. In den Drüsen finden sich auch endokrine Zellen, z. B. die G-Zellen, die Gastrin produzieren.

Zu **(C)**–**(E)**: Die Brunner-Drüsen des **Duodenums** liegen in der Submukosa. Im **Jejunum** sind Zotten und Krypten angeschnitten. Das **Ileum** zeigt Peyer-Plaques in der Lamina propria mucosae. Bitte sehen Sie sich im Histologie-Buch oder Atlas nochmals die unterschiedlichen Abschnitte des Verdauungstraktes im Vergleich an!

H10 ■

→ **Frage 2.213: Lösung E**

Zu **(E)**: Die **Abbildung** wurde bereits in einem früheren Examen gezeigt. Es handelt sich um einen Schnitt durch die Wand einer größeren Vene, z. B. der **V. brachialis**. Die **Muskelfasern** sind **gebündelt und von** mehr oder weniger starken **Bindegewebssepten durchsetzt** (hier blau gefärbt), sodass ein **aufgelockertes Bild der Media** entsteht. Auf der vorliegenden Abbildung ist oben die Intima zu erkennen, die Media liegt darunter. Man erkennt quer angeschnittene Muskelzellen und dazwischen viel Bindegewebe. Darunter liegt die Adventitia, die gerade in großen Venen viele Bündel längs verlaufender glatter Muskelzellen aufweisen kann.

Zu **(A)**: Differenzialdiagnostisch kommen große arterielle Gefäße wie die **A. brachialis** nicht infrage, da in der vorliegenden Abbildung die hierfür **typische Dreischichtung** fehlt. Außerdem ist die **Muskulatur der Media** bei Arterien **dichter gepackt**.

Zu **(B)**: Die vorliegende Abbildung zeigt **kein Pankreasgewebe**, das typischerweise Langerhans'sche Inseln und zentroazinäre Zellen (in den Drüsenendstücken) aufweisen würde. (Siehe Abb. 69 des Bildanhangs)

Zu **(C)**: Der **Ureter** (siehe Abb. 79 des Bildanhangs) zeigt das typische **Übergangsepithel** des Harntrakts sowie im kontrahierten Zustand ein **sternförmiges Lumen**, darunter subepitheliales Bindegewebe, eine schmale Längsmuskel- und eine kräftige Ringmuskelschicht. Die **Muskulatur** ist **nicht mit Bindegewebszügen durchsetzt**.

Zu **(D)**: Die **Urethra** zeigt nur im relativ kurzen Anfangsteil ein Übergangsepithel und dann mehrschichtig unverhorntes Plattenepithel bei der Frau bzw. mehrschichtiges prismatisches Epithel beim Mann. Die Schleimhaut bildet Einbuchtungen (Lacunae urethrales) und längs verlaufende Falten (→ auch hier **sternförmiges Lumen**). Auch venöse Schwellkörper im Schleimhautbindegewebe sind charakteristisch. Die Muskulatur ist nicht sehr stark ausgeprägt.

F09 ■
→ **Frage 2.214: Lösung A**

Zu **(A)**: Hier handelt es sich um den Querschnitt durch eine englumige Struktur mit relativ dickem Wandaufbau, die von einem zellreichen Gewebe umgeben wird. Vom Verhältnis des Lumens zu den umgebenden Zellen (z. B. Erythrozyten) kommt hier nur ein kleines **arterielles Gefäß** mit der typischen Wandschichtung (Endothel/Intima, Media, Adventitia) in Frage.
Zu **(B)**: Ein **venöses Gefäß** hat im Verhältnis zum Lumen eine dünnere Wand.
Zu **(C)**: Eine **Schleimhaut** zeigt eine organspezifische Schichtengliederung und eine tatsächliche Oberfläche.
Zu **(D)**: Ein **Ausführungsgang** hat in der Regel ein anderes Epithel (z. B. einschichtig hochprismatisch) und ist in ein Stroma eingebettet. Umgeben wird er von drüsenspezifischen Strukturen, z. B. Azini.
Zu **(E)**: Der **Liquorraum** kommt hier nicht in Frage, da er wesentlich leerer wirkt und nicht so zellreich ist wie auf der Abbildung. Selbst das innere enge Lumen der Abbildung kann nicht Liquorraum sein (Aquaeductus), da das Verhältnis der Lumenweite im Vergleich zu den umgebenden Zellen nicht stimmt und es sich nicht um Nervengewebe handelt.

F09
→ **Frage 2.215: Lösung A**

Zu **(A)**: Auf der Abbildung zu erkennen ist die **Leber** mit der typischen strangartigen Anordnung der **Hepatozyten**, Leberzellbalken, die auf eine hier nicht zu sehende Zentralvene zulaufen. **Albumin** wird hier gebildet. Die **Syntheseleistung der Leber** beschränkt sich jedoch nicht auf Albumin, sondern umfasst auch Gerinnungsproteine. Die Leber spielt außerdem eine wichtige Rolle im Glukose- und Lipidstoffwechsel, bei der Entgiftung und Verstoffwechselung von z. B. Medikamenten.
Zu **(B)**–**(D)**: In der Mitte des Bildes sieht man ein **periportales Feld** mit einer **Glisson-Trias**: Anschnitte eines **Portalvenenastes** ((D), ausgekleidet mit Endothel), eines **Gallengangs** ((B), kubisches Epithel) sowie eines Astes der **A. hepatica propria** (C).

F09 ■
→ **Frage 2.216: Lösung E**

Die Abbildung entstammt einer älteren Prüfungsfrage.
Zu **(E)**: Man erkennt den **juvenilen Thymus** mit der deutlichen Mark-Rinden-Gliederung sowie das für den Thymus typische **Hassall-Körperchen**.
Zu **(A)**–**(D)**: Es fehlen die Schichtengliederung des **Kleinhirns** (A), die Sekundärfollikel von **Lymphknoten** (B) bzw. **Milz** (C) und die Inselorgane des **Pankreas** (D).

F09 ■
→ **Frage 2.217: Lösung D**

Zu **(D)**: Auf dieser Abbildung erkennt man **Geschmacksknospen**, Chemorezeptoren, die auf der Zunge an den **Papillae vallatae, fungiformes und foliatae** liegen, aber auch einzeln an Gaumen, Kehlkopf und Epiglottis. Innerhalb des mehrschichtigen Epithels der Zungenpapillen liegen in den Geschmacksknospen Stütz- , Sinnes- und Basalzellen gemeinsam vor und bilden zwiebelartige Strukturen, die auf dem Bild zu sehen sind. Auf der der Oberfläche zugewandten Seite befindet sich der **Geschmacksporus**. Alle Zellen sind schmal und reichen von der Basis bis zum Porus. Die Sinneszellen ragen mit Mikrovilli (Rezeptorproteine) in den Porus hinein.
Die Sinneszellen der Geschmacksknospen sind **sekundäre Sinneszellen**, d. h. sie bilden erst eine Synapse mit einer afferenten Nervenfaser. Die Geschmacksleitung erfolgt von den vorderen 2/3 der Zunge über die **Chorda tympani** (angelagert an den N. lingualis), die zugehörigen Perikarya liegen im Ganglion geniculi. Die Leitung von hinterem Zungendrittel und Zungengrund (d. h. von den Papillae vallatae und foliatae) erfolgt über den **N. glossopharyngeus** mit den Perikarya im **Ganglion inferius n. glossopharyngei**. Die Geschmacksknospen an Epiglottis, Phaynx und Larynx leiten die Afferenzen über den N. vagus, Perikarya im Ggl. inferius n. vagi.
Siehe Prometheus, Lernatlas der Anatomie, Kopf, Hals und Neuroanatomie, 2. Auflage, Georg Thieme Verlag 2009, S. 442.
Zu **(A)**: Dies trifft für **primäre Sinneszellen** zu, beispielsweise das Geruchsorgan. Die Sinneszellen dort sind selbst bipolare Neurone mit peripherem (Riechkolben) und zentralem Fortsatz.
Zu **(B)**: Der zentrale Fortsatz der Sinneszellen des Riechorgans zieht zum **Bulbus olfactorius**, dort liegen die Perikarya der 2. Neurons der Riechbahn.
Zu **(C)**: Der N. trigeminus versorgt die vorderen 2/3 der Zunge *sensibel*, die Afferenzen ziehen zum **Ganglion trigeminale**.
Zu **(E)**: Das **Ganglion submandibulare** enthält Perikarya für die Umschaltung präganglionärer parasympathischer Fasern aus dem Ncl. salivatorius sup., die dann nach Umschaltung zur Gl. submandibularis und Gl. sublingualis verlaufen.

F10 ■
→ **Frage 2.218: Lösung A**

Zu **(A)**: Man erkennt den **Ureter** mit sternförmigem Lumen im Querschnitt (Längsfalten der Mukosa). Auf der Vergrößerung unten ist deutlich das Urothel mit den größeren schirmartigen Deckzellen zu erkennen.
Zu **(B)**: Anschnitte des **Ductus epididymidis** treten aufgrund der starken Schlängelung des Ganges nicht einzeln auf und sind kleiner; dazwischen liegt

interstitielles Bindegewebe. Das Epithel des Ductus epididymidis ist ein hohes zweireihiges Zylinderepithel. Es war in alten Prüfungsabbildungen schon zu sehen. Das Lumen ist auch nicht sternförmig.

Zu **(C)**: Der **Ductus deferens** ist sehr muskelstark, so dass das Dickenverhältnis von Epithel (zweireihiges Zylinderepithel mit Stereozilien) und Muskularis (äußere Längsmuskelschicht, innere Längsmuskelschicht, mittlere Ringmuskelschicht) deutlich zu Gunsten der Muskularis verschoben ist. Im Vergleich zur Abbildung ist das Lumen auch sternförmig, die Muskularis ist aber gut ausgebildet und nicht so mit Bindegewebe durchsetzt wie beim Ureter.

Zu **(D)**: Die **Tuba uterina** hat einen typischen dreischichtigen Aufbau: ein enges Lumen mit angeschnittenen Längs-, Sekundär- und Tertiärfalten, einer Muskelschicht und einer Tunica serosa. Das Epithel ist einschichtig zylindrisch. Auch hierzu gibt es eine alte Prüfungsabbildung.

Zu **(E)**: Der **Ductus choledochus** hat ein großes Lumen, keine Längsfalten, ein einschichtiges hochprismatisches Epithel und viel Bindegewebe in der eher dünnen Wand, eine eigentliche Muskelschicht fehlt.

F10 ■
→ **Frage 2.219: Lösung C**

Zu **(C)**: Bei der weiblichen **Brustdrüse** setzen sich 12–20 tubuloalveoläre Einzeldrüsen mit je 1 Ausführungsgang (Ductus lactiferus = Milchgang) zur Gesamtdrüse zusammen. Die hier gezeigte ruhende Mamma besitzt nur schwach ausgebildete Drüsen. Sie liegen als Inseln, von lockerem Bindegewebe umgeben, zwischen kollagenen Faserbündeln.

Zu **(A)**: Die **Tränendrüse** ist eine typische rein seröse Drüse mit serösen Drüsenendstücken, Schalt- und Streifenstücke fehlen. Dünne Bindegewebssepten trennen die Drüsenläppchen. Vorherrschend sind allerdings die serösen Endstücke.

Zu **(B)**: Bei der **Prostata** sind tubuloalveoläre Einzeldrüsen in kollagenes Bindegewebe eingebettet, das mit Muskelzellen durchsetzt ist (fibromuskuläres Stroma). Im Vergleich zur gezeigten Abbildung ist der Anteil an Drüsenzellen höher, die Bindegewebsstränge sind nicht so breit.

Zu **(D)**: Der **Ösophagus** hat eine charakteristische Schichtengliederung, keine Drüsenlappen.

Zu **(E)**: Der **weiche Gaumen** enthält muköse Drüsen sowohl ein mehrschichtig unverhorntes Plattenepithel sowohl auf der oralen wie auch auf der pharyngealen Seite. Nach nasal geht es in respiratorisches Epithel über. Das Bindegewebe ist nicht so prominent, eher die Skelettmuskulatur des Gaumensegels.

2.14 Kommentare aus Examen Frühjahr 2011

F11 ■
→ **Frage 2.220: Lösung B**

Zu **(B)**: **Zytokeratine** kommen im menschlichen Körper nur **in Epithelien** vor. Sie zählen zu den Intermediärfilamenten und haben eine passive Stützfunktion innerhalb der Zelle: Sie sind mit Hemidesmosomen und Desmosomen verbunden und bewirken z. B. Zugfestigkeit. Dies erklärt auch ihr Vorkommen in Zellen mit hoher mechanischer Beanspruchung. Maligne Tumoren des Epithelgewebes werden als Karzinome bezeichnet.

Zu **(A)**: Als immunhistochemischer Marker für maligne Tumoren der **Fibrozyten** (Fibrosarkom) wird das Intermediärfilament **Vimentin** verwendet.

Zu **(C)**: Tumoren der **glatten Muskulatur** werden als **Leiomyome** (benigne) bzw. **Leiomyosarkome** (maligne) bezeichnet und kommen v. a. im Uterus vor. Marker für glatte Muskelzellen sind Glattmuskelaktin und das in allen Muskelarten vertretene Intermediärfilament Desmin.

Zu **(D)**: Die typischen immunhistochemischen Marker für Tumoren der **Gliazellen** (**Gliome**) sind das saure Glia-Filament-Protein GFAP und das S-100-Protein.

> **Klinischer Bezug:**
> Immunhistochemische Methoden, z. B. zum Nachweis von Zytokeratinen, werden in der Histopathologie eingesetzt, um z. B. Tumorgewebe unklarer Genese (CUP-Syndrom, Carcinoma of unknown Primary) genauer zuzuordnen.

F11 ■
→ **Frage 2.221: Lösung D**

Zu **(D)**: **Titin** ist ein **sehr dünnes, „zusätzliches" Filament des Muskelgewebes**. Es spannt sich parallel zu den Myofilamenten Aktin und Myosin zwischen Z-Linie und M-Streifen aus, wirkt einer Überdehnung des Sarkomers entgegen und hält die Myosinfilamente in der korrekten Position, damit sie wieder zwischen die Aktinfilamente zurückgleiten können (Zentrierung der Myosinköpfe). Es wirkt durch seine **elastischen Eigenschaften** wie eine Rückholfeder.

Zu **(A)**: Titin ist eine **sehr lange Polypetidkette**, das längste Protein des menschlichen Körpers (ca. 30 000 Aminosäuren).

Zu **(B)**: Aktinfilamente sind 7 nm dick, Myosinfilamente 15 nm, **Titin** ist **wesentlich dünner!**

Zu **(C)**: Titin selbst ist **nicht kontraktil**, sondern elastisch.

Zu **(E)**: **Integrale Membranproteine** sind in die Lipiddoppelschicht eingebettet (Transmembranproteine, z. B. Ionenkanäle oder Transmembranrezeptoren). Titin liegt im Sarkomer und ist daher kein integrales Membranprotein.

F11 ■

→   **Frage 2.222: Lösung B**

In der Proteinfamilie der Kollagene sind bisher 28 Typen bekannt.

Zu **(B)**: **Kollagen Typ II** bildet häufig dünne Fibrillen und ist u. a. in **Knorpelgewebe** (vernetzt mit Aggregaten aus Hyaluronan und Aggrecan) und im Glaskörper des Auges anzutreffen. Weitere für den Knorpel wichtige Kollagene sind die Typen IX und X.

Zu **(A)**: **Kollagen Typ I** ist der häufigste Typ und bildet meist dicke Fibrillen. Er kommt u. a. im Faserknorpel in Knochen, Sehnen, Faszien, im Korium der Haut, in Sklera und im Dentin vor.

Zu **(C)**: **Kollagen Typ III** kommt häufig gemeinsam mit Typ I, häufig sogar innerhalb einer Fibrille, vor. Es ist z. B. in Retikulinfasern in lockerem Bindegewebe, Haut, Gefäßwänden und im Stroma innerer Organe sowie in der Lamina fibroreticularis der Basalmembran anzutreffen.

Zu **(D)**: **Kollagen Typ IV** ist ein essenzieller Bestandteil aller Basallaminae von Epithelien. Es ist ein nicht-fibrilläres Kollagen.

Zu **(E)**: **Kollagen VIII** kommt z. B. in der Descement-Membran der Kornea, im Perichondrium und im Periost vor (kaum jedoch im Knorpel!).

F11

→   **Frage 2.223: Lösung A**

Zu **(A)**: Die **Zonulafasern der Linse**, die für die Linsenaufhängung zuständig sind, bestehen u. a. aus **Fibrillin-Fibrillen**, die vor und hinter dem Linsenäquator inserieren. Isolierte Fibrillin-Fibrillen kommen z. B. auch in der Lamina fibroreticularis von Basalmembranen vor.

Zu **(B)**: **Retikuläre Fasern** bestehen aus Kollagen III und sind daher beim Marfan-Syndrom nicht betroffen. Die Dehnbarkeit der Aorta (elastische Arterie) wird durch elastische, nicht durch retikuläre Fasern ermöglicht.

Zu **(C)**: In **elastischen Fasern** ist das **amorphe Elastin** mit Fibrillin-Fibrillen kombiniert, die als Gerüst dienen.

Zu **(D)**: Die **Sharpey-Fasern** des Periosts (Stratum fibrosum) bestehen aus Kollagen und strahlen in den Knochen ein.

Zu **(E)**: In den **fibrillären Zentren des Nukleolus** der Zellen ist **kein Fibrillin**, sondern v. a. DNA enthalten.

Klinischer Bezug
Der Gendefekt des Fibrillins (Marfan-Syndrom) kann in verschiedenen molekularen Varianten auftreten. Zu den Symptomen zählen Sehstörungen u. a. durch Linsendislokationen, überstreckbare Gelenke, Hochwuchs, lange Gliedmaßen, Arachnodaktylie und Aortenaneurysmen (Störung der Fibrillin-Fibrillen in der elastischen Wand der Aorta).

F11

→   **Frage 2.224: Lösung B**

Zu **(B)**: Charakteristikum der **Leistenhaut** ist ihr spezifisches Muster an parallel verlaufenden Furchen und Leisten, das individuell sehr unterschiedlich und genetisch determiniert ist (Fingerabdruck). Dieser Hauttyp enthält zwar Schweißdrüsen, aber keine Haare und Talgdrüsen und kommt nur an der Beugeseite von Händen und Fingern bzw. Füßen und Zehen vor. Auf der Abbildung ist die charakteristische Wellung der Grenze zwischen dem sehr dicken Stratum corneum (oberste, helle Schicht) und dem dunkleren Stratum granulosum zu sehen. Am unteren Bildrand sind die Epithelzapfen (Reteleisten) der Epidermis (Stratum germinativum) zu erkennen, die ins Korium reichen. Haare oder Talgdrüsen sind nicht zu sehen.

Zu **(A)**: Die **Felderhaut** bedeckt den übrigen menschlichen Körper, besitzt Haare, Talg- und Schweißdrüsen und zeigt eine charakteristische rhombische Felderung. Das Stratum corneum wäre wesentlich dünner.

Zu **(C) – (E)**: Die **Mundhöhle** (C), der **Ösophagus** (D) und die **Vagina** (E) kommen nicht in Frage, da sie im Gegensatz zur Haut kein mehrschichtiges verhorntes Plattenepithel, sondern ein mehrschichtiges, **unverhorntes Plattenepithel** besitzen, also kein Stratum corneum.

F11 ■

→   **Frage 2.225: Lösung D**

Zu **(D)**: Die Abbildung zeigt einen **Querschnitt durch ein tubulöses Endstück einer mukösen Drüse**: Charakteristisch sind die basal liegenden, abgeplatteten Zellkerne, das weite Lumen und die lichtmikroskopisch eher blasse wabige Zellstruktur. Das Lumen muss weiter sein als bei serösen Drüsen, da das Sekret visköser und zähflüssiger ist (Schleimbildung). Solche Endstücke kommen z. B. in der Glandula sublingualis vor.

Zu **(A)**: Bei den meist **azinösen Endstücken seröser Drüsen** sind die Zellkerne rundlich und liegen zentral. Die Zellen sind basophil und die Lichtung der Endstücke ist eng, da das Sekret dünnflüssiger ist als bei den mukösen Drüsen. Es enthält vorwiegend Proteine. Solche Endstücke kommen z. B. in der

Kommentare

Glandula parotidea oder im exokrinen Pankreas vor.

Zu **(B)**: **Schaltstücke** schließen sich an die Endstücke an und verbinden sie mit den Streifenstücken. Ihr Epithel ist kubisch und sie enthalten Myoepithelzellen.

Zu **(C)**: Die **Streifenstücke** schließen an die Schaltstücke an und verbinden diese mit dem Ausführungsgang. Ihr Durchmesser ist weitaus größer als der der Endstücke. Sie haben ein einschichtiges prismatisches Epithel.

Zu **(E)**: Die **Ausführungsgänge** liegen zunächst intralobulär und haben ein einschichtiges prismatisches Epithel. Sie haben ein viel größeres Lumen und sind von Bindegewebe umgeben. Sie gehen in interlobuläre Ausführungsgänge und schließlich in den Hauptausführungsgang der Drüse über.

F11
→   **Frage 2.226: Lösung C**

Zu **(C)**: In der Abbildung ist weißes, **univakuoläres Fettgewebe mit einzelnen großen Adipozyten** zu erkennen, die hier mit einem fettlöslichen Farbstoff angefärbt sind und daher rot-orange leuchten. Die Adipozyten haben eine kugelige Form und enthalten einen einzelnen Fetttropfen, der Zellkern ist an den Rand gedrückt. Die Lipogenese und **Fettspeicherung** wird **durch Insulin gefördert**.

Zu **(A)**, **(B)**, **(D)** und **(E)**: **Glukagon** (B), **Adrenalin** (A), **Wachstumshormon** (E) und **Thyroxin** (D) steigern die Lipolyse und die Mobilisierung von Fett aus den Fettzellen.

F11
→   **Frage 2.227: Lösung C**

Zu **(C)**: Abgebildet ist ein **dünnwandiges kleines Gefäß mit** einer **Klappenstruktur**. Diese Kriterien treffen von den Antwortmöglichkeiten nur auf kleine und mittelgroße **Lymphgefäße** zu.

Zu **(A)**: **Arterien** haben eine typische Wandschichtung (Intima, Media mit reichlich elastischen Fasern oder glatter Muskulatur, Adventitia), die in der Abbildung nicht zu sehen ist.

Zu **(B)**: **Hochendothelvenulen** sind charakteristisch für den Parakortex des Lymphknotens: Sei erlauben den Leukozyten den Eintritt in das Lymphknotengewebe (Rezirkulation). Sie sind weitaus kleiner als das abgebildete Gefäß, sie besitzen keine Klappen und ihr Endothel ist fast kubisch mit runden Zellkernen.

Zu **(D)**: Die **Ausstrombahn des Herzens** wird rechts durch den Truncus pulmonalis und links durch die Aorta ascendens gebildet. Das Lumen beider Gefäße ist weitaus größer als auf der Abbildung. Sie sind Arterien vom elastischen Typ mit relativ breiter Intima, einer breiten Media aus glatter Muskulatur

und elastischen Fasern und einer eher dünnen Adventitia.

Zu **(E)**: Die **Bronchioli respiratorii** sind die kleinsten Bronchien, von denen die Ductus alveolaris abgehen. Das Epithel ist teilweise prismatisch, teilweise kubisch und im Unterschied zu den größeren Luftwegen nur teilweise mit Flimmerhaaren besetzt. Sie besitzen eine Muscularis, sind mit Luft, nicht wie auf der Abbildung mit Flüssigkeit, gefüllt und haben keine Klappen.

F11 ■
→   **Frage 2.228: Lösung D**

Zu **(D)**: Lange Zeit war man davon ausgegangen, dass im adulten ZNS keine neuen Neurone mehr gebildet werden. In 2 Hirnregionen, nämlich in der subgranulären Zone des **Hippokampus** und in der subventrikulären Zone der Seitenventrikel, von der die neu gebildeten Zellen in den **Bulbus olfactorius** einwandern, werden lebenslang neue Neurone gebildet. Die genaue funktionelle Bedeutung der adulten Neurogenese ist noch nicht bekannt, wahrscheinlich spielt sie aber eine Rolle bei neuronaler Plastizität und Lernvorgängen.

Zu **(A)** – **(C)** und **(E)**: In den anderen genannten Regionen findet keine adulte Neurogenese statt.

- Im **Gyrus postcentralis** ((A), hintere Zentralwindung, Brodman-Areale 1–3) liegt der primäre somatosensorische Kortex.
- Der **Gyrus praecentralis** ((B), vordere Zentralwindung, Brodman-Areal 4) ist der Ausgangspunkt der Pyramidenbahn (primärer motorischer Kortex).
- Im **Gyrus temporalis transversus** ((C), Heschl'sche Querwindung, Brodman-Areal 41) liegt der primäre auditorische Kortex.
- Der **Ncl. caudatus** (E) gehört zu den Basalganglien und ist somit an der Feinabstimmung von Bewegungen beteiligt.

3 Obere Extremität

3.1 Grundkenntnisse der Entwicklung

Zu diesem Kapitel wurden bisher noch keine Prüfungsfragen gestellt.

3.2 Knochen

H02
→ **Frage 3.1: Lösung B**

Der mit (B) bezeichnete Skelettteil ist das **Os scaphoideum**. Das genannte Os capitatum liegt radialwärts daneben, distal vom Os capitatum folgt dann das Os metacarpale III. Alle übrigen Bezeichnungen sind korrekt. Vergleiche auch Prometheus, Lernatlas der Anatomie, Allgemeine Anatomie und Bewegungssystem, 2. Auflage, Georg Thieme Verlag 2007, S. 280.

F04 ■
→ **Frage 3.2: Lösung E**

Die Abbildung wurde schon einmal gezeigt, die Bezeichnungen sind jetzt aber verändert. Falsch benannt ist (E). Die unter (E) bezeichnete Stelle, Tuberculum supraglenoidale, ist tatsächlich der Ursprung einer Sehne, aber der Sehne des M. *biceps* brachii, Caput longum. Die Sehne verläuft übrigens im Sulcus intertubercularis zwischen Tuberculum majus und minus. Diese Einsenkung liegt etwas rechts vom Buchstaben (D).
Siehe hierzu auch die Schemazeichnung in Prometheus, Lernatlas der Anatomie, Allgemeine Anatomie und Bewegungssystem, 2. Auflage, Georg Thieme Verlag 2007, S. 266.

F08
→ **Frage 3.3: Lösung C**

Die mit **1** bezeichnete Stelle ist der **Sulcus nervi ulnaris** unter dem Epicondylus medialis humeri. An dieser Stelle ist der Nerv gefährdet. Es kann zu traumatischen Schädigungen sowie Druckschädigung kommen.
Siehe Prometheus, Lernatlas der Anatomie, Allgemeine Anatomie und Bewegungssystem, 2. Auflage, Georg Thieme Verlag 2007, S. 242, 365.

F08
→ **Frage 3.4: Lösung C**

Das **Capitulum humeri** ist mit **3** markiert. Dort artikuliert der Humerus mit dem Radius in der Articulatio humeroradialis. Siehe Prometheus, Lernatlas der Anatomie, Allgemeine Anatomie und Bewegungs-

system, 2. Auflage, Georg Thieme Verlag 2007, S. 270.

H06
→ **Frage 3.5: Lösung A**

Distal des lateralen Epikondylus ist der Radiuskopf (A), der dort in der Articulatio humeroradialis artikuliert, zu tasten. Erinnert sei noch an das Lig. anulare radii. Siehe Prometheus, Lernatlas der Anatomie, Allgemeine Anatomie und Bewegungssystem, 2. Auflage, Georg Thieme Verlag 2007, S. 270.

F08
→ **Frage 3.6: Lösung B**

Die mit **2** bezeichnete Struktur der Abbildung ist die **Tuberositas radii**. Dort setzt der **M. biceps brachii** an. Der M. brachialis (A) hat seinen Ansatz an der Tuberositas ulnae. Der M. supinator (C) verläuft dorsal um den Radius herum und setzt distal der Tuberositas radii an. Der M. pronator teres (D) verläuft vom medialen Epikondylus über die Tuberositas radii. Siehe Prometheus, Lernatlas der Anatomie, Allgemeine Anatomie und Bewegungssystem, 2. Auflage, Georg Thieme Verlag 2007, S. 305, 309, 313.

H06 ■
→ **Frage 3.7: Lösung A**

Die Frakturlinie verläuft durch das **Os hamatum** (A), erkennbar auch am Hamulus ossis hamati, dem kleinen Sesambein. Vergleiche die schematische Abbildung der gegenseitigen Hand bei Prometheus, Lernatlas der Anatomie, Allgemeine Anatomie und Bewegungssystem, 2. Auflage, Georg Thieme Verlag 2007, S. 280.

Merke!
Zu den Handwurzelknochen: „Es fährt ein **Kahn** im **Monden**schein **dreieckig** um das **Erbsenbein**. Vieleck groß, **Vieleck** klein, der **Kopf**, der muss am **Haken** sein."

Proximale Reihe der Handwurzelknochen:
– Os scaphoideum (Kahnbein), früher Os naviculare
– Os lunatum (Mondbein)
– Os triquetrum (Dreiecksbein)
– Os pisiforme (Erbsenbein)

Distale Reihe der Handwurzelknochen:
– Os trapezium (großes Vieleckbein)
– Os trapezoideum (kleines Vieleckbein)
– Os capitatum (Kopfbein)
– Os hamatum (Hakenbein)

3.3   Gelenke

F10 ■

→ **Frage 3.8: Lösung C**

Zu **(C)**: Das **distale Handgelenk**, die **Articulatio mediocarpalis**, ist das Gelenk zwischen der proximalen und distalen Reihe der Handwurzelknochen. Der Gelenkspalt verläuft wellenförmig bzw. S-förmig, das Gelenk ist ein verzahntes Scharniergelenk. Die **Dorsalextension** findet überwiegend im distalen Handgelenk statt, die Palmarflexion im proximalen Handgelenk (**D**orsalextension – **d**istal, **P**almarflexion – **p**roximal). Siehe Prometheus, Lernatlas der Anatomie, Allgemeine Anatomie und Bewegungssystem, 2. Auflage, Georg Thieme Verlag 2007, S. 288.

Zu **(A)**: Die **Articulatio radioulnaris distalis** bildet eine funktionelle Einheit mit der Art. radioulnaris proximalis, beide Gelenke gestatten die **Pro- und Supination** der Hand. Das distale Radioulnargelenk ist ein **Radgelenk**: Das distale Radiusende dreht sich um die Ulna. Nach distal schließt der Discus ulnocarpalis dieses Gelenkkompartiment gegen das Radiokarpalgelenk ab.

Zu **(B)**: Das **proximale Handgelenk**, die Articulatio radiocarpalis, wird proximal vom Radius und Discus articularis (nicht von der Ulna direkt!) und von der proximalen Reihe der Handwurzelknochen gebildet (Os scaphoideum, Os lunatum, Os triquetrum). Es ist ein Ellipsoidgelenk mit 2 Freiheitsgraden. In diesem Gelenk finden, wie auch im distalen Handgelenk, Palmarflexion und Dorsalextension statt, im proximalen Handgelenk aber größtenteils die **Palmarflexion**. Proximales und distales Handgelenk bilden zusammen eine funktionelle Einheit.

Zu **(D)**: Die **Articulationes carpometacarpales (II-V)** verbinden jeweils die Basis des Mittelhandknochens mit der distalen Reihe der Handwurzelknochen, also Os trapezoideum, Os capitatum, Os hamatum. Es sind Amphiarthrosen mit sehr eingeschränkter Beweglichkeit. Eine Sonderstellung hat das **Daumensattelgelenk**, die Art. carpometacarpalis pollicis (Os metacarpale I und Os trapezoideum) mit Adduktion/Abduktion, Flexion/ Extension und der wichtigen Opposition des Daumens.

Zu **(E)**: Die **Articulationes metacarpophalangeaes** – Fingergrundgelenke, MCP-Gelenke im klinischen Sprachgebrauch – verbinden die Phalangen mit den Metakarpalknochen und erlauben **Flexion/Extension der Finger** sowie Abduktion/Adduktion, also das **Spreizen** der Finger. Sie haben mit der Dorsalextension der Hand nichts zu tun.

F03 ■

→ **Frage 3.9: Lösung A**

Dieser Sachverhalt wurde schon einmal in einer alten Frage geprüft. Die Spannung der **Kollateralbän**der in den Fingergrundgelenken nimmt bei stärkerer Beugung zu, sodass Abduktionsbewegungen bei starker Beugung der Finger kaum möglich sind.

Die **Fingergrundgelenke** (Articulationes metacarpophalangeales) sind Kugelgelenke. Die Abduktion (Spreizung) wird bei zunehmender Beugung in diesen Gelenken immer mehr eingeschränkt (Ursache: Spannung der Kollateralbänder), eine Rotationsbewegung ist nur passiv möglich. Die Flexion ist bis 90°, die Extension bis 20° möglich. Die Streckung in den Fingergrundgelenken erfolgt durch den M. extensor digitorum. Die Mm. interossei bewirken eine Beugung der Grundgelenke sowie eine Streckung der Fingermittel- und endgelenke.

F07

→ **Frage 3.10: Lösung A**

Die Kollateralbänder an den Fingergelenken (Artt. metacarpophalangeales, Kugelgelenke mit Ausnahme des Daumengrundgelenks, Art. metacarpophalangealis pollicis – ein reines Scharniergelenk) sind besonders gespannt bei Beugestellung. Daher muss bei einer längeren Fixierung eines oder mehrerer Finger darauf geachtet werden, dass eine Funktionsstellung der Fingergelenke (beim Fingergrundgelenk Beugung von ca. 50–60°) erreicht wird, um eine Verkürzung der Bänder im Laufe der Fixierung zu verhindern.

3.4   Muskeln

H08

→ **Frage 3.11: Lösung B**

Der **M. pectoralis minor** entspringt an der 3.–5. Rippe und **setzt am Proc. coracoideus der Scapula an**.

Zu **(A)**, **(C)**–**(E)**: Die übrigen aufgeführten Muskeln – **M. pectoralis major** (A), **M. teres major** (C), **M. teres minor** (D) und **M. latissimus dorsi** (E) – haben ihren Ansatz am Humerus. Siehe Prometheus, Lernatlas der Anatomie, Allgemeine Anatomie und Bewegungssystem, 2. Auflage, Georg Thieme Verlag 2007, S. 300, 302, 327, 331.

H09

→ **Frage 3.12: Lösung A**

Zu **(A)** und **(E)**: Der **wichtigste Außenrotator** im Schultergelenk ist der **M. infraspinatus** (→ entspringt in der Fossa infraspinata, von der Spina scapulae und der Fascia infraspinata; setzt an der Gelenkkapsel und der mittleren Fazette des Tuberculum majus an). Zu den Außenrotatoren zählen auch der **M. teres minor** ((E) → entspringt vom Margo lateralis scapulae; setzt an der unteren Fazette des Tuberculum majus und der Gelenkkapsel an) und der M. deltoideus.

Zu **(B)**: Der **M. subscapularis** (→ entspringt von den medialen Dreivierteln der Fossa subscapularis und setzt am Tuberculum minus und der Gelenkkapsel an) ist der **wichtigste Innenrotator** des Schultergelenks.

Zu **(C)**: Der **M. supraspinatus** (→ entspringt im medialen Teil der Fossa supraspinata und seiner eigenen Faszie und setzt an der Gelenkkapsel und der oberen Fazette des Tuberculum majus humeri an) ist ein **Abduktor** im Schultergelenk.

Zu **(D)**: Der **M. teres major** (→ entspringt vom Angulus inferior scapulae und vom unteren Drittel des Margo lateralis und setzt an der Crista tuberculi minoris an) wirkt bei der **Adduktion**, der **Retroversion** und der **Innenrotation**. Bis auf den M. teres major gehören alle genannten Muskeln zur Rotatorenmanschette des Schultergelenks.

F09 ■
→ **Frage 3.13: Lösung C**

Zu **(C)**: Die **Mm. supraspinatus und infraspinatus**, die beide zu den Muskeln der **Rotatorenmanschette** des Schultergelenks gehören, werden vom **N. suprascapularis** versorgt. Der M. supraspinatus abduziert, der M. infraspinatus rotiert nach außen. Der Nerv kann nicht nur durch Verletzung geschädigt werden, sondern auch durch eine chronische Kompression in der Incisura scapulae (aus einer älteren Prüfungsfrage). Siehe Prometheus, Lernatlas der Anatomie, Allgemeine Anatomie und Bewegungssystem, 2. Auflage, Georg Thieme Verlag 2007, S. 359, 297. Zur Rotatorenmanschette gehören weiterhin der M. teres minor und der M. subscapularis.

Zu **(A)**: Der **N. dorsalis scapulae** versorgt den M. levator scapulae und die beiden Mm. rhomboidei major et minor. Siehe Prometheus, Lernatlas der Anatomie, Allgemeine Anatomie und Bewegungssystem, 2. Auflage, Georg Thieme Verlag 2007, S. 294, 356.

Zu **(B)**: Der **N. subscapularis** innerviert den M. subscapularis und den M. teres major (Adduktion). Siehe Prometheus, Lernatlas der Anatomie, Allgemeine Anatomie und Bewegungssystem, 2. Auflage, Georg Thieme Verlag 2007, S. 376.

Zu **(D)**: Der **N. thoracodorsalis** versorgt den M. latissimus dorsi (Adduktion, Retroversion, Innenrotation am Schultergelenk).

Zu **(E)**: Der **N. axillaris** entstammt dem Plexus brachialis, Pars infraclavicularis (C5, C6), und versorgt den M. deltoideus und den M. teres minor. Der M. deltoideus wirkt sowohl bei der Anteversion, der Retroversion, der Abduktion als auch bei der Innen- und Außenrotation mit, je nachdem, welcher Muskelanteil bewegt wird. Siehe Prometheus, Lernatlas der Anatomie, Allgemeine Anatomie und Bewegungssystem, 2. Auflage, Georg Thieme Verlag 2007, S. 298.

F10
→ **Frage 3.14: Lösung C**

Zu **(C)**: Der kräftigste **Innenrotator** des **Schultergelenks** ist der **M. subscapularis** (Innervation: N. subscapularis, Ursprung: Fossa subscapularis, Ansatz: Tuberculum minus humeri). Er bildet zusammen mit dem M. teres minor, dem M. infraspinatus und dem M. supraspinatus die sog. **Rotatorenmanschette** des Schultergelenks.

Siehe Prometheus, Lernatlas der Anatomie, Allgemeine Anatomie und Bewegungssystem, 2. Auflage, Georg Thieme Verlag 2007, S. 262.

Zu **(A)**: Der **lange Bizepskopf** abduziert (der kurze Kopf adduziert!) den Arm im Schultergelenk. Außerdem wirken beide Köpfe an der Anteversion sowie an der Innenrotation mit.

Zu **(B)**: Der **M. deltoideus, Pars clavicularis**, ist zwar an der **Innenrotation** beteiligt, aber nur **zu einem kleinen Teil**.

Zu **(D)**: Der **M. teres major** ist ebenfalls **zu einem kleinen Teil** an der Innenrotation im Schultergelenk beteiligt.

Zu **(E)**: Der **M. teres minor** ist ein **Außenrotator** im Schultergelenk.

F08 ■
→ **Frage 3.15: Lösung B**

Der **M. supraspinatus** entspringt an der Fossa supraspinata der Scapula und setzt am Tuberculum majus des Humerus an. Bedingt durch seine Lage kann er den Arm also nur **abduzieren** und leicht außenrotieren bei adduziertem Arm. Die Innervation erfolgt durch den N. suprascapularis. Siehe auch Prometheus, Lernatlas der Anatomie, Allgemeine Anatomie und Bewegungssystem, 2. Auflage, Georg Thieme Verlag 2007, S. 296.

Zu **(D)**: Die Fixierung der Skapula am Thorax erfolgt durch den M. serratus anterior.

H07 ■
→ **Frage 3.16: Lösung D**

Die Sehne des **M. supraspinatus** verläuft kranial der Gelenkkapsel des Schultergelenks, in die sie auch einstrahlt. Über der Sehne liegen die Bursa subdeltoidea und die Bursa subacromialis. Die Sehne zieht unter dem Lig. coracoacromiale durch, so dass bei **Abduktion** von 60–120° die Sehne zwischen dem korakoakromialen Band und dem Tuberculum majus eingeklemmt werden kann. Man bezeichnet dies als **„Impingement-Syndrom"**. Wenn die Sehne auch noch Verkalkungen aufweist und verdickt ist oder die Bursae entzündlich verändert sind, führt dies ebenfalls zu Beschwerden. Siehe hierzu auch Prometheus, Lernatlas der Anatomie, Allgemeine Anatomie und Bewegungssystem, 2. Auflage, Georg Thieme Verlag 2007, S. 263ff.

H07

→ **Frage 3.17: Lösung B**

Zu **(B)**: Es handelt sich hier um das Suprascapularis-Syndrom. Es stehen chronische Schulterschmerzen und im Verlauf eine Parese der durch den **N. suprascapularis** innervierten **Mm. supraspinatus und infraspinatus** im Vordergrund. Eine Schwäche der Außenrotation (M. infraspinatus) und Abduktion (M. supraspinatus) kann diagnostiziert werden. Ursache ist die chronische Kompression des Nervs in der Inzisur des Schulterblattes.

Zu **(A)**: Der N. axillaris ist häufig bei Luxationen des Schultergelenkes betroffen. Seine Schädigung äußert sich in einer Abflachung der Schulterrundung durch Atrophie des M. deltoideus sowie durch einen Sensibilitätsausfall im Bereich des lateralen Oberarms.

Zu **(E)**: Zu einer Accessorius-Schädigung kann es zum Beispiel als Komplikation im Rahmen einer Lymphknotenentfernung im seitlichen Halsdreieck kommen. Es kommt zur Atrophie des oberen Anteils des M. trapezius (= Kennmuskel) und konsekutiv zu einer Abduktionsschwäche des Armes.

Siehe Prometheus, Lernatlas der Anatomie, Allgemeine Anatomie und Bewegungssystem, 2. Auflage, Georg Thieme Verlag 2007, S. 356, 383.

H10 ■

→ **Frage 3.18: Lösung D**

Zu **(D)**: Der N. suprascapularis (C5, C6) gehört zur Pars supraclavicularis des Plexus brachialis. Er zieht unter dem Lig. transversum scapulae durch die Incisura scapulae und **inerviert** die **Mm. supra- und infraspinatus**. Diese gehören wie auch der M. teres minor und der M. subscapularis zur Rotatorenmanschette. Der **M. supraspinatus abduziert**, der **M. infraspinatus rotiert nach außen**. Daher werden durch Elektrostimulation des N. suprascapularis am wahrscheinlichsten eine Abduktion und Außenrotation im Schultergelenk hervorgerufen. Der Nerv kann nicht nur durch Verletzungen geschädigt werden, sondern auch durch eine chronische Kompression in der Incisura scapulae (danach wurde auch schon gefragt). Siehe Prometheus, Lernatlas der Anatomie, Allgemeine Anatomie und Bewegungssystem, 2. Auflage, Georg Thieme Verlag, Stuttgart, 2007, S. 297, 356 und 359.

Zu **(A)** und **(C)**: Für **Adduktion**, **Anteversion** und in geringerem Maße auch für die **Innenrotation** im Schultergelenk ist der M. pectoralis major zuständig (innerviert durch die Nn. pectorales med. und lat.).

Zu **(B)** und **(E)**: Für **Retroversion**, **Innenrotation** und in geringerem Maße auch für die **Adduktion** im Schultergelenk ist der M. teres major verantwortlich (innerviert durch den N. thoracodorsalis).

H08 ■ ■

→ **Frage 3.19: Lösung C**

Hier heißt es aufpassen: In der Incisura scapulae verlaufen der **N. suprascapularis** (C) unterhalb des Bandes (also **zwischen Lig. transversum scapulae und Incisura scapulae**), aber die **A. suprascapularis** (D) oberhalb des Bandes! Siehe Prometheus, Lernatlas der Anatomie, Allgemeine Anatomie und Bewegungssystem, 2. Auflage, Georg Thieme Verlag 2007, S. 356, 383.

Zu **(A)**: Der **N. thoracodorsalis** verlässt den Plexus brachialis im Fasciculus posterior und zieht an der Innenfläche des M. latissimus dorsi (welchen er innerviert) abwärts.

Zu **(B)**: Der **N. dorsalis scapulae** (aus dem Plexus brachialis, C5) verläuft medial vom Margo medialis scapulae abwärts und versorgt den M. levator scapulae und die Mm. rhomboidei.

Zu **(E)**: Die **A. cervicalis profunda** verläuft zwischen dem Hals der 1. Rippe und dem Querfortsatz des 7. Halswirbels nach dorsal zur tiefen Nackenmuskulatur.

H10

→ **Frage 3.20: Lösung A**

Zu **(A)**: Die **Sehne des langen Bizepskopfes** (Caput longum m. biceps brachii) **verläuft innerhalb** einer **Sehnenscheide** vorne im Sulcus intertubercularis des Humerus. Siehe Prometheus, Lernatlas der Anatomie, Allgemeine Anatomie und Bewegungssystem, 2. Auflage, Georg Thieme Verlag, Stuttgart, 2007, S. 261-262.

Zu **(B)** - **(E)**: Der **M. pectoralis major** (B), der **M. subscapularis** (C), der **M. supraspinatus** (D) und der **lange Trizepskopf** (E) haben **keine eigenen Sehnenscheiden** am Schultergelenk.

F10 ■ ■

→ **Frage 3.21: Lösung E**

Zu **(E)**: Die **Scapula alata** tritt bei einer **Lähmung** des **M. serratus anterior** (betroffener Nerv: **N. thoracicus longus**) auf. Der M. serratus anterior entspringt seitlich von der 1.–9. Rippe und setzt am Margo medialis und v. a. am Angulus inferior des Schulterblattes an. Er kann das Schulterblatt feststellen und hält es am Körper fest. Der starke untere Anteil ist für die Drehung des Angulus inferior der Skapula nach lateral vorne zuständig (Vorraussetzung für die Elevation des Armes, d. h. das Heben über die Horizontale hinaus). Diese Bewegung unterstützt auch der M. trapezius mit seiner Pars descendens und Pars ascendens. Aufgrund seiner Feststellfunktion der Skapula kann der Muskel auch bei aufgestützten Armen als **Hilfsatemmuskel** wirken.

Siehe Prometheus, Lernatlas der Anatomie, Allgemeine Anatomie und Bewegungssystem, 2. Auflage, Georg Thieme Verlag 2007, S. 356.

Klinischer Bezug:
Der **N. thoracicus longus** ist **bei Operationen der Axilla** (Lymphknotenausräumung) oder nach langem Tragen eines Rucksackes **gefährdet.**

Zu **(A)**: Der **M. biceps brachii** wirkt im Schultergelenk bei der Anteversion mit. Er wirkt als kräftiger Beuger und Supinator im Ellbogengelenk. Sein langer Kopf abduziert den Oberarm und rotiert ihn einwärts. Sein kurzer Kopf adduziert den Oberarm.
Zu **(B)**: Der **M. coracobrachialis** wirkt bei der Anteversion des Armes mit und hält den Humeruskopf im Gelenk.
Zu **(C)**: Der **M. deltoideus** besteht aus 3 Anteilen, die teilweise antagonistisch wirken: Er ist der wichtigste Abduktor im Schultergelenk (Pars acromialis), die Pars clavicularis und die Pars spinalis können den Arm adduzieren. Die Pars clavicularis wirkt bei der Anteversion und der Innenrotation mit, die Pars spinalis bei der Retroversion und der Außenrotation.
Zu **(D)**: Der **M. pectoralis major** kann den Arm adduzieren und nach innen rotieren, die Schulter nach vorne ziehen, den erhobenen Arm kräftig und schnell senken und er wirkt bei der Anteversion mit.

Merke!
Die Elevation des Armes kann nur nach vorheriger Drehung der Skapula durchgeführt werden.

H08 ■
→ **Frage 3.22: Lösung B**

Siehe Kommentar zu Frage 3.21.

III.1   Rotatorenmanschette

Die **Rotatorenmanschette** des Schultergelenks umfasst folgende Muskeln:
- M. teres minor   dorsal
- M. infraspinatus   dorsal
- M. supraspinatus   kranial
- M. subscapularis   ventral

Die Rotatorenmanschette dient der Kapselverstärkung und der Muskelführung des Schultergelenks.

Klinischer Bezug
Kalkablagerungen an den Sehnen der Rotatorenmanschette sind eine häufige Ursache für Schulterschmerzen. Als konservative Behandlungsmethoden kommen Physiotherapie, Einnahme von Schmerzmitteln und Kortisoninjektionen in Frage. Erfolgversprechend scheint auch der Einsatz der extrakorporalen Stoßwellentherapie als nichtinvasives Verfahren zu sein.

Klinischer Bezug
Da das Schultergelenk eine relativ kleine Gelenkpfanne, wenig Bänderführung und eine schlaffe Kapsel hat, ist es anfällig für Verrenkungen (Luxationen). Eine **Schulterluxation** tritt meist nach unten vorne oder unten hinten auf. Neben Schmerzen ist auch die Schulterkontur aufgehoben, so dass durch Tasten die Diagnose gestellt werden kann.

F06 ■
→ **Frage 3.23: Lösung D**

Zur **Rotatorenmanschette** des Schultergelenks (siehe Prometheus, Lernatlas der Anatomie, Allgemeine Anatomie und Bewegungssystem, 2. Auflage, Georg Thieme Verlag 2007, S. 262) gehören:
- **kranial:** M. supraspinatus,
- **dorsal:** M. infraspinatus und M. teres minor,
- **ventral:** M. subscapularis.

Diese Muskeln strahlen mit ihrem Ansatz in die Gelenkkapsel ein, bevor sie am Tuberculum majus und minus ansetzen. Sie festigen die weite und dünne Gelenkkapsel und unterstützen damit die Muskelführung des Schultergelenks, das keine straffe Bänderführung aufweist. Trotz der Rotatorenmanschette gibt es immer noch Schwachstellen der Gelenkkapsel.

H04 H01 ■
→ **Frage 3.24: Lösung B**

Der stärkste Supinator des Ellenbogengelenks bei bereits rechtwinklig gebeugtem Ellenbogengelenk ist der **M. biceps brachii**. Der M. supinator hat bei allen Stellungen des Ellenbogengelenks ein gutes Drehmoment. Der M. supinator wird v. a. bei Supinationsbewegungen gegen Widerstand (Schraubenzieher) vom M. biceps brachii unterstützt. Der Supinationsmöglichkeit des M. biceps brachii liegt die Tatsache zugrunde, dass die Ansatzsehne des M. biceps bei Pronation passiv um den Radius gewickelt wird, sodass der Muskel eine aktive Supination bewirken kann. Eine ähnliche Frage wurde bereits im Physikum F00 gestellt. Man betrachte sich nochmals ergänzend den Verlauf des M. biceps brachii im Anatomieatlas, z. B. Prometheus, Lernatlas der Anatomie, Allgemeine Anatomie und Bewegungssystem, 2. Auflage, Georg Thieme Verlag 2007, S. 305f.
Zu **(A)**: Der **M. brachialis** ist der wichtigste **Beuger** des Ellenbogengelenks.
Zu **(C)**: Der **M. supinator** kann im Gegensatz zum M. biceps brachii auch bei gestrecktem Arm supinieren, er ist also der wichtigste Supinator.
Zu **(D)**: Der **M. brachioradialis** kann im Ellenbogengelenk beugen (längster Hebelarm) und sowohl schwach supinieren als auch pronieren.

Kommentare

Zu **(E)**: Der **M. flexor carpi radialis** wirkt bei gestrecktem Ellenbogengelenk als Pronator, im Handgelenk macht er eine Radialabduktion und eine Palmarflexion.

F07

→ **Frage 3.25: Lösung C**

Der **Tennisellenbogen** betrifft die oberflächlichen Extensoren, also die Muskeln, die am **Epicondylus lateralis humeri** entspringen. Dies sind der M. extensor digiti minimi, M. extensor digitorum, M. extensor carpi radialis brevis und M. extensor carpi ulnaris. Diese Muskeln sind für die **Dorsalextension der Hand**, z. B. beim Greifen oder Faustschluss, wichtig oder der M. extensor carpi radialis brevis auch für die **Radialabduktion**.
Siehe Prometheus, Lernatlas der Anatomie, Allgemeine Anatomie und Bewegungssystem, 2. Auflage, Georg Thieme Verlag 2007, S. 311 und S. 334.

H01

→ **Frage 3.26: Lösung A**

Der **M. flexor digitorum superficialis** hat seinen Ursprung am Proc. coronoideus der Ulna und an der Margo anterior des Radius. Er setzt an den Mittelphalangen des 2.–5. Fingers an, kann also an den Fingerendgelenken nicht beugen. Innerviert wird er vom **N. medianus** und verläuft mit den Sehnen des M. flexor digitorum superficialis in einer gemeinsamen Sehnenscheide durch den Canalis carpi. Er beugt in den Hand-, Mittel- und Grundgelenken; er kann sich jedoch nicht so stark kontrahieren, sodass in allen Gelenken nicht gleichzeitig maximal gebeugt werden kann (= aktive Muskelinsuffizienz).

F02 ■

→ **Frage 3.27: Lösung A**

Der **M. flexor digitorum profundus** gehört zur tiefen Schicht der ventralen Unterarmmuskeln und entspringt von der Vorderfläche/Palmarfläche der Ulna und der Membrana interossea. Der in (A) genannte Ursprung am Epicondylus medialis trifft für die Muskeln der *oberflächlichen* Schicht der ventralen Unterarmmuskeln zu (M. pronator teres, M. flexor carpi ulnaris, M. flexor digitorum *superficialis*, M. flexor carpi radialis, M. palmaris longus).
Der Ansatz des M. flexor digitorum profundus liegt mit 4 Sehnen an den Endphalangen des 2.–5. Fingers. Von den radialen Seiten dieser Sehnen entspringen die Mm. lumbricales. Die Aussagen (C) und (E) sind korrekt, die Sehnen verlaufen durch den Canalis carpi in einer gemeinsamen Sehnenscheide mit dem M. flexor digitorum *superficialis*. Dies war auch eine Altaussage aus dem Frühjahrsphysikum 2001. Siehe hierzu auch Platzer W., Taschenatlas Anatomie, Band 1, S. 162, 10. Auflage 2009, Thieme, Stuttgart.

Die Innervation des genannten Muskels erfolgt durch den N. ulnaris und den N. medianus.
Zu **(B)**: Hier wird die aktive Insuffizienz mehrgelenkiger Muskeln beschrieben: Bei starker Palmarflexion des Handgelenks ist eine zusätzliche Fingerbeugung nur schlecht möglich, somit ist ein Faustschluss nicht sehr kraftvoll.

3.5   Nerven

III.2   Plexus brachialis, Pars infraclavicularis

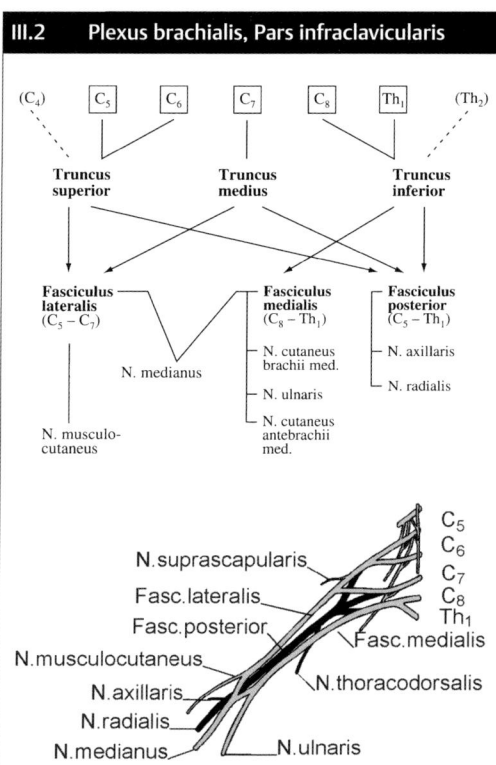

Abb. 3.**1** Plexus brachialis, Pars infraclavicularis

Klinischer Bezug
Bei den Armplexusparesen unterscheidet man:
- Obere Armplexusparese (Typ Erb, Wurzeln C5–C6), bei der die Armabduktion, Außenrotation und Ellenbogenbeugung betroffen sind sowie Sensibilitätsstörungen an Schulter, Oberarmaußenseite und am radialen Unterarm auftreten können.
- Unter Armplexusparese (Typ Déjerine-Klumpke, Wurzel C8-Th1) mit Paresen der kleinen Handmuskeln, der langen Finger- und Handbeuger und ulnaren Sensibilitätsstörungen
Armplexusschädigungen können akut durch Trauma (auch geburtstraumatisch) oder auch z. B. nach unsachgemäßer Lagerung bei Narkose (Armabduktion >90°) auftreten.

Merke!

Marylin	N. **m**usculocutaneus	} Fasciculus lateralis
Monroe	N. **m**edianus	
und	N. **u**lnaris	} Fasciculus medialis
King	N. **c**utaneus brachii med.	
Kong	N. **c**utaneus antebrachii med.	
retten die	N. **r**adialis	} Fasciculus posterior
Anatomie	N. **a**xillaris	

Klinischer Bezug

Der Plexus brachialis kann mit einem Lokalanäs-thetikum umspritzt werden, um eine Leitungsan-ästhesie im Innervationsgebiet zu erzeugen. Eine Methode, den Plexus aufzusuchen, besteht im axillären Zugang: Man sucht den Plexus mit Hilfe der A. axillaris (Pulspalpation) auf und injiziert das Lokalanästhetikum.

III.3   Plexus brachialis, Pars supraclavicularis

Topographischen Gesichtspunkten folgend, liegt dieser Teil des Plexus brachialis zwischen Wirbel-säule und Unterfläche der Klavikula.

Er besteht aus folgenden Nerven (Regelfall, Varia-tionen sind möglich):

N. subclavius: versorgt den M. subclavius, manch-mal Nebenphrenicus

N. subscapularis: für den M. subscapularis, manch-mal auch M. teres major

N. suprascapularis: durch die Incisura scapulae zum M. supra- und infraspinatus

N. dorsalis scapulae: durchbohrt den M. scalenus medius, versorgt die Mm. rhomboidei und den M. levator scapulae

N. thoracicus longus: M. serratus anterior

N. thoracodorsalis: M. teres major und M. latissi-mus dorsi

N. pectoralis major et minor: Mm. pectorales ma-jor et minor

III.4   Sensible Versorgung der oberen Extremität

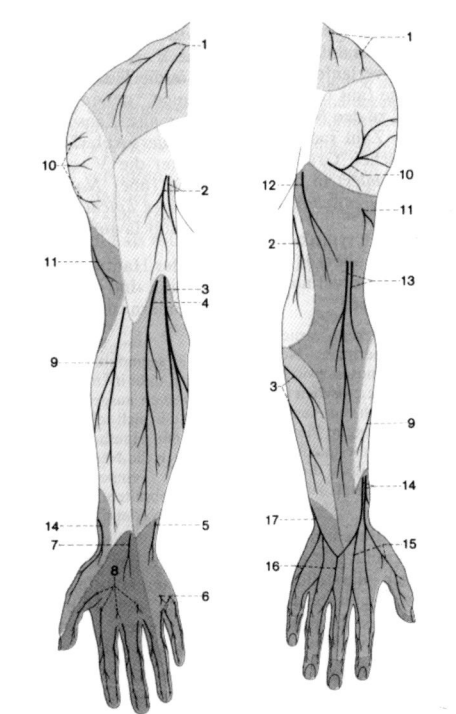

Abb. 3.2 Ventralseite   Abb. 3.3 Dorsalseite
Aus: Frick H, Leonhardt H, Starck D. Allgemeine Ana-tomie, Spezielle Anatomie I, 4. Auflage 1992, Georg Thieme Verlag, Stuttgart, New York.

1   Äste der Nn. supraclaviculares
Äste des Fasciculus medialis
2   N. cutaneus brachii medialis
3   N. cutaneus antebrachii medialis, R. posterior
4   N. cutaneus antebrachii medialis, R. anterior
–   *Sensible Versorgung aus dem N. ulnaris*
5   R. palmaris n. ulnaris
6   Äste aus dem R. superficialis n. ulnaris
16, 17 Versorgung des Handrückens aus dem N. ulnaris

Sensible Versorgung aus dem Fasciculus medialis und lateralis
- *N. medianus, sensible Versorgung der Handflä-
  che usw.*
7   R. palmaris n. mediani
8   N. medianus, Nn. digitales communes
Äste des Fasciculus lateralis
9   N. cutaneus antebrachii lat. (aus dem
    N. musculocutaneus)
Äste des Fasciculus posterior
10 N. cutaneus brachii lat. sup.
    (aus dem N. axillaris)
- *Sensible Versorgung durch den N. radialis*
11 N. cutaneus brachii lat. inf.
12 N. cutaneus brachii post.
13 N. cutaneus antebrachii post.
14 R. superficialis n. radialis
15 Äste für den Handrücken aus dem
    R. superficialis n. radialis

F09 ■
→   **Frage 3.28: Lösung D**

Zu **(D)**: Der **Plexus brachialis** besteht aus den vorderen Ästen der Spinalnerven der Segmente **C5–Th1**
(Verlauf zwischen M. scalenus anterior und medius), die sich zunächst zu 3 **Trunci** (Primärstränge)
zusammenschließen. Diese teilen sich in 3 vordere
und 3 hintere Divisionen auf, die sich dann wiederum zu 3 Sekundärsträngen (**Fasciculi**, in der Achselhöhle gelegen) um die A. brachialis, dorsal des
M. pectoralis minor, zusammenschließen. Zur Topografie siehe Prometheus, Lernatlas der Anatomie,
Allgemeine Anatomie und Bewegungssystem, 2.
Auflage, Georg Thieme Verlag 2007, S. 355.
Zu **(A)**–**(C)** und **(E)**: Die angegebenen Segmente entsprechen keinem eigenen Plexus.

H09 ■
→   **Frage 3.29: Lösung A**

Zu **(A)**: Aus dem **Fasciculus posterior des Plexus bra-
chialis** entstammt neben dem **N. axillaris** auch der
N. radialis.
Zu **(B)** und **(E)**: Der **N. ulnaris** (E) und der **N. cuta-
neus brachii medialis** (B) kommen aus dem Fasciku-
lus medialis.
Zu **(C)**: Der **N. medianus** zeigt als charakteristische
Struktur die Medianusgabel, in der Anteile aus dem
Fasciculus medialis und lateralis zusammenkom-
men (C_6-C_8, Th_1).
Zu **(D)**: Der **N. musculocutaneus** entstammt dem
Fasciculus lateralis.
Siehe Lerntext III.2 .

F09 ■
→   **Frage 3.30: Lösung A**

Zu **(A)**: Der **Truncus superior** des Plexus brachialis
enthält Fasern aus C5 und C6 und bildet den **Fasciculus lateralis** zusammen mit Fasern aus C7. Es
zweigen auch Fasern zum **Fasciculus posterior** ab.
Der daraus entstehende N. radialis ist jedoch weniger betroffen, weil er noch Fasern aus C8 und Th1
enthält. Der N. medianus erhält neben Fasern aus
dem Fasciculus lateralis noch Fasern aus C8 bis Th1
in der Medianusgabel.
Durch eine Läsion des **Truncus superior** sind besonders der N. axillaris und der N. musculocutaneus
betroffen, was an Ausfällen – wie in (A) beschrieben
– vorrangig das Anheben des Armes (M. deltoideus)
und die Beugung im Ellenbogengelenk (M. coracobrachialis, M. biceps brachii, M. brachialis) zur Folge
hat. In etwa ist das beschriebene Bild identisch mit
der **oberen Plexuslähmung** (**Erb-Lähmung**, Schädigung bereits an den Plexuswurzeln). Siehe Prometheus, Lernatlas der Anatomie, Allgemeine Anatomie und Bewegungssystem, 2. Auflage, Georg Thieme Verlag 2007, S. 349.
Zu **(B)**: Bei dieser Variante wird ein Ausfall des M. triceps brachii (Streckfunktion im Ellenbogengelenk,
N. radialis C6–C8) und der Extensoren im Handgelenk (N. radialis C5–C7) beschrieben, während bei
Ausfall der Fingerbeuger der N. medianus (M. flexor
digitorum superficialis, C7–Th1 und der M. flexor
digitorum profundus mit N. medianus und N. ulnaris, C7–Th1) ins Spiel kommt. Das passt *nicht* zu einer Läsion der Truncus superior, auch nicht zur proximalen Radialisläsion, die zwar einen Ausfall des
Mm. triceps brachii zeigt, aber auch die Fallhand.
Zu **(C)**: Die **Fallhand** ist typisch für eine Läsion eines
peripheren Nervs, des **N. radialis**, in der Regel auf-
tretend nach Schädigung des Nervs bei Humerusschaftfraktur.
Zu **(D)**: Die **Krallenhand** betrifft ebenfalls einen *peripheren Nervenast*, den **Ramus profundus n. ulnaris**
aus den Segmenten C8–Th1, also eher den Truncus
inferior und nicht den Truncus superior. Siehe auch
Kommentar zu Frage 3.43.
Zu **(E)**: Bei der **Schwurhand** ist auch ein *peripherer*
Nerv, der **N. medianus**, betroffen, der allerdings Fasern aus C6–Th1 erhält. Die Ausfälle passen nicht
zu der beschriebenen Verletzung.
Siehe nochmals den Aufbau und den Faserverlauf
des Plexus brachialis bei Prometheus, Lernatlas der
Anatomie, Allgemeine Anatomie und Bewegungssystem, 2. Auflage, Georg Thieme Verlag 2007,
S. 354.

F07 ■
→   **Frage 3.31: Lösung A**

Die Formulierung zu Beginn der Frage ist etwas un-
klar, gemeint ist wohl eine Läsion der **Vorderwur-**

zel, die zu motorischen Symptomen führt. **Kennmuskel** für C4 ist das Zwerchfell, Kennmuskel für C5 wäre der M. deltoideus und mit betroffen der M. biceps brachii. Der Kennmuskel für C6 ist der M. brachioradialis. Für den M. triceps brachii wäre die Schädigung der motorischen Wurzel C7 charakteristisch. Der M. pectoralis minor wird durch Nn. pectorales innerviert, die Fasern aus C6–Th1 enthalten, also wäre er bei der vorgestellten Läsion nicht betroffen. Der M. sternocleidomastoideus wird durch den N. accessorius innerviert.
Siehe Prometheus, Lernatlas der Anatomie, Kopf, Hals und Neuroanatomie, 2. Auflage, Georg Thieme Verlag 2009, S. 418 ff.

H08 ■

→ **Frage 3.32: Lösung B**

Ein wichtiger Hinweis bei der beschriebenen Patientin ist der **abgeschwächte Biceps-brachii-Reflex** (Muskeleigenreflex). Er wird durchgeführt, indem der Untersucher einen Finger auf die Bizepssehne in der Ellenbeuge des Patienten legt, wobei der Ellenbogen des Patienten entspannt gebeugt ist. Durch Schlag auf den Finger des Untersuchers wird eine Bizepskontraktion ausgelöst. Der **efferente Nerv** ist der **N. musculocutaneus**, das geprüfte **Segment C5(–C6)** (B). Der erhobene Reflexbefund korrespondiert auch mit der in der Frage beschriebenen Sensibilitätsstörung im Segment C5. Siehe Prometheus, Lernatlas der Anatomie, Kopf, Hals und Neuroanatomie, 2. Auflage, Georg Thieme Verlag 2009, S. 418.
Zu **(A)**, **(C)**–**(E)**: Die beschriebene Befundkonstellation spricht nicht für eine Schädigung der Nervenwurzeln **C3** (A), **C7** (C), **T1** (D) oder **T3** (E).

F10 ■

→ **Frage 3.33: Lösung E**

Zu **(E)**: Nur diese Aussage trifft auf die **untere Plexuslähmung** zu.
Zu **(A) – (D)**: Diese Symptome sind typisch für die **obere Plexuslähmung**.
Klinischer Bezug: Bei den **Armplexusparesen** unterscheidet man:
• **Obere Armplexusparese** (Typ Erb, Wurzeln C5–C6): Armabduktion, Außenrotation und Ellenbogenbeugung sind betroffen, außerdem treten Sensibilitätsstörungen an Schulter, Oberarmaußenseite und am radialen Unterarm auf.
• **Untere Armplexusparese** (Typ Déjerine-Klumpke, Wurzeln C8–Th1): Paresen der kleinen Handmuskeln, der langen Finger- und Handbeuger und ulnare Sensibilitätsstörungen

Armplexusschädigungen können akut durch Traumata (auch geburtstraumatisch) oder auch z.B. nach unsachgemäßer Lagerung während der Narkose (Armabduktion > 90°) auftreten.
Siehe auch Lerntext III.2.

F09

→ **Frage 3.34: Lösung A**

Zu **(A)**: Der **N. dorsalis scapulae** innerviert und durchbohrt den M. scalenus medius, verläuft dann im Trigonum colli laterale entlang des M. levator scapulae (Innervation) und innerviert dann auch die Mm. rhomboidei. Auch der N. thoracicus longus durchbohrt mit seinen oberen Wurzeln den Muskel und zieht dann hinter dem Plexus brachialis nach kaudal.
Zu **(B)–(E)**: Der **N. suprascapularis** (B) kommt aus dem Truncus superior des Plexus brachialis und zieht durch die Incisura scapulae. Der **N. subclavius** (E) zieht eher nach vorne zum M. subclavius. **N. thoracodorsalis** (C) und **N. subscapularis** (D) gehören zu den infraklavikulären Ästen, die bereits aus den Faszikuli entspringen, d.h. nach dem Durchtritt durch die Skalenuslücke. Zur Topografie siehe Prometheus, Lernatlas der Anatomie, Allgemeine Anatomie und Bewegungssystem, 2. Auflage, Georg Thieme Verlag 2007, S. 355.

H07 ■

→ **Frage 3.35: Lösung C**

Das ist eine recht knifflige Frage: Die Schweißsekretionsstörung bzw. Störung der Thermoregulation hilft tatsächlich bei der Unterscheidung zwischen einer Nervenläsion des N. ulnaris und einer Wurzelläsion C8.
Die Sensibilitätsstörung am kleinen Finger tritt bei beiden auf, der kleine Finger repräsentiert das Autonomgebiet des N. ulnaris (d.h. bei einer Sensibilitätsstörung in diesem Areal ist nur der N. ulnaris betroffen), dieses Areal repräsentiert aber gleichzeitig auch das Dermatom C8. Die **sympathischen Fasern** für die Schweißsekretion **verlaufen mit dem peripheren Nerv**, sind also bei der proximalen Ulnarislähmung mitbetroffen (oder auch bei einer Plexuslähmung).
Läsionen des Plexus brachialis (bzw. des Plexus lumbosacralis) und/oder der peripheren Nerven führen (zusätzlich zu motorischen und sensiblen Ausfällen) zum Ausfall des thermoregulatorischen und pharmakologisch ausgelösten Schwitzens, da die sympathischen Fasern für die Schweißdrüsen erst vom Plexus an mit den peripheren Nerven verlaufen!
Eine Schädigung einzelner Spinalnervenwurzeln erzeugt wegen der Überlappung der Dermatome nicht unbedingt eine Schweißsekretionsstörung. Außerdem verlaufen die präganglionären Fasern zu den Schweißdrüsen erst ab Th3 bis zu L2, die Wurzeln C4–C8 führen keine präganglionären sympathischen Fasern für die Sudomotorik (ebenso wie die Wurzeln kaudal von L3). Die sympathischen Fasern für die Pupillomotorik kommen aus C8–Th2 und ziehen zum Ganglion stellatum.

Also wären bei einer Wurzelläsion in Höhe C8 eher sympathische/pupillomotorische Fasern zum Kopf betroffen (z. B. Horner-Syndrom), nicht aber die Schweißsekretion am Arm!

H10 ■

→ **Frage 3.36: Lösung C**

Zu **(C)**: Für die **Beugung im Ellenbogengelenk** sind der **M. biceps brachii** und der **M. brachialis** zuständig, die **beide vom N. musculocutaneus innerviert** werden. Die für diese Bewegung zuständigen Motoneurone sind am ehesten in C5-C6 lokalisiert. Der **Kennmuskel für C6** ist der **M. biceps brachii** und der M. brachioradialis, mitbetroffen ist der M. brachialis.

Zur Veranschaulichung auch der Falschantworten siehe Schema des Plexus brachialis, Pars infraclavicularis in Lerntext III.2.

F02 ■

→ **Frage 3.37: Lösung B**

Sensibel versorgt der N. medianus an der Hand palmar größere Teile der Hohlhand, die Haut über der Handwurzel und dem Daumenballen sowie die Finger palmar, aber auch die Endglieder des 1. und 2. Fingers dorsal sowie die Hälfte des 3. Fingers (Endglied) dorsal, so wie auf der Abbildung mit (B) bezeichnet.

Zu **(A)**: Dies ist das Versorgungsgebiet des N. ulnaris (R. dorsalis).

Zu **(C)**: Kennzeichnung des Versorgungsgebietes des N. radialis.

Zu **(D)**: N. cutaneus antebrachii posterior aus dem N. radialis, Haut der Unterarmstreckseite.

Zu **(E)**: N. cutaneus antebrachii lat. aus dem N. musculocutaneus.

H10 ■

→ **Frage 3.38: Lösung C**

Zu **(C)**: Bei einer **Schädigung des N. thoracicus longus** ist der **M. serratus anterior gelähmt** und die **Elevation** des Armes **gestört**. Der M. serratus anterior entspringt seitlich von der 1.-9. Rippe und setzt am Margo medialis und v. a. am Angulus inferior der Skapula an. Er kann das Schulterblatt feststellen und fixiert es am Körper (Ausfall → Scapula alata). Der starke untere Anteil ist für die Drehung des Angulus inferior der Skapula nach lateral vorne zuständig, dies ist eine Voraussetzung für die Elevation des Armes, d. h. das Heben über die Horizontale hinaus. Diese Bewegung wird vom M. trapezius mit seiner Pars descendens und Pars ascendens unterstützt. Aufgrund seiner Feststellfunktion der Skapula kann der M. serratus anterior auch bei aufgestützten Armen als **Hilfsatemmuskel** wirken. Der **N. thoracicus longus** ist **bei Operationen der Axilla**

(Lymphknotenausräumung) oder nach langem Tragen eines Rucksackes **gefährdet**. Siehe Prometheus, Lernatlas der Anatomie, Allgemeine Anatomie und Bewegungssystem, 2. Auflage, Georg Thieme Verlag, Stuttgart, 2007, S. 356.

Zu **(A)**, **(B)**, **(D)** und **(E)**: Der M. serratus anterior wirkt an **Adduktion**, **Außenrotation**, **Innenrotation** und **Retroversion** nicht mit.

F08 ■

→ **Frage 3.39: Lösung E**

Der **N .thoracodorsalis versorgt** den **M. latissimus dorsi**. Dieser sehr ausgedehnte Muskel entspringt mit der Pars vertebralis an den Processi spinosi der 7.-12. Brustwirbelkörper und mittels der Fascia thoracolumbalis vom Os sacrum und von den Dornfortsätzen der Lendenwirbelkörper. Die Pars iliaca entspringt hinten an der Crista iliaca, die Pars costalis von der 9.-12. Rippe und die Pars scapularis vom Angulus inferior der Skapula. Die Fasern setzen an der Crista tuberculi minoris des Humerus an, wobei sich die Fasern im Ansatz überkreuzen. Der Muskel **adduziert** und **rotiert nach innen**, er **retrovertiert** den Arm und kann als Atemhilfsmuskel fungieren. (Die Innenrotation erfolgt neben dem M. latissimus dorsi auch durch den M. subscapularis (N. subscapularis) und durch den M. pectoralis major, der von den Nn. pectorales innerviert wird.) Siehe Prometheus, Lernatlas der Anatomie, Allgemeine Anatomie und Bewegungssystem, 2. Auflage, Georg Thieme Verlag 2007, S. 300, 324, 359.

Zu **(B)**: Für die **Elevation** des Armes ist eine vorherige Drehung der Skapula erforderlich. Hierfür ist der M. serratus anterior (N. thoracicus longus) und der M. trapezius (N. accessorius, Plexus cervicalis) zuständig.

Zu **(A)** und **(C)**: Die **Abduktion** des Armes erfolgt durch den M. deltoideus (N. axillaris), die **Außenrotation** durch den M. infraspinatus (N. suprascapularis) und den M. teres minor (N. axillaris).

H08 ■ ■

→ **Frage 3.40: Lösung D**

Der **N. axillaris** entstammt dem Fasciculus posterior und führt Fasern aus C5 und C6. Der Nerv zieht durch die viereckige laterale Achsellücke zusammen mit der A. circumflexa humeri posterior und zwei gleichnamigen Venen. **Die motorischen Fasern versorgen den M. deltoideus** und den M. teres minor. Ein sensibler Endast (N. cutaneus brachii lateralis superior) tritt am hinteren Rand des M. deltoideus unter die Haut und versorgt ein Hautgebiet über dem lateralen Oberarm. Siehe auch Prometheus, Lernatlas der Anatomie, Allgemeine Anatomie und Bewegungssystem, 2. Auflage, Georg Thieme Verlag 2007, S. 361, 377.

Zu **(A)–(C)**, **(E)**: Bei einer Schulterluxation ist eine Lähmung des **M. supraspinatus** (A), des **M. infraspinatus** (B), des **M. subscapularis** (C) oder des **M. coracobrachialis** (E) nicht wahrscheinlich.

Klinischer Bezug

Der **N. axillaris, der hinter und unterhalb der Schultergelenkskapsel** um das Collum chirurgicum **verläuft, ist bei Schulterluxationen und Frakturen gefährdet**. Bei entsprechendem Verdacht sollte die Sensibilität über dem innervierten Hautareal überprüft werden. Gleichzeitig ist bei der motorischen Lähmung auch die Abduktion im Schultergelenk eingeschränkt.

H07 ■

→ **Frage 3.41: Lösung A**

Zu **(A)**: Siehe Kommentar zu Frage 3.40.
Der N. radialis (B) hat Kontakt zum Sulcus n. radialis am Humerus, der N. ulnaris (C) verläuft knochennah im Sulcus n. ulnaris hinter dem Epikondylus medialis humeri!

H06 ■

→ **Frage 3.42: Lösung A**

Bei einer Läsion des **N. radialis** beim Eintritt in den Supinatorkanal (nur R. profundus betroffen) oder weiter distal (Radiusfraktur loco typico, traumatische Schädigung) ist nur ein Teil des Nervs, nämlich der R. profundus, betroffen. Man spricht von einer **distalen Radialisläsion** bzw. einem Supinatorsyndrom. Es tritt hierbei *keine Fallhand* (B) auf, denn diese ist charakteristisch für die hohe und mittlere Radialisläsion (Abgabe der Muskeläste für M. brachioradialis (D), M. supinator, Mm. extensor carpi radialis longus et brevis vor Eintritt in den Supinatorkanal), und es *fehlt die Sensibilitätsstörung* (C), da auch der sensible R. superficialis schon vor dem Supinatorkanal abgegeben wird. Bei einer distalen Radialisläsion treten Paresen des M. extensor digitorum und Störungen der anderen Fingerextensoren (A) auf. Die Dorsalextension im Handgelenk (B) ist weiterhin möglich. Siehe Prometheus, Lernatlas der Anatomie, Allgemeine Anatomie und Bewegungssystem, 2. Auflage, Georg Thieme Verlag 2007, S. 363.

F09 ■

→ **Frage 3.43: Lösung E**

Zu **(E)**: Die **Mm. interossei** dorsales und palmares werden vom N. ulnaris, Ramus profundus innerviert. Charakteristisches Bild bei Ausfall des Ramus profundus (distale Ulnarisläsion) ist die Krallenhand mit Sensibilitätsstörungen am kleinen Finger.

Die Motorneurone für den N. ulnaris kommen aus **C8-Th1**.
Das Bild der **Krallenhand** zeigt sich bei Läsion des **N. ulnaris (R. profundus)** beim Versuch des Faustschlusses. Die Mm. interossei dorsales et palmares und Mm. lumbricales III und IV fallen aus. Dadurch kommt es zu einer Überstreckung der Finger im Grundgelenk und zu einer Beugung in den Mittel- und Endgelenken. Die Finger können nicht mehr ad- und abduziert werden. Die Krallenstellung zeigt sich nicht ganz so auffällig an Zeige- und Mittelfinger, da hier die medianusinnervierten Mm. lumbricales I und II noch etwas kompensieren können. Außerdem ist die Adduktion des Daumens betroffen.
Siehe Prometheus, Lernatlas der Anatomie, Allgemeine Anatomie und Bewegungssystem, 2. Auflage, Georg Thieme Verlag 2007, S. 364.
Zu **(A)–(D)**: Die Segmente **C2** (A) und **C4** (B) sind nicht Bestandteil des Plexus brachialis, der aus C5 bis Th1 besteht. Die Segmente **C5** (C) und **C6** (D) verteilen sich auf andere Nerven des Plexus brachialis, die nichts mit den Mm. interossei zu tun haben. Siehe Prometheus, Lernatlas der Anatomie, Allgemeine Anatomie und Bewegungssystem, 2. Auflage, Georg Thieme Verlag 2007, S. 354, 358.

H09

→ **Frage 3.44: Lösung B**

Zu **(B)**: Lediglich der **M. flexor digiti minimi brevis** wird vom **N. ulnaris** versorgt.
Zu **(A)**, **(C)–(E)**: Alle anderen genannten Muskeln - **M. abductor pollicis brevis**(A), **M. flexor digitorum superficialis** (C), **M. flexor pollicis brevis, caput superficiale** (D) und **M. flexor pollicis longus** (E) werden vom **N. medianus** innerviert.

III.5	Nervus ulnaris

N. ulnaris:
Verlauf:

- Fasciculus medialis, Plexus brachialis (C8–Th1)
- Sulcus bicipitalis med., medial der A. brachialis
- hinter dem Epicondylus med., Sulcus n. ulnaris („Musikantenknochen", *Verletzungsgefahr!*)
- Übertritt auf die Beugeseite zwischen beiden Köpfen des M. flexor carpi ulnaris
- zwischen M. flexor carpi ulnaris und M. flexor digitorum profundus
  → motorischer Ast zum M. flexor carpi ulnaris und M. flexor digitorum profundus IV + V.
  → R. dorsalis (sensibel): unter dem M. flexor carpi ulnaris 2 ½ ulnare Finger dorsal
  → R. palmaris: Haut des Kleinfingerballens
- außerhalb des Canalis carpi in die Hohlhand (zus. mit A. und V. ulnaris)
  → R. superficialis (sensibel und motorisch): 1 ½ ulnare Finger palmar, M. palmaris brevis
  → R. profundus: motorische Äste für

– Hypothenarmuskulatur
– Mm. interossei palmares et dorsales
– Mm. lumbricales III + IV
– M. adductor pollicis
– Caput prof. des M. flexor pollicis brevis

Ausfall:

Krallenhand

Mm. interossei und Mm. lumbricales III + IV fallen aus, dadurch fehlt die Streckung in den Endgelenken und die Beugung in den Grundgelenken.

Zur Wiederholung:

Aufteilung der Innervation der Unterarm- und Handmuskulatur

N. medianus	N. ulnaris
Oberflächliche Schicht	
M. pronator teres M. flexor digitorum superficialis M. flexor carpi radialis M. palmaris longus	
	M. flexor carpi ulnaris
Tiefe Schicht	
M. pronator quadratus	
M. flexor digitorum profundus radialer Anteil ulnarer Anteil	
M. flexor pollicis longus	
Hand	
M. abductor pollicis brevis M. opponens pollicis	
M. flexor pollicis brevis Caput superficiale Caput profundum	
	M. palmaris brevis M. adductor pollicis M. abductor digiti minimi M. flexor digiti minimi brevis M. opponens digiti minimi Mm. interossei palmares et dorsales
Mm. lumbricales I, II	Mm. lumbricales III, IV

III.6   Nervus radialis

Verlauf:

Fasciculus posterior (C5–Th1); sensible und motorische Fasern, schraubenförmig dorsal um den Humerusschaft *(Gefährdung bei Oberarmschaftfraktur!)* zusammen mit der A. profunda brachii. Der Nerv gibt auch sensible Rr. articulares für Schulter- und Handgelenk ab.

• **Hauptstamm:**
Motorische Äste für die Extensoren des Oberarms: M. triceps brachii, M. anconeus.

Motorische Äste für die Brachioradialisgruppe: M. brachioradialis und M. extensor carpi radialis longus

• **Hautäste:**
– N. cutaneus brachii posterior
– N. cutaneus brachii lat. inf.
– N. cutaneus antebrachii post.

Durch das Septum intermusculare brachii lat. → zwischen M. brachialis und M. brachioradialis in die Fossa cubiti.

Aufteilung in R. superficialis und R. profundus:

• **R. superficialis:** rein sensibel, Haut des Handrückens und der 2 ½ Finger dorsal (bis auf die Haut der Fingerendglieder). Verlauf mit der A. radialis in der Speichenstraße, dann auf die Dorsalseite des Unterarms.

• **R. profundus:** durchbohrt den M. supinator und führt Äste für die Extensorengruppe des Unterarms. Innervation des M. extensor carpi radialis brevis kurz vor Eintritt in den Supinatorkanal.

Merke zum N. radialis: Gefährdung durch Oberarmschaftfraktur, Versorgung der Extensoren des Arms, R. profundus durchbohrt den M. supinator.

Bei der **Radialisläsion** unterscheidet man eine **proximale Läsion** (z. B. bei traumatischer Läsion durch Humerusfraktur, chronischer Druckschädigung in der Axilla oder Druckschädigung im Sulcus radialis), einhergehend mit *Fallhand und Sensibilitätsstörungen* an der radialen Seite des Handrückens, von einer mittleren (Fallhand und Sensibilitätsstörung) und distalen Nervenläsion. Bei einer Druckschädigung bereits in der Axilla ist auch der M. triceps brachii betroffen.

Bei einer **distalen Nervus-radialis-Läsion** wird der R. profundus n. radialis beim Durchtritt durch den M. supinator oder traumatisch bedingt geschädigt: hier treten *keine typische Fallhand* und auch keine Sensibilitätsstörung auf (der R. superfacialis wird vorher abgegeben). Stattdessen kommt es zu Lähmungen folgender Muskeln: M. extensor digitorum, M. extensor indicis, M. extensor carpi ulnaris, M. abductor pollicis longus, Mm. extensores pollicis brevis et longus.

Das Autonomgebiet des R. superfacialis n. radialis liegt übrigens in der Hautfalte zwischen Daumen und Zeigefinger dorsal.

F00 ■ ■

→ **Frage 3.45: Lösung D**

Der **N. radialis** innerviert alle Extensoren des Ober- und Unterarmes sowie den M. brachioradialis und den M. abductor pollicis longus.

Die Beugung in den Fingergrundgelenken wird vor allem durch die Mm. interossei ausgeführt, die vom **N. ulnaris** innerviert werden.

H08 ■■

→ **Frage 3.46: Lösung B**

Das Bild einer **Krallenhand**, verursacht **durch Schädigung des N. ulnaris (R. profundus)**, wird beim Versuch des Faustschlusses deutlich. Durch den Ausfall der Mm. interossei kommt es zu einer **Überstreckung der Finger im Grundgelenk** und zu einer **Beugung in den Mittel- und Endgelenken**. Die Finger können nicht mehr adduziert und abduziert werden. Die Krallenstellung zeigt sich nicht ganz so deutlich an Zeige- und Mittelfinger, da hier die Medianus-innervierten Mm. lumbricales I und II noch kompensieren können. Außerdem ist die Adduktion des Daumens betroffen, d. h. durch Ausfall des M. adductor pollicis steht der **Daumen abduziert**. Für weitere Informationen siehe Prometheus, Lernatlas der Anatomie, Allgemeine Anatomie und Bewegungssystem, 2. Auflage, Georg Thieme Verlag 2007, S. 364.

Zu **(A), (C)–(E)**: Eine Schädigung des **N. medianus** (A), des **Ramus profundus n. radialis** (C), des **N. interosseus anterior** (D) oder des **Ramus superficialis n. ulnaris** (E) führt nicht zu der beschriebenen Symptomatik.

F04

→ **Frage 3.47: Lösung D**

Deutlich atrophiert ist hier auf der Dorsalseite der Hand der M. interosseus dorsalis I, der vom Ramus profundus des **N. ulnaris** innerviert wird. Auch die Mm. interossei palmares werden vom N. ulnaris versorgt.

Der N. medianus versorgt an der Hand bzw. am Thenar den M. abductor pollicis brevis, das Caput superficiale des M. flexor pollicis brevis und den M. opponens pollicis. Diese Muskeln des Handballens verlaufen jedoch auf der Palmarseite. Siehe auch Prometheus, Lernatlas der Anatomie, Allgemeine Anatomie und Bewegungssystem, 2. Auflage, Georg Thieme Verlag 2007, S. 367.

H05 ■

→ **Frage 3.48: Lösung B**

Eine ähnliche Frage wurde bereits im Physikum F97 gestellt. Die **Thenarmuskulatur** besteht aus:
- M. adductor pollicis (N. ulnaris, R. profundus),
- M. abductor pollicis brevis (N. medianus),
- M. flexor pollicis brevis (N. medianus für das Caput superficiale und N. ulnaris, R. profundus für das Caput profundum) und
- M. opponens pollicis (N. medianus).

Man sieht also, dass größere Teile der Thenarmuskulatur vom Medianus versorgt werden, sodass bei einer Schädigung des N. medianus (v. a. beim Karpaltunnelsyndrom) die Thenarmuskulatur atrophisch werden kann. Die Thenarmuskulatur ist wichtig für die Oppositionsgriffe des Daumens, auch die Abduktion des Daumens ist bei Medianusläsionen eingeschränkt. Siehe auch Prometheus, Lernatlas der Anatomie, Allgemeine Anatomie und Bewegungssystem, 2. Auflage, Georg Thieme Verlag 2007, S. 366.

H06

→ **Frage 3.49: Lösung E**

Eine ähnliche Frage wurde vor einem Jahr zur Thenarmuskulatur gestellt. Bei der **Hypothenarmuskulatur** handelt es sich um:
- M. abductor digiti minimi (Ramus profundus n. ulnaris),
- M. opponens digiti minimi (Ramus profundus n. ulnaris),
- M. flexor digiti minimi brevis (Ramus profundus n. ulnaris) und
- M. palmaris brevis (R. superficialis n. ulnaris).

Zu **(E)**: Eine **Schädigung des N. ulnaris** wäre also bei einer Atrophie des Hypothenars zu vermuten. Siehe auch Prometheus, Lernatlas der Anatomie, Allgemeine Anatomie und Bewegungssystem, 2. Auflage, Georg Thieme Verlag 2007, S. 364. Je nach Lokalisation der Schädigung des N. ulnaris sind aber auch andere Ausfälle zu beobachten, siehe Lerntexte III.5 und III.7.

Zu **(A)**: Der N. digitalis proprius V ist ein sensibler Ast aus dem R. superficialis n. ulnaris.

H10

→ **Frage 3.50: Lösung D**

Zu **(D)**: Die **Guyon-Loge** (Canalis ulnaris) ist der **Raum, in der der N. ulnaris** (zusammen mit der A. ulnaris) **in die Hohlhand übergeht**. Es ist ein osteofibröser Kanal, dessen Boden vom Retinaculum flexorum und vom Lig. pisohamatum gebildet wird. Ulnar liegt das Os pisiforme (tastbar), radial die Sehne des M. palmaris longus. Bedeckt wird die Guyon-Loge vom Lig. carpi palmare, das die Fascia antebrachii verstärkt und von der Sehne des M. palmaris longus quer nach ulnar zum Os pisiforme verläuft. **Innerhalb dieses Raumes teilt sich der N. ulnaris** in 2 Äste:
- **sensibler R. superficialis n. ulnaris** → ulnare Hälfte des Handrückens + Kleinfinger, Ringfinger und halber Mittelfinger dorsal, ulnares Drittel der Handfläche + Kleinfinger und halber Ringfinger palmar, Autonomgebiet am Kleinfinger
- überwiegend **motorischer R. profundus n. ulnaris** → Hypothenarmuskeln, **M. adductor pollicis** ((D), **Schädigung → abgeschwächte Adduktion des Daumens**), Mm. lumbricales III und IV, Mm. interossei dorsales und palmares, tiefer Kopf des M. flexor pollicis brevis

Siehe Prometheus, Lernatlas der Anatomie, Allgemeine Anatomie und Bewegungssystem, 2. Auflage, Georg Thieme Verlag, Stuttgart, 2007, S. 399.

Zu **(A)** und **(B)**: Die **ventrale Oberfläche des Daumenballens** wird **sensibel** vom **N. medianus**, die **dorsale Oberfläche** vom **N. radialis**, **R. superficialis** versorgt.

Zu **(C)**: Der für die **Sensibilität des Hypothenars** zuständige **R. palmaris** des **N. ulnaris** verlässt den Nerv schon etwas weiter proximal am Unterarm und zieht über das Lig. carpi palmare hinweg. Er ist somit von einer Kompression innerhalb der Guyon-Loge nicht betroffen.

Zu **(E)**: Die **Flexion des Daumens** ist **nicht völlig aufgehoben**, denn der oberflächliche Kopf des M. flexor pollicis brevis sowie der M. flexor pollicis longus werden vom N. medianus innerviert.

III.7	Charakteristische Lähmungsbilder am Arm
Betroffener Nerv	**Symptome (motorische Ausfälle)**
N. ulnaris	**Krallenhand** (R. profundus) Mm. interossei dorsales et palmares und Mm. lumbricales III und IV fallen aus, Flexoren überwiegen an Mittel- und Endgelenken, Extensoren überwiegen an den Grundgelenken, fehlende Adduktion des Daumens, negative Daumen-Kleinfinger-Probe, Atrophie des Daumen- und Kleinfingerballens. Bei Ausfall des gesamten N. ulnaris: zusätzlich abgeschwächte Ulnarabduktion der Hand, unvollständiger Faustschluss, Beugeschwäche des 4. und 5. Fingers.
N. medianus	**Schwurhand** (prox. Schädigung des N. medianus) Beugefähigkeit des Daumens im Grund- und Endgelenk fehlt, Zeige- und Mittelfinger können im Mittel- und Endgelenk nicht mehr gebeugt werden, Daumen überstreckt und in Adduktionsstellung, Thenaratrophie, gestörte Daumen-Kleinfinger-Probe (M. opponens pollicis fällt aus).
N. radialis	**Fallhand** Ausfall der Streckergruppe des Unterarms, Flexoren überwiegen im Handgelenk, Dorsalextension ist aktiv nicht mehr möglich.

Merke!
„Ich **schwöre** Dir beim heiligen **Medianus**, dass ich Dir die Augen mit der **Ulna auskralle**, wenn Du mir vom **Rad fällst**!"

H04 ■
→ **Frage 3.51: Lösung C**

Dargestellt ist die charakteristische **Schwurhand**, die bei einer proximalen Schädigung des N. medianus auftritt. Der Patient kann die ersten drei Finger nicht mehr aktiv beugen (Bild der Schwurhand beim Versuch des Faustschlusses). Einer der betroffenen Muskeln ist der M. flexor digitorum profundus, dessen radiale Hälfte vom N. medianus versorgt wird, während für die ulnare Hälfte der N. ulnaris zuständig ist. Ebenfalls betroffen ist ein weiterer langer Fingerbeuger, der M. flexor digitorum superficialis, aber auch der M. pronator teres und der M. pronator quadratus, sodass die Pronation auch eingeschränkt wird.

Der Daumen kann noch adduziert werden, da der M. adductor pollicis durch den N. ulnaris versorgt wird. Die Opposition und Abduktion (M. abductor pollicis *brevis*, s. u.) des Daumens ist aber geschädigt. Zusätzlich zu den motorischen Ausfällen sind charakteristische sensible Störungen zu verzeichnen.

Der M. flexor carpi ulnaris (B) wird vom N. ulnaris innerviert, ebenso die Mm. interossei palmares (R. profundus n. ulnaris). Der M. abductor pollicis *longus* (E) wird durch den R. profundus des N. radialis innerviert.

Zur Topografie und zu den Versorgungsgebieten siehe auch z. B. Prometheus, Lernatlas der Anatomie, Allgemeine Anatomie und Bewegungssystem, 2. Auflage, Georg Thieme Verlag 2007, S. 366f.

H10 ■
→ **Frage 3.52: Lösung E**

Zu **(E)**: Eine **Schwurhand** tritt **bei** einer **proximalen Schädigung des N. medianus** auf. Für das klinische Bild ist der **Ausfall der langen Fingerbeuger** verantwortlich (→ Patient kann die ersten 3 Finger nicht mehr aktiv beugen). Die Läsion muss daher proximal des Abgangs der Muskeläste für diese Muskeln liegen. **Betroffene Muskeln** sind der **M. flexor digitorum profundus** (radiale Hälfte; die ulnare Hälfte wird vom N. ulnaris versorgt) und der **M. flexor digitorum superficialis**, aber auch der **M. pronator teres** und der **M. pronator quadratus**, sodass zusätzlich die Pronation eingeschränkt ist.

Zu **(A)** - **(D)**: Aus allen **anderen** genannten **Läsionen** kann eine **distale Läsion des N. medianus** resultieren, die häufigste Schädigung ist das Karpaltunnelsyndrom. Die Folge sind Sensibilitätsstörungen und Parästhesien an den Kuppen von Zeige- und Mittelfinger und eine Schädigung der Thenarmuskulatur. Siehe Prometheus, Lernatlas der Anatomie, Allgemeine Anatomie und Bewegungssystem, 2. Auflage, Georg Thieme Verlag, Stuttgart, 2007, S. 366-367. Aus der Abbildung sind auch die Abzweigungen der Muskeläste des Nervs für die langen Fingerbeuger ersichtlich.

Klinischer Bezug

Das **Karpaltunnelsyndrom** resultiert aus einer Einengung des N. medianus unter dem Lig. carpi. Kennzeichen sind nächtliche, schmerzhafte Parästhesien („Missempfindungen") am Mittelfinger, später auch an den Beugeseiten des 1.-3. Fingers. Im weiteren Verlauf treten Hypästhesien im sensiblen Versorgungsgebiet des N. medianus auf. Der M. abductor pollicis brevis und der M. opponens pollicis können gelähmt sein und atrophieren.

Klinischer Bezug

Das **Karpaltunnelsyndrom** ist eine distale Läsion des N. medianus, kommt durch eine Einengung des N. medianus unter dem Lig. carpi zustande und ist gekennzeichnet durch nächtliche, schmerzhafte Parästhesien („Missempfindungen") am Mittelfinger, später auch an den Beugeseiten des 1. bis 3. Fingers. Im weiteren Verlauf treten Hypästhesien im sensiblen Versorgungsgebiet des N. medianus auf und Paresen und Atrophie des M. abductor pollicis brevis und M. opponens pollicis.

H08 ■

→ **Frage 3.53: Lösung E**

Beim **Karpaltunnelsyndrom** (**Kompressionssyndrom des N. medianus** im Bereich der Handwurzel) kommt es neben den in (A) beschriebenen Sensibilitätsstörungen an den Kuppen von Zeige- und Mittelfinger sowie nächtlichen Parästhesien zu Ausfällen bzw. einer **Atrophie der Thenarmuskulatur**, also des **M. abductor pollicis brevis** (C), des **M. flexor pollicis brevis**, Caput superficiale (D) und des **M. opponens pollicis** (B).

Der **M. adductor pollicis** (E) wird (wie auch das Caput profundum des M. flexor pollicis brevis) als einziger der hier aufgeführten Muskeln vom **N. ulnaris** (d. h. R. profundus n. ulnaris) innerviert. Eine Funktionsstörung des M. adductor pollicis lässt sich daher am wenigsten mit einem Karpaltunnelsyndrom erklären.

III.8   Nervus medianus

Der **N. medianus** entstammt dem Fasciculus medialis und lateralis des Plexus brachialis (Medianusgabel). Er verläuft dann am Oberarm im Sulcus bicipitalis medialis in die Tiefe. In der Ellenbeuge verläuft er unter der Faszie des M. biceps brachii. Er durchbohrt dann den M. pronator teres. Weiter zieht er zwischen M. flexor digitorum superficialis und profundus zur Hand. Folgende **Muskeln** werden vom N. medianus versorgt:

Unterarm:
M. pronator teres
Mm. flexores digitorum profundi I–III
M. flexor digitorum superficialis
M. flexor carpi radialis
M. palmaris longus
M. pronator quadratus
M. flexor pollicis longus
Hand:
M. abductor pollicis brevis
M. opponens pollicis
M. flexor pollicis brevis, Caput superficiale
Mm. lumbricales I + II

H07 ■

→ **Frage 3.54: Lösung B**

Zu **(B)**: Die Schwäche bzw. Lähmung des M. abductor pollicis brevis tritt bei einer proximalen und distalen Läsion des **N. medianus** auf. Man fordert den Patienten auf, den Daumen abzuspreizen und einen runden Gegenstand, z. B. einen Flaschenhals, komplett zu umfassen. Dies ist jedoch bei einem Ausfall nicht möglich (positives **Flaschenzeichen**). Zusätzlich findet sich eine Thenaratrophie.

Zu **(A)**: Eine isolierte Schädigung des N. musculocutaneus tritt sehr selten auf. Hierbei müsste man zunächst die Fähigkeit zur Beugung im Ellenbogengelenk bei supiniertem Arm testen, für die der Kennmuskel des N. musculocutaneus, der M. brachioradialis, verantwortlich ist.

F07

→ **Frage 3.55: Lösung E**

Das sensible **Dermatom** für C6 erstreckt sich auf der Radialseite des Unterarms und angrenzende Areale des Oberarms. Siehe Prometheus, Lernatlas der Anatomie, Kopf, Hals und Neuroanatomie, 2. Auflage, Georg Thieme Verlag 2009, S. 418. Hier ist es am sinnvollsten, sich die Dermatome an Schulter und Arm nochmals visuell einzuprägen.

H07 ■

→ **Frage 3.56: Lösung C**

Zu **(C)**: Diese Antwort ist richtig. Der Daumen ist das autonome Areal der Nervenwurzel C6, weiterhin versorgt sie noch den radialen Unterarm sowie den Zeigefinger.

Zu **(B)**: Das C5-Dermatom ist im Schulter- und lateralen Oberarmbereich lokalisiert.

Zu **(D)**: Auf eine Schädigung der Wurzel C8 weist ein Sensibilitätsausfall im Bereich des kleinen Fingers und des Daumens hin.

Die Kenntnis der Dermatome ermöglicht eine exakte Zuordnung und Höhendiagnostik einer Wurzelkompression, die beispielsweise durch einen Bandscheibenvorfall verursacht sein kann.

Kommentare

3.6   Arterien

III.9   Gefäß-Nerven-Straßen am Arm

Inhalt	Leitstruktur/Bemerkungen
Sulcus bicipitalis medialis: N. medianus A. brachialis, Begleitvenen V. basilica N. cut. antebrachii med. Lymphbahnen	M. coracobrachialis M. biceps brachii
Sulcus n. radialis N. radialis A. profunda brachii	spiraliger Verlauf *Verletzungsgefahr* bei Humerusfraktur! M. triceps brachii
Sulcus n. ulnaris N. ulnaris A. collateralis ulnaris sup.	Sulcus bicipitalis medialis *Verletzungsgefahr* am Epicondylus med.
Speichenstraße: R. superficialis n. radialis A. radialis, Begleitvenen	M. brachioradialis
Ellenstraße: N. ulnaris A. ulnaris, Begleitvenen	M. flexor carpi ulnaris
Unterarmmittelstraße: N. medianus A. mediana	zwischen oberflächlichen und tiefen Flexoren *Verletzungsgefahr:* N. medianus liegt relativ oberflächlich
N. interosseus ant. A. interossea ant.	ventral der Membrana interossea
Dorsale Unterarmstraße: R. profundus n. radialis Vasa interossea posterior	zwischen oberflächlichen und tiefen Extensoren
M. coracobrachialis	wird vom N. musculocutaneus durchbohrt, Leitmuskel für Gefäß-Nerven-Straße am Oberarm
Sulcus n. ulnaris	N. ulnaris – „Musikantenknochen"
M. brachioradialis	darunter R. superficialis n. radialis
M. supinator	wird vom R. profundus n. radialis durchbohrt
M. pronator teres	zwischen beiden Köpfen verläuft der N. medianus

F02 ■■

→   **Frage 3.57: Lösung B**

Vor dem M. scalenus anterior verläuft die V. subclavia.

Die Topographie der *rechten* A. subclavia sollte auf jeden Fall anhand eines Anatomieatlanten (s. Prometheus, Lernatlas der Anatomie, Hals und Innere Organe, 2. Auflage, Georg Thieme Verlag 2009, S. 78) nachvollzogen werden:

Rechts entspringt die A. subclavia aus dem Truncus brachiocephalicus, links direkt aus dem Aortenbogen; sie liegt dabei *hinter* der V. subclavia. Beim Durchtritt durch die Skalenuslücke zwischen M. scalenus anterior und M. scalenus medius wird die A. subclavia von den Ästen des *Plexus brachialis* begleitet (dagegen zieht vor dem M. scalenus anterior und unter dem M. sternocleidomastoideus die V. subclavia).

H01 H98 F94 F86 ■■

→   **Frage 3.58: Lösung C**

Die **A. profunda brachii** entspringt im oberen Drittel des Oberarms aus der A. brachialis und verläuft zusammen mit dem N. radialis (und Begleitvenen) im Sulcus n. radialis spiralartig um den Humerus. Leitstruktur ist der M. triceps brachii (Verlauf zwischen Caput mediale et laterale). Genau wie beim N. radialis besteht auch bei der Arterie Verletzungsgefahr bei Humerusfrakturen.

Zu **(A)**: Der N. medianus verläuft am Oberarm mit der A. brachialis im Sulcus bicipitalis medialis.

Zu **(B)**: Der N. ulnaris verläuft im Bereich des Handgelenks mit der A. ulnaris.

Zu **(D)**: Der N. musculocutaneus verläuft nicht gemeinsam mit einem Gefäß.

Zu **(E)**: Der N. interosseus antebrachii anterior ist ein Ast des N. medianus, der mit der gleichnamigen Arterie zum M. pronator quadratus zieht.

H03 ■
→ **Frage 3.59: Lösung C**

Die **A. radialis** geht aus der A. interossea communis hervor, welche wiederum ein Ast der **A. brachialis** ist. Sie verläuft in der Ellenbeuge radialseitig über die Sehne des M. biceps brachii hinweg und verläuft am Unterarm zwischen dem M. pronator teres und dem M. brachioradialis, sie zieht dann weiter zwischen dem M. flexor carpi radialis und dem M. brachioradialis zum Handgelenk, wo auch der Puls zu tasten ist. Um das Os trapezoideum zieht sie nach lateral durch die Tabatière, die von den Mm. extensor pollicis longus und brevis gebildet wird (dort ist ebenfalls ihr Puls schwach zu tasten); *zwischen den beiden Köpfen des M. interosseus dorsalis I zieht sie dann in die Hohlhand* und bildet dort den **Arcus palmaris profundus**, der zwischen den Handwurzelknochen und den Flexorensehnen verläuft (sie verläuft palmar also über keinen Muskel).

H03 ■
→ **Frage 3.60: Lösung E**

Die **A. ulnaris** geht aus der **A. brachialis** hervor. Von der Ellenbeuge zieht sie *unter dem M. pronator teres zur ulnaren Unterarmseite*, dort verläuft sie gemeinsam mit dem N. ulnaris entlang des **M. flexor carpi ulnaris** (= Leitmuskel) zum Handgelenk. **Radial** des **Os pisiforme** zieht sie dann über das Retinaculum flexorum und bildet in der Hohlhand (zwischen Palmaraponeurose und Sehnen der langen Fingerbeuger) den **Arcus palmaris superficialis**.

| III.10 | Aa. axillaris und brachialis |

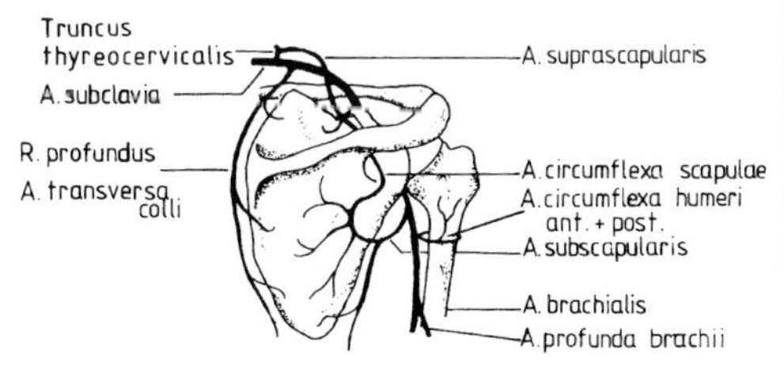

Abb. 3.4 Arterien der Schulterregion
Siehe auch Prometheus, Lernatlas der Anatomie, Allgemeine Anatomie und Bewegungssystem, 2. Auflage, Georg Thieme Verlag 2007, S. 376.

Abgänge aus der A. axillaris	Verlauf/ Versorgungsgebiet
A. thoracica superior	kranialer Teil des M. serratus anterior, Muskulatur der vorderen Thoraxwand
A. thoracoacromialis	Verzweigung im Trigonum clavipectorale, Mm. pectorales, M. deltoideus, M. subclavius, Rete acromiale (Anastomose mit A. suprascapularis)
A. thoracica lateralis	M. serratus anterior
A. subscapularis, Aufteilung in	
• A. circumflexa scapulae	*mediale Achsellücke*, Anastomose mit der A. suprascapularis (Truncus thyrocervicalis)
• A. thoracodorsalis	M. latissimus dorsi, M. serratus anterior, M. teres major
A. circumflexa humeri anterior	vorne um das Collum chirurgicum, Schultergelenk, M. deltoideus
A. circumflexa humeri posterior	M. deltoideus, *laterale Achsellücke*, Anastomose mit der A. circumflexa humeri anterior

Abgänge aus der A. brachialis	Verlauf/ Versorgungsgebiet
A. profunda brachii	Streckerseite des Oberarms, verläuft mit dem N. radialis, Humerus, M. deltoideus, über Endast A. collateralis lat.
A. collateralis ulnaris superior	verläuft mit dem N. ulnaris, Rückfläche des Ellenbogens
A. collateralis ulnaris inferior	distal vom Ellenbogengelenk, Rete articulare cubiti

3.7 Venen

F01 ■
→ **Frage 3.61: Lösung D**

Zu **(A)**: Das **Trigonumclavipectorale** wird begrenzt von der Klavikula, vom M. pectoralis major und M. deltoideus. Oberflächlich liegt die Mohrenheim-Grube, Fossa infraclavicularis. Ganz in der Tiefe verläuft dann auch die V. subclavia. Siehe Prometheus, Lernatlas der Anatomie, Allgemeine Anatomie und

Bewegungssystem, 2. Auflage, Georg Thieme Verlag 2007, S. 374.

Zu **(D)**: Die **Vena subclavia** verläuft *vor* dem M. scalenus anterior, während die A. subclavia – wie in der Lösungsmöglichkeit formuliert – *zwischen* M. scalenus anterior und M. scalenus medius verläuft, also durch die Skalenuslücke, kaudal des Plexus brachialis. Siehe Prometheus, Lernatlas der Anatomie, Allgemeine Anatomie und Bewegungssystem, 2. Auflage, Georg Thieme Verlag 2007, S. 376. Diese Aussage wurde bereits in alten Examina geprüft.

Zu **(C)**: Die V. subclavia ist die Fortsetzung der V. axillaris nach proximal. Sie verläuft unter der Klavikula, auf der ersten Rippe, vor dem M. scalenus anterior. In diesem Bereich besteht eine Fixierung über die Fascia clavipectoralis an das Periost der Klavicula, die verhindert, dass das große Gefäß kollabiert und somit den ungehinderten Blutrückstrom zum Herz sichert.

Zu **(B)**: Die V. cephalica mündet in die V. axillaris, die wiederum das venöse Blut der V. subclavia zuführt. Hinter dem Sternoklavikulargelenk vereinigt sich die V. subclavia mit der V. jugularis interna zur V. brachiocephalica (linker und rechter Venenwinkel). Diese Topographie sollte man sich unbedingt in einem Atlas anschauen.

Klinischer Bezug

Für eine Punktion der Vena subclavia wählt man einen Punktionsort unterhalb des medialen Klavikuladrittels. Man punktiert am liegenden Patienten sehr flach, direkt unter der Klavikula entlang, damit weder die Arterie noch die Pleura verletzt wird. Bei Patienten mit einem Emphysemthorax würde man die V. jugularis interna lateral am Hals für eine Punktion zentraler Venen vorziehen.

H09 ∎

→ **Frage 3.62: Lösung D**

Zu **(D)**: Die markierte Vene ist die **V. cephalica**, die im **Sulcus bicipitalis lateralis** verläuft (dann zwischen M. deltoideus und M. pectoralis major zum Trig. deltoideopectorale zieht, die Fascia clavipectoralis durchbohrt und schließlich in der **V. axillaris** (A) mündet) und bei Anspannung des Bizeps deutlich hervortritt.

Zu **(B)**, **(C)** und **(E)**: Die **V. mediana cubiti** (E) verläuft variabel in der Ellenbeuge und verbindet V. cephalica und **V. basilica** (B). Letztere verläuft im Sulcus bicipitalis medialis und zieht zur Achselhöhle. Sie mündet in der **V. brachialis** (C).

3.8 Lymphknoten und Lymphgefäße

H90 F88

→ **Frage 3.63: Lösung E**

Am Arm unterscheidet man oberflächliche (epifasziale) Lymphgefäße von tiefen (subfaszialen) Lymphgefäßen. Die tiefen Lymphgefäße laufen mit Arterien und tiefen Venen. Es gibt ein mediales Bündel, das um die V. basilica zu den axillären Lymphknoten verläuft, und ein dorsolaterales Bündel, das mit der V. cephalica zu den axillären und supraklavikulären Lymphknoten verläuft.

Wichtige **regionäre/regionale Lymphknoten** für die obere Extremität sind die axillären Lymphknoten. Eine Entzündung z. B. an der Hand führt zu einer schmerzhaften Schwellung der axillären Lymphknoten.

Die Lymphknoten der Achselhöhle bilden einen Plexus lymphaticus axillaris, der aus bis zu 50 Lymphknoten, in verschiedenen Gruppen angeordnet, besteht.

Die axillären Lymphknoten drainieren nicht nur die Lymphe der oberen Extremität, sondern auch die der Brustwand und des Schultergürtels. Entsprechend der Bedeutung für die Metastasierung beim Brustkrebs (Mammakarzinom) werden die Lymphknoten der Achselhöhle in 3 „Stockwerke" – **Levels** – eingeteilt. Anatomische Bezugsstruktur ist der **M. pectoralis minor**.

Siehe Prometheus, Lernatlas der Anatomie, Allgemeine Anatomie und Bewegungssystem, 2. Auflage, Georg Thieme Verlag 2007, S. 192.

Die Lymphe fließt nicht direkt in den Ductus thoracicus bzw. lymphaticus dexter, sondern erst über regionale Lymphknoten (s. u.) in den **Truncus subclavius**, der links in den Ductus thoracicus, rechts in den Ductus lymphaticus dexter abfließt.

Die verschiedenen Levels umfassen:

- **Level I – laterale axilläre Gruppe:** befindet sich lateral des M. pectoralis minor: Nll. axillares subscapulares, Nll. axillares pectorales um die A. thoracica lat. – medial davon die Nll. paramammarii, Nll. axillares laterales – epifaszial in der Axilla um die A. axillaris.

- **Level II – mediale axilläre Gruppe:** umfasst Lymphknoten auf Höhe des M. pectoralis minor: Nll. axillares centrales und Nll. axillares interpectorales.

- **Level III – infraklavikuläre Gruppe:** umfasst Lymphknoten medial des M. pectoralis minor, und zwar die Nll. axillares apicales entlang der V. axillaris.

3.9 Angewandte und topographische Anatomie

III.11 Tastbare Knochenpunkte der oberen Extremität

Das Oberflächenrelief ist zunächst abhängig von der individuell unterschiedlichen Ausprägung der Muskulatur und dem Ausmaß von Fetteinlagerungen.
Am **Schultergürtel** lässt sich ventral tasten: **Klavikula**, übergehend in das **Akromion**. Es bildet auch die laterale Fortsetzung der Spina scapulae, die dorsal zusammen mit dem medialen Rand der Skapula gut tastbar ist. Das Akromion überdeckt den Humerus und ist als Schulterhöhe tastbar.

Klinischer Bezug:
Veränderung der Schulterwölbung bei luxiertem [= ausgerenktem] Schultergelenk!

Nach ventral tastet man am Humerus das **Tuberculum minus humeri**, es dient dem M. subscapularis als Ansatz. Zwischen Tuberculum minus ventral und dem nach lateral und distal gerichteten **Tuberculum majus humeri** verläuft im Sulcus intertubercularis die Sehne des Caput longum m. bicipitis brachii.
Der **Processus coracoideus** gehört zur Skapula. Er zieht vom Margo lateralis oberhalb der Gelenkpfanne zunächst nach ventral, dann nach lateral. Er ist unterhalb des lateralen Drittels der Klavikula am ehesten von der Mohrenheim-Grube zu tasten (Trigonum deltoideopectorale).
Weiter nach distal sind die beiden **Epikondylen** des Ellenbogengelenks zu tasten, dorsal des medialen Epikondylus liegt der N. ulnaris, der an dieser Stelle empfindlich auf Reizung reagiert. Dorsal am Ellenbogen tastet man das **Olecranon** und als dessen Fortsetzung nach distal die **Ulna**. Weiterhin sind der **Processus styloideus radii**, das **Os ca-**

pitatum distal des Handgelenkes sowie das **Os pisiforme** dorsal an der ulnaren Kante zu tasten. Ventral sind Teile des **Os trapezoideum**, des **Os hamatum** und des **Os pisiforme** sowie sämtliche **Fingerknochen** tastbar.

H07
→ **Frage 3.64: Lösung A**

Man kann dies am besten am eigenen Arm ausprobieren, die Drehung des Radiuskopfes ist gut bei Pro- und Supination tastbar. Mit Hilfe des Atlas sollte man sich nochmals die Verhältnisse an der Art. humeroradialis einprägen. Siehe Prometheus, Lernatlas der Anatomie, Allgemeine Anatomie und Bewegungssystem, 2. Auflage, Georg Thieme Verlag 2007, S. 270, 272.

H10 F06 ■
→ **Frage 3.65: Lösung A**

Zu **(A)**: **Korrekt** bezeichnet ist nur der **M. trapezius**.
Zu **(B)**: Hier ist der **M. supraspinatus** markiert, dessen Sehne am Tuberculum majus ansetzt.
Zu **(C)**: Mit (C) ist der **M. deltoideus** bezeichnet, der außen über die Schulter zieht und das Schulterrelief bestimmt.
Zu **(D)**: Die markierte Linie ist der **Übergang zum Caput humeri am Collum anatomicum**.
Zu **(E)**: An dieser Stelle ist ein **Teilanschnitt des Tuberculum majus** zu sehen. Medial und kaudal des Humeruskopfs sind in dieser Ebene noch der M. teres major und der M. latissimus dorsi sichtbar. Eine erklärende Schemazeichnung findet sich bei Prometheus, Lernatlas der Anatomie, Allgemeine Anatomie und Bewegungssystem, 2. Auflage, Georg Thieme Verlag, Stuttgart, 2007, S. 265-267.

F07 ■
→ **Frage 3.66: Lösung C**

Eine typische Stelle, wo Schleimbeutel und Muskelsehne sich gegenseitig beeinträchtigen können und häufig Schmerzen auftreten, ist die **Bursa subacromialis** und Bursa subdeltoidea am Schultergelenk und die Sehne des **M. supraspinatus**, die unter den Schleimbeuteln hindurchläuft. Siehe Prometheus, Lernatlas der Anatomie, Allgemeine Anatomie und Bewegungssystem, 2. Auflage, Georg Thieme Verlag 2007, S. 262ff., 265.

Bursae sind sowohl als eine Art „Kissen" zwischen Knochen und Sehne anzutreffen, aber auch dort, wo Weichteile gegen eine harte Struktur gedrückt werden, z.B. Bursa olecrani, Bursa praepatellaris, Bursa subdeltoidea. Eine weitere Bursa wäre die Bursa bicipitoradialis, die am Ansatz der Bicepssehne liegt.

An den beiden Epikondylen des Humerus sowie am Karpaltunnel und an der Sehne des M. extensor pollicis longus gibt es keine Schleimbeutel. Der M. extensor pollicis longus hat eine **Sehnenscheide** an der Dorsalseite des Handgelenks, auch im Bereich des Karpaltunnels herrschen die Sehnenscheiden vor.

F09 ■
→ **Frage 3.67: Lösung A**

Zu **(A)**: Die **laterale** viereckige **Achsellücke** wird gebildet durch den M. teres minor (kranial), M. teres major (kaudal), das Caput longum des M. triceps brachii und den Humerus. Durch sie verlaufen der **N. axillaris** und die A. circumflexa humeri posterior und entsprechende Venen gemeinsam zur Versorgung des M. deltoideus. Der N. axillaris verlässt die Achselhöhle durch die Hinterwand, allerdings *oberhalb* des M. teres major. Siehe auch eine entsprechende Abbildung im Prometheus, Lernatlas der Anatomie, Allgemeine Anatomie und Bewegungssystem, 2. Auflage, Georg Thieme Verlag 2007, S. 384.

Zur Wiederholung: Die **mediale** dreieckige **Achsellücke**, gebildet durch M. teres minor und major und das Caput longum des M. triceps brachii, beinhaltet die **A. circumflexa scapulae** (sowie die entsprechende Vene). Die A. circumflexa scapulae entstammt der A. axillaris, einem Abgang der A. subclavia.

H05 F03
→ **Frage 3.68: Lösung C**

Die **Achselhöhle** ist größtenteils von Muskeln begrenzt und besitzt die Form einer Pyramide, deren Spitze hinter der Klavikula gelegen ist.
Begrenzungen:
- ventrale Wand: Mm. pectorales,
- dorsale Wand: M. latissimus dorsi lateral, M. subscapularis und M. teres major medial,
- laterale Wand: Humerus, M. coracobrachialis, kurzer Bizepskopf,
- mediale Wand: M. serratus anterior.

Die **mediale** dreieckige **Achsellücke**, gebildet durch M. teres minor und major und das Caput longum des M. triceps brachii, beinhaltet die **A. circumflexa scapulae** (sowie die entsprechende Vene). Die A. circumflexa scapulae entstammt der A. axillaris, einem Abgang der A. subclavia.

F09 ■
→ **Frage 3.69: Lösung D**

Zu **(D)**: Der **N. musculocutaneus** (D) **durchbohrt den M. coracobrachialis**, seinen **Leitmuskel**, den er neben dem M. biceps brachii und dem M. brachialis auch innerviert.

Zu **(A)–(C)** und **(E)**: Die anderen genannten Nerven haben keine enge Beziehung zum M. coracobrachialis.

Siehe Prometheus, Lernatlas der Anatomie, Allgemeine Anatomie und Bewegungssystem, 2. Auflage, Georg Thieme Verlag 2007, S. 360.

H05
→ **Frage 3.70: Lösung D**

Der Bauch des **M. coracobrachialis** wird bei erhobenem Arm unter dem M. biceps brachii, Caput breve, von vorne sichtbar. Man sollte sich die Verlaufsrichtungen der Muskeln am besten im Anatomieatlas verdeutlichen. Der M. triceps brachii, Caput mediale, ist beispielsweise zu kurz und verläuft auf der Dorsalseite. Siehe z.B. Prometheus, Lernatlas der Anatomie, Allgemeine Anatomie und Bewegungssystem, 2. Auflage, Georg Thieme Verlag 2007, S. 329, 337.

F04 ■
→ **Frage 3.71: Lösung E**

Zur Topografie der Ellenbeuge siehe auch Prometheus, Lernatlas der Anatomie, Allgemeine Anatomie und Bewegungssystem, 2. Auflage, Georg Thieme Verlag 2007, S. 371, 386.

Die Ellenbeuge, Fossa cubitalis, wird proximal vom M. biceps brachii, medial vom M. pronator teres und lateral vom M. brachioradialis begrenzt. Den Boden bildet der M. brachialis, bedeckt wird die Ellenbeuge von der Fascia brachii und antebrachii, die von der Bizepsaponeurose (Lacertus fibrosus) verstärkt wird.

Der N. ulnaris erreicht die Fossa cubitalis dorsal des Septum intermusculare mediale. Das Septum intermusculare verläuft beidseits lateral und medial des Humerus und trennt am Oberarm die Flexoren von den Extensoren. Man unterscheidet ein mediales und laterales Septum intermusculare. Der **N. ulnaris** durchbohrt in der Mitte des Oberarms das Septum intermusculare mediale und gelangt dorsal davon in die Ellenbeuge, wo er um den Epicondylus medialis („Musikantenknochen") verläuft. Bei einer Punktion der Ellenbeuge wäre er nicht gefährdet.

Der **N. medianus** verlässt die Ellenbeuge zusammen mit der A. ulnaris unter dem M. pronator teres und verläuft dann zwischen beiden Köpfen des M. pronator teres in die Tiefe und erreicht am Unterarm die mittlere Gefäß/Nerven-Straße.

Kommentare

H09 ■
→ **Frage 3.72: Lösung E**

Zu **(E)**: **Leitmuskel** für den **Ramus profundus n. radialis** ist der **M. supinator**, der von diesem Nervenast durchbohrt wird (Verlauf des Nervs zwischen oberflächlichem und tiefem Muskelanteil → Supinatorkanal). Der Nerv zieht dann als N. interosseus antebrachii posterior weiter in Richtung Handgelenk. Der M. supinator entspringt vom Epicondylus lateralis humeri des Olecranon, vom Lig. collaterale radii und vom Lig. anulare radii. Die Fasern setzen am Radius zwischen der Tuberositas radii und dem Ansatz des M. pronator teres an.

Zu **(A)-(D)**: Die übrigen in der Frage genannten Muskeln - **M. abductor pollicis longus** (A), **M. extensor indicis** (B), **M. extensor pollicis brevis** (C) und **M. extensor pollicis longus** (D) – zählen ebenfalls zur tiefen Extensorengruppe, dienen aber nicht als Leitmuskel für den R. profundus n. radialis.

F08
→ **Frage 3.73: Lösung A**

Bei einer Schnittverletzung an der Beugeseite des Unterarms im distalen Drittel wird am wahrscheinlichsten die Sehne des M. flexor pollicis longus verschont. Die Sehne des M. flexor pollicis longus wird von der Sehne des M. flexor carpi radialis teilweise überdeckt. Der **M. flexor pollicis longus zählt zu** den **tiefen Flexoren** des Unterarmes, während der M. flexor digitorum superficialis (B), der M. flexor carpi ulnaris (C), der M. flexor carpi radialis (D), der M. palmaris longus (E) sowie der M. pronator teres zu den oberflächlichen Flexoren zählen. Siehe Prometheus, Lernatlas der Anatomie, Allgemeine Anatomie und Bewegungssystem, 2. Auflage, Georg Thieme Verlag 2007, S. 332, 337, 398.

F10
→ **Frage 3.74: Lösung D**

Zu **(D)**: Die einzig richtige Kombination ist (D) mit den Sehnen des **M. flexor carpi radialis** und des **M. brachioradialis**. Am sinnvollsten vergegenwärtigt man sich die einzelnen Aussagen mit Hilfe eines Anatomieatlas (siehe Prometheus, Lernatlas der Anatomie, Allgemeine Anatomie und Bewegungssystem, 2. Auflage, Georg Thieme Verlag 2007, S. 388 und 394).

Zu **(A)**: Die Sehnen des **M. flexor digitorum profundus** liegen tiefer und eher ulnarwärts, so dass die topographische Beziehung zur A. ulnaris enger ist.

Zu **(B)** und **(C)**: Die Sehne des **M. palmaris longus** (B) liegt in der Mitte der Radialseite des Handgelenks, darunter verteilen sich die 4 Sehnen des **M. flexor digitorum superficialis** (C).

Zu **(E)**: Die Sehnen des **M. flexor carpi radialis** und des **M. carpi ulnaris** liegen zu weit auseinander, die eine auf der Radial-, die andere auf der Ulnarseite.

| **III.12** | **Canalis carpi** |

Die Handwurzel bildet mit 2 Reihen Handwurzelknochen einen zur Handfläche hin konkaven Körper (Sulcus carpi), der vom Retinaculum flexorum überspannt wird. Der dadurch entstandene osteofibröse Kanal wird **Canalis carpi** genannt. Das Retinaculum flexorum verbindet Os scaphoideum und Os trapezium einerseits (Eminentia carpalis radialis) und Os hamatum (bzw. Hamulus ossis hamati) und Os pisiforme andererseits (Eminentia carpalis ulnaris) und schließt so die Knochenrinne zum Canalis carpi (siehe Prometheus, Lernatlas der Anatomie, Allgemeine Anatomie und Bewegungssystem, 2. Auflage, Georg Thieme Verlag 2007, S. 394, 396). Es verbindet also jeweils die äußeren Handwurzelknochen beider Reihen miteinander.

Durch den Canalis carpi ziehen:
- Sehne des M. flexor pollicis longus mit eigener Sehnenscheide
- Sehnen der Mm. flexores digitorum superficiales et profundi mit gemeinsamer Sehnenscheide
- Sehne des M. flexor carpi radialis mit eigener Sehnenscheide, abgetrennt vom Canalis carpi (eigener osteofibröser Kanal)
- N. medianus

Auf dem Retinaculum flexorum liegen:
- A. und N. ulnaris mit Begleitvenen, eigene Bindegewebsloge (Guyon-Loge)
- Sehne des M. palmaris longus
- R. palmaris des N. medianus und des N. ulnaris

Die Sehne des M. flexor carpi ulnaris zieht nur bis zum Os pisiforme und setzt dort an.

F08 ■■
→ **Frage 3.75: Lösung C**

Das **Karpaltunnelsyndrom** kommt durch eine **Einengung** des **N. medianus** unter dem Lig. carpi zustande und ist gekennzeichnet durch nächtliche, schmerzhafte Parästhesien („Missempfindungen") am Mittelfinger, später auch an den Beugeseiten des 1. bis 3. Fingers. Im weiteren Verlauf treten Hypästhesien im sensiblen Versorgungsgebiet des N. medianus auf sowie motorische Schädigungen/ Paresen und Atrophie des M. abductor pollicis brevis und M. opponens pollicis.

H05 ■
→ **Frage 3.76: Lösung D**

Die Begrenzung der **Tabatière** radialwärts wird von den Sehnen des M. extensor pollicis brevis und M. abductor pollicis longus gebildet, zum Handrücken hin begrenzt die Sehne des M. extensor pollicis longus die Tabatière. Dort lässt sich der Puls der A. radialis tasten.

Die **A. radialis** verläuft am Unterarm zwischen den Endsehnen von M. flexor carpi radialis und M. brachioradialis zur Innenseite des Handgelenks und liegt dann so oberflächlich, dass der Puls getastet werden kann. Sie liegt aber hier auch außerhalb des Retinaculum flexorum, denn sie biegt vorher nach dorsal in die Tabatière ab, verläuft unter der Sehne des M. extensor pollicis longus und gelangt dann wieder in die Hohlhand (Arcus palmaris profundus). Siehe auch Prometheus, Lernatlas der Anatomie, Allgemeine Anatomie und Bewegungssystem, 2. Auflage, Georg Thieme Verlag 2007, S. 391.

H04

→ **Frage 3.77: Lösung E**

Bei einer tiefen Schnittverletzung zwischen Daumenballen und Mittelhand können die unter (A)–(D) genannten Strukturen betroffen sein, am ehesten die beiden genannten Muskeln, die auf jeden Fall getroffen werden. Das Retinaculum flexorum jedoch liegt weiter proximal und spannt sich zwischen Eminentia carpalis radialis und ulnaris aus, hierdurch entsteht aus dem Sulcus carpi der Canalis carpi.

Siehe auch entsprechende Abbildungen in Anatomieatlanten, z. B. Prometheus, Lernatlas der Anatomie, Allgemeine Anatomie und Bewegungssystem, 2. Auflage, Georg Thieme Verlag 2007, S. 394.

H07

→ **Frage 3.78: Lösung D**

Die **Sehnenscheide** der **Flexoren** am kleinen Finger steht oftmals mit den karpalen Sehnenscheiden in Verbindung, während die Sehnenscheiden am Zeige-, Mittel und Ringfinger nur bis zu den Grundgelenken nach proximal reichen und keine Verbindung zu den karpalen Sehnenscheiden haben. Aus diesem Grund ist eine V-förmige Ausbreitung einer Entzündung möglich. Siehe Prometheus, Lernatlas der Anatomie, Allgemeine Anatomie und Bewegungssystem, 2. Auflage, Georg Thieme Verlag 2007, S. 338.

F05 ■

→ **Frage 3.79: Lösung A**

In der Mitte ist besonders gut bei Faustschluss und leichter Flexion die Sehne des **M. palmaris longus** zu sehen, radial davon die Sehne des **M. flexor carpi radialis** (diese ist auch die Leitstruktur zur Orientierung beim Tasten des Radialispulses – der Puls liegt radial der Sehne). Siehe auch Prometheus, Lernatlas der Anatomie, Allgemeine Anatomie und Bewegungssystem, 2. Auflage, Georg Thieme Verlag 2007, S. 342, 398.

F01 ■

→ **Frage 3.80: Lösung A**

Dorsal ist das **Retinaculum extensorum**, ventral das **Retinaculum flexorum** gelegen; unterhalb dieser Bänder ziehen die Sehnenenden der langen Unterarmmuskeln zur Hand. Um eine Reibung der Sehnen an den Haltebändern zu vermeiden, sind sie in diesem Bereich von Sehnenscheiden umgeben. Durch den **Karpaltunnel** verläuft die Sehne des M. flexor pollicis longus mit eigener Sehnenscheide. Die 4 Sehnen des M. flexor digitorum superficialis und die 4 Sehnen des M. flexor digitorum profundus sind jeweils von einer gemeinsamen Sehnenscheide umhüllt. Die Sehne des M. flexor carpi radialis verläuft unter dem Retinaculum flexorum in einer eigenen, vom Os trapezoideum gebildeten Rinne und somit nicht durch den Canalis carpi. Auch die Sehne des M. flexor carpi ulnaris zieht nicht durch den Karpaltunnel, sondern setzt am Os pisiforme an. Eine Sehnenscheide ist hier **nicht** ausgebildet.

F07

→ **Frage 3.81: Lösung E**

Die Frage zielt wohl darauf ab, welche Nerven bzw. Nervenäste durch die hier nicht näher spezifizierte Verletzung ggf. durchtrennt wurden, distal davon sind dann die entsprechenden Ausfälle zu verzeichnen. Im Grunde wird also die Topografie an der medialen – also ulnaren – Seite des Oberarms am Sulcus bicipitalis medialis erfragt. Man arbeitet am besten mit einem Anatomieatlas.

Oberflächlich verläuft die **V. basilica**, die vom **N. cutaneus antebrachii medialis** begleitet wird und zunächst epifaszial nach proximal zieht, bis sie im Hiatus basilicus durch die Oberarmfaszie tritt. Lateral davon, auf dem Muskelbauch des M. biceps brachii, verlaufen die Äste des N. cutaneus brachii medialis. Bei einer Verletzung in dieser Region würde das die Sensibilitätsstörungen unter (A) = N. cutaneus brachii medialis und unter (B) = N. cutaneus antebrachii medialis erklären.

In der gleichen Region, etwas tiefer innerhalb der Faszie, verläuft dann der N. medianus im Sulcus bicipitalis medialis und gelangt zur Ellenbeuge. Dieser Nerv versorgt die unter (C) und (D) genannten Muskeln.

Zu **(E)**: Der M. brachialis wird vom N. musculocutaneus versorgt, der schon weiter proximal den M. coracobrachialis durchbohrt.

Siehe hierzu Prometheus, Lernatlas der Anatomie, Allgemeine Anatomie und Bewegungssystem, 2. Auflage, Georg Thieme Verlag 2007, S. 330, 336.

3.10 Kommentare aus Examen Frühjahr 2011

F11 ■

→ **Frage 3.82: Lösung B**

Zu **(B)**: Der **M. latissimus dorsi** ist ein **Adduktor** und Innenrotator **im Schultergelenk**. Er wirkt auch an der Retroversion mit. Weitere Adduktoren sind der M. teres major, das Caput longum des M. triceps brachii, das Caput breve des M. biceps brachii und z. T. der M. deltoideus (Pars clavicularis und spinalis).

Zu **(A)**: **Abduktoren** im Schultergelenk sind der M. supraspinatus, die Pars acromialis des M. deltoideus und das Caput longum des M. biceps brachii.

Zu **(C)**: Die **Außenrotation** im Schultergelenk erfolgt durch den M. teres minor, den M. infraspinatus und die Pars spinalis des M. deltoideus.

Zu **(D)**: Die **Anteversion** übernehmen der M. pectoralis major (Pars clavicularis und Pars sternocostalis), der M. deltoideus (Pars clavicularis und z. T. Pars acromialis), der M. biceps brachii, der M. coracobrachialis und der M. serratus anterior.

Zu **(E)**: Für die **Retroversion** sind der M. latissimus dorsi, der M. teres major, das Caput longum des M. triceps brachii und der M. deltoideus (Pars spinalis und z. T. Pars acromialis) verantwortlich.

Siehe auch Prometheus, Lernatlas der Anatomie, Allgemeine Anatomie und Bewegungssystem, 2. Auflage, Georg Thieme Verlag 2007, S. 296–303.

F11 ■■

→ **Frage 3.83: Lösung D**

Zu **(D)**: Der **N. radialis ist** aufgrund seines schraubenförmigen Verlaufs um den Humerus im Sulcus n. radialis) **bei Frakturen im Schaftbereich gefährdet**. Die klinische Folge einer Radialisläsion ist die **Fallhand**, also ein Ausfall der Extensoren für das Handgelenk und die Finger. Zusätzlich kommt es zu einem **Sensibilitätsausfall** auf der Streckseite des Unterarms sowie dorsal an den Grund- und Mittelgliedern der radialen 2½ Finger.

Zu **(A)**: Der **M. deltoideus** wird vom N. axillaris innerviert, der bei Schulterluxationen gefährdet ist.

Zu **(B)**: Der **M. biceps brachii** wird vom N. musculocutaneus innerviert.

Zu **(C)**: Eine **Krallenhand** tritt bei einer proximalen Läsion des **N. ulnaris** auf: Unter anderem fallen die Mm. interossei, die Mm. lumbricales III und IV und der M. adductor pollicis aus, wodurch die Finger in den Grundgelenken überstreckt sind und in den Mittel- und Endgelenken nicht mehr gebeugt werden können. Der sensible Ausfall umfasst den ulnaren Handrücken bis zum halben Mittelfinger und die Handfläche bis zum halben Ringfinger.

Zu **(E)**: Die **Schwurhand**, bei der beim Versuch des Faustschlusses nur die ulnaren Finger gebeugt werden können, ist die charakteristische Lähmung bei einer proximalen Läsion des **N. medianus**, z. B. im Rahmen einer Fraktur oder Luxation im Bereich des Ellenbogengelenks. Der radiale Teil des M. flexor digitorum profundus ist ausgefallen. Die Sensibilität ist palmar auf der radialen Seite bis zum halben Ringfinger gestört.

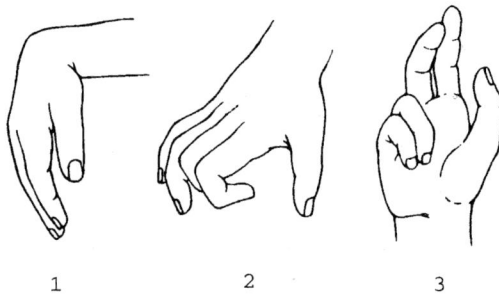

1: Fallhand, 2: Krallenhand, 3: Schwurhand.

Zur Wiederholung: Am Oberarm entsendet der N. radialis Äste zum M. triceps brachii und zum M. anconeus. Diese Äste werden bei einer Humerusschaftfraktur i. A. nicht verletzt. In Höhe des lateralen Epikondylus gibt der Nerv Äste zum M. brachioradialis und zum M. extensor carpi radialis longus ab. Der R. superficialis ist rein sensibel, der R. profundus versorgt die **Streckergruppe am Unterarm**: M. extensor carpi radialis brevis, M. extensor digitorum, M. extensor digiti minimi, M. extensor carpi ulnaris, M. supinator, M. abductor pollicis longus, Mm. extensores pollicis longus et brevis und M. extensor indicis.

Siehe auch Prometheus, Lernatlas der Anatomie, Allgemeine Anatomie und Bewegungssystem, 2. Auflage, Georg Thieme Verlag 2007, S. 362f.

F11 ■

→ **Frage 3.84: Lösung C**

Zu **(C)**: In der **Articulatio cubiti** können **Flexion** und **Extension** sowie **Pronation** und **Supination** durchgeführt werden.

Zu **(A)**: **Radial-** bzw. **Ulnarabduktion** bezeichnet eine seitliche Bewegung der Hand und der Finger in der Frontalebene nach radial bzw. ulnar. Sie wird durch die Handwurzelgelenke ermöglicht.

Zu **(B)**, **(D)** und **(E)**: **Innen-** und **Außenrotation**, **Ante-** und **Retroversion** sind an der oberen Extremität nur im Schultergelenk möglich.

Siehe auch Prometheus, Lernatlas der Anatomie, Allgemeine Anatomie und Bewegungssystem, 2. Auflage, Georg Thieme Verlag 2007, S. 274–277.

F11

→   **Frage 3.85: Lösung C**

Zu **(C)**: Für den Daumenballen (**Thenar**) ist das Dermatom **C6** zuständig. Peripher wird die Innenfläche des Thenars vom N. medianus versorgt, die dorsale Seite vom N. radialis.

Zu **(A)**: Das **Dermatom C2** ist überhaupt nicht für den Arm zuständig, sondern für das **Hinterhaupt** (N. occipitalis major, dorsaler Spinalnervenast).

Zu **(B)**: Das **Dermatom C3** liegt am **Hals** (N. occipitalis tertius, dorsaler Spinalnervenast), nicht am Arm.

Zu **(D)**: **C8** versorgt den Hypothenar.

Zu **(E)**: Das Versorgungsgebiet von **Th1** ist die radiale Seite des Unterarms und des Ellbogenbereichs.

4   Untere Extremität

4.1   Grundkenntnisse der Entwicklung

Zu diesem Kapitel wurden bisher keine Prüfungsfragen gestellt.

4.2   Knochen

H05

→ **Frage 4.1: Lösung C**

Der angeborene Klumpfuß ist die häufigste und wichtigste angeborene Skelettdeformität mit einer Prävalenz von 0,1–0,2 % bei Neugeborenen, in 50 % sogar doppelseitig. Es ist eine komplexe Fehlbildung im Talokalkanealgelenk, im Kalkaneokuboidgelenk und im Talonavikulargelenk. Es kommen dazu noch Kontrakturen der Gelenkkapseln und Sehnenverkürzungen vor. Man nennt den Klumpfuß auch **Pes equinovarus**, d.h. eine Kombination aus Pes equinus (Spitzfuß, Plantarflexion) und Pes varus (der Fuß steht in Varusstellung, also in Supinationsstellung im unteren Sprunggelenk). Der Fußaußenrand zeigt nach unten, der Innenrand nach oben. Es müssen immer begleitende andere Fehlbildungen, z.B. eine Hüftdysplasie, ausgeschlossen werden. Die Therapie ist zunächst konservativ mit frühzeitig beginnender manueller Korrektur und redressierenden Gipsverbänden, Schienenbehandlung und Physiotherapie. Weiter bestehende Fehlstellungen können auch operativ behandelt werden.

F02

→ **Frage 4.2: Lösung D**

Siehe hierzu auch Prometheus, Lernatlas der Anatomie, Allgemeine Anatomie und Bewegungssystem, 2. Auflage, Georg Thieme Verlag 2007, S. 434/435. Mit (D) ist die Basis der Patella bezeichnet, die Spitze der Patella ist unterhalb des Buchstabens (A) zu erkennen. Alle anderen Bezeichnungen sind korrekt. Mit Hilfe der Abbildung im Atlas können auf dem vorliegenden Bild noch andere Strukturen identifiziert werden (z. B. Femurkondylen, Tuberculum intercondylare laterale und mediale).

H06 ■

→ **Frage 4.3: Lösung C**

Die **A. circumflexa femoris** (C) entstammt mit 2 Ästen aus der A. profunda femoris und verläuft in einem vorderen und hinteren Bogen um den Schenkelhals. Eine weitere arterielle Versorgung des Fe-

murkopfes ist die A. lig. capitis femoris aus der A. obturatoria. Siehe Prometheus, Lernatlas der Anatomie, Allgemeine Anatomie und Bewegungssystem, 2. Auflage, Georg Thieme Verlag 2007, S. 425, 519.

> **Klinischer Bezug**
> Die Blutversorgung ist bei Schenkelhalsfrakturen und Hüftgelenkluxationen gefährdet, so dass es zu Femurkopfnekrosen kommen kann.

F04

→ **Frage 4.4: Lösung E**

Richtig benannt sind Tibia, Talus, Calcaneus und Os naviculare. Zwischen Calcaneus und Talus kann man das Lig. talocalcaneum interosseum erkennen. Falsch ist die Struktur unter (E), hier kommt der M. flexor digitorum brevis oder der M. quadratus plantae infrage. Der M. adductor hallucis ist kürzer und überspannt nur den Mittelfuß und hat keine Verbindung zum Calcaneus. Siehe auch Prometheus, Lernatlas der Anatomie, Allgemeine Anatomie und Bewegungssystem, 2. Auflage, Georg Thieme Verlag 2007, S. 460.

H07 ■

→ **Frage 4.5: Lösung D**

Das **Sustentaculum tali** befindet sich nicht am Talus, wie der Name vielleicht primär suggerieren mag, sondern an der Medialseite des Calcaneus. Auf dem Sustentaculum tali liegt eine der Gelenkflächen, die den Talus mit dem Kalkaneus verbindet. Siehe Prometheus, Lernatlas der Anatomie, Allgemeine Anatomie und Bewegungssystem, 2. Auflage, Georg Thieme Verlag 2007, S. 454, 460.

4.3   Gelenke

F05

→ **Frage 4.6: Lösung A**

Die Haltung, die die Bänder des Hüftgelenks am besten entspannt, ist bei (A) wiedergegeben. Bei Extension winden sich die Bänder noch stärker um den Femurhals, ebenso bei Innenrotation. Zur Erklärung siehe den Verlauf des Bandapparates, z.B. bei Prometheus, Lernatlas der Anatomie, Allgemeine Anatomie und Bewegungssystem, 2. Auflage, Georg Thieme Verlag 2007, S. 423. *Zur Wiederholung*: dorsal verlaufende Bänder des Hüftgelenks:

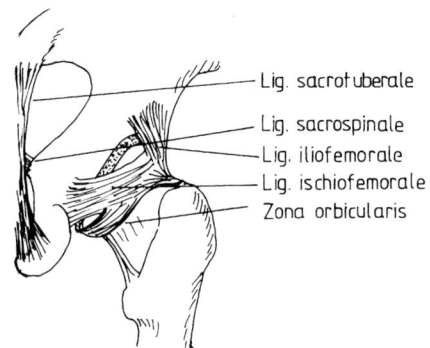

Abb. 4.1 Bänder des Hüftgelenks (dorsal)

IV.1   Kniegelenk – Menisci und Kreuzbänder

Die **Menisci** des Kniegelenks sind Faserknorpelscheiben (der mediale Meniskus ist eher C-förmig, der laterale rund), die zwischen den Gelenkflächen von Femur und Tibia liegen (Abb. 4.2). Der laterale Meniskus ist über das **Lig. meniscofemorale posterius** am **Lig. cruciatum posterius** befestigt, der mediale Meniskus ist mit dem **Lig. collaterale tibiale** verwachsen und deshalb bei Verletzungen eher gefährdet als der laterale Meniskus.

Die Menisci dienen der besseren Kongruenz der Gelenkflächen, einer besseren Druckübertragung, und sie vergrößern durch ihre Verschieblichkeit, hier v. a. des Meniscus lateralis, die Gelenkfläche bei extremer Beugung des Knies (Abb. 4.2).

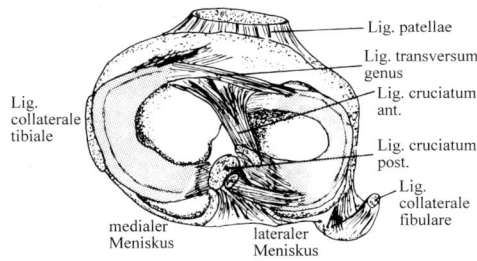

Abb. 4.2 Blick von kranial auf das rechte Kniegelenk

Lig. cruciatum anterius: Es zieht von der Area intercondylaris anterior tibiae – **vorne medial unten** – zum Condylus lateralis des Femur – **hinten lateral oben**.

Das **Lig. cruciatum posterius** zieht von der Area intercondylaris posterior – **hinten lateral unten** – zum Condylus medialis des Femur – **vorne medial oben**.

(Man mache sich die Verlaufsrichtung der Kreuzbänder an Abb. 4.2 klar.)

Diese Verlaufsrichtung der Kreuzbänder bewirkt, dass sie sich bei einer Innenrotation des Knies

umeinanderwickeln und somit eine größere **Innenrotation** als 5–10 Grad nicht zulassen. Bei der **Außenrotation** werden sie voneinander abgewickelt, so dass die Außenrotation bis zu 40 Grad möglich ist.

Bei Beugung und Streckung des Kniegelenks wirken die Kreuzbänder hemmend.

> **Merke!**
> Der mediale Meniskus ist mit dem Lig. collaterale tibiale verwachsen!

> **Klinischer Bezug**
> Durch die enge Verbindung des medialen Meniskus mit dem medialen Kollateralband ist der mediale Meniskus anfälliger für Verletzungen als der laterale, der durch seine größere Beweglichkeit eher ausweichen kann.

H07 ■

→ **Frage 4.7: Lösung B**

Die **Kollateralbänder des Kniegelenks** verhindern eine Ab- bzw. Adduktion im Kniegelenk und stabilisieren das Kniegelenk gegen diese Bewegungen. Gespannt sind sie in Streckstellung. Aus diesem Grund prüft man bei gestreckter Stellung im Kniegelenk oben genannte Bewegungen.

Der unter (C) genannte Schubladentest wurde schon in älteren Kommentaren beschrieben, er dient zur Überprüfung der Stabilität der Kreuzbänder. Siehe auch Prometheus, Lernatlas der Anatomie, Allgemeine Anatomie und Bewegungssystem, 2. Auflage, Georg Thieme Verlag 2007, S. 442.

H08

→ **Frage 4.8: Lösung E**

Der **laterale**, aber auch der mediale **Meniskus** sind mit kurzen Bändern jeweils an Vorder- und Hinterhorn in der **Area intercondylaris tibiae** verankert. Der Außenmeniskus ist beweglicher, denn er ist nicht am Lig. collaterale fibulare befestigt. Der Innenmeniskus hingegen ist noch mit dem Lig. collaterale mediale verbunden. Aufgrund dieser stärkeren Fixierung ist der Innenmeniskus eher verletzungsgefährdet als der Außenmeniskus. Zur Topographie siehe Prometheus, Lernatlas der Anatomie, Allgemeine Anatomie und Bewegungssystem, 2. Auflage, Georg Thieme Verlag 2007, S. 440f.

F07 ■

→ **Frage 4.9: Lösung A**

Eine ähnliche Frage wurde bereit schon einmal gestellt (Frühjahr 2005), damals war es ein Fußballspieler.

Die dargestellte pathologische Beweglichkeit des Unterschenkels ist als *vorderes Schubladenphänomen* bekannt und spricht für eine Läsion des vorderen Kreuzbandes.

Das **Lig. cruciatum anterius** verläuft von der Area intercondylaris anterior nach oben lateral zur medialen Fläche des Condylus lateralis des Femur. Dieser Verlauf gewährleistet zusammen mit dem hinteren Kreuzband die innere Stabilität des Kniegelenks. Insbesondere hemmt das vordere Kreuzband ein Abgleiten der Tibia nach vorne (bei feststehendem Femur). Demnach ist die beschriebene Bewegungsmöglichkeit pathologisch und wird zur Diagnostik genutzt (wichtige Funktionsprüfung in der Orthopädie zur Funktionalität des Kniegelenks).

Siehe Prometheus, Lernatlas der Anatomie, Allgemeine Anatomie und Bewegungssystem, 2. Auflage, Georg Thieme Verlag 2007, S. 442.

Zur Wiederholung:

Die Kreuzbänder stabilisieren das Kniegelenk v. a. bei Beugung. Sie sind aber auch bei anderen Bewegungen des Kniegelenks immer – auch teilweise – in Spannung.

Eine Ruptur eines Kreuzbandes beeinflusst nicht die seitliche Stabilität des Kniegelenks und auch nicht die Stabilität bei Streckstellung. Beide Funktionen werden durch die Seitenbänder erfüllt.

Eine isolierte Schädigung des Lig. cruciatum posterius ermöglicht eine erhöhte Verschieblichkeit der Tibia nach hinten bei feststehendem Femur.

Klinischer Bezug

Dies bezeichnet man in der Chirurgie und Orthopädie analog zur „vorderen Schublade" als „hinteres **Schubladenphänomen**". Man überprüft dieses Zeichen bei gebeugtem Kniegelenk und aufgestelltem Fuß, indem man die Tibia umfasst und den Bewegungsspielraum nach vorne und hinten ermittelt.

H08 ■

→ **Frage 4.10: Lösung E**

Eine ähnliche Frage wurde bereits im Physikum Herbst 2006 gestellt. Bei einem Supinationstrauma ist der laterale Bandapparat betroffen. **Zum lateralen Bandapparat des oberen Sprunggelenks zählen: Lig. talofibulare anterius** (hier: Lig. fibulotalare anterius) **und posterius** sowie das **Lig. calcaneofibulare**. Am häufigsten ist das Lig. talofibulare anterius betroffen und das Lig. calcaneofibulare.

Zu **(A)–(D)**: Betrachtet man den Bänderverlauf im Atlas, so wird deutlich, dass die übrigen aufgelisteten Bänder – **Lig. talocalcaneum interosseum** (A), **Lig. calcaneonaviculare plantare** (B), **Lig. bifurcatum** (C) und **Lig. plantare longum** (D) – bei einem Supinationstrauma primär nicht betroffen sind. Siehe Prometheus, Lernatlas der Anatomie, Allgemeine Anatomie und Bewegungssystem, 2. Auflage, Georg Thieme Verlag 2007, S. 454.

F03

→ **Frage 4.11: Lösung E**

Im oberen Sprunggelenk (Art. talocruralis) bilden Tibia und Fibula die Malleolengabel, die mit der Trochlea tali artikuliert. Das obere Sprunggelenk ist ein Scharniergelenk.

Die Verschmälerung der Trochlea tali nach hinten bedingt, dass bei angehobener Fußspitze (Dorsalextension) der Bewegungsumfang des oberen Sprunggelenkes nach lateral und medial geringer ist als bei gesenkter Fußspitze (Plantarflexion). Steht der Fuß in Plantarflexion, kann der Fuß im oberen Sprunggelenk nach lateral und medial gut hin- und herbewegt werden.

H07

→ **Frage 4.12: Lösung E**

Zunächst muss man beachten, dass die Achse des **unteren Sprunggelenks schräg** verläuft und zwar von vorne-oben-medial nach hinten-unten-lateral und eine Inversion (Einwärtsbewegung) des Fußes von 20–30° und eine Eversion (Auswärtsbewegung) von 10–20° zulässt. Das vordere Ende der Bewegungsachse ist etwa die Mitte des Os naviculare. Siehe Prometheus, Lernatlas der Anatomie, Allgemeine Anatomie und Bewegungssystem, 2. Auflage, Georg Thieme Verlag 2007, S. 456. Zusammen mit den anderen Fußgelenken wird dann die Eversion (Pronation) und Inversion (Supination) in größerem Bewegungsumfang möglich.

Die unter (A) bis (C) genannten tiefen Flexoren des Unterschenkels – M. flexor hallucis longus, M. flexor digitorum longus und M. tibialis posterior – verlaufen medial der Achse des unteren Sprunggelenks. Auch der M. triceps surae verläuft medial der Achse, so dass er eine Supination im unteren Sprunggelenk bewirkt. Der M. extensor hallucis longus verläuft allerdings knapp lateral der Bewegungsachse, er kann je nach Ausgangsstellung sowohl Eversion als auch Inversion unterstützen, damit natürlich auch die Pronation und Supination.

Siehe auch Prometheus, Lernatlas der Anatomie, Allgemeine Anatomie und Bewegungssystem, 2. Auflage, Georg Thieme Verlag 2007, S. 456, 480 f.

H05

→ **Frage 4.13: Lösung A**

Im **Chiasma plantare** kreuzen die Sehne des M. flexor hallucis longus und die Sehne des M. flexor digitorum longus. Siehe Prometheus, Lernatlas der Anatomie, Allgemeine Anatomie und Bewegungssystem, 2. Auflage, Georg Thieme Verlag 2007, S. 484.

Im *Chiasma crurale* kreuzt die Sehne des M. flexor digitorum longus die Sehne des M. tibialis posterior.

Dies ist nicht zu verwechseln mit der Verspannung des Fuß*quer*gewölbes (siehe Prometheus, Lernatlas der Anatomie, Allgemeine Anatomie und Bewegungssystem, 2. Auflage, Georg Thieme Verlag 2007, S. 459) durch die beiden Muskeln M. tibialis posterior und M. peronaeus longus. Der M. tibialis posterior hat auch eine verspannende Wirkung auf das Fuß*längs*gewölbe.

4.4   Muskeln

F07 ■

→ **Frage 4.14: Lösung E**

Strecker des Hüftgelenks sind v. a. der M. gluteus maximus, M. gluteus medius und minimus, der M. adductor magnus (A) und der M. piriformis (B). Weiterhin können sich an der Streckung noch der M. semimembranosus (C), M. semitendinosus (D) und das Caput *longum* des M. bicipitis femoris beteiligen.

Das Caput breve des letztgenannten Muskels ist nur eingelenkig und hat keine Funktion auf das Hüftgelenk, während das Caput longum durch seinen Ursprung am Tuber ischiadicum die Hüftstreckung unterstützen kann.

F08 ■

→ **Frage 4.15: Lösung B**

Bei gestrecktem Hüftgelenk ist eine Adduktion um 30° aus der Nullstellung heraus möglich. Bei einer Beugung des Hüftgelenks beträgt das Ausmaß der Adduktion nur 20°. Als einziger der hier genannten Muskeln kann der **M. gluteus medius** nicht im Hüftgelenk adduzieren, ganz im Gegenteil: der Muskel liegt kranial der Abduktions-Adduktionsachse des Hüftgelenks und **abduziert bzw. stabilisiert das Becken im Einbeinstand!** Dies erklärt auch das schon gefragte Trendelenburg-Zeichen: Absinken der kontralateralen Hüfte (also Absinken des Beckens zur gesunden Seite) bei Lähmung des M. gluteus medius und M. gluteus minimus. Siehe Prometheus, Lernatlas der Anatomie, Allgemeine Anatomie und Bewegungssystem, 2. Auflage, Georg Thieme Verlag 2007, S. 473, 530.

F09

→ **Frage 4.16: Lösung C**

Zu **(C)**: **Nicht** an der Innenrotation **beteiligt** ist der **M. gluteus maximus** (C), der als Außenrotator und Extensor wirkt. Seine kaudalen Fasern adduzieren, die kranialen Fasern abduzieren.

Zu **(A)**, **(B)**, **(D)** und **(E)**: **Innenrotatoren** im Hüftgelenk sind v. a. die **Mm. glutei medius et minimus** ((A), (B)), der **M. tensor fasciae latae** (D) und der **M. adductor magnus** (E).

H10

→ **Frage 4.17: Lösung D**

Zu **(D)**: **Verkürzungen der Mm. iliopsoas verstärken die Lendenlordose.** Der M. iliopsoas ist der kräftigste Flexor im Hüftgelenk und besteht aus 2 Anteilen:

- **M. psoas major:** Ursprung: 12. BWK, 1.-4. Lendenwirbelkörper bzw. deren Processus costales; Ansatz: Trochanter minor femoris
- **M. iliacus:** Ursprung: Fossa iliaca, Spina iliaca anterior inferior; Verlauf: gemeinsam mit dem M. psoas major durch die Lacuna musculorum unter dem Leistenband; Ansatz: Trochanter minor femoris

Der M. iliopsoas zählt zur **Haltemuskulatur** mit Typ I-Muskelfasern und **muss regelmäßig gedehnt werden.** Er erreicht seine volle Länge nur im Stehen und verkürzt sich daher bei langem Sitzen ((E) ist falsch, denn eine Verkürzung **verhindert nicht das aufrechte Stehen**). Aufgrund der Muskelursprünge an der Lendenwirbelsäule kann die Lendenlordose bei einer beidseitigen Verkürzung verstärkt werden. **Zusätzlich kippt** das **Becken stärker nach vorne** und die **Hüftstreckung/-extension** ist **reduziert.** Siehe Prometheus, Lernatlas der Anatomie, Allgemeine Anatomie und Bewegungssystem, 2. Auflage, Georg Thieme Verlag, Stuttgart, 2007, S. 470.

Zu **(A)**: Aufgrund des Verlaufs des M. iliopsoas (um den Femur herum zu seinem Ansatz) kommt es **bei einer Kontraktion nicht zu** einer **Innen-**, sondern zu einer **Außenrotation.**

Zu **(B)**: Eine **Verkürzung** des **M. iliopsoas** beeinträchtigt die **Durchblutung des Beines nicht.** Siehe hierzu auch entsprechende Horizontalschnitte in Prometheus, Lernatlas der Anatomie, Allgemeine Anatomie und Bewegungssystem, 2. Auflage, Georg Thieme Verlag, Stuttgart, 2007, S. 187.

Zu **(C)**: Das **Trendelenburg-Phänomen** („Watschelgang") führt bei einer **Schädigung des N. gluteus superior** zum **Abkippen des Beckens auf die Spielbeinseite.** Läsionen des N. gluteus superior können nach fehlplatzierten intramuskulären Injektionen auftreten (dies wurde auch schon im Physikum gefragt!). Siehe Prometheus, Lernatlas der Anatomie, Allgemeine Anatomie und Bewegungssystem, 2. Auflage, Georg Thieme Verlag, Stuttgart, 2007, S. 473 und 530-531.

H09

→ **Frage 4.18: Lösung D**

Zu **(B)-(D)**: Zu diesem Thema wurde schon mehrfach gefragt, zumeist nach der **Stabilisierung des Beckens** beim Gehen oder **Einbeinstand**: erfolgt durch die **Mm. glutei medius und minimus**. Dies gilt aber für die **Standbeinseite**, damit das Becken nicht zur Spielbeinseite hin absinkt (Lösung (B) und (C) kommen daher nicht infrage). Auf der **Spielbeinseite** kann der **M. quadratus lumborum** (bei einseitiger Kontraktion und stabilem Rumpf) **das Becken** auf der Spielbeinseite **anheben** ((D) ist die gesuchte Lösung). Der M. quadratus lumborum spannt sich als Muskelplatte zwischen Darmbeinkamm und 12. Rippe aus.
Zu **(A)**: Der **M. adductor magnus** ist ein starker Strecker im Hüftgelenk.
Zu **(E)**: Der **M. tensor fasciae latae der Spielbeinseite** verläuft zwischen Beckenkamm und Tractus iliotibialis. Er kann die Fascia lata spannen und bei der Abduktion des Beines mithelfen, nicht jedoch das Becken auf der Spielbeinseite anheben.

F10

→ **Frage 4.19: Lösung A**

Zu **(A)**: Der einzige **Außenrotator** im gebeugten Kniegelenk ist der **M. biceps femoris**.
Zu **(B) – (D)**: Der **M. gracilis** (B), der M. semimembranosus, der **M. sartorius** (C) und der **M. semitendinosus** (D) sind **Innenrotatoren** im Kniegelenk.
Zu **(E)**: Der **M. vastus lateralis des M. quadriceps femoris** hat als reiner **Extensor** keine Rotationswirkung, da er über die Patellarsehne vorne medial an der Tibia ansetzt.

F02 ■

→ **Frage 4.20: Lösung C**

Die Begrenzung des Trigonum femorale erfolgt durch das Leistenband kranial, durch die Ränder des **M. sartorius** lateral und des M. gracilis medial. Siehe auch Prometheus, Lernatlas der Anatomie, Allgemeine Anatomie und Bewegungssystem, 2. Auflage, Georg Thieme Verlag 2007, S. 497.
Der M. sartorius entspringt von der Spina iliaca anterior superior und verläuft schräg über den Oberschenkel zum Pes anserinus superficialis. Er setzt dann mit anderen Muskeln medial der Tuberositas tibiae an. Als zweigelenkiger Muskel beugt er im Hüftgelenk und Kniegelenk, er wirkt bei gebeugtem Knie als Innenrotator des Unterschenkels. Er kann auch als Außenrotator im Hüftgelenk wirken. Die Innervation erfolgt, wie korrekt beschrieben, durch den N. femoralis.

F03

→ **Frage 4.21: Lösung D**

Mit der ersten Bedingung – **Begrenzung der Fossa poplitea** – kann man schon einige Möglichkeiten ausschließen. Oben/proximal wird die Fossa poplitea durch den M. biceps femoris, M. semimembranosus, M. semitendinosus und unten/distal durch den M. gastrocnemius mit seinen 2 Köpfen begrenzt. Der M. sartorius und der M. gracilis sind nicht an der Begrenzung der Kniekehle beteiligt.
Die **Innervation durch den Tibialisanteil** des N. ischiadicus trifft für den M. biceps femoris nur teilweise zu, lediglich das Caput longum wird vom N. tibialis innerviert, das Caput breve jedoch vom N. fibularis communis.
Strecker im Hüftgelenk sind unter den hier genannten Muskeln das Caput longum m. bicipitis femoris und der M. semimembranosus. Der M. gracilis adduziert im Hüftgelenk, der M. sartorius kann bei Beugung, Außenrotation und Abduktion mitwirken.
Die **Innenrotation im Kniegelenk** bewirken von den genannten Muskeln der M. semimembranosus, M. gracilis, M. sartorius und das Caput laterale des M. gastrocnemius.
Alle genannten Bedingungen erfüllt nur der M. semimembranosus (D).

H04 H01 ■

→ **Frage 4.22: Lösung D**

Die Mm. obturatorii externus et internus setzen beide in der Fossa trochanterica an, also zwischen Trochanter major et minor. Der M. piriformis setzt am Trochanter major an, der M. quadratus femoris an der Crista intertrochanterica. Der **M. iliopsoas** jedoch setzt am Trochanter minor an (Außenrotationswirkung am Hüftgelenk bei nach vorne parallel stehenden Füßen).

F08

→ **Frage 4.23: Lösung C**

Der N. obturatorius versorgt den M. obturatorius externus und die restlichen Adduktoren, z. B. M. adductor magnus – tiefer Teil, M. adductor longus et brevis, M. gracilis, M. adductor minimus und Anteile des M. pectineus. Der N. femoralis versorgt motorisch den M. quadriceps femoris, M. iliopsoas, M. pectineus und M. sartorius. Am wahrscheinlichsten wird also der **M. pectineus vom N. femoralis innerviert**.
Zu **(A)**: Der M. obturatorius internus wird aus Ästen des Plexus sacralis innerviert.

H08

→ **Frage 4.24: Lösung D**

Beim **M. adductor magnus** wird der tiefe Teil vom **N. obturatorius** innerviert. Der oberflächliche Teil mit dem sehnigen Ansatz am Epicondylus medialis femoris (Begrenzung des Hiatus adductorius) erhält seine Innervation durch den **N. tibialis**.
Zu (**E**): Der **M. pectineus** wird zusätzlich noch vom N. femoralis mit innerviert.
Die übrigen genannten Muskeln sind nur durch den N. obturatorius versorgt.

H09 F06 ■

→ **Frage 4.25: Lösung D**

Zu (**D**): Der **Tractus iliotibialis** funktioniert nach dem **Prinzip der Zuggurtung**: Durch einen Muskelzug kann die **Biegebeanspruchung eines Knochens** teilweise **vermindert** werden. Realisiert ist dies an den Extremitäten, hier am Beispiel des Tractus iliotibialis. Dabei geht es um eine **laterale Verstärkung der Fascia lata**, es strahlen Fasern der Mm. gluteus maximus und tensor fasciae latae ein. Der Tractus iliotibialis endet am Condylus lateralis tibiae. Damit sichert er auch noch das Kniegelenk lateral.

F00 ■

→ **Frage 4.26: Lösung B**

Der **M. peroneus (fibularis) longus** entspringt vom Caput fibulae und setzt am Os metatarsale I bzw. am Os cuneiforme mediale an und wird innerviert vom N. fibularis **superficialis**, mit dem er auch zusammen verläuft, siehe Lerntext IV.8. Er hat folgende Aufgaben: **Pronation**, **Abduktion** und **Plantarflektion** des Fußes. Er zieht außerdem am Standbein den Unterschenkel nach dorsal, um zu verhindern, dass der Körper nach vorne kippt. Außerdem verspannt er gemeinsam mit dem M. tibialis posterior das Quergewölbe des Fußes (Fußwurzelbereich).
Der **M. peroneus (fibularis) longus** zieht hinter dem Malleolus lateralis vorbei und unter der plantaren Fußseite durch, um medial vom Os cuneiforme mediale und dem Metatarsale I zu inserieren. Der **M. tibialis posterior** schickt seine Sehne hinter dem medialen Malleolus vorbei und setzt am Os naviculare und an den Ossa cuneiformia intermedium und laterale an. Beide Muskeln bilden zusammen eine wichtige *steigbügelartige Verklammerung* des Quergewölbes (Abb. 4.3).

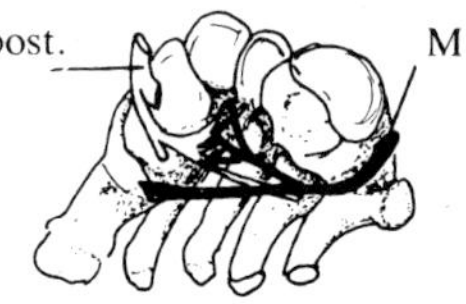

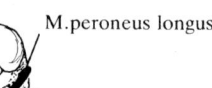
M. tibialis post.   M. peroneus longus

Abb. 4.3 Fußquergewölbe

H02 H99 ■

→ **Frage 4.27: Lösung A**

Zu (**A**): Siehe Kommentar zu Frage 4.26.
Der einzige Fußmuskel, der noch eine Pronation des Fußes bewirken kann, ist der M. peroneus brevis, da er aber kürzer ist, kann er nicht so kräftig pronieren.
Zu (**B**): Der **M. triceps surae** besteht aus dem M. gastrocnemius und dem M. soleus, er dient der Plantarflexion und ist ein **kräftiger Supinator** des unteren Sprunggelenks.
Zu (**C**): Der **M. tibialis posterior** ist ebenfalls ein sehr **kräftiger Supinator** im unteren Sprunggelenk, gleichzeitig ist er der schwächste Plantarflexor im oberen Sprunggelenk.
Zu (**D**): Der **M. tibialis anterior** ist ein schwacher Supinator, er dient hauptsächlich der Dorsalextension.
Zu (**E**): Der **M. extensor hallucis longus** dient der Dorsalextension im oberen Sprunggelenk und streckt die Großzehe.

> **Merke!**
> Die Mm. **p**eronei dienen der **P**ronation.

H04

→ **Frage 4.28: Lösung A**

Der stärkste **Supinator** des Fußes (also für das untere Sprunggelenk) ist der **M. triceps surae**, dann folgt der M. tibialis posterior, danach der M. flexor hallucis longus und der M. flexor digitorum longus.

4.5   Nerven

H09

→ **Frage 4.29: Lösung B**

Zu (**B**): Der **N. ischiadicus** entsteht aus den **Spinalnerven L4-S3** ((A) ist falsch; aus den hier angegebenen Spinalnerven L1-4 entsteht der N. femoralis). Der N. ischiadicus ist der längste und dickste periphere Nerv. Er verläuft durch das **Foramen infrapiriforme** (Teilung des Foramen ischiadicum majus durch den M. piriformis) unterhalb des M. piriformis und dann **dorsal des M. quadratus femoris**. Im weiteren Verlauf zieht er zwischen dem Trochanter major und dem Tuber ischiadicum zur **Rückseite des Oberschenkels** und verläuft dort ventral des M. biceps femoris in Richtung **Kniekehle**. Proximal der Kniekehle teilt sich der N. ischiadicus in den N. tibialis und den N. fibularis communis.
Zu (**C**): Durch das **Foramen ischiadicum minus** verläuft der N. pudendus mit den Vasa pudenda interna sowie der M. obturatorius internus.
Zu (**D**): Der **M. iliopsoas** wird durch den N. femoralis innerviert.

Zu **(E)**: **Mm. adductor longus und adductor brevis** werden durch den **N. obturatorius** aus dem Plexus lumbalis innerviert.

H06 ■

→ **Frage 4.30: Lösung B**

Die Sensibilitätsstörungen bei einem Bandscheibenvorfall und Schädigung von **S1** treten in entsprechenden **Dermatomen** an der Ferse, Wade lateral und am **lateralen Fußrand** (kleine Zehe) auf (B). Der Großzehenbereich (A) zählt noch zu L5. Siehe auch Lerntext IX.2 sowie entsprechende Dermatomgliederungen im Anatomieatlas, z. B. Prometheus, Lernatlas der Anatomie, Kopf, Hals und Neuroanatomie, 2. Auflage, Georg Thieme Verlag 2009, S. 416.

F09 ■

→ **Frage 4.31: Lösung E**

Kennmuskeln: Skelettmuskeln werden zumeist von mindestens 2 Rückenmarkssegmenten bzw. deren Vorderwurzeln motorisch innerviert. Aufgrund der Plexusbildung kommt es zu einer Gruppierung von Fasern aus mehreren Segmenten zu einem peripheren Nerv, dessen Fasern dann zum Muskel ziehen. Bei der neurologischen Untersuchung prüft man Kennmuskeln, aus deren Funktionseinschränkung oder Lähmung man dann auf die Segmenthöhe der Läsion schließen kann.
Zu **(E)**: Der **M. extensor hallucis longus**, den man durch Großzehenanhebung überprüft, ist der Kennmuskel für **L5**. Der Muskel wird durch den N. fibularis profundus innerviert.
Zu **(A)**: **Schmerzen in der Leistenregion** treten bei einer Reizung des N. ilioinguinalis oder N. iliohypogastricus (z. B. bei Nierenprozessen) auf.
Zu **(B)**: Eine **Lähmung der Adduktoren** wäre bei einer Schädigung des N. obturatorius zu erwarten (Hernien, Beckenfrakturen, Metastasen).
Zu **(C)**: Die **Abschwächung des Patellarsehnenreflexes** hängt mit Läsionen des N. femoralis zusammen, aber auch mit einer Läsion in Höhe **L4**.
Zu **(D)**: Ein **Taubheitsgefühl auf der Medialseite des Unterschenkels** kann bei Bandscheibenvorfällen in Höhe **L4** vorkommen, aber auch bei einer Läsion des N. saphenus.
Siehe auch Prometheus, Lernatlas der Anatomie, Allgemeine Anatomie und Bewegungssystem, 2. Auflage, Georg Thieme Verlag 2007, S. 129.

F07 ■

→ **Frage 4.32: Lösung A**

Sensibilitätsstörungen durch Wurzelläsionen oder -irritationen im Segment L5 finden sich im Bereich der großen Zehe; ist die Ferse und die laterale Fußsohle (B) betroffen, so wäre die Schädigung in Höhe S1 zu suchen. Zu den anderen Möglichkeiten:

Segmentale Versorgung des Beines (wichtig für die Diagnostik z. B. von Wurzelläsionen, Bandscheibenvorfällen in der Neurologie):
– S5 : Gesäßfalte,
– S4 : Gesäßbacke,
– S3 : Innenseite Oberschenkel,
– S2 : Rückseite Oberschenkel, Kniekehle, Rückseite Unterschenkel,
– S1 : Rückseite Unterschenkel, Ferse, Fußsohle lateral,
– L5 : große Zehen,
– L4 : lateraler Oberschenkel, Knie, Unterschenkel medial,
– L3 : Vorderseite Oberschenkel,
– L2/L1 : Leistenregion.

H08 ■

→ **Frage 4.33: Lösung D**

Die beschriebene charakteristische **segmentartige Sensibilitätsstörung** unter **Einbeziehung der großen Zehe** spricht für eine Läsion im Segment **L5** (wie sie durch Wurzelläsionen oder -irritationen hervorgerufen werden kann).
Zu **(A)**–**(C)**, **(E)**: Siehe Kommentar zu Frage 4.32.

F10 ■

→ **Frage 4.34: Lösung E**

Zu **(E)**: Der **Schweißtest** dient der genaueren Darstellung der Ausdehnung einer **peripheren Nervenläsion** des sensibel betroffenen Hautareals: Areale ungestörter bzw. vermehrter Schweißsekretion verfärben sich durch die beschriebene Methode dunkel (der Test wird v. a. zur Diagnose bei Hyperhydrose angewendet). Die Areale gestörter Schweißsekretion färben sich nicht. Insofern ist die Abbildung irreführend: Das nach diesem Schweißtest zu sehende Areal sollte hell gegenüber dem Rest des Beines dargestellt werden!
Die sympathischen Fasern für die Schweißdrüsen verlaufen als präganglionäre Neurone zusammen mit den Vorderwurzeln zum Grenzstrangganglion, werden dort umgeschaltet und gelangen als postganglionäre Neurone zu den Nervenplexus der oberen und unteren Extremität, wo sie dann mit den peripheren Nerven verlaufen.
Das hier dargestellte Areal zeigt von der Ausdehnung her eine Läsion des **N. femoralis**, es ist das sensible Versorgungsgebiet (Rr. cutanei anteriores am Oberschenkel, am Knie dann **N. saphenus**) dargestellt. Siehe Abb. 4.5.
Zu **(A)** - **(C)**: Wurzelläsionen L4-S1 folgen in der Symptomatik dem Dermatomverlauf, der sich schräg von außen über das Bein zieht: Bei **L4** die Wade medial (A), bei **L5** der mediale Fußrand und die große Zehe (B) und bei **S1** der laterale Fußrand und die Ferse (C). Man beachte allerdings die Überlappung benachbarter Dermatome.

Zu **(D)**: Der Ausfall bei einer Läsion des **N. obturatorius** wäre an der Innenseite des Oberschenkels proximal des Knies zu suchen. Siehe Abb. 4.4.
Siehe z. B. Prometheus, Lernatlas der Anatomie, Kopf, Hals und Neuroanatomie, 2. Auflage, Georg Thieme Verlag 2009, S. 416.

IV.2   Plexus lumbalis

Der **Plexus lumbalis** entsteht aus den Rr. ventrales der Spinalnerven Th12–L4 und hat über den Truncus lumbosacralis (aus L4, L5) Verbindung zum Plexus sacralis. Aus dem Plexus lumbalis entspringen:
- Rr. musculares für den M. quadratus lumborum und M. psoas major et minor
- N. iliohypogastricus (motorisch und sensibel)
- N. ilioinguinalis
- N. genitofemoralis (R. genitalis zieht durch den Leistenkanal zu Skrotum und Labia majora; R. femoralis durch die Lacuna vasorum zum Trigonum femorale)
- N. cutaneus femoris lateralis (durch die Lacuna musculorum, innerviert die Haut am seitlichen Oberschenkel)
- N. femoralis
- N. obturatorius (innerviert die Adduktoren, Innenfläche des Oberschenkels)

Merke!
„In Indien gibt's kein frisches Obst".

F06
→ **Frage 4.35: Lösung B**

Zu **(A)**: Der **Patellarsehnenreflex** ist ein Muskeleigenreflex und verläuft über den N. femoralis, er fehlt bei einer Schädigung des N. femoralis.
Zu **(B)**: Sensibilitätsstörungen bei **Femoralisschädigung** treten an der Medialseite des Unterschenkels (N. saphenus) sowie vorne am Oberschenkel auf (Rr. cutanei anteriores).
Zu **(C)**: Radikuläre Ausfälle betreffen die Segmente L1–L4, Nervenfasern aus dem Segment L5 ziehen mit dem Plexus sacralis zum N. ischiadicus und auch zum N. gluteus superior.
Zu **(D)**: Die Hüftbeugung ist gestört, da Muskeläste zum M. psoas major und zum M. iliacus ziehen. Außerdem wird der M. quadriceps femoris von diesem Nerv versorgt, von dem der Anteil des M. rectus femoris auch im Hüftgelenk beugen kann (Verlauf über das Hüftgelenk, Ursprung an der Spina iliaca ant. inf.). Siehe Prometheus, Lernatlas der Anatomie, Allgemeine Anatomie und Bewegungssystem,

Georg Thieme Verlag 2007, S. 476, 528. Weiterhin ist der M. sartorius betroffen, der ebenfalls über das Hüftgelenk verläuft und an der Hüftgelenksbeugung beteiligt ist.
Zu **(E)**: Das Knie kann weiter gegen Widerstand gebeugt werden, da z. B. die Oberschenkelflexorengruppe vom N. tibialis innerviert wird, der aus dem Plexus sacralis kommt.

F08 ■
→ **Frage 4.36: Lösung D**

Aus dem **Plexus sacralis** entspringen: N. gluteus superior (A), N. gluteus inferior (B), N. cutaneus femoris posterior (C), N. ischiadicus (E) und N. pudendus. Der **N. obturatorius entstammt** aber dem **Plexus lumbalis** ebenso wie der N. femoralis, N. cutaneus femoris lateralis, N. genitofemoralis, N. iliohypogastricus und N. ilioinguinalis.

H01 ■ ■
→ **Frage 4.37: Lösung A**

Der N. obturatorius entstammt zusammen mit dem N. femoralis dem Plexus lumbalis, und zwar den Segmenten L2–L4. Er innerviert die Adduktoren. Die Haut des äußeren Genitale wird von Ästen des N. pudendus, des N. genitofemoralis und des N. ilioinguinalis versorgt.

Merke!
Aus dem **Plexus sacralis** entspringen:

N. gluteus sup.	**G**ut
N. gluteus inf.	**g**eht's
N. cutaneus femoris post.	**k**aum
N. ischiadicus	mit **I**schias
N. pudendus	in **P**olen

Aus dem **Plexus lumbalis** entspringen:

N. iliohypogastricus	**I**n
N. ilioinguinalis	**I**ndien
N. genitofemoralis	**g**ibt's
N. cutaneus femoris lat.	**k**ein
N. femoralis	**f**risches
N. obturatorius	**O**bst

H07 ■
→ **Frage 4.38: Lösung C**

Diese Sensibilitätsstörung wurde bereits einmal anhand einer Farbabbildung geprüft. Es handelt sich um den sensiblen Endast des **N. obturatorius**, den R. cutaneus.
Man sollte parallel nochmals im Atlas die sensiblen Versorgungsgebiete der übrigen genannten Nerven nachvollziehen.

H00 ■

→ **Frage 4.39: Lösung C**

Zu **(C)**: Dieser Bereich wird vom **N.fibularis profundus** sensibel innerviert.
Zu **(A)**: Sensible Innervation durch den **N. saphenus.**
Zu **(B)**: Dieser Bereich wird vom **N. peroneus (fibularis) superficialis** sensibel innerviert.
Zu **(D)**: Innervation aus dem **N. cutaneus surae lateralis** aus dem N. peroneus (fibularis) communis. Siehe Abb. 4.5.
Der nicht näher bezeichnete Bereich am Malleolus lat. wird vom N. suralis innerviert.

IV.3	Sensible Versorgung der unteren Extremität

N. iliohypogastricus
Nn. clunium sup.
Nn. clunium med.
N. clunium inf.
N. ilioinguinalis
R. femoralis n. genitofemoralis
N. cutaneus femoralis lat
Rr. cutanei ant. n. femoralis
N. cutaneus femoris post
R. cutaneus n. obturatorius

Abb. 4.4 Sensible Innervation von Gesäß und Oberschenkel

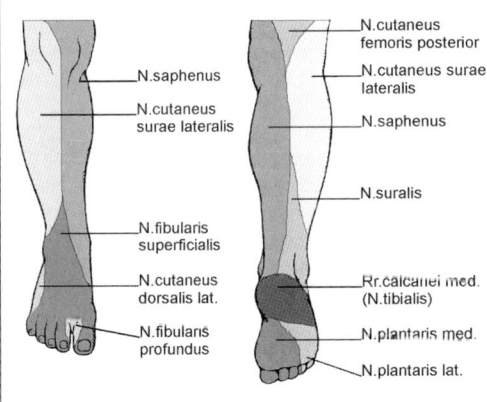

N.cutaneus femoris posterior
N.cutaneus surae lateralis
N.saphenus
N.suralis
N.saphenus
N.cutaneus surae lateralis
N.fibularis superficialis
N.cutaneus dorsalis lat.
N.fibularis profundus
Rr.calcanei med. (N.tibialis)
N.plantaris med.
N.plantaris lat.

Abb. 4.5 Sensible Innervation am Unterschenkel

Merke!
Segmentale Versorgung des Beines
(wichtig für die Diagnostik z. B. von Wurzelläsionen, Bandscheibenvorfällen in der Neurologie):

S5 Gesäßfalte
S4 Gesäßbacke
S3 Innenseite Oberschenkel
S2 Rückseite Oberschenkel, Kniekehle, Rückseite Unterschenkel
S1 Rückseite Unterschenkel, Ferse, Fußsohle lateral
L5 große Zehen
L4 lat. Oberschenkel, Knie, Unterschenkel medial
L3 Vorderseite Oberschenkel
L2/L1 Leistenregion

H06 ■

→ **Frage 4.40: Lösung E**

Der **Zehenstand** wird erreicht durch die oberflächlichen und tiefen Flexoren, Innervation durch den **N. tibialis.** Wichtig ist der M. triceps surae, der Kennmuskel für das **Segment S1** (E). Neben dem Ausfall des Zehenstandes fällt auch der Achillessehnenreflex aus.
Der N. suralis (A) kommt nicht in Frage, da er nur für die *sensible* Versorgung der lateralen Knöchelregion, Ferse, Fußrücken und laterale Fußseite zuständig ist. Bei einer Schädigung des N. fibularis (peronaeus) profundus (D) resultiert eine Schwäche der Extensorenmuskulatur – der Fuß kann nicht mehr angehoben werden (Fußheberschwäche) und schleift beim Gehen. Eine Nervenwurzelkompression L4 (C) äußert sich in einer Schwäche des M. quadriceps femoris (Kennmuskel).

F04

→ **Frage 4.41: Lösung C**

Es liegen hier keine Wurzel- oder Dermatom-bezogenen Ausfälle vor, sondern Ausfälle, die auf eine Schädigung eines peripheren Nervs hinweisen. Außerdem werden Teile der Fußsohle über das Dermatom L5 versorgt und wären bei Lösungsmöglichkeit (A) oder (B) nicht betroffen. Bei einer Schädigung durch eine Unterschenkelfraktur kommt natürlich am ehesten auch eine lokale Schädigung dort verlaufender Nerven infrage. Der N. tibialis versorgt am Unterschenkel die Flexorengruppe (z. B. M. triceps surae) und die Zehenbeuger. Bei einer Schädigung fällt der Zehenstand aus, ebenso die Sensibilität der Fußsohle (N. plantaris medialis, N. plantaris lateralis). Am Fuß überwiegt die Dorsalextension.

IV.4	Funktionsdefizite bei Nervenschädigungen an der unteren Extremität

Bei einem vollständigen Ausfall des **N. fibularis communis** ist die Dorsalextension nicht mehr möglich. Die Fußspitze kann nicht mehr gehoben, die Zehen können nicht mehr gestreckt werden (Steppergang). Der Fuß steht in Supinationsstellung, und es entwickelt sich ein Spitzfuß in Varusstellung *(Pes equinovarus)*. Die Haut des Fußrückens (ohne lateralen Fußrand) und die laterale Haut des Unterschenkels verlieren ihre Sensibilität.

Bei Ausfall des **N. fibularis superficialis** sind die Mm. peronei longus et brevis gelähmt, und es treten Sensibilitätsstörungen auf.

Bei Lähmung des N. fibularis superficialis ist ein Heben des lateralen Fußrandes (Pronation) sehr eingeschränkt, außerdem ist die Plantarflexion des vorderen Fußabschnittes negativ beeinträchtigt.

Ist der **N. tibialis** gelähmt, fallen die Wadenmuskeln und die Zehenbeuger aus. Der Zehenstand ist nicht mehr möglich, durch Ausfall der Flexoren und Supinatoren kommt es zur Pronationsstellung mit Plantarflexion der Mittel- und Endglieder der Zehen, es entsteht ein Krallen- und Hackenfuß. Die Sensibilität fehlt auf der medialen Seite des Unterschenkels und an der Fußsohle.

> **Merke!**
> **Supination:** Heben des medialen Fußrandes.
> **Pronation:** Heben des lateralen Fußrandes.

> **Klinischer Bezug**
> Verletzungen des **N. fibularis communis** können besonders leicht am Collum fibulae erfolgen. Hier liegt der Nerv dicht unter der Haut und verläuft eng benachbart dorsal des Fibulaköpfchens *(Prüfung der entspr. Bewegungen und der Sensibilität bei Fibulakopffraktur!)*.
> Eine Schädigung kann sowohl durch Druck und Stoß gegen das proximale Fibulaende als auch durch Frakturen des Fibulakopfes erfolgen.
> Überschießende Kallusbildung bei Frakturheilung kann die Funktion des N. fibularis communis ebenfalls beeinträchtigen.

H10 ■
→ **Frage 4.42: Lösung A**

Zu **(A)**: Der Bereich der Haut **zwischen** der **1. und 2. Zehe** wird durch den R. cutaneus des **N. fibularis profundus** (A) sensibel versorgt. Die Beschwerden passen daher zu einem Ausfall dieses Nerven.

Zu **(B)**: Die sonstige sensible Versorgung des Fußrückens und des Außenknöchels erfolgt durch den **N. fibularis superficialis**.

Zu **(C)**: Der **N. saphenus** (Ast des N. femoralis) innerviert die mediale Seite von Kniegelenk und Unter-

schenkel sowie den Innenknöchel sensibel. Er begleitet die V. saphena magna.

Zu **(D)**: Der **N. suralis** bildet sich aus Fasern des N. cutaneus surae medialis (aus dem N. tibialis) zusammen mit einem R. communicans aus dem N. fibularis communis. Der N. suralis versorgt die laterale Rückseite des Unterschenkels, die Ferse und mit seinem Endast die laterale Fußkante. Siehe Abb. 4.5.

Zu **(E)**: Äste aus dem **N. tibialis** innervieren die Ferse, die Fußsohle und einen Teil der Unterschenkelrückseite.

F10 ■
→ **Frage 4.43: Lösung E**

Zu **(E)**: Der **N. fibularis superficialis** innerviert die **Mm. fibularis longus et brevis**, die wichtigsten **Pronatoren** des Fußes.

Zu **(A)** und **(C)**: Die **sensible Versorgung des 1. Zehenzwischenraums** (A) und die motorische Versorgung des **M. tibialis anterior** (C) sind dem **N. fibularis profundus** (= N. peronaeus profundus) zuzuordnen.

Zu **(B)**: Die **Planta pedis** wird durch Äste des N. tibialis sensibel versorgt.

Zu **(D)**: Der **Tibialis-posterior-Reflex** fällt bei Schädigung des **N. tibialis** bzw. von **L4/5** aus. Er wird bei leicht proniertem und außenrotiertem Fußgelenk durch den Schlag auf die Sehne des M. tibialis posterior ausgelöst.

F06 ■
→ **Frage 4.44: Lösung C**

Zu **(A)**: Der N. saphenus (Ast des N. femoralis) innerviert die mediale Seite von Kniegelenk, Unterschenkel und den Innenknöchel sensibel, er begleitet die V. saphena magna. Die Ferse wird aus dem N. tibialis von Rr. calcanei mediales innerviert.

Zu **(B)**: Der N. cutaneus femoris posterior enthält Fasern aus dem Plexus sacralis, und zwar aus S1–S3, er versorgt die Rückseite des Oberschenkels. Äste dieses Nervs versorgen auch Gesäßhaut (Nn. clunium inferiores) und Dammregion (Rr. perineales).

Zu **(C)**: Diese Aussage ist korrekt. Der N. cutaneus dorsalis lateralis ist ein Hautast des N. suralis. Der N. suralis bildet sich aus Fasern des N. cutaneus surae medialis (N. tibialis) zusammen mit einem Ramus communicans aus dem N. fibularis communis.

Zu **(D)**: Die Haut des lateralen Oberschenkels innerviert der N. cutaneus femoris lateralis, der nicht dem N. femoralis entstammt, sondern aus dem Plexus lumbalis.

Zu **(E)**: Der N. fibularis profundus versorgt die Haut zwischen erster und zweiter Zehe, nicht den lateralen Fußrand (N. cutaneus dorsalis lat.). Siehe auch Lerntext IV.3.

F08 ■

→ **Frage 4.45: Lösung E**

Beim **Achillessehnenreflex** (bzw. Triceps-surae-Reflex) handelt es sich um einen **Eigenreflex**: Die Afferenz beim Schlag mit dem Reflexhammer auf die Achillessehne verläuft zur Segmenthöhe S1–S2, die Efferenz über den N. tibialis zum M. triceps surae, der sich kontrahiert. Bei abgeschwächtem Achillessehnenreflex und vermuteter Spinalnervenwurzelläsion als Ursache kommt daher am ehesten eine Läsion in Höhe S1–S2 in Betracht.

F09

→ **Frage 4.46: Lösung B**

Zu **(B)**: Wenn der Fuß in **Supinationsstellung** steht, besteht eine Schwäche bzw. Lähmung der Pronatoren, also der Fibularisgruppe, Mm. fibularis longus et brevis. Diese Muskeln werden vom **N. fibularis superficialis** innerviert. Die geschilderten sensiblen Ausfälle des Nervs – also der gesamte Fußrücken – passen zu den sensiblen Endästen N. cutaneus dorsalis medialis und intermedius.

Zu **(A)** und **(C)**: Der **N. fibularis profundus** (C) innerviert die **Extensoren** – M. tibialis anterior, M. extensor digitorum longus und M. extensor hallucis longus. Diese sind laut Beschreibung nicht betroffen, somit scheidet auch Lösung (A) aus, bei der beide Fibularisanteile und damit auch die Dorsalextension gestört wären. Das sensible Innervationsgebiet des N. fibularis profundus ist der Zwischenraum zwischen 1. und 2. Zehe, was auch schon oft gefragt wurde.

Zu **(D)**: Der **N. tibialis** innerviert die **Flexoren** (M. triceps surae, M. tibialis posterior, M. flexor digitorum longus, M. flexor hallucis longus, M. plantaris).

Zu **(E)**: Der **N. suralis** ist ein reiner Hautnerv, der zwischen den Gastrocnemiusköpfen aus dem N. cutaneus surae medialis (aus dem N. tibialis) und einem Ast des N. cutaneus surae lateralis entsteht. Der Endast ist der N. cutaneus dorsalis lateralis (Fußaußenkante). Versorgungsgebiet des N. suralis ist der Bereich über Achillessehne und Ferse.

4.6 Arterien

H09 ■

→ **Frage 4.47: Lösung E**

Zu **(E)**: Die **A. femoralis** tastet und **punktiert** man **unterhalb des Leistenbandes** in der Lacuna vasorum. Dort verlaufen der R. femoralis des N. genitofemoralis, die A. und V. femoralis, Lymphgefäße und der Rosenmüller-Lymphknoten. Siehe Abb. 4.7.

Zu **(A)**: Der **Anulus inguinalis superficialis** ist die äußere Öffnung des Leistenkanals. Er liegt oberhalb des Lig. inguinale, lateral von Tuberculum pubicum

und Symphyse, aber deutlich medial der Femoralgefäße.

Zu **(B)**: Das **Foramen obturatum** ist am knöchernen Becken am besten zu erkennen. Es wird als große Öffnung von Schambein und Sitzbein umrahmt und durch die Membrana obturatoria bis auf den Canalis obturatorius verschlossen. Durch den Canalis obturatorius treten A. und V. obturatoria und der N. obturatorius.

Zu **(C)**: Der **Hiatus adductorius** ist im Prinzip das kaudale Ende des Adduktorenkanals und leitet die Gefäße nach dorsal in die Kniekehle. Der Adduktorenkanal verläuft von der Vorderseite des Oberschenkels auf die Dorsalseite zur Kniekehle, wo er sich in den Hiatus adductorius öffnet. Über den ca. 6-7 cm langen Adduktorenkanal gelangen die A. und V. femoralis in die Kniekehle. Eine kurze Strecke werden sie vom N. saphenus begleitet, der allerdings kranial des Hiatus adductorius den Kanal bereits durch die Membrana vastoadductoria verlässt.

Zu **(D)**: In der **Lacuna musculorum** verlaufen der N. femoralis und der N. cutaneus femoris lateralis.

F97 ■ ■

→ **Frage 4.48: Lösung D**

Diese Frage wurde bereits in ähnlicher Formulierung als Kombinationsfrage (zuletzt F94) gestellt. Auch hier wieder ist lediglich der Tastpunkt am Caput fibulae nicht richtig, alle anderen Stellen sind korrekt beschrieben. Tasten des Pulses, evtl. Auskultation der Gefäße an den 4 genannten Punkten gehört zur Standarduntersuchung jedes Patienten.

Die **A. fibularis** (peronea) verläuft nach dem Abgang aus der A. tibialis posterior medial an der Fibula hinter der Membrana interossea in der tiefen Flexorenloge nach kaudal. Um das Fibulaköpfchen verläuft nur eine ganz dünne Arterie (R. circumflexus fibularis aus der A. tibialis post.), deren Puls nicht getastet werden kann.

Klinischer Bezug
Wichtig ist die Lokalisation der A. femoralis unterhalb des Leistenbandes: Medial davon liegt die V. femoralis, die nach Abgrenzung von der Arterie dann sicher punktiert werden kann.

Klinischer Bezug
Die *chronische/periphere arterielle Verschlusskrankheit* (pAVK) umfasst Stenosen und Verschlüsse der Arterien im Becken und/oder Bein. Risikofaktoren sind neben Alter und Geschlecht (m > w) Nikotinabusus, Diabetes mellitus, arterielle Hypertonie, Hyperlipoproteinämie. Bei Stenosen über 50 % führt der Sauerstoffmangel distal zu Zeichen der Ischämie, die von belastungsabhängigem Schmerz („Schaufensterkrankheit", die

Patienten müssen nach einer bestimmten Geh-strecke stehen bleiben) über Ruheschmerzen bis hin zur distalen Nekrose/Gangrän reichen. Zur Diagnostik der pAVK ist die Erhebung eines Puls-status und die Auskultation über Aorta, Becken oder Leiste von großer Bedeutung, um bereits kli-nisch den Verdacht auf pAVK zu äußern. Weiter-führende Untersuchungen sind dann die doppler- bzw. duplexsonographische Gefäßuntersuchung oder Angiographie.

Der *akute Extremitätenarterienverschluss* ist ein Notfall! Ein wichtiges extremitätenversorgendes arterielles Gefäß wird durch einen Embolus oder Thrombus verlegt. Je nach Lage und Kollaterisa-tion kommt es zu Ischämiesymptomen bis hin zur unmittelbaren Bedrohung der betroffenen Extre-mitätenabschnitte. Schnelles Handeln ist wichtig bei den Symptomen *Pulslosigkeit, Schmerzen (akut einsetzender Ruheschmerz) und Blässe* (Merkhilfe: „3 P's" **p**ain, **p**ulselessness, **p**aleness oder auch „6 P's" mit zusätzlich **p**aresthesia – Missempfindung, **p**aralysis – Lähmung und **p**rostration – Schock). Eine angiologische/gefäßchirurgische Interven-tion mittels Katheter ist indiziert. Es sollte keine Zeit durch umfangreiche Diagnostik verschwen-det werden.

F06 H03 ■

→ **Frage 4.49: Lösung A**

Zwischen der **A. epigastrica inferior** (aus der A. ilia-ca externa), die auf der Hinterseite des M. rectus abdominis innerhalb der Rektusscheide nach kra-nial zieht und einen Ramus pubicus abgibt, und der **A. obturatoria** (aus der A. iliaca interna) besteht über deren Ramus pubicus eine Anastomose. Diese kann bei starker Ausbildung, oder wenn die A. ob-turatoria einen abnormen Ursprung hat, bei der Operation in der Leistengegend starke Blutungen verursachen (Corona mortis). Siehe Prometheus, Lernatlas der Anatomie, Allgemeine Anatomie und Bewegungssystem, 2. Auflage, Georg Thieme Verlag 2007, S. 210, 211.

F08 ■

→ **Frage 4.50: Lösung C**

Die **ischiokrurale Muskelgruppe** auf der Dorsalseite des Oberschenkels besteht aus M. biceps femoris, M. semimembranosus und M. semitendinosus. Die **arterielle Versorgung** dieser Muskelgruppe erfolgt **durch** drei **Aa. perforantes aus** der **A. profunda fe-moris**, die durch die Adduktoren zur Dorsalseite des Oberschenkels ziehen.

Siehe Prometheus, Lernatlas der Anatomie, Allge-meine Anatomie und Bewegungssystem, 2. Auflage, Georg Thieme Verlag 2007, S. 544, 554.

4.7   Venen

F06 ■

→ **Frage 4.51: Lösung C**

Es handelt sich um die V. saphena magna, die auf der Medialseite des Unterschenkels verläuft und vom N. saphenus begleitet wird.

Stichworte zur V. saphena magna:

- Beginn am medialen Rand („**m**agna – **m**edial") des Fußrückens, Entwicklung aus Venengeflecht (Rete venosum dorsale, Arcus venosus dorsalis pedis), Verlauf epifaszial,
- Verlauf *vor* dem medialen Knöchel nach kranial, dann auf der medialen Seite des Unterschenkels,
- Anastomosen zu tiefen Beinvenen (Vv. perforan-tes) und zur V. saphena parva,
- Verlauf mit dem N. saphenus hinter dem Epicon-dylus medialis femoris zur Vorderseite des Ober-schenkels,
- Hiatus saphenus, subfasziale Verlaufsstrecke, „Ve-nenstern",
- Mündung in die V. femoralis in der Fossa ileopec-tinea.

H09 ■

→ **Frage 4.52: Lösung A**

Zu **(A)**: Die **V. saphena parva** verläuft dorsal an der Wade mit dem **N. suralis** (der sich so leichter auffin-den lässt). Lateral der Achillessehne ziehen sie um den Malleolus lateralis zum lateralen Fußrand.

Zu **(B)**: Die **V. saphena magna** wird vom **N. saphe-nus** begleitet. Sie ziehen an der medialen Seite des Unterschenkels zum Malleolus medialis.

Zu **(C)**: Am Arm verläuft die **V. basilica** mit dem **N. cutaneus antebrachii medialis**.

Zu **(D)**: Die **V. cephalica** wird nur ganz kurz im Be-reich der Ellenbeuge vom **N. cutaneus antebrachii lateralis** begleitet.

Zu **(E)**: Die **Nn. clunium superiores** verlaufen am Ge-säß, d. h. dorsal oberhalb und unterhalb der Crista iliaca, während die **V. epigastrica superficialis** au-ßen auf der Bauchwand verläuft und am Venen-stern in die V. femoralis mündet. Hier gibt es keine topographischen Beziehungen zu einzelnen peri-pheren Nerven.

H02 ■

→ **Frage 4.53: Lösung E**

Zu **(E)**: Die **V. saphena parva** mündet in die V. popli-tea. Den Beginn der Vene am lateralen Fußrand kann man sich am besten mit der Eselsbrücke „V. saphena **m**agna – **m**edial" merken, die V. saphena parva beginnt dann auf der Gegenseite am lateralen Fußrand. Beide oberflächlich verlaufenden Hautve-nen stehen über Rr. communicantes in Verbindung mit den tiefen Beinvenen.

H04 F01 ■

→ **Frage 4.54: Lösung E**

Zu **(A)**: **Alle Beinvenen haben Venenklappen**, um einen Bluttransport gegen die Schwerkraft zu ermöglichen.

Zu **(B)**: Der **Blutfluss** im Bereich der Venen erfolgt (wie auch bei den Lymphgefäßen) **von oberflächlichen zu tiefen** Gefäßen.

Zu **(C)**: Natürlich sind die Einzugsgebiete der Vv. saphena magna (medialer Fuß) et parva (lateraler Fuß) unterschiedlich, aber topografisch nicht streng unabhängig.

Zu **(D)**: Als Beispiel für den gemeinsamen Verlauf seien hier die in der Kniekehle verlaufenden Gefäße A./V. poplitea (**Merke:** NIVEA – Nerv-Vene-Arterie – von innen nach außen) oder A. und V. femoralis genannt. A. femoralis und A. poplitea werden nur von einer Vene begleitet, die Unterschenkelarterien werden von je 2 Venen begleitet.

Zu **(E)**: Wichtig für die Funktion der Venenklappen ist natürlich der dazu passende Gefäßdurchmesser. Bei Stauung bzw. Erweiterung der Vene kann die Klappe nicht mehr dicht schließen, der Blutstrom kann dann auch in die verkehrte Richtung zugelassen werden.

Klinischer Bezug

Bei entsprechender Prädisposition kann es durch eine abgelaufene Thrombose der tiefen Venen durch längeres Stehen oder bei Schwangeren zur Erweiterung der oberflächlichen Hautvenen und der Perforansvenen kommen, so dass die Venenklappen nicht mehr dicht schließen und eine Umkehrung des Blutflusses von den tiefen zu den oberflächlichen Venen zustande kommt, was die Stauung in den oberflächlichen Venen noch fördert (Varizen – Krampfaderbildung). Die tiefen Beinvenen profitieren eher von der Muskelpumpe.

Die Bedeutung der Thrombose tiefer Bein- und Beckenvenen (insbesondere ab V. poplitea nach proximal) liegt in der Komplikation einer *Lungenembolie*: Gerinnsel aus den tiefen Beinvenen gelangen über die V. cava inferior schließlich in die Lungenstrombahn und verlegen dort das Gefäß. Die Symptomatik ist abhängig von der Größe des verlegten Areals.

4.8 Lymphknoten und Lymphgefäße

Bisher nur 1 Frage vor 1989.

4.9 Angewandte und topographische Anatomie

IV.5 Tastbare Knochenpunkte der unteren Extremität

Am Becken und Bein bestimmen die Ausprägung der Muskulatur und die Einlagerung von subkutanem Fettgewebe das Oberflächenrelief.

Tastbar sind bei schlanken Individuen dorsal und ventral der **Beckenkamm** und das **Tuber ischiadicum**. Am Femur ist lateral der **Trochanter major** tastbar, distal beide Epikondylen, ventral die **Patella**. Zusätzlich lässt sich ohne weiteres distal des Kniegelenkes die mediale und laterale **Tibiakondyle** sowie die **Tuberositas tibiae** abgrenzen. Das **Fibulaköpfchen** spielt bei der Lokalisation des N. peroneus communis eine wichtige Rolle.

Die Facies medialis tibiae lässt sich als „Schienbein" nach distal verfolgen, dort können dann der mediale und laterale **Knöchel** gut getastet werden. Zuletzt kommen noch das **Fersenbein** sowie Mittelfuß- und Zehenknochen dazu.

IV.6 Foramen supra- und infrapiriforme

Das Foramen ischiadicum majus wird vom M. piriformis unterteilt in ein Foramen supra- und infrapiriforme.

Durch das **Foramen suprapiriforme** ziehen:
- A. und V. glutea superior
- N. gluteus superior,

durch das **Foramen infrapiriforme:**
- A. und V. glutea inferior
- N. gluteus inferior
- N. ischiadicus, A. commitans n. ischiadici
- A. und V. pudenda interna
- N. pudendus
- N. cutaneus femoris posterior
- Rr. musculares aus dem Plexus sacralis.

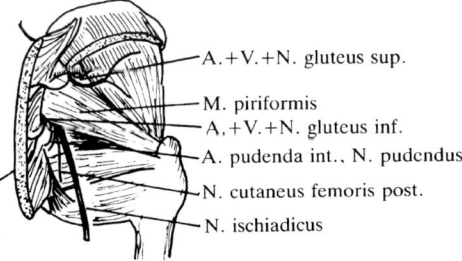

Abb. **4.6** Foramen supra- und infrapiriforme

F07 ■

→ **Frage 4.55: Lösung B**

Durch die **Lacuna vasorum** ziehen der R. femoralis (des N. genitofemoralis), die A. und V. femoralis, Lymphgefäße und die Rosenmüller-Lymphknoten. *Der N. femoralis verläuft durch die Lacuna musculorum (zusammen mit dem N. cutaneus femoris lat. und M. iliopsoas)!*
Lacuna vasorum (medial): gebildet vom Os pubis, Lig. inguinale; von medial nach lateral verlaufen:
• Lymphbahnen (Rosenmüller-Lymphknoten),
• V. femoralis (**V**ene läuft **m**edial),
• A. femoralis (**A**rterie läuft **l**ateral),
• R. femoralis des N. genitofemoralis.

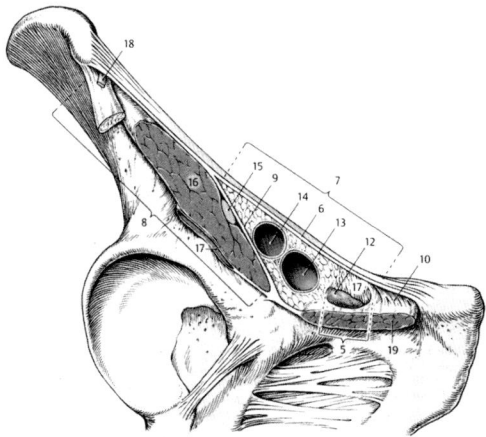

Abb. 4.7 Lacuna vasorum und Lacuna musculorum aus Platzer W., Taschenatlas der Anatomie, Band 1, 7. Auflage 1999/2001, S. 101 B

  5 Canalis femoralis
  6 Lig. inguinale
  7 Lacuna vasorum
  8 Lacuna musculorum
  9 Arcus iliopectineus
10 Lig. lacunare
12 Rosenmüller-Lymphknoten
13 V. femoralis
14 A. femoralis
15 N. femoralis
16 M. iliopsoas
17 (Bursa iliopectinea)
18 N. cutaneus femoris lateralis
19 M. pectineus
Lateral der Arterie (zwischen A. femoralis und Arcus iliopectineus) fehlt auf der Abbildung der R. femoralis des N. genitofemoralis.

Merke!
In der Lacuna vasorum liegen von innen nach außen: Vene, Arterie, Nerv = iVAN, der N. femoralis verläuft in der Lacuna musculorum!

F10 ■

→ **Frage 4.56: Lösung A**

Zu **(A)**: Es gilt für die Anordnung von innen nach außen i**VAN** (innen: Vene → Arterie → Nerv bzw. Vene **m**edial, **A**rterie **l**ateral, dann weiter lateral in der Lacuna musculorum der N. femoralis). Siehe Prometheus, Lernatlas der Anatomie, Allgemeine Anatomie und Bewegungssystem, 2. Auflage, Georg Thieme Verlag 2007, S. 542.

H07 ■

→ **Frage 4.57: Lösung B**

Geschädigt wird der **N. glutaeus superior**, welcher genau zwischen den genannten Muskeln verläuft. Dieser Nerv innerviert die Mm. glutaeus medius und minimus, aber auch den in der Frage genannten **M. tensor fasciae latae**. Siehe Prometheus, Lernatlas der Anatomie, Allgemeine Anatomie und Bewegungssystem, 2. Auflage, Georg Thieme Verlag 2007, S. 547, 549. Als Hinweis auf eine Schwäche der beiden Mm. glutei kommt es klinisch zum sog. „Trendelenburg-Zeichen": Beim Einbeinstand auf dem betroffenen Bein sinkt das Becken im Bereich des Standbeins zur gesunden Seite ab. In älteren Prüfungen wurde bei dieser Nervenschädigung nur nach dem Trendelenburg-Zeichen gefragt. Ein weiterer Kennmuskel des N. gluteus superior ist der M. tensor fasciae latae; bei seiner Lähmung wird das Bein beim Gehen nach außen rotiert.
Die häufigste Ursache dieser Nervenläsion ist eine unsachgemäße intramuskuläre Injektion. Daher sollte eine intragluteale Injektion im sicheren Abstand zu N. ischiadicus und N. glutaeus superior im von-Hochstetter-Dreieck durchgeführt werden (ventrogluteal).

F08 ■

→ **Frage 4.58: Lösung B**

Die Abbildung entstammt älteren Prüfungen. Sie zeigt den unter dem M. sartorius liegenden **Gefäß-Nervenstrang** bestehend aus **N. femoralis sowie A. und V. femoralis**. Weiter proximal liegen diese Strukturen im **Trigonum femorale** auf der Vorderseite des Oberschenkels. Siehe Prometheus, Lernatlas der Anatomie, Allgemeine Anatomie und Bewegungssystem, 2. Auflage, Georg Thieme Verlag 2007, S. 542.
Zu **(A)**: Durch den **Canalis obturatorius** ziehen die A. und Vv. obturatoria, N. obturatorius und Lymphgefäße.
Zu **(D)**: Der N. gluteus superior zieht zusammen mit der A. und V. glutea superior durch das Foramen suprapiriforme (das Foramen ischiadicum majus wird durch den M. piriformis in ein Foramen supra- und infrapiriforme geteilt). Durch das **Foramen infrapiriforme** ziehen A. und V. glutea inferior, N. gluteus inferior (innerviert den M. gluteus maximus),

N. ischiadicus mit Begleitarterie, A. und V. pudenda interna, N. pudendus, N. cutaneus femoris posterior und Rr. musculares aus dem Plexus sacralis.

Zu **(C)** und **(E)**: Der N. pudendus tritt durch das Foramen infrapiriforme nach dorsal aus, zieht über das Lig. sacrospinale in das **Foramen ischiadicum minus** und verläuft dann im Alcock-Kanal (**Canalis pudendalis**) weiter nach ventral.

F09 ■
→ **Frage 4.59: Lösung C**

Zu **(C)**: Der **N. obturatorius** verläuft (zusammen mit der A. obturatoria, entsprechenden Venen und Lymphgefäßen) im **Canalis obturatorius**. Dieser entsteht durch eine Lücke im Verschluss des Foramen obturatum durch die Membrana obturatoria. Der Kanal selbst liegt medial am Unterrand des Ramus superior ossis pubis. Siehe Prometheus, Lernatlas der Anatomie, Allgemeine Anatomie und Bewegungssystem, 2. Auflage, Georg Thieme Verlag 2007, S. 184, 428, 528.

Zu **(A)**, **(B)**, **(D)** und **(E)**: Der **Adduktorenkanal** verläuft von der Vorderseite des Oberschenkels (Regio femoris anterior) auf die Dorsalseite zur Kniekehle, wo er sich in den Hiatus adductorius öffnet. Begrenzt wird der Adduktorenkanal durch den M. vastus medialis, den M. adductor magnus, den M. adductor longus und die Membrana vastoadductoria (bzw. Septum intermusculare vastoadductorium). Über den ca. 6–7 cm langen Adduktorenkanal gelangen die **A. und V. femoralis** ((A), (B)) in die Kniekehle, eine kurze Strecke werden sie vom **N. saphenus** (E) begleitet, der allerdings kranial des Hiatus adductorius den Kanal bereits durch die Membrana vastoadductoria verlässt. Die **A. descendens genus** (D) verlässt die A. femoralis im Adduktorenkanal und tritt durch die Membrana vastoadductoria, verläuft aber auch eine Strecke im Kanal.

F05
→ **Frage 4.60: Lösung C**

Die **Hernia obturatoria** lokalisiert sich ins Foramen obturatum und schädigt dort den **N. obturatorius**, der mit seinem Hautast ein kleines Gebiet am medialen Oberschenkel proximal des Knies versorgt, motorisch versorgt er die Adduktoren. Die Hernia obturatoria ist selten.

F08
→ **Frage 4.61: Lösung C**

Der **N. cutaneus femoris lateralis** (ein rein sensibler Nerv) verläuft durch die Lacuna musculorum, ganz außen unter dem Leistenband. Bei einer **Kompression** des Nervs durch das Ligamentum inguinale kann es zu den beschriebenen **Parästhesien** im Bereich des anterolateralen Oberschenkels (vom Leis-

tenband **bis zum mittleren Oberschenkeldrittel** reichend) kommen.

Zu **(A)** und **(B)**: Bei einem **Bandscheibenprolaps** kommt es zur Wurzelreizung bzw. -kompression (Druck der lateral prolabierten Bandscheibe auf die hintere Spinalnervenwurzel), was vor allem mit Schmerzen verbunden ist ("Lumbago"). Man spricht von radikulären Symptomen, d. h. auf das Dermatom bezogen und damit gut von der Läsion peripherer Nerven zu unterscheiden. Die Sensibilitätsstörungen finden sich im betroffenen Dermatom. Motorische Symptome sind beim ausgeprägten medialen Bandscheibenprolaps denkbar, wenn auch vordere Wurzeln komprimiert werden. Paresen treten dann in den entsprechenden radikulären Kennmuskeln auf. Bei motorischen Ausfällen ist die OP indiziert.

F10 ■
→ **Frage 4.62: Lösung E**

Zu **(E)**: Der **N. cutaneus femoris lateralis** (ein rein sensibler Nerv) verläuft durch die Lacuna musculorum, ganz außen unter dem Leistenband. Bei einer **Kompression** des Nerven durch das Ligamentum inguinale oder bei der hier genannten Einengung durch einen Gürtel kann es zu den beschriebenen **Parästhesien** im Bereich des anterolateralen Oberschenkels (vom Leistenband **bis zum mittleren Oberschenkeldrittel**) kommen. Siehe zum Verlauf des Nerven Prometheus, Lernatlas der Anatomie, Allgemeine Anatomie und Bewegungssystem, 2. Auflage, Georg Thieme Verlag 2007, S. 527.

Zu **(A)**: Der Sensibilitätsausfall bei einer Läsion des **N. obturatorius** wäre an der Innenseite des Oberschenkels proximal des Knies zu suchen (alte Prüfungsfrage). Siehe Abb. 4.4.

Zu **(B)**: Das Innervationsgebiet des **N. pudendus** aus dem Plexus sacralis ist die Dammregion nahe der Medianlinie, nicht der Oberschenkel. Siehe Prometheus, Lernatlas der Anatomie, Allgemeine Anatomie und Bewegungssystem, 2. Auflage, Georg Thieme Verlag 2007, S. 536.

Zu **(C)**: Der **N. ilioinguinalis** innerviert die Haut oberhalb der Symphyse und innen am Oberschenkel proximal des Innervationsgebiets des N. obturatorius.

Zu **(D)**: Der **N. genitofemoralis** innerviert ein Areal vorne am Oberschenkel direkt unter dem Leistenband und die Haut des Skrotums.

IV.7	Fossa poplitea

Die Kniekehle – **Fossa poplitea** – ist ein rhombenförmiges Areal der Regio genus posterior.
Die Begrenzungen im einzelnen:
- **oben:**
  - lateral – M. biceps femoris,
  - medial – M. semimembranosus, M. semitendinosus

- **unten:**
  - lateral: Caput laterale des M. gastrocnemius
  - medial: Caput mediale des M. gastrocnemius

  Bedeckt wird die Fossa poplitea dorsal durch die Fascia poplitea. In der Kniekehle verlaufen die wichtigen Leitungsbahnen zum Unterschenkel:
  - A. und V. poplitea gehen aus der A. und V. fe-moralis hervor (Canalis adductorius)
  - N. fibularis communis
  - N. tibialis
  - V. saphena parva (Einmündung in die V. poplitea)

  Am oberflächlichsten liegt der Nerv, dann folgt die V. poplitea, in der Tiefe dann die A. poplitea. Es gilt das Merkwort „Nivea".

Klinischer Bezug

Der Puls der A. poplitea kann medial in der Kniekehle bei leicht gebeugtem Knie getastet und auskultiert werden. An dieser Stelle werden die Popliteagefäße auch per Dopplersonographie untersucht.

F09 ■

→ **Frage 4.63: Lösung C**

Am oberflächlichsten liegt der **N. tibialis**, dann folgt die **V. poplitea**, in der Tiefe dann die **A. poplitea**. Es gilt das Merkwort „Nivea".

F05 F97 ■

→ **Frage 4.64: Lösung E**

Der M. gracilis verläuft weiter lateral und setzt zwar mittels des Pes anserinus am Condylus medialis der Tibia an (zusammen mit dem M. semitendinosus und M. sartorius), spielt aber für die Begrenzung der Kniekehle keine Rolle.

Diesen Sachverhalt sollte man sich anhand eines Anatomieatlanten nochmals einprägen, z. B. Prometheus, Lernatlas der Anatomie, Allgemeine Anatomie und Bewegungssystem, 2. Auflage, Georg Thieme Verlag 2007, S. 546.

H07 ■

→ **Frage 4.65: Lösung D**

Zu **(A)** und **(B)**: Der M. tibialis anterior und der M. extensor hallucis longus werden vom N. fibularis profundus innerviert.

Zu **(C)**: Das Taubheitsgefühl am Fußrücken zwischen erster und zweiter Zehe ist ebenfalls auf eine Schädigung des N. fibularis profundus zurückzuführen. Dies wird auch immer wieder im Physikum gefragt.

Zu **(D)**: Die Fußsohle wird über Nn. calcanei mediales et laterales und über Nn. digitales plantares proprii aus dem N. tibialis versorgt.

Zu **(E)**: Der M. fibularis longus wird vom N. fibularis superficialis innerviert („Peronaeusgruppe").

H09 ■

→ **Frage 4.66: Lösung D**

Zu **(D)**: Die Frage wurde bereits mit einer anderen Einleitung (Läufer nach Marathonlauf) gestellt. **Schwierigkeiten beim Anheben der Großzehe links** sprechen für eine **Schädigung** bzw. Schwellung **des M. extensor hallucis longus**, der zusammen mit den anderen Streckern - M. tibialis anterior und M. extensor digitorum longus - in der Streckerloge (**Extensorenloge**) des Unterschenkels verläuft. Eine **wichtige Arterie** in der **Extensorenloge** ist die **A. tibialis anterior**, die direkt hinter dem M. tibialis anterior und M. extensor hallucis longus verläuft. Dorsal der Arterie liegt die Membrana interossea, sodass bei einer Schwellung wenig Platz in dieser Loge bleibt. Die A. tibialis anterior setzt sich am Fußrücken in die **A. dorsalis pedis** (A) fort.

Zu **(B)**: Die **A. fibularis** (peronea) verläuft nach dem Abgang aus der A. tibialis posterior medial an der Fibula hinter der Membrana interossea in der tiefen Flexorenloge nach kaudal.

Zu **(C)** und **(E)**: Die **A. tibialis posterior** (E) tritt unter den Sehnenbogen des M. soleus zwischen die oberflächlichen und tiefen Beuger und zieht hinter dem medialen Knöchel zur Fußsohle. Die beiden Endäste der A. tibialis sind die **A. plantaris medialis** (C) und A. plantaris lateralis.

F05 ■

→ **Frage 4.67: Lösung C**

Eine ähnliche Frage zu den motorischen Ausfällen beim Kompartmentsyndrom im Bereich des vorderen Unterschenkels wurde bereits gestellt (F06). Betroffen ist in der Extensorenloge des Unterschenkels der **N. fibularis profundus** (der dort zusammen mit der A. tibialis anterior und Vv. tibiales anteriores verläuft). Siehe Lerntext IV.8.

Der **N. fibularis profundus** führt sensible und motorische Fasern und innerviert die Extensoren des Unterschenkels und die Muskeln des Fußrückens (M. extensor hallucis brevis und M. extensor digitorum brevis).

Vorsicht: Der N. fibularis superficialis innerviert die Peroneusmuskulatur in der Peroneusloge!

Sensibel innervieren die Fasern des N. fibularis profundus den Zwischenraum zwischen 1. und 2. Zehe. Das ist ein nicht ganz unwichtiges Detail, denn man kann u. a. so unterscheiden, ob der N. fibularis profundus oder der N. fibularis superficialis (übrige Zehenzwischenräume) bei einer Schädigung betroffen ist.

F10 ■

→ **Frage 4.68: Lösung E**

Zu **(E)**: Hinter dem **Malleolus lateralis** verläuft der N. suralis mit einer Begleitvene. Siehe Prometheus, Lernatlas der Anatomie, Allgemeine Anatomie und Bewegungssystem, 2. Auflage, Georg Thieme Verlag 2007, S. 560.

Zu **(A)** und **(B)**: Arterien verlaufen in der Regel nur an wenigen Stellen überhaupt so nahe der Körperoberfläche, dass ein Puls getastet werden kann, ansonsten verlaufen sie geschützt durch Knochen oder Muskeln. Die beiden genannten Arterien verlaufen zunächst in der Extensoren- (A. tibialis anterior, (B)) bzw. in der tiefen Flexorenloge (A. tibialis posterior), die **A. tibialis posterior** (A) ist dann hinter dem **Malleolus medialis** tastbar.

Zu **(C)**: Der **N. fibularis superficialis** verläuft vor dem Malleolus lateralis und verzweigt sich auf dem Fußrücken.

Zu **(D)**: Die V. saphena magna (**m**agna – **m**edial) verläuft vor dem Malleolus medialis.

F08

→ **Frage 4.69: Lösung B**

Den **N. suralis** lokalisiert man gut mit Hilfe der **V. saphena parva**, da sie gemeinsam hinter dem Außenknöchel verlaufen, wo der Nerv gut zugänglich ist.

F04

→ **Frage 4.70: Lösung D**

Am oberflächlichsten liegt zunächst die Aponeurosis plantae, dann folgt der M. flexor digitorum brevis, daneben liegen dann lateral Äste des N. plantaris lateralis und der A. plantaris lateralis. Der M. quadratus plantae liegt etwas tiefer, sodass er möglicherweise nicht getroffen wird. Siehe Schemazeichnung zu den Kompartimenten am Fuß in Prometheus, Lernatlas der Anatomie, Allgemeine Anatomie und Bewegungssystem, 2. Auflage, Georg Thieme Verlag 2007, S. 517.

I10 ■

→ **Frage 4.71: Lösung B**

Zu **(B)**: Bei der **Dorsalextension des Sprunggelenks** ist der M. tibialis anterior der stärkste Muskel. Die **Extensoren des Unterschenkels** werden **vom N. fibularis profundus des N. ischiadicus innerviert**. Somit kann auch am noch bettlägerigen Patienten die intakte Innervation recht einfach getestet werden. Der **N. ischiadicus** zieht durch das Foramen infrapiriforme aus dem kleinen Becken und unter dem M. gluteus maximus zur Oberschenkelrückseite. Er ist durch unsachgemäße intramuskuläre Injektionen ebenso **gefährdet** wie durch Beckenfrakturen, durch eine Kompression bei seinem Austritt durch das Foramen infrapiriforme und **bei Operationen des Hüftgelenks** (z. B. Implantation eines künstlichen Hüftgelenks). Die topographische Beziehung zum Hüftgelenk wird aus der Abbildung Prometheus, Lernatlas der Anatomie, Allgemeine Anatomie und Bewegungssystem, 2. Auflage, Georg Thieme Verlag, Stuttgart, 2007, S. 534 ersichtlich.

Zu **(A)**: Bei einer **N. femoralis-Läsion** sind die Oberschenkel-Extensoren geschwächt.

Zu **(C)**: Eine **N. obturatorius-Läsion** schwächt die Adduktoren: Die Betroffenen können das eine Bein nicht mehr über das andere schlagen. Der Nerv ist bei Hüftgelenksimplantationen weniger gefährdet, da er eher weiter medial hinter dem Schambein verläuft.

Zu **(D)**: Die **A. glutea superior** zieht durch das Foramen suprapiriforme zur Glutealmuskulatur und ist bei einer Hüftgelenkendoprothese eher nicht gefährdet. Eine Läsion ließe sich auch nicht durch die Dorsalextension des Sprunggelenks prüfen. Siehe Prometheus, Lernatlas der Anatomie, Allgemeine Anatomie und Bewegungssystem, 2. Auflage, Georg Thieme Verlag, Stuttgart, 2007, S. 548.

Zu **(E)**: Die Flexoren des Oberschenkels (alle durch Äste des N. ischiadicus innerviert) werden auch als **ischiokrurale Muskulatur** bezeichnet. Sie strecken im Hüftgelenk und beugen im Kniegelenk. Bis auf das Caput breve des M. biceps femoris entspringen sie alle am Tuber ischiadicum und setzen an den Ossa cruris an. Sie haben nichts mit der Fähigkeit zur Dorsalextension im Sprunggelenk zu tun.

H06

→ **Frage 4.72: Lösung E**

Zu **(E)**: Die ischiokrurale Muskelgruppe, bestehend aus M. biceps femoris (Caput longum), M. semitendinosus, M. semimembranosus, entspringt am Tuber ischiadicum und inseriert an den Ossa cruris. Sie sind also zweigelenkig und wirken auf Hüft- und Kniegelenk. Sie bedecken hier den N. ischiadicus, als dunkle Struktur oberhalb des mit (E) markierten Muskels zu sehen.

Zu **(A)**: Dies ist der M. rectus femoris.

Zu **(B)**: Dies ist keine Vene. In Frage kommt ein Anschnitt des M. pectineus, auch findet sich noch weiter kaudal zwischen M. quadriceps femoris und Adduktoren der Ansatz des M. iliopsoas. Die Höhenangabe in der Frage ist leider etwas vage, zumindest liegt der Schnitt kaudal des Tuber ischiadicum, da außer dem Femur keine weitere knöcherne Struktur zu sehen ist.

Zu **(C)**: Dies ist der M. sartorius.

Zu **(D)**: Dies ist der M. gluteus maximus.

IV.8   Gefäß-Nerven-Straßen an Hüfte/Becken/Bein

Nerven/Gefäße	Leitstruktur/Bemerkungen
Lacuna vasorum A. femoralis V. femoralis Lymphknoten R. femoralis n. genitofemoralis	unter dem Lig. inguinale
Lacuna musculorum N. femoralis N. cutaneus femoris lateralis	M. iliopsoas
Canalis obturatorius A. obturatoria Vv. obturatoriae Lymphgefäße N. obturatorius	Verletzungsgefahr bei Beckenbrüchen Verlauf: kleines Becken → mediale Hüfte
Foramen suprapiriforme A. glutea superior V. glutea superior N. gluteus superior	M. piriformis
Foramen infrapiriforme N. ischiadicus A. + V. glutea inferior N. gluteus inferior A. + V. pudenda interna N. pudendus N. cutaneus femoris posterior	unterhalb des M. piriformis Gefährdung des N. ischiadicus bei unsachgemäßen i. m.-Injektionen
Alcock-Kanal Vasa pudenda interna N. pudendus	Duplikatur der Fascia obturatoria
Adduktorenkanal N. saphenus A. + V. femoralis	begrenzt von M. adductor longus, M. vastus medialis und M. adductor magnus, vom Femur und der Membrana vastoadductoria
Kniekehle N. tibialis A. poplitea V. poplitea	
N. fibularis communis	*Gefährdung am Fibulaköpfchen* (Druck/Fraktur)
Extensorenloge A. tibialis anterior Vv. tibiales anteriores N. fibularis profundus	vor der Membrana interossea
Peroneusloge N. fibularis superficialis	zwischen M. peroneus longus et brevis
tiefe Flexorenloge A. + V. tibialis posterior N. tibialis A. + V. peronea (fibularis)	zwischen oberflächlichen und tiefen Flexoren, dann hinter dem Malleolus medialis *(Puls!)* zwischen M. tibialis posterior und M. flexor hallucis longus
A. dorsalis pedis Begleitvenen N. fibularis profundus	lateral von der Sehne des M. extensor hallucis longus *(Puls!)*

F07 ■

→   **Frage 4.73: Lösung D**

Hinter dem **Malleolus medialis** drückt der Gips auf den N. tibialis, der als Muskeläste Nn. plantares lat. und med. sowie die Hautäste die Rr. calcanei latera-les und mediales hat. Vom N. plantaris medialis stammt die sensible Versorgung für die plantaren Zehenflächen über Nn. digitales plantares comm. et proprii. Siehe Prometheus, Lernatlas der Anatomie, Allgemeine Anatomie und Bewegungssystem, 2. Auflage, Georg Thieme Verlag 2007, S. 535, 558.

Zu **(A)**: Diese Sensibilitätsstörung wurde schon öfters erfragt, hierbei ist der N. fibularis profundus betroffen.

Zu **(B)**: Der hier beschriebene Bereich wird vom N. fibularis superficialis sensibel innerviert.

Zu **(C)**: Auch hier wäre der N. fibularis superficialis betroffen.

H05 ■
→ **Frage 4.74: Lösung B**

Deutlich zu erkennen ist der M. gastrocnemius, oberhalb der Bezeichnungslinie, in diesem Fall das Caput mediale. Mit X bezeichnet ist der darunterliegende M. soleus, gemeinsam heißt der Muskel dann M. triceps surae.

F07
→ **Frage 4.75: Lösung C**

Es handelt sich um die Sehne des M. tibialis anterior, daneben parallel und hier vermutlich auch mitbezeichnet, verläuft die Sehne des M. extensor hallucis longus. Siehe Prometheus, Lernatlas der Anatomie, Allgemeine Anatomie und Bewegungssystem, 2. Auflage, Georg Thieme Verlag 2007, S. 508.

Beide Muskeln werden vom **N. fibularis profundus** innerviert. Die Sehnen treten bei der Dorsalextension des Fußes bzw. der Dorsalextension der großen Zehe hervor.

F07
→ **Frage 4.76: Lösung D**

Mit **3** ist die Sehne des M. tibialis anterior bezeichnet (siehe auch Kommentar zu Frage 4.75), mit **2** die Sehne des M. extensor hallucis longus, **1** ist die Sehne des M. extensor digitorum longus, der sich nach distal auf die einzelnen Phalangen verfolgen lässt. Die **A. dorsalis pedis** tastet man *lateral der Sehne des M. extensor hallucis longus*, also Lösungsmöglichkeit (D).

Siehe Prometheus, Lernatlas der Anatomie, Allgemeine Anatomie und Bewegungssystem, 2. Auflage, Georg Thieme Verlag 2007, S. 508.

Das Tasten der Fußpulse ist ein wichtiger Bestandteil der körperlichen Untersuchung. Hierzu gehört das Aufsuchen des hier beschriebenen Pulses sowie das Tasten der A. tibialis posterior hinter dem Innenknöchel.

4.10 Kommentare aus Examen Fühjahr 2011

F11 ■
→ **Frage 4.77: Lösung C**

Zu **(C)**: Die **kaudalen Fasern des M. gluteus maximus** setzen an der Rückseite des Femurs, kaudal des Trochanter major an der **Tuberositas glutea** an. Siehe Prometheus, Lernatlas der Anatomie, Allgemeine Anatomie und Bewegungssystem, 2. Auflage, Georg Thieme Verlag 2007, S. 408 und 473.

Zu **(A)** und **(B)**: Der M. gluteus maximus ist durch die zarte **Fascia glutea** bedeckt. Die Gesäßfurche (Sulcus glutealis) ist mit einer von medial nach lateral bogenförmig verlaufenden Verstärkung der Fascia glutea (sog. **Sitzhalfter**) durch Bindegewebszüge verbunden.

Zu **(D)** und **(E)**: **Mm. glutei medius et minimus** setzen an der medialen Fläche des Trochanter major an.

F11
→ **Frage 4.78: Lösung E**

Zu **(E)**: Von den genannten Muskeln hat der **M. tensor fasciae latae** den **größten Beugeeffekt** im Hüftgelenk. Die kräftigsten Hüftbeuger sind der M. iliopsoas und der M. rectus femoris.

Zu **(A)** und **(B)**: Die **Mm. glutei medius** und **minimus** sind v. a. Abduktoren. Zusätzlich wirken sie mit ihren ventralen Anteilen an der Innenrotation und Flexion, mit ihren dorsalen Anteilen an der Außenrotation und Extension.

Zu **(C)**: Auch der **M. gracilis** wirkt bei der Flexion des Hüftgelenks mit, allerdings nicht so stark wie der M. tensor fasciae latae. Zusätzlich adduziert er den Oberschenkel und beugt das Knie.

Zu **(D)**: Bei gestrecktem Bein wirkt der **M. piriformis** als Außenrotator, bei gebeugtem Knie als Abduktor.

F11
→ **Frage 4.79: Lösung E**

Zu **(E)**: Der **M. pectineus** ist der einzige Adduktor, der eine **Doppelinnervation** durch den **N. femoralis** und den **N. obturatorius** erhält.

Zu **(C)**: Auch der **M. adductor magnus** wird von 2 Nerven innerviert: Der Teil, der an der Linea aspera ansetzt, wird vom N. obturatorius versorgt. Der Teil, der zum Tuberculum adductorium des Epicondylos medialis zieht, wird vom N. tibialis innerviert.

Zu **(A)**, **(B)** und **(D)**: Die übrigen Muskeln der Adduktorengruppe – **M. adductor brevis** (A), **M. adductor longus** (B), **M. gracilis** (D), M. obturatorius externus und M. adductor minimus – werden nur vom N. obturatorius innerviert.

F11

→ **Frage 4.80: Lösung E**

Zu **(E)**: Die markierte Struktur liegt lateral (linkes Bein!) und ist damit Teil des **Tractus iliotibialis**. In diesen Faserzug strahlen die M. tensor fasciae latae und Teile des M. gluteus maximus ein. Er setzt am lateralen Tibiakondyl an.

Zu **(A)** – **(C)**: Der **M. sartorius** (A), der **M. gracilis** (B) und der **M. semitendinosus** (C) haben einen gemeinsamen Ansatz medial der Tuberositas tibiae (Pes anserinus superficialis), also auf der medialen Seite des Unterschenkels.

Zu **(D)**: Der **M. semimembranosus** setzt mit dem Pes anserinus profundus am medialen Tibiakondyl, an der Faszie des M. popliteus und an der Hinterwand der Kniegelenkskapsel (Lig. popliteum obliquum) an.

Siehe Prometheus, Lernatlas der Anatomie, Allgemeine Anatomie und Bewegungssystem, 2. Auflage, Georg Thieme Verlag 2007, S. 473, 496/497 und 542.

F11 ■

→ **Frage 4.81: Lösung D**

Zu **(A)**: Der **M. extensor digitorum brevis** entspringt am Kalkaneus und inseriert an der Dorsalaponeurose der 2.–4. Zehe. Seine Funktion ist die Dorsalextension dieser Zehen.

Zu **(B)**: Der **M. extensor digitorum longus** entspringt von der Vorderkante der Fibula, dem Condylus lateralis der Tibia, der Membrana interossea sowie der Fascia cruris und inseriert in der Dorsalaponeurose der 2.–5. Zehe. Er verursacht eine Dorsalextension dieser Zehen und des Fußes sowie eine Pronation des Fußes.

Zu **(C)**: Der **M. fibularis (peroneus) brevis** entspringt von den unteren 2/3 der Fibula, verläuft oberhalb des Processus trochlearis des Kalkaneus und inseriert am Metatarsale V. Seine Funktion entspricht der des M. fibularis longus, allerdings wirkt er nicht an der Verspannung des Fußgewölbes mit.

Zu **(E)**: Der **M. soleus** bildet gemeinsam mit dem M. gastrocnemius den M. triceps surae. Er entspringt vom Kopf und dem oberen dorsalen Drittel der Fibula, vom Sehnenbogen zwischen Fibulakopf und Tibia (Arcus tendineus m. solei). Seine Sehne vereinigt sich mit der des M. gastrocnemius zur Achillessehne (Tendo calcaneus), die am Tuber calcanei ansetzt. Er fungiert als stärkster Plantarflexor im oberen und als wichtigster Supinator im unteren Sprunggelenk.

F11

→ **Frage 4.82: Lösung D**

Zu **(D)**: Die **Lisfranc-Gelenklinie verläuft** durch die Tarsometatarsalgelenke, d. h. **zwischen** den **Fußwurzelknochen** (Ossa cuneiformia mediale, intermedium, laterale und Os cuboideum) und den **Ossa metatarsalia**. Diese Gelenklinie wurde im 19. Jahrhundert vom französischen Chirurgen Jacques Lisfranc als Amputationslinie für die Vorderfußabtragung vorgeschlagen. Siehe Prometheus, Lernatlas der Anatomie, Allgemeine Anatomie und Bewegungssystem, 2. Auflage, Georg Thieme Verlag 2007, S. 416–419.

Zu **(A)** und **(B)**: Die **Articulatio calcaneocuboidea** (B) und die **Articulatio talonavicularis** (A) bilden zusammen die Articulatio tarsi transversa (queres Fußwurzelgelenk), die sog. **Chopart-Gelenklinie**. Diese wurde im 18. Jahrhundert vom französischen Chirurgen Francois Chopart ebenfalls als Amputationslinie für die Vorderfußabtragung vorgeschlagen.

F11

→ **Frage 4.83: Lösung C**

Zu **(C)**: Der **M. quadratus plantae** (Sohlenviereckmuskel) **entspringt von** der plantaren Seite des **Tuber calcanei** und strahlt in die Sehne des M. flexor digitorum longus ein. Er beugt die Zehen 2–5 (Plantarflexion) und wirkt an der Längsverspannung des Fußgwölbes mit. Er wird vom N. plantaris lateralis aus dem N. tibialis innerviert. Siehe Prometheus, Lernatlas der Anatomie, Allgemeine Anatomie und Bewegungssystem, 2. Auflage, Georg Thieme Verlag 2007, S. 488.

Zu **(D)**: Der **M. fibularis (peroneus) longus** entspringt vom Caput fibulae, von der Kapsel der Articulatio tibiofibularis sowie vom proximalen Bereich der Fibula, zieht hinter dem Malleolus lateralis vorbei, unter der plantaren Fußseite durch und setzt am Os metatarsale I und am Os cuneiforme mediale an. Er wird innerviert vom N. fibularis superficialis, mit dem er auch zusammen verläuft. Er ist ein **Pronator**, **Abduktor** und **Plantarflektor des Fußes** und zieht am Standbein den Unterschenkel nach dorsal, um das Abkippen des Körpers nach vorne zu verhindern. Darüber hinaus **verspannt** er gemeinsam mit dem M. tibialis posterior das **Quergewölbe des Fußes im Fußwurzelbereich**. Die Sehne des M. tibialis posterior zieht hinter dem medialen Malleolus vorbei und setzt am Os naviculare und an den Ossa cuneiformia intermedium und laterale an. Beide Muskeln bilden zusammen eine wichtige steigbügelartige Verklammerung des Quergewölbes proximal im Fußwurzelbereich.

5   Kopf und Hals

5.1   Entwicklung und Wachstum

V.1   Schädelentwicklung

Am Schädel unterscheidet man aus entwicklungsgeschichtlicher Sicht 2 Anteile – das Viszerokranium und das Neurokranium.

- **Viszerokranium** ist der Anteil, der die Eingänge zu Verdauungs- und Atemtrakt enthält, also der Gesichtsschädel.
- **Neurokranium**, der Hirnschädel, umschließt Gehirn und Labyrinthsystem.

Die Grenze zwischen beiden Anteilen liegt in einer gedachten Linie von der Nasenwurzel, dem oberen Rand der Augenhöhle bis hin zu den äußeren Gehörgängen.

Zum Neurokranium zählen: Os occipitale, Os sphenoidale, Os frontale, Os temporale (außer den Proc. styloidei und Pars tympanica), Os parietale.

Der Gesichtsschädel besteht aus: Os ethmoidale, Os nasale, Conchae nasales inf., Os lacrimale, Vomer, Os incisivum, Os zygomaticum, Os palatinum, Pars tympanica, Proc. styloidei, Mandibula, Os hyoideum.

Beachte: Diese Einteilung sagt noch nichts über die Entstehung der Schädelknochen auf bindegewebiger oder knorpeliger Grundlage aus!

Eine weitere Klassifizierung nimmt Bezug auf die Entstehung auf bindegewebiger oder knorpeliger Grundlage:

Chondrokranium ist der knorpelig angelegte Teil des Schädels, nämlich Os occipitale bis auf den oberen Teil der Squama occipitalis, Os sphenoidale außer der Lamina medialis des Processus pterygoideus und der seitlichen Teile der Alae majores, Pars petrosa des Os temporale, Os ethmoidale und der unteren Nasenmuschel.

Bindegewebig angelegt **(Desmokranium)** wird das Schädeldach (Os frontale, Os parietale, oberer Teil der Squama occipitalis, Pars squamosa des Os temporale, Os lacrimale, Os nasale, Vomer, Os tympanicum und die Lamina medialis des Proc. pterygoideus).

Es gibt keine Markierung am Erwachsenenschädel zwischen Chondrokranium und Desmokranium. Gemischter Herkunft sind Os occipitale, Os temporale und Os sphenoidale.

F09 ■

→   **Frage 5.1: Lösung A**

Ähnliche Fragestellungen vergangener Prüfungen beschäftigten sich bereits mit der *kleinen* Fontanelle.

Zu **(A)**: Die **Lambdanaht** (Sutura lambdoidea) (A) liegt hinten zwischen Ossa paritalia und Os occipitale und ist somit für die kleine Fontanelle relevant.

Zu **(B)–(E)**: Die **große** viereckige **Fontanelle** liegt vorne zwischen den **Ossa parietalia** (E) und den **Ossa frontalia** (D) und verschließt sich im Laufe des 2. Lebensjahres. Sie grenzt hinten an die **Sutura sagittalis** (B), vorne an die Sutura frontalis und seitlich an die **Sutura coronalis** (C).

H08 ■

→   **Frage 5.2: Lösung A**

Die **Hinterhauptsfontanelle** des Säuglings liegt nicht dem Confluens sinuum an. Das Confluens sinuum liegt in der Nähe der von außen tastbaren Protubantia occipitalis externa.

Zu **(B)–(E)**: Die **kleine** (C) dreieckige (B) **Schädelfontanelle** (Fonticulus posterior) liegt **zwischen** den beiden **Ossa parietalia und** dem **Os occipitale**. An die hintere Fontanelle grenzen demnach die beiden Lambdanähte zwischen Os occipitale und Os parietale und die Sutura sagittalis zwischen den beiden Ossa parietalia (E). Die Hinterhauptsfontanelle **verschließt sich im 3. Lebensmonat** (D). Siehe Prometheus, Lernatlas der Anatomie, Kopf, Hals und Neuroanatomie, 2. Auflage, Georg Thieme Verlag 2009, S. 17f.

F07 ■

→   **Frage 5.3: Lösung B**

Die hintere **Fontanelle** (Fonticulus posterior) liegt zwischen dem Os occipitale und beiden Ossa parietalia. An die hintere Fontanelle grenzen also die beiden **Lambdanähte** zwischen Os occipitale und Os parietale und die **Sutura sagittalis** zwischen den beiden Ossa parietalia.

Siehe Prometheus, Lernatlas der Anatomie, Kopf, Hals und Neuroanatomie, 2. Auflage, Georg Thieme Verlag 2009, S. 17f.

V.2   Fontanellen und Schädelnähte

Die Knochen des Schädeldaches entstehen durch desmale Ossifikation. Dort, wo 2 Schädelteile zusammentreffen, entstehen bindegewebige Schädelnähte, dort, wo mehrere Schädelteile Kontakt haben, entstehen Fontanellen, die als Lücken mit Bindegewebe bedeckt sind und auch beim Kleinkind noch einige Zeit offenbleiben und gut tastbar sind. Die Verknöcherung der Schädelnähte beginnt erst im 20.–30. Lebensjahr mit der Sutura sagittalis, die Sutura coronalis folgt zwischen dem 30.–40. Lebensjahr.

		Lokalisation	Zeitpunkt des Verschlusses
Große Fontanelle, viereckig	Fonticulus anterior	zwischen den Ossa parietalia und den Ossa frontalia, viereckig – rautenförmig	im Laufe des 2. Lebensjahres
Kleine Fontanelle, dreieckig	Fonticulus posterior	zwischen Os occipitale und den beiden Ossa parietalia	im 3. Lebensmonat
Seitenfontanelle	Fonticulus sphenoidalis	zwischen Os temporale, Os sphenoidale, Os parietale und Os frontale	2. bis 3. Lebensmonat
	Fonticulus mastoideus	zwischen Os occipitale, Os parietale und Os temporale	gegen Ende des 1. Lebensjahres
Lambdanaht	Sutura lambdoidea	hinten zwischen Os occipitale und den Ossa parietalia	Verknöcherung zwischen dem 40. und 50. Lebensjahr
Pfeilnaht	Sutura sagittalis	zwischen großer und kleiner Fontanelle, sagittaler Verlauf	erst nach der Pubertät, große individuelle Schwankungen
Kranznaht	Sutura coronalis	zwischen Os parietale und Os frontale, seitlich von der großen Fontanelle abgehend	beim Erwachsenen, 30.–40. Lebensjahr

Klinischer Bezug:
- Aufgrund der bindegewebigen Verbindungen können sich die Schädelknochen (insbesondere die Scheitelbeine) während der Geburt dem Geburtskanal anpassen.
- Durch Tasten der Fontanellen kann der Verlauf der Pfeilnaht unter der Geburt und damit die Lage und Richtung des kindlichen Kopfes festgestellt werden (z. B. vordere Hinterhauptslage mit dem Gesicht nach dorsal/unten wäre normal, große Fontanelle wäre bei liegender Patientin unten, kleine Fontanelle wäre oben zu tasten).
- Eine gespannte und vorgewölbte Fontanelle ist neben einem Makrozephalus Hinweis auf einen wachsenden Hydrozephalus (Ausdehnung der liquorführenden Räume).

V.3   Pharyngealbögen

Die Entwicklung im Bereich Kopf/Hals läuft über **Pharyngealbögen**. Die Pharyngealbögen treten in der 4.–5. Embryonalwoche auf. Hierbei kommt es zu regionalen Mesenchymverdichtungen, Wülste, die außen durch **Schlundfurchen**, innen korrespondierend durch **Schlundtaschen** getrennt sind. Sie charakterisieren das Aussehen des Embryos.
Synonym werden folgende Begriffe gebraucht:
- **Pharyngealbogen/Schlundbogen**
- **Kiemenbogen**
- **Branchialbogen.**

Das Mesenchym im Bereich der Pharyngealbögen stammt aus dem Kopfmesoderm und aus der Neuralleiste. Die Neuralleistenzellen wandern nach ventral in die Pharyngealbögen ein. Jedem **Pharyngealbogen** ist eine Arterie, ein Nerv, ein Knorpel- und ein Muskelanteil zugeordnet.

Die Schlundtaschen und ihre Weiterentwicklung sowie die **Pharyngealbogenarterien** werden in weiteren Lerntexten besprochen (siehe Lerntexte V.4 und VII.3). Ebenso besitzen die Muskeln der Pharyngealbögen ihren eigenen Nerv (speziell viszeromotorische Nerven, siehe Lerntext V.17).
Außen werden die Pharyngealbögen durch **Ektoderm**, innen von **Entoderm** überzogen, zwischen den Pharyngealbögen berühren sich Entoderm und Ektoderm.
Entsprechend den Schlundtaschen gibt es auf jeder Seite des Pharynx je 4 Pharyngealbögen, die der Versteifung dienen. Der 5. und 6. Pharyngealbogen sind von Anfang an nur rudimentär ausgebildet. Siehe dazu auch Abb. 5.1.
Die **Knorpelspangen** entwickeln sich wie folgt:
1. Korpelspange: bildet u. a. Hammer und Amboss und induziert die Bildung der Mandibula,
2. Korpelspange: beteiligt sich auch an der Entwicklung des Mittelohres (Stapes, Processus styloideus) und bildet die Cornua minora des Zungenbeinkörpers,
3. Korpelspange: entwickelt sich zum Cornu majus und zum unteren Teil des Zungenbeinkörpers,
4. Korpelspange: ergibt die Kehlkopfknorpel (außer Epiglottis).
Alle Derivate der Pharyngealbögen sind dem Lerntext V.4 zu entnehmen.

H09 ■

→   **Frage 5.4: Lösung D**

Zu **(D)**: Aus dem **1. Schlundbogen** (Mandibularbogen) entsteht neben dem **M. temporalis** auch die übrige Kaumuskulatur (M. masseter, Mm. pterygoidei med. und lat.) sowie M. mylohyoideus, M. digastricus venter anterior, Mm. tensor veli palatini und M. tensor tympani.

Zu **(A)** und **(B)**: **M. occipitofrontalis** (A) und **M. orbicularis oculi** (B) gehören zur mimischen Muskulatur, die aus dem **2. Schlundbogen** entsteht. Hieraus stammt auch der M. stapedius, M. digastricus venter posterior und M. stylohyoideus.
Zu **(C)**: Der **M. stylopharyngeus** entsteht aus dem **3. Schlundbogen**.
Zu **(E)**: Zusammen mit der mimischen Muskulatur entsteht auch das **Platysma** aus dem **2. Schlundbogen**.

F09 ■
⇨   **Frage 5.5: Lösung E**

Zu **(E)**: Lediglich der **M. buccinator** als Bestandteil der mimischen Muskulatur entstammt dem **2. Schlundbogen**. Aus dem 2. Schlundbogen entsteht neben der mimischen Muskulatur das Platysma, der M. stylohyoideus, der M. stapedius und der M. digastricus, Venter posterior.
Zu **(A)–(D)**: Alle anderen genannten Muskeln entstammen dem **1. Schlundbogen** (Mandibularbogen, Kaumuskulatur).

H08
⇨   **Frage 5.6: Lösung D**

Der Nerv des ersten Schlundbogens (Pharyngealbogen) ist der **N. mandibularis** ((A) ist falsch). Dem zweiten Schlundbogen ist der **N. facialis** ((B) und (C) sind falsch) zugeordnet. Zum dritten Schlundbogen gehört der **N. glossopharyngeus** ((D) ist richtig). Der viszeromotorische Teil des **N. vagus** gehört zum vierten bis sechsten Schlundbogen ((E) ist falsch).

H07 ■
⇨   **Frage 5.7: Lösung B**

Zu **(B)**: Der Meckel-Knorpel gehört zum 1. Schlundbogen, aus ihm entstehen die Ohrknöchelchen Malleolus (Hammer) und Incus (Amboss).
Zu **(A)** und **(C)**: Der Knorpel des 2. Schlundbogens heißt Reichert-Knorpel. Aus ihm entwickelt sich das dritte kleine Ohrknöchelchen, der Steigbügel (Stapes), das kleine Horn des Zungenbeins sowie der Processus styloideus.
Zu **(D)** und **(E)**: Das große Zungenbeinhorn ist dem dritten Schlundbogen zugeordnet, aus dem 4.–6. Schlundbogen entwickeln sich Schild-, Ring- und Aryknorpel des Kehlkopfskeletts.

H10 ■■
⇨   **Frage 5.8: Lösung D**

Zu **(D)**: **Aus** der **3. Schlundtasche entwickeln sich** die **Gll. parathyroideae inferiores**, die unteren Nebenschilddrüsen.
Zu **(A)**, **(B)**, **(D)** und **(E)**: Das entodermale Epithel der 5 paarigen Schlundtaschen entwickelt sich folgendermaßen weiter:

- Die **1. Schlundtasche** wächst als Recessus pharyngotympanicus der 1. Kiemenfurche (→ Meatus acusticus externus) entgegen und ergibt die Anlage der **Paukenhöhle** und der **Tuba auditiva** (C).
- Die **2. Schlundtasche** bildet die **Tonsilla palatina** (A).
- Die **3. Schlundtasche** bildet 2 Knospen, die sich dann vom Pharynx trennen und nach kaudal wandern. Die ventrale Knospe bildet die **Thymusanlage** ((E), der Thymus entsteht als lymphoepitheliales Organ aus endodermalem Epithel). Die **Gll. parathyroideae inferiores** werden von der dorsalen Knospe gebildet, die sich der Schilddrüsenanlage von hinten anlagert. Diese senkt sich, ausgehend vom Foramen caecum der Zunge, in die Tiefe ab.
- Die **4. Schlundtasche** bildet 2 Knospen, die ebenfalls selbständig werden und nach kaudal wandern. Aus den dorsalen Knospen entwickeln sich die oberen Nebenschilddrüsenanlagen (**Gll. parathyroideae superiores**).
- Aus dem Epithel der **5. Schlundtasche** (manchmal auch als Aussackung der 4. Schlundtasche angesehen) entstammt der Ultimobranchialkörper, der sich der **Schilddrüse** (B) anlagert und vermutlich die **C-Zellen** liefert (→ Kalzitoninproduktion), wobei die Stammzellen der C-Zellen aus der Neuralleiste einwandern.

Siehe auch Prometheus, Lernatlas der Anatomie, Innere Organe, 2. Auflage, Georg Thieme Verlag, Stuttgart, 2009, S. 24.

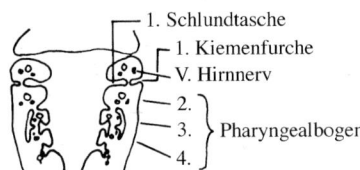

Abb. 5.1 Schlundtaschen und Pharyngealbögen

H05
⇨   **Frage 5.9: Lösung C**

Branchiogene Halsfisteln sind Folge einer nicht verschlossenen *zweiten* Schlundfurche (Kiemenfurche), die äußere Mündung liegt *vor* dem M. sternocleidomastoideus, die Fistelgänge können innen bis an den unteren Tonsillenpol der Tonsilla palatina münden. Es kommen auch Zysten vor. Man diagnostiziert mit Ultraschall, Therapie ist die Exstirpation der Zyste bzw. des Fistelgangs. Man unterscheidet äußere branchiogene Fisteln (Öffnung nur außen vor dem M. sternocleidomastoideus), seltenere innere Fisteln und durchgehende Fisteln.
Präotische Fisteln entstehen durch Absprengung ektodermaler Falten während der Entwicklung des äußeren Ohres.

V.4   Derivate der Pharyngealbögen/Schlundbögen

Pharyngealbogen/ Schlundbogen	Nerv	Muskel	Skelettelemente, die aus den Knorpelspangen entstehen
1. Mandibularbogen → Oberkieferfortsatz → Unterkieferfortsatz	N. mandibularis (N. V$_3$)	**Kaumuskeln** M. tensor tympani M. tensor veli palatini M. mylohyoideus M. digastricus, venter ant.	Mandibula Hammer Amboss (Meckel-Knorpel)
2. Hyoidbogen	N. facialis (N. VII)	**mimische Muskulatur** (zusätzl. Platysma) M. stapedius M. stylohyoideus M. digastricus, venter post.	(Reichert-Knorpel), daraus entstehen: Stapes Proc. styloideus Cornu minus und Teile des Corpus des Zungenbeins
3. Pharyngealbogen	N. glossopharyngeus (N. IX)	**Pharynxmuskulatur** M. stylopharyngeus	Cornu majus und Teile des Corpus des Zungenbeins
4.–6. Pharyngealbogen	viszeromotorischer Teil des N. vagus (N. X)	**Larynx- und Pharynxmuskeln**	Schild-, Ring-, Aryknorpel

Parallel zur Entwicklung der Pharyngealbögen verläuft die Entwicklung der Schlundtaschen (s. Kommentar zu Frage 5.8) und der Pharyngealbogenarterien (s. Lerntext VII.3). Aus dem Mandibularbogen (1. Pharyngealbogen) entsteht noch der Oberkieferfortsatz (Maxilla, Os zygomaticum, Schläfenbeinschuppe, Os palatinum).

F04 H92 ■

→ **Frage 5.10: Lösung B**

Im Normalfall nähern sich die beiden medialen Nasenwülste und verschmelzen miteinander sowie mit dem Oberkieferwulst: Das Philtrum der Oberlippe ist entstanden. Die vorliegende Abbildung zeigt das Stadium der beginnenden Verschmelzung mit noch bestehender Lippenfurche (genau zwischen den Wülsten 2 und 3). Bleibt diese Furche bestehen bzw. kommt es zur vollständigen Spaltbildung, so spricht man von einer einseitigen Lippenspalte. Die Missbildung kann natürlich auch doppelseitig auftreten.

Zur Wiederholung: Das **Gesicht** entsteht aus dem Stirnfortsatz, den paarigen Oberkieferfortsätzen und den paarigen Unterkieferfortsätzen. Aus dem Stirnfortsatz kommt das Material für den medialen und lateralen Nasenfortsatz. Das **Philtrum** entsteht dann aus der Verschmelzung der beiden mittleren Nasenfortsätze (Zwischenkiefersegment, letztendlich aus dem Material des Stirnfortsatzes). Dieses Segment umfasst das Philtrum der Oberlippe, einen Oberkieferanteil mit insgesamt 4 Schneidezähnen sowie den dreieckigen primären Gaumen. Dieses **Zwischenkiefersegment** verschmilzt dann mit den beiden Gaumenplatten, die sich aus dem Oberkieferwulst entwickeln. An der Stelle der Verschmelzung befindet sich das Foramen incisivum. Ist die Verschmelzung dieser Elemente unvollständig, so kommt es zur Bildung von Lippen- bzw. Gaumenspalten. Siehe auch Abb. 5.12 und Lerntext V.12.

H07

→ **Frage 5.11: Lösung D**

In der Abbildung erkennt man jeweils im Ober- und Unterkiefer 2 Zahnanlagen als Querschnitte durch die **Zahnleiste**. Die Zahnleiste senkt sich als bogenförmige Epithelplatte (Ektoderm) von der Mundbucht in das darunter gelegene Mesenchym des Kiefers, die Entwicklung nimmt ihren Beginn ca. in der 5.–6. Woche. Innerhalb dieser Leiste sind die Zahnknospen als knopfartige kompakte Verdichtungen zu sehen.

5.2   Cranium

H07

→ **Frage 5.12: Lösung C**

Die Cellulae ethmoidales anteriores et posteriores ((A), (B)) grenzen oben an die vordere Schädelgrube, der Sinus frontalis (D) hat mit seiner Rückwand eine topographische Beziehung zu ihr. Der Sinus sphenoidalis (E) liegt unter dem Boden der vorderen Schädelgrube vor der Sella turcica. Der **Sinus maxillaris** (C) dagegen liegt noch unter der Orbita, sodass er keine Beziehung zur Schädelbasis hat. Siehe Prometheus, Lernatlas der Anatomie, Kopf, Hals und Neuroanatomie, 2. Auflage Georg Thieme Verlag 2009, S. 15.

F08 ■

→ **Frage 5.13: Lösung E**

Der **Porus acusticus internus** gehört wie das Foramen magnum, Foramen jugulare und der Canalis hypoglossi zu den Öffnungen der **hinteren Schädelgrube.**
Zu **(A)–(D)**: In der **mittleren Schädelgrube** liegen viele Durchtrittsöffnungen, u. a. das **Foramen lacerum** (A), das **Foramen rotundum** (B), das **Foramen ovale** (C) und das **Foramen spinosum** (D). In der vorderen Schädelgrube liegt nur die Lamina cribrosa. Bitte anhand eines Atlas nochmals die Öffnungen der Schädelbasis wiederholen.

H04 ■

→ **Frage 5.14: Lösung C**

Die Markierung bei (C) bezeichnet das **Foramen spinosum** (Durchtritt des R. meningeus des N. V$_3$, der A. und V. meningea media). Das Foramen rotundum wäre auf der Abbildung noch über der mit (B) markierten Öffnung zu suchen. Siehe auch Abb. 5.2.

H07

→ **Frage 5.15: Lösung B**

Bezeichnet ist das **Foramen lacerum**, welches beidseits seitlich der Pars basilaris des Os occipitale liegt. Die Öffnung befindet sich zwischen Os occipitale und Os temporale. Es tritt der **N. petrosus major und N. petrosus profundus** hindurch.
Zu den übrigen genannten Strukturen: die A. meningea media (A) tritt durch das Foramen spinosum, N. glossopharyngeus und N. vagus (C) ziehen durch das Foramen jugulare, ebenso wie die V. jugularis interna (D). Die A. carotis interna gelangt durch den Canalis caroticus in die Schädelhöhle.

H08

→ **Frage 5.16: Lösung A**

Nicht nur Nerven und Arterien treten **durch** die Öffnungen der Schädelbasis! Bezeichnet ist in der vorliegenden Abbildung der **Canalis condylaris**, der beidseits des Foramen magnum direkt hinter den Hinterhauptskondylen liegt. Durch diese Öffnung **zieht** eine **V. emissaria condylaris.**
Zu **(B)**: Durchtrittspforte des **N. facialis** ist der Porus acusticus internus; der Austritt erfolgt durch das Foramen stylomastoideum.
Zu **(C)**: Die **Radix spinalis n. accessorii** tritt durch das Foramen magnum **in** den Schädel ein und lagert sich der Radix cranialis an.
Zu **(D)**: Der **N. accessorius** tritt durch das Foramen jugulare aus dem Schädel aus.
Zu **(E)**: Der **N. hypoglossus** verlässt den Schädel durch den Canalis n. hypoglossi.

F08 ■

→ **Frage 5.17: Lösung C**

Der **N. facialis** und die A. stylomastoidea ziehen durch das **Foramen stylomastoideum** aus der Schädelbasis.
Zu **(A)** und **(B)**: Sowohl der **N. petrosus profundus** als auch der **N. petrosus major** verlassen die Schädelbasis durch das Foramen lacerum.
Zu **(D)** und **(E)**: Die **A. tympanica anterior** zieht durch die Fossa petrotympanica. Die **A. tympanica inferior** (aus der A. pharyngea ascendens) tritt zusammen mit dem N. tympanicus (dem ersten Ast des N. glossopharyngeus) durch den Canaliculus tympanicus.

F05 F02 ■

→ **Frage 5.18: Lösung D**

Mit (D) ist der Porus acusticus internus bezeichnet. Vergleiche zur Identifikation anderer Strukturen Prometheus, Lernatlas der Anatomie, Kopf, Hals und Neuroanatomie, 2. Auflage, Georg Thieme Verlag 2009, S. 23.

F07

→ **Frage 5.19: Lösung B**

Durch den **Porus acusticus internus** ziehen: N. facialis, N. vestibulocochlearis, A. und V. labyrinthi, nicht jedoch die A. tympanica anterior.
Die **A. tympanica anterior**, aus der A. maxillaris, verläuft zusammen mit der Chorda tympani durch die Fissura petrotympanica, die aber nur von außen an der Schädelbasis zu sehen ist.
Die Arterie versorgt Gehörknöchelchen (Hammer und Amboss) und Trommelfell. Genaueres zu dieser Arterie siehe Prometheus, Lernatlas der Anatomie, Kopf, Hals und Neuroanatomie, 2. Auflage, Georg Thieme Verlag 2009, S. 84, 133.

H07 ■

→ **Frage 5.20: Lösung C**

Das Neurinom kann nur auf den **N. mandibularis** zurückzuführen sein, der durch das **Foramen ovale** aus der mittleren Schädelgrube in die Fossa infratemporalis tritt („Mandeln sind oval").
Der N. ophthalmicus (A) und der N. abducens (D) treten durch die Fissura orbitalis superior, der N. maxillaris (B) durch das Foramen rotundum und der N. facialis (E) verlässt den Schädel durch den Porus acusticus internus.

V.5   Schädelbasis mit Durchtrittsöffnungen

Durchtritts-stelle	Struktur
Vordere Schädel-grube Lamina cribrosa	Fila olfactoria A. ethmoidalis anterior
Mittlere Schädel-grube Canalis opticus	N. opticus (II) A. ophthalmica
Fissura orbitalis superior	N. oculomotorius (III) N. trochlearis (IV) N. ophthalmicus (V_1) N. abducens (VI) V. ophthalmica sup.
Fissura orbitalis inferior (Verbindung der Orbita zur Fossa pterygopalatina)	V. ophthalmica inf. A., V. infraorbitalis N. zygomaticus N. infraorbitalis Rr. orbitales (Ggl. pterygopalatinum)
Foramen lacerum	N. petrosus major N. petrosus profundus (beide unvollständig; Foramen mit Faserknorpel bedeckt)
Foramen rotundum	N. maxillaris (V_2)
Foramen ovale	N. mandibularis (V_3) Plexus venosus
Foramen spinosum	R. meningeus N. V_3 A. meningea media
Fissura sphenopetrosa	N. petrosus minor
Canalis pterygoideus (Verbindung Fossa pterygo-palatina – Foramen lacerum)	N. petrosus major N. petrosus profundus
Canalis caroticus	A. carotis interna Plexus sympathicus/caroticus

Durchtritts-stelle	Struktur
Hintere Schädel-grube Foramen jugulare	Bulbus v. jugularis internae N. glossopharyngeus (IX) N. vagus (X) N. accessorius (XI) A. meningea posterior Sinus petrosus inferior
Porus acusticus internus	N. facialis (VII) N. vestibulocochlearis (VIII) A. + Vv. labyrinthi
Canalis hypoglossus	N. hypoglossus (XII)
Foramen magnum	A. vertebralis Aa. spinalis ant. et post. Medulla spinalis Radix spinalis n. XI

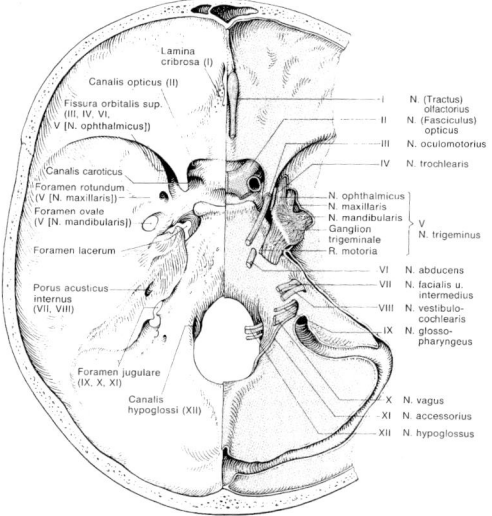

Abb. 5.2 Öffnungen der Schädelbasis
(Aus: Duus P, Neurologisch-topische Diagnostik, 2. Auflage 1980, Georg Thieme Verlag, Stuttgart, New York)

F03

→   **Frage 5.21: Lösung E**

Die Unfähigkeit, die Lidspalte zu schließen, spricht für eine Schädigung des M. orbicularis oculi, der durch den N. facialis (mimische Muskulatur) inner-viert wird. Dieser Nerv verläuft durch den Meatus acusticus internus an der Schädelbasis. Der Tumor ist also am ehesten an dieser Stelle lokalisiert.

Zu **(A)**: Durch die Fissura orbitalis superior treten N. oculomotorius (M. levator palpebrae, Lidhebung), N. trochlearis, N. ophthalmicus (N. V_1) und N. abducens.
Zu **(B)**: N. zygomaticus und N. infraorbitalis treten durch die Fissura orbitalis inferior, außerdem noch Blutgefäße.
Zu **(C)**: Das Foramen rotundum enthält den N. ma-xillaris.
Zu **(D)**: Im Foramen ovale verläuft der N. mandibu-laris („Mandeln sind oval").

H07

→ **Frage 5.22: Lösung E**

Zu **(E)**: Das Foramen mastoideum liegt im Felsenbein und lässt eine V. emissaria hindurchtreten.
Zu **(A)**: Der N. occipitalis minor gehört zu den Radices anteriores der Halsnerven. Er innerviert sensibel die Haut hinter der Ohrmuschel sowie des seitlichen Hinterkopfes.
Zu **(B)**: Der N. occipitalis major wird den Radices posteriores zugeordnet, genauer gesagt der Hinterwurzel des 2. Halsnerven. Er durchbohrt die Muskulatur des Nackens und teilt sich dann in einen sensiblen N. lateralis und einen motorischen N. medialis auf.
Siehe z. B. auch Prometheus, Lernatlas der Anatomie, Kopf, Hals und Neuroanatomie, 2. Auflage, Georg Thieme Verlag 2009, S. 122, 123.

F03 ■

→ **Frage 5.23: Lösung A**

Markiert mit (A) ist nicht die Fissura orbitalis superior, sondern der Canalis opticus. Alle anderen Aussagen sind korrekt. Siehe Abb. 5.2 und Lerntext V.5 oder Prometheus, Lernatlas der Anatomie, Kopf, Hals und Neuroanatomie, 2. Auflage, Georg Thieme Verlag 2009, S. 23, 120/121.

F07 ■

→ **Frage 5.24: Lösung B**

Hier muss man zunächst die Symptome den zugehörigen Nerven zuordnen: Die Stimmbandlähmung mit Heiserkeit spricht für den **N. vagus** (der N. laryngeus recurrens versorgt den M. cricoarytaenoideus posterior – Öffner der Stimmritze), eine Parese des M. sternocleidomastoideus und des M. trapezius für den **N. accessorius** und die Lähmung des Gaumensegels (M. levator veli palatini, Plexus pharyngeus) einschließlich der Sensibilitätsstörung der Rachenhinterwand (Rr. pharyngei) für den ipsilateralen **N. glossopharyngeus**. Der Ort, wo alle 3 Nerven betroffen sein können, ist ihr gemeinsamer Durchtrittspunkt in der Schädelbasis, das **Foramen jugulare**.
Es sind hier aber nicht alle Möglichkeiten der Nervenschädigung z. B. für den N. glossopharyngeus in der klinischen Symptomatik aufgeführt.

H08 ■

→ **Frage 5.25: Lösung C**

Die **A. ophthalmica tritt** zusammen **mit** dem **N. opticus durch** den **Canalis opticus**.
Zu **(A), (B), (D)** und **(E)**: Der **N. trochlearis** (A), der **N. abducens** (B), der **N. oculomotorius** (D) und **Äste des N. ophthalmicus** (E) **treten durch** die **Fissura orbitalis superior**.

H06 ■

→ **Frage 5.26: Lösung C**

Die rote Sonde liegt unter dem kräftigen **N. facialis** (C), der hier durch den Porus acusticus internus die Schädelhöhle verlässt. Darunter erkennt man das Foramen jugulare mit dem Durchtritt von N. glossopharyngeus (D), N. vagus (E) und N. accessorius. Letzterer ist vielleicht noch am deutlichsten zu identifizieren durch die Radix spinalis. Siehe auch Lerntext V.5 sowie Prometheus, Lernatlas der Anatomie, Kopf, Hals und Neuroanatomie, 2. Auflage, Georg Thieme Verlag 2009, S. 120.

5.3 Kopf- und Halsmuskeln, Faszien

H08 ■

→ **Frage 5.27: Lösung E**

Diese Frage wurde ganz ähnlich im Physikum Frühjahr 2005 gestellt (damals war die Antwortmöglichkeit „M. masseter" unter (B) gegeben). Das **Caput laterale des M. pterygoideus lateralis** wirkt als einziger Kaumuskel als **Kieferöffner** und schiebt den Unterkiefer nach vorne. Bei der Protrusion des Unterkiefers wirkt ebenfalls der vordere Anteil des M. masseter mit. Die Schiebebewegungen des Unterkiefers finden nur in der oberen – diskotemporalen – Kammer des Kiefergelenks statt.
Zu **(A)** und **(B)**: Die hier genannten Muskeln gehören nicht zur Kaumuskulatur, sondern zur Mundbodenmuskulatur (suprahyale Muskulatur). Der **M. stylohyoideus** (B) hebt beim Schlucken das Zungenbein und verläuft vom Proc. styloideus zum Cornu minoris ossis hyoidei. Der Muskelbauch umfasst die Sehne des M. digastricus. Die Innervation erfolgt durch den N. facialis. Der **M. mylohyoideus** (A) hebt ebenfalls das Zungenbein beim Schlucken und trägt zur Kieferöffnung bei. Er bildet das Diaphragma oris und wird vom N. mandibularis innerviert.
Zu **(C)**: Die **Mm. temporales** bewirken u. a. eine Retrusion des Unterkiefers durch hintere, horizontal verlaufende Fasern.
Zu **(D)**: Die **Mm. pterygoidei mediales** heben den Unterkiefer, d. h. sie schließen den Kiefer.

I I05 ■

→ **Frage 5.28: Lösung C**

Im Kiefergelenk finden Schließ- und Öffnungsbewegungen statt (Scharnier-Gleit-Bewegung) sowie Schiebebewegung (nur oberes diskotemporales Gelenk, Gleiten des Discus articularis). Das Vorschieben geschieht durch den M. masseter, vorderer Anteil, und M. pterygoideus lat., Pars inferior. Das **Zurückschieben** erfolgt durch den **M. temporalis**.

Muskel	Ursprung	Ansatz	Funktion
M. digastricus	Venter posterior Incisura mastoidea medial vom Processus mastoideus	Venter anterior Fossa digastrica des Os mandibulare	*öffnet den Mund* hebt das Zungenbein
M. genioglossus	Spina mentalis des Unterkiefers	Fasern ziehen zur Zunge	zieht die Zunge nach vorne unten
M. pterygoideus lateralis	*Caput laterale (Pars inferior):* Lamina lateralis des Processus pterygoideus	Processus condylaris des Os mandibulare	öffnet und schiebt den Unterkiefer nach vorne
	Caput mediale (Pars superior): Crista infratemporalis des Os sphenoidale	Discus articularis	zieht den Discus articularis nach vorne Einleiten der Kieferöffnung
M. pterygoideus medialis	Fossa pterygoidea	mediale Furche des Unterkieferbogens	Schließen des Mundes

Muskeln mit Einfluss auf den Kauakt

F00 ■■

→ **Frage 5.29: Lösung A**

Diese Abbildung taucht mit wechselnder Beschriftung seit Jahren immer wieder im Physikum auf!
Zu **(A)**: Hier ist der **M. pterygoideus medialis** markiert, der, wie alle übrigen Kaumuskeln auch, vom **N. mandibularis**, dem einzigen motorischen **Trigeminusast**, innerviert wird.
Zu **(B)**: Der hier bezeichnete Muskel ist der **M. longus colli**, der von den **Rr. ventrales C2 – C6** der Zervikalnerven innerviert wird.
Zu **(C)**: Hierbei handelt es sich um den **M. sternocleidomastoideus**, der vom **N. accessorius** innerviert wird.
Zu **(D)**: Hier ist ein Teil des **M. transversus linguae** markiert, der, wie alle Zungenmuskeln, vom **N. hypoglossus** innerviert wird.
Zu **(E)**: Dies ist ein **mimischer** Muskel (M. buccinator). Alle mimischen Muskeln werden vom **N. facialis** innerviert.

F09

→ **Frage 5.30: Lösung E**

Zu **(E)**: Der **M. geniohyoideus** zählt zusammen mit dem M. digastricus, Venter anterior et posterior, M. mylohyoideus und M. stylodyoideus zu den **suprahyalen** Muskeln.
Zu **(A)–(D)**: Die **infrahyale Muskulatur** verbindet das Zungenbein mit dem Thorax bzw. dem Schildknorpel und besteht aus **M. sternothyroideus** (B), **M. sternohyoideus** (A), **M. omohyoideus** (D) und **M. thyrohyoideus** (C). Die Innervation erfolgt über die **Ansa cervicalis**. Die Funktion besteht in der Senkung des Zungenbeins bzw. Antagonismus zu den suprahyalen Muskeln.
Siehe Prometheus, Lernatlas der Anatomie, Kopf, Hals und Neuroanatomie, 2. Auflage, Georg Thieme Verlag 2009, S. 74-75.

H08 ■

→ **Frage 5.31: Lösung C**

Der **motorische Kern** für die **Radix motoria** (Portio minor) des **N. trigeminus** liegt im Bereich der **Pons**. **Die dort entspringenden Fasern versorgen die Kaumuskulatur** (**M. masseter** (C), M. temporalis, M. pterygoideus med. und lat.), den M. mylohyoideus, den Venter ant. des M. digastricus, den M. tensor tympani und den M. tensor veli palatini motorisch. Die Radix motoria lagert sich dann übergangsweise dem N. mandibularis an.
Zu **(A)**, **(B)**, und **(E)**: Der **M. levator labii superioris** (B) zählt zur mimischen Muskulatur. Er hebt die Oberlippe. (Die **Innervation** erfolgt wie die der gesamten mimischen Muskulatur durch den **N. facialis**.) Auch die **Mm. zygomatici major et minor** (A) gehören zur mimischen Muskulatur. Beide verlaufen vom M. orbicularis oris zum Jochbogen. Der **M. buccinator** (E) ist der Wangenmuskel, der die Speise aus der Wange zwischen die Zähne schieben kann. Er ist auch als „Trompetenmuskel" bekannt. Man prüft ihn, indem man den Patienten die Backen aufblasen lässt.
Zu **(D)**: Der **M. stapedius** setzt am Steigbügelköpfchen an (er entspringt in einem eigenen kleinen knöchernen Kanal neben dem Canalis facialis) und kann bei Kontraktion die Überleitung der Schwingungen des Steigbügels auf das Vorhoffenster (Fenestra vestibuli) dämpfen. Die **Innervation** erfolgt durch den **N. facialis** (daher kann bei Facialisparesen eine erhöhte Schallempfindlichkeit auftreten).

F04 ■

→ **Frage 5.32: Lösung A**

Der M. stylohyoideus und der M. mylohyoideus gehören zusammen mit den Mm. digastricus und geniohyoideus zur **suprahyalen Muskulatur** (obere Zungenbeinmuskeln).

Der **M. stylohyoideus** hebt beim Schlucken das Zungenbein und verläuft vom Proc. styloideus zum Cornu minoris ossis hyoidei, der Muskelbauch umfasst die Sehne des M. digastricus. Die Innervation erfolgt durch den N. facialis.

Der **M. mylohyoideus** hebt ebenfalls das Zungenbein beim Schlucken und trägt zur Kieferöffnung bei, er bildet das Diaphragma oris und wird vom N. mandibularis innerviert.

Siehe Prometheus, Lernatlas der Anatomie, Kopf, Hals und Neuroanatomie, 2. Auflage, Georg Thieme Verlag 2009, S. 74.

F04 ■

→ **Frage 5.33: Lösung C**

Siehe Kommentar zu Frage 5.32.

H08 ■

→ **Frage 5.34: Lösung D**

Die Frage wurde bereits ähnlich im Physikum Frühjahr 2005 gestellt. Die **Lamina superficialis** liegt unter dem **Platysma** (B), erstreckt sich von der Unterkante der Mandibula bis zur Klavikula und geht dort in die Fascia masseterica bzw. pectoralis über. Sie **umhüllt** den **M. sternocleidomastoideus** (D), bedeckt als Fascia nuchae den M. trapezius und bildet eine bindegewebige Tasche für die Gll. submandibularis und parotidea.

Zu **(A)**: Siehe Kommentar zu 5.35, zu (B).

Zu **(C)** und **(E)**: Die **Lamina praetrachealis** umhüllt die **infrahyale Muskulatur** (**M. omohyoideus** (C), M. thyrohyoideus, **M. sternothyroideus** (E) und den M. sternohyoideus), **Halseingeweide** (Trachea, Ösophagus, Glandula thyroidea und parathyroidea), den **Pharynx** und den **Larynx**. Die Lamina praetrachealis ist mit der Vagina carotica (Faszienhülle um die A. carotis communis, V. jugularis interna und N. Vagus) verwachsen. Bewegungen des Halses sorgen somit für ein Offenhalten der V. jugularis.

H10 ■

→ **Frage 5.35: Lösung B**

Zu **(B)**: Die **Lamina praevertebralis** verläuft hinter dem Gefäß-Nerven-Strang und hinter dem Pharynx und **umgibt** neben den Halsmuskeln (Mm. scaleni, **M. longus capitis**, M. longus colli) auch Nerven (z. B. Truncus sympathicus) und Gefäße (A. subclavia).

Zu **(A)**: Der **M. cricothyroideus** gehört zu den äußeren Kehlkopfmuskeln. Der Kehlkopf wird wie die Halsorgane von einer Eingeweidefaszie umgeben.

Zu **(C)**: Die **Mm. rectus capitis posterior major et minor** liegen in der Tiefe unter dem M. semispinalis capitis und dem M. trapezius. Letzterer wird von der Fortsetzung der Lamina superficialis als Fascia nuchae umhüllt.

Zu **(D)**: Der **M. sternocleidomastoideus** wird von der Lamina superficialis der Halsfaszie umhüllt.

Zu **(E)**: Die infrahyale Muskulatur, zu der auch der **M. sternohyoideus** gehört, wird von der Lamina praetrachealis umhüllt.

F10 ■■

→ **Frage 5.36: Lösung E**

Zu **(E)**: Die **Lamina praevertebralis** verläuft hinter dem Gefäß-Nerven-Strang und hinter dem Pharynx und umgibt neben den Halsmuskeln (Mm. scaleni, **M. longus capitis** (E), M. longus colli) auch Nerven (z. B. Truncus sympathicus) und Gefäße (A. subclavia).

Zu **(B)** und **(C)**: Die **Lamina praetrachealis** umhüllt die **infrahyale Muskulatur** (**M. omohyoideus** (B), M. thyrohyoideus, **M. sternothyroideus** (C) und den M. sternohyoideus), **Halseingeweide** (Trachea, Ösophagus, Glandula thyroidea und parathyroidea), den **Pharynx** und den **Larynx**. Die **Lamina praetrachealis** ist mit der Vagina carotica (Faszienhülle um die A. carotis communis, V. jugularis interna und N. vagus) verwachsen. Bewegungen des Halses sorgen somit für ein Offenhalten der V. jugularis.

Zu **(A)** und **(D)**: Die **Lamina superficialis** liegt unter dem **Platysma**, erstreckt sich von der Unterkante der Mandibula bis zur Klavikula und geht dort in die Fascia masseterica bzw. pectoralis über. Sie **umhüllt** den **M. sternocleidomastoideus** (A), bedeckt als Fascia nuchae den **M. trapezius** (D) und bildet eine bindegewebige Tasche für die Gll. submandibularis und parotidea.

H09 ■■

→ **Frage 5.37: Lösung D**

Siehe Kommentar zu Frage 5.36.

F04 ■

→ **Frage 5.38: Lösung A**

Bei einer Verkürzung des rechten M. sternocleidomastoideus kommt es zu einer Kopfneigung zur betroffenen Seite und einer Kopfdrehung zur Gegenseite, was durch den Verlauf des Muskels deutlich wird. Man spricht von einem muskulären Schiefhals (Tortikollis). Als Ursache bei der schon bei Geburt bestehenden Schädigung werden Geburtstrauma (Hämatom des Muskels) oder eine intrauterine Zwangslage diskutiert. Als Symptom kann die Tortikollis auch noch andere Ursachen haben. Therapiert wird durch Krankengymnastik und Lagerung.

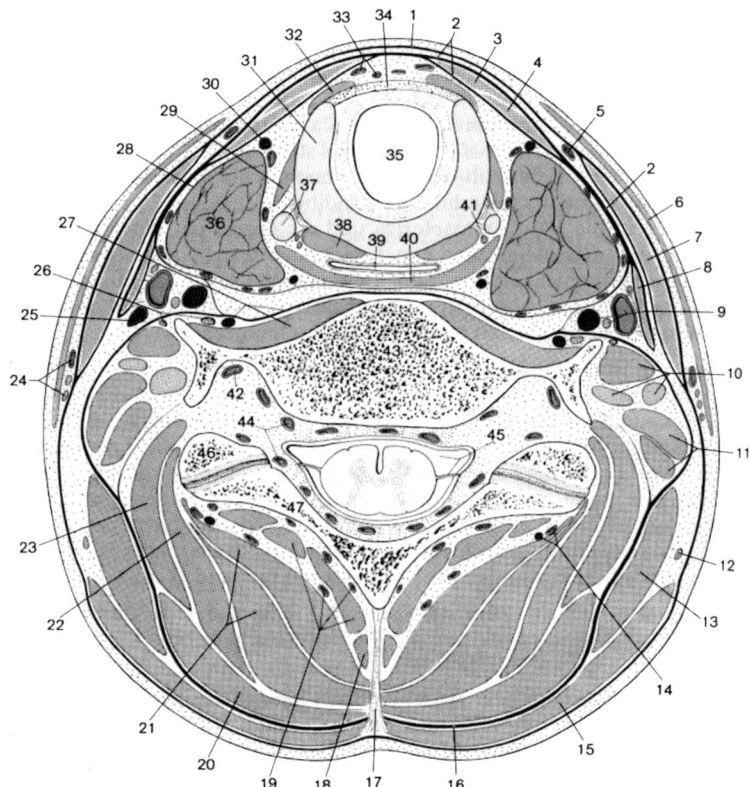

Abb. 5.3 **Halsquerschnitt** durch den Körper des 7. Halswirbels und die Articulatio cricothyroidea, Ansicht der Schnittfläche von kranial
(Aus: Frick H, Leonhardt H, Starck D, Allgemeine Anatomie, Spezielle Anatomie, 4. Auflage 1992, Georg Thieme Verlag, Stuttgart, New York)

1 **Lamina superficialis fasciae cervicalis**
2 **Lamina praetrachealis fasciae cervicalis**
3 M. sternohyoideus
4 M. sternothyroideus
5 V. jugularis ant.
6 **Platysma**
7 M. sternocleidomastoideus
8 M. omohyoideus
9 Gefäß-Nervenstrang Kopf – Hals mit A. carotis communis, V. jugularis interna, N. vagus, Ansa cervicalis
10 M. scalenus anterior und Wurzel des Plexus brachialis
11 Mm. scalenus medius und post.
12 N. accessorius
13 M. levator scapulae
14 A. + V. cervicalis profunda
15 M. trapezius
16 Fascia nuchae
17 Lig. nuchae
18 M. spinalis
19 M. multifidus und Plexus venosus vertebralis ext. post.
20 M. splenius
21 M. semispinalis
22 M. longissimus

23 M. iliocostalis cervicis
24 V. jugularis externa und Nn. supraclaviculares
25 Lymphknoten
26 N. phrenicus und Truncus sympathicus
27 **Lamina praevertebralis fasciae cervicalis**, M. longus colli, A. vertebralis
28 Kapsel der Schilddrüse
29 M. cricoarytenoideus lat.
30 Ast der A. thyroidea sup.
31 Cartilago cricoidea
32 M. cricothyroideus
33 Äste der V. thyroidea sup.
34 Lig. cricothyroideum medianum
35 Cavitas infraglottica
36 Linker Schilddrüsenlappen
37 Cartilago thyroidea, Cornu inf.
38 M. cricoarytenoideus post.
39 Pars laryngea pharyngis
40 M. constrictor pharyngis inf.
41 N. laryngeus inferior
42 V. vertebralis
43 7. HWK
44 Plexus venosus vertebralis int.
45 Subarachnoidalraum
46 1. BWK
47 Bogen des 7. HWK

5.4   Kopf- und Halseingeweide

H04 H95 H91 ■

→ **Frage 5.39: Lösung E**

Die **Regio olfactoria**, die Riechzone, befindet sich beidseits im mittleren Teil der *oberen* Nasenmuschel und gegenüber auf dem Septum nasi (knöcherner Teil); die Cartilago septi nasi (B) liegt der unteren Nasenmuschel gegenüber.

Die Riechschleimhaut lässt sich makroskopisch durch eingelagertes gelblich-braunes Pigment von der übrigen Nasenschleimhaut begrenzen. Das Epithel ist hoch und mehrreihig und aus Stütz- und Sinneszellen aufgebaut.

Problematisch war noch Lösungsmöglichkeit (D). *Unter* der Bulla ethmoidalis liegt der Hiatus semilunaris; dort mündet der Sinus maxillaris.

F05

→ **Frage 5.40: Lösung A**

Die **Regio olfactoria** umfasst mehrere getrennte Felder eines spezialisierten Epithels und liegt in der Mitte der oberen Nasenmuschel und an den gegenüberliegenden Abschnitten des Nasenseptums. Die Riechschleimhaut besteht aus einem hohen mehrreihigen Riechepithel und einer Lamina propria. Auf dem Epithel liegt ein Schleim, den die Glandulae olfactoriae produzieren. Das Riechepithel enthält **Sinneszellen** (Riechkolben, Zilien, eigenes Axon), **Stützzellen** und runde **Basalzellen**.

Die Regeneration (regelmäßige Regeneration und nach Schädigungen) erfolgt für Riech- und Stützzellen aus den Basalzellen.

F10 ■ ■

→ **Frage 5.41: Lösung C**

Zu **(C):** Die in der Abbildung des Nasenseptums bezeichnete Struktur ist der **Vomer (Pflugscharbein).** Das **Nasenseptum** wird vorne gebildet von Knorpel, hinten von Knochen. Der knorpelige Anteil ist auf der Abbildung dunkler gefärbt.

Zu **(B):** Oben folgt dann die **Lamina perpendicularis ossis ethmoidalis**, hinten unten der Vomer. Dieser hat Verbindung zur Maxilla über die Crista nasalis des Proc. palatinus maxillae bzw. zum Os palatinum, lamina horizontalis. Siehe Prometheus, Lernatlas der Anatomie, Kopf, Hals und Neuroanatomie, 2. Auflage, Georg Thieme Verlag 2009, S. 28ff.

Zu **(A):** Die **Lamina papyracea** ist die papierdünne Lamina orbitalis, die dünne Knochenlamelle des Os ethmoidale lateral zur Orbita. Sie hat mit dem Nasenseptum nichts zu tun. Zu sehen ist sie am besten auf Frontalschnitten.

Zu **(D):** Das **Corpus ossis sphenoidalis** liegt hinter dem Os ethmoidale. Der Sinus sphenoidalis im Mediansagittalschnitt liegt von hinten dem Vomer auf.

Zu **(E):** Die **Lamina medialis des Proc. pterygoideus** bildet die seitliche Begrenzung der Choanen nach hinten, liegt also beidseits lateral der Medianlinie. Siehe Prometheus, Lernatlas der Anatomie, Kopf, Hals und Neuroanatomie, 2. Auflage, Georg Thieme Verlag 2009, S. 39.

F06

→ **Frage 5.42: Lösung D**

Zu **(A):** Im **Meatus nasi medius** (Hiatus semilunaris) mündet der Ausführungsgang des Sinus frontalis, des Sinus maxillaris und der vorderen und mittleren Siebbeinzellen. Der Ductus nasolacrimalis hat seine Mündungsstelle im Meatus nasi inferior.

Zu **(B):** Es gibt keine direkte Verbindung vom mittleren Nasengang zum Sinus sphenoethmoidalis.

Zu **(C):** Die sensorische Innervation erfolgt durch Rr. nasales posteriores lat. aus dem N. maxillaris. Der N. nasopalatinus versorgt den hinteren Anteil des Nasenseptums.

Zu **(D):** Die arterielle Versorgung entstammt der **A. sphenopalatina** aus der A. maxillaris.

Zu **(E):** Der mittlere Nasengang liegt unter der Concha nasalis media.

V.6	Nasennebenhöhlen und ihre Verbindungen zur Nasenhöhle

Nasennebenhöhlen (Sinus paranasales, NNH) sind paarig angelegt, können aber individuell unterschiedlich ausgedehnt sein. Sie vergrößern das Volumen der Nasenhöhle und sind funktionell eng mit der Nasenhöhle verknüpft. Nasennebenhöhlen sind mit respiratorischem Epithel ausgekleidet, der Flimmerstrom ist zum Ostium hin gerichtet. Die Nasennebenhöhlen stehen über Ausführungsgänge mit der Nasenhöhle in Verbindung. Für die Klinik wichtig sind ihre topographischen Beziehungen. Sie haben alle topographische Beziehung zur Orbita bzw. zum N. opticus; bis auf die Kieferhöhle haben sie alle topographische Beziehungen entweder zur vorderen oder zur mittleren Schädelgrube, der Sinus sphenoidalis sogar zur hinteren Schädelgrube.

Mündung	Nasennebenhöhle
Recessus sphenoethmoidalis	Keilbeinhöhle (Sinus sphenoidalis)
Meatus nasi superior (oberer Nasengang)	hintere Siebbeinzellen
Meatus nasi medius (mittlerer Nasengang)	Sinus frontalis (im Hiatus semilunaris) Sinus maxillaris vordere und mittlere Siebbeinzellen
Meatus nasi inferior (unterer Nasengang)	Ductus nasolacrimalis

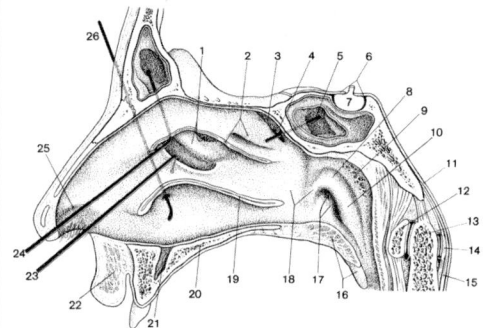

Abb. 5.4 Laterale Wand der Nasenhöhle und Nasenrachenraum
(Aus: Frick H, Leonhardt H, Starck D, Allgemeine Anatomie, Spezielle Anatomie, 4. Auflage 1992, Georg Thieme Verlag Stuttgart)

 1 Pfeil zu den mittleren Siebbeinzellen,
   Bulla ethmoidalis
 2 Obere Nasenmuschel,
   Schnittkante der mittleren Nasenmuschel
 3 Recessus sphenoethmoidalis
 4 Mündung des Sinus sphenoidalis
 5 Sinus sphenoidalis
 6 Diaphragma sellae
 7 Hypophyse
 8 Torus tubarius
 9 Tonsilla pharyngea
10 Plica salpingopharyngea
11 Dura
12 Vorderer Atlasbogen
13 Dens axis
14 Lig. transversum atlantis
15 Membrana tectoria
16 Weicher Gaumen und Uvula
17 Ostium pharyngeum tubae auditivae
18 Meatus nasopharyngeus
19 Schnittkante der unteren Nasenmuschel
20 Harter Gaumen
21 Canalis incisivus mit Nerv
22 M. orbicularis oris
23 Sonde im Hiatus semilunaris,
   Mündung des Sinus maxillaris
24 Sonde im Sinus frontalis
25 (Limen nasi)
26 Sonde im Ductus nasolacrimalis

Der **Hiatus semilunaris** ist eine halbmondförmige Öffnung der lateralen Nasenwand. Er wird begrenzt durch den Processus uncinatus und die Bulla ethmoidalis des Os ethmoidale. Durch den Hiatus semilunaris hat der Sinus maxillaris Zugang zum Nasenraum (Abb. 5.4).
Der **Ductus nasolacrimalis** (Tränennasengang) führt die Tränenflüssigkeit vom Saccus lacrimalis (Tränensack) – in der Fossa sacci lacrimalis gelegen – zur Nasenhöhle. Er hat also mit den NNH ei-

gentlich nichts zu tun. Er mündet in die *untere* Nasenmuschel ein (Meatus nasi inferior). Meist ist die Mündung von der Plica lacrimalis verdeckt.

Klinischer Bezug
Es besteht eine enge topographische Beziehung zwischen Sinus maxillaris und den Zahnwurzeln des Oberkiefers, so dass Entzündungen und Vereiterungen von Zahnwurzeln in die Kieferhöhlen einbrechen können.

Klinischer Bezug
Beim Schnupfen kann es durch Schwellung der Nasenschleimhaut zur Verlegung der Mündungsostien der NNH kommen. Hierdurch kann der Sekretabfluss aus den NNH behindert sein, was zu Sinusitis mit zusätzlichen Beschwerden (z. B. Kopfschmerzen, dumpfe Gesichtsschmerzen, Entzündungszeichen) führen kann. Durch abschwellende Nasentropfen (kurzzeitiger Einsatz, keine Dauertherapie) oder z. B. durch Inhalationstherapie kann man einer zusätzlichen Infektion der Nasennebenhöhlen vorbeugen oder sie therapieren.

F07 ■
→ **Frage 5.43: Lösung C**

Lateral des **Sinus sphenoidalis** bzw. hinter der lateralen Wand der **Keilbeinhöhle** liegt der Sinus cavernosus. Siehe Prometheus, Lernatlas der Anatomie, Kopf, Hals und Neuroanatomie, 2. Auflage, Georg Thieme Verlag 2009, S. 327, 160, 159.
Weiterhin bestehen topografische Beziehungen lateral zur A. carotis interna. Nach vorne grenzen die Siebbeinzellen an, zum Dach nach hinten benachbart ist die Hypophyse in der Fossa hypophysialis und seitlich der N. opticus (der Tractus opticus liegt natürlich erst hinter der Sehnervenkreuzung und damit hinter dem Sinus sphenoidalis). Der Sinus sigmoideus liegt weiter kaudal und dem Processus mastoideus benachbart.

H09 ■
→ **Frage 5.44: Lösung A**

Zu **(A)**: Der **Sinus maxillaris** ist die größte der Nasennebenhöhlen. Sie grenzt medial an die **Nasenhöhle** (→ Meatus nasi inferior), oben an die **Orbita**, hinten an die **Fossa pterygopalatina** und unten an die **Zähne des Oberkiefers** (→ die **tiefste Stelle** des Sinus maxillaris direkt **über dem 1. Molaren** und dem 2. Prämolaren). Die Öffnung des Sinus maxillaris liegt weit oben, so dass Sekret schlecht abfließen kann, am besten im Liegen bei seitlicher Kopflage.
Zu **(B)**: Die **Schleimhaut** liegt **nicht** den **Conchae nasales** unmittelbar auf. Der Sinus maxillaris grenzt an die laterale Nasenwand.

Zu (C): Die **Erwärmung und Befeuchtung** der Atemluft geschieht vorwiegend in der Nasenhöhle selbst.
Zu (D): Die **Kieferhöhle** wird als Aussackungen der lateralen Nasenwand angelegt. Sie entwickelt sich erst während des Schädelwachstums **postnatal** durch Einwachsen der Schleimhaut in den Knochen.
Zu (E): Der **Sinus maxillaris** hat **keine Beziehung zur vorderen** oder mittleren **Schädelgrube** (im Gegensatz zu den anderen Nasennebenhöhlen).

Klinischer Bezug

Aufgrund der engen topographischen Beziehung zwischen Sinus maxillaris und den Zahnwurzeln des Oberkiefers können Entzündungen der Wurzeln des 1. Molaren oder 2. Prämolaren auf die Kieferhöhle übergreifen. Bei Extraktionen dieser Zähne kann die Kieferhöhle eröffnet werden.

F07
→ **Frage 5.45: Lösung B**

Der Nerv, der auf dem Dach der Kieferhöhle verläuft, ist der **N. infraorbitalis**. Er zieht durch die Fissura orbitalis inferior in die Orbita und verläuft dann im Canalis infraorbitalis (Nervenaustrittspunkt). Er versorgt sensibel die Region zwischen Oberlippe und unterem Augenlid sowie Zähne im Oberkiefer (Plexus dentalis superior).

Klinischer Bezug

Entzündungen der Kieferhöhle können zu Reizungen des N. infraorbitalis führen. Es zeigt sich dann ein Druckschmerz am Austrittspunkt.

H01
→ **Frage 5.46: Lösung A**

Die **Siebbeinzellen** (Labyrinthus ethmoidalis, Cellulae ethmoidales) bilden einen Teil der lateralen Wand der Nasenhöhle. Die obere und mittlere Nasenmuschel sind Teil dieses Knochens, während die untere Nasenmuschel von einem separaten Knochen, der Concha nasalis inferior, gebildet wird. Somit grenzen die Siebbeinzellen nicht an den Meatus nasi inferior.
Siehe auch entsprechende Abbildungen im Anatomieatlas, z. B. Prometheus, Lernatlas der Anatomie, Kopf, Hals und Neuroanatomie, 2. Auflage, Georg Thieme Verlag 2009, S. 162 f.

H10 ■
→ **Frage 5.47: Lösung E**

Zu (E): Die **Ausführungsgänge** der großen Speicheldrüsen **münden**:

- einerseits in die **Cavitas orisan der Caruncula sublingualis** (→ **Ausführungsgang der Gl. submandibularis** und Gl. sublingualis) unterhalb der Zunge vor dem Frenulum linguae,
- andererseits **in das Vestibulum oris, gegenüber dem 2. oberen Molaren** ((D) → Ausführungsgang der **Gl. parotidea**). An diesen Stellen können die Ausführungsgänge auch sondiert werden.

Zu (A): Die **Ausführungsgänge münden keinesfalls perkutan am Kieferwinkel!**
Zu (B) und (C): Der **M. mylohyoideus** bildet den Hauptteil des Mundbodens. Die Glandula submandibularis liegt kaudal des M. mylohyoideus in einer eigenen Faszienloge zwischen M. digastricus und Mandibula. Der Ausführungsgang (Ductus submandibularis) verläuft hakenförmig um den Hinterrand des M. mylohyoideus zur oralen Fläche des Muskels. Siehe Prometheus, Lernatlas der Anatomie, Kopf, Hals und Neuroanatomie, 2. Auflage, Georg Thieme Verlag, Stuttgart, 2009, S. 190.

H09 ■
→ **Frage 5.48: Lösung A**

Zu (A): Zunächst entwickelt sich ab der **6. Embryonalwoche** aus dem Epithel der Mundbucht die bogenförmige **Zahnleiste** für die **Milchzähne**. Ab der 8. Embryonalwoche entstehen die **Zahnknospen** der Milchzähne, die sich dann von der Zahnleiste entfernen. Die **Zahnleiste bildet sich zurück**, der Rand bleibt noch erhalten, wird dann zur **Ersatzzahnleiste**. Daraus entstehen in ähnlicher Form die Knospen der permanenten Zähne, d. h. auch schon **pränatal** im 3. Entwicklungsmonat ((A) ist richtig). Die übrigen genannten Zeitpunkte haben mit der Anlage der permanenten Zähne nichts zu tun.

F10
→ **Frage 5.49: Lösung E**

Zu (E): Die Struktur 5 ist der **N. alveolaris inferior**, der innen am Unterkieferast (Ramus mandibulae) anliegt. Er spricht für die Diagnose „Unterkiefer".
Zu (B): Man erkennt auf der Abbildung die Zahnanlage im Glockenstadium mit innerem und äußerem Schmelzepithel, dazwischen die mit (2) bezeichnete **Schmelzpulpa**.
Zu (C): Mit (3) bezeichnet ist die **Zahnpapille**.
Zu (A): Mit der Ziffer (1) ist die **Zahnleiste** gekennzeichnet.
Zu (D): Die Ziffer (4) bezeichnet den gebildeten **Kieferknochen** (Mandibula).

F03 ■
→ **Frage 5.50: Lösung E**

Der Durchbruch der bleibenden Zähne beginnt *nicht* mit dem Ersatz der Milchzähne, sondern mit dem Durchbruch eines „Zusatzzahnes", also eines *zusätzlichen* Zahnes, der die Bezeichnung 6 trägt. Dieser Molar schließt sich hinten an die 5 Milchzähne jedes Kieferquadranten an. Dieser Vorgang findet etwa im 6. Lebensjahr („Sechsjahresmolar") statt, wobei große individuelle Unterschiede auftreten können. Erst *danach* werden die mittleren Schneidezähne des Milchgebisses durch bleibende Zähne ersetzt.

H06 ■

→   **Frage 5.51: Lösung B**

Der **Zahndurchbruch** beginnt beim **Säugling** in der Regel mit einem **mittleren unteren Schneidezahn** (B). Dann folgen die oberen mittleren Schneidezähne (A). Der Durchbruch der ersten Zähne erfolgt durchschnittlich zwischen dem 6. und 8. Lebensmonat, was in früheren Examina auch schon gefragt wurde.

H07

→   **Frage 5.52: Lösung E**

Die Dentition des **Milchgebisses** beginnt ca. im 6.–8. Lebensmonat zunächst mit dem Durchbruch der unteren und oberen Schneidezähne. Es folgt der 1. Milchmolar im 12.–16. Lebensmonat (D), dann der Eckzahn des Milchgebisses (C) und zuletzt der *2. Milchmolar* im zweiten Lebensjahr (Antwort (E) ist richtig).

H03

→   **Frage 5.53: Lösung B**

Dentin ist härter (besser mineralisiert) als Knochen, noch härter ist der Zahnschmelz. Dentin umschließt als „Kern" des Zahns die Pulpahöhle. Im Bereich der Krone wird es vom Zahnschmelz, im Bereich der Zahnwurzel vom Wurzelzement bedeckt.
Dentin wird von den Odontoblasten gebildet, die sich an der Dentin-Schmelz-Grenze palisadenähnlich angeordnet befinden. Sie schicken lange Fortsätze ins Dentin (Tomes-Fasern), diese liegen in den Dentinkanälchen. In den Dentinkanälchen befinden sich keine Kapillaren, nur der Odontoblastenfortsatz.
Die Fähigkeit, Dentin zu bilden, behalten die Odontoblasten ein Leben lang, (B) ist richtig.
Zu **(D)**: Der **Zahnhalteapparat**, das Periodontium besteht aus mehreren Strukturen, die eine funktionelle Einheit zur Befestigung der Zähne im Kiefer bilden. In der Zahnmedizin ist als Synonym der Begriff („Parodontium") gebräuchlich. Zu den Bestandteilen gehören der Alveolarknochen, der Zahnzement, das Desmodontium (Wurzelhaut), welches den Zahn mit den **Sharpey-Fasern** (Kollagenfasern zwischen Zement und Alveolarknochen) im Alveolarknochen verankert, und das Saumepithel der Gingiva.

V.7   Milchgebiss, Ersatzzähne

Der Mensch hat 20 Milchzähne, die bis zum Ende des 2. Lebensjahres durchgebrochen sein sollten. Das Milchgebiss besitzt
- je 2 Schneidezähne (Dentes incisivi),
- je 1 Eckzahn (Dens caninus),
- je 2 Mahlzähne (Dentes molares).

Als erster Milchzahn (Dentes decidui) erscheint der 1. untere Schneidezahn (Incisivus).
Die 32 bleibenden Zähne (Dentes permanentes) unterteilt man in solche, die nicht im Milchgebiss vorhanden waren und solche, die Zähne des Milchgebisses ersetzen (Ersatzzähne).
Der erste bleibende Zahn, der 1. untere Molar, zählt nicht zu den Ersatzzähnen, weil die Molaren des Milchgebisses durch die Prämolaren der bleibenden Zähne ersetzt werden.
Das bleibende Gebiss besteht aus je 2 Schneidezähnen, 1 Eckzahn, 2 Backenzähnen und 3 Mahlzähnen.
Der Durchbruch der bleibenden Zähne beginnt im 6. Lebensjahr und dauert bis zum 40. Lebensjahr an (Weisheitszähne).
Vorsicht: Die „Milchmolaren" des Milchgebisses entsprechen den Prämolaren des bleibenden Gebisses – daher ist der Ausdruck „Milchmolar" irreführend.
Die Anlage der bleibenden Zähne beginnt auch schon in der Fetalperiode.

V.8   Zahnentwicklung

Ab dem 2. Embryonalmonat werden die Milchzähne angelegt, von der 14. Embryonalwoche bis zum 5. Lebensjahr die bleibenden Zähne. Die Entwicklung der bleibenden Zähne und der Milchzähne verläuft gleich:
Zunächst erfolgt die Ausbildung einer bogenförmigen **Zahnleiste**, die sich als Epithelplatte von der Mundbucht in das darunter gelegene Mesenchym senkt. Weiter entstehen an dieser Leiste knopfartige Verdichtungen, die **Zahnknospen**. Es sind dies die Anlagen der **Schmelzorgane**, sie entstammen dem *Ektoderm*. Die Zahnknospen zeigen zunehmende Kappen- oder Glockenform und trennen sich im 4. Embryonalmonat von der Zahnleiste. Die Zahnleiste wird bis auf Reste und den unteren Rand (Ersatzzahnleiste) resorbiert. Das Schmelzorgan prägt die Zahngestalt, außerdem bildet es den Zahnschmelz.
Zuerst findet jedoch eine histologische Differenzierung statt, wobei man 3 Schichten unterscheidet:
- inneres Schmelzepithel (einschichtig hochprismatisch),
- Schmelzpulpa (verzweigte, retikulär angeordnete Epithelzellen),

• äußeres Schmelzepithel (einschichtig kubisch). Diese 3 Schichten umschließen kappenartig die Zahnpapille.
Danach erfolgt ein entscheidender Schritt:
Schmelz wird gebildet, nachdem sich Zellen des inneren Schmelzepithels zu **Ameloblasten** differenzieren.
Dies wiederum induziert an der Grenze zur Zahnpapille die Umwandlung von randständigen Mesenchymzellen zu **Odontoblasten** (Dentinbildner).
Zurück zu den Ameloblasten:
Sie zeigen die Charakteristika sezernierender Zellen (ekkrine Sekretion). Das Produkt ist die Schmelzmatrix. Auf die genaue Zusammensetzung soll hier nicht eingegangen werden, sie ist eher für Zahnmediziner interessant.
Durch Einlagerung von Calcium und Phosphat bilden sich Apatitkristalle an der Schmelz-Dentin-Grenze. Durch Ausbildung von Zellfortsätzen (Tomes-Fortsätze, nicht zu verwechseln mit den Tomes-Fasern der Odontoblasten) nehmen die Ameloblasten Einfluss auf die Kristallbildung des Zahnschmelzes, es entstehen die typischen Schmelzprismen, die zur Härte des Zahnschmelzes beitragen. Danach wandeln sich die Ameloblasten zu Saumepithelzellen um. Die Odontoblasten sondern von innen in Richtung zur Schmelzmatrix Grundsubstanz und Tropokollagen ab, das sich zunächst zu Manteldentin formt. Es hat die Form einer inneren, dem Zahnschmelz anliegenden Kapsel. Die weitere Absonderung erfolgt von außen nach innen, so dass die Odontoblasten immer weiter nach innen zurückgedrängt werden. Auch im Dentin müssen erst Mineralisationsprozesse stattfinden, damit die endgültige Härte des Materials erreicht wird.

H05 ■
→   **Frage 5.54: Lösung E**

Der **N. nasopalatinus** zieht vom Ganglion pterygopalatinum kommend unter der Schleimhaut des Nasenseptums in den Canalis incisivus und versorgt die vorderen Schneidezähne und den vorderen Gaumen sensibel. Siehe hierzu Abb. 5.5.

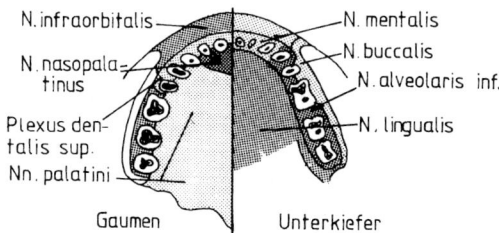

Abb. 5.5 Innervation von Zähnen, Gaumen und Mundboden

F07 ■
→   **Frage 5.55: Lösung A**

Der **N. alveolaris inferior** (N. V_2) versorgt die Zähne des Unterkiefers sensibel, sein Endast, der N. mentalis, versorgt die Haut von Unterlippe und Kinn. Die Symptome sind also zu erwarten, eine Lokalanästhesie des ipsilateralen Unterkiefers (Zahnfleisch, Zähne, Plexus dentalis inferior) sollte folgen.
Der **N. lingualis** (N. V_3), der sensibel die vorderen 2/3 der Zunge versorgt, gibt auch Äste zur Schleimhaut des Mundbodens ab. Der Nerv verläuft *vor* dem N. alveolaris inferior auch zwischen M. pterygoideus medialis und lateralis.
Wird das Lokalanästhetikum korrekt am Eingang des Canalis mandibulae platziert, so ist nur mit Sensibilitätsstörungen im Versorgungsgebiet des N. alveolaris inferior zu rechnen, der N. lingualis ist nicht betroffen.
Der Verlauf beider Nerven und das Versorgungsgebiet sollten nochmals im Atlas nachvollzogen werden.

H10 ■
→   **Frage 5.56: Lösung A**

Zu **(A)**: Der **Endast des** rechten **N. alveolaris inferior**, der bei der korrekten Leitungsanästhesie am rechten Foramen mandibulae betroffen ist, **versorgt die Haut von Unterlippe** und Kinn (N. mentalis) **auf der rechten Seite**. Im Canalis mandibulae verlassen die Äste für die Zähne und die Gingiva des Unterkiefers den Nerv (Plexus dentalis inferior).
Zu **(B)**: Die **Zähne des Unterkiefers** werden **vom N. alveolaris inferior innerviert**. Bei der beschriebenen Leitungsanästhesie bleibt die Schmerzempfindung des dritten Unterkiefermolaren daher typischerweise nicht erhalten.
Zu **(C)**: Die **Sekretion der Gl. submandibularis verläuft nicht über den N. alveolaris inferior**, sondern über den N. intermedius → Chorda tympani → N. lingualis → Ganglion submandibulare → Rr. ganglionares.
Zu **(D)**: **Weicht die Zunge** beim Herausstrecken **nach links ab**, weist dies auf eine **Schädigung des N. hypoglossus links** hin.
Zu **(E)**: Der **M. orbicularis oris** ist dafür verantwortlich, dass die Lippen zusammengepresst werden können. Er wird **vom N. facialis innerviert**.

V.9	Zungenpapillen

Zungenpapillen sind nur auf den vorderen $2/3$ der Zungenoberfläche bis hin zum Sulcus terminalis ausgebildet (Abb. 5.6).

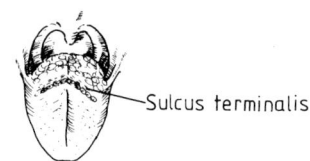

Abb. 5.6 Sulcus terminalis

Man unterscheidet 4 Formen:
1. **Papillae vallatae** (Abb. 5.7): Sie liegen im hinteren Teil der Zunge nahe dem Sulcus terminalis und sind jeweils von einem ringförmigen Wall umgeben. Geschmacksknospen (ca. 20) lagern sich außen an die Papillenform an. Nur bei Jugendlichen finden sich Geschmacksknospen auch auf der Papille selbst.

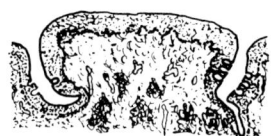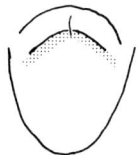

Abb. 5.7 Papillae vallatae

2. **Papillae fungiformes** (Abb. 5.8): Ihr Ausbreitungsgebiet sind Zungenrand und Zungenspitze. Ihre Farbe ist rot. Sie sind auf der Papillenkuppe mit Geschmacksknospen besetzt und enthalten Thermo- und Mechanorezeptoren.

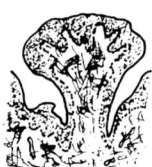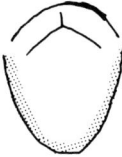

Abb. 5.8 Papillae fungiformes

3. **Papillae foliatae**: Dies sind quer verlaufende Schleimhautfalten hinten seitlich am Zungenrand (Abb. 5.9). Sie tragen eine große Zahl von Geschmacksknospen.

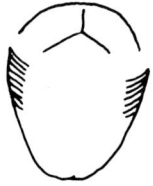

Abb. 5.9 Papillae foliatae

4. **Papillae filiformes** (Abb. 5.10). Sie sehen dornförmig aus, haben ein z. T. verhorntes Epithel und dienen dem Festhalten der Nahrung (taktile und mechanische Aufgabe). Im Bindegewebe liegen viele sensible Nervenendigungen.

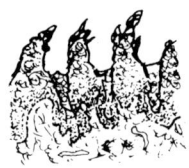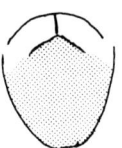

Abb. 5.10 Papillae filiformes

F03
→ **Frage 5.57: Lösung E**

Der **M. styloglossus** entspringt vom Proc. styloideus und setzt am Zungenrand an. Er zieht bei einseitiger Kontraktion die Zunge nach hinten oben und zur gleichen Seite. Innervation: N. hypoglossus.
Zu **(A)**: Der **M. verticalis linguae** gehört zur Binnenmuskulatur der Zunge. Je nach Faserrichtung sind diese Muskeln für die Verformung der Zunge wirksam. Siehe auch Prometheus, Lernatlas der Anatomie, Kopf, Hals und Neuroanatomie, 2. Auflage, Georg Thieme Verlag 2009, S. 171.
Zu **(B)**: Der **M. longitudinalis superior** gehört ebenfalls zur Binnenmuskulatur und verläuft am Zungenrücken entlang. Er kann die Zunge verkürzen.
Zu **(C)**: Der **M. genioglossus** zieht die Zunge nach vorne unten.
Zu **(D)**: Der **M. hyoglossus** entspringt am Cornu majus und am Corpus ossis hyoidei und strahlt in die Aponeurosis linguae ein, vor allem am hinteren seitlichen Zungenrand. Er kann die Zunge nach hinten unten ziehen und bei einseitiger Kontraktion zur gleichen Seite senken. Die Innervation erfolgt durch den N. hypoglossus.

F02 ■
→ **Frage 5.58: Lösung C**

Der **M. genioglossus** entspringt paarig von der Spina mentalis und strahlt fächerförmig von der Zungenspitze in den Zungenkörper ein; dort verflechten sich die Fasern mit der Zungenbinnenmuskulatur. Er ist für die Bewegung der Zunge nach vorne und zum Mundboden hin verantwortlich. Siehe Prometheus, Lernatlas der Anatomie, Kopf, Hals und Neuroanatomie, 2. Auflage, Georg Thieme Verlag 2009, S. 171.
Der M. hyoglossus zieht die Zunge bei festgestelltem Zungenbein nach hinten, der M. styloglossus zieht ebenfalls die Zunge nach hinten und nach oben.
Der M. geniohyoideus zählt zur Mundbodenmuskulatur und zieht das Zungenbein nach vorne.

F05 H02 ■

→ **Frage 5.59: Lösung A**

Zu **(A)** und **(B)**: Bei einer einseitigen Hypoglossus-schädigung weicht die Zunge zur geschädigten Seite hin ab, sodass hier (A) zutrifft.

Zu **(C)**: Bei einer Schädigung des rechten N. facialis wäre die mimische Muskulatur betroffen, nicht die Zungenmuskulatur.

Zu **(D)**: Der N. glossopharyngeus ist an der motorischen Innervation des Pharynx beteiligt, sodass bei einer Schädigung eine Schluckstörung resultiert.

Zu **(E)**: Der N. lingualis ist ein sensibler Ast des 3. Trigeminusastes (N. mandibularis), der die Zunge, das Zahnfleisch des Unterkiefers sowie den Mundboden versorgt.

Die motorischen Fasern des N. trigeminus für die Kaumuskulatur lagern sich zunächst dem N. mandibularis an.

F06 ■

→ **Frage 5.60: Lösung C**

Die Sensibilität (Tastempfinden) der Zungenspitze wird durch den **N. lingualis**, einem Ast des N. mandibularis, weitergeleitet. Die Geschmacksempfindung leitet aus diesem Bereich die Chorda tympani (vordere 2/3 der Zunge).
Siehe auch Lerntext V.10.

H06

→ **Frage 5.61: Lösung E**

Die **Zungenoberfläche** wird im **hinteren Drittel sensibel** vom **N. glossopharyngeus** innerviert. Die Geschmacksinnervation in diesem Bereich erfolgt durch den N. vagus. Siehe auch Lerntext V.10.

F10 ■

→ **Frage 5.62: Lösung A**

Zu **(A)**: Die Schmerz- und Temperaturempfindung in den vorderen 2/3 der Zunge, also allgemein somatoafferente Fasern, werden über den N. lingualis letztlich zum **Ganglion trigeminale** geleitet.

Zu **(B)**: Das **Ganglion pterygopalatinum** ist ein parasympathisches Kopfganglion, zuständig für die Umschaltung der sekretorischen Fasern für die Tränendrüse sowie für die Gll. palatinae und die Gll. nasales.

Zu **(C)**: Das **Ganglion geniculi** enthält die Perikarya des 1. Neurons der Geschmacksbahn aus den vorderen 2/3 der Zunge (über die Chorda tympani).

Zu **(D)** und **(E)**: Der **Ncl. tractus solitarii** ist eine Umschaltstation für die Geschmacksbahn. Er erhält die zentralen Fortsätze von pseudounipolaren Ganglienzellen aus dem **Ganglion inferius n. vagi** (Ge-

schmacksfasern, viszeroafferente Fasern), aber auch aus dem Ganglion geniculi und über den N. glossopharyngeus.
Siehe auch Lerntext V.10 und Abb. 5.11.

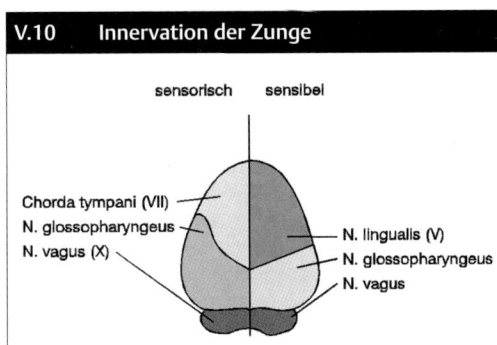

V.10	Innervation der Zunge

Abb. 5.11 Innervation der Zunge

Innervation der Zunge:
- motorisch durch den N. hypoglossus (N. XII)
- sensibel (siehe Abb. 5.11):
  - im Bereich des Apex linguae durch den N. lingualis
  - im Bereich des Sulcus terminalis durch den N. glossopharyngeus (N. IX)
  - am Zungengrund durch den N. vagus (N. X)
- sensorisch: Geschmacksfasern verlaufen in der Chorda tympani (N. intermedius) (siehe Lerntext V.20), im N. glossopharyngeus und im N. vagus.

Der **N. glossopharyngeus** nimmt mit seinen Rr. linguales Afferenzen aus der Schleimhaut und den Geschmacksknospen des hinteren Zungendrittels auf und führt sie zum Ggl. inferius n. glossopharyngei.

Der **N. vagus** innerviert mit seinem R. internus des N. laryngeus superior die Schleimhaut von Kehlkopf und Zungenwurzel und die in diesem Bereich liegenden Geschmacksknospen.

Der **N. hypoglossus** ist ein rein motorischer Nerv, der keine Afferenzen leitet. Er versorgt die Zungenbinnenmuskulatur, die infrahyale Muskulatur und die Unterzungenmuskulatur. Die infrahyale Muskulatur innerviert er zusammen mit den Spinalästen C2–C3 als Ansa cervicalis profunda. Ausgenommen sind der M. mylohyoideus und der M. digastricus, venter anterior. Diese erhalten ihre Innervation aus dem N. mylohyoideus, einem Ast des N. mandibularis.

Der **N. lingualis**, ein Ast des N. mandibularis, leitet Afferenzen aus der Schleimhaut von Mundboden, Gaumenbogen und Zunge. Hierbei handelt es sich um sensible Afferenzen, die von der Geschmacksempfindung, der sensorischen Afferenz, abzugrenzen sind.

H03

→ **Frage 5.63: Lösung C**

Der **Ductus parotideus** zieht ca. 1 cm unterhalb des Jochbogens von der Gl. parotidea aus über den M. masseter. Am vorderen Rand des Muskels knickt der Ductus parotideus senkrecht nach medial ab, durchbohrt den **M. buccinator** und mündet etwa auf Höhe des 2. oberen Molaren in das Vestibulum oris.

Zu **(C)**: Der Ductus parotideus verläuft alleine, während jedoch der Ductus submandibularis z. T. gemeinsam mit dem Ductus sublingualis major verläuft und auf der Caruncula sublingualis mündet.

V.11   Parotis, Glandula parotidea

Die Parotis (Ohrspeicheldrüse) ist die größte der großen Mundspeicheldrüsen. Sie liegt zwischen dem oberflächlichen und tiefen Blatt der Fascia parotidea zwischen Kiefergelenk, Unterkieferwinkel und Mastoid teilweise in der Fossa retromandibularis. Der größere Teil der Drüse schiebt sich hinter den Unterkieferast in das parapharyngeale Bindegewebe. Die Drüse besitzt eine derbe Bindegewebskapsel.

Die **Gl. parotidea** ist eine **rein seröse** Speicheldrüse, d. h. ihr Speichel ist sehr dünnflüssig, eiweißreich und enzymhaltig (Amylase). Dies bestimmt auch das histologische Bild. Seröse Drüsenzellen sind hoch, die Kerne sind rund und mittelständig (beim Querschnitt durch ein Drüsenendstück). Sie haben ein kleines Lumen. Im interstitiellen Bindegewebe liegen Fettzellen, Plasmazellen und Lymphozyten. Die Plasmazellen bilden das Immunglobulin IgA, das in den Speichel gelangt.

Das *Ausführungs*gangsystem einer rein serösen Drüse hat folgende Teile: seröses Endstück, Schaltstück, Streifenstück, Ausführungsgang. Bei gemischten Drüsen (seromukös – Gl. submandibularis) ist die Zahl der Streifenstücke geringer, bei überwiegend mukösen Drüsen (Gl. sublingualis) fehlen Streifen- und Schaltstücke nahezu ganz.

Der N. facialis hat eine sehr enge topographische Beziehung zur **Gl. parotidea**. Seine Äste für die mimische Muskulatur ziehen vom Plexus parotideus (innerhalb des Drüsengewebes) aus am oberen und vorderen Rand der Gl. parotidea vorbei zur Muskulatur.

Es handelt sich dabei um folgende Nerven: R. temporalis, R. zygomaticus, Rr. buccales, R. marginalis mandibulae, R. colli (zur Ansa cervicalis superficialis für die Innervation des Platysmas).

Die **parasympathische** Innervation der **Gl. parotidea** entstammt dem Nucl. salivatorius inf. und verläuft über den **N. glossopharyngeus**. Die präganglionären parasympathischen Fasern ziehen zunächst als Plexus tympanicus, dann als N. pe-

trosus minor zum **Ganglion oticum**. Nach erfolgter Umschaltung auf postganglionäre Fasern verlaufen sie zunächst mit dem N. auriculotemporalis, ziehen dann zum Plexus parotideus des N. facialis und von dort aus zur Gl. parotidea *(Jacobson-Anastomose)*.

Die sympathischen Fasern erhält die Gl. parotidea aus dem Sympathikusgeflecht der A. meningea media.

Der **Ductus parotideus** zieht ca. 1 cm unterhalb des Jochbogens von der Gl. parotidea aus über den M. masseter. Am vorderen Rand des Muskels knickt der Ductus parotideus senkrecht nach medial ab, durchbohrt den M. buccinator und mündet etwa auf Höhe des 2. oberen Molaren in das **Vestibulum oris**.

Klinischer Bezug

Bei der Operation von Parotistumoren kann aufgrund der Topographie der N. facialis geschädigt werden. Eine periphere Fazialislähmung ist die Folge.

F01

→ **Frage 5.64: Lösung B**

Die **Glandula sublingualis** liegt langgestreckt auf dem M. mylohyoideus und wirft die Plica sublingualis in die Mundhöhle auf. Sie reicht medial bis zum M. genioglossus und lateral bis zur Mandibula. Sie hat mit der Glandula submandibularis eine gemeinsame Mündung auf der Caruncula sublingualis beidseits neben dem Frenulum linguae. Die Topographie lässt sich am besten anhand eines Anatomieatlas wiederholen (siehe Prometheus, Lernatlas der Anatomie, Kopf, Hals und Neuroanatomie, 2. Auflage, Georg Thieme Verlag 2009, S. 171/190).

Die parasympathische Innervation erfolgt aus dem Nucleus salivatorius sup. über den N. intermedius, Chorda tympani und N. lingualis zum Ganglion submandibulare, wo die Fasern umgeschaltet werden.

Zu **(B)**: Der N. hypoglossus zieht nicht durch die Drüse, er verläuft zwischen M. mylohyoideus und M. hyoglossus.

H00 ■ ■

→ **Frage 5.65: Lösung E**

Die Glandula submandibularis liegt im Trigonum submandibulare, teils unter dem Diaphragma oris (M. mylohyoideus), teilweise umgreift ein Fortsatz hakenförmig den Hinterrand des M. mylohyoideus, sodass der Ausführungsgang dann *auf* dem M. mylohyoideus, medial der Glandula sublingualis, liegt, also nicht das Diaphragma oris durchbohrt. Von Bedeutung ist die enge topographische Beziehung zur A. und V. facialis. Die A. facialis zieht durch die Glandula submandibularis. Siehe zur Topographie

z. B. Prometheus, Lernatlas der Anatomie, Kopf, Hals und Neuroanatomie, 2. Auflage, Georg Thieme Verlag 2009, S. 190.
Die Glandula submandibularis wird parasympathisch über den N. intermedius und dann die Chorda tympani versorgt. Über den N. lingualis gelangen die Fasern zum Ganglion submandibulare, wo sie umgeschaltet werden. Die gleiche Innervation gilt auch für die Glandula sublingualis. Siehe hierzu auch Lerntext V.21.
Alle übrigen Aussagen sind korrekt.

V.12   Gaumen – Entwicklung, Fehlbildungen

Der **Gaumen** entsteht durch das Zusammenwachsen von 3 Teilen: dem primären Gaumen und den beiden Gaumenplatten (aus den Oberkieferwülsten) (Abb. 5.12).

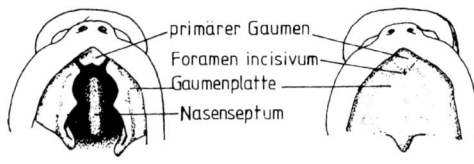

Abb. 5.**12** Entstehung des Gaumens

Ist dieser Prozess in der 8. Entwicklungswoche beendet, entsteht dort, wo die 3 Verwachsungsnähte zusammentreffen, das *Foramen incisivum*.
Bei den möglichen Missbildungen unterscheidet man in der Embryologie zwischen solchen, die vor bzw. hinter dem Foramen incisivum auftreten:
Verwachsen die beiden Gaumenplatten nicht miteinander, so spricht man von einer **Gaumenspalte**, einem Defekt, der hinter dem Foramen incisivum liegt.
Verwächst der primäre Gaumen nicht mit einer der Gaumenplatten, so entsteht die laterale **Oberkieferspalte**, ein Defekt vor dem Foramen incisivum. Er beruht auf mangelnder Mesenchymeinwanderung oder einem Gewebsabbau zwischen Oberkieferwülsten und primärem Gaumen und kann auch mit einer Lippenspalte gekoppelt sein.
Alle beschriebenen Defekte können auch gemeinsam auftreten, bei **keiner** Form der Missbildung aber kommt es zur Trennung der mittleren Schneidezähne.
Die laterale Oberkieferspalte trennt den lateralen Schneidezahn und Eckzahn voneinander.

H00 ■
→ **Frage 5.66: Lösung D**

Als **Epipharynx** bezeichnet man auch die Pars nasalis pharyngis, die über die Choanen mit der Nasenhöhle in Verbindung steht (A). Der Epipharynx

reicht nach kaudal bis zum Unterrand der Uvula. In diesem Teil des Pharynx befindet sich das Ostium tubae auditivae, das *vor* dem Torus tubarius liegt (D). Die unpaare Rachenmandel (Tonsilla pharyngealis) liegt am Dach des Epipharynx (B). Leider gibt es zur Topographie des Pharynx wenig gute Abbildungen im Anatomieatlas. Verwiesen sei noch auf den Lerntext V.13 sowie Original-Prüfungsabbildungen, die einen Sagittalschnitt durch die Kopf-Hals-Region zeigen, sodass man sich einige Strukturen nochmals einprägen kann.

F10
→ **Frage 5.67: Lösung E**

Der **Schluckakt** wird willkürlich eingeleitet durch Berührung der Zunge bzw. der Speise mit dem weichen Gaumen. Danach wird reflektorisch der Atemweg unterbrochen:
- **Anheben** und Spannen **des Gaumensegels** ((A) ist falsch)
- Verschluss der Pars nasalis pharyngis durch **Kontraktion der oberen Schlundschnürer** (Passavant-Ringwulst, (B) ist falsch)
- Kontraktion der Mundbodenmuskulatur
- **Anheben von Kehlkopf** ((D) ist falsch), **Zungenrücken** ((C) ist falsch) und Zungenbein
- Senken der Epiglottis und Verschließen des Kehlkopfs
- Schließen der Stimmritze
- Die Speise gleitet durch den Recessus piriformis.

V.13   Pharynx und Schluckakt

Der Pharynx – Rachen – bildet den Zugang sowohl zu den oberen Luftwegen wie auch zu den Speisewegen. Beide Transportwege überkreuzen sich im Pharynx. Damit die Speise von der Mundhöhle nicht in die Luftwege gelangt, wird bei Berührung der Speise mit dem weichen Gaumen reflektorisch der Schluckakt ausgelöst, der kurzzeitig die Atemwege schließt.
Der Pharynx reicht von der Schädelbasis bis zur oberen Ösophagusenge in Höhe des 6. HWK und ist eigentlich „nur" ein Muskelschlauch, der seitlich geschlossen ist, aber nach ventral – je nach Etage – bestimmte Öffnungen aufweist:
- **Epipharynx – Pars nasalis pharyngis:** reicht von den Choanen bis zum Unterrand der Uvula, steht über die Choanen mit der Nasenhöhle in Verbindung. In diesem Bereich liegen das Ostium tubae auditivae (mit Tonsilla tubaria) und die Tonsilla pharyngea (kranial am Rachendach). Kaudal des Ostium tubae auditivae wölbt sich der Levatorwulst. Der Recessus pharyngeus liegt beidseits dorsal der Tuba auditiva unter dem Fornix pharyngis.

- **Mesopharynx – Pars oralis pharyngis:** reicht vom Unterrand der Uvula bis zur Spitze der Epiglottis und steht in Verbindung zur Mundhöhle über den Isthmus faucium (Inspektion bei der klinischen Untersuchung unmittelbar möglich).
- **Hypopharynx – Pars laryngea pharyngis:** reicht vom Oberrand der Epiglottis bis zum Beginn des Ösophagus (Unterrand Ringknorpel des Kehlkopfs). Verbindung zum Kehlkopf besteht über den Aditus laryngis; lateral vom Kehlkopfeingang befinden sich beidseits die Recessus piriformes mit den Plica nervi laryngei in der Vorderwand des Recessus piriformis, in denen der R. internus des N. laryngeus superior an den Kehlkopf herantritt.

Muskulatur des Pharynx: Sie besteht aus Schlundschnürern und Schlundhebern.

- **Schlundschnürer**
  Die drei Schlundschnürer sind quergestreifte, ringförmig verlaufende Muskeln des Pharynx.
  Der **M. constrictor pharyngis superior** entspringt vom kaudalen Drittel der Lamina medialis des Processus pterygoideus, von der Linea mylohyoidea des Os mandibulare und von der Zungenbinnenmuskulatur sowie von der Raphe pterygomandibularis. Seine Fasern ziehen nach hinten und bilden die Raphe pharyngis. Die obersten Fasern setzen am Tuberculum pharyngeum des Os occipitale an.
  Der **M. constrictor pharyngis medius** entspringt im Wesentlichen vom Os hyoideum. Seine Fasern ziehen ebenfalls nach hinten zur Raphe pharyngis.
  Der **M. constrictor pharyngis inferior** entspringt vom Ring- und Schildknorpel des Larynx (Pars thyro- et cricopharyngea). Auch seine Fasern bilden nach der Vereinigung auf der Rückseite einen Teil der Raphe pharyngis.

Die Innervation der drei Muskeln erfolgt durch den **Plexus pharyngeus**, einem Nervengeflecht aus Ästen des N. glossopharyngeus, des N. vagus und des Halssympathikus. Die Blutversorgung erfolgt durch die **A. pharyngea ascendens**.

- **Schlundheber**
  Der **M. palatopharyngeus** ist der kräftigste Schlundheber. Er entspringt an der Aponeurosis palatina und am Hamulus pterygoideus und setzt an der Raphe pharyngis und am Ringknorpel an. Innervation: N. glossopharyngeus.
  Der **M. stylopharyngeus** hat seinen Ursprung am Processus styloideus, seinen Ansatz am Schildknorpel und dem seitlichen Rand der Epiglottis. Innervation: N. glossopharyngeus.
  Der **M. salpingopharyngeus** ist als Teil des M. palatopharyngeus aufzufassen. Er hat seinen Ursprung am Knorpelrand der Tuba auditiva und zieht zum hinteren Rand des Schildknorpels. Innerviert wird er aus dem Plexus pharyngeus (Abb. 5.13).

Wandbau des Pharynx:

- *Tunica mucosa* – im Epipharynx mehrreihiges Flimmerepithel mit Becherzellen, ab dann im Meso- und Hypopharynx mehrschichtiges unverhorntes Plattenepithel
- *Tela submucosa*
- *Tunica muscularis* (s. o. Schlundschnürer und Schlundheber)
- *Adventitia*

Eine Lamina muscularis mucosae fehlt in der Rachenwand!

Innervation:
Die Innervation des Pharynx erfolgt durch den Plexus pharyngeus, in den Äste des N. glossopharyngeus, N. vagus, Truncus sympathicus, evtl. auch des N. facialis einstrahlen. Der Plexus enthält motorische, sensible, sekretorische und sympathische Fasern.

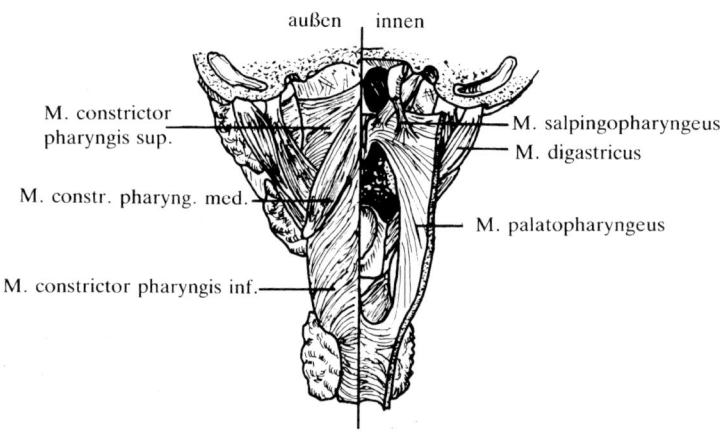

außen   innen

M. constrictor pharyngis sup.

M. constr. pharyng. med.

M. constrictor pharyngis inf.

M. salpingopharyngeus

M. digastricus

M. palatopharyngeus

Abb. **5.13** Pharynx von dorsal und in der Medianlinie aufgeklappt

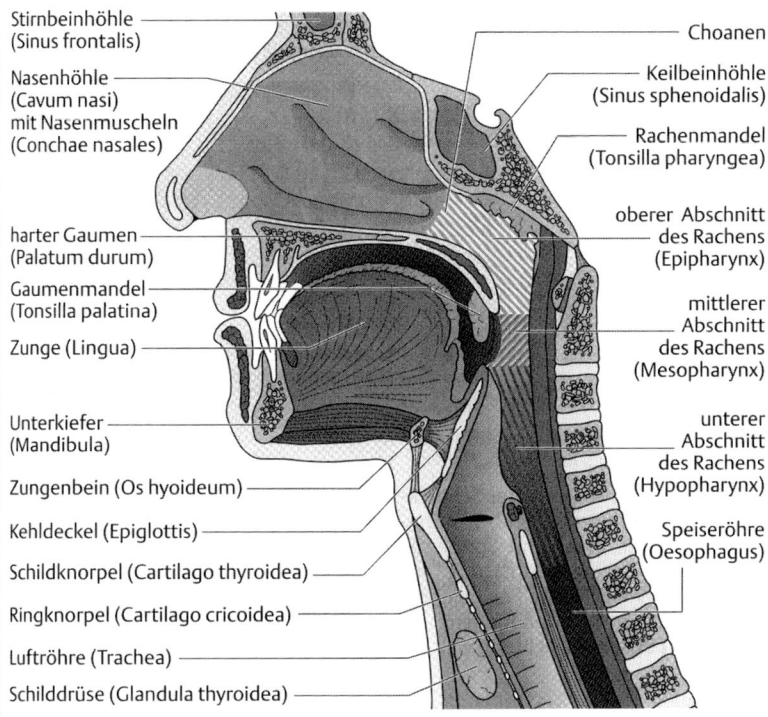

Abb. 5.14 Topographie des Pharynx
Aus: Faller A, Schünke M. Der Körper des Menschen, 12. Auflage 1995, Georg Thieme Verlag, Stuttgart, New York.

Arterielle Versorgung: A. pharyngea ascendens, A. palatina ascendens, A. thyroidea inf.

Schluckakt

Der **Schluckakt** wird willkürlich eingeleitet durch Berührung der Zunge bzw. der Speise mit dem weichen Gaumen. Danach wird reflektorisch der Atemweg unterbrochen:

- Anheben und Spannen des Gaumensegels
- Verschluss der Pars nasalis pharyngis mit Hilfe der oberen Schlundschnürer (Passavant-Ringwulst)
- Kontraktion der Mundbodenmuskulatur
- Anheben von Kehlkopf und Zungenbein
- Senken der Epiglottis und Verschließen des Kehlkopfs
- Schließen der Stimmritze

Die Speise gleitet durch den Recessus piriformis. Das Ganze wird über das Schluckzentrum in der Medulla oblongata gesteuert (klinisch wichtig bei

Schlaganfällen (Apoplexie), Stammhirninsulten; die Patienten können nicht reflektorisch schlucken und müssen oft über eine Sonde ernährt werden). Die Längsspannung des Ösophagus begünstigt das Durchtreten des Speisebreis.

Beim **Schluckakt** wirken mit:

- Anspannen des Gaumensegels (Mm. tensor und levator veli palatini)
- Passavant-Ringwulst, Verschluss des Pharynx in Höhe des Gaumensegels (M. constrictor pharyngis superior)
- Kontraktion des Mundbodens (Mm. mylohyoidei, zusätzlich Mm. digastrici, Mm. thyrohyoidei)
- Transport der Speise (Mm. styloglossus und hyoglossus)

Der M. stylohyoideus zieht das Zungenbein nach hinten oben, er wirkt daher (allerdings nur indirekt) bei der Kontraktion des Mundbodens mit.

H06

→ **Frage 5.68: Lösung B**

Der **Würgereflex** wird durch Berührung der Pharynxwand ausgelöst (afferenter Schenkel: N. glosso-

pharyngeus); es hebt sich reflektorisch die Uvula (efferenter Schenkel: N. vagus). Wird diese zur gesunden Seite hin verzogen, so liegt eine Vagusschädigung (B) vor.

H05 ■

→   **Frage 5.69: Lösung C**

Die sensible Versorgung aus dem N. glossopharyngeus umfasst folgende Gebiete:
- hinteres Zungendrittel (Rr. linguales),
- Schleimhaut der Paukenhöhle (Plexus tympanicus),
- *Gaumenmandelbucht (Rr. tonsillares)*,
- Pharynxschleimhaut (Plexus pharyngealis),
- Glomus caroticum (R. sinus carotici),
- Tuba auditiva proximal (R. tubarius aus dem Plexus tympanicus).

Außerdem führt der N. glossopharyngeus auch noch motorische und sekretorische Fasern sowie Geschmacksfasern.

H09 ■

→   **Frage 5.70: Lösung A**

Zu **(A)**: Die unpaare **Tonsilla pharyngealis** liegt am Übergang vom Rachendach in die Hinterwand des Nasen-Rachenraum in der **Pars nasalis pharyngis** (A) und nicht in der Pars oralis Pharyngis ((B) ist falsch). Sie ist mit **respiratorischem Flimmerepithel** überzogen.

Zu **(C)**: An den **Arcus palatopharyngeus** grenzt hinten die Tonsilla palatina.

Zu **(D)**: Die **Rachenmandel** liegt im Mediansagittalschnitt unterhalb und dorsal des Sinus sphenoidalis, aber **nicht** den **hinteren Siebeinzellen** (D) an. Diese liegen weiter vorne.

Zu **(E)**: Die **A. carotis interna** liegt im hinteren Teil des Spatium lateropharyngeum recht weit lateral. Am ehesten hat die Tonsilla palatina topographische Beziehung zur A. carotis externa, nicht aber die Tonsilla pharyngea, die beidseits der Mediansagittalebene liegt.

H02 H00 ■

→   **Frage 5.71: Lösung E**

In der ventralen Wand des Recessus piriformis läuft eine kleine Falte, die durch den Ramus internus des N. laryngeus superior aufgeworfen wird. Siehe hierzu auch Prometheus, Lernatlas der Anatomie, Kopf, Hals und Neuroanatomie, 2. Auflage, Georg Thieme Verlag 2009, S. 185. Gelangen Fremdkörper in diese Tasche, werden durch die Reizung des Nervs heftige Würgereize ausgelöst.

H00 ■

→   **Frage 5.72: Lösung D**

Der hintere Teil der Stimmritze wird beidseits von den Stellknorpeln begrenzt (Pars intercartilaginea), der vordere Teil von den Plicae vocales (Pars intermembranacea).

V.14	Kehlkopfmuskeln

M. vocalis („Vokalis"): Er zieht von der Cartilago thyroidea (Schildknorpel) zum Proc. vocalis der Cartilago arytenoidea (Stellknorpel). Er bestimmt Form und Spannung des Stimmbandes und dient der Feineinstellung des Stimmbandes, das durch andere Kehlkopfmuskeln grob vorgespannt werden kann.

M. thyroarytenoideus: Er entspringt von der Innenfläche des Schildknorpels und zieht zur lateralen Fläche und zum Proc. muscularis der Stellknorpel. Er kann damit helfen, die Stimmritze zu schließen (Pars intercartilaginea) und das Stimmband zu spannen.

M. cricoarytenoideus lateralis: Er entspringt am Oberrand der Cartilago cricoidea und zieht zum Proc. muscularis der Stellknorpel. Funktionell ist er damit der „Hauptschließer" der Pars intermem-

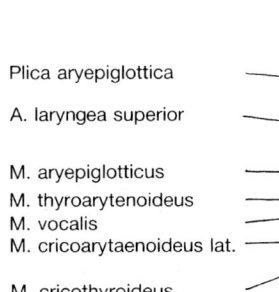
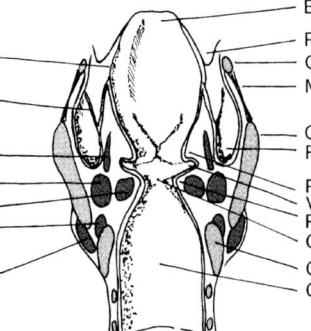

Plica aryepiglottica

A. laryngea superior

M. aryepiglotticus
M. thyroarytenoideus
M. vocalis
M. cricoarytaenoideus lat.

M. cricothyroideus

Epiglottis
Plica glossoepiglottica lateralis
Os hyoideum
Membrana thyrohyoidea

Cartilago thyroidea
Recessus piriformis

Plica vestibularis
Ventriculus laryngis
Plica vocalis
Glottis

Cartilago cricoidea
Cavitas infraglottica

Abb. 5.**15** Strukturen des Kehlkopfes

branacea der Stimmritze. Seine Innervation erfolgt auch durch den N. laryngeus inferior. Der Muskel kann aber auch die Pars intercartilaginea erweitern (Phonationsmuskel).

M. cricoarytenoideus posterior("Postikus"): Der Muskel entspringt oben von der Außenseite des Ringknorpels und setzt am Proc. muscularis der Stellknorpel an.

Dieser Muskel ist der einzige Öffner des Hauptteils der Stimmritze!

M. cricothyroideus („Externus"): Seinen Ursprung hat dieser Muskel an der Cartilago cricoidea (Ringknorpel). Seine Fasern ziehen steil nach oben zum Unterrand der Cartilago thyroidea. Er kippt bei festgestelltem Schildknorpel den Ringknorpel und spannt das Stimmband. *Innervation als einziger Kehlkopfmuskel durch den N. laryngeus superior!*

Die Mm. arytenoideus obliquus und arytenoideus transversus verbinden mit transversal und schräg verlaufenden Fasern beide Stellknorpel.

- Öffnung der Stimmritze: gesamte Stimmritze – M. cricoarytenoideus posterior, Pars intercartilaginea – M. cricoarytenoideus lateralis
- Schließen der Stimmritze: Pars intermembranacea – M. cricoarytenoideus lateralis, Pars intercartilaginea – Mm. arytenoidei
- Spannen der Stimmbänder: M. cricothyroideus und M. vocalis

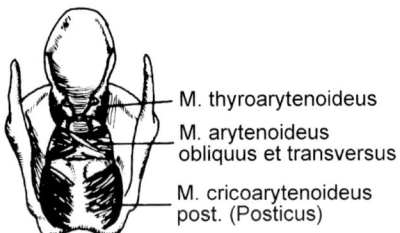

M. thyroarytenoideus

M. arytenoideus obliquus et transversus

M. cricoarytenoideus post. (Posticus)

Abb. 5.16 Kehlkopfmuskeln

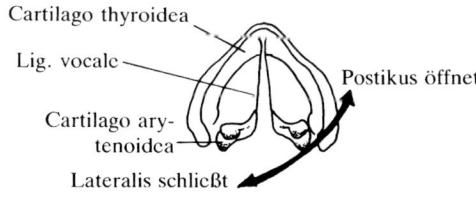

Cartilago thyroidea

Lig. vocale

Postikus öffnet

Cartilago arytenoidea

Lateralis schließt

Abb. 5.17 Funktion der Stellknorpel

Klinischer Bezug

Bei der orotrachealen Intubation wird der Tubus unter Zuhilfenahme eines Laryngoskops (Anheben des Zungengrundes und der Epiglottis) unter Sicht vorsichtig durch die Stimmritze in die Trachea geführt. Verletzungen der Stimmbänder sind unbedingt zu vermeiden.

Bei der indirekten *Laryngoskopie* wird die Zunge nach vorne gezogen und mit einem speziellen Kehlkopfspiegel das Licht per Stirnreflektor auf den Kehlkopf gerichtet. Das so gewonnene Spiegelbild des Kehlkopfs gibt die Seiten richtig wieder, vorne erscheint unten, hinten erscheint oben im Spiegel.

Heiserkeit ist ein wichtiges Symptom, das bei Persistenz von über 3 bis 4 Wochen zur Laryngoskopie Anlass geben sollte. Auch bei Entzündungen des Kehlkopfs, Laryngitis, liegt eine Heiserkeit vor. Besteht das Symptom weiter, kann es sich um eine chronische Laryngitis handeln. Es sollte aber unbedingt ein Kehlkopfkarzinom ausgeschlossen werden.

F10

→ **Frage 5.73: Lösung A**

Zu **(A)**: Bei der **Kehlkopfspiegelung** (indirekte Laryngoskopie) wird ein virtuelles Bild des Kehlkopfs erzeugt, wobei am oberen Bildrand der Zungengrund (hier unscharf) mit Tonsilla lingualis zu sehen ist. Rechts und links sind seitengleich wiedergegeben.

Der markierte Raum ist eine **Vallecula epiglottica** (A), die paarig beidseits zwischen Zungengrund und Epiglottis liegen. Siehe Prometheus, Lernatlas der Anatomie, Kopf, Hals und Neuroanatomie, 2. Auflage, Georg Thieme Verlag 2009, S. 185, 197.

Zu **(B)**: Die bogenförmige helle Struktur in Bildmitte ist die **Epiglottis** von oben.

Zu **(C)**: Der **Recessus piriformis** liegt rechts und links lateral des Kehlkopfes, seitlich der Plica aryepiglottica. Es sind die Rinnen, die den Speisebrei in Richtung Ösophagusmund leiten.

Zu **(D)**: Die **Plicae vestibulares** (Vorhoffalten) liegen lateral der Stimmbänder (Ligg. vocalia).

Zu **(E)**: Am unteren Bildrand ist das hintere Ende der Stimmfalte (Glottis) und die **Stellknorpel** (Cartilagines arytenoideae) mit der Incisura interarytenoidea zu erkennen.

H06

→ **Frage 5.74: Lösung A**

Die Kehlkopfschleimhaut ist überwiegend mit respiratorischem Epithel aus Flimmerepithel mit Becherzellen überzogen. Lediglich am zur Stimmritze zeigenden **freien Rand der Stimmfalte** wird das respiratorische Epithel (entsprechend der hier höheren mechanischen Beanspruchung) von einem Streifen von **mehrschichtig unverhorntem Plattenepithel unterbrochen**!

H06 ■
→ **Frage 5.75: Lösung A**

Der **N. laryngeus inferior**, der Endast des **N. laryngeus recurrens**, innerviert alle **inneren Kehlkopfmuskeln**, d. h. alle außer den **M. cricothyroideus**, der vom **R. externus des N. laryngeus superior** (A) versorgt wird. Der **M. cricothyroideus** gehört zum Spannapparat des Kehlkopfs und kann den Ringknorpel gegen den festgestellten Schildknorpel bewegen. Dadurch wird das Stimmband gespannt.

H09 ■
→ **Frage 5.76: Lösung E**

Zu **(E)**: Der **M. cricothyroideus** gehört zum **Spannapparat des Kehlkopfs**: Er kippt bei festgestelltem Schildknorpel den Ringknorpel und spannt das Stimmband. Als Folge eines einseitigen akuten Ausfalls resultiert daher eine verminderte Vorspannung der ipsilateralen Stimmlippe. Der **R. externus des N. laryngeus superior innerviert** den **einzigen äußeren Kehlkopfmuskel** (→ M. cricothyroideus).
Zu **(A)** und **(B)**: Der **M. arytenoideus obliquus** (A) und **M. arytenoideus transversus** (B) verengen die Pars intercartilaginea der Stimmritze.
Zu **(C)**: Der **M. cricoarytenoideus lateralis** schließt die Pars intermembranacea der Stimmritze.
Zu **(D)**: Der **M. cricoarytenoideus posterior** (Posticus) ist der **einzige Öffner der Stimmritze!**

F07 ■
→ **Frage 5.77: Lösung A**

M. cricoarytaenoideus lateralis: Er entspringt am Oberrand der Cartilago cricoidea und zieht zum Proc. muscularis der Stellknorpel. Funktionell ist er damit der „Hauptschließer" der Pars intermembranacea der Stimmritze. Seine Innervation erfolgt auch durch den N. laryngeus inferior. Der Muskel kann aber auch die Pars intercartilaginea erweitern (Phonationsmuskel).
Zu **(B)**: Die Stimmlippenspannung erfolgt durch den M. vocalis und M. cricothyroideus.
Zu **(C)**: Beide Aryknorpel können mit ihrer Basis auf dem oberen Rand des Ringknorpels in der Art. cricoarytaenoidea gleiten, können also verschoben werden. Diese Funktion erfüllt der M. arytaenoideus transversus, der die beiden Stellknorpel annähert. Damit kommt es zu einem Verschluss der Pars intercartilaginea, die Stimmritze wird enger.
Zu **(D)**: Hierfür ist der o.g. M. cricothyroideus zuständig, der damit die Stimmlippe spannt.
Zu **(E)**: Wie oben beschrieben verschließt der M. arytaenoideus transversus zusammen mit dem M. arytaenoideus obliquus die Pars intercartilaginea.

F06 ■
→ **Frage 5.78: Lösung A**

Der **M. cricothyroideus** wird als einziger „äußerer" Kehlkopfmuskel vom N. laryngeus superior (Ramus externus) innerviert!
Alle anderen („inneren") Kehlkopfmuskeln werden vom N. laryngeus inferior innerviert. Der M. cricothyroideus gehört zum Spannapparat des Kehlkopfs und kann den Ringknorpel gegen den festgestellten Schildknorpel bewegen. Dadurch wird das Stimmband gespannt.

> **Merke!**
> Der N. laryngeus inferior versorgt alle (inneren) Kehlkopfmuskeln bis auf den einzigen „äußeren" Kehlkopfmuskel, den M. cricothyroideus.

V.15   Kehlkopfnerven

Ursprung:
N. vagus (X): speziell viszeroefferente und allgemein viszeroafferente Fasern
N. laryngeus superior:
Austritt am Ganglion inferius n. vagi, verläuft medial der A. carotis interna
- R. externus: *motorisch:*
  - M. cricothyroideus (einziger „äußerer" Kehlkopfmuskel)
  - Äste für M. constrictor pharyngis inferior
- R. internus: *sensibel/sekretorisch:*
  - durchbohrt die Membrana thyrohyoidea *(zusammen mit der A. laryngea sup. aus der A. thyroidea sup.)*
  - versorgt die Kehlkopfschleimhaut sensibel **oberhalb** der Stimmritze

N. laryngeus recurrens:
rechter Recurrens schlingt sich um die A. subclavia dextra; linker Recurrens schlingt sich um den Aortenbogen und das Lig. arteriosum; beide verlaufen in der Rinne zwischen Trachea und Ösophagus nach kranial
Vom N. laryngeus recurrens geht auch ein Teil der parasympathischen Rr. cardiaci zum Plexus cardiacus ab,
Rr. tracheales für die Trachea, Rr. oesophagei für den Ösophagus
N. laryngeus inferior (als Endast):
sensibel/sekretorisch:
Schleimhaut **unterhalb** der Stimmritze
motorisch:
innere Kehlkopfmuskeln (Cave: Der M. cricothyroideus wird als einziger Kehlkopfmuskel vom R. externus des N. laryngeus sup. versorgt!).

F08 ■

→ **Frage 5.79: Lösung B**

Der **R. externus des N. laryngeus superior** innerviert den einzigen äußeren Kehlkopfmuskel, den **M. cricothyroideus**. Dieser Muskel („Externus") gehört zum Spannapparat des Kehlkopfs: er kippt bei festgestelltem Schildknorpel den Ringknorpel und spannt das Stimmband. Als Folge eines einseitigen akuten Ausfalls resultiert daher eine **verminderte Vorspannung der ipsilateralen Stimmlippe**.
Zu **(A)**: Zur Intermediär- bzw. Paramedianstellung des Stimmbandes (d. h. in der Mitte zwischen Phonations- und Respirationsstellung) kommt es bei proximalen Vagusläsionen (innere und äußere Kehlkopfmuskeln fallen aus) oder Läsionen des Nucl. ambiguus.

F09 ■

→ **Frage 5.80: Lösung C**

Zu **(C)**: Der **Ncl. ambiguus** ist der Kern für die **speziell viszeroefferenten Fasern** zum N. vagus und zum N. glossopharyngeus. Diese Fasern versorgen die Pharynxmuskulatur und die Muskeln des weichen Gaumens sowie über den N. vagus die Kehlkopfmuskulatur. Aus diesem Kern stammen auch die Fasern für die Radix cranialis des N. accessorius, die sich aber dem N. vagus anlagert und ebenfalls für die Kehlkopfmuskulatur zuständig ist.
Zu **(A)**: Im **Ncl. dorsalis n. vagi** am Boden der Rautengrube liegen die präganglionären parasympathischen Neurone (Viszeroefferenzen) für Brust- und Baucheingeweide.
Zu **(B)**: Der **Ncl. solitarius** (Ncl. tractus solitarii) ist ein sensorischer und sensibler Kern des VII., IX. und X. Hirnnervs. Dort werden in der **Pars superior** die *speziell viszeroafferenten* Fasern der Geschmacksbahn (Nerv VII, IX und X) verschaltet. In der **Pars inferior** enden *allgemein viszeroafferente* Fasern aus den Hirnnerven IX und X (z. B. Pressorezeptoren der Blutgefäße und Eingeweide).
Zu **(D)**: Der **Ncl. salivatorius inferior** versorgt die Gl. parotidea und liefert die präganglionären parasympathischen Fasern.
Zu **(E)**: Aus dem Vorderhirn der Segmente C1–C3 entstammen die motorischen Fasern für die **Ansa cervicalis**, die die infrahyale Muskulatur innervieren.

F10 ■■

→ **Frage 5.81: Lösung B**

Zu **(B)**: Der **R. externus des N. laryngeus superior** innerviert den einzigen äußeren Kehlkopfmuskel, den **M. cricothyroideus**. Dieser Muskel („Externus") gehört zum Spannapparat des Kehlkopfs: Er kippt bei festgestelltem Schildknorpel den Ringknorpel und spannt das Stimmband. Als Folge eines einseitigen

akuten Ausfalls ist daher die **Vorspannung der ipsilateralen Stimmlippe vermindert**.
Die **Adduktion der Stimmritze** (Schließen der Pars intermembranacea) durch den M. cricoarytaenoideus lateralis und die **Abduktion** (Öffnung durch den „Postikus") werden durch den **N. laryngeus inferior** (Endast des **N. laryngeus recurrens**) vermittelt.
Zu **(A)**: Der Ramus internus des N. laryngeus superior innerviert die Schleimhaut oberhalb der Stimmritze. Die **Schleimhaut unterhalb der Stimmritze** wird durch den **N. laryngeus inferior** versorgt.
Zu **(D)**: Zur **Paramedianstellung eines Stimmbandes** (d. h. in der Mitte zwischen Phonations- und Respirationsstellung) kommt es bei **Läsionen des N. laryngeus inferior** bzw. **recurrens**. Bei einseitiger Läsion ist der Patient heiser.
Zu **(E)**: **Erstickungsgefahr** besteht bei fehlender Stimmritzenöffnung (M. cricoarytaenoideus posterior, „Postikus" beidseits betroffen), also bei beidseitiger Läsion des **N. laryngeus inferior** bzw. **recurrens**.

V.16	Schilddrüse, Epithelkörperchen

Die **Schilddrüse** ist embryonal aus dem **Entoderm** der Mundhöhle entstanden. Sie befindet sich mit ihren zwei Lappen vor der Trachea links und rechts der Cartilago thyroidea. Die beiden Anteile sind durch eine unterhalb der Cartilago cricoidea gelegene Brücke, den sog. Isthmus gl. thyroideae, verbunden. Der Isthmus der Schilddrüse liegt in Höhe des 2.–4. Trachealknorpels.
Manchmal ist auch ein Lobus pyramidalis (Rest des Ductus thyreoglossalis, Entstehung der Schilddrüse) vorhanden. Die Schilddrüsenlappen haben eine enge topographische Beziehung zur Cartilago cricoidea und zur Cartilago thyroidea, dorsolateral besteht eine enge topographische Beziehung zur A. carotis communis. Auf der Dorsalseite der Schilddrüse ist die enge topographische Beziehung zum N. laryngeus von Bedeutung (Gefährdung des Nervs mit daraus resultierender Stimmbandlähmung und Heiserkeit nach Schilddrüsenresektionen). Die Seitenlappen der Schilddrüse werden von den Mm. sternothyroidei bedeckt.
Die Schilddrüse dient der Hormonproduktion der Hormone **Thyroxin** (T4) und **Trijodthyronin** (T3). Diese Hormone werden in den Schilddrüsenfollikeln bis zur Abgabe an das Kapillarnetz gespeichert. Das Parenchym der Schilddrüse ist durch Bindegewebe in einzelne Läppchen unterteilt, die mehrere Follikel enthalten. Die Follikel zeigen zum **selben** Zeitpunkt **unterschiedliche Funktionszustände**. Bei mit Inkret gefüllten Follikeln ist das Epithel abgeplattet (vergleichbar mit dem abgeplatteten Epithel einer gefüllten Harnblase), bei Follikeln im Zustand der Kolloidausschwemmung

zeigt sich das Epithel hochprismatisch. Die parafollikulären Zellen, auch C-Zellen genannt, liegen zwischen den Follikeln der Schilddrüse. Sie sind im Mikroskop als hellere Zellen zu erkennen. Sie produzieren das **Kalzitonin**, ein Hormon, das den Calciumspiegel senkt.

Den Hauptanteil der Blutversorgung der Schilddrüse übernehmen die **A. thyroidea superior** (aus der A. carotis externa) und die **A. thyroidea inferior** (aus dem Truncus thyrocervicalis der A. subclavia).

Die Schilddrüse ist durch ihre Capsula fibrosa fest mit dem Kehlkopf verbunden und macht dessen Bewegungen mit, zumal die Verbindung zu den anderen umgebenden Strukturen sehr locker ist.

Bei den **Nebenschilddrüsen** (Epithelkörperchen, Gll. parathyroideae) unterscheidet man 3 Zelltypen:

- **helle Hauptzellen:** runde Kerne, Zelleib „leer" durch herausgelöste Glykogenkörnchen
- **dunkle Hauptzellen:** schwach **azidophile** Granula, viele Mitochondrien
- **oxyphile Zellen:** sehr viele Mitochondrien, cristareich, erscheinen im lichtmikroskopischen Bild azidophil

Das Auftreten dunkler und heller Hauptzellen lässt einen unterschiedlichen Funktionszustand naheliegend erscheinen. Die Epithelkörperchen produzieren das **Parathormon** für die Regulation des Calcium- und Phosphathaushalts.

Klinischer Bezug

Die Schilddrüse lässt sich sonographisch (mit Ultraschall) sehr gut untersuchen. Die Größe kann ausgemessen werden, man kann Knoten und Zysten gut abgrenzen und ggf. unter Ultraschallkontrolle punktieren.

Klinischer Bezug

Die etwa linsengroßen Nebenschilddrüsen liegen auf der Rückseite der Schilddrüse, zwischen beiden Bindegewebskapseln. Sie sind sehr schlecht aufzufinden, so dass man bei Operationen an der Schilddrüse den hinteren Teil stehen lassen sollte, um die Epithelkörperchen auf jeden Fall zu schonen.

H03

→   **Frage 5.82: Lösung D**

Zu **(A)**: Der Isthmus der Schilddrüse liegt unterhalb der Cartilago cricoidea, etwa in Höhe des 2.–4. Trachealknorpels.

Zu **(B)**: Dies ist korrekt. Die *Mm. sternohyoidei und sternothyroidei* bedecken die Vorderfläche der Schilddrüse. Siehe Prometheus, Lernatlas der Anatomie, Kopf, Hals und Neuroanatomie, 2. Auflage, Georg Thieme Verlag 2009, S. 5, 207.

Zu **(D)**: Der **M. sternocleidomastoideus** zieht schräg an der Seite über die infrahyale Muskulatur und die Schilddrüse hinweg, berührt aber <u>nicht</u> direkt die Schilddrüse.

Zu **(C)**: Die Aussage ist korrekt, wenn man berücksichtigt, dass die Gefäße und der N. vagus noch von einer Bindegewebshülle umgeben sind. Der Gefäß-Nerven-Strang hat dann Kontakt zur Capsula externa der Schilddrüse.

Zu **(E)**: Der N. laryngeus recurrens verläuft auf der Rückfläche der Schilddrüse innerhalb der Capsula externa (wie die Epithelkörperchen) und ist dort bei Operationen gefährdet.

F07 ■

→   **Frage 5.83: Lösung B**

Der Endast des N. laryngeus recurrens ist der **N. laryngeus inferior**, der zwischen Trachea und Ösophagus nach kranial verläuft und dann dorsal von beiden Schilddrüsenlappen (nicht dem medianen Lobus pyramidalis) der Schilddrüse liegt. Dort wäre er auch bei Operationen der Schilddrüse (Strumaresektionen, Entfernung der Epithelkörperchen) gefährdet. Die Gefährdung kann durch ein intraoperatives Neuromonitoring des N. laryngeus recurrens minimiert werden.

Siehe Prometheus, Lernatlas der Anatomie, Kopf, Hals und Neuroanatomie, 2. Auflage, Georg Thieme Verlag 2009, S. 194, 198.

H04 ■

→   **Frage 5.84: Lösung C**

Dies wurde auch gerade in der letzten Prüfung gefragt.

Die Epithelkörperchen produzieren das lebenswichtige **Parathormon** (in den Hauptzellen), dessen Sekretion über die extrazelluläre Ca-Konzentration geregelt wird:

- Mobilisation von Calcium aus dem Knochen,
- Hemmung der Ausscheidung von Calcium in der Niere, verstärkte Ausscheidung von Phosphat,
- Bildung von 1,25-Dihydroxycholecalciferol wird gefördert, das die Wirkung von Parathormon unterstützt.

Merke!
Parathormon stellt Calcium parat/bereit.

5.5 Hirnnerven

V.17 Faserqualitäten der Hirnnerven

	Allgemein somatoafferent (Muskulatur, Haut)	Speziell somatoafferent (Sehen, Hören, Gleichgewicht)	Allgemein viszeroefferent (parasympathisch)	Speziell viszeroefferent (Pharyngealbogenmuskulatur)	Allgemein viszeroafferent	Somatoefferent/ somatomotorisch (Muskulatur)	Speziell viszeroafferent (Geschmack, Geruch)
Nn. olfactorii (I)							Geruchssinn
N. opticus (II)		Retina					
N. oculomotorius (III)			M. sphincter pupillae, M. ciliaris			Augenmuskeln: M. rectus medius, superior et inferior, M. obliquus inferior, M. levator palpebrae sup.	
N. trochlearis (IV)						M. obliquus superior	
N. trigeminus (V)	Gesichtshaut, vordere 2/3 der Zunge, Nasen-Rachenraum			1. Pharyngealbogen (Kaumuskulatur, Mundboden, M. tensor tympani, M. tensor veli palatini)			
N. abducens (VI)						M. rectus lateralis	
N. facialis (VII)	äußeres Ohr/ Ohrmuschel		(N. intermedius) Innervation von Speicheldrüsen	2. Pharyngealbogen (mimische Muskulatur, Platysma, M. stapedius, M. stylohyoideus, M. digastricus venter post.)			Geschmacksfasern der Chorda tympani, vordere 2/3 der Zunge
N. vestibulocochlearis (VIII)		Hör- und Gleichgewichtsorgan					
N. glossopharyngeus (IX)	Gaumen, Rachen, hinteres Drittel der Zunge, Paukenhöhle, Tube, Gehörgang		Glandula parotidea, Gll. labiales et buccales	3. Pharyngealbogen (Pharynxmuskulatur)	Chemorezeptoren (Glomus caroticum), Druckrezeptoren		Geschmacksfasern hinteres Zungendrittel
N. vagus (X)	z. B. Teile der Dura mater, Gehörgang		Herz, Drüsen und glatte Muskulatur der Eingeweide bis linke Kolonflexur	4. Pharyngealbogen (Larynxmuskulatur, Plexus pharyngeus)	Pharynx-/Larynxschleimhaut, Chemorezeptoren (Glomus aorticum), Druckrezeptoren (Aortenbogen), Brust- und Baucheingeweide		Geschmacksfasern (Epiglottis)
N. accessorius (XI)				(5. Pharyngealbogen: Fasern der Radix cranialis zum N. vagus), Kehlkopfmuskulatur		M. sternocleidomastoideus, M. trapezius	
N. hypoglossus (XII)						Zungenmuskulatur	

Bei den **Hirnnerven** unterscheidet man sieben verschiedene funktionelle Komponenten, demgegenüber besitzen die Spinalnerven nur vier funktionelle Komponenten: somato- und viszeroefferent, somato- und viszeroafferent. Zusätzlich zu diesen vier Komponenten kommen bei den Hirnnerven noch Komponenten für die Innervation der Sinnesorgane und der Pharyngealbogenmuskulatur vor.

Dementsprechend wird der Hirnstamm auch in funktionelle Längszonen unterteilt, in denen die Hirnnervenkerne entsprechend angeordnet sind (siehe Abb. 9.4). Nahe der Medianlinie (paramedian) liegen beispielsweise der somatoefferente Kern des N. hypoglossus und die Kerne der Augenmuskelnerven (III, IV und VI).

- **Somatoefferente (somatomotorische) Fasern:** zuständig für quergestreifte Muskulatur aus den Myotomen der Somiten bzw. des prächordalen Mesoderms: N. hypoglossus und Augenmuskelnerven
- **Speziell viszeroefferente Fasern:** innervieren quergestreifte Muskulatur der Pharyngealbögen: N. trigeminus für die Kaumuskulatur, N. facialis für die mimische Muskulatur. Fasern kommen auch aus dem Nucl. ambiguus für den IX., X. und den kranialen Anteil des XI. Hirnnervs.

- **Allgemein viszeroefferente Fasern:** entsprechen dem kranialen Anteil des Parasympathikus und schließen sich dem III., VII., IX. und X. Hirnnerven an. Den größten Anteil hat der N. vagus.
- **Speziell viszeroafferente Fasern:** Fasern, die den Geschmackssinn vermitteln, gehören zum VII., IX. und X. Hirnnerven. Impulse aus der Riechschleimhaut.
- **Allgemein viszeroafferente Fasern:** Impulse aus Eingeweiden, Chemo- und Pressorezeptoren, Blutgefäßen
- **Speziell somatoafferente Fasern:** Sehen, Hör- und Gleichgewichtsorgan.
- **Allgemein somatoafferente Fasern:** Berührung, Druck, Schmerz- und Temperaturempfindung von der Haut, Rezeptoren aus Muskelspindeln und Sehnen. Die Fasern liegen im N. trigeminus, aber auch im VII., IX. und X. Hirnnerven.

F08 ■

→ **Frage 5.85: Lösung B**

Der **N. trigeminus enthält bei** seinem **Austritt aus** dem **Gehirn keine parasympathischen Fasern**, sondern nur sensible/somatoafferente und speziell viszeroefferente Fasern. Ästen des N. trigeminus lagern sich allerdings viszeroefferente parasympathische Fasern an und benutzen diese Nervenäste als Leitschiene.

F08 ■

→ **Frage 5.86: Lösung B**

Beschrieben ist das **Bild einer kompletten Okulomotoriusparese** mit Schädigung der somatomotorischen und viszeroefferenten Fasern: es sind innere (M. sphincter pupillae und M. ciliaris) und äußere Augenmuskeln (Mm. recti medialis, superior und inferior, M. obliquus inferior) und auch der M. levator palpebrae superioris (Hebung oberes Augenlid) gelähmt. Nur noch die Funktion des M. rectus lateralis (N. abducens, Abduktion) und des N. trochlearis (M. obliquus superior – Senkung des Bulbus) sind erhalten. Daraus resultiert die klinische Symptomatik: **Ptosis** (das Augenlid kann nicht mehr gehoben werden), **fehlende Lichtreaktion** (weite Pupille, Akkommodation aufgehoben), **Bulbus schielt nach unten außen** (Lähmung der äußeren Augenmuskeln). Aufgrund der Ptose bei der kompletten Okulomotoriusparese nimmt der Patient die Doppelbilder nicht wahr.
Zu **(A)** und **(D)**: Bei der **Abduzensparese** kommt es zu Doppelbildern. Bei der **Trochlearisparese** tritt nur eine geringe Fehlstellung des Bulbus auf. Dieser steht auf der betroffenen Seite etwas höher.
Zu **(E)**: Eine komplette **N. opticus**-Läsion führt zu Blindheit auf dem betroffenen Auge.

H10 ■

→ **Frage 5.87: Lösung D**

Zu **(D)**: Der **N. oculomotorius führt** präganglionäre parasympathische **Fasern** aus dem Nucl. oculomotorius accessorius, die nach **Umschaltung im Ganglion ciliare** zum Auge ziehen und den M. sphincter pupillae und M. ciliaris versorgen. (Siehe auch Pupillenreflex. Hierzu wurden bereits Fragen in älteren Prüfungen gestellt.)
Zu **(A)** und **(E)**: Der **N. trochlearis** (E) und **N. abducens** (A) sind rein somatoefferente Nerven, die nur Augenmuskeln versorgen.
Zu **(B)**: Der **N. lacrimalis** erhält über den R. communicans postganglionäre parasympathische Fasern und leitet sie zur Tränendrüse (Tränenanastomose zwischen N. zygomaticus und N. lacrimalis; Umschaltung der Fasern aber im Ganglion pterygopalatinum).
Zu **(C)**: Ein Ast des **N. nasociliaris** (R. communicans cum ganglio ciliari) führt über das Ganglion ciliare (aber ohne Umschaltung!) sensible Fasern zum Augapfel.

V.18	**N. trigeminus**

Der **N. trigeminus (V)** ist ein gemischter Nerv. Er führt sensible (allgemein somatoafferente) Fasern in der Portio major und motorische (speziell viszeroefferente) Fasern in der Portio minor bzw. Radix motoria für die Kaumuskulatur. Der N. trigeminus ist der Nerv des 1. Pharyngealbogens.

- **Ursprung des N. trigeminus**

Radix motoria (Portio minor): Der motorische Kern für die Radix motoria liegt im Bereich der Pons (s. Abb. 9.4). Die dort entspringenden Fasern versorgen die *Kaumuskulatur* (M. masseter, M. temporalis, M. pterygoideus med. und lat.), den

M. mylohyoideus, den Venter ant. des M. digastricus, den M. tensor tympani und M. tensor veli palatini motorisch. Die Radix motoria lagert sich dann übergangsweise dem N. mandibularis an (s. u.).

Radix sensoria (Portio major): Im Ganglion trigeminale (Gasseri) liegen die pseudounipolaren Nervenzellen (Perikaryen) des 1. Neurons des Trigeminussystems. Es erfolgt dort keine Umschaltung. Das 1. Neuron zieht bis zu den sensiblen Kernen des N. trigeminus, welche sich vom Mittelhirn bis zum Zervikalmark erstrecken (Nucl. pontinus n. trigemini, Nucl. tractus mesencephalicus n. trigemini, Nucl. spinalis n. trigemini). Dort erst erfolgt die Umschaltung auf das 2. Neuron. Das Ganglion trigeminale ist somit funktionell einem Spinalganglion vergleichbar. Das Ganglion trigeminale liegt intrakraniell in einer Aussackung der Dura.

Die Afferenzen kommen von der Gesichtshaut (s. Abb. 5.18), von Zunge, Schleimhaut der Nase, der Mundhöhle, den Nasennebenhöhlen, den Zähnen usw.

Die Umschaltung der sensiblen Afferenzen auf das 2. Neuron erfolgt erst in den o. g. Kernen. Die Perikaryen des 1. Neurons liegen aber bereits intrakraniell im Ganglion trigeminale. Die Axone dieser pseudounipolaren Nervenzellen ziehen dann in den Hirnstamm (→ Umschaltung auf 2. Neuron).

Eine Ausnahme bilden die propriozeptiven Signale aus der Kaumuskulatur, den Zähnen und dem Kiefergelenk. Die propriozeptiven Fasern haben ihre Perikarya des 1. Neurons (pseudounipolare Neurone) gleich im Nucleus mesencephalicus n. trigemini, nicht im Ganglion trigeminale!

- **Verlauf des N. trigeminus:**
Radix motoria und Radix sensoria verlaufen gemeinsam und treten vorne am Pedunculus cerebellaris medius aus. Die Aufzweigung erfolgt erst nach dem Ganglion trigeminale in die 3 Hauptäste (Abgabe je eines Astes für die sensible Versorgung der Dura):
- **N. ophthalmicus (V$_1$)**
- **N. maxillaris (V$_2$)**
- **N. mandibularis (V$_3$)**
- **Trigeminusdruckpunkte:**
Die Trigeminusdruckpunkte (= Austrittsstellen des stärksten Hautnervs) jedes Trigeminusasts liegen auf einer Paramedianebene vertikal angeordnet:
- Foramen mentale (N. mentalis, Endast des N. alveolaris inferior – N. V$_3$)
- Foramen infraorbitale (N. infraorbitalis, aus N. V$_2$)
- Foramen supraorbitale (N. supraorbitalis, R. lateralis aus N. V$_1$)

(Der R. medialis n. supraorbitalis tritt im Foramen frontale, etwas weiter medial aus dem Schädel aus.)

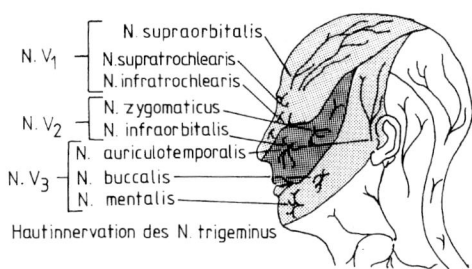

Abb. 5.18 N. trigeminus

N. ophthalmicus:
Rein sensibel, verläuft seitlich am Sinus cavernosus, gelangt durch die *Fissura orbitalis superior* in die Orbita, Aufspaltung in seine Äste:
- *N. lacrimalis* (Anlagerung sekretorischer Fasern für die Tränendrüse – Tränenanastomose, Versorgung von Konjunktiva, Tränendrüse, lat. Augenwinkel)
- *N. frontalis* (Stirnnerv, Hautinnervation, Aufteilung in N. supraorbitalis – Druckpunkt am Foramen supraorbitale – und N. supratrochlearis)
- *N. nasociliaris* (Aufteilung in Nn. ciliares longi, N. ethmoidalis ant. + post., N. infratrochlearis, Innervation von medialem Augenwinkel, Kornea, Konjunctiva, Nasenhöhle – N. ethmoidalis ant., Siebbeinzellen und Keilbeinhöhle)

N. maxillaris
Rein sensibel, zieht durch das Foramen rotundum in die Fossa pterygopalatina, dort Teilung in seine Endäste:
- *N. zygomaticus* (Haut über Jochbogen – N. zygomaticofacialis und über der Schläfe – N. zygomaticotemporalis, Anlagerung parasympathischer Fasern zum N. lacrimalis für die Tränendrüse)
- *N. infraorbitalis* (durch die Fissura orbitalis inferior in die Orbita, Haut der Wange, Unterlid, Oberlippe, Druckpunkt über Foramen infraorbitale; Rr. alveolares sup. für Zähne und Zahnfleisch des Oberkiefers, bilden den Plexus dentalis superior)
- *Rr. ganglionares* (Äste zum Ganglion pterygopalatinum über N. palatinus major und Nn. palatini minores, sensible Innervation von Gaumen, Gaumenbögen, Tonsillen, über Rr. nasales Teile der Nasenhöhle)

N. mandibularis
Der **N. mandibularis, N. V$_3$,** gelangt durch das Foramen ovale („**Mand**eln sind **oval**") und führt sensible Fasern für die Dura mater, Sinus sphenoidalis und Cellulae mastoideae, Wangenhaut und

schleimhaut, Zähne des Unterkiefers und der angrenzenden Gingiva, Haut an Kinn und Unterlippe, Mundbodenschleimhaut und vordere $^2/_3$ der Zunge. Ihm lagert sich die Radix motoria des N. trigeminus an und innerviert die Kaumuskulatur. Die Aufteilung in seine Endäste erfolgt nach dem Durchtritt durch das Foramen ovale in der Fossa infratemporalis.

Der N. mandibularis teilt sich in der Fossa infratemporalis in einen vorderen Stamm (vorwiegend motorisch) und einen hinteren Stamm (vorwiegend sensibel).

Aus dem vorderen Stamm (N. masticatorius) gehen hervor:

- N. massetericus (versorgt den M. masseter)
- Nn. temporales profundi (M. temporalis)
- Nn. pterygoidei mediales et laterales (Mm. pterygoidei medialis et lateralis)
- Äste für M. tensor tympani und M. tensor veli palatini
- N. buccalis – einziger *sensibler Nerv* dieses Anteils (!)

Aus dem hinteren Stamm gehen hervor:
- N. auriculotemporalis
- N. mylohyoideus (innerviert den gleichnamigen Muskel und vorderen Bauch des M. digastricus)
- N. lingualis
- N. alveolaris inferior: versorgt als stärkster Ast des N. mandibularis
  sensibel:
  – Zähne des Unterkiefers, Zahnhalteapparat und deren Zahnfleisch (Plexus dentalis inferior)
  – Schleimhaut der Unterlippe
  – Haut von Unterlippe und Kinn

Der *N.buccalis* innerviert sensibel die Wangenhaut, die Wangenschleimhaut sowie teilweise angrenzendes/bukkales Zahnfleisch des Unterkiefers.

Der *N. auriculotemporalis* versorgt sensibel die Haut der Schläfe sowie den Gehörgang und das Trommelfell.

Der *N. lingualis* versorgt sensibel die Zunge, hintere Mundhöhle und die Mundbodenschleimhaut.

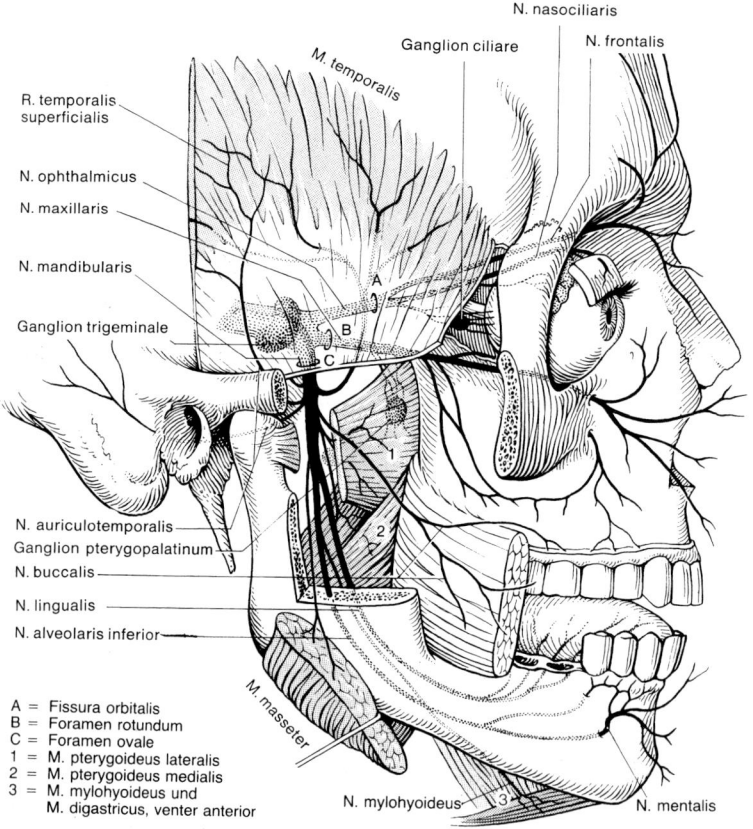

Abb. 5.**19** Verlauf und Aufzweigung des N. trigeminus
(Aus: Duus P., Neurologisch-topische Diagnostik, 2. Auflage 1980, Georg Thieme Verlag, Stuttgart, New York)

Klinischer Bezug

Trigeminusneuralgien sind chronische Schmerzerkrankungen mit plötzlich einschießenden, äußerst heftigen und streng einseitigen Schmerzattacken, die von autonomen Symptomen wie Tränenfluss begleitet sein können. Der 2. Trigeminusast ist häufiger als die 3. Ast betroffen, eher seltener der 1. Trigeminusast. Eine medikamentöse Therapie z. B. mit einem Antiepileptikum (Carbamazepin) wird zunächst versucht, danach kommen in schweren Fällen interventionelle Verfahren zum Einsatz. Reine Schmerzmittel (Analgetika) sind nicht wirksam.

Klinischer Bezug

Eine Leitungsanästhesie des N. alveolaris inferior wird von oral an seinem Eintritt in das Foramen mandibulae durchgeführt. Die Anästhesie betrifft die Zähne der ipsilateralen unteren Kieferhälfte sowie die entsprechende Hautseite von Unterlippe und Kinn.

H04 ■

→ **Frage 5.88: Lösung C**

Der Zugang zum Ganglion trigeminale erfolgt lateral des Mundwinkels schräg nach oben und medial. Man versucht unter Bildwandlerkontrolle das Foramen ovale zu erreichen. Das Foramen muss groß genug sein, um mit der schräg eingeführten Nadel das Ganglion zu erreichen. Bei perkutanem Zugang sind Richtungsänderungen schlecht möglich.

F08

→ **Frage 5.89: Lösung B**

Der N. trigeminus teilt sich nach dem Ganglion trigeminale in seine drei Äste (N. ophthalmicus, N. maxillaris, N. mandibularis). Der **N. alveolaris inferior** ist ein **Ast des N. mandibularis.** Der N. alveolaris inferior führt sensible und speziell viszeroefferente Fasern, **tritt durch** das **Foramen mandibulae** in die Mandibula ein, verläuft im Canalis mandibulae und tritt mit seinem Endast (N. mentalis) durch das Foramen mentale wieder aus dem Unterkiefer aus. Der N. alveolaris inferior **versorgt Zähne und Zahnfleisch des Unterkiefers sensibel.** Er führt auch motorische (speziell viszeroefferente) Fasern für den M. mylohyoideus und den Venter anterior m. digastrici.
Zu **(D):** Die parasympathischen Fasern für die Glandula sublingualis verlaufen mit dem N. lingualis, einem weiteren Ast des N. mandibularis (V3).

H07 ■

→ **Frage 5.90: Lösung C**

Das **Foramen infraorbitale** ist der Austrittspunkt des **N. infraorbitalis**, eines Astes des N. maxillaris. Weitere Trigeminusdruckpunkte sind das Foramen supraorbitale mit dem N. supraorbitalis aus dem N. frontalis (Ast des N. ophthalmicus, N. V1) und das Foramen mentale mit dem N. mentalis aus dem N. alveolaris inferior.

F06 ■

→ **Frage 5.91: Lösung B**

Das Ganglion geniculi bildet das **äußere Fazialisknie!**
Das **Ganglion geniculi** enthält *nur die Perikarya von Afferenzen,* nämlich die Perikarya der **Geschmacksleitung** aus der Chorda tympani (also vordere 2/3 der Zunge) und aus dem weichen Gaumen über den N. petrosus major.
Zu **(A):** Die Innervation der Glandula sublingualis erfolgt ebenfalls über präganglionäre Fasern aus dem Nucl. salivatorius sup. über N. intermedius, Chorda tympani, N. lingualis; die Umschaltung erfolgt im Ganglion submandibulare.
Zu **(D):** Die präganglionären Fasern (allgemein viszeroefferent) für die Tränendrüse kommen aus dem Nucl. salivatorius superior, die Umschaltung erfolgt dann im Ganglion pterygopalatinum. Siehe auch Kommentar zu Frage 5.139.

F07 ■

→ **Frage 5.92: Lösung E**

Das erste Neuron der **Geschmacksbahn** leitet die Afferenzen zum Nucl. tractus solitarii (Pars gustatoria). Die **Perikaryen** dieser pseudounipolaren Neurone (periphere Fortsätze in den Geschmacksknospen) liegen je nach zuleitendem Nerv (von vorne nach hinten an der Zunge) im:

- **Ganglion geniculi n. facialis** (Leitung über Chorda tympani, N. facialis, vordere 2/3 der Zunge),
- **Ganglion inferius** n. glossopharyngei (Leitung über N. glossopharyngeus, Papillae vallatae, hinteres Drittel der Zunge),
- **Ganglion inferius n. vagi** (Leitung über N. vagus, Epiglottis).

Siehe Prometheus, Lernatlas der Anatomie, Kopf, Hals und Neuroanatomie, 2. Auflage, Georg Thieme Verlag 2009, S. 442 f., 472.

F08 ■

→ **Frage 5.93: Lösung C**

Die geschilderte Symptomatik lässt auf eine Fazialisparese schließen. Bei entsprechend **proximaler Fazialisschädigung** (die auch den N. petrosus major betrifft) kann auch eine **Störung der Tränen-**

sekretion auftreten. Die präganglionären parasympathischen Fasern verlaufen über den N. intermedius und N. petrosus major zum Ganglion pterygopalatinum, nach Umschaltung Anlagerung der postganglionären parasympathischen Fasern an den N. zygomaticus, R. communicans, zum N. lacrimalis („Tränenanastomose") und zur Tränendrüse. Siehe Prometheus, Lernatlas der Anatomie, Kopf, Hals und Neuroanatomie, 2. Auflage, Georg Thieme Verlag 2009, S. 110.

Zu (A): Die Kontraktion des parasympathisch innervierten M. ciliaris bewirkt eine Akkommodation. Die präganglionären parasympathischen Fasern verlaufen mit dem N. oculomotorius zum Ganglion ciliare.

Zu (B): Bei einer Ptosis wäre der M. levator palpebrae superioris betroffen (Innervation durch N. oculomotorius).

Zu (D): Das Abweichen der Zunge beim Herausstrecken wäre ein Zeichen für eine Schädigung des N. hypoglossus (Zunge weicht beim Herausstrecken zur betroffenen Seite ab).

Zu (E): Ein Taubheitsgefühl der Unterlippe wäre ein Zeichen für eine Schädigung des N. alveolaris inferior. Der Endast tritt als N. mentalis durch das Foramen mentale.

F08
→ **Frage 5.94: Lösung E**

Die **Rr. mentales** zweigen nicht aus dem Plexus intraparotideus ab.

Zu (A)–(D): Die Fasern des **N. facialis** für die mimische Muskulatur bilden innerhalb der Parotis den **Plexus intraparotideus**. Es lassen sich Rr. temporales (A), Rr. zygomatici (B), Rr. buccales (C) und ein R. marginalis mandibulae (D) unterscheiden. Die Äste sind bei der Chirurgie der Parotis bedeutsam. Sie müssen geschont werden, damit es nicht zu Lähmungen der mimischen Muskulatur kommt.

H05 H02 ■
→ **Frage 5.95: Lösung C**

Bei dem dargestellten Symptomenkomplex handelt es sich um eine periphere **Fazialisparese** bei Schädelbasisbruch. Der Ort der Schädigung liegt nach dem Abgang des N. stapedius (Hörempfinden unverändert), vor dem Abgang der Chorda tympani (Geschmacksempfindung der vorderen Zungenhälfte gestört), also im Fazialiskanal vor dem Austritt des Nervs aus dem Foramen stylomastoideum. Die schlaffe einseitige Gesichtslähmung spricht für eine Schädigung der motorischen Fazialisfasern, die die Gesichtsmuskulatur versorgen. Siehe hierzu auch Lerntext V.19. Um sich den Verlauf des N. facialis im Felsenbein nochmals anzuschauen, sind folgende Abbildungen geeignet: Lernatlas der Anatomie, Kopf, Hals und Neuroanatomie, 2. Auflage, Georg Thieme Verlag 2009, S. 131, 110.

H06 ■
→ **Frage 5.96: Lösung D**

Bei einer **peripheren Fazialisparese** ist je nach Ort der Schädigung mit einer gestörten Tränensekretion (E), einer Geschmacksstörung (A), einer Hyperakusis (B) und/oder einer Lähmung der mimischen Muskulatur (C) zu rechnen. Die entsprechenden Prüfungen werden in der Frage vorgestellt. Wenig hilfreich ist die Prüfung des M. temporalis (D), da dieser – weil er zur Kaumuskulatur gehört – motorisch von der Radix motoria des N. trigeminus versorgt wird, also bei einer Fazialisparese nicht betroffen sein kann.

V.19	Fazialisparese

1. **Periphere** Fazialislähmung: Die Symptome der peripheren Fazialislähmung sind je nach Ort der Schädigung unterschiedlich (Abb. 5.20):

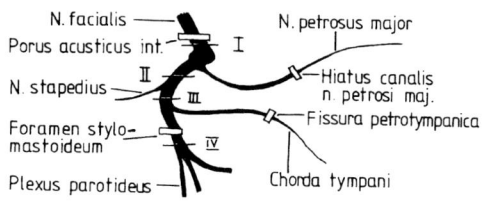

Abb. 5.20 Verzweigung des N. facialis

Ort der Schädigung Symptome	I	II	III	IV
Gestörte Tränensekretion	+	–	–	–
Hyperakusis	+	+	–	–
Geschmacksstörung	+	+	+	–
Schlaffe Lähmung der mimischen Muskulatur	+	+	+	+

Symptome bei Fazialislähmung

2. **Zentrale** Fazialislähmung: Sie unterscheidet sich von der peripheren Schädigung am Ort I dadurch, dass der „Stirnfazialis" erhalten bleibt. Der Grund dafür liegt in einem bilateralen Faseraustausch zwischen den vorderen Fazialiskernen mit der Großhirnrinde, dem **Tractus corticonuclearis**.

F01 ■
→ **Frage 5.97: Lösung C**

Der N. glossopharyngeus führt motorische, sekretorische (viszeroefferente) und sensible Fasern sowie Geschmacksfasern aus dem hinteren Zungendrittel (speziell viszeroafferent).

Die sensible Versorgung aus dem N. glossopharyngeus umfasst folgende Gebiete:
- hinteres Zungendrittel (Rr. linguales),
- Schleimhaut der Paukenhöhle (Plexus tympanicus),
- Gaumenmandelbucht (Rr. tonsillares),
- Pharynxschleimhaut (Plexus pharyngealis),
- Glomus caroticum (R. sinus carotici),
- Tuba auditiva proximal (R. tubarius aus dem Plexus tympanicus).

Zu **(A)**: Rr. pharyngei versorgen motorisch den M. constrictor pharyngis superior und teilweise Muskulatur des weichen Gaumens und beteiligen sich mit am Plexus pharyngeus (M. constrictor pharyngeus medius).

Zu **(B)**: N. tympanicus, Anteil am Plexus tympanicus, der die Paukenhöhle sensibel innerviert. Abzweigung eines Astes (R. tubarius) für den proximalen Teil der Tuba auditiva.

Zu **(C)**: Die Schleimhaut des Kehlkopfs wird vom N. laryngeus superior oberhalb der Stimmritze, vom N. laryngeus inferior (aus dem N. laryngeus recurrens) unterhalb der Stimmritze sensibel und sekretorisch innerviert. Beides sind Äste des **N. vagus.**

Zu **(D)**: Die parasympathische Innervation der Gl. parotidea entstammt dem Nucl. salivatorius inf. und verläuft über den N. glossopharyngeus.

Zu **(E)**: Der R. sinus carotici zieht zum Glomus caroticum und Sinus caroticus zusammen mit sympathischen Fasern und Fasern aus dem N. laryngeus superior.

Klinischer Bezug

Der R. internus des N. laryngealis superior, der als kleine Falte der ventralen Wand des Recessus piriformis unter der Schleimhaut verläuft, kann im Recessus piriformis durch Fremdkörper gereizt werden (Husten- und Würgereflexe). Mit Hilfe des Recessus piriformis wird der Speisebrei beim Schlucken am Kehlkopfeingang vorbei in den Ösophagus geleitet.

F10 ■■
→ **Frage 5.98: Lösung B**

Zu **(B)**: Der **Ncl. ambiguus** ist der Kern für die **speziell viszeroefferenten Fasern** zum N. vagus und zum N. glossopharyngeus. Diese Fasern **versorgen** die Pharynxmuskulatur und Muskeln des weichen Gaumens sowie über den N. vagus (→ N. laryngeus superior und recurrens) die **Kehlkopfmuskulatur.** Aus diesem Kern stammen auch die Fasern für die Radix cranialis des N. accessorius, die sich aber dem N. vagus anlagert und ebenfalls für die Kehlkopfmuskulatur zuständig ist.

Zu **(A)**: Der **Ncl. dorsalis n. vagi** ist ein somatotop gegliederter, viszeromotorischer Kern, der präganglionäre parasympathische Fasern zur Organversor-

gung abgibt (Versorgung der Brust- und Bauchorgane).

Zu **(C)**: Im **Ncl. tractus solitarii** enden allgemein viszeroafferente Fasern des N. vagus aus den Verdauungsorganen und speziell viszeroafferente Geschmacksfasern (z. B. aus der Chorda tympani), aber auch kardiovaskuläre Afferenzen und einige somatoafferente Fasern des N. glossopharyngeus.

Zu **(D)**: Der **N. facialis** innerviert mit seinem genannten, speziell viszeroefferenten Hauptkern die mimische Muskulatur und das Platysma, nicht jedoch die Kehlkopfmuskulatur.

F02 ■
→ **Frage 5.99: Lösung E**

Die Reize aus dem **Glomus caroticum** (hier wird speziell nach den Chemorezeptoren gefragt, die den arteriellen pO_2 bzw. pCO_2 des Blutes registrieren) gelangen über den N. glossopharyngeus (R. sinus carotici) ebenfalls zum Nucleus solitarius der Medulla oblongata, wo sie umgeschaltet werden. Der **R. sinus carotici** des N. glossopharyngeus enthält viszerosensible Fasern, die sowohl in der Wand des Sinus caroticus (an der Karotisgabel) Afferenzen aus Pressorezeptoren (Blutdruck) als auch im Glomus caroticum Afferenzen aus Chemorezeptoren (Anstieg des pCO_2 des Blutes, Abfall des pO_2) leiten.

N. glossopharyngeus, restliche Innervation:
motorisch: Schlundschnürer (Pharynxmuskulatur)
            M. stylopharyngeus
sensibel: Pharynxschleimhaut
            Tonsillen
            Tuba auditiva
            Paukenhöhle
            hinteres Zungendrittel
sensorisch: Geschmacksfasern (Papillae vallatae)
viszeroefferent: sekretorische Fasern für die
            Ohrspeicheldrüse

F01 ■
→ **Frage 5.100: Lösung D**

Der rechte Vagus zieht im Hiatus oesophageus als Truncus vagalis posterior durch das Zwerchfell, zusammen mit dem Ösophagus und dem Truncus vagalis anterior (aus dem linken Vagus). Siehe auch Lerntext VI.3.

Zu **(E)**: Der N. vagus versorgt viszeroefferent/parasympathisch den Darm bis etwa zu einem Punkt zwischen mittlerem und linkem Drittel des Colon transversum (Cannon-Böhm-Punkt).

F07
→ **Frage 5.101: Lösung E**

Die **Elektrostimulation des N. vagus** mittels eines implantierten „Schrittmachers" ist eine schon häufig angewandte palliative Methode zur Therapie von Epilepsien. Diese Methode reduziert die Zahl medikamentös nicht oder schlecht behandelbarer und operativ nicht gut angehbarer Anfälle. Man diskutiert eine Anfallsregulation über die 80 % afferenten Fasern des N. vagus über das noradrenerge System und die Beteiligung des Locus coeruleus. Es wird auf der linken Seite (eine Stimulation des rechten Vagus hätte mehr kardiale Nebenwirkungen) unterhalb des Schlüsselbeins ein Pulsgenerator – ähnlich einem Herzschrittmacher – eingepflanzt, die Stimulationselektrode liegt um den linken N. vagus. Nebenwirkungen sind Heiserkeit, Kribbeln im Halsbereich, Husten, Schluckbeschwerden. Die Stimulation erfolgt dauerhaft in bestimmten Stromstärken und Intervallen.

Der **N. vagus** hat mehrere unterschiedliche Faserqualitäten, vorherrschend aufgrund des großen Ausbreitungsgebietes sind die **allgemein viszeroafferenten (sensorischen) Fasern**. Dieser Fasern haben den größten Anteil (ca. 80 %) am Halsteil des N. vagus, ihre Perikaryen liegen im Ganglion inferius. Die Anteile des N. vagus zur Wiederholung:

- **allgemein viszeroefferent** (präganglionär parasympathisch, Nucl. dorsalis n. vagi, Fasern für glatte Muskulatur und Drüsen) → parasympathische Fasern für Brust- und Baucheingeweide (Bronchialsystem, Magen-Darm-Trakt bis zur linken Kolonflexur, Cannon-Böhm-Punkt, Vagusfasern für den Plexus cardiacus – Herzfrequenz),
- **speziell viszeroefferent** (motorische Fasern für quergestreifte Kiemenbogenmuskulatur, 4. Pharyngealbogen, Nucleus ambiguus) → Pharynx- und Larynxmuskulatur,
- **somatoafferent** (sensible Faserqualitäten, **Ganglion superius n. vagi**, zentrale Fasern zum Nucl. spinalis n. trigemini) → Sensibilität vom äußeren Gehörgang und Meningen der hinteren Schädelgrube,
- **allgemein viszeroafferent** (**Ganglion inferius n. vagi** zum Nucl. tractus solitarii) → Viszeroafferenzen aus Brust- und Baucheingeweiden, unterer Pharynxbereich, Larynxschleimhaut oberhalb und unterhalb der Stimmritze sowie Pressorezeptoren des Aortenbogens und Chemorezeptoren des Glomus aorticum,
- **speziell viszeroafferent** (Geschmacksfasern aus dem Ganglion inferius n. vagi zum Nucl. tractus solitarii) → Geschmacksknospen der Epiglottis.

H07 ■

→ **Frage 5.102: Lösung B**

Siehe Kommentar zu Frage 5.101.
Eine Stimulation des rechten N. vagus hätte mehr kardiale Nebenwirkungen wie eine Bradykardie **(Vaguswirkung innerhalb des Plexus cardiacus: negative Chronotropie am Sinusknoten)** und eine negativ dromotrope Wirkung am AV-Knoten zur Folge.

H08

→ **Frage 5.103: Lösung D**

Bei der **Stimmbildung** und dem einleitenden Glottisverschluss durch den M. cricoarytaenoideus lateralis (Phonationsmuskel) kommen die inneren Kehlkopfmuskeln zum Tragen. Diese werden durch den **N. laryngeus recurrens** versorgt, dessen Neurone – speziell viszeroefferent – aus dem **Nucl. ambiguus** stammen.

Zu **(A)**: Im **Ganglion inferius n. vagi** liegen pseudounipolare Perikarya der Afferenzen, die die Geschmacksknospen auf der Epiglottis versorgen sowie Perikarya von Afferenzen aus Pharynx- und Larynxschleimhaut, aus Brust- und Baucheingeweiden sowie Baro- und Chemorezeptoren (z. B. Glomus aorticum). Die zentralen Afferenzen dieser Perikarya enden im Nucl. tractus solitarii.

Zu **(B)**: Im **Nucl. tractus solitarii** enden allgemein viszeroafferente Fasern des N. vagus aus den Verdauungsorganen und speziell viszeroafferente Geschmacksfasern (z. B. aus der Chorda tympani), aber auch kardiovaskuläre Afferenzen und einige somatoafferente Fasern des IX. Hirnnervs.

Zu **(C)**: Der **Nucl. dorsalis n. vagi** enthält parasympathische Neurone für den N. vagus (Versorgung der Brust- und Bauchorgane).

H08 ■■

→ **Frage 5.104: Lösung A**

Das **Trigonum colli laterale** (auch Regio cervicalis lateralis genannt) wird gebildet durch den Hinterrand des M. sternocleidomastoideus, den Vorderrand des M. trapezius und die Klavikula. In dieser Region ist von den genannten Nerven am ehesten der **N. accessorius** zugänglich und gefährdet. Dieser Nerv verläuft unter dem M. sternocleidomastoideus (motorische Äste), dann weiter auf dem M. levator scapulae im seitlichen Halsdreieck zum M. trapezius (dort gemeinsame Innervation mit Ästen des Plexus cervicalis). Die Schädigung des Nervs führt zu Defiziten bei der Drehung des Schulterblattes und damit zu Schwierigkeiten bei der Hebung des Armes über die Horizontale (Voraussetzung für eine Elevation des Armes ist eine Drehung der Skapula durch den M. serratus ant. und M. trapezius; zuvor wird der Arm durch andere Muskeln – u. a. M. deltoideus – abduziert). Zur Topografie siehe Prometheus, Lernatlas der Anatomie, Kopf, Hals und Neuroanatomie, 2. Auflage, Georg Thieme Verlag 2009, S. 3, 202, 118. Zum Plexus brachialis siehe auch Prometheus, Lernatlas der Anatomie, Allgemeine Anatomie und Bewegungssystem, 2. Auflage, Georg Thieme Verlag 2007, S. 355.

Zu **(B)**: Der **N. suprascapularis** gehört mit dem N. thoracicus longus zur Pars supraclavicularis des Plexus brachialis. Beide Nerven sind bei Eingriffen im seitlichen Halsdreieck nicht gefährdet. Dieser Nerv innerviert die Mm. supraspinatus und infraspinatus, was bei Schädigung zu einer Schwächung der Abduktion und Außenrotation des Armes führt. Gefährdet ist dieser Nerv im Verlauf in der Incisura scapulae.

Zu **(C)**: Der **N. axillaris** innerviert den M. deltoideus und ein sensibles Areal über dem lateralen Oberarm. Der Nerv wird bei der geschilderten Operation nicht tangiert, da der Plexus brachialis weiter kaudal verläuft. Bei Schulterluxationen oder Oberarmfrakturen ist der N. axillaris am ehesten gefährdet.

Zu **(D)**: Bei einer Schädigung des **N. thoracicus longus** tritt eine Scapula alata durch Lähmung des M. serratus anterior auf.

Zu **(E)**: Der **N. thoracodorsalis** zählt zu den kurzen Ästen der Pars infraclavicularis des Plexus brachialis. Er innerviert den M. latissimus dorsi.

5.6 Halsnerven

H98 ■■

→ **Frage 5.105: Lösung C**

Der N. occipitalis minor gehört zur Radix sensoria des Plexus cervicalis, der sich aus den Rami ventrales der Spinalnerven zusammensetzt. Die Radix sensoria tritt mit 4 Hauptstämmen (N. occipitalis minor, N. auricularis magnus, N. transversus colli und Nn. supraclaviculares) am Punctum nervosum am Hinterrand des M. sternocleidomastoideus aus. Der N. occipitalis minor führt Fasern aus C2–C3 und versorgt die seitliche Hinterhauptsregion sensibel. Alle übrigen Nerven entstammen den Rr. dorsales.

F84

→ **Frage 5.106: Lösung E**

Die **Ansa cervicalis (profunda)** innerviert die untere Zungenbeinmuskulatur. Dazu gehören neben dem M. sternohyoideus der M. thyrohyoideus, M. sternothyroideus und der M. omohyoideus.
Zu den anderen Aussagen:

Muskel	Nerv
M. stylohyoideus	N. facialis
M. styloglossus	N. hypoglossus
M. stylopharyngeus	N. glossopharyngeus
M. cricoarytenoideus lat.	N. laryngeus inf.

Die Ansa cervicalis (profunda) setzt sich aus Rr. ventrales des Plexus cervicalis zusammen. Die obere Wurzel enthält Fasern aus C1, die sich vorübergehend dem N. hypoglossus anlagern. Sie bilden eine Nervenschlinge mit Fasern aus C2–C3 (siehe Abb. 5.21).

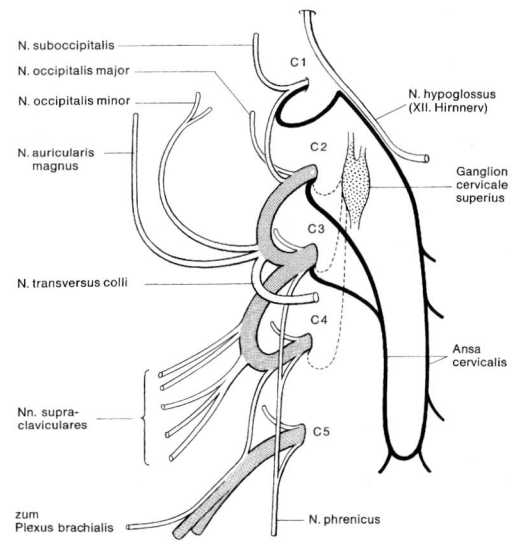

Abb. 5.21 Ansa cervicalis
(Aus: Duus P, Neurologisch-topische Diagnostik, 2. Auflage 1980, Georg Thieme Verlag, Stuttgart, New York)

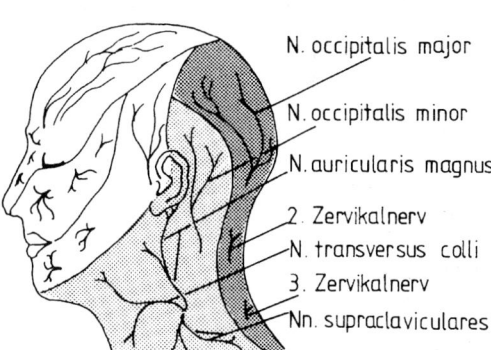

Abb. 5.22 Sensible Innervation von Kopf und Hals

F02 ■

→ **Frage 5.107: Lösung E**

Die Radix sensoria des Plexus cervicalis tritt mit 4 Hauptstämmen (N. occipitalis minor, N. auricularis magnus, N. transversus colli und Nn. supraclaviculares) am Punctum nervosum am Hinterrand des M. sternocleidomastoideus aus. Die Äste, die am Punctum nervosum austreten, bilden die 4 *sensiblen* Hauptstämme des Plexus cervicalis, die den Kieferwinkel, die Haut hinter dem Ohr und die Haut des seitlichen und vorderen Halsdreiecks innervieren. Siehe Abb. 5.22.
Die Schläfenregion wird von Ästen des N. trigeminus sensibel versorgt (N. maxillaris, N. mandibularis, siehe den ausführlichen Lerntext V.18).

> **Merke!**
> Hautäste des Plexus cervicalis (am Punctum nervosum (Erb)):
> **Ob** mich   N. **o**ccipitalis **mi**nor
> **Au**rora   N. **au**ricularis magnus
> **t**rotzdem   N. **t**ransversus colli
> **su**cht?   Nn. **su**praclaviculares

5.7 Vegetative Innervation an Kopf und Hals

F07 ■

→ **Frage 5.108: Lösung C**

Das **Ganglion stellatum** entsteht durch die Verschmelzung des Ganglion cervicale inferius mit dem ersten Thorakalganglion, es liegt **auf Höhe des ersten Rippenköpfchens**.
Wichtig zu merken ist, dass die präganglionären sympathischen Fasern für den Kopf aus den *Seitenhörnern* des Rückenmarks, also aus dem oberen Thorakalmark, stammen. Dabei erhält das Ganglion cervicale superius präganglionäre Fasern aus den Segmenten C8–Th3, das Ganglion cervicothoracicum (stellatum) Fasern aus den Segmenten Th2–Th7. Das Ganglion cervicale medium ist deutlich kleiner als die beiden anderen genannten und kann sogar fehlen. Die Perikaryen dieser präganglionären Neurone liegen im Nucleus intermediolateralis des Seitenhorns.
Der zervikale Teil des Grenzstrangs reduziert sich auf die drei Ganglien:
Ganglion cervicale superius, medius und Ganglion stellatum (Verschmelzung mit dem ersten Thorakalganglion).

Klinischer Bezug
Eine **Stellatumblockade** kann beispielsweise nach versehentlicher intraarterieller Injektion verschiedener Substanzen indiziert sein (ultima ratio!). Eine Stellatumblockade schaltet die sympathische Innervation der Arterien des Armes aus, es resultiert eine relative Gefäßerweiterung und damit wieder eine Durchblutungssteigerung.

Klinischer Bezug
Das **Horner-Syndrom** (Ptosis – herabhängendes Augenlid, Miosis – Engstellung der Pupille, Enophthalmus) kommt durch eine Schädigung der sympathischen Fasern zum Auge zustande. Die Ursache kann in einer *zentralen Schädigung* liegen (Verlauf der zentralen Sympathikusbahn über Hypothalamus – Mittelhirn – Formatio reticularis pontis – Medulla oblongata bis zum Centrum ci-

liospinale im Seitenhorn des Rückenmarks C8–Th2), die dann aber immer mit einer ipsilateralen Schweißsekretionsstörung an Kopf, Arm und oberem Rumpf einhergeht. Eine weitere Ursache ist die Schädigung der *präganglionären Fasern* zwischen Rückenmark und Ganglion cervicale superius (ohne begleitende Schweißsekretionsstörung). Eine Schädigung der **postganglionären Fasern** aus dem oberen Zervikalganglion führt ebenfalls zum Horner-Syndrom (zusammen mit einer ipsilateralen Schweißsekretionsstörung in Gesicht und Hals).

H99

→ **Frage 5.109: Lösung C**

Das **Ganglion cervicale superius** gibt wie alle sympathischen Zervikalganglien Fasern zum Herzen ab. Zusätzlich ziehen Fasern zur A. carotis interna und externa. Sie bilden dort einen Plexus und ziehen weiter zu den parasympathischen Kopfganglien (Ganglion ciliare, pterygopalatinum, oticum und submandibulare).
Weiter postganglionäre Fasern gelangen zur V. jugularis, zum Glomus caroticum und zum Plexus pharyngeus. Die präganglionären Fasern für das Auge zum M. dilatator pupillae (D) kommen aus dem Centrum ciliospinale (C8–Th2) und gelangen über Rr. communicantes zum Ganglion cervicale superius, wo sie umgeschaltet werden.
Das **Ganglion cervicale medius** gibt neben Fasern zum Plexus cardiacus Fasern zur A. thyroidea inferior ab, die weiter zur Schilddrüse ziehen.
Das **Ganglion cervicale inferius** ist oft mit dem ersten Thorakalganglion verschmolzen und heißt dann Ganglion stellatum. Es gibt Fasern zum Plexus cardiacus, zum Plexus pulmonalis, zur A. subclavia und zur A. vertebralis ab.

Klinischer Bezug
Eine Reizung des Sympathikus bewirkt eine Mydriasis (Merkhilfe: „schreckgeweitete Augen"), d. h. eine Kontraktion des M. dilatator pupillae. Den gleichen Effekt erreicht man durch Parasympathikolyse (d. h. mit Medikamenten wie Atropin).

V.20   Chorda tympani

Die **Chorda tympani** gehört zum sekretorisch-parasympathischen und sensorischen Anteil des N. facialis (VII), dem **N. intermedius**.
Die Chorda tympani enthält Geschmacksfasern (sensorisch, afferent) von den vorderen $^2/_3$ der Zunge sowie präganglionäre parasympathische

Fasern, die ohne Umschaltung am Ganglion geniculi vorbeilaufen, im Ganglion submandibulare umgeschaltet werden und die Gl. submandibularis, Gl. sublingualis und Gll. linguales anteriores sekretorisch versorgen. Die postganglionären parasympathischen (sekretorischen) Fasern und die Geschmacksfasern verlaufen dann weiter mit dem N. lingualis.

Die **Geschmacksfasern** leiten ihre Afferenzen aus den Papillae fungiformes zum Ganglion geniculi; dort liegen die Perikaryen des 1. Neurons, deren zentraler Fortsatz zum Nucl. solitarius gelangt, wo die Umschaltung auf das 2. Neuron stattfindet.

Die Chorda tympani trennt sich innerhalb des Canalis facialis oberhalb des Foramen stylomastoideum vom N. facialis, verläuft unter der Schleimhaut durch die Paukenhöhle, und zwar zwischen Hammergriff und langem Ambossschenkel.

Im weiteren Verlauf tritt die Chorda tympani durch die Fissura petrotympanica und lagert sich dem N. lingualis an.

Klinischer Bezug

Die Chorda tympani ist bei der Otoskopie in einer Schleimhautfalte der Pars flaccida des Trommelfells zu erkennen.

H10 ■

→ **Frage 5.110: Lösung A**

Zu **(A)**: Das **Ganglion geniculi enthält nur die Perikarya von Afferenzen**, nämlich die Perikarya der Geschmacksleitung aus der Chorda tympani (→ vorderes 2/3 der Zunge) und aus dem weichen Gaumen über den N. petrosus major. Das Ganglion geniculi bildet das äußere Fazialisknie! Das erste Neuron der Geschmacksbahn leitet die Afferenzen zum Nucl. tractus solitarii (Pars gustatoria). Die **Perikaryen dieser pseudounipolaren Neurone (periphere Fortsätze in den Geschmacksknospen) liegen** je nach zuleitendem Nerv (von vorne nach hinten an der Zunge) **im:**

- **Ganglion geniculi** n. facialis (Leitung über Chorda tympani, N. facialis, vordere 2/3 der Zunge),
- Ganglion inferius n. glossopharyngei (Leitung über N. glossopharyngeus, Papillae vallatae, hinteres Drittel der Zunge),
- Ganglion inferius n. vagi (Leitung über N. vagus, Epiglottis).

Siehe Prometheus, Lernatlas der Anatomie, Kopf, Hals und Neuroanatomie, 2. Auflage, Georg Thieme Verlag 2009, S. 170.

Zu **(B)** - **(E)**: Die hier genannten Drüsen – **Gl. lacrimalis** (B), **Gl. parotidea** (C), **Gl. sublingualis** (D), **Gl. submandibularis** (E) - erhalten allgemein **viszeroefferente Fasern**!

H01 ■ ■

→ **Frage 5.111: Lösung C**

Über den **N. intermedius** werden letztlich die Glandula sublingualis und submandibularis parasympathisch versorgt (Ganglion submandibulare) sowie über das Ganglion pterygopalatinum die Tränendrüse und Glandulae palatinae (und Gll. nasales). Lediglich die in der Frage genannte **Gl. parotis** erhält ihre parasympathischen Fasern über den N. glossopharyngeus.

Siehe auch Lerntext V.21.

H09 ■ ■

→ **Frage 5.112: Lösung C**

Zu **(C)**: Die **parasympathische** (sekretorische) **Innervation** der **Glandula parotidea** entstammt dem **N. glossopharyngeus**. Die präganglionären Fasern ziehen zunächst im Plexus tympanicus und dann als N. petrosus minor zum **Ganglion oticum**. Die postganglionären Fasern verlaufen zunächst mit dem N. auriculotemporalis und gelangen mit dem Plexus parotideus des N. facialis zur Ohrspeicheldrüse (Jacobson-Anastomose). Im Nucleus salivatorius inferior liegen die Kerne der präganglionären Fasern für die Glandula parotidea.

Zu **(A)**: Das **Ganglion cervicale superius**: sympathisches Ganglion, gibt Fasern ab → über die A. carotis interna zu Kopfganglien → Innervation von Auge, Tränen- und Speicheldrüsen sowie Kopfgefäßen.

Zu **(B)**: **Ganglion ciliare**: präganglionäre parasympathische Fasern aus dem Nucl. oculomotorius accessorius (Edinger-Westphal) → nach Umschaltung über Nn. ciliares breves zum Auge (für M. sphincter pupillae, M. ciliaris).

Zu **(D)**: **Ganglion pterygopalatinum**: sekretorische, präganglionäre parasympathische Fasern aus dem Nucl. salivatorius superior → über N. intermedius und N. petrosus major → zur Tränendrüse (Tränenanastomose), Gll. nasales und Gll. palatinae.

Zu **(E)**: **Ganglion submandibulare**: präganglionäre parasympathische Fasern aus Nucl. salivatorius superior → über N. intermedius und Chorda tympani → Innervation von Gl. sublingualis und Gl. submandibularis.

H09 ■

→ **Frage 5.113: Lösung C**

Zu **(C)**: Der **Nucl. salivatorius inferior** ist der **parasympathische Kern** für die **Glandula parotidea**.

Zu **(A)**, **(B)**, **(D)** und **(E)**: Der **Nucl. salivatorius superior** liefert die präganglionären parasympathischen Fasern für die **Glandula lacrimalis** (A), **Glandula submandibularis** (E), **Glandula sublingualis** (D) und **Drüsen der Nasen- und Mundschleimhaut** (B).

V.21 Parasympathische Kopfganglien

Jedes parasympathische Kopfganglion hat drei Wurzeln: parasympathisch, sympathisch und sensibel. Im Ganglion selbst wird jedoch nur die parasympathische Wurzel umgeschaltet, die sympathischen Fasern kommen bereits postganglionär (Umschaltung im Ganglion cervicale sup. des Sympathikus) zum Kopfganglion, auch die sensiblen Fasern durchlaufen das Ganglion ohne Unterbrechung. (Die Nummern in Klammern beziehen sich auf die Abbildung 5.23.)

Ganglion	Lage	Ursprung der Fasern	Innervation von	Bemerkungen
Ganglion pterygopalatinum (23)	Fossa pterygopalatina, kurz unterhalb des N. maxillaris nach seinem Durchtritt durch das Foramen rotundum	• präganglionäre parasympathische Fasern aus dem Nucl. salivatorius superior über den N. intermedius und N. petrosus major **(43)** → Umschaltung • sympathische Fasern vom Plexus caroticus int. (Umschaltung im Ganglion cervicale superius) → N. petrosus prof. **(21)**, vereinigt sich mit der Radix facialis zum N. canalis pterygoidei **(20)** • sensible Wurzel: Nn. ganglionares des N. maxillaris **(19)**	sekretorische Fasern für die *Tränendrüse* **(6)** Gll. palatinae, Gll. nasales	Tränenanastomose: postganglionäre parasympathische Fasern lagern sich dem N. zygomaticus **(18)** an, über N. zygomaticofacialis **(17)** R. communicans **(7)** zum N. lacrimalis **(5)** und zur Tränendrüse
Ganglion oticum (32)	liegt dem N. mandibularis kaudal des Foramen ovale an	• präganglionäre parasympathische Fasern aus dem Nucl. salivatorius inf. über den N. glossopharyngeus **(36** – Ggl. inf.)**, Nervus tympanicus **(38)** und Plexus tympanicus **(39)** bilden den N. petrosus minor **(40)** • sympathische Fasern vom Plexus der A. meningea media (Umschaltung im Ganglion cervicale superius) • sensible Wurzel: aus dem N. mandibularis	sekretorische Fasern für die Parotis (Glandula parotidea) **(31)**	Jacobson-Anastomose: postganglionäre parasympathische Fasern lagern sich dem N. auriculotemporalis **(33)** an, dann über Rr. communicantes **(35)** zum N. facialis **(34)**; Verzweigung im Plexus parotideus
Ganglion ciliare (10)	lateral des N. opticus hinten in der Orbita	• präganglionäre parasympathische Fasern aus dem Nucl. oculomotorius acc. (Edinger-Westphal) **(2)** mit dem N. oculomotorius zum Ganglion **(13)** • sympathische Fasern vom Plexus caroticus int. (Umschaltung im Ganglion cervicale superius) **(12)** • sensible Fasern als Radix nasociliaris **(11)** • nach Umschaltung ziehen Nn. ciliares breves **(9)** zum Auge	M. sphincter pupillae, M. ciliaris (parasympathisch), M. dilatator pupillae (sympathisch)	
Ganglion submandibulare (28)	Oberrand der Gl. submandibularis	• präganglionäre parasympathische Fasern aus dem Nucl. salivatorius sup. über den N. intermedius (VII) und die Chorda tympani **(41)** zum N. lingualis **(24)** → nach Umschaltung Rr. glandulares **(27)** zu den Drüsen • sympathische Fasern aus dem Plexus der A. facialis • sensible Wurzel aus dem N. lingualis	Gl. submandibularis **(26)**, Gl. sublingualis **(25)**	

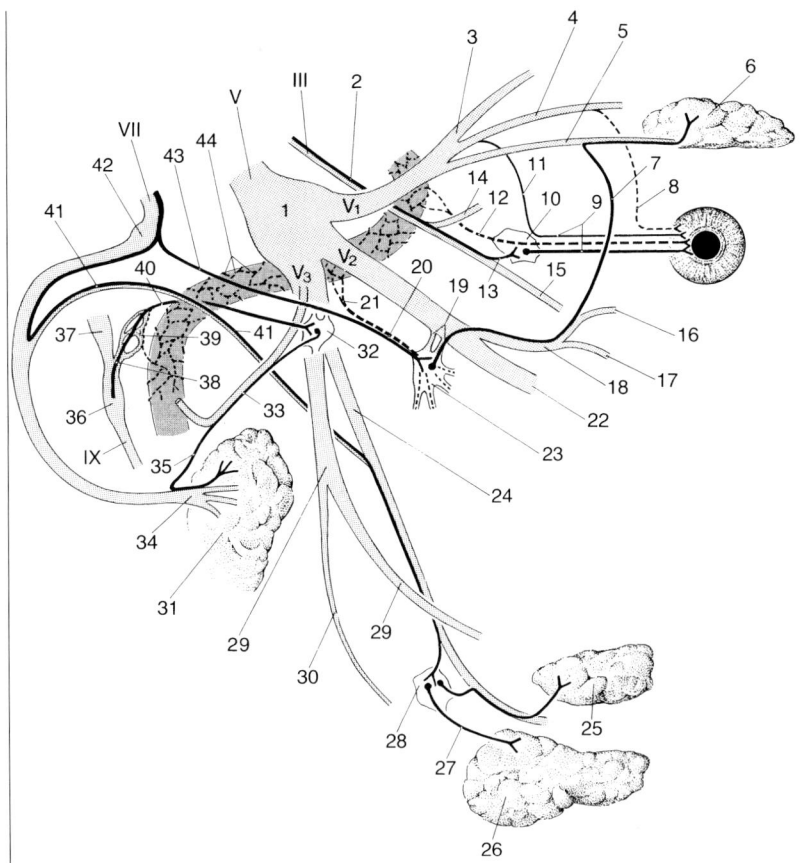

Abb. 5.**23** Parasympathische Kopfganglien
(Aus: Frick H, Leonhardt H, Starck P.: Spezielle Anatomie II, 4. Auflage 1992, Georg Thieme Verlag, Stuttgart, New York)

 1 Ganglion trigeminale
 3 N. frontalis
 4 N. nasociliaris
14 R. superior n. oculomotorii
15 R. inferior n. oculomotorii
16 N. zygomaticotemporalis
17 N. zygomaticofacialis
18 N. zygomaticus
22 N. infraorbitalis
29 N. alveolaris inf.
30 N. mylohyoideus
37 Ganglion sup. n. glossopharyngei
42 Ganglion geniculi
44 A. cariotis interna und Plexus caroticus

F06 ■

→ **Frage 5.114: Lösung C**

Die Glandula submandibularis und die Glandula sublingualis werden über das Ganglion submandibulare innerviert. Dies ist die einzig gültige Kombination.

Das Ganglion oticum innerviert die Glandula parotidea, das Ganglion pterygopalatinum neben der Tränendrüse noch Glandulae nasales und Glandulae palatinae.
Siehe hierzu Lerntext V.21.

F10 ■

→ **Frage 5.115: Lösung C**

Zu **(C)**: Der **Ramus communicans zwischen N. zygomaticus und N. lacrimalis** gehört zur **Tränenanastomose**:
Die **präganglionären parasympathischen Nervenfasern** der Glandula lacrimalis entstammen dem **N. intermedius**, einem Teil des N. facialis. Sie verlassen den N. facialis am Ganglion geniculi als N. petrosus major durch den Hiatus canalis n. facialis. In der Fossa pterygopalatina werden die präganglionären parasympathischen Fasern im Ganglion pterygopalatinum auf postganglionäre parasympathische Nervenfasern umgeschaltet. Diese lagern sich zunächst dem N. zygomaticus, im weiteren Verlauf dem N. lacrimalis an und erreichen so die Tränendrüse („**Tränenanastomose**").
Zu **(A)**: Die Fasern des **M. orbicularis oculi**, der vom **N. facialis** innerviert wird, sind ringförmig um die Lidspalte herum angeordnet. Er dient unwillkürlich dem Lidschlag (Befeuchtung der Kornea) und willkürlich dem Lidschluss (z. B. beim Einschlafen).
Zu **(B)**: Der N. frontalis - der stärkste Ast des **N. ophthalmicus (V₁)** - gibt als Äste den **N. supratrochlearis** (sensible Innervation der Haut im Bereich des **medialen Augenwinkels**) und den **N. supraorbitalis** (sensible Innervation der Stirnhaut und **Bindehaut des oberen Augenlids**) ab.
Zu **(D)**: Bei Läsion des **N. abducens** kommt es zu einer **Verminderung der propriozeptiven Afferenzen des M. rectus lateralis**. Der N. abducens hat einen somatisch afferenten Anteil (Ursprung Propriozeptoren → Funktion Propriozeption) und einen somatisch efferenten Anteil (Ursprung Nucl. N. abducens → Funktion Innervation M. rectus lateralis).
Zu **(E)**: **Vegetative Efferenzen** aus dem **Ganglion ciliare** verlaufen nicht über o.g. Nerven. Diese Fasern sind für die Innervation des M. sphincter pupillae und M. ciliaris zuständig.

H04 ■

→ **Frage 5.116: Lösung B**

Zu diesem Thema wurden bereits in früheren Examina Fragen gestellt.
Im menschlichen Nervensystem ist der am häufigsten vertretene Zelltyp die multipolare Nervenzelle. **Bipolare Nervenzellen** kommen in Ganglien des Hör- und Gleichgewichtsnervs vor. Pseudounipolare Ganglienzellen sind für die Spinalganglien und die sensiblen Hirnnervenganglien charakteristisch. Die sensiblen Ganglien der Hirnnerven V, VII, IX und X zeigen einen ähnlichen Aufbau wie ein Spinalganglion, enthalten also auch pseudounipolare Nervenzellen.
Das Ganglion geniculi enthält die pseudounipolaren Ganglienzellen der Geschmacksfasern. Das Ganglion trigeminale (Gasseri) enthält ebenfalls pseudo-

unipolare Nervenzellen (der sensiblen/afferenten Fasern); beim N. vagus und beim N. glossopharyngeus werden die Perikarya der afferenten Fasern (sensibel) in zwei Ganglien konzentriert (jeweils Ganglion superius und Ganglion inferius), die auch pseudounipolare Nervenzellen enthalten.
Das **Ganglion ciliare** ist dagegen ein parasympathisches Kopfganglion – vegetative Ganglien enthalten **multipolare Nervenzellen**.

H05 ■

→ **Frage 5.117: Lösung B**

Der **Masseterreflex** (Mund leicht geöffnet, entspannt, Schlag auf den Finger des Untersuchers, der locker auf dem Kinn des Patienten aufliegt, Reaktion → Kieferschluss) ist ein *Eigenreflex der Kaumuskulatur*. Die Afferenzen gelangen über den N. trigeminus (N. V) zum Ncl. mesencephalicus n. trigemini, der mit den Zellen des N. motorius n. trigemini (→ Efferenz) im synaptischen Kontakt steht.
Andere Reflexe zur **Trigeminusprüfung** sind Kornealreflex und Orbicularis-oculi-Reflex, weiterhin kann man Sensibilität, Motorik (Kaumuskulatur) und Geschmacksempfindung prüfen.

5.8   Arterien und Venen

H07

→ **Frage 5.118: Lösung D**

Zu **(D)**: Die **A. carotis communis** wird beim Patienten im **Trigonum caroticum** getastet, d. h. am Vorderrand des M. sternocleidomastoideus, etwa in Höhe des Schildknorpels bzw. der Prominentia laryngea.
Zu **(C)**: Am Hinterrand des M. sternocleidomastoideus ziehen z. B. die Hautäste des Plexus cervicalis zum sog. Punctum nervosum (= Erb'scher Punkt). Dieser liegt nur wenige Zentimeter oberhalb der Clavicula.
Siehe Topographie im Atlas: z. B. Prometheus, Lernatlas der Anatomie, Kopf, Hals und Neuroanatomie, 2. Auflage, Georg Thieme Verlag 2009, S. 3, 207.

F01 ■

→ **Frage 5.119: Lösung C**

Gerade in der letzten Prüfung wurde ebenfalls eine Frage zur A. vertebralis gestellt, Aussage (B) ist eine Wiederholung. Etwas spitzfindiger wird es jetzt in Aussage (C): Die A. vertebralis verläuft mit ihrer Pars atlantis erst *hinter* der Massa lateralis des Atlas in einem Bogen nach dorsal, bevor sie wieder nach kranial abbiegt und durch die Membrana atlantooccipitalis post. und durch die Dura das Foramen magnum erreicht. Sie vereinigt sich dann mit der Arterie der Gegenseite zur A. basilaris, die ein wichtiger Zufluss des Circulus arteriosus Willisii ist. Begleitet wird die A. vertebralis auf ihrem Weg nicht nur von einem Venengeflecht, sondern auch vom sympathischen Plexus vertebralis, der seine Fasern aus dem Ganglion cervicale inferius erhält. Siehe auch Prometheus, Lernatlas der Anatomie, Allgemeine Anatomie und Bewegungssystem, 2. Auflage, Georg Thieme Verlag 2007, S. 124, 125.

Zu **(E)**: Das Gleichgewichtsorgan wird über die A. labyrinthi aus der A. inf. ant. cerebelli versorgt, die wiederum aus der A. basilaris entspringt.

H09 ■ ■
→ **Frage 5.120: Lösung E**

Zu **(E)**: Die **Arteria thyroidea inferior** entspringt (im Gegensatz zur A. thyroidea superior) dem **Truncus thyrocervicalis** aus der A. subclavia.

Zu **(A)**: Aus dem **Aortenbogen** gehen der Truncus brachiocephalicus, die A. carotis communis sinistra sowie die A. subclavia sinistra ab.

Zu **(B)**: A. thyroidea superior entstammt der **A. carotis externa**.

Zu **(C)**: Die **A. cervicalis ascendens** kommt aus dem Truncus thyrocervicalis und verläuft auf dem M. scalenus anterior zur Schädelbasis. Sie gibt lediglich Rr. musculares und Rr. spinales ab.

Zu **(D)**: Die **A. vertebralis** gibt die A. spinalis anterior und die A. cerebelli inferior posterior ab, bevor sie sich mit der A. vertebralis der Gegenseite zur A. basilaris vereinigt.

H07
→ **Frage 5.121: Lösung C**

Markiert ist die **A. carotis interna**, leicht zu erkennen an der charakteristischen Form des Karotissiphons. Siehe auch entsprechende Abbildungen im Atlas, z.B. Prometheus, Lernatlas der Anatomie, Kopf, Hals und Neuroanatomie, 2. Auflage, Georg Thieme Verlag 2009, S. 86.

H08
→ **Frage 5.122: Lösung A**

Die **Arteria thyroidea inferior entspringt** (im Gegensatz zur A. thyroidea superior) **nicht der A. carotis externa**. Die A. thyroidea inferior **entstammt** dem **Truncus thyrocervicalis aus der A. subclavia**. Siehe auch Prometheus, Lernatlas der Anatomie, Kopf, Hals und Neuroanatomie, 2. Auflage, Georg Thieme Verlag 2009, S. 208 f.

Zu **(B)**–**(E)**: Die **A. thyroidea superior** (B), die **A. lingualis** (C), die **A. facialis** (D) und die **A. pharyngea ascendens** (E) entstammen alle **direkt aus** der **A. carotis externa**.

> **Merke!**
> Zu den Ästen der A. carotis externa:
> **Th**eo **Li**ngen **fa**briziert **pha**ntastische **Och**senschwanzsuppe **aus** **t**oten **Mä**usen ("**th**yroidea superior, **li**ngualis, **fa**cialis, **pha**ryngea ascendens, **occi**pitalis, **au**ricularis posterior, **t**emporalis superficialis, **ma**xillaris")

V.22   Arteria carotis externa

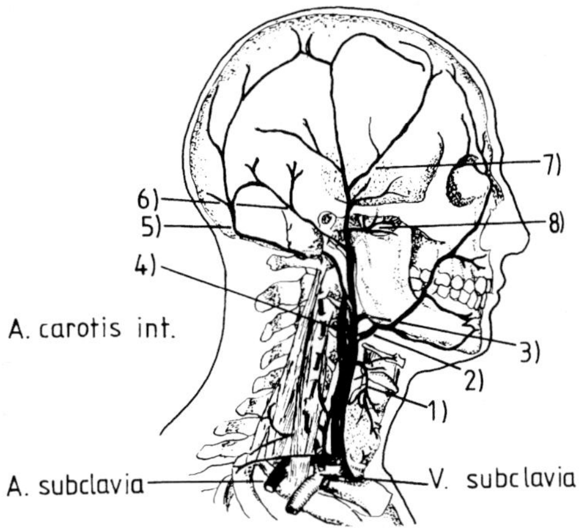

Abb. 5.24 A. carotis externa

Abgänge	Versorgungsgebiet
1) A. thyroidea superior	Vorderfläche der Schilddrüse, Innere des Kehlkopfes
2) A. lingualis	Zunge
3) A. facialis	Pharynx, Gaumenbögen, Gl. submandibularis, M. mylohyoideus, Lippen, äußere Nase usw.
4) A. pharyngea ascendens	seitliche Schlundwand
5) A. occipitalis	gesamter Bereich des Hinterhaupts
6) A. auricularis posterior	Mittel- und Innenohr, Trommelfell, M. stapedius, Hinterfläche der Ohrmuschel
7) A. temporalis superficialis	Parotis, Ohrmuschel (Vorderfläche), Teil des Gesichts, Regio temporalis
8) A. maxillaris	Bereich des Kiefergelenks, Teil des Ohrs, Zahnwurzeln, Kinn, Dura mater (A. meningea media), Teile des weichen und harten Gaumens, Tuba auditiva, Nasenhöhle

Abgänge der A. carotis externa

F10 ■

→ **Frage 5.123: Lösung D**

Zu **(A)** und **(D)**: Die **A. maxillaris** ist der stärkste Endast der **A. carotis externa** ((A) ist falsch). Sie zweigt in der Fossa infratemporalis ab und zieht **hinter dem Collum mandibulae** in die Fossa pterygopalatina. Dabei verläuft sie in der Nähe des M. pterygoideus lateralis. Sie versorgt die tiefe Gesichtsregion und gibt Äste ab für z.B.:

- Dura mater der mittleren Schädelgrube (**A. meningea media**, (D) ist richtig),
- Kiefergelenk, äußeren Gehörgang, Trommelfell, Paukenhöhle,
- Knochen, Zähne, Zahnfleisch einer Gesichtsseite, Wange,
- Kaumuskulatur,
- Gaumen, Nasenhöhle.

Zu **(B)**: Die Arterie verläuft nicht durch die Incisura mandibulae, sondern innen am **Ramus mandibulae**. Siehe Prometheus, Lernatlas der Anatomie, Kopf, Hals und Neuroanatomie, 2. Auflage, Georg Thieme Verlag 2009, S. 84.

Zu **(C)**: Vor dem **M. masseter** auf dem Ramus mandibulae außen verläuft die **A. facialis**.

Zu **(E)**: Durch das **Foramen rotundum** verläuft nur der **Nervus maxillaris**.

F09 ■

→ **Frage 5.124: Lösung D**

Zu **(D)**: Die **A. pharyngea ascendens** ist kein Ast der A. maxillaris, sondern ein direkter **Ast der A. carotis externa**. Sie versorgt Pharynx, Mittelohr und die Dura mater.

Zu **(A)**–**(C)** und **(E)**: Alle anderen genannten Gefäße zweigen aus der A. maxillaris ab.

V.23   Arteria facialis

- Ursprung aus der A. carotis externa in Höhe des Zungenbeins
  Region: Trigonum caroticum
- Verlauf unter dem M. stylohyoideus, dem Venter posterior des M. digastricus und der Gl. submandibularis

Klinischer Bezug
Die A. facialis verläuft *vor dem M. masseter* über die Mandibula (hier kann sehr gut der *Puls* getastet werden!); da die Arterie hier sehr oberflächlich verläuft, kann sie bei Gesichtsverletzungen in Mitleidenschaft gezogen werden.

- geschlängelter Verlauf schräg nach oben am Mundwinkel vorbei zum mittleren Augenwinkel, dort
- Anastomose des Endastes der A. facialis, A. angularis, mit einem Ast der A. ophthalmica

Äste:
- A. palatina ascendens (kann auch direkt aus der A. carotis externa entspringen) zur Tonsilla palatina

Klinischer Bezug
Vorsicht bei Spaltung von Peritonsillarabszessen, die Arterie liegt direkt dahinter!

- Äste zur Gl. submandibularis
- A. submentalis
- Äste zur Ober- und Unterlippe, Anastomosen zur Gegenseite
- A. angularis als Endast

F09

→ **Frage 5.125: Lösung E**

Zu **(E)**: Die **A. transversa faciei** entstammt der **A. temporalis superficialis** (Ast der A. carotis externa) und versorgt unterhalb des Jochbogens das Gesicht.

Zu **(A)**–**(D)**: Die **A. facialis** (ebenfalls ein Ast der A. carotis externa) entsendet die **A. palatina ascendens** (A) zu Gaumen, Tonsillen und Pharynx, die **Aa. labialis superior** (D) und **inferior** (C) für die Lippen sowie die **A. submentalis** (B) zur suprahyalen Muskulatur und zur Gl. submandibularis.

Tipp: Aufzweigungen und Verlauf der Arterien für den Hals- und Gesichtsbereich nochmals im Atlas ansehen: Prometheus, Lernatlas der Anatomie, Kopf, Hals und Neuroanatomie, 2. Auflage, Georg Thieme Verlag 2009, S. 80 ff.

H07 ■

→ **Frage 5.126: Lösung C**

Der **Sinus cavernosus** liegt paarig links und rechts neben der Sella turcica. Er reicht von der Fissura orbitalis superior bis zur Felsenbeinpyramide. Sinus intercavernosi verbinden beide Seiten zu einem ringförmigen Venengeflecht.

Weiterhin ist zum Sinus cavernosus noch zu merken:

Durch den Sinus cavernosus verlaufen die A. carotis interna (arteriovenöse Shunts bei Verletzungen möglich) und der **N. abducens** (N. VI). Lateral des Sinus cavernosus verlaufen N. oculomotorius (N. III), N. trochlearis (N.IV) und N. ophthalmicus (N.V1).

Es besteht eine Verbindung über die V. ophthalmica superior (V. angularis) zu den extrakraniellen Venen. Auf diesem Weg können Keime ins Schädelinnere verschleppt werden und zur Thrombose im Sinus cavernosus führen. Daher ist Vorsicht geboten, z.B. bei Furunkeln des Gesichts, deren venöser Abfluss im Bereich der V. angularis liegt.

Eine weitere Verbindung existiert über die V. ophthalmica inferior, die ebenfalls in den Sinus cavernosus mündet. Der Sinus cavernosus nimmt das

Blut des Sinus sphenoparietalis und der V. ophthalmica auf und steht über die Sinus petrosus superior et inferior mit dem Sinus sigmoideus in Verbindung. Das Ganglion trigeminale liegt außerhalb des Sinus cavernosus.
Siehe z.B. Prometheus, Lernatlas der Anatomie, Kopf, Hals und Neuroanatomie, 2. Auflage, Georg Thieme Verlag 2009, S. 90/91.

F02 ■
→ **Frage 5.127: Lösung B**

Eine ganz ähnliche Frage wurde schon einmal im Physikum gestellt.
Zu **(D)**: Dies ist eine allgemeine korrekte Aussage zum Blutabfluss aus dem Gehirn. Die V. jugularis interna leitet das meiste Blut aus dem Gehirn ab. Zu ergänzen wäre noch, dass die Venen des Gehirns in die Sinus durae matris münden. Ein weiteres Charakteristikum ist, dass die Venen des Gehirns im Gegensatz zu anderen Versorgungsgebieten des Körpers *unabhängig* von den Arterien verlaufen.
Zu **(C)**: Über Vv. emissariae stehen die Sinus durae matris mit Venen der Kopfhaut in Verbindung.
Zu **(E)**: Die in der Aussage genannte Anastomose kann bei Ausbreitung von Entzündungen (z.B. Fortleitung über die Verbindung V. ophthalmica – Sinus cavernosus) zur Sinus-cavernosus-Thrombose führen.
Zu **(B)**: Die V. cerebri magna mündet in den Sinus rectus, von dort fließt das Blut in das Confluens sinuum, weiter in den Sinus transversus, Sinus sigmoideus und die V. jugularis interna.
Siehe Kommentar zu 5.126.

H03 ■
→ **Frage 5.128: Lösung E**

Eine ähnliche Frage wurde vor 2 und vor 3 Jahren gestellt. Der *dorsale* Verlauf der A. vertebralis um die Massa lateralis des Atlas war dort schon das Thema, ebenso wie die topographische Beziehung zu den Unci corporis. Die Unci corporis sind die 2 seitlichen Höcker an den Deckplatten des 3. bis 7. Halswirbels.
Die **A. vertebralis** stammt aus der **A. subclavia**. Sie verläuft über die Pleurakuppel nach dorsal, wo sie ab dem 6. Halswirbel in den **Foramina transversaria** nach kranial zieht. Vor dem Eintritt in den Schädel zieht die Pars atlantica der A. vertebralis nach **dorsal**. Nach ihrem Eintritt in den Schädel durch das Foramen magnum vereinigt sie sich mit der A. vertebralis der Gegenseite zur A. basilaris, die schließlich in den Circulus arteriosus Willisii mündet.
Siehe Prometheus, Lernatlas der Anatomie, Kopf, Hals und Neuroanatomie, 2. Auflage, Georg Thieme Verlag 2009, S. 79.

F03 ■
→ **Frage 5.129: Lösung C**

Die Abbildung war schon einmal Gegenstand einer Prüfungsfrage, damals wurde nach (A) und (B) gefragt, die beides Querschnitte der A. vertebralis sind (dies liegt an der Höhe des Schnittes durch Atlas und Axis, d.h. die Form der abgebildeten Wirbel ist ungewöhnlich).
Die Vertebralarterien verlaufen nämlich nach Austritt aus dem ersten Foramen transversale etwas nach dorsal. Genau diese Strecke ist auf der Abbildung angeschnitten (siehe auch Prometheus, Lernatlas der Anatomie, Kopf, Hals und Neuroanatomie, 2. Auflage, Georg Thieme Verlag 2009, S. 79, 318).
Die A. carotis interna ist korrekt mit (D) markiert, während das Gefäß unter (C) in der alten Frage bereits als A. carotis externa beschrieben war.

F03 ■
→ **Frage 5.130: Lösung C**

In der gemeinsamen Gefäß-Nervenscheide verläuft neben der A. carotis communis und der V. jugularis interna noch der N. vagus. Diese 3 Leitungsbahnen werden von einer eigenen Faszienhülle umgeben. Die anderen in der Frage genannten Nerven bzw. Gefäße verlaufen zwar kurze Strecken jeweils parallel, jedoch nicht in der genannten Faszienhülle.

F05 ■
→ **Frage 5.131: Lösung C**

Hier wird die **Skalenuslücke** beschrieben, zwischen M. scalenus anterior ventral und M. scalenus medius dorsal sowie noch der 1. Rippe kaudal. Neben dem Plexus brachialis kann dort auch die A. subclavia komprimiert werden.
Siehe Prometheus, Lernatlas der Anatomie, Allgemeine Anatomie und Bewegungssystem, Georg Thieme Verlag 2007, S. 349, 373.

5.9 Lymphknoten und Lymphgefäße

V.24 Regionäre Lymphknoten an Kopf/Hals

Die **Nodi lymphatici occipitales** sind 2–4 Lymphknoten, die am Ursprung des M. trapezius am Os occipitale in Höhe der Linea nuchae liegen. Ihnen fließt die Lymphe aus der kranialen Nackenregion und dem Hinterhaupt zu. Sie leiten die Lymphe weiter zu den Nodi lymphatici cervicales profundi.
Aus 2–3 Knoten bestehen die **Nodi lymphatici retroauriculares**, die im Bereich des Processus mastoideus liegen. Sie empfangen die Lymphe aus der Region der Hinterfläche des Ohres und der Haut

des Hinterkopfes. Auch von ihnen aus erreicht die Lymphe die Nodi lymphatici cervicales profundi.

Die Lymphknoten des Gesichtes, **Nodi lymphatici parotidei**, haben Zuflüsse von Schläfe, Augenlidern, Vorderseite des Ohres, äußerem Gehörgang, Glandula parotidea und Stirnregion. Sie liegen auf der Glandula parotidea. Die Lymphe erreicht ebenfalls die Nodi lymphatici cervicales profundi über die Nodi lymphatici submandibulares. Den gleichen Lymphknotenbereich erreicht die Lymphe der auf dem M. buccinator gelegenen **Nodi lymphatici buccales**. Sie sammeln Lymphe aus der Mundhöhle, der Fossa pterygopalatina, vom Schlund und Gaumen und vom hinteren Nasenteil.

Die **Nodi lymphatici submandibulares** befinden sich im Bereich des Unterkieferrandes und in der Glandula submandibularis. Sie nehmen teilweise Lymphe aus dem Gesichtsbereich auf, im wesentlichen aber aus der Mundhöhle, der Zunge und der vorderen Nasenschleimhaut. Ihr Abflussgebiet sind die **Nodi lymphatici cervicales profundi**.

Ergänzend sei hierzu bemerkt, dass die Nodi lymphatici cervicales profundi als regionäre Lymphknoten noch Lymphe aus dem Schlund, dem Kehlkopf und der Schilddrüse aufnehmen.

5.10 Angewandte und topographische Anatomie

F09 ■

→   **Frage 5.132: Lösung B**

Zu **(B)**: Die Verzweigung des **N. maxillaris** liegt weiter kranial in der Fossa pterygopalatina!

Zu **(A)** und **(C)–(E)**: Das **Spatium lateropharyngeum** ist ein Bindegewebsraum, der dorsolateral von der Gl. parotidea, hinten von der Lamina praevertebralis, begrenzt wird. Der Raum reicht von der Schädelbasis beidseits des Pharynx bis zur oberen Thoraxapertur.

In der Mitte des Spatiums liegt der **Processus styloideus**, der **M. stylohyoideus** (D) zieht hindurch. Eine Aponeurosis styloidei verläuft vom Processus nach medial zum Pharynx und unterteilt das Spatium lateropharyngeum in einen vorderen und hinteren Abschnitt: Hinten verlaufen die **A. carotis interna** (C), die **V. jugularis interna** (E), die **Hirnnerven IX–XII** (A), vorne unten liegt ein Teil der Parotis. Kranial ziehen die Äste des N. mandibularis (N. lingualis, N. auriculotemporalis, N. alveolaris inf.) und die Chorda tympani hindurch, hier findet sich auch das Ganglion oticum.

Abbildungen zu diesem Thema finden sich in Prometheus, Lernatlas der Anatomie, Kopf, Hals und Neuroanatomie, 2. Auflage, Georg Thieme Verlag 2009, S. 184-185.

F00 ■

→   **Frage 5.133: Lösung D**

In der **Fossa retromandibularis** liegt der dorsale Teil der Glandula parotis. Durch die Fossa verlaufen: N. facialis, N. accessorius, N. hypoglossus, N. glossopharyngeus, N. auriculotemporalis (Ast des N. mandibularis), A. maxillaris, A. carotis interna.

Zu **(D)**: Der **N. maxillaris** verläuft in der **Fossa pterygopalatina**.

F02 ■

→   **Frage 5.134: Lösung D**

Die parasympathischen Fasern aus der Chorda tympani lagern sich dem N. lingualis an, Umschaltung im Ganglion submandibulare, Versorgung der Glandula sublingualis und submandibularis. Die erwähnte Anastomose mit dem N. auriculotemporalis gibt es zwar, sie betrifft aber die Innervation der Gl. parotidea (Jacobson-Anastomose); nach Umschaltung im Ganglion oticum lagern sich postganglionäre Fasern dem N. auriculotemporalis an, gelangen über Rr. communicantes zum N. facialis und verzweigen sich dann innerhalb der Gl. parotidea. Siehe Lerntext V.21.

Die übrigen Aussagen sollten mit Hilfe eines Atlas nachvollzogen werden, z. B. Prometheus, Lernatlas der Anatomie, Kopf, Hals und Neuroanatomie, 2. Auflage, Georg Thieme Verlag 2009, S. 210, 213, 215.

H07

→   **Frage 5.135: Lösung E**

Zuerst allgemein zur **Fossa infratemporalis**:

Die Fossa infratemporalis liegt an der äußeren Schädelbasis; sie wird erst sichtbar, wenn Jochbogen und Muskelfortsatz des Unterkiefers entfernt und die Mm. temporalis und masseter zurückgeschlagen werden.

Weiter medial liegt dann die Fossa pterygopalatina, nach kranial führen das Foramen spinosum und das Foramen ovale in die Schädelhöhle, nach ventral bestehen Verbindungen zur Orbita.

In der **Fossa infratemporalis** verzweigt sich der **N. mandibularis** in seine Äste, u. a. den N. lingualis. Außerdem finden sich in ihr beide Mm. pterygoidei ((A), (B)), ein Fettpfropf, ein großer Teil der Verlaufsstrecke der **A. maxillaris (C)**, der Plexus pterygoideus und die Verzweigung des Nervus mandibularis, d. h. auch der N. auriculotemporalis (Schlinge um die A. meningea media (D)).

Der **N. maxillaris** dagegen zieht durch das Foramen rotundum in die **Fossa pterygopalatina** und teilt sich dort auf!

F05

→ **Frage 5.136: Lösung A**

In der Gliederung des Halses sind Spatien Bindegewebsräume, die die Leitungsbahnen und Organe enthalten und sowohl eine Eigenbeweglichkeit der Organe wie z. B. beim Schluckakt ermöglichen, aber auch deren Lage bzw. Verlauf bei Bewegungen des Halses fixieren.

Das **Spatium retropharyngeum** liegt zwischen dem tiefen Blatt der Halsfaszie (Lamina praevertebralis dorsal) und der Rückwand des Pharynx (ventral). Nach kaudal reicht das Spatium retropharyngeum hinter dem Ösophagus bis ins hintere Mediastinum. Nach lateral ist es bindegewebig vom Spatium lateropharyngeum abgegrenzt.

H03 ■

→ **Frage 5.137: Lösung B**

Die Fossa pterygopalatina hat **Verbindung**:
- zur **mittleren Schädelgrube** (Foramen rotundum, Durchtritt des N. maxillaris),
- zur **Nasenhöhle** über das Foramen sphenopalatinum (B),
- zur **Orbita** über die Fissura orbitalis inferior (N. infraorbitalis),
- zur **Fossa infratemporalis** über die bereits oben erwähnte Fissura pterygomaxillaris (Übertritt der A. maxillaris in die Fossa pterygopalatina) und
- zum **Gaumen** über den Canalis palatinus major (A. palatina descendens und N. palatinus major) und über Canales palatini minores (Nn. palatini minores).

Siehe auch Lerntext V.25.

H06 ■ ■

→ **Frage 5.138: Lösung B**

Die **Fossa pterygopalatina** hat mit dem **Foramen rotundum** eine Verbindung zur mittleren Schädelgrube, hier tritt der N. maxillaris hindurch. Alle anderen in der Frage genannten Öffnungen haben mit der Fossa pterygopalatina nichts zu tun, sondern zählen zu den Öffnungen in der Schädelbasis. Siehe Lerntexte V.5 und V.25.

F06 ■

→ **Frage 5.139: Lösung A**

Der Canalis pterygoideus ist eine Öffnung der Fossa pterygopalatina und enthält den N. petrosus major (N. intermedius, präganglionäre parasympathische Fasern) und den N. petrosus profundus (sympathische Fasern aus dem Plexus caroticus). Die präganglionären parasympathischen Fasern kommen aus dem Nucleus salivatorius superior, werden im Ganglion pterygopalatinum umgeschaltet und sind

für die Innervation von Tränendrüse, Gll. palatinae und Gll. nasales zuständig. Siehe auch Lerntext V.21 und Abb. 5.23. Daneben verläuft noch eine Arterie mit Begleitvenen in o. g. Kanal.

V.25 Fossa pterygopalatina

Öffnungen der Fossa pterygopalatina mit den entsprechenden Strukturen:
- *Canalis pterygoideus:* N. petrosus major (N. intermedius, präganglionäre parasympathische Fasern) und N. petrosus profundus (sympathische Fasern aus dem Plexus caroticus int.), Arterie, Venen.
- *Foramen sphenopalatinum:* Verbindung zur Nasenhöhle, A. sphenopalatina, Rr. nasales post. sup. und Rr. nasales post. inf. mit sekretorischen (postganglionären parasympathischen), sensiblen und sympathischen Faseranteilen
- *Fissura orbitalis inferior:* Verbindung zur Augenhöhle, N. infraorbitalis (N. V_2, sensibel), N. zygomaticus (N. V_2, sensibel und postganglionäre parasympathische Fasern für die Tränendrüse), A. und V. infraorbitalis, V. ophthalmica inf.
- *Canalis palatinus major:* A. palatina desc., N. palatinus major
- *Foramen rotundum:* N. maxillaris
- *Fissura pterygomaxillaris:* Eintritt der A. maxillaris in die Fossa pterygopalatina

Das Foramen ovale ist eine Verbindung von der Fossa infratemporalis in die mittlere Schädelgrube.

Die Fossa pterygopalatina hat **Verbindung**
- zur **mittleren Schädelgrube** (Foramen rotundum, Durchtritt des N. maxillaris),
- zur **Nasenhöhle** über das Foramen sphenopalatinum,
- zur **Orbita** über die Fissura orbitalis inferior (N. infraorbitalis),
- zur **Fossa infratemporalis** über die Fissura pterygomaxillaris (Übertritt der A. maxillaris in die Fossa pterygopalatina) und
- zum **Gaumen** über den Canalis palatinus major (A. palatina descendens und N. palatinus major) und über Canales palatini minores (Nn. palatini minores).

H04 ■

→ **Frage 5.140: Lösung B**

Der Sagittalschnitt wurde schon einmal ohne Bezeichnungen gezeigt. Die Markierung mit (B) liegt im IV. Ventrikel. Die übrigen Bezeichnungen sind korrekt. Anhand dieser Abbildung kann man auch andere typische Strukturen eines Mediansagittalschnittes Kopf/ZNS wiederholen.

F00

→ **Frage 5.141: Lösung B**

Zu **(B)**: Die Markierung bezeichnet die **Cellulae ethmoidales**, kranial davon läge der Sinus frontalis. Der **Sinus sphenoidalis** grenzt dorsal an die Cellulae ethmoidales.
Alle anderen Zuordnungen treffen zu.

F08 ■

→ **Frage 5.142: Lösung A**

Entzündungen der Nasennebenhöhlen, v. a. der **Cellulae ethmoidales** (Siebbeinzellen), können orbitale **Komplikationen** hervorrufen. Es kann zu massiver **Bindehautrötung**, **Lidschwellung** und zu einer **Protrusio bulbi** wie beschrieben kommen. Die Wände zwischen Orbita und Cellulae ethmoidales sowie die Wand zum Sinus maxillaris sind sehr dünn. Die Nasennebenhöhlen (Siebbeinzellen und Sinus maxillaris) sind bei der Geburt noch sehr klein. Sie wachsen erst später und bestimmen die Gesichtsform mit.
Zu **(B)** und **(D)**: Der **Sinus frontalis** und der **Sinus sphenoidalis** sind bei Geburt nur rudimentär angelegt und wachsen erst später (ab dem Kleinkindalter). Sie erreichen ihre endgültige Größe erst mit der Pubertät. Diese beiden Nasennebenhöhlen sind beim einjährigen Kind noch so klein, dass sie für eine isolierte Entzündung gar nicht in Frage kommen. Zur Topographie (allerdings beim Erwachsenen) siehe Prometheus, Lernatlas der Anatomie, Kopf, Hals und Neuroanatomie, 2. Auflage, Georg Thieme Verlag 2009, S. 26.

F00 ■

→ **Frage 5.143: Lösung B**

In der **Regio cervicalis lateralis** (= Trigonum cervicale posterius) verlaufen:
- die sensiblen Äste des **Pl. cervicalis**,
- der N. phrenicus, **N. accessorius** und der Plexus brachialis,
- A./V. thoracica interna und **A./V. subclavia**,
- Ductus thoracicus und
- Ganglion stellatum.

Zu **(B)**: Der **N. occipitalis major** entsteht aus dem Ramus posterior des 2. Halsnervs, er durchbohrt die Nackenmuskulatur und ist überwiegend sensibel. Sensibel (R. medialis) innerviert er die mediale Haut des Hinterkopfes.

F05 ■

→ **Frage 5.144: Lösung A**

Das **Spatium lateropharyngeum** (parapharyngeum) ist ein Bindegewebsraum, der von der Gl. parotis, der Lamina praevertebralis, der Fossa infratemporalis und dem Trigonum caroticum begrenzt wird.

Dort verlaufen der N. lingualis, der N. alveolaris inferior, der N. auriculotemporalis, der N. vagus, der N. glossopharyngeus, der N. hypoglossus, der N. accessorius, der Grenzstrang, die A. carotis interna und die V. jugularis interna.
In der Mitte des Spatiums liegt der Processus styloideus, eine Aponeurosis styloidei verläuft vom Processus nach medial zum Pharynx und unterteilt das Spatium lateropharyngeum in einen vorderen und hinteren Abschnitt: Hinten verlaufen die A. carotis interna, die V. jugularis interna, die Hirnnerven IX bis XII, vorne unten liegt ein Teil der Parotis, kranial ziehen der N. lingualis, N. auriculotemporalis, N. alveolaris inf. und die Chorda tympani hindurch, hier findet sich auch das Ganglion oticum.
Abbildungen zu diesem Thema finden sich in Prometheus, Lernatlas der Anatomie, Kopf, Hals und Neuroanatomie, 2. Auflage, Georg Thieme Verlag 2009, S. 184–188.
Zu **(D)**: Es ist genau umgekehrt: Der N. hypoglossus zieht *lateral* von A. carotis interna und V. jugularis interna im Spatium lateropharyngeum nach kaudal und dann in einem Bogen (Arcus n. hypoglossi) in Richtung Os hyoideum, wo er dann seine Zielmuskulatur erreicht.

F06 ■

→ **Frage 5.145: Lösung E**

Trigonum caroticum:
- **Lage:** vordere Halsregion,
- **Begrenzung:** kranial Venter posterior m. digastrici, dorsolateral M. sternocleidomastoideus, ventromedial Venter superior m. omohyoidei,
- **Inhalt:** Tastpunkt und Auskultationsstelle für die A. carotis, Teilungsstelle der A. carotis communis in A. carotis externa und interna, Abgang von Ästen der A. carotis externa, V. jugularis interna, N. vagus (Abgang des N. laryngeus superior), Durchquerung des N. hypoglossus, damit enthält es auch den oberen Teil der Ansa cervicalis.

Zu **(E)**: Der N. phrenicus dagegen verläuft erst weiter lateral und kaudal auf dem M. scalenus anterior (Leitmuskel) zur Thoraxapertur.

H02 ■

→ **Frage 5.146: Lösung A**

Dorsal der Schilddrüse verlaufen in einer Nerven-Gefäß-Scheide die A. carotis communis, die V. jugularis und der N. vagus. Der N. laryngeus recurrens tritt von kaudal wieder eng an die Rückfläche der Schilddrüse heran. Die Glandulae parathyroideae liegen ebenfalls der Schilddrüse eng an.
Die V. jugularis externa liegt auf dem oberflächlichen Blatt der Halsfaszie unter dem Platysma und verläuft schräg über den M. sternocleidomastoideus. Sie hat keine enge topographische Beziehung zur Schilddrüse.

Siehe auch Abb. 5.3 oder Prometheus, Lernatlas der Anatomie, Kopf, Hals und Neuroanatomie, 2. Auflage, Georg Thieme Verlag 2009, S. 221, 236.

H05 ■

→ **Frage 5.147: Lösung E**

Schon gefragt und mehrfach kommentiert ist die Gefährdung von N. laryngeus recurrens und den Gll. parathyroideae, da beide auf der Rückseite der Schilddrüse zur Drüse enge topografische Beziehung haben.
Die A. carotis communis liegt zwar dorsolateral der Schilddrüse, ist aber durch eine bindegewebige Scheide geschützt und gut abgrenzbar, der N. phrenicus liegt noch weiter dorsal und lateral der Schilddrüse auf der Skalenusmuskulatur. Siehe Abb. 5.3 sowie Prometheus, Lernatlas der Anatomie, Kopf, Hals und Neuroanatomie, 2. Auflage, Georg Thieme Verlag 2009, S. 208.

H03 ■

→ **Frage 5.148: Lösung B**

Die („hintere") **Skalenuslücke** befindet sich zwischen M. scalenus anterior (ventral), M. scalenus medius (dorsal) und 1. Rippe (kaudal). Sie enthält die A. subclavia (B) und den Plexus brachialis. Die V. subclavia dagegen verläuft *vor* dem M. scalenus anterior. Siehe auch Prometheus, Lernatlas der Anatomie, Kopf, Hals und Neuroanatomie, 2. Auflage, Georg Thieme Verlag 2009, S. 220.

> **Klinischer Bezug**
> Bei einer akzessorischen Rippe (Halsrippe) kann es bei bestimmten Bewegungen zu einer Einengung und Kompression des Plexus brachialis kommen.

H01

→ **Frage 5.149: Lösung D**

Die geringste räumliche Beziehung besteht zum N. accessorius, der weiter dorsal verläuft. Der N. accessorius verläuft eine kurze Strecke zusammen mit dem N. hypoglossus und dem N. vagus, tritt dann in den M. sternocleidomastoideus ein und verläuft dann auf dem M. levator scapulae zum M. trapezius.
Direkt vor dem **M. scalenus anterior** verläuft die V. subclavia bzw. V. jugularis interna, direkt hinter dem Muskel die A. subclavia und der Plexus brachialis („Skalenuslücke"). Direkt ventral – auf dem Muskel – verläuft der N. phrenicus (M. scalenus anterior = Leitmuskel des N. phrenicus).
Siehe Prometheus, Lernatlas der Anatomie, Innere Organe, 2. Auflage, Georg Thieme Verlag 2009, S. 176.

Kommentare aus Examen

5.11 Frühjahr 2011

F11 ■

→ **Frage 5.150: Lösung B**

Zu **(B):** Der **Masseterreflex** ist ein **Eigenreflex** der Kaumuskulatur (s. u.). Nach Reizung der Muskelspindeln des M. masseter laufen die **Afferenzen** über den N. trigeminus (V) **zum Ncl. mesencephalicus n. trigemini,** der mit den Zellen des N. motorius n. trigemini (Efferenz) im synaptischen Kontakt steht. Der Mittelhirnkern des N. trigeminus erhält nur die propriozeptiven Signale aus den Muskelspindeln der Kaumuskulatur. Die propriozeptiven Nervenfasern durchlaufen zwar das Ganglion trigeminale, werden jedoch im Gegensatz zu allen anderen Afferenzen dort nicht umgeschaltet.
Zu **(A):** Der N. trigeminus durchbohrt nahe der Spitze der Felsenbeinpyramide die Dura mater und bildet dort das sensible **Ggl. trigeminale,** an dem die 3 Hauptäste des N. trigeminus zusammenlaufen: N. ophthalmicus, N. maxillaris und N. mandibularis. Hier werden alle Afferenzen – mit Ausnahme der Propriozeption – umgeschaltet. In den unter (C) und (E) genannten Kernen liegen also die Somata des 2. Neurons.
Zu **(C):** Im **Ncl. principalis n. trigemini im Pons** (Hauptkern des N. trigeminus) enden vorwiegend die Fasern der epikritischen Sensibilität (Oberflächensensibilität).
Zu **(D):** Die **Muskelspindeln** des M. masseter sind zwar am Reflex beteiligt, in ihnen liegen jedoch die Axone der afferenten Fasern, nicht die Somata.
Zu **(E):** Im **Ncl. spinalis n. trigemini** (spinaler Trigeminuskern) enden vorwiegend die Fasern der protopathischen Sensibilität (v. a. Schmerz- und Temperaturempfinden).
Auslösen des Masseterreflexes: Der Mund des Patienten ist leicht geöffnet und entspannt. Der Untersucher schlägt auf seinen Finger, der locker auf dem Kinn des Patienten aufliegt. Die adäquate Reflexantwort ist ein Kieferschluss.

F11 ■

→ **Frage 5.151: Lösung A**

Die Frage wurde bereits ähnlich im Frühjahr 2005 und Herbst 2008 gestellt.
Zu **(A):** Die **Lamina superficialis** liegt unter dem Platysma, erstreckt sich von der Unterkante der Mandibula bis zur Klavikula und geht dort in die Fascia masseterica bzw. pectoralis über. Sie **umhüllt** den **M. sternocleidomastoideus,** bedeckt als Fascia nuchae den M. trapezius und bildet eine bindegewebige Tasche für die Gll. submandibularis und parotidea.
Zu **(B)** und **(C):** Die **Lamina praetrachealis** (Fascia cervicalis media) umhüllt die infrahyale Muskulatur

(M. omohyoideus, M. thyrohyoideus, M. sternothy-roideus und den **M. sternohyoideus** (B)), Halseinge-weide (Trachea, Ösophagus, die Schilddrüse und die Nebenschilddrüsen), den Pharynx sowie den La-rynx und damit auch den **M. cricothyroideus** (C). Die Lamina praetrachealis ist mit der Vagina caroti-ca (Faszienhülle um A. carotis communis, V. jugula-ris interna und N. vagus) verwachsen. Im Nackenbe-reich vereinigt sie sich mit der Lamina praeverte-bralis zum tiefen Blatt der Facia nuchae.

Zu **(D)** und **(E)**: Die **Mm. recti capitis posterior major et minor** (D) zählen zu den kurzen Nackenmuskeln und zur autochthonen Rückenmuskulatur. Sie sind von der Lamina praevertebralis (Fascia cervicalis profunda) umgeben. Diese verläuft hinter dem Ge-fäß-Nerven-Strang und hinter dem Pharynx. Sie **umgibt** Nerven (z. B. Truncus sympathicus) und Ge-fäße (A. subclavia), die praevertebralen Halsmus-keln (**M. longus capitis** (E), M. longus colli), seitlich die Mm. scaleni und den M. levator scapulae und hinten die autochthonen Nacken- bzw. Rückenmus-keln. Siehe Prometheus, Lernatlas der Anatomie, Allgemeine Anatomie und Bewegungssystem, 2. Auflage, Georg Thieme Verlag 2007, S. 165.

F11 ■
→ **Frage 5.152: Lösung E**

Zu **(E)**: Die **Jodierung des Thyreoglobulins** (TG) in der Schilddrüse **erfolgt im Follikellumen**.

Zu **(A)**: Am **rauen endoplasmatischen Retikulum** (rER) der Follikelepithelzellen wird TG synthetisiert.

Zu **(D)**: Vom rER wird TG zum **Golgi-Apparat** trans-portiert, in Vesikel gepackt und ins Follikellumen geschleust.

Zu **(B)** und **(C)**: Das **glatte endoplasmatische Retiku-lum** (sER) sowie zahlreiche **Peroxisomen** und Lyso-somen sind u. a. in steroidhormonbildenden Zellen wichtig (z. B. Nebennierenrinde). An der Schilddrü-senhormonsynthese sind sie nicht beteiligt.

Schilddrüsenhormonsynthese: Zunächst wird von der Follikelepithelzelle die Vorstufe Thyreoglobulin synthetisiert und ins Follikellumen transportiert. Die Follikelepithelzelle nimmt aktiv Jodid aus dem Blut auf (Jodination, über einen $Na^+–I^-$-Symporter) und gibt es ebenfalls ins Follikellumen ab, wo es oxidiert wird. Das Enzym Thyreoperoxidase (TPO) katalysiert nun die **Jodierung** von Tyrosinringen **des Thyreoglobulins** (Jodisation), wodurch Mono- und Dijodtyrosin-Derivate (MJT bzw. DJT) entstehen. Die TPO katalysiert auch den nächsten Schritt: Je 1 DJT wird mit 1 DJT bzw. 1 MJT gekoppelt, es entste-hen Thyroxin (T_4) bzw. Trijodthyronin (T_3). Diese werden an Thyreoglobulin gebunden und im Folli-kellumen gespeichert (Kolloid). Bei Bedarf wird das Kolloid von den Follikelepithelzellen aufgenommen und hydrolysiert. Die so freiwerdenden Schilddrü-senhormone werden ans Blut abgegeben.

F11 ■
→ **Frage 5.153: Lösung A**

Zu **(A)**: Der hintere Teil der Stimmritze, die **Pars in-tercartilaginea**, wird von den **Mm. arytenoideus transversus** und **obliquus** verschlossen. Die Ary-knorpel (Cartilagines arytenoideae, Stellknorpel) können mit ihrer Basis auf dem oberen Rand des Ringknorpels (Cartilago cricoidea) in der Art. cri-coarytenoidea gleiten. Sie werden von den beiden Muskeln nach medial verschoben, wodurch der hin-tere Teil der Stimmritze geschlossen wird.

Zu **(B)**: **M. cricoarytenoideus lateralis** („Lateralis") entspringt am Oberrand der Cartilago cricoidea und zieht zum Proc. muscularis der Stellknorpel. Funk-tionell ist er damit der „Hauptschließer" der Pars in-termembranacea der Stimmritze. Er kann aber auch die Pars intercartilaginea erweitern (Phonations-muskel).

Zu **(C)**: Der **M. cricoarytenoideus posterior** („Post-ikus") ist der einzige Öffner der gesamten Stimmrit-ze.

Zu **(D)**: Der **M. thyroarytenoideus** entspringt von der Innenfläche des Schildknorpels (Cartilago thy-roidea) und zieht zur lateralen Fläche und zum Proc. muscularis der Stellknorpel. Er zieht die Stell-knorpel nach vorne, verkürzt und verdickt damit die Stimmlippen und hilft dadurch beim Verschluss der Glottis.

Zu **(E)**: Der **M. vocalis** („Vokalis") spannt das Stimm-band und ist damit wichtig für die Stimm-Charak-teristik.

F11 ■
→ **Frage 5.154: Lösung E**

Zu **(E)**: Der mit X markierte Muskel ist der **M. mas-seter** mit Pars superficialis und Pars profundus. Er **wird durch** den N. massetericus, einen **Ast des N. mandibularis** (V_3) **innerviert**.

Zu **(A)**: Der **M. masseter** schiebt den Unterkiefer nach vorne (Protrusion) und **schließt** den **Kiefer**. Der einzige **Öffner des Kiefergelenks ist** der **M. pte-rygoideus lateralis**; sonst sind alle Kaumuskeln für den Kieferschluss zuständig! Unterstützend bei der Kieferöffnung sind die Nackenmuskeln (Hebung des Oberkiefers), die Zungenbeinmuskulatur und die Schwerkraft.

Zu **(B)**: Der M. masseter **entsteht** in der embryona-len Entwicklung wie alle Kaumuskeln **aus** dem Ma-**terial des 1. Schlundbogens** (Pharyngealbogen).

Zu **(C)**: Der **M. pterygoideus medialis** (und nicht der M. pterygoideus lateralis!) **bildet mit dem M. mas-seter** eine **Schlinge**, in der die Mandibula aufge-hängt ist.

Zu **(D)**: Beide Anteile des M. masseter entspringen am **Arcus zygomaticus**.

F11 ■■

→ **Frage 5.155: Lösung D**

Zu **(D)**: Die **präganglionären parasympathischen Fasern für** die **Parotis** entspringen aus dem Ncl. salivatorius inf. und **verlaufen mit** dem **N. glossopharyngeus** (IX) über den N. tympanicus, den Plexus tympanicus und den N. petrosus minor zum Ganglion oticum. Nach der Umschaltung verlaufen die postganglionären Fasern mit dem N. auriculotemporalis und über einen R. communicans zum N. facialis (Jacobson-Anastomose). Dieser bildet einen Plexus parotideus zur Versorgung der Drüse. Diese Fasern regen die Sekretion der Parotis an.

Zu **(A)**: Der **N. oculomotorius** (III) innerviert über parasympathische (viszeroefferente) Fasern aus dem Ncl. Edinger-Westphal den M. sphincter pupillae und den M. ciliaris, ansonsten über somatoefferente Fasern äußere Augenmuskeln (M. levator palpebrae superioris, Mm. rectus medialis, superior und inferior, M. obliquus inferior).

Zu **(B)**: Der **N. trigeminus** (V) enthält bei seinem Austritt aus dem Gehirn keine parasympathischen Fasern, sondern nur sensible/somatoafferente und speziell viszeroefferente Fasern (Kaumuskulatur). Allerdings lagern sich viszeroefferente parasympathische Fasern einigen Ästen des N. trigeminus an (N. lacrimalis: Äste des N. facialis zur Tränendrüse, N. lingualis: Chorda tympani zur Zunge) und benutzen diese als Leitschiene. Viszeroafferente Fasern (Geschmackssinn) der Chorda tympani lagern sich dem N. lingualis an.

Zu **(C)**: Die parasympathischen Fasern aus dem **N. facialis**/N. intermedius innervieren über die Tränenanastomose (auch schon mehrfach erfragt, Anlagerung an den N. lacrimalis aus V_1) die Tränendrüse sowie über die Chorda tympani die Glandulae submandibularis, sublingualis und linguales - also **alle Speicheldrüsen außer der Glandula parotidea.** Viszeroafferente Fasern versorgen die vorderen 2/3 der Zunge (Chorda tympani) und das Palatum (N. petrosus major) viszeroafferent (Geschmackssinn).

Zu **(E)**: Der **N. vagus** (X) innerviert parasympathisch und sensibel (viszeroafferent) alle Brustorgane und die Bauchorgane bis zur linken Kolonflexur.

F11 ■

→ **Frage 5.156: Lösung D**

Zu **(D)**: Das **Os zygomaticum** (Jochbein) beteiligt sich am Aufbau der **lateralen Wand der Augen-**, nicht der Nasenhöhle!

Zu **(A) – (C)** und **(E)**: Die **laterale Wand** der **Nasenhöhle** besteht aus folgenden Knochen:

- **Os ethmoidale** (A) mit Concha nasalis superior und medius
- **Os lacrimale** (B)
- **Maxilla** (E) mit Proc. frontalis und Facies nasalis

- Concha nasalis inferior
- Lamina perpendicularis des **Os palatinum** (C)

Siehe Prometheus, Lernatlas der Anatomie, Kopf, Hals und Neuroanatomie, 2. Auflage, Georg Thieme Verlag 2009, S. 24 und 28.

F11 ___

→ **Frage 5.157: Lösung D**

Zu **(D)**: Der **N. infraorbitalis** (aus V_2) beteiligt sich an der **Innervation des Sinus maxillaris**. Die Schleimhaut der Nasennebenhöhlen wird allgemein durch Äste des N. trigeminus sowie parasympathische Fasern aus dem Ganglion pterygopalatinum versorgt. Für den Sinus maxillaris ist auch der Plexus dentalis superior relevant, der aus den Rr. dentales der Nn. alveolares superiores (aus dem N. maxillaris) entsteht.

Zu **(A)**: **N. alveolaris inferior** (aus V_3) versorgt sensibel das Zahnfleisch des Unterkiefers, die Haut des Kinns sowie Haut und Schleimhaut der Unterlippe.

Zu **(B)**: Der **N. auriculotemporalis** (aus V_3) versorgt sensibel die Haut der Schläfengegend, das äußere Ohr und das Kiefergelenk.

Zu **(C)**: Der **N. buccalis** (aus V_3) versorgt sensibel die Schleimhaut der Wangen und des Oberkiefers.

Zu **(E)**: Der **N. lacrimalis** (aus V_1) versorgt sensibel das obere Augenlid sowie die Haut und die Konjunktiven am lateralen Augenwinkel.

F11 ■■

→ **Frage 5.158: Lösung E**

Zu **(E)**: Die präganglionären parasympathischen Nervenfasern der **Glandula lacrimalis** entstammen dem N. intermedius, einem Teil des N. facialis. Sie verlassen diesen am Ganglion geniculi als **N. petrosus major**. In der Fossa pterygopalatina werden sie im Ganglion pterygopalatinum auf **postganglionäre parasympathische Nervenfasern** umgeschaltet. Diese **lagern sich** zunächst dem **N. zygomaticus** (aus V_2) an, im weiteren Verlauf dem N. lacrimalis (aus V_1) und **erreichen** so die **Tränendrüse** („Tränenanastomose"). Siehe Prometheus, Lernatlas der Anatomie, Kopf, Hals und Neuroanatomie, 2. Auflage, Georg Thieme Verlag 2009, S. 110f.

Zu **(A)**: Im **Ganglion ciliare** werden die parasympathischen Fasern aus dem N. oculomotorius (III) auf die Nn. ciliares breves umgeschaltet, die parasympathisch den M. sphincter pupillae und den M. ciliaris innervieren. Durch das Ganglion oticum ziehen auch (ohne Umschaltung) die Nn. ciliares longi (aus dem N. nasociliaris, sensorisch für Kornea und Konjunktiven) und sympathische Fasern zum M. dilatator pupillae (vom Plexus caroticus internus).

Zu **(B)** und **(D)**: Die präganglionären parasympathischen Fasern für die Parotis entspringen aus dem Ncl. salivatorius inf. und verlaufen mit dem N. glossopharyngeus (IX) über den N. tympanicus, den Plexus tympanicus und den **N. petrosus minor** (D) zum **Ganglion oticum** (B). Hier werden sie umgeschaltet. Die postganglionären Fasern verlaufen dann mit dem N. auriculotemporalis und über einen R. communicans zum N. facialis (Jacobson-Anastomose).

Zu **(C)**: Der **N. nasociliaris** ist ein Ast des N. ophthalmicus (V_1) und teilt sich in sensible Äste auf: N. infratrochlearis zum medialen Augenwinkel, Nn. ciliares longi zu Kornea und Konjunktiven, N. ethmoidalis posterior zu Siebbeinzellen und Keilbeinhöhle sowie N. ethmoidalis anterior zu Nasenhaut, Nasenhöhle und Siebbeinzellen.

F11 ■■
→   **Frage 5.159: Lösung D**

Zu **(D)**: Durch das **Foramen spinosum tritt** die **A. meningea media** und der R. meningeus n. mandibularis.

Zu **(A)**: Der **N. mandibularis** verlässt den Schädel zusammen mit einem venösen Plexus durch das Foramen ovale („Mandeln sind oval").

Zu **(B)**: Der **N. facialis** (VII) zieht gemeinsam mit dem N. vestibulocochlearis (VIII) durch den Porus acusticus internus.

Zu **(C)**: Der **N. petrosus major** tritt zusammen mit dem N. petrosus profundus durch den Canalis pterygoideus.

Zu **(E)**: Der **N. maxillaris** zieht durch das Foramen rotundum.

F11 ■■
→   **Frage 5.160: Lösung E**

Zu **(E)**: Durch das **Foramen rotundum** tritt nur der **N. maxillaris** (V_2).

Zu **(A)**: Der **N. mandibularis** verlässt den Schädel zusammen mit einem venösen Plexus durch das Foramen ovale („Mandeln sind oval").

Zu **(B)**: Der **N. facialis** (VII) zieht gemeinsam mit dem N. vestibulocochlearis (VIII) durch den Porus acusticus internus.

Zu **(C)**: Der **N. petrosus major** tritt zusammen mit dem N. petrosus profundus durch den Canalis pterygoideus.

Zu **(D)**: Die **A. meningea media** und der R. meningeus n. mandibularis verlassen den Schädel durch das **Foramen spinosum**.

F11 ■
→   **Frage 5.161: Lösung B**

Zu **(B)**: Die **hintere** (kleine) **Fontanelle** (Fonticulus posterior) liegt zwischen dem Os occipitale und beiden Ossa parietalia. An die hintere Fontanelle grenzen daher die **Lambdanaht** (Sutura lambdoidea, zwischen Os occipitale und parietale) und die Pfeilnaht (Sagittalnaht, Sutura sagittalis, zwischen den beiden Ossa parietalia).

Zu **(A)**, **(C)** und **(D)**: In der **vorderen** (großen) **Fontanelle** (Fonticulus anterior) treffen Kreuznaht (Koronarnaht, Sutura coronalis, zwischen Os parietale und Os frontale), Pfeilnaht und Stirnnaht (Frontalnaht, Sutura frontalis, zwischen den beiden Ossa frontalia) aufeinander.

Zu **(E)**: Lambda- und Koronarnaht berühren sich nicht.

6 Leibeswand

6.1 Rücken

VI.1 Begriffe zur Wirbelsäule

Lordose: ist eine nach ventral konvexe (oder nach dorsal konkave) Krümmung der WS in der Sagittalebene.
Sie tritt im Hals- und Lendenbereich (Lendenlordose) auf.
Kyphose: ist eine nach ventral konkave (oder nach dorsal konvexe) Krümmung der WS in der Sagittalebene.
Man findet sie im Thorakal- und Sakralbereich.
Skoliosen: sind unphysiologische Krümmungen der WS (Verbiegungen) in seitlicher Richtung. Sie können schwere Deformationen des Brustkorbs mit den daraus folgenden Beeinträchtigungen der mediastinalen Organe (z.B. Lunge) zur Folge haben.
Sakralisation: Verschmelzung des 5. Lendenwirbels mit dem Kreuzbein.
Lumbalisation: Der erste Sakralwirbel verschmilzt nicht zum Os sacrum, sondern bildet einen Übergangswirbel.
Als **Spina bifida** wird in ihrer einfachsten Form eine Spaltung des Rückgrats bezeichnet. Hierbei fehlt die Verschmelzung der dorsalen Anteile der Wirbelbögen. Am häufigsten findet sich diese Missbildung in der Lumbosakralregion und ist dort nur von Haut bedeckt. Umfasst diese Missbildung mehr als ein oder zwei Wirbel, so können sich auch Rückenmarkshäute durch die Öffnung vorwölben. Man spricht dann von einer *Meningozele.*

Klinischer Bezug:

Bandscheiben sind degenerativen Veränderungen unterworfen. Beim *Bandscheibenvorfall* (Nucleus-pulposus-Prolaps) tritt der Nucleus pulposus durch den perforierten Anulus fibrosus. Man unterscheidet einen medialen, mediolateralen und lateralen Prolaps. Es können auch Teile des Nucleus pulposus in den Spinalkanal eintreten (Sequester). Wichtig bei der Diagnostik ist, ob es zu einer Einengung des Spinalkanals – auch abhängig davon, ob das hintere Längsband intakt ist – oder zu einer Wurzelkompression oder -reizung gekommen ist. Klinisch untersucht man Sensibilität, Reflexe, Paresen, Parästhesien, Schmerzausstrahlung und schließt eine Blasenentleerungsstörung aus und versucht, die Symptomatik einer bestimmten Spinalnervenwurzel zuzuordnen. Das *Lasègue-Zeichen* prüft den Ischiadicus-Dehnungsschmerz (Wurzel L5/S1) in Rückenlage durch Anheben des gestreckten Beines. Röntgenuntersuchung und Computertomogramm der Wirbelsäule bzw. MRT ergänzen die Diagnostik.

H02

→ **Frage 6.1: Lösung D**

Den ersten **Halswirbel** stellt man sich als eine Art „Oval" vor, von oben gesehen. Er besteht aus vorderem und hinterem Bogen, seitlichen Fortsätzen – Proc. transversi – mit Foramina transversaria, medial davon jeweils die Massa lateralis. Der Proc. spinosus, wie er bei den übrigen Wirbeln in unterschiedlicher Ausprägung vorhanden ist, fehlt beim 1. Halswirbel. Es gibt lediglich ein kleines Tuberculum posterius. Siehe auch entsprechende Abbildungen im Anatomieatlas, z.B. Prometheus, Lernatlas der Anatomie, Allgemeine Anatomie und Bewegungssystem, 2. Auflage, Georg Thieme Verlag 2007, S. 107.

H09

→ **Frage 6.2: Lösung C**

Zu **(C):** Erster und zweiter Halswirbel (d. h. **Atlas und Axis**) artikulieren in der **Articulatio atlantoaxialis mediana** und in den **Articulationes atlantoaxiales laterales.** (Bei dieser Frage ist der Anatomieatlas zum Verlauf der Bänder unverzichtbar!) Die Articulatio atlantoaxialis mediana ist ein Radgelenk, wobei der Dens axis in der Fovea dentis des vorderen Atlasbogens artikuliert (vordere Gelenkkammer). **Dorsal** artikuliert der **Dens axis** zum einen in einer **hinteren Gelenkkammer** mit dem **Lig. transversum atlantis**, gleichzeitig wird der **Dens axis** in der **Fovea dentis** durch dieses **Lig. transversum atlantis** gesichert, welches die **Ventralflexion des Kopfes hemmt.** Das Lig. transversum atlantis hat ventral eine Knorpelfläche und besteht aus kräftigen, horizontal verlaufenden Faserzügen und in der Mitte vertikal verlaufenden Fasciculi longitudinales, die kreuzförmig verbunden sind (Lig. cruciforme atlantis). Es ist also durchaus denkbar, dass diese feste Verbindung eine Densfraktur vorübergehend stabilisiert. Die **Ligg. alaria** ziehen von den **Seitenflächen des Dens** nach lateral oben zu den jeweiligen Innenflächen der **Hinterhauptskondylen.** Sie sind kräftig ausgebildet und **begrenzen die Rotation** in der **Art. atlantoaxialis.**
Zu **(B):** Das **Lig. longitudinale anterius** verläuft breit auf der Vorderfläche der Wirbelkörper. Es ist mit seinen tiefen Faserzügen an den Wirbelkörpern fest, mit den Disci intervertebrales kaum verbunden. Das Band reicht von der Schädelbasis bis zum Os sacrum, ist allerdings kranial schmaler als kaudal. Analog dazu zieht auf der Rückfläche der Wirbelkörper das Lig. longitudinale posterius nach kaudal. Das Band verhindert die Dorsalextension der Wirbelkörper, hat aber keine Sicherungsfunktion speziell für den Dens axis.
Zu **(A), (D)** und **(E):** Die **Ligg. flava** (A) bestehen aus größtenteils elastischen Fasern, gehören zu den Wirbelbogenbändern und spannen sich zwischen

benachbarten Wirbelbögen aus. Sie sichern nicht speziell den Dens axis ab. Die kraniale Fortsetzung bildet die **Membrana atlantooccipitalis posterior** (E) vom hinteren Atlasbogen zum Hinterrand des Foramen magnum. Die **Membrana atlantooccipitalis anterior** (D) verläuft vom vorderen Atlasbogen zum Vorderrand des Foramen magnum und entspricht dem Lig. longitudinale anterius.

H09
→ **Frage 6.3: Lösung D**

Zu **(A)-(E)**: **Arcus vertebrae** (A), **Corpus vertebrae** (B), **Processus spinosus** (Dornfortsatz, (E)), **2 obere Gelenkfortsätze** (C) sowie 2 hier nicht genannte **untere Gelenkfortsätze** sind **Bestandteile aller Wirbel.** Hinzu kommen die Querfortsätze, die bei den **Lendenwirbeln als Procc. costales** ((D) ist die richtige Lösung) imponieren. Sie entsprechen den Rippenanlagen. Dort entspringen Anteile des M. psoas major, und es setzt der M. quadratus lumborum an.

F00
→ **Frage 6.4: Lösung A**

Bandscheiben bestehen aus einem äußeren **Anulus fibrosus**, der von Faserknorpel (v.a. Kollagenfasern) gebildet wird und einem **Nucleus pulposus**, einem wasserreichen Gallertkern. Vor allem der Nucleus pulposus wirkt wie ein Kissen, das den Druck gleichmäßig auf die angrenzenden Grund- und Deckplatten verteilt, an denen die Bandscheibe auch locker befestigt ist. Im Erwachsenenalter enthalten die Bandscheiben keine Blutgefäße mehr, ihre Ernährung erfolgt nun ausschließlich durch Diffusion (was sie leider zu einem sehr störanfälligen System macht).

F10
→ **Frage 6.5: Lösung B**

Zu **(B)**: Das **tiefe Nackendreieck** wird gebildet von den Mm. rectus capitis posterior major et minor sowie von den Mm. obliquus capitis superior et inferior. In der Abbildung erkennt man oben von dorsal das Hinterhaupt des Schädels, links am Bildrand ist in etwa die Medianlinie, der mit X bezeichnete Skelettteil ist der **Processus spinosus axis**, also der 2. Halswirbel (den Proc. spinosus des 1. Halswirbels gibt es nicht! (A)).
Zu **(D)** und **(E)**: Es handelt sich auch nicht um **Processi transversi**, sondern um Strukturen in der Medianebene. Man erkennt die kurzen **Nackenmuskeln**, schräg nach rechts oben ziehend der M. rectus capitis posterior major, links darüber der M. rectus capitis posterior minor. Zwischen dem erstgenannten Muskel und dem M. obliquus capitis inferior

verläuft die ebenfalls erkennbare **A. vertebralis**. Siehe Prometheus, Lernatlas der Anatomie, Allgemeine Anatomie und Bewegungssystem, 2. Auflage, Georg Thieme Verlag 2007, S. 169, 201.

F02
→ **Frage 6.6: Lösung B**

Zunächst muss man sich auf der vorliegenden Abbildung erst einmal orientieren: Rechts oben erkennt man die Oberseite eines Wirbelkörpers (Lendenwirbelkörper). Dadurch lassen sich noch am besten das **Lig. longitudinale anterius** (A), das vor den Wirbelkörpern verläuft und mit den Wirbelkörpern in fester Verbindung steht, sowie das **Lig. longitudinale posterius** (C), das hinter den Wirbelkörpern verläuft, aber mit den Zwischenwirbelscheiben fest verbunden ist, identifizieren.
Die **Fascia thoracolumbalis** (E) mit oberflächlichem und tiefem Blatt lässt sich identifizieren, da auch die Muskulatur abgebildet ist, die sie umschließt.
Die mit (D) bezeichnete Struktur ist die Gelenkkapsel eines Zwischenwirbelgelenks (Articulatio zygapophysialis).
Die **Ligg. intertransversaria** verlaufen zwischen den Querfortsätzen; es sind kurze Bänder. Zwischen den Wirbelbögen spannen sich die **Ligg. flava** aus, diese könnten mit (B) gemeint sein, obwohl eine Faserrichtung nicht gut auf der Abbildung zu erkennen ist. Siehe auch Prometheus, Lernatlas der Anatomie, Allgemeine Anatomie und Bewegungssystem, 2. Auflage, Georg Thieme Verlag 2007, S. 116/117.

H02 ■
→ **Frage 6.7: Lösung C**

Die gleiche Abbildung wurde schon in der vorherigen Prüfung verwendet. Falsch bezeichnet ist die Struktur bei (C), hierbei handelt es sich nicht um den Pediculus arcus vertebrae, sondern um die Lamina arcus vertebrae. Der Pediculus arcus vertebrae, die Bogenwurzel, geht direkt aus dem Wirbelkörper hervor und liegt damit ventral des Processus transversus. Je eine obere und untere Einsenkung des Pediculus bilden bei benachbarten Wirbeln das Foramen intervertebrale (B).
Bitte auch hier nochmals einen Blick in den Atlas werfen, z. B. Platzer W., Taschenatlas der Anatomie, Band 1, Bewegungsapparat, 7. Auflage, S. 42, Georg Thieme Verlag, Stuttgart bzw. Prometheus, Lernatlas der Anatomie, Allgemeine Anatomie und Bewegungssystem, 2. Auflage, Georg Thieme Verlag 2007, S. 111 ff.

F05 ■

→ **Frage 6.8: Lösung C**

Die *dorsalen* Äste der Spinalnerven innervieren die *autochthone* Rückenmuskulatur, darunter den **M. splenius cervicis**, dies wurde auch bereits in älteren Fragen geprüft.

Die anderen in der Frage genannten Muskeln werden alle von Rr. ventrales (anteriores) der Spinalnerven versorgt: der M. latissimus dorsi vom N. thoracodorsalis, die Mm. rhomboidei vom N. dorsalis scapulae und der M. quadratus lumborum vom N. subcostalis, Th12.

Beim M. trapezius ist sowohl der 11. Hirnnerv (N. accessorius) beteiligt wie auch Äste des Plexus cervicalis.

Siehe auch Prometheus, Lernatlas der Anatomie, Allgemeine Anatomie und Bewegungssystem, 2. Auflage, Georg Thieme Verlag 2007, S. 194.

H05

→ **Frage 6.9: Lösung D**

Nur die **Mm. iliocostales** gehören zum M. erector spinae, also zur **autochthonen Rückenmuskulatur**. Den Verlauf sieht man sich am besten am Schema an, ihn auswendig zu lernen, lohnt sich nicht: Siehe Prometheus, Lernatlas der Anatomie, Allgemeine Anatomie und Bewegungssystem, 2. Auflage, Georg Thieme Verlag 2007, S. 144, 146.

F97

→ **Frage 6.10: Lösung C**

Zu **(A)**: Es ist genau umgekehrt: Die **autochthone Rückenmuskulatur** hat sich primär am Rücken entwickelt – daher auch die Innervation durch Rr. posteriores der Spinalnerven –, während sich die sekundäre Rückenmuskulatur aus der ventralen Rumpfmuskulatur und den Extremitätenknospen auf den Rücken vorgeschoben und über die primäre Rückenmuskulatur geschoben hat. Daher liegt diese sekundäre Muskulatur auch oberflächlich, während die autochthone Muskulatur ganz in der Tiefe zu finden ist.

Zu **(B)**: Diese Aussage ist falsch. Beide Muskeln zählen nicht zur autochthonen Rückenmuskulatur. Diese besteht nämlich aus einem medialen und lateralen Trakt mit kurzen und langen (mehrere Segmente übergreifenden) Muskeln.

Zu **(C)**: Das ist korrekt. Im Lenden- und Thorakalbereich bildet die **Fascia thoracolumbalis** eine Muskelloge, in der die autochthone Muskulatur nahe der Wirbelsäule befestigt ist. Das tiefe Blatt der Fascia thoracolumbalis entspringt an den Proc. costales der Lendenwirbel, an der Crista iliaca und an der

12. Rippe, das oberflächliche Blatt ist an den Dornfortsätzen befestigt und dient auch als Ursprungsaponeurose für den M. latissimus dorsi.

Im Halsbereich wird diese Aufgabe durch die **Fascia nuchae** wahrgenommen, die dort autochthone Muskulatur von sekundärer Nackenmuskulatur (M. trapezius, Mm. rhomboidei) trennt.

Zu **(D)**: Ganz im Gegenteil: Die autochthone Rückenmuskulatur ist eine Haltemuskulatur, die eine langanhaltende Dauerkontraktion erfordert, um den Rumpf aufrecht zu erhalten. Das bedeutet, dass diese Muskulatur viele „langsame, rote Fasern" = **Typ-I-Muskelfasern** (schmal, sarkoplasmareich, viel Myoglobin) enthält, weniger schnelle Typ-II-Muskelfasern.

Zu **(E)**: Die autochthone Rückenmuskulatur wird von **Rr. posteriores der Spinalnerven** versorgt. Die Rr. anteriores, die stärksten Äste der Spinalnerven, versorgen motorisch und sensibel die laterale und ventrale Rumpfwand. Im Hals- und Lendenbereich bilden die Rr. anteriores verschiedene Plexus (Plexus cervicalis, Plexus brachialis, Plexus lumbalis, Plexus sacralis).

6.2 Brustwand

H10 H07 H05 ■■

→ **Frage 6.11: Lösung C**

Zu **(C)**: Der **Angulus sterni**, der Brustbeinwinkel, ist etwas abgeknickt und lässt sich daher leicht tasten. Er ist die Verbindung zwischen Manubrium und Corpus sterni, an dem die 2. Rippe ansetzt. So lassen sich leicht die 2. Rippe und der 2. Interkostalraum (unterhalb der 2. Rippe) lokalisieren.

Zu **(A)**: Die knöchernen Anteile des **Sternoklavikulargelenks** werden vom medialen Ende der Klavikula und dem Manubrium sterni gebildet. Es befindet sich ebenfalls gut tastbar oberhalb des Angulus sterni.

Zu **(B)**: Die 1. Rippe liegt großteils unterhalb der Klavikula und ist daher schwierig zu tasten.

Zu **(D)**: Die 4. Rippe bzw. der 4. ICR ist am leichtesten zu tasten, indem man vom Angulus sterni hinunter tastet.

Zu **(E)**: Die **Regio epigastrica** ist der Bereich zwischen den Rippenbögen und dem Schwertfortsatz des Sternums. Ein Druckschmerz in dieser Region ist eines der Leitsymptome der Gastritis.

VI.2	Zwerchfell (Diaphragma)

Das Diaphragma ist der wichtigste Atemmuskel. Es stellt eine sehnig-muskulöse Scheidewand zwischen Thorax und Abdomen in Form einer Kuppel dar. Muskulös entspringen Fasern vom Sternum, den unteren Rippen und der Wirbelsäule und vereinigen sich zum Centrum tendineum. Sie bilden außerdem zwei Kuppeln. *(In der Ruhelage steht die rechte Zwerchfellkuppel in Höhe des 4. Interkostalraums, die linke steht einen halben Interkostalraum tiefer.)*

Die Stellung des Diaphragmas ist abhängig u. a. von Alter, Geschlecht, Körperlage, aber v. a. von der Atmung: Durch Kontraktion des Diaphragmas bei der Inspiration flacht sich die Kuppel ab und erweitert somit den Thorax nach unten. Die rechte Kuppel steht bei tiefster Inspiration in Höhe der 7. Rippe, bei maximaler Exspiration in Höhe der 4. Rippe.

Das Zwerchfell besitzt Öffnungen für große Leitungsbahnen des Körpers (siehe Lerntext VI.3): Die Aorta tritt vor der Wirbelsäule durch einen eigenen Hiatus aorticus, die V. cava inferior durch das Foramen v. cavae im Centrum tendineum.

Klinischer Bezug:

Der Zwerchfellhoch- oder tiefstand ist ein röntgenologischer Befund bei der Thorax- oder Abdomenaufnahme a. p. Normalerweise steht das rechte Zwerchfell 1–2 cm höher als das linke. Zwerchfellbuckel sind lediglich Formanomalien ohne Bedeutung. Die Funktion des Zwerchfells lässt sich unter Durchleuchtung bei Atmung beurteilen. Ein beidseitiger Zwerchfellhochstand kommt bei abdomineller Druckerhöhung vor (Ileus, Aszites Meteorismus oder starke Adipositas). Ein einseitiger Zwerchfellhochstand sollte an eine Phrenikusparese denken lassen. Er kann aber auch bei starker Blähung der Magenblase oder linken Kolonflektur, bei Leber- oder Milzvergrößerung oder bei subphrenischen Abszessen vorkommen. Bei der Phrenikusparese findet man zusätzlich eine paradoxe Zwerchfellbeweglichkeit: bei Inspiration wandet das betroffene Zwerchfell nach oben. Ein beidseitiger Zwerchfelltiefstand findet sich beim ausgeprägten Lungenemphysem. Der einseitige Zwerchfelltiefstand kommt beim Spannungspneumothorax und Pneumothorax, beim Pleuraerguss oder bei raumfordernden thorakalen Prozessen vor.

VI.3   Zwerchfellöffnungen

Öffnungen	Strukturen
Hiatus aorticus (L1)	Aorta desc., rechts davon Ductus thoracicus
Foramen v. cavae (Th9)	V. cava inf., R. phrenicoabdominalis des rechten Phrenicus (Äste für Peritoneum)
Hiatus oesophageus	Ösophagus, Truncus vagalis post. et ant.
Trigonum sternocostale (Larrey-Spalte)	A. und V. epigastrica superior (Endast der A. thoracica int.)
Crus mediale (medialer Lumbalspalt)	V. azygos (V. lumbalis asc.), N. splanchnicus maj. et min. (links: V. hemiazygos)
Zwischen Crus mediale und laterale	Sympathikusgrenzstrang

Klinischer Bezug

Bei Hiatushernien verlagern sich Teile des Magens durch den Hiatus oesophageus. Man unterscheidet axiale Gleithernien, wenn sich Kardia und ggf. Teile des Magenfundus durch den Hiatus oesophageus des Zwerchfells ins Mediastinum verlagern, von paraoesophagealen Hernien (Verlagerung von Magenteilen bis hin zum gesamten Magen („upside-down-stomach") nach intrathorakal). Es gibt auch gemischte Hernien. Viele ältere Menschen weisen eine kleine axiale Gleithernie auf. Die Hernie an sich hat noch keinen Krankheitswert, disponiert aber zur Refluxerkrankung.

F07 ■

→ **Frage 6.13: Lösung C**

Der **Ductus thoracicus** tritt durch den Hiatus aorticus und der **N. splanchnicus major** durch die Pars lumbalis des Zwerchfells innerhalb des Crus mediale.

Durch den Hiatus oesophageus tritt der Ösophagus zusammen mit den Trunci vagales und dem linken N. phrenicus, durch den Hiatus (bzw. Foramen) v. cavae inferioris die V. cava inf. zusammen mit dem rechten Phrenikus (R. phrenicoabdominalis). Das Trigonum lumbocostale ist eine Prädilektionsstelle für angeborene Zwerchfellhernien.

F06 ■

→ **Frage 6.12: Lösung B**

Das Zwerchfell wird durch den N. phrenicus, der aus dem Plexus cervicalis (im Wesentlichen dem Segment C4) entstammt, innerviert. Es gilt der Merkspruch „C3, C4, C5 keep the diaphragm alive".

F07 ■

→ **Frage 6.14: Lösung E**

Siehe Kommentar zu Frage 6.13.

VI.4 Interkostalmuskulatur und -gefäße

Zwischen den Mm. intercostales interni und intimi verlaufen die interkostalen Leitungsbahnen in einer typischen Anordnung. Von oben nach unten:

- V. intercostalis,
- A. intercostalis,
- N. intercostalis („*van* intercostalis").

Am weitesten kranial verläuft also die Vene, am weitesten kaudal der Nerv.

Der in Abb. 6.1 gezeigte Schnitt liegt noch dorsal der mittleren Axillarlinie, denn nur bis dort verlaufen die Nerven und Gefäße direkt unter der Rippe im Sulcus costae, werden also durch die Rippe vor Schäden geschützt. Vor der mittleren Axillarlinie verlassen sie den Schutz der Rippe.

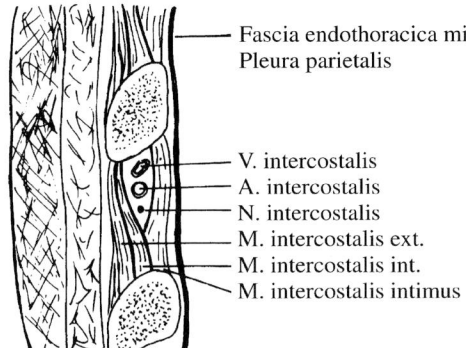

— Fascia endothoracica mit Pleura parietalis

— V. intercostalis
— A. intercostalis
— N. intercostalis
— M. intercostalis ext.
— M. intercostalis int.
— M. intercostalis intimus

Abb. 6.1 Längsschnitt durch die Brustwand dorsal der mittleren Axillarlinie

Klinischer Bezug

Daher werden **Pleurapunktionen** immer dorsal der mittleren Axillarlinie am Oberrand einer Rippe zwischen 7. und 9. Rippe durchgeführt. So werden Verletzungen des Gefäßnervenbündels vermieden.

Zwischen den Rippen verläuft die Eigenmuskulatur des Thorax, repräsentiert durch die Mm. intercostales. Außen sind die Mm. intercostales externi zu sehen. Sie verlaufen von oben lateral nach unten medial („Hosentaschenrichtung") und sind inspiratorisch wirksam. Senkrecht dazu verlaufen als nächste Schicht die Mm. intercostales interni. Sie wirken exspiratorisch. Als Abspaltung dieser Muskeln gelten die Mm. intercostales intimi.

H02

→ **Frage 6.15: Lösung C**

Der **Lymphabfluss** aus oberflächlichen Gebieten der dorsalen Rumpfwand erfolgt im Nackenbereich in die occipitalen Lymphknoten und in die Nll. cervicales superficiales. Der Lymphabfluss aus dem oberen Teil der dorsalen Rumpfwand – und hierzu zählt die angegebene Stelle in Höhe des 7. Thorakalwirbels – erfolgt in die axillären Lymphknoten, Lymphe aus dem unteren Teil der dorsalen Rumpfwand fließt in die Leistenlymphknoten. Bei den tiefen Schichten der Rumpfwand erfolgt der Lymphabfluss parallel zu den Blutgefäßen in Nll. parasternales, Nll. lumbales und Nll. iliaci communes. Bei dem beschriebenen Hauttumor wäre also nach vergrößerten Lymphknoten in der Axilla zu suchen.

VI.5 Brustdrüse

Die Brustdrüse besteht aus 15–20 tubuloalveolären Einzeldrüsen, die verzweigt sind und, von subkutanem Fettgewebe umgeben, die Mamma bilden.

Jede der Einzeldrüsen wird von Bindegewebe umhüllt und von den benachbarten Drüsen durch straffes Bindegewebe – Retinacula – getrennt. Im Bindegewebskörper der Mamma ist auch reichlich Fett eingelagert. Die weibliche Mamma unterliegt ebenfalls dem hormonell gesteuerten Zyklus, dabei ist das Parenchym beteiligt. Prämenstruell können sich die Milchgänge geringgradig erweitern und sprossen aus. Die Veränderungen sind reversibel. Erst während der Schwangerschaft entwickelt sich die Mamma zur laktierenden Brustdrüse. Unter Östrogeneinfluss sprossen die Milchgänge aus und bilden Alveolen.

In der Wand der Alveolen kommen Myoepithelzellen vor. Die Milchsekretion wird durch ein erhöhtes Prolaktin in Gang gehalten und stimuliert. Saugen an der Brustwarze fördert durch neurohormonale Reflexe die Ausschüttung von Oxytozin (Hypothalamus) und Prolaktin (Adenohypophyse), was die Milchabgabe fördert und die Sekretion weiter unterhält. Das Interessante ist zudem die Form der Sekretabgabe, nämlich apokrin für das Milchfett (Sekret wird inklusive Zellmembran abgeschnürt) sowie exozytotisch für Proteine und Laktose. Der Aufbau der männlichen Brustdrüse ist im Prinzip gleich dem der weiblichen, die Gl. mammaria bleibt jedoch unterentwickelt.

Jede gesunde Brustdrüse muss sich gegenüber der Pektoralisfaszie leicht verschieben lassen. Die Verschieblichkeit lässt sich dadurch erklären, dass jede der 15–20 Einzeldrüsen nur durch einzelne Bindegewebsstränge mit der Pektoralisfaszie, mit den Nachbardrüsen aber relativ fest durch straffes Bindegewebe verbunden ist. Fehlt die Verschieblichkeit der Mamma, so ist der Verdacht auf eine Erkrankung der Brustdrüse (Karzinom) gegeben.

Arterielle Versorgung:

- medial: Rr. mammarii mediales aus der 2.–4. Interkostalarterie,
- lateral: Rr. mammarii laterales aus der A. thoracica lateralis,

- basal (fasziennah): Rr. mammarii des R. cutaneus lat. der Interkostalarterie.

Die axillären Lymphknoten drainieren nicht nur die Lymphe der oberen Extremität, sondern auch die der Brustwand und des Schultergürtels. Entsprechend der Bedeutung für die Metastasierung beim Brustkrebs (Mammakarzinom) werden die Lymphknoten der Achselhöhle in 3 „Stockwerke" – **Levels** – eingeteilt. Anatomische Bezugsstruktur ist der **M. pectoralis minor.**
Siehe Prometheus, Lernatlas der Anatomie, Allg. Anatomie und Bewegungssystem, 2. Auflage, Georg Thieme Verlag 2007, S. 313.
Die Lymphe fließt also nicht direkt in den Ductus thoracicus bzw. lymphaticus dexter, sondern erst über regionale Lymphknoten (s. u.) in den **Truncus subclavius,** der links in den Ductus thoracicus, rechts in den Ductus lymphaticus dexter abfließt.
Die verschiedenen Levels umfassen:

- **Level I – laterale axilläre Gruppe:** befindet sich lateral des M. pectoralis minor: Nll. axillares subscapulares, Nll. axillares pectorales um die A. thoracica lat. – medial davon die Nll. paramammarii, Nll. axillares laterales – epifaszial in der Axilla um die A. axillaris.
- **Level II – mediale axilläre Gruppe:** umfasst Lymphknoten auf Höhe des M. pectoralis minor: Nll. axillares centrales und Nll. axillares interpectorales.
- **Level III – infraklavikuläre Gruppe:** umfasst Lymphknoten medial des M. pectoralis minor, und zwar die Nll. axillares apicales entlang der V. axillaris.

Der mediane Abschnitt der Brustdrüse wird über die Nll. parasternales drainiert.

Klinischer Bezug

Die Lymphabflusswege spielen bei der Ausbreitung von Karzinomen (lymphogene Metastasierung) eine große Rolle. Bei einer Patientin müssen daher alle zugänglichen Lymphknotenstationen bei Verdacht auf Mammakarzinom gründlich nachgetastet werden. Über die Nodi lymphatici parasternales kann sogar eine Metastasierung zur Gegenseite erfolgen, daher immer beide Mammae untersuchen!

6.3   Bauchwand

VI.6   Muskulatur der Bauchwand

Bei der Bauchmuskulatur unterscheidet man eine
- laterale Gruppe:
  M. obliquus externus abdominis
  M. obliquus internus abdominis
  M. transversus abdominis

- mediale Gruppe:
  M. rectus abdominis
  M. pyramidalis
- hintere Gruppe:
  M. quadratus lumborum
  M. psoas major

Die Bauchmuskulatur entsteht aus mehreren Myotomen und wird auch von mehreren Segmenten innerviert (Rr. ventrales der Thorakalnerven 6–12 und der Lumbalnerven 1 und 2).
Die seitlichen Bauchmuskeln laufen in Aponeurosen aus, die in der Mitte der vorderen Bauchwand die Rektusscheide bilden, bevor sie sich in der Linea alba verflechten.
Die Funktionen der Bauchmuskulatur sind vielfältig:
- Rumpfbeuge (Mm. recti, Mm. obliqui, M. psoas, M. quadratus lumb.)
- Seitwärtsneigung des Rumpfes (schräge Bauchmuskeln zusammen mit M. quadratus lumborum)

Gemeinsam bilden die Bauchmuskeln ein Muskel-Sehnensystem, das mit Quer, Längs- und Schrägverspannung wichtige Funktionen auch im Zusammenwirken mit der Rückenmuskulatur für Rumpfbewegungen und aufrechte Haltung erfüllt.
Die Spannung der Bauchdecken wird reflektorisch und dem jeweiligen Füllungszustand der Eingeweide angepasst.
Wichtig ist auch die Wechselwirkung zwischen abdominaler und thorakaler Muskulatur bei Bauchatmung und Bauchpresse:
- Bei der **Bauchpresse** kontrahiert sich die Bauchmuskulatur, das Zwerchfell tritt nach tiefer Inspiration tiefer, die Stimmritze wird geschlossen. Dadurch wirken Zwerchfell und Lunge als Widerlager, der erhöhte intraabdominelle Druck überträgt sich auf die Eingeweide (Geburt, Husten, Stuhlentleerung).
- Bei der **Bauchatmung** erschlaffen die Bauchdecken reflektorisch, damit bei tiefer Inspiration die Eingeweide ausweichen können. Brust- und Bauchatmung stehen miteinander in enger funktioneller Beziehung.

F04

→   **Frage 6.16: Lösung C**

Nur das **Peritoneum parietale** ist sensibel innerviert, und zwar über Äste der Nn. spinales (Nn. intercostales), das Peritoneum der Zwerchfellunterseite vom N. phrenicus. Das parietale Peritoneum ist sehr schmerzempfindlich, das viszerale Peritoneum dagegen kaum. Entzündliche Prozesse oder eine Peritonitis sind schnell sehr schmerzhaft. Die in der Frage angesprochene Abwehrspannung kann einen Hinweis auf die Lokalisation pathologischer Prozesse im Bauchraum geben.

F01

→ **Frage 6.17: Lösung D**

Bezeichnet ist die Linea alba: Sie ist 1 cm breit und entsteht aus den drei Aponeurosen der Bauchdeckenmuskeln, die in diesem Bereich mit denen der Gegenseite verflochten sind. Sie verläuft vom Processus xiphoideus bis zur Symphyse.

F08 H05 ■

→ **Frage 6.18: Lösung B**

Der **Nabel** liegt am häufigsten in Höhe Th9–Th10, die Mamillen beim Mann in Höhe Th4–Th5. Siehe Prometheus, Lernatlas der Anatomie, Kopf, Hals und Neuroanatomie, 2. Auflage, Georg Thieme Verlag 2009, S. 416.

H04 ■

→ **Frage 6.19: Lösung E**

Die seitlichen Bauchmuskeln laufen in Aponeurosen aus, die in der Mitte der vorderen Bauchwand die Rektusscheide bilden, bevor sie sich in der Linea alba verflechten.

Das **hintere Blatt der Rektusscheide** besteht oberhalb der Linea arcuata aus der Internusaponeurose und der Transversusaponeurose. Unterhalb der Linea arcuata gibt es für das hintere Blatt keine sehnigen Bestandteile mehr – der M. rectus abdominis wird auf der Rückseite lediglich von der Fascia transversalis und dem Peritoneum bedeckt.

Das **vordere Blatt der Rektusscheide** ist in seinem ganzen Verlauf sehnig ausgebildet: Oberhalb der Linea arcuata strahlen Externus- und vorderes Blatt der Internusaponeurose ein, unterhalb der Linea arcuata kommt auch noch die Transversusaponeurose hinzu.

Zu **(D)**: Die Fasern der Aponeurose des M. obliquus externus abdominis und des M. obliquus internus abdominis verlaufen schräg, die Fasern der Aponeurose des M. transversus abdominis verlaufen horizontal, das ist bereits an der Benennung des Muskels leicht zu merken. Aufgrund dieser schrägen und quer verlaufenden Fasern und Aponeurosen entstehen so funktionelle Muskelschlingen und Verspannungen, die für die Festigkeit der Bauchwand wesentlich sind

Zu **(C)**: Die Intersectiones tendineae des M. rectus abdominis verlaufen horizontal und sind mit dem vorderen Blatt der Rektusscheide und medial mit der Linea alba verwachsen, weswegen sie auch bei schlanken Menschen am äußeren Bauchwandrelief sichtbar sind.

Zu **(E)**: Eine mediale Wand des Leistenkanals gibt es eigentlich nicht, berücksichtigt man den schrägen Verlauf dieses „Kanals" durch die Bauchwand. Lediglich die Aponeurose des M. obliquus externus abdominis bildet mit ihren kaudalen Fasern in der

Verflechtung mit der Fascia transversalis und der Fascia lata des Oberschenkels das Leistenband, also den Boden des Leistenkanals. *Medial* verlaufen Faserzüge des Lig. inguinale als Lig. reflexum und begrenzen den äußeren Leistenring.

Zur Topografie des Leistenkanals bitte immer den Atlas zu Rate ziehen, z. B. Prometheus, Lernatlas der Anatomie, Allgemeine Anatomie und Bewegungssystem, 2. Auflage, Georg Thieme Verlag 2007, S. 209f.

H08 ■

→ **Frage 6.20: Lösung D**

Unterhalb der Linea arcuata besteht das vordere Blatt der Rektusscheide aus der **Externusaponeurose** und dem vorderen Blatt der **Internusaponeurose**. Zudem strahlt noch die **Transversusaponeurose** ein.

Zu **(A)**: **Oberhalb** der Linea arcuata wird das hintere Blatt durch die **Transversusaponeurose** und das hintere Blatt der **Internusaponeurose** gebildet.

Zu **(B)**: **Unterhalb der Linea arcuata fehlen die sehnigen Bestandteile**. Das hintere Blatt der Rektusscheide wird nur durch die Fascia transversalis und das Peritoneum gebildet.

Zu **(C)**: Die **Pars abdominalis des M. pectoralis major** entspringt am vorderen Blatt der Rektusscheide. Anteile dieses Muskels werden **nicht von der Rektusscheide umschlossen**.

Zu **(E)**: Die **Externusaponeurose** ist **immer am Aufbau** des vorderen Blattes der **Rektusscheide beteiligt**. Siehe Prometheus, Lernatlas der Anatomie, Allgemeine Anatomie und Bewegungssystem, 2. Auflage, Georg Thieme Verlag 2007, S. 176f.

F06 ■

→ **Frage 6.21: Lösung E**

Die Fascia transversalis kleidet die gesamte innere Wand des Bauchraumes aus sowie die Wand des Beckens (Fascia pelvis parietalis) und die Unterseite des Zwerchfells. Aufgrund des Descensus testis reicht sie in den Canalis inguinalis hinein und setzt sich als Fascia spermatica interna fort. Mit den Bestandteilen der Rektusscheide kranial oder kaudal der Linea arcuata hat sie jedoch nichts zu tun. Sie bedeckt auf jeden Fall die innere Bauchwand, dann folgt nur noch das Peritoneum parietale, mit dem die Bauchwandfaszie fest verbunden ist. Zur Rektusscheide siehe Lerntext VI.7.

VI.7	Rektusscheide

Das **hintere Blatt der Rektusscheide** besteht oberhalb der Linea arcuata aus der Internusaponeurose und der Transversusaponeurose. Unterhalb der Linea arcuata gibt es für das hintere Blatt keine sehnigen Bestandteile mehr – der M. rectus abdominis wird auf der Rückseite lediglich von der Fascia transversalis und dem Peritoneum bedeckt.

Das **vordere Blatt der Rektusscheide** ist in seinem ganzen Verlauf sehnig ausgebildet: Oberhalb der Linea arcuata strahlen ein: Externus- und vorderes Blatt der Internusaponeurose, unterhalb der Linea arcuata kommt auch noch die Transversusaponeurose hinzu.

Kurz zur Wiederholung:

Rektusscheide: vorderes und hinteres Blatt
- Oberhalb der Linea arcuata:
  - vorne Externus- und vorderes Blatt der Internusaponeurose
  - hinten Transversusaponeurose und hinteres Blatt der Internusaponeurose (unterer Rand bildet die Linea arcuata)
- Unterhalb der Linea arcuata:
  - vorne Externus, Internus- und Transversusaponeurose
  - hinten nur Fascia transversalis und Peritoneum (keine sehnigen Bestandteile mehr)

In der Rektusscheide befinden sich neben dem M. rectus abdominis die Aa. epigastricae sup. et inf., Endäste des N. intercostalis XI und des N. subcostalis.

Klinischer Bezug

Bei einem Auseinanderweichen der beiden Mm. recti abdominis entsteht eine Verbreiterung der Linea alba, man spricht von einer Rektusdiastase. Sie ist besser zu erkennen, wenn der Patient sich vom Liegen zum Sitzen aufrichtet.

H04

→ **Frage 6.22: Lösung E**

Man unterscheidet zunächst Rumpfwandvenen von epifaszialen Venen (V. thoracoepigastrica, V. epigastrica superficialis). Aus dem *oberen* ventralen Rumpf erfolgt der Blutabfluss über die Vv. thoracoepigastricae zur V. axillaris sowie über die Vv. thoracicae internae zur V. brachiocephalica, schließlich zur V. cava superior.

Die *untere* ventrale Rumpfwand hat ihren Blutabfluss über die V. epigastrica sup. (Fortsetzung der V. thoracica interna) et inf. zur V. iliaca externa bzw. über die V. epigastrica superficialis zur V. saphena magna in die V. femoralis.

Zur Topografie siehe z.B. Prometheus, Lernatlas der Anatomie, Allgemeine Anatomie und Bewegungssystem, 2. Auflage, Georg Thieme Verlag 2007, S. 204.

Die V. jugularis interna nimmt das venöse Blut aus dem Kopf und aus dem Gehirn (über den Sinus sigmoideus) auf. Mit dem Blutabfluss aus der Rumpfwand hat sie nichts zu tun.

F05 ■

→ **Frage 6.23: Lösung C**

Der **McBurney-Punkt** stellt die Projektion der Appendixbasis auf die vordere Bauchwand dar. Er liegt auf einer gedachten Linie zwischen Nabel und Spina iliaca anterior superior und zwar zwischen lateralem und medialem Drittel. Das bedeutet aber, dass er topografisch gesehen *lateral* der Rektusscheide liegt, damit muss das vordere Blatt der Rektusscheide nicht mit eröffnet werden. Die anderen genannten Strukturen werden bei der Operation durchtrennt. Man betrachte sich dann am besten die Schichten der Bauchwand, die dann noch zu durchtrennen sind: siehe z.B. Prometheus, Lernatlas der Anatomie, Allgemeine Anatomie und Bewegungssystem, 2. Auflage, Georg Thieme Verlag 2007, S. 177.

F07 ■

→ **Frage 6.24: Lösung E**

Begrenzung des Leistenkanals:
- *Obere Begrenzung (Dach):* unterer freier Rand von M. transversus abdominis und M. obliquus internus abdominis,
- *untere Begrenzung:* Lig. inguinale, Lig. reflexum (kaudale Fasern der Aponeurose des M. obliquus externus abdominis),
- *vordere Begrenzung:* Aponeurose des M. obliquus externus abdominis, Fibrae intercrurales,
- *hintere Begrenzung:* Fascia transversalis, Plica umbilicalis lateralis.

Der **Anulus inguinalis profundus** liegt in der Fossa inguinalis lateralis, *lateral* der epigastrischen Gefäße!

H07 H01 ■

→ **Frage 6.25: Lösung D**

Der **Anulus inguinalis superficialis** ist die äußere Öffnung des Leistenkanals. Sie projiziert sich lateral vom Tuberculum pubicum, oberhalb des Leistenbandes auf eine Stelle, die in der Abbildung durch (D) markiert ist. Beachte: Aufgrund des Verlaufs des Leistenkanals von lateral oben nach medial unten liegt der äußere Leistenring von außen gesehen **medial** des inneren Leistenrings.

Siehe auch Prometheus, Lernatlas der Anatomie, Allgemeine Anatomie und Bewegungssystem, 2. Auflage, Georg Thieme Verlag 2007, S. 209.

H10 H05 ■

→ **Frage 6.26: Lösung B**

Zu **(B)**: Die **innere Öffnung des Leistenkanals** wird auch als **Anulus inguinalis profundus** bezeichnet. Sie ist eine Ausstülpung der inneren Bauchwandfaszie (Fascia transversalis des M. transversus abdominis), hier: Fascia spermatica interna. Der Anulus inguinalis profundus liegt in der **Fossa inguinalis lateralis** ((A) ist falsch), die **Vasa epigastrica inferiora liegen medial** (B). Damit liegt der Anulus inguinalis profundus auch **lateral der obliterierten A. umbilicalis** ((C) ist falsch).

Zu **(D)**: Der **Anulus inguinalis profundus** bildet die **Bruchpforte für laterale/indirekte Leistenhernien**.

Mediale/direkte Leistenhernien treten **medial** der epigastrischen Gefäße (d. h. medial der Plica umbilicalis lateralis) durch die Bauchwand. Ihre Austrittspforte ist der Anulus inguinalis **superficialis**.

Zu **(E)**: Der **N. ilioinguinalis** verläuft zwar im Leistenkanal, tritt jedoch nicht durch den Anulus inguinalis profundus ein.

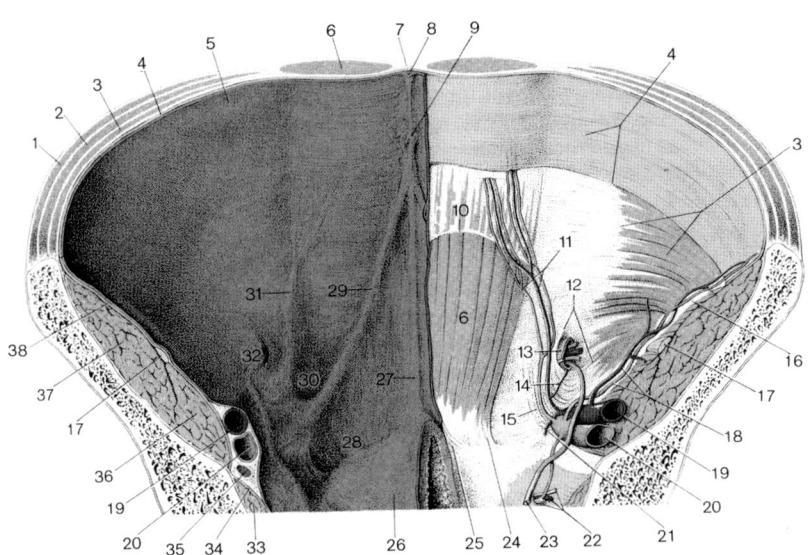

Abb. 6.2 Innenrelief der Bauchwand
(Aus: Frick H, Leonhardt H, Starck D, Allgemeine Anatomie – Spezielle Anatomie I, 4. Auflage, Georg Thieme Verlag, Stuttgart, New York, 1994)

 1 M. obliquus externus abdominis
 2 M. obliquus internus abdominis
 3 M. transversus abdominis
 4 Fascia transversalis (rechts kaudal des Nabels entfernt)
 5 Peritoneum parietale
 6 M. rectus abdominis
 7 Linea alba
 8 Lig. teres hepatis
 9 Nabel
10 Linea arcuata (hinteres Blatt der Rektusscheide)
11 Epigastrische Gefäße (A. und V. epigastrica inferior)
12 Begrenzung des Anulus inguinalis profundus
13 Fascia spermatica interna
14 A. cremasterica
15 Lig. interfoveolare
16 Lig. inguinale
17 N. femoralis
18 A. und V. circumflexa iliaca profunda
19 A. iliaca externa

20 V. iliaca externa
21 Ast der A. epigastrica inf.
22 A. und V. obturatoria, N. obturatorius
23 Ductus deferens
24 Falx inguinalis
25 Adminiculum lineae albae
26 Harnblase
27 Plica umbilicalis mediana
28 Fossa supravesicalis
29 Plica umbilicalis medialis
30 Fossa inguinalis medialis
31 Plica umbilicalis lat.
32 Fossa inguinalis lat.
33 M. obturatorius int.
34 Fascia obturatoria
35 Rosenmüller-Lymphknoten
36 M. psoas major
37 M. iliacus
38 Fascia iliaca

VI.8   Leistenkanal und Leistenband

Der Leistenkanal verläuft in der vorderen Bauchwand schräg von oben lateral nach unten medial. Er durchsetzt schräg die Schichten der Bauchwand, so dass er mit 40 mm wesentlich länger ist, als man aufgrund der Stärke der Bauchwand (6 mm) vermuten möchte.

Die innere Öffnung des Leistenkanals bezeichnet man als **Anulus inguinalis profundus**. Es ist eine Ausstülpung der inneren Bauchwandfaszie (Fascia transversalis des M. transversus abdominis) als Fascia spermatica interna.

Der Anulus inguinalis profundus liegt in der Fossa inguinalis lateralis, die Vasa epigastrica inferioria liegen medial davon (Abb. 6.2).

Die äußere Öffnung des Leistenkanals heißt **Anulus inguinalis superficialis**. Er liegt oberhalb des Lig. inguinale, lateral vom Tuberculum pubicum und stellt eine schlitzförmige Öffnung in der Aponeurose des M. obliquus externus abdominis dar (Crus mediale et laterale). Der Anulus inguinalis superficialis projiziert sich auf die Fossa inguinalis medialis.

Im Leistenkanal laufen beim **Mann**:
- *Funiculus spermaticus* (im M. cremaster),
- *N. ilioinguinalis,*
- *R. genitalis n. genitofemoralis.*

Zum *Funiculus spermaticus* werden zusammengefasst:
- Ductus deferens mit A. und V. ductus deferentis,
- A. und V. testicularis mit Plexus pampiniformis,
- Lymphgefäße und vegetative Fasern.

Der Funiculus spermaticus wird eingehüllt in die Fascia spermatica interna, den M. cremaster (mit Fascia cremasterica und Blutgefäßen) und die Fascia spermatica externa.

Bei der **Frau** verlaufen das Lig. teres uteri (rundes Mutterband) mit der A. lig. teretis uteri, der N. ilioinguinalis und der R. genitalis des N. genitofemoralis im Leistenkanal.

Bei angeborenen Leistenhernien hat sich der Processus vaginalis peritonei, eine Bauchfellausstülpung, die den Hoden beim Deszensus als Leitschiene begleitet, nachher nicht geschlossen. So können Eingeweide in diese Peritonealausstülpung eindringen.

Das **Leistenband** verläuft von der Spina iliaca anterior superior zum Tuberculum pubicum. Zwischen dem Band und dem knöchernen Becken bleibt der Raum frei, der als Regio subinguinalis bezeichnet wird.

Der **Arcus iliopectineus**, faseriges Bindegewebe, trennt diesen Raum in Lacuna vasorum medial und Lacuna musculorum lateral (Abb. 4.7). Durch die **Lacuna musculorum** ziehen der
- *M. iliopsoas,*
- *N. femoralis,*
- *N. cutaneus femoris lateralis.*

Durch die **Lacuna vasorum** ziehen:
- *A. femoralis* (**A**rterie – **la**teral),
- *V. femoralis* (**V**ene – **me**dial),
- *R. femoralis n. genitofemoralis,*
- *Lymphknoten* (Rosenmüller).

F09 ■

→   **Frage 6.27: Lösung A**

Zu **(A)**: Die **Plica umbilicalis mediana** enthält den **obliterierten Urachus**.

Zu **(B)**: Die **Plica umbilicalis medialis** enthält die **obliterierte A. umbilicalis**.

Zu **(C)** und **(D)**: Die **A. und V. epigastrica inferior** verlaufen in der **Plica umbilicalis lateralis**.

Zu **(E)**: Der **Ductus omphaloentericus** (Ductus vitellinus) oder Dottergang bildet sich normalerweise vollständig zurück. Bei 1–2 % der Bevölkerung bleibt jedoch ein meist nur wenige Zentimeter langer Rest zurück, das sog. *Meckel-Divertikel.* Beim Erwachsenen ist es etwa 0,5–1 m proximal der Ileozökalklappe zu finden.

Siehe Prometheus, Lernatlas der Anatomie, Allgemeine Anatomie und Bewegungssystem, 2. Auflage, Georg Thieme Verlag 2007, S. 210–211.

F06

→   **Frage 6.28: Lösung A**

Im **Leistenkanal** laufen beim **Mann**:
- *Funiculus spermaticus* (im M. cremaster),
- *N. ilioinguinalis,*
- *R. genitalis n. genitofemoralis.*

Zum **Funiculus spermaticus** werden zusammengefasst:
- Ductus deferens mit A. und V. ductus deferentis,
- A. und V. testicularis mit Plexus pampiniformis,
- Lymphgefäße und vegetative Fasern.

Der Funiculus spermaticus wird eingehüllt in die Fascia spermatica interna, den **M. cremaster** (mit Fascia cremasterica und Blutgefäßen) und die Fascia spermatica externa.

VI.9	Schichten des Leistenkanals und entsprechende Bauchwandschichten
Schichten des Leistenkanals bzw. Funiculus spermaticus	**Schichten der Bauchwand**
Skrotalhaut	Kutis
Tunica dartos	Subkutis
Fascia spermatica externa	Fascia abdominalis superficialis Aponeurose des M. obliquus externus abdominis
M. cremaster	Fasern des M. obliquus internus abdominis und des M. transversus abdominis
Fascia spermatica interna	Fascia transversalis
Periorchium (Lamina parietalis) Cavum serosi } Tunica vaginalis testis Epiorchium (Lamina visceralis) }	Peritoneum parietale Peritonealspalt Peritoneum viscerale

F93 ■

→ **Frage 6.29: Lösung B**

Der Kremasterreflex ist ein Fremdreflex: Beim Bestreichen der Haut an der Innenseite des Oberschenkels kontrahiert sich der Muskel. Die Afferenz verläuft über L1–L2, die Efferenz kann nur über den versorgenden Nerv (R. genitalis n. genitofemoralis) erfolgen.

F08 ■

→ **Frage 6.30: Lösung C**

Siehe Lerntext VI.10.
Die **untere Begrenzung des Leistenkanals** ist keinesfalls der obere Schambeinast, sondern das **Lig. inguinale**. Siehe Prometheus, Lernatlas der Anatomie, Allgemeine Anatomie und Bewegungssystem, 2. Auflage, Georg Thieme Verlag 2007, S. 208ff.

VI.10	Begrenzung des Leistenkanals

Obere Begrenzung:
unterer freier Rand von M. transversus abdominis und M. obliquus internus abdominis
Untere Begrenzung:
Lig. inguinale, Lig. reflexum (kaudale Fasern der Aponeurose des M. obliquus externus abdominis)
Vordere Begrenzung:
Aponeurose des M. obliquus externus abdominis, Fibrae intercrurales
Hintere Begrenzung:
Fascia transversalis, Plica umbilicalis lateralis – Lig. interfoveolare

H04 ■ ■

→ **Frage 6.31: Lösung C**

Es handelt sich hierbei um eine Hernie, die *medial* der epigastrischen Gefäße liegt, also eine *mediale*,

daher immer erworbene Leistenhernie. Die Austrittspforte liegt kranial des Ligamentum inguinale. Siehe Lerntext VI.11.

H06 ■ ■

→ **Frage 6.32: Lösung C**

Zu **(A)**: Nur laterale/indirekte **Leistenhernien** folgen dem Leistenkanal in seinem Verlauf. (Der Anulus inguinalis profundus liegt lateral der epigastrischen Gefäße.)
Zu **(B)**: Mediale/direkte Leistenhernien treten medial der epigastrischen Gefäße (d. h. medial der Plica umbilicalis lateralis) durch die Bauchwand.
Zu **(C)**: Dies ist korrekt, Austrittspforte ist der **Anulus inguinalis superficialis**.
Zu **(D)**: Nur die lateralen Leistenhernien haben diese Eintrittspforte, mediale Hernien nicht.
Zu **(E)**: Der Bruchsack ist bei direkten und indirekten Hernien über dem Leistenband, nur Schenkelhernien treten unter dem Leistenband hervor. Siehe Lerntext VI.11 mit Tabelle oder Prometheus, Lernatlas der Anatomie, Allgemeine Anatomie und Bewegungssystem, 2. Auflage, Georg Thieme Verlag 2007, S. 214.

H08 ■

→ **Frage 6.33: Lösung C**

Bei der hier dargestellten Hernie handelt es sich um eine (erworbene) Schenkelhernie (**Hernia femoralis**), die bei Frauen viel häufiger auftritt. Der Bruchsack tritt **medial der V. femoralis** am Anulus femoralis aus (die Einmündung der oberflächlichen Venen – V. saphena magna – ist gut zu erkennen) und **kaudal des Leistenbandes**. Der Verlauf geht durch die Lacuna vasorum.
Zu **(A)**: Die **direkte Leistenhernie** ist immer erworben. Die Bruchpforte liegt **oberhalb des Lig. inguinale**, medial der epigastrischen Gefäße. Der Bruch ver-

läuft senkrecht durch die Bauchdecke (Hesselbach-Dreieck).

Zu **(B)**: Die **indirekte Leistenhernie** kann angeboren oder erworben sein. Die Bruchpforte liegt ebenfalls **oberhalb des Lig. inguinale**, aber lateral der epigastrischen Gefäße. Der Bruch verläuft im Leistenkanal und tritt am Anulus inguinalis externus aus.

Zu **(D)**: Die **Hernia obturatoria** tritt zusammen mit dem Gefäßnervenbündel durch das Foramen obturatorium unter dem horizontalen Schambeinast hindurch.

Zu **(E)**: Das **Meckel-Divertikel** (häufigste Anomalie des Gastrointestinaltrakts) ist ein kongenitales Divertikel. Es besteht aus Resten des Ductus omphaloentericus (embryonale Verbindung zwischen Darm und Nabel).

VI.11   Leisten- und Schenkelhernien

Man unterscheidet zunächst **angeborene und erworbene Leistenhernien**. Das zweite Kriterium ist die Lage und der Verlauf: **Direkte (mediale) Leistenhernien** sind immer erworben, die Eintrittspforte liegt medial der epigastrischen Gefäße. **Laterale Leistenhernien** können angeboren oder erworben sein. Deren Eintrittspforte liegt lateral der epigastrischen Gefäße am Anulus inguinalis profundus.

- Bei der **lateralen, indirekten Leistenhernie** können *lateral* der epigastrischen Gefäße in der Fossa inguinalis *lateralis* Eingeweide in einen Bruchsack eintreten. Die Bruchpforte ist in diesem Fall der Anulus inguinalis profundus, die Austrittsstelle der Anulus inguinalis superficialis. Der Weg der Hernie folgt also dem Leistenkanal.
  Die hindurchtretenden Eingeweide liegen bei der angeborenen lateralen Hernie letztendlich im Skrotum innerhalb des Processus vaginalis peritonei, bei der erworbenen lateralen Hernie in einer Peritonealaussackung.
- Bei der (immer erworbenen) **direkten, medialen** Leistenhernie liegt die innere Bruchpforte *medial* der epigastrischen Gefäße in der Fossa

inguinalis *medialis*. Der Bruchsack wird von der Fascia transversalis und Peritoneum umgeben und tritt nicht in den Hodensack ein.
- Bei der **Schenkelhernie** dringen Eingeweide in einem peritonealen Bruchsack durch die **Lacuna vasorum** nach kaudal. In der Lacuna vasorum liegt medial der Gefäße fast nur Fettgewebe, das einer Hernie wenig Widerstand entgegensetzt. Dieser – als Schenkelring bezeichnete – Anulus femoralis innerhalb der Lacuna vasorum wäre dann die Bruchpforte im engeren Sinne. Der Bruchsack erscheint unterhalb des Leistenbandes.

Klinischer Bezug

In vielen Fällen lässt sich der Bruchinhalt wieder reponieren. Symptome einer Einklemmung sind eine dringliche Operationsindikation, um Nekrosen der eingeklemmten Eingeweide zu vermeiden. Während Leistenhernien häufiger bei Männern auftreten, sind Schenkelhernien häufiger bei Frauen zu finden.

H10 ■

→   **Frage 6.34: Lösung B**

Zu **(B)**: Bei der **Schenkelhernie** dringen Eingeweide in einem peritonealen Bruchsack **durch** die **Lacuna vasorum nach kaudal**. In der Lacuna vasorum liegt **medial der Gefäße** fast nur Fettgewebe, das einer Hernie wenig Widerstand entgegensetzt. Dieser Anulus femoralis (Schenkelring) innerhalb der Lacuna vasorum ist die Bruchpforte im engeren Sinne. Der Bruchsack erscheint unterhalb des Leistenbandes.

Zu **(A)**: Das **Lig. teres uteri** zieht vom Uterus-Tuben-Winkel im Lig. latum uteri zur seitlichen Bauchwand durch den **Leistenkanal** zu den großen Schamlippen.

Zu **(C)**: Die **A. femoralis** liegt lateral der V. femoralis, daher bricht die Schenkelhernie **medial** der A. femoralis durch.

	Ursache	Eintrittspforte	Austrittspforte	Verlauf	Bruchsack
laterale/ indirekte Leistenhernie	angeboren	Anulus inguinalis prof., **lateral** der epigastrischen Gefäße	Anulus inguinalis superficialis, kranial des Lig. inguinale	schräg durch den Leistenkanal	Processus vaginalis peritonei
	erworben	Anulus inguinalis prof., **lateral** der epigastrischen Gefäße	Anulus inguinalis superficialis, kranial des Lig. inguinale	schräg durch den Leistenkanal	Peritoneum parietale
mediale/ direkte Leistenhernie	erworben	Bauchwand, **medial** der epigastrischen Gefäße	Anulus inguinalis superficialis, **kranial** des Lig. inguinale	gerade durch die Bauchwand	Peritoneum und Fascia transversalis
Schenkelhernie	erworben	Anulus femoralis, medial der V. femoralis	kaudal des Lig. inguinale	Lacuna vasorum	Peritoneum und Fascia lata

Zu **(D)**: Durch die **Lacuna musculorum** bricht keine Hernie.

Zu **(E)**: Das **Foramen obturatum** wird durch die Membrana obturatoria bis auf den Canalis obturatorius verschlossen. Dieser verbindet das kleine Becken mit der Adduktorenloge.

H04
→ **Frage 6.35: Lösung B**

Der bei der OP von Leistenhernien gefährdete Nerv ist der **N. ilioinguinalis**, der durch den Anulus inguinalis superficialis tritt und die Haut in der Umgebung des Leistenrings sowie mit peripheren Ästen auch Skrotum bzw. Labia majora versorgt.

6.4   Becken, Beckenwände

H02
→ **Frage 6.36: Lösung E**

Der mit (E) markierte Beckenteil ist eher das **Tuber ischiadicum**. Der Ramus inferior ossis pubis wäre weiter rechts neben dem (E) zu suchen. Siehe auch Prometheus, Lernatlas der Anatomie, Allgemeine Anatomie und Bewegungssystem, 2. Auflage, Georg Thieme Verlag 2007, S. 136, 427.

VI.12	Maße und Begriffe zum knöchernen Becken

Form und Größe des **Beckeneingangs** wird durch den geraden, den queren und die beiden schrägen Durchmesser beurteilt (Abb. 6.3):
- gerader Durchmesser *(Conjugata vera)*: kürzeste Verbindung zwischen Promontorium und Symphyse, ca. 11 cm lang
- querer Durchmesser *(Diameter transversa)*: Verbindungslinie von 2 symmetrisch rechts und links am weitesten ausladenden Punkten der Linea terminalis, ca. 13,5 cm
- schräger Durchmesser *(Diameter obliqua)*: Verbindungslinie von den Art. sacroiliacae zu den Eminentiae iliopectineae, ca. 12,5 cm
- *Distantia intertrochanteria:* Abstand beider Trochanter majores, ca. 31–32 cm.

Die Größe des **Beckenausgangs** wird durch den geraden und den queren Durchmesser bestimmt:
- gerader Durchmesser: von der Steißbeinspitze bis zum Unterrand der Symphyse, ca. 9 cm
- querer Durchmesser: verbindet die beiden Tubera ischiadica, ca. 11 cm

Die **Michaelis-Raute** entsteht durch Einziehungen der Haut, da diese an den Eckpunkten mit den darunter liegenden Knochenanteilen bindegewebig verbunden ist. Die obere Spitze liegt über dem 5. Lendenwirbeldorn, die seitlichen Punkte werden durch die hinteren oberen Darmbeinstachel ge-

bildet (Spinae iliacae post. sup.), die untere Spitze läuft in die Gesäßfalte aus.

Die Breite dieser Raute ermöglicht dem Geburtshelfer annäherungsweise den Rückschluss auf die Breite des Beckens.

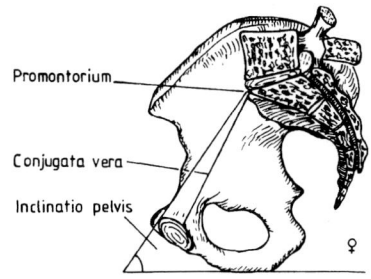

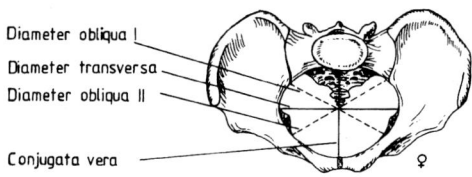

Abb. 6.3 Weibliches Becken

Klinischer Bezug
Die Conjugata vera ist der kleinste Sagittaldurchmesser des Beckens und daher in der Geburtshilfe wichtig. Exakt bestimmt werden kann er nur sonographisch oder man zieht von der klinisch bestimmbaren Conjugata diagonalis 1,5 cm ab.

H09
→ **Frage 6.37: Lösung A**

Zu **(A)**: Der **Beckeneingang** bei der Frau ist **rundlicher bis quer-oval**, beim Mann hingegen kleiner und längs-oval bzw. herzförmig.

Zu **(B)** und **(C)**: Der Arcus pubis ist bei der Frau eher stumpfwinklig (90–100°). Beim **Mann** ist der **Angulus subpubicus spitzwinkliger** (ca. 70°), damit ist der **Abstand der Sitzbeinhöcker** beim Mann auch relativ **kleiner**.

Zu **(D)**: Das gesamte **Becken** ist beim **Mann** relativ **höher**, bei der Frau relativ breiter.

Zu **(E)**: Das **Os sacrum** ist beim männlichen Becken gleichmäßig gekrümmt. Bei der **Frau** ist es **kranial kaum gekrümmt** mit einem Knick zwischen S_3 und S_4.

H08 H01 H98 F95 H90 ■■
→ **Frage 6.38: Lösung E**

Als **Conjugata vera** (obstetrica) wird der **kleinste Abstand zwischen Rückfläche der Symphyse und Promontorium** bezeichnet (Normalmaß ca. 11 cm). Siehe auch Prometheus, Lernatlas der Anatomie,

Allgemeine Anatomie und Bewegungssystem, 2. Auflage, Georg Thieme Verlag 2007, S. 139.

Zu **(B)**: Der **Abstand von Symphysenoberkante und Promontorium** nennt man auch Conjugata anatomica.

Zu **(C)**: Der **Abstand von Symphysenunterkante und Steißbeinspitze** ist der Sagittaldurchmesser des Beckenausgangs (ca. 9–10 cm).

VI.13	Geschlechtsunterschiede des knöchernen Beckens	
	Männer	**Frauen**
Beckeneingang	herzförmig	queroval
Foramen obturatum	oval Angulus subpubicus 70–75 Grad	dreieckig Arcus pubis 90–100 Grad
Becken	höher	niedriger, breiter
allgemein	schmaler, Promontorium vorspringend	größerer Abstand der Sitzbeinhöcker

F09 ■■

→ **Frage 6.39: Lösung A**

Zu **(A)**: Die **Conjugata vera** ist der Abstand zwischen Symphysenhinterfläche und Promontorium, also die **kürzeste Distanz zwischen Promontorium und Symphyse.**

Zu **(B)**: Hier ist wahrscheinlich die **Conjugata recta**, also die Beckenausgangsebene, gemeint, der Abstand zwischen Unterrand der Symphyse und Steißbein*spitze.*

Zu **(D)**: Hier ist der **Diameter obliqua sinistra** definiert.

Zu **(C)** und **(E)**: Für diese Abstände gibt es keine Eigennamen.

H10 ■

→ **Frage 6.40: Lösung B**

Zu **(B)**: Die **Conjugata vera** (obstetrica) ist der **kleinste sagittale Durchmesser des Beckeneingangs** und damit wichtig in der Geburtshilfe. Er ist definiert als der Abstand zwischen Promontorium und dem am weitesten ins kleine Becken hineinragenden Punkt der Symphysenhinterfläche. Dieser Abstand ist am Lebenden nicht messbar. Durch eine vaginale Untersuchung kann aber die **Conjugata diagonalis** ermittelt werden (= Abstand zwischen Promontorium und Symphysenunterkante). Sie ist etwa **1,5 cm länger als die Conjugata vera** und sollte nicht < 11 cm sein. Siehe Prometheus, Lernatlas der Anatomie, Allgemeine Anatomie und Bewegungs-

system, 2. Auflage, Georg Thieme Verlag, Stuttgart, 2007, S. 139.

Zu **(A)**: Die **Conjugata anatomica** ist der Abstand zwischen Promontorium und oberem innerem Symphysenrand.

Zu **(C)**: Der **Diameter obliqua** (I bzw. II = rechter bzw. linker schräger Durchmesser) ist der Abstand zwischen dem Ileosakralgelenk auf Höhe der Linea terminalis und der Eminentia iliopectinea der Gegenseite (ca. 12,5 cm).

Zu **(D)**: Der **Diameter sagittalis** ist die Distanz zwischen dem Unterrand der Symphyse und der Steißbeinspitze.

Zu **(E)**: Der **Diameter transversa** (querer Beckendurchmesser) ist der weiteste Abstand zwischen den Lineae terminales (ca. 13,5 cm).

VI.14   Beckenboden

Das Diaphragma pelvis hat die Form eines Trichters, der ins knöcherne Becken eingehängt ist. Er wird gebildet von den beiden Mm. levatores ani (einschließlich des M. coccygeus), die zwischen ihren Levatorschenkeln das Levatortor freilassen. Durch diese Öffnung treten das Rektum sowie die Geschlechtswege.

Kaudal davon verschließt das Diaphragma urogenitale als horizontale Muskelplatte das Levatortor. Gebildet wird das Diaphragma urogenitale von den Mm. transversus perinei profundus et superficialis, deren Fasern quer vor dem Rektum zwischen den Tubera ischiadica verlaufen.

In der Medianlinie (also an der Trichterspitze) verbinden sich Diaphragma pelvis und Diaphragma urogenitale in einer Gewebsplatte, dem *Centrum tendineum perinei*. Dort strahlen Muskelfasern aus dem Diaphragma pelvis *und* Diaphragma urogenitale ein.

Folgende Muskeln sind beteiligt:
- M. levator ani
- M. transversus perinei profundus
- M. bulbospongiosus
- M. sphincter ani externus.

F04

→ **Frage 6.41: Lösung D**

Ins Centrum tendineum perinei strahlen Muskeln aus dem Diaphragma pelvis und dem Diaphragma urogenitale ein, M. levator ani, M. transversus perinei superficialis, M. bulbospongiosus und M. sphincter ani externus. Der M. ischiocavernosus dagegen verläuft lateral der Urogenitalregion, vom Ramus ossis ischii kommend zieht er zum Penis bzw. zur Klitoris. Der Muskel liegt lateral des M. bulbospongiosus. Siehe Prometheus, Lernatlas der Anatomie, Allgemeine Anatomie und Bewegungssystem, 2. Auflage, Georg Thieme Verlag 2007, S. 182.

H03

→ **Frage 6.42: Lösung A**

Das Diaphragma pelvis hat die Form eines Trichters, der ins knöcherne Becken eingehängt ist. Er wird gebildet von den beiden Mm. levatores ani (einschließlich des M. coccygeus), die zwischen ihren Levatorschenkeln das **Levatortor** freilassen. Durch diese Öffnung treten das Rektum (A) sowie die Geschlechtswege bei der Frau, beim Mann nur die Urethra.

Der Bulbus penis (C) sowie die beiden Crura penis liegen dem Diaphragma urogenitale von kaudal an, sie treten nicht hindurch.

Der N. pudendus (D) tritt ebenfalls nicht durch den Beckenboden, der Verlauf lässt sich gut im Anatomieatlas (s. u.) nachvollziehen. Die A. profunda penis (B) ist ein Ast der A. pudenda interna. Der Abgang liegt kaudal des Beckenbodens im Spatium perinei profundum. Siehe auch Prometheus, Lernatlas der Anatomie, Allgemeine Anatomie und Bewegungssystem, 2. Auflage, Georg Thieme Verlag 2007, S. 228, 536.

F03 ■

→ **Frage 6.43: Lösung C**

Der Beckenboden besteht aus dem trichterförmigen Diaphragma pelvis (M. levator ani und M. coccygeus), kaudal davon verschließt das horizontal gestellte Diaphragma urogenitale (Mm. transversus perinei profundus et superficialis mit dazugehöriger Faszie) das Levatortor.

Neben M. sphincter ani externus und M. sphincter ani internus spielt für die Verschlussfunktion des Anus der **M. levator ani** eine große Rolle. Mit seinem unteren randbildenden Anteil, dem M. puborectalis, bildet er eine Schlinge um den Mastdarm und zieht bei Kontraktion das Analrohr nach vorne, sodass der Analkanal abgeknickt wird.

F03 ■

→ **Frage 6.44: Lösung B**

Siehe Kommentar zu Frage 6.43.

Der Teil der Urethra, der das Diaphragma pelvis durchquert – beim Mann die Pars membranacea urethrae – wird innerhalb des Diaphragma pelvis von einem **M. sphincter urethrae** umgeben, der innen glatte, außen quergestreifte Muskulatur enthält. Er ist für die Harnkontinenz von Bedeutung.

H99

→ **Frage 6.45: Lösung C**

Wesentliche Bestandteile des Diaphragma urogenitale sind die Mm. transversus perinei superficialis

et profundus, die von Ästen des **N. pudendus** innerviert werden. Schwierig – damit natürlich auch in der Abgrenzung – ist Aussage (E). Die **Glandulae bulbourethrales** können tatsächlich innerhalb der Muskulatur des Beckenbodens (Diaphragma urogenitale) liegen. Siehe auch Prometheus, Lernatlas der Anatomie, Allgemeine Anatomie und Bewegungssystem, 2. Auflage, Georg Thieme Verlag 2007, S. 186, 228.

H10 ■

→ **Frage 6.46: Lösung D**

Zu **(D)**: Der **N. pudendus zieht** (zusammen mit den Vasa pudenda interna) zunächst durch das Foramen infrapiriforme (d. h. durch das Foramen ischiadicum majus, das durch den M. piriformis unterteilt wird) aus dem Becken heraus, dann um das Lig. sacrospinale und **durch** das **Foramen ischiadicum minus wieder ins kleine Becken hinein** in die Fossa ischioanalis. Die Nerven und Gefäße werden dort von einer Duplikatur des M. obturatorius internus eingescheidet (Canalis pudendalis oder Alcock-Kanal).

Zu **(A)**: Der **N. cutaneus femoris lateralis** verläuft auf dem M. iliacus nach distal und dann weiter lateral durch die Lacuna musculorum.

Zu **(B)**: Der **N. genitofemoralis** durchbohrt den M. psoas major.

Zu **(C)**: Der **N. gluteus inferior** zieht durch das Foramen infrapiriforme. Siehe Prometheus, Lernatlas der Anatomie, Allgemeine Anatomie und Bewegungssystem, 2. Auflage, Georg Thieme Verlag, Stuttgart, 2007, S. 547.

Zu **(E)**: Der **R. anterior n. obturatorii** hat keine Durchtrittsstelle. Er verläuft vor dem M. adductor brevis.

F92 ■

→ **Frage 6.47: Lösung A**

Die **Fossa ischiorectalis** liegt kaudal des Diaphragma pelvis und kann somit nicht von der viszeralen (also den Eingeweiden zugewandten) Beckenfaszie begrenzt werden. Die Fossa ischiorectalis (bzw. ischioanalis) wird kranial von der Fascia diaphragmatica pelvis inferior begrenzt. Die laterale Begrenzung bildet der untere Schambeinast und die Faszie des M. obturator internus unterhalb des Sehnenbogens für den M. levator ani. Im vorderen Teil wird die Fossa ischioanalis vom Diaphragma urogenitale unterteilt in ein Spatium perinei superficiale et profundum.

Abbildungen (zum Vergleich) im Prometheus, Lernatlas der Anatomie, Allgemeine Anatomie und Bewegungssystem, 2. Auflage, Georg Thieme Verlag 2007, S. 180, 181.

H04 ■ ■

→ **Frage 6.48: Lösung C**

Eine ähnliche Frage zum N. obturatorius wurde bereits vor 3 Jahren gestellt.
Der **N. obturatorius** entstammt zusammen mit dem N. femoralis dem Plexus lumbalis, und zwar den Segmenten L2–L4. Er innerviert die Adduktoren, darunter auch den M. gracilis. Sein Endast, der R. cutaneus, versorgt ein Gebiet medial und distal am Oberschenkel.
Der Nerv zieht medial am M. psoas lateral des Ureters nach kaudal, unterkreuzt die Vasa iliaca communia und zieht durch den *Canalis obturatorius*. Siehe z. B. Prometheus, Lernatlas der Anatomie, Allgemeine Anatomie und Bewegungssystem, 2. Auflage, Georg Thieme Verlag 2007, S. 528.

H05

→ **Frage 6.49: Lösung D**

Die Schmerzausstrahlung durch Prozesse am Ovar über den N. obturatorius bis in die Innenseite des Oberschenkels erklärt sich durch den Verlauf des Nervs. Der N. obturatorius verläuft medial am Rand des M. psoas major nach kaudal und unterkreuzt die Vasa iliacae comm. Er verläuft dann ins kleine Becken und über den Canalis obturatorius zu den medialen Oberschenkelmuskeln. Siehe auch: Prometheus, Lernatlas der Anatomie, Innere Organe, 2. Auflage, Georg Thieme Verlag 2009, S. 336, 344.

6.5 Kommentare aus Examen Frühjahr 2011

F11 ■ ■

→ **Frage 6.50: Lösung E**

Zu **(E)**: Der entscheidende Hinweis ist die Lokalisation der **Bruchpforte unterhalb des Leistenbandes**: Dies trifft **nur** für die **Schenkelhernie** zu, die bei Frauen häufiger auftritt. Die **Eintrittspforte** dieser Hernie ist die Lacuna vasorum bzw. der **Anulus femoralis mit Septum femorale**. Die Hernie liegt medial der Femoralgefäße. Siehe Prometheus, Lernatlas der Anatomie, Allgemeine Anatomie und Bewegungssystem, 2. Auflage, Georg Thieme Verlag 2007, S. 212f.
Zu **(A)**: Bei der (immer erworbenen) **medialen** (direkten) **Leistenhernie** liegt die innere Bruchpforte medial der epigastrischen Gefäße in der **Fossa inguinalis medialis**.
Zu **(B)** und **(C)**: Bei der **lateralen** (indirekten) **Leistenhernie** treten lateral der epigastrischen Gefäße in der **Fossa inguinalis lateralis** (B) Eingeweide in einen Bruchsack ein. Die Bruchpforte ist in diesem Fall der **Anulus inguinalis profundus** (C), der innere Leistenring.

Zu **(D)**: Die Austrittsstelle sowohl der lateralen als auch der medialen Leistenhernie ist der äußere Leistenring (**Anulus inguinalis superficialis**), kranial des Lig. inguinale.

F11 ■

→ **Frage 6.51: Lösung C**

Zu **(C)**: Das Foramen ischiadicum majus wird durch den M. piriformis in ein Foramen supra- und infrapiriforme geteilt. Der **N. gluteus superior** zieht zusammen mit der A. und V. glutea superior durch das **Foramen suprapiriforme**.
Zu **(A)**, **(B)**, **(D)** und **(E)**: Durch das **Foramen infrapiriforme** ziehen folgende Strukturen:
- A. und V. glutea inferior
- **N. gluteus inferior** (B)
- **N. ischiadicus** (D) mit Begleitarterie
- A. und V. pudenda interna
- **N. pudendus** (E)
- **N. cutaneus femoris posterior** (A)
- Rr. musculares aus dem Plexus sacralis

F11 ■

→ **Frage 6.52: Lösung D**

Zu **(D)**: Die symmetrische **Plica umbilicalis medialis** (mediale Nabelfalte) **enthält** jeweils ein Lig. umbilicale mediale (mediales Nabelband, Chorda arteriae umbilicalis), den Rest der fetalen **A. umbilicalis**.
Zu **(A)**: Die Plica umbilicalis mediana enthält das Lig. umbilicale medianum, den bindegewebigen **Rest des Urachus** (Abkömmling des Allantoisgangs). Sie zieht vom Nabel zum Scheitel der Harnblase.
Zu **(B)** und **(C)**: Die **A. und V. epigastrica inferior** verlaufen in den Plicae umbilicales laterales. Siehe Prometheus, Lernatlas der Anatomie, Allgemeine Anatomie und Bewegungssystem, 2. Auflage, Georg Thieme Verlag 2007, S. 210f.
Zu **(E)**: Als Rest des **Ductus omphaloentericus** (embryonale Verbindung zwischen Dottersack und Mitteldarm) kann ein Meckel-Divertikel als Darmaustülpung bestehen bleiben. Es befindet sich beim Erwachsenen 60–90 cm vor der Ileozökalklappe und kann bei einer Entzündung eine Appendizitis vortäuschen. (Auch dies wurde schon in frühren Prüfungen erfragt.)

F11

→ **Frage 6.53: Lösung E**

Zu **(E)**: In der embryonalen Entwicklung geht das Zwerchfell aus verschiedenen Strukturen (Septum transversum, Membrana pleuroperitonealis, Mesooesophageum dorsale) heraus, die miteinander verschmelzen. **Große angeborene Zwerchfellhernien** entstehen durch Störungen dieser komplexen Verschmelzung und liegen meist im Bereich des Bochdalek-Dreiecks **zwischen Pars lumbalis und Pars costalis** auf (posterolateraler Zwerchfelldefekt). Als Folge können schon intrauterin abdominelle Organe in den Brustraum verlagert werden, die Lunge wird komprimiert und kann sich nicht adäquat entwickeln (Lungenhypoplasie). Dies kann nach der Geburt zu schweren Atemnotzuständen führen, wobei die Hypoplasie das vorrangige Problem ist. Die Zwerchfellhernie kann chirurgisch behoben werden, die Prognose ist dennoch nicht sehr günstig.

Zu **(A)**: Das **Centrum tendineum** ist Ansatz für die Muskelfasern der Pars sternalis, Pars costalis und Pars lumbalis.

Zu **(B)** und **(D)**: Der **Hiatus aorticus** (B), die Zwerchfellöffnung für Aorta und Ductus thoracicus - befindet sich zwischen dem **Crus mediale dextrum** (D) und sinistrum (Pars lumbalis) des Zwerchfells. Hier wäre eine Hernie sehr ungewöhnlich.

Zu **(C)**: Erworbene Zwerchfellhernien (axiale Gleithernien) sind am häufigsten am **Hiatus oesophageus** lokalisiert.

F11 ■ ■
→ **Frage 6.54: Lösung B**

Zu **(B)**: Die **Trunci vagales anterior und posterior** treten zusammen mit dem Ösophagus **durch** den **Hiatus oesophageus**.

Zu **(A)**: Im **Foramen venae cavae** tritt die V. cava inferior gemeinsam mit dem R. phrenicoabdominalis des rechten N. phrenicus durch das Zwerchfell.

Zu **(C)**: Der **Hiatus aorticus** ist Durchtrittsstelle für die Aorta und den Ductus thoracicus.

Zu **(D)**: Durch die **Spalten im Crus mediale** (medialer Lumbalspalt) treten V. azygos (links V. hemiazygos) sowie die Nn. splanchnici major et minor.

Zu **(E)**: **Zwischen Crus mediale und laterale** (lateraler Lumbalspalt) befindet sich die Durchtrittsstelle für den Truncus sympathicus.

7   Brusteingeweide

7.1   Entwicklung von Pleurahöhlen, Herz und Lunge

VII.1   Embryonalentwicklung des Herzens

Das Herz entwickelt sich aus dem *Herzschlauch*. Dieser wiederum entsteht als paarige Anlage angiogenetischen Materials beidseits im viszeralen Mesoderm. Die entstandenen Blutinseln bilden auf jeder Seite einen Endokardschlauch (Abb. 7.1 a). Bei der Abfaltung des Embryos nach lateral und Verschluss des Darmrohrs vereinigen sich auch die beiden Endokardschläuche (Abb. 7.1 b).

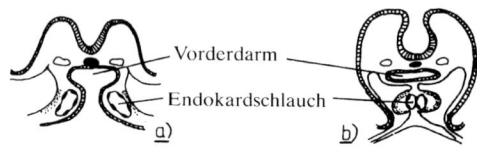

Abb. 7.1 Herzschlauch

Nach deren Verschmelzung liegt nun der unpaare Endokardschlauch, vom Myoepikardmantel umgeben (Anlage für Myokard und Epikard), im oberen Teil der Zölomhöhle, die später zur Perikardhöhle wird. Ein ventrales Mesokard löst sich nach der Verschmelzung des Endokardschlauchs auf (Abb. 7.2 a).
In diesem Entwicklungsstadium (23 Tage) hat der Embryo etwa 7 Somiten. Das „Herz" beginnt jetzt schon zu schlagen. Im 10-Somitenstadium bildet sich dann auch das dorsale Mesokard zurück.
Der Herzschlauch liegt nun frei in der Perikardhöhle, nur oben und unten befestigt. Es besteht also eine durchgehende Verbindung hinter dem Herzschlauch zwischen den beiden Hälften der Perikardhöhle. Im Grunde genommen bleibt diese Verbindung während der gesamten Herzentwicklung erhalten und bildet dann den Sinus transversus pericardii.
Aus dem davorliegenden Herzschlauch entstehen schließlich im oberen Teil Truncus pulmonalis und Aorta.
Durch starkes Längenwachstum des Herzschlauchs erfolgt die Bildung der *Herzschleife* (Abb. 7.2 b).

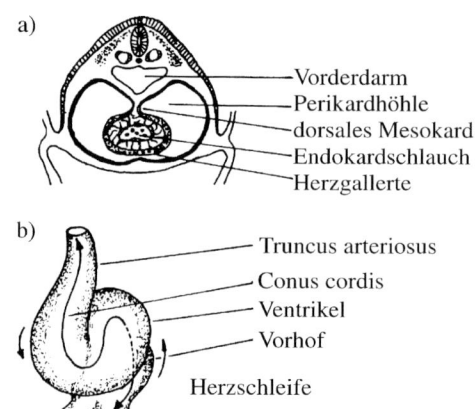

Abb. 7.2 Bildung der Herzschleife

Im aufsteigenden Teil der Herzschleife unterscheidet man **Bulbus cordis, Conus cordis und Truncus arteriosus.**
Die beiden großen arteriellen Gefäße gehen zusammen aus dem Truncus arteriosus hervor. Beide Blutströme verlaufen hämodynamisch so, dass sie sich im Conus arteriosus überkreuzen. Entsprechend bildet sich ein spiralförmiges Septum (Abb. 7.3 a) und bewirkt die Unterteilung in Truncus pulmonalis und Aorta (Abb. 7.3 b).

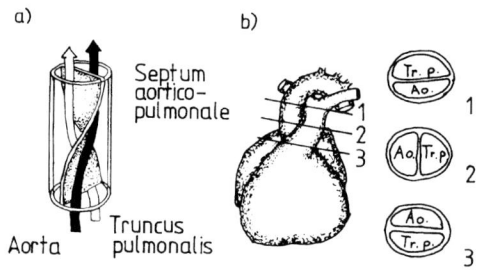

Abb. 7.3 Teilung des Truncus arteriosus

Der **Sinus venosus** ist der kaudale Teil des Herzschlauches, bei der Bildung der Herzschleife kommt er an deren dorsalen Wand hinter das Atrium zu liegen (Abb. 7.2). In ihn münden die V. cardialis communis, die V. omphalomesenterica und die V. umbilicalis. Die Einmündung dieser Gefäße erfolgt in zwei Gefäßstämmen (paarige Anlage) von rechts nach links. Man nennt diese „Gefäßstämme" rechtes und linkes **Sinushorn.**
Die anfänglich noch breite Verbindung zwischen Sinus venosus und (noch gemeinsamem) Atrium wird durch eine tiefe Schnürfurche, die von links einwächst, eingeengt und nach rechts verlagert. *So wird der Sinus venosus vom linken Vorhof abgetrennt.* Er hat nur noch Verbindung mit dem rech-

ten Vorhof. Das linke Sinushorn verliert nach der Obliteration der dort einmündenden Venen an Bedeutung und als Rest bleibt die V. obliqua atrii sinistra erhalten. Der proximale Abschnitt des linken Sinushorns und der transversale Teil des Sinus venosus wandeln sich in den **Sinus coronarius** um, die gemeinsame Einmündung aller venösen Gefäße des Herzens in den rechten Vorhof.

Das *rechte Sinushorn* wird Teil des rechten Vorhofs. Es bildet den glattwandigen Teil des rechten Vorhofs.

VII.2   Herzvorhöfe, Foramen ovale

Der in der Herzschleife entstandene **Vorhof** unterteilt sich erst noch durch Septenbildung in rechten und linken Vorhof (Abb. 7.4). Das *Ostium primum* sichert die Verbindung beider Vorhöfe.

Bevor die vollständige Trennung beider Seiten erfolgt, reißt das Septum wieder ein, damit das Blut aus der V. cava inferior gleich in den linken Vorhof geleitet wird (das Blut ist aus der Plazenta noch arterialisiert). Es entsteht das *Ostium secundum* im oberen Teil des Septum primum. Dieses wird wiederum durch das *Septum secundum* verschlossen, eine zweite Scheidewand, die sich parallel vor das Septum primum schiebt, und es sichelförmig bedeckt (Abb. 7.5).

Der Teil des Septum primum, der noch zu sehen ist, wird dann zur *Valvula foraminis ovalis,* die vom höheren Druck des rechten Vorhofs nach links gedrückt wird und somit das *Foramen ovale* öffnet. Das Septum secundum wird zum *Limbus fossae ovalis* und zur *Valvula v. cavae inferioris.* Beide leiten das Blut vom rechten in den linken Vorhof.

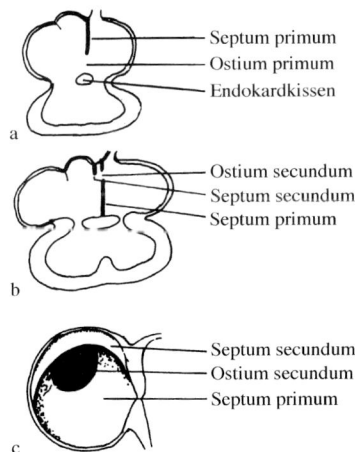

Septum primum
Ostium primum
Endokardkissen

a

Ostium secundum
Septum secundum
Septum primum

b

Septum secundum
Ostium secundum
Septum primum

c

Abb. 7.4 Entstehung des Vorhofseptums

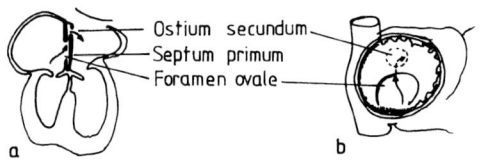

Ostium secundum
Septum primum
Foramen ovale

a   b

Abb. 7.5 Foramen ovale

Klinischer Bezug

Von einem **Vorhofseptumdefekt (ASD, atrial septal defect)** spricht man, wenn es sich um einen Links-rechts-Shunt auf Vorhofebene handelt, also Blut vom linken Vorhof, dem Druckgradienten folgend, in den rechten Vorhof fließt (postnataler Kreislauf). Wenn das Foramen ovale beim Erwachsenen noch sondendurchgängig ist, so hat dies keine Bedeutung. Von einem Vorhofseptumdefekt spricht man erst, wenn ein messbarer Links-rechts-Shunt auf Vorhofebene besteht.

Klinischer Bezug

Im Bereich der Pars membranacea des Kammerseptums kann als Fehlbildung ein (hochsitzender) Ventrikelseptumdefekt auftreten. Manchmal ist das muskuläre Kammerseptum mitbetroffen. Je nach Größe des Defekts tritt bei jeder Herzaktion mehr oder weniger Blut aus dem linken in den rechten Ventrikel über (Links-rechts-Shunt). Die Behandlungsindikation richtet sich nach der Größe des Shunts. In einigen Fällen können sich kleinere Defekte im Laufe des Herzwachstums auch noch verkleinern, so dass sie funktionell an Bedeutung verlieren.

F09 ■

→   **Frage 7.1: Lösung D**

Zu **(B)-(D)**: Durch das **Foramen ovale** (→ **Kurzschlussverbindung auf Vorhofebene** zwischen rechtem und linkem Herzen im Fetalkreislauf ((B) ist falsch)) gelangt vor der Geburt das Blut aus der V. cava inferior (Hauptstrom des venösen Blutes) direkt in den linken Vorhof. Begünstigt wird dieser Blutstrom noch durch die Valvula v. cavae inferioris, die das Blut direkt durch das Foramen ovale in den linken Vorhof leitet (**Rechts-links-Shunt auf Vorhofebene, Druck im rechten Vorhof pränatal höher als links**). Postnatal wird durch einen Abfall des Blutdrucks im rechten Vorhof (durch die Entfaltung und Belüftung der Lunge sinkt schlagartig der Druck im kleinen Kreislauf, **Druck im linken Vorhof postnatal höher als rechts**, (C) ist falsch) das **Foramen ovale zunächst funktionell durch das Septum primum verschlossen** ((D) ist richtig), indem sich das Septum primum (Valvula foraminis ovalis) an das Septum secundum anlegt.

Zu **(A)**: Bei der **Bildung des Foramen ovale cordis** sind sowohl **Septum primum** als auch **Septum se-**

cundum beteiligt, die kulissenartig hintereinander liegen. Siehe Kommentar zu 7.2.

Zu **(E)**: Bei einem **Defekt in der Pars membranacea des Kammerseptums** spricht man von einem **Ventrikelseptumdefekt**. Das hat mit dem Foramen ovale der Vorhofebene nichts zu tun.

F10 ■■

→ **Frage 7.2: Lösung A**

Zu **(A)**: Diese Antwortmöglichkeit ist korrekt: Die **Valvula foraminis ovalis leitet sich aus dem Septum primum ab.**

Zu **(B)**: Bei der Bildung des **Foramen ovale cordis** sind sowohl Septum primum als auch Septum secundum beteiligt, die kulissenartig hintereinander liegen. Die Aussage ist also falsch, obwohl Einschmelzungsprozesse (Apoptose) dabei eine Rolle spielen. Diese **Apoptose** findet jedoch zunächst im oberen Teil des **Septum primum** mit der Bildung eines **Ostium secundum** statt, damit der Blutfluss aus der V. cava inferior in den linken Vorhof weiterhin erfolgen kann. Dann bildet sich das **Septum secundum** und schiebt sich von oben kulissenartig rechts vom Septum primum nach unten, unten lässt es dann eine Öffnung, das Foramen ovale frei. Als Klappe des Foramen ovale bleibt der Rest des Septum primum erhalten. Siehe Abb. 7.5.

Zu **(C)**: Postnatal wird durch einen **Abfall des Blutdrucks im rechten Vorhof** (durch die Entfaltung und Belüftung der Lunge sinkt schlagartig der Druck im kleinen Kreislauf, der Druck im linken Vorhof übersteigt durch den Blutfluss durch die Lunge postnatal den des rechten Vorhofs) das Foramen ovale zunächst funktionell durch das Septum primum verschlossen, indem sich das Septum primum (Valvula foraminis ovalis) an das Septum secundum anlegt.

Zu **(D)**: Hier ist die Flussrichtung falsch angegeben: Das **Foramen ovale** bildet eine **Kurzschlussverbindung auf Vorhofebene** zwischen rechtem und linkem Herzen im Fetalkreislauf: Das Blut gelangt vor der Geburt aus der V. cava inferior (Hauptstrom des venösen Blutes) gleich **vom rechten in den linken Vorhof**. Begünstigt wird dieser Blutstrom noch durch die Valvula v. cavae inferioris, die das Blut direkt durch das Foramen ovale in den linken Vorhof leitet (**Rechts-links-Shunt auf Vorhofebene**, Druck im rechten Vorhof pränatal höher als links).

Zu **(E)**: Bei einem Defekt in der **Pars membranacea des Septum interventriculare (Kammerseptum)** spricht man von einem **Ventrikelseptumdefekt**. Das hat mit dem physiologischen Foramen ovale auf Vorhofebene nichts zu tun, sondern zählt zu den Fehlbildungen des Herzens.

VII.3	Entwicklung der großen Gefäße

Aus dem erweiterten Anfangsteil des Truncus arteriosus, dem kranialen Teil der Herzschleife, entspringen die zwei **ventralen Aorten** und leiten das Blut über paarige Aortenbögen in die paarigen **dorsalen Aorten**, die später nach der Verschmelzung als Aorta descendens nach kaudal verlaufen. Zunächst entspringt nur ein Aortenbogen, und es entstehen nacheinander im Zusammenhang mit der Entwicklung der Pharyngealbögen weitere 6 Aortenbögen als Kiemenbogenarterien (syn. Pharyngealbogenarterien), so dass jeder Aortenbogen einem Pharyngealbogen zugeordnet werden kann. Bis die 6. Pharyngealbogenarterie entstanden ist, hat sich zwar die erste schon wieder zurückgebildet, trotzdem gibt die folgende Abbildung einen guten Überblick über das Arteriensystem. Es ist also zu beachten, dass nie alle 6 Pharyngealbogenarterien gleichzeitig voll ausgebildet sind.

Bitte beachten: Kiemenbogenarterie und Pharyngealbogenarterie sind Synonyme.

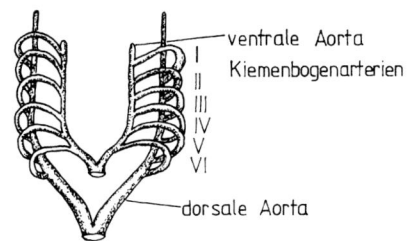

Abb. 7.6 Kiemenbogenarterien

Weiterentwicklung der Pharyngealbogenarterien

Pharyngealbogenarterie (Kiemenbogenarterie)	entwickelt sich zu:
1	Rückbildung
2	Rückbildung
3	beidseits A. carotis communis, A. carotis interna (zusammen mit dem kranialen Anteil der dorsalen Aorten)
4	rechts: Anfangsteil der A. subclavia dextra links: beteiligt am Aortenbogen
5	Rückbildung, oftmals gar nicht angelegt
6 („Pulmonalbogen")	rechts: Anfangsteil der A. pulmonalis dextra links: **Ductus arteriosus** und Truncus pulmonalis
ventrale Aorten	Aorta ascendens, Truncus brachiocephalicus
dorsale Aorten	Aorta descendens (kranialer Anteil: A. carotis int.)

Bitte vergleichen Sie die Tabelle mit folgender Abbildung:

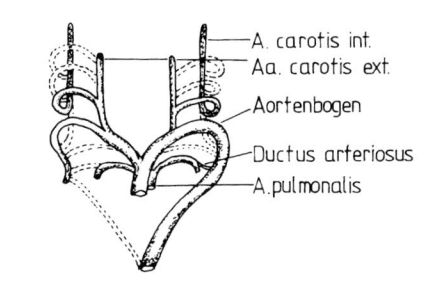

Abb. 7.7 Entwicklung der großen Gefäße

F09 ■■

→ **Frage 7.3: Lösung A**

Zu **(A)**: Der **Ductus venosus** führt das Blut der **V. umbilicalis** vorbei an der Leber in die **V. cava inferior**.
Zu **(B)–(E)**: **Mesenterialvenen** ((B), (C)), **Milzvene** (D) und die **V. azygos** (E) sind an Umgehungen im Fetalkreislauf nicht beteiligt.

H95

→ **Frage 7.4: Lösung D**

Zu **(D)**: Die rechte Aorta dorsalis obliteriert zum größten Teil, zu einem geringen Anteil ist sie an der Bildung der rechten A. subclavia beteiligt. Der Truncus brachiocephalicus hingegen hat sich aus den ventralen Aorten entwickelt.
Zu **(A)** und **(B)**: Die **Aa. umbilicales** führen in der Embryonal- und Fetalzeit Mischblut vom Embryo zur Plazenta zurück. Sie entspringen beidseits aus den Aa. iliacae communes. Nach Umstellung auf den postnatalen Kreislauf bleiben die proximalen Anteile durchgängig, sie heißen jetzt Aa. vesicales sup., die distalen Anteile obliterieren und sind als Ligg. umbilicalia medialia rechts und links der Mittellinie am Relief der inneren Bauchwand zu erkennen. Eine ergänzende Abbildung dazu findet sich bei Prometheus, Lernatlas der Anatomie, Innere Organe, 2. Auflage, Georg Thieme Verlag 2009, S. 290.

F06 ■

→ **Frage 7.5: Lösung E**

Der **Ductus arteriosus Botalli** ist ein Relikt der 6. Pharyngealbogenarterie links. Die Pharyngealbogenarterien (Kiemenbogenarterien) werden auch als Aortenbögen bezeichnet. Den 6. Aortenbogen nennt man auch Pulmonalbogen.
Siehe hierzu auch Lerntext VII.3.
Nach der Umstellung des Fetalkreislaufs, die eine Unterteilung in Hoch- und Niederdruckkreislauf bedeutet, sinkt durch die Entfaltung der Lunge der Gefäßwiderstand im kleinen Kreislauf. Verschließt

sich der Ductus arteriosus Botalli postpartal nicht, so bleibt weiterhin eine Kurzschlussverbindung zwischen dem Hochdruckkreislauf in der Aorta und dem Niederdruckkreislauf in der A. pulmonalis bestehen. Da der Blutfluss dem Druckgefälle folgt, fließt also Blut vom linken Herzen (Aorta) zum rechten Herzen (A. pulmonalis). Man spricht von einem Links-rechts-Shunt. Der im Fetalkreislauf bestehende Rechts-links-Shunt ist somit genau umgekehrt.

> **Klinischer Bezug**
> Durch die persistierende Kurzschlussverbindung wird der Lungenkreislauf – und damit schließlich der linke Vorhof und der linke Ventrikel – zusätzlich mit dem rezirkulierenden Blutvolumen belastet. Dies führt abhängig vom Shuntvolumen früher oder später zu einer Linksherzinsuffizienz.

H03

→ **Frage 7.6: Lösung C**

Bei dieser Fehlbildung spricht man von einer **Aortenisthmusstenose**. Vor dem Isthmus aortae liegen der Truncus brachiocephalicus bzw. die A. subclavia sinistra. Die angesprochene Anastomose erfolgt dann über die Aa. subclaviae, die Aa. thoracicae internae, deren Rr. intercostales anteriores, die Aa. intercostales posteriores und dann schließlich die Aorta thoracica, (C) trifft nicht zu. Somit wird bei einem ausgeprägten Gradienten der Aortenisthmusstenose die Durchblutung auch distal der Stenose gewährleistet bzw. verbessert. Siehe auch Netter, Farbatlanten der Medizin, Band 1: Herz, Thieme Verlag 1990, Stuttgart.

> **Klinischer Bezug**
> Neben einem messbaren Blutdruckgradienten zwischen oberer und unterer Extremität und einem Bluthochdruck können im Röntgenbild infolge dieses Umgehungskreislaufs Rippenusuren (Aa. intercostales) erkennbar sein. Dies stützt dann die Verdachtsdiagnose „Aortenisthmusstenose".

H09 F05 ■

→ **Frage 7.7: Lösung E**

Zu **(E)**: Beim etwa 4 Wochen alten Embryo entspringt die **Lungenknospe** als Aussackung im endodermalen **Vorderdarm** (und zwar in der **Vorderwand**). Somit ist die epitheliale Auskleidung von Lunge und Bronchialbaum endodermalen Ursprungs.
Zu **(A)**: An der **Zunge im Bereich des späteren Foramen caecum** wandern aus dem Endoderm Zellen

nach kaudal (→ Entstehung der Schilddrüse, Ductus thyreoglossus).

Zu **(B)**: Aus der **3. Schlundtasche** entwickeln sich der Thymus und die Epithelkörperchen.

Zu **(C)**: **An der Rachenmembran** beginnt die vordere Darmbucht. Die Rachenmembran besteht nur aus Entoderm und Ektoderm.

Zu **(D)**: Das **Septum oesophagotracheale** trennt bei der Entwicklung der Lungen und des Bronchialbaumes (d. h. nach der Entstehung der Lungenknospe) die Anlage von Lunge, Bronchien, Kehlkopf und Trachea von der dorsal davon gelegenen Anlage des Ösophagus und Pharynx.

> **Merke!**
> Bindegewebige Strukturen wie auch Muskulatur und Knorpel sind *immer* mesenchymalen Ursprungs. Entodermale Genese weist in Richtung epitheliale Auskleidung von Verdauungs- und Respirationstrakt mit dazugehörigen spezifischen Zellen!

VII.4   Embryonalentwicklung der Lunge

Der epitheliale Anteil von Trachea und Lunge ist entodermalen Ursprungs. Der mesenchymale Anteil (Bindegewebe, Gefäße, Muskulatur, Pleura) entsteht aus dem Mesoderm (s. u.). In der 3. Woche entsteht an der ventralen Wand des Vorderdarms (Entoderm) eine Ausbuchtung – das sog. **Lungendivertikel** –, das sich bald in 2 Knospen für 2 Lungen teilt. Zunächst besteht noch eine offene Verbindung zwischen dem Lungendivertikel in ganzer Länge und dem Vorderdarm (Abb. 7.8 a). Dann entstehen an beiden Seiten Rinnen, die langsam ins Innere wachsen (Abb. 7.8 b). Es resultiert schließlich eine Berührung des Epithels und daraufhin eine Verwachsung der Öffnung. Die Lungenanlage ist jetzt durch das sog. **Septum oesophagotracheale** vom Vorderdarm abgetrennt (Abb. 7.8 c).

Es besteht somit eine senkrechte Scheidewand zwischen Darmschlauch und Trachealschlauch, denn inzwischen ist die Lungenknospe in die Länge und damit auch nach kaudal gewachsen, wodurch die Trachea entstanden ist. Gleichzeitig erfolgt eine Aufspaltung der Lungenknospen in 3 Äste rechts und 2 Äste links (die rechte Lunge hat 3 Lappen). Jetzt sind für jede Lunge die Lappenbronchien entstanden (Abb. 7.8 d).

Die weitere Aufteilung erfolgt dichotom (Zweiteilungen). Bis zur Geburt ist die Aufteilung des Bronchialbaums noch keineswegs abgeschlossen, so dass nach der Geburt der Bronchialbaum in das schon gebildete Alveolarsystem vorgeschoben wird, also ursprünglich Alveolargänge zu Bronchien umgewandelt werden. Aus den Bronchien entstehen durch Aussprossung wieder Alveolen.

Während des Wachstums des Bronchialbaums differenziert sich umliegendes Mesoderm zu Knorpel, glattem Muskelgewebe und Blutgefäßen. Zellen des vegetativen Nervensystems wandern sekundär ein. Somit ist nur Bronchial- und Alveolarepithel einschließlich der Drüsen entodermaler Genese.

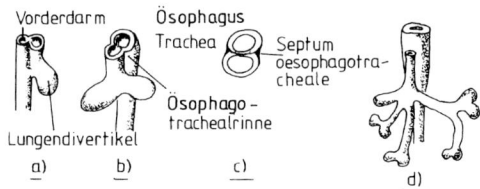

Abb. 7.8 Lungenbläschen und Entstehung des Bronchialbaums

Klinischer Bezug

Eine *Ösophagusatresie* ist ein angeborener Verschluss der Speiseröhre, der meistens in Höhe der Bifurcatio tracheae auftritt. Nach der Abtrennung des Ösophagus von der Trachea findet in der Speiseröhre eine Epithelwucherung statt, die das Lumen stellenweise ausfüllen kann. Werden diese Wucherungen nicht wieder abgebaut, so resultiert ein Speiseröhrenverschluss, der operativ behandelt werden muss.

Eine Ösophagusatresie tritt oft zusammen mit einer **Ösophagotrachealfistel** auf. Hier ist noch eine Verbindung zwischen Trachea und Ösophagus erhalten.

7.2   Atmungsorgane

VII.5   Trachea

Die Trachea ist 10–12 cm lang und teilt sich in eine
- Pars cervicalis (6./7. Halswirbel bis zur oberen Thoraxapertur)
- Pars thoracica (obere Thoraxapertur bis Bifurkation in Höhe des 4. Brustwirbels)

Aufbau:
- hufeisenförmige Knorpelspangen (hyaliner Knorpel) durch Ligg. anularia verbunden, auf der Rückseite durch die Paries membranaceus mit dem M. trachealis bindegewebig verschlossen. Beide Anteile bilden die **Tunica fibromusculocartilaginea**.
- **Tunica mucosa** mit respiratorischem Epithel und einer Lamina propria, die seromuköse Drüsen enthält.
- **Tunica adventitia:** lockeres Bindegewebe.

Gefäße: Rr. tracheales aus der A. thyroidea inferior, Rr. tracheales aus der A. thoracica int.

Nerven: thorakaler Grenzstrang und Rr. tracheales aus dem N. laryngeus recurrens.

F06 H03 ■

→ **Frage 7.8: Lösung A**

In der a.-p.-Aufnahme des Thorax kann bei einer Vergrößerung des Bifurkationswinkels der Hauptbronchien auf eine Vergrößerung des linken Vorhofs geschlossen werden, da ein extrem dilatierter Vorhof den linken Hauptbronchus nach oben verlagern kann. Auf einer Seitaufnahme ist die Dilatation des linken Vorhofs (nach dorsal) auch gut zu sehen, wenn man einen Ösophagus-Breischluck durchführt. Man erkennt dann die Verlagerung des Ösophagus nach dorsal. Siehe auch Prometheus, Lernatlas der Anatomie, Innere Organe, 2. Auflage, Georg Thieme Verlag 2009, S. 175.

H05

→ **Frage 7.9: Lösung B**

Siehe Lerntext VII.6. Schematische Abbildungen finden sich bei Prometheus, Lernatlas der Anatomie, Innere Organe, 2. Auflage, Georg Thieme Verlag 2009, S. 138 f.

Zu **(A)**: Der Oberlappen der rechten Lunge enthält 3 Segmente.

Zu **(B)**: Hier sind Segment 4 und 5 der rechten Lunge gemeint. Kranial verläuft die Fissura horizontalis pulmonis dextri, kaudal werden diese 2 Segmente von der Fissura obliqua pulmonis dextri begrenzt.

Zu **(C)**: In der linken Lunge gibt es keine Fissura horizontalis, die *Fissura obliqua* trennt Ober- und Unterlappen und verläuft zwischen Segment 5 und 8 (links fehlt das Segment 7).

Zu **(D)**: Der Oberlappen der linken Lunge enthält 5 Segmente.

Zu **(E)**: Im Unterlappen der *linken* Lunge fehlt Segment 7.

F08 H03 ■

→ **Frage 7.10: Lösung D**

Markiert mit dem Kreuz ist das hinten oben liegende Segment (Segment 6) des Unterlappens der rechten Lunge, sog. **apikales Unterlappensegment** (D). Man sollte beachten, dass die Grenze zwischen Oberlappen und Unterlappen schräg von hinten-oben nach vorne-unten verläuft (wenn man im Schema die obere Begrenzungslinie des markierten Segments nach links unten verfolgt). Wichtig ist hier ebenfalls der Blick in einen Anatomieatlas, z. B. Prometheus, Lernatlas der Anatomie, Innere Organe, 2. Auflage, Georg Thieme Verlag 2009, S. 138 f.

VII.6	Lunge

Rechte Lunge:
besteht aus 3 Lappen, Ober- und Unterlappen durch die Fissura obliqua getrennt, Ober- und Mittellappen durch die Fissura horizontalis getrennt, Oberlappen – Segmente 1–3, Mittellappen 4–5, Unterlappen 6–10.

Linke Lunge:
besteht aus 2 Lappen, Oberlappen durch die Fissura obliqua vom Unterlappen getrennt, Oberlappen – Segmente 1–5, Unterlappen 6–10, wobei im linken Unterlappen das Segment 7 fehlt.

Segmente sind keilförmige Bezirke der Lunge, die von einem zentralen Bronchus mit begleitender Arterie (Äste der A. pulmonalis) versorgt werden, deswegen auch **bronchoarterielle Segmente**. Die Lungenvenen verlaufen in den bindegewebigen Segmentgrenzen.

Lymphgefäße verlaufen peribronchial, subpleural und interlobulär und leiten die Lymphe weiter zu den Lymphknoten am Hilum.

Die Lungensegmente verlaufen als Keil vom Hilum zur Lungenoberfläche, haben aber mit der dort erkennbaren feinen Felderung nichts zu tun. Die Segmentgrenzen ergeben sich aus der Zugehörigkeit zu einem Segmentbronchus, sie sind auch auf der Lungenoberfläche nicht zu erkennen. Nur auf der Mantelzone der Lunge zu erkennen und Ursache für die feine Felderung sind die **Lungenläppchen** (Lobuli pulmonales).

Klinischer Bezug

Segmente haben klinische Bedeutung: Es können Segmentpneumonien (Entzündungen) eines oder mehrerer Segmente entstehen, oder auch durch Verlegung (Entzündung, Schleim, Fremdkörper) eines Segmentbronchus eine auf das Segment beschränkte Atelektase.

Die Infarktpneumonie entsteht infolge einer Lungenembolie (Verlegung eines Teils der Lungenstrombahn, Gefäßpermeabilitätserhöhung im infarzierten Areal, Ödembildung, Alelektasenbildung – schlechte Belüftung). Durch bakterielle Superinfektion dieses (oft peripheren) Areals kann eine Pneumonie entstehen.

H09 H05 H02 ■■

→ **Frage 7.11: Lösung E**

Zu **(E)**: Ein **aspirierter Fremdkörper** gelangt im Bronchialsystem am ehesten in die Bronchien, die die Verlaufsrichtung der Trachea annähernd fortsetzen. Dies trifft für den rechten **Unterlappenbronchus** zu. Insgesamt ist der **rechte Hauptbronchus** weitlumiger, verläuft steiler und setzt die **Verlaufsrichtung der Trachea** fort ((A) und (B) treffen daher nicht zu). Vom rechten Hauptbronchus biegen der rechte Ober- und der eher englumige Mittellappenbronchus ab ((C) und (D) treffen nicht zu).

H02

→ **Frage 7.12: Lösung E**

Bei dieser Frage wird nach den **Vasa publica** und den **Vasa privata** der Lunge gefragt. Die Lunge besitzt **Vasa publica** (Niederdrucksystem, Gasaustausch Blut/Luft), die das Blut aus dem rechten Herzen über die Pulmonalarterie und deren Äste (Verzweigung parallel zum Bronchialbaum) bis in die Alveolarkapillaren leiten ((A) und (B)). Das mit Sauerstoff gesättigte Blut fließt dann wieder über interlobulär und intersegmental verlaufende Venen in die Pulmonalvenen, die in den linken Kreislauf münden. Ein Teil des im Lungenkreislauf zirkulierenden Blutes nimmt aber nicht am Gasaustausch teil, z. B. Blut aus nicht belüfteten Alveolen (sog. Shuntblut, siehe Physiologie).

Die **Vasa privata**, Rr. bronchiales, entspringen aus dem Körperkreislauf (Hochdrucksystem), und zwar aus der Aorta thoracica und der 3. oder 4. A. intercostalis. Das venöse Blut aus dem Bronchialsystem fließt zum großen Teil über Vv. bronchiales in die V. azygos (D), teilweise aber auch in die Lungenvenen (C).

Zwischen Vasa publica und Vasa privata der Lunge bestehen also anatomische Kurzschlüsse – Vv. pulmonales erhalten venöses Blut aus Teilen des Bronchialsystems. Ein Teil des venösen Blutes aus den Vasa privata fließt also nicht wieder über den Körperkreislauf zurück, sondern durch Pulmonalvenen in den Lungenkreislauf. Somit ist die unter (C) angegebene Möglichkeit korrekt. Im linken Vorhof befindet sich damit kein vollständig arterialisiertes Blut.

Umgekehrt ist ein Blutfluss von den Alveolarkapillaren in Vasa privata unwahrscheinlich (E).

VII.7   Respiratorisches Epithel

Das **respiratorische Epithel** (mehrreihiges Flimmerepithel, d. h. hochprismatische Zellen mit Kinozilien, dazwischen schleimbildende Becherzellen) verändert sich im Verlauf des Bronchialbaums so, dass es in den Segmentbronchien noch erhalten ist, während weiter in den Bronchien und Bronchioli terminales die Becherzellen seltener werden, bis im Bronchiolus respiratorius das Epithel nur noch einschichtig kubisch ist, keine Kinozilien mehr enthält und Becherzellen fehlen.

Dagegen besitzen Bronchien, Bronchioli bis zu den Bronchioli respiratorii eine Schicht scherengitterartig angeordneter Muskelfasern, was eine Verstellung des Eingangslumens in die Alveolen ermöglicht.

VII.8   Aufbau der Bronchien

Große Bronchien und Segmentbronchien setzen zunächst noch den Aufbau der Trachea fort mit:

- *Schleimhaut,* Tunica mucosa (mehrreihiges Flimmerepithel, Becherzellen),
- *Muskel-/Knorpelschicht,* Tunica fibromusculo-cartilaginea (hufeisenförmige Knorpelspangen, hinten Paries membranacea), glatte Muskulatur,
- *Adventitia,* lockeres Bindegewebe, Verschiebeschicht gegen die Umgebung.

Allerdings lassen sich schon bald Veränderungen im Feinbau feststellen. So werden die Knorpeleinlagerungen unregelmäßiger, durch Bindegewebe ersetzt, bis sie in den Bronchioli ganz fehlen.

Histologische Unterscheidung des Bronchialbaumes (vergleiche Abbildung Nr. 52 und Abbildung Nr. 53 des Bildanhangs):

Abschnitt	Epithel/ Tunica mucosa	Tunica fibromusculocartilaginea
Haupt-bronchus	mehrreihiges, zylinderförmiges Epithel mit Kinozilien, Becherzellen	**Knorpelspangen,** Paries membranaceus, glatte Muskulatur, seromuköse Drüsen
Lappen- u. Segment-bronchien	s. o.	**Knorpelplättchen,** konzentrisch angeordnete glatte Muskulatur, seromuköse Drüsen
Bronchioli	**einschichtig** prismatisches Epithel, Kinozilien	*kein Knorpel, keine Drüsen,* glatte Muskulatur, sternförmiges Lumen im histologischen Schnitt
Bronchioli terminales	s. o., letzte Station des Totraumes, keine Becherzellen, Clara-Zellen	s. o., konzentrisch angeordnete glatte Muskulatur
Bronchioli respiratorii	einschichtig kubisches Epithel, keine Kinozilien und Becherzellen, elastische Fasern, in der Wand befinden sich Alveolen, Übergänge in den Ductus alveolaris	gitterartig angeordnete glatte Muskulatur: *kontraktile Bronchioli!*
Alveolen	einschichtiges Plattenepithel, Alveolarepithelzellen	keine Muskulatur

Becherzellen werden seltener, Muskulatur tritt jetzt in netz- und ringförmig verlaufenden Zügen auf, während in der Trachea nur der M. trachealis in der Paries membranacea vorhanden war. Bis zu den Segmentbronchien sind auch seromuköse Gll. bronchiales (bzw. tracheales in der Trachea) vorhanden. Allerdings liegen diese nicht in der Lamina propria der Schleimhaut, sondern in der Tunica fibrocartilaginea, eingebettet in das Bindegewebe, das die Knorpelstücke verbindet.

Innervation: Plexus pulmonalis (Sympathikus und Parasympathikus). Der Parasympathikus hat bronchokonstriktorische Wirkung, der Sympathikus bronchodilatierende und vasokonstriktorische Wirkung.

Klinischer Bezug

Anwendung von Sympathikomimetika als Spray oder in Tablettenform bei Asthma bronchiale.

H09

→ **Frage 7.13: Lösung A**

Zu **(A)**: In der **Lamina propria der Trachea** und des Bronchialbaums liegen **Mastzellen**, die **Histamin ausschütten** können. Charakteristisch für die Mastzellen sind die (auch in der Abbildung deutlich zu erkennenden) dicht gepackten Granula. Mastzellen haben auf ihrer Oberfläche hochsensible Rezeptoren für das Fc-Fragment von IgE, das bei der Vermittlung von allergischen Zweitreaktionen eine große Rolle spielt. Durch die schnelle Freisetzung von Histamin und anderen vasoaktiven Mediatoren tritt eine allergische Reaktion vom Soforttyp auf.

Zu **(B)**: **Proelastin** oder Tropoelastin wird von Fibrozyten und glatten Muskelzellen in den Extrazellulärraum sezerniert und dort quervernetzt. Diese Zellen enthalten keine charakteristischen Granula. Die Lamina propria der Trachea und der Hauptbronchien ist reich an elastischen Fasern.

Zu **(C)**: Auch **Prokollagenmoleküle** werden in Fibrozyten synthetisiert und über Exozytose (allerdings nicht in auffallend großen Granula) ausgeschleust.

Zu **(D)**: **Prozessierte Antigene** erfordern die Anwesenheit antigenpräsentierender Zellen, z. B. Makrophagen.

Zu **(E)**: **Surfactant** wird von Alveolarepithelzellen/Pneumozyten Typ II gebildet.

H08 ■

→ **Frage 7.14: Lösung A**

Seromuköse **Glandulae bronchiales** finden sich nur noch in größeren Bronchien und Segmentbronchien.

Zu **(B)–(E)**: Seromuköse Drüsen finden sich nicht mehr in **Bronchioli** (B) und **Bronchioli terminales** (C). Auch weiter distal im Bronchialbaum – also in

den **Bronchioli respiratorii** (D) und den **Ductus alveolares** (E) sind diese Drüsen nicht mehr zu finden.

F08 F97 H88 H85 ■ ■

→ **Frage 7.15: Lösung C**

Die **Bronchioli respiratorii** gehen aus den Bronchioli terminales hervor. Ein Bronchiolus respiratorius teilt sich in zwei Ductus alveolares, von diesen sprossen die Alveolen bzw. Sacculi alveolares aus. Die Wand eines Bronchiolus respiratorius enthält auch schon seitliche Aussackungen – Alveolen. Der Wandbau ähnelt im Wesentlichen dem der Bronchioli terminales, wobei Zilien schließlich ganz fehlen, das Epithel nur noch einschichtig isoprismatisch ist, und die Wand aus elastischen Fasern und Zügen glatter Muskulatur besteht. Becherzellen (B), Glandulae bronchiales (E) und Knorpel (D) fehlen in den kleinsten Verzweigungen des Bronchialbaumes. Elastische Fasern bilden zusammen mit glatter Muskulatur und kollagenen Fasern einen Ring um die Eingänge der Alveolen. Siehe Prometheus, Lernatlas der Anatomie, Innere Organe, 2. Auflage, Georg Thieme Verlag 2009, S. 140, 141.

F07 ■

→ **Frage 7.16: Lösung C**

Die Abbildung wurde bereits gezeigt. Die stärker angefärbten Strukturen sind **elastische Fasern**, die als Ringe um die Eingänge der Alveolen liegen und sich in **Interalveolarsepten** fortsetzen und die Alveolen korbartig umgeben. Insgesamt ist dies ein Netz elastischer Fasern in der Lunge, welches die **Retraktionskraft der Lunge** repräsentiert. Bei Inspiration werden die elastischen Fasern gedehnt, bei Exspiration verkürzen sie sich wieder auf die Ausgangslänge und sorgen dafür, dass die Interalveolarsepten auch in der Exspiration noch länger ausgespannt bleiben.

H01 ■ ■

→ **Frage 7.17: Lösung E**

Die **Alveolarwand** bildet einen Teil der **Blut-Luft-Schranke**. Sie besteht aus den **Pneumozyten** (= Alveolarepithelzellen) Typ I (Gasaustausch) und Typ II (Surfactantproduktion), dem **Surfactant** und der **Basalmembran**, welche oft mit der Basalmembran der Kapillaren verschmolzen ist. Außerdem befinden sich in den Alveolen die Alveolarmakrophagen. An die Alveolen grenzen **Gefäßkapillaren**, Lymphkapillaren kommen in diesem Bereich nicht vor, sie würden den Gasaustausch nur behindern.

Die **Blut-Luft-Schranke** ist 0,2–0,6 μm dick und besteht aus:

- Alveolarepithel (Pneumozyten Typ I)
- gemeinsame Basallamina
- Kapillarendothel (vom kontinuierlichen Typ).

H08 H04 ■

→ **Frage 7.18: Lösung D**

Bei der vorliegenden Abbildung handelt es sich um den elektronenmikroskopischen Ausschnitt aus einer Alveole oder eines Alveolarseptums mit Pneumozyten Typ I, die z. B. die Kapillare rechts bedecken und einen eher flachen Zellleib besitzen. **Die in der Mitte liegende markierte Zelle ist ein Pneumozyt Typ II**, die sog. Nischenzelle, die eine eher kubische Form hat und Zeichen sezernierender Zellen aufweist. Diese Zellen produzieren den **Surfactant** (D). Charakteristisch, hier aber nur bedingt zu sehen, sind Organellen mit stapel- bzw. lamellenartiger Struktur. Gut zu sehen sind die apikalen Mikrovilli dieser Zelle sowie die Entleerung eines Substrats am apikalen Zellpol.

F06 ■

→ **Frage 7.19: Lösung D**

Alveolarepithel liegt in der Wand der Alveolen. Man unterscheidet Alveolarepithelzellen (Pneumozyten) Typ I und Typ II. Typ I ist für den Gasaustausch zuständig, während Typ II Surfactant bildet. Alle Wandschichten der Alveole zusammen bilden die Blut-Luft-Schranke.
Pneumozyten Typ II (Alveolarepithelzellen, Typ II) können sich teilen, sie können sich auch zu Pneumozyten Typ I differenzieren und bilden so den „Reservepool" für die Pneumozyten Typ I. Dieser Zelltyp ist nämlich teilungs*unfähig*. Pneumozyten Typ II bilden den **Surfactant**, der aus Phospholipiden und Surfactantproteinen besteht. Die Bildung des Surfactants beginnt bereits pränatal. Die Menge Surfactant ist aber erst ab der 35. Schwangerschaftswoche ausreichend.

F05 ■

→ **Frage 7.20: Lösung E**

Eine ganz ähnliche Frage wurde im Physikum F04 gestellt.
Pneumozyten Typ II bilden den **Surfactant**, der aus Phospholipiden und Surfactantproteinen besteht ((A) und (B)). Surfactantproteine (SP) haben mit der Regulation der Rezirkulation des Surfactant und der Stabilität des Surfactantfilms zu tun, die Proteine SP-A und SP-D sind für die **Opsonisierung** (Anheftung dieser Proteine an die Oberfläche von eingedrungenen Keimen – Bakterien, Viren, Pilze) zuständig, damit die Keime leichter durch Alveolarmakrophagen beseitigt werden können (C). Fallen diese Proteine aus oder sind funktionell insuffizient, hat dies Folgen für die Infektabwehr. Übrigens können auch Clara-Zellen die Surfactantproteine SP-A und SP-D bilden.
Pneumozyten Typ II sind bereits vor der Geburt funktionsfähig. Die Bildung des Surfactants beginnt *bereits pränatal*. Die Menge Surfactant ist aber erst ab der 35. Schwangerschaftswoche ausreichend (E). Siehe auch Kommentar zu Frage 7.19.

H04

→ **Frage 7.21: Lösung E**

Alveolarmakrophagen kommen in den Alveolen sowie in den terminalen, zilienfreien Luftwegen vor. Sie entstammen dem monozytären Phagozytensystem, wandern über den Blutweg in die Interalveolarsepten und durchwandern dann die Kapillarwand. Sie liegen dann den Alveolarzellen Typ I auf, wo sie sich auch anheften können. Diese Zellen nehmen in ihren Phagolysosomen Staubpartikel, Ruß oder Keime auf. Treten bei einer kardialen Stauung (Rückstau des Blutes bei schlechter myokardialer Funktion oder bei einer Mitralstenose) viele Erythrozyten ins Alveolarlumen, so werden sie von den Alveolarmakrophagen phagozytiert, das Eisen des Erythrozyten wird als Hämosiderin im Zytoplasma dieser Zellen gespeichert. Da die Alveolarmakrophagen auch die zilientragenden Atemwege erreichen können, gelangen sie dann auch ins Sputum. Das Hämosiderin kann dann in diesen sog. **Herzfehlerzellen** färberisch nachgewiesen werden.

F09 F06 ■

→ **Frage 7.22: Lösung C**

Zu **(C)**: Die **Alveolarepithelzellen** sind durch **Tight junctions** (= **Zonula occludens**) miteinander (und mit den anderen Zellen des Alveolarepithels) verbunden, die physiologischerweise ein Eindringen von Flüssigkeit aus dem Interstitium in die Alveolen verhindern und den Alveolarraum gegen das Interstitium abdichten.
Zu **(A)**: **Einschichtig hochprismatisches Epithel** kommt in den Alveolen nicht vor.
Zu **(B)**: **Surfactant** verhindert das Kollabieren der Alveole und damit die Entstehung von Atelektasen.
Zu **(D)**: Die **Basalmembran des Alveolarepithels** gehört mit zur Blut-Luft-Schranke.
Zu **(E)**: Die mukoziliäre Clearance dient der Selbstreinigung der Bronchien.

F06

→ **Frage 7.23: Lösung C**

Die Eingangsformulierung erscheint etwas vage, gemeint sind wohl afferente Fasern aus der *Lunge*, nicht die sensiblen Fasern aus der Pleura.
Sympathische Fasern aus dem Brustgrenzstrang und parasympathische Fasern aus dem N. vagus bilden den Plexus pulmonalis, der die Muskulatur der Atemwege, Drüsen und Blutgefäße vegetativ innerviert. Hierbei erweitert der Sympathikus die Bronchien, der Parasympathikus führt zu einer Bronchokonstriktion. Daher werden entsprechende Medi-

kamente (Sympathikomimetika) v. a. inhalativ zur Erweiterung der Bronchien eingesetzt. **Afferente Vagusfasern** stammen z. B. von den **Dehnungs- und Chemorezeptoren** der Lunge.

Sensible Fasern kommen aus der Pleura parietalis, die im Gegensatz zur Pleura visceralis sensibel innerviert ist. Für die Pleura costalis verlaufen die Fasern in den Interkostalnerven, für die Pleura diaphragmatica und die Pleura mediastinalis im N. phrenicus. Der N. phrenicus ist also nur für die Pleura, nicht aber für die Lunge zuständig.

VII.9 Pleura

Die *Pleura pulmonalis* (**Pleura visceralis**), das viszerale Blatt der Pleura, überkleidet direkt die Lungenoberfläche und dringt auch in die Spalten zwischen den einzelnen Lappen (Interlobärspalten) ein, also ist sie auch in der Fissura obliqua und horizontalis zu finden. Sie ist nicht sensibel innerviert, damit auch nicht schmerzempfindlich.

Am Lungenhilum und am Lig. pulmonale geht sie über in die *Pleura costalis* (**Pleura parietalis**), die die Pleurahöhle auskleidet, meistens also der Thoraxinnenwand anliegt. Blut und Lymphgefäße kommen von der Thoraxwand. So ziehen mit den Interkostalgefäßen auch subpleurale Lymphgefäße zu den Nll. intercostales et parasternales. Die Pleura costalis ist schmerzempfindlich.

Sensible Innervation der Pleura:
Wichtig zu merken: Nur die Pleura parietalis ist sensibel versorgt!

- Pleura costalis: Nn. intercostales,
- Pleura diaphragmatica: N. phrenicus,
- Pleura mediastinalis: N. phrenicus.

Die Pleura parietalis kann man noch in Pleura mediastinalis, Pleura diaphragmatica und Pleura costalis unterteilen.

Der Recessus costodiaphragmaticus wird, wie auch alle anderen Komplementärräume der Lunge, vom parietalen Blatt der Pleura ausgekleidet.

Klinischer Bezug

Recessus pleurales können durch physikalische Untersuchungsmethoden, wie z. B. Perkussion, nicht dargestellt werden, weil sie nicht lufthaltig sind. Bei der Perkussion werden die Grenzen der Lunge am Klopfschall erkannt.

Selbst im Ultraschall lassen sich Recessus pleurales nur darstellen, wenn sie flüssigkeitsgefüllt sind (Pleuraerguss).

Die Pleurakuppel ragt durch die obere Thoraxapertur bis zur Höhe des Köpfchens der 1. Rippe. Sie wird an der Außenseite verstärkt durch die Membrana suprapleuralis, eine Fortsetzung der Fascia endothoracica. Das Ganze wird durch Bindegewebszüge an das tiefe Blatt der Halsfaszie und an die 1. Rippe fixiert.

Der **Sulcus pulmonalis** ist eine breite Rinne links und rechts der Wirbelsäule und nimmt die hinteren Anteile der Lungenflügel auf.

Als **Lingula pulmonis** bezeichnet man einen Fortsatz des *linken oberen* Lungenlappens unterhalb der Incisura cardiaca.

F10 F08 ■ ■

→ **Frage 7.24: Lösung B**

Zu **(B)**: In dieser Frage geht es speziell um die sensorischen, schmerzleitenden Fasern aus der Pleura. Sensible Fasern kommen aus der **Pleura parietalis**, die im Gegensatz zur Pleura visceralis **sensibel innerviert** ist. Für die **Pleura costalis** verlaufen die Fasern in den **Interkostalnerven**

Zu **(E)**: Der **N. phrenicus** leitet die sensiblen Fasern für die Pleura diaphragmatica und die Pleura mediastinalis.

Zu **(A)**: Der **N. thoracicus longus** ist ein rein motorischer Nerv (M. serratus anterior).

Zu **(D)**: Der **Brustgrenzstrang** ist Teil des Truncus sympathicus und damit des vegetativen Nervensystems. Er leitet keine sensiblen Reize.

Zu **(C)**: Der **N. vagus** leitet zwar Afferenzen aus vielen inneren Organen, nicht jedoch aus der Pleura.

H02

→ **Frage 7.25: Lösung B**

Bei der beschriebenen Verletzung kommt es darauf an, diejenige Struktur zu finden, die – bei Ausatmung – mit der geringsten Wahrscheinlichkeit in den vermutlichen Stichkanal hineinreicht. Dies ist die Lunge mit der ihr direkt anliegenden Pleura visceralis. In der rechten Axillarlinie in Höhe der 8.–9. Rippe verläuft ein gedachter Stichkanal durch den Recessus costodiaphragmaticus (Sinus phrenicocostalis), sodass die Pleura parietalis, innen der Thoraxwand anliegend und als Pars diaphragmatica dem Zwerchfell aufliegend, danach das Zwerchfell, das Peritoneum parietale und zuletzt das Peritoneum viscerale, direkt der Leber aufliegend, wahrscheinlich getroffen wird.

Visuell nachvollziehbar ist dies an Schnittbildern durch den Thorax und Bauchraum, z. B. Prometheus, Lernatlas der Anatomie, Innere Organe, 2. Auflage, Georg Thieme Verlag 2009, S. 132.

Entsprechend der beschriebenen Verletzung muss bei einer Erstversorgung dieses Patienten auch an einen Pneumothorax rechts gedacht werden.

Der **Recessus costodiaphragmaticus** ist der größte Komplementärraum der Lunge. Er bestimmt die kaudalen Pleuragrenzen und kommt bei tiefer Inspiration und Abflachung des Zwerchfells zur Geltung, wenn er die Lunge aufnimmt. Ausgekleidet ist er wie alle Komplementärräume mit Pleura parieta-

lis (die Pleura visceralis überzieht die Lunge) und misst in der mittleren Axillarlinie 6–7 cm.
Er reicht dorsal viel weiter nach kaudal als ventral. Die weiteste Ausdehnung nach kaudal liegt im Bereich der hinteren Axillarlinie, dort reicht der Recessus costodiaphragmaticus fast bis zur 12. Rippe. Siehe auch Prometheus, Lernatlas der Anatomie, Innere Organe, 2. Auflage, Georg Thieme Verlag 2009, S. 150 f.

F10 H02 ■■
→ **Frage 7.26: Lösung E**

Zu **(E)**: Ergussflüssigkeit bei einem **Pleuraerguss** lässt sich auf einem Röntgenbild im Stehen im Recessus costodiaphragmaticus gut nachweisen. Auch mittels Sonographie lässt sich beim sitzenden oder stehenden Patienten ein Pleuraerguss gut im **Recessus costodiaphragmaticus** darstellen.
Zu **(A)**: Der **Sinus obliquus pericardii** befindet sich zwischen den zum Herz führenden Venae pulmonales, also innerhalb des Perikards. Hier kann sich demnach kein Pleuraerguss sammeln! Siehe Abb. 7.13.
Zu **(B)**: Der **Recessus phrenicomediastinalis** zwischen Zwerchfell und Mediastinum ist zwar ebenfalls eine der 4 Pleurafalten, allerdings ist der Recessus costodiaphragmaticus tiefer gelegen.
Zu **(C)**: Der **Recessus costomediastinalis** liegt hinter dem Sternum. Hier gehen Pleura mediastinalis und costalis ineinander über.
Zu **(D)**: Die **Fissura horizontalis pulmonis dextri** teilt in der rechten Lunge den Ober- vom Mittel- und Unterlappen ab. In der linken Lunge existiert sie nicht. Sie ist zwar bis in die Tiefe von der Pleura pulmonalis/visceralis überzogen, jedoch sammelt sich hier im Stehen kein sichtbarer Erguss.

F97 F90 H86 ■■
→ **Frage 7.27: Lösung A**

Normalerweise befindet sich beim Gesunden nur ein minimaler Flüssigkeitsfilm zwischen parietalem und viszeralem Blatt der Pleura, gerade soviel, dass die Gleitfähigkeit der Serosa erhalten bleibt. Die Gleitflüssigkeit wird von der Serosa gebildet und von ihr auch wieder resorbiert. Von der Zusammensetzung her ist sie ein Transsudat, d. h. ein Filtrationsprodukt des Blutes.

> **Klinischer Bezug**
> Bei Erkrankungen des Herzens, der Lungen und der Pleura kann es zu größeren Ansammlungen von Flüssigkeit im Pleuraspalt kommen – man spricht dann von einem Pleuraerguss. Dieser wird klinisch durch Perkussion oder mittels Ultraschall (Sonographie) diagnostiziert und kann ggf. punk-

tiert werden, um bei größeren Ergüssen eine Entlastung der Atemfunktion herbeizuführen, oder man punktiert zu diagnostischen Zwecken, z. B. Nachweis von malignen Tumorzellen im Erguss oder Nachweis von Tuberkelbakterien.

F99 F91 H85 ■
→ **Frage 7.28: Lösung B**

Der N. phrenicus verläuft am Hals auf dem M. scalenus anterior liegend, ebenso die A. thoracica interna; der Truncus sympathicus zieht als Grenzstrang beidseits lateral der Wirbelsäule im hinteren Mediastinum und der N. vagus mit dem Ösophagus nach kaudal. Alle diese Strukturen haben keine enge Beziehung zum höchsten Punkt der Pleurakuppel.
A. thoracica int. und N. phrenicus verlaufen dann ventral der Lunge nach kaudal. Sie wären in dieser Frage noch etwas schwieriger abzugrenzen als (D) und (E). Gefragt aber wird bei dieser Wiederholungsfrage nach der A. subclavia, die tatsächlich eng anliegend bogenförmig über die Pleurakuppel hinwegzieht. Siehe Prometheus, Lernatlas der Anatomie, Kopf, Hals und Neuroanatomie, 2. Auflage, Georg Thieme Verlag 2009, S. 208 und Prometheus, Lernatlas der Anatomie, Innere Organe, 2. Auflage, Georg Thieme Verlag 2009, S. 176.

> **Klinischer Bezug**
> Bei der Punktion der Vena subclavia (für einen zentralvenösen Katheter) kann es vor allem bei Patienten mit Lungenemphysem (Pleurakuppeln stehen höher als beim Lungengesunden) zum Pneumothorax kommen. Bei solchen Patienten sollte vorzugsweise die V. jugularis interna punktiert werden!

H02 H00 F98 F86 ■■
→ **Frage 7.29: Lösung C**

Zu **(C)**: Die A. subclavia verläuft über den höchsten Punkt der Pleurakuppel, ventral der Arterie liegt die **V. subclavia**. Außerdem grenzen noch der N. phrenicus, A./ V. thoracica interna, der Plexus brachialis und das Ggl. stellatum an die Pleurakuppel.
Siehe hierzu entsprechende Abbildungen in Anatomieatlanten, z. B. Prometheus, Lernatlas der Anatomie, Innere Organe, 2. Auflage, Georg Thieme Verlag 2009, S. 176.
Die A. carotis communis verläuft zu weit medial, der Ductus thoracicus verläuft direkt vor der Wirbelsäule hinter dem Ösophagus eher nach links, um in den linken Venenwinkel zu münden.

7.3   Ösophagus

VII.10   Ösophagus

Der **Ösophagus** ist ein (beim Erwachsenen) 25–30 cm langer muskulöser Schlauch, der vom Ringknorpel des Kehlkopfs (HWK 6/7) bis zur Mündung in den Magen reicht. Die Pars cervicalis ist dabei mit der Ringknorpelplatte verwachsen.

Eine Länge von 40 cm trifft für den Abstand der vorderen Zahnreihe bis zum Magenmund zu (benötigte Länge für eine Magensonde).

Der Ösophagus hat 3 Engen (Abb. 7.9). In Klammern jeweils die Höhenprojektion.

a) Die *erste Ösophagusenge* liegt am Beginn der Speiseröhre dorsal unterhalb des Ringknorpels (6./7. Halswirbel). Dies ist auch die engste Stelle des Ösophagus.

b) Die *mittlere Enge* entsteht dadurch, dass Aorta und linker Hauptbronchus den Ösophagus kreuzen (4. Brustwirbel).

c) Die *untere Enge* entsteht beim Durchtritt des Ösophagus durch das Diaphragma im Hiatus oesophageus (10./11. Brustwirbel).

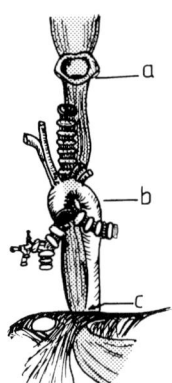

Abb. 7.**9** Ösophagusengen

Im Ösophagus sind zwar Schleimdrüsen, Gll. oesophageae, vorhanden, aber nur in geringer Zahl. Sie liegen in der Tela submucosa. Kardiadrüsen befinden sich nicht im Ösophagus, sondern am Mageneingang (Kardia) und bilden dort eine Alkalibarriere zwischen saurem Mageninhalt und Ösophagus. Sie enthalten schleimbildende Zellen.

Im kranialen Teil des Ösophagus besteht die Längs- und Ringmuskelschicht aus quergestreifter Muskulatur! Dieser Teil der Ösophagusmuskulatur wird viszeroefferent über den Nucl. ambiguus n. vagi innerviert. Die Tunica muscularis des restlichen Verdauungstraktes besteht aus glatter Muskulatur.

Histologie: Siehe Abbildung Nr. 43 des Bildanhangs.

H98 ■ ■

→   **Frage 7.30: Lösung E**

Der Ösophagus beginnt auf Höhe von Halswirbelkörper 6/7, wo auch der Übergang Larynx – Trachea und die Schilddrüse liegen. Er ist 25–30 cm lang und mündet in Höhe des 10.–11. Brustwirbels in den Magen. In seinem Verlauf hat der Ösophagus enge topographische Beziehungen zur Trachea, dann zum linken Vorhof des Herzens (nur durch den Herzbeutel voneinander getrennt) und im Bauchraum schließlich zum linken Leberlappen. In seinem Verlauf hat der Ösophagus 3 physiologische Engen:

- Die erste Enge liegt auf Höhe von HWK 7 am **Ösophagusmund**; diese Enge ist die **engste** Stelle (was auch sinnvoll ist: besser, man merkt gleich, dass der Bissen zu groß war).
- Die zweite Enge liegt auf Höhe von BWK 4, wo sich die Bifurcatio tracheae und der Arcus aortae befinden.
- Die dritte Enge liegt auf Höhe von BWK 10, wo der Ösophagus mit dem N. vagus durch das Zwerchfell zieht. Der Hiatus oesophageus wird von einer Muskelschlinge des Zwerchfells umgeben (kein Sphinkter!), die diese Enge bedingt.

Innerviert wird der Ösophagus vom N. laryngeus recurrens, dem N. vagus und dem Grenzstrang, die Gefäßversorgung erfolgt aus der A. thyroidea inferior, Rr. oesophageales aus der Aorta und im Bauchraum aus der A. gastrica sinistra.

> **Merke!**
> **HWK 4:** Bifurkatio der A. carotis communis;
> **BWK 4:** Bifurkatio der Trachea;
> **LWK 4:** Bifurkatio der Aorta in die Iliakalgefäße.

F10 H09 F06 ■

→   **Frage 7.31: Lösung E**

Zu (E): Die **V. azygos** und die **V. hemiazygos** leiten das venöse Blut aus dem thorakalen und distalen Ösophagus ab.

Zu (A): Die **Vv. intercostales** drainieren die Thoraxwand und die parietale Pleura.

Zu (B): Die **Vv. bronchiales** leiten das venöse Blut aus den Bronchien in die V. azygos bzw. V. hemiazygos.

Zu **(C):** Die **Vv. thyroideae inferiores** leiten u. a. das Blut aus dem zervikalen Teil des Ösophagus ab.

Zu (D): Die **V. thoracica interna** verläuft parallel zur A. thoracica interna lateral unterhalb des Sternums an der vorderen Brustwand. Sie drainiert v. a. die vordere Thorawand.

Kommentare

H10 H07 H01 ■■

→ **Frage 7.32: Lösung B**

Zu **(B)**: Dieser Sachverhalt wurde bereits in älteren Prüfungen mehrfach abgefragt. Es besteht eine **enge topografische Beziehung zwischen linkem Vorhof und Ösophagus**. Diese Lagebeziehung ist z. B. in der transösophagealen Echokardiografie nutzbar, wobei ein Schallkopf per Endoskop in den Ösophagus eingeführt und in Höhe des linken Vorhofs platziert wird. Auf diese Weise sind der linke Vorhof und auch die Herzklappen gut darstellbar. So können z. B. Thromben im linken Vorhof dargestellt werden, auch für die Endokarditisdiagnostik ist die Untersuchung wichtig. Siehe auch Prometheus, Lernatlas der Anatomie, Innere Organe, 2. Auflage, Georg Thieme Verlag, Stuttgart, 2009, S. 104, 107 und 177.

F09

→ **Frage 7.33: Lösung E**

Die **A. gastrica dextra** (E) beteiligt sich als einzige nicht an der arteriellen Versorgung des Ösophagus, während die anderen genannten Gefäße über Rr. oesophagei involviert sind: Der **Truncus thyrocervicalis** (B) entsendet die **A. thyroidea inferior** (A), die die Pars cervicalis des Ösophagus versorgt. Die **Aorta thoracica** (C) gibt direkte Äste zum Ösophagus ab. Die **A. gastrica sinistra** (D) bildet (gemeinsam mit der **A. gastrica dextra**) den Gefäßbogen an der kleinen Magenkurvatur. Sie versorgt den proximalen Teil der kleinen Kurvatur und gibt Äste zum Ösophagus ab.

7.4 Thymus

VII.11	Thymus

Der Thymus liegt vorne im oberen Mediastinum *vor* den großen Leitungsbahnen, vor der V. cava superior und V. brachiocephalica sinistra. Das Organ liegt über dem Herzbeutel im sog. „Thymusdreieck", das von den Umschlagsrändern der Pleura mediastinalis in die Pleura costalis gebildet wird. Diese Umschlagsfalte der Pleura wird auch als Recessus costomediastinalis bezeichnet.
Im Laufe des Lebens verändern sich die topographischen Verhältnisse:
- Beim Neugeborenen ist der Thymus noch relativ groß und wiegt 11–13 g.
- Das Gewicht des Organs nimmt bis zur Pubertät noch auf 30–40 g zu.
- Danach macht der Thymus eine Involution durch (Altersinvolution), wobei ein Thymusrest innerhalb des Thymusfettkörpers verbleibt.
- Die Gestalt des Thymus ist sehr variabel, er besteht jedoch nur aus 2 Lappen.

- Beim Kind reichen die beiden Thymuslappen kranial unter der Lamina praetrachealis der Halsfaszie bis zur Schilddrüse, kaudal bis in den 4. Interkostalraum.
- Eine verbreiterte Verschattung des Mediastinums im Röntgenbild durch den Thymus kann beim Kind vorkommen.

H07 F05 ■

→ **Frage 7.34: Lösung B**

Direkt hinter dem Manubrium sterni liegt der **Thymus** bzw. der Thymusrestkörper (Lösung (B) ist richtig). Die Schilddrüse (A) liegt weiter kranial (abgesehen von pathologischen retrosternalen Strumaanteilen), der Truncus brachiocephalicus (E) ist erst hinter dem Thymus lokalisiert. Siehe hierzu auch Abbildungen von Thoraxquerschnitten oder Aufsichten auf den Thoraxsitus, z. B. Prometheus, Lernatlas der Anatomie, Innere Organe, 2. Auflage, Georg Thieme Verlag 2009, S. 71, 168.

7.5 Herz

F04

→ **Frage 7.35: Lösung E**

Das Herz liegt schräg und „gedreht" im Thorax, wobei die rechte Herzkammer mit ihrer Vorderwand die **Facies sternocostalis** bildet, hinzu kommt noch ein kleiner Teil der linken Herzkammer links vom Sulcus interventricularis. Die **Facies diaphragmatica** wird von der linken Herzkammer und vom linken Herzvorhof gebildet. Der rechte Herzvorhof liegt mit dem Herzohr zur Facies sternocostalis, mit der Einmündung der großen Hohlvenen zur Facies diaphragmatica.
Die Zuordnung des Conus arteriosus (Ursprung der arteriellen Gefäße Aorta und Truncus pulmonalis) liegt nach *vorne* zur *Facies sternocostalis* gerichtet, wobei der Truncus pulmonalis weiter ventral liegt, dahinter dann die Aorta. Siehe Prometheus, Lernatlas der Anatomie, Innere Organe, 2. Auflage, Georg Thieme Verlag 2009, S. 88.

VII.12	Das Herz in situ

Beim *Herz in situ* zeigt die rechte Hälfte des Herzens, insbesondere die rechte Kammer, nach vorn, während die linke Kammer nach dorsal zeigt und als Facies diaphragmatica dem Zwerchfell aufliegt.
Von den *Vorhöfen* sind am in situ befindlichen Herzen von ventral die beiden Herzohren zu sehen, sowohl das rechte wie auch das linke.
Das *linke Herzohr* legt sich der Seitenfläche des Truncus pulmonalis an, das rechte Herzohr liegt

dem Aortenursprung an. Beide dienen dazu, die Nischen zwischen den beiden großen Arterien, Aorta und Truncus pulmonalis, auszufüllen und damit eine bessere Kontraktion im Herzbeutel durch Abrundung der Herzgestalt zu ermöglichen. Der *Sulcus interventricularis* verläuft von der Herzbasis schräg nach unten zur Herzspitze, aber auf keinen Fall horizontal.

Am weitesten ventral beim Abgang der großen Gefäße liegt der Truncus pulmonalis. Dann erst folgt die Aorta. Am besten lässt sich das an einer Aufsicht auf die Klappenebene des Herzens (Herzskelett) erkennen (Abb. 7.10).

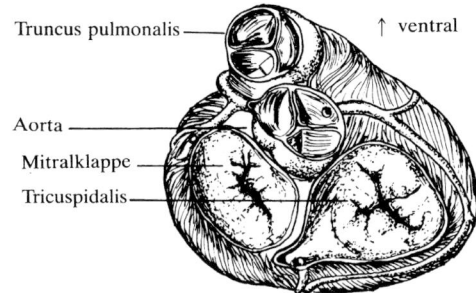

Abb. 7.**10** Blick auf die Klappenebene des Herzens

VII.13   Schichten der Herzwand

Die Wand des Herzens besteht aus 3 Schichten:
- *Epikard* – Herzbeutel (viszerales Blatt)
- *Myokard* – Herzmuskel
- *Endokard*

Das **Endokard** ist die innerste Schicht der Herzwand. Es kleidet alle Hohlräume, also Vorhöfe und Kammern, aus, überzieht Papillarmuskeln und Chordae tendineae und bildet als Duplikaturen sowohl die Klappensegel der Atrioventrikularklappen als auch die Klappentaschen der Semilunarklappen. Es besteht aus Endothel (Plattenepithel), einer Basalmembran und subendokardialem Bindegewebe mit glatten Muskelzellen und elastischen Netzen. *Das Endokard und damit v. a. auch alle Herzklappen sind beim Gesunden gefäßfrei.* Die Blutversorgung erfolgt durch die subendokardialen Gefäße oder wie bei den Herzklappen durch Diffusion aus dem strömenden Blut.

Die mittlere Schicht, das **Myokard**, ist die Arbeitsmuskulatur des Herzens. Sie besteht aus Herzmuskelgewebe, einer speziellen Form des quergestreiften Muskelgewebes. Die Zellen sind soweit differenziert, dass eine Regeneration nach Schäden nicht mehr möglich ist. Daher führt ein Herzinfarkt, eine Mangeldurchblutung des Myokards mit Zellnekrosen, bei „Heilung" stets zu bindegewebigen Narben (Defektheilung).

Im Myokard befinden sich noch besonders ausgebildete Muskelzellen – das **Erregungsleitungssystem des Herzens** *(es handelt sich hierbei keineswegs um Nervenzellen, sondern um spezielles Muskelgewebe).* Die Zellen sind oft schon makroskopisch sichtbar, da sie weniger Myofibrillen haben als die anderen Herzmuskelzellen.

Fasern des Reizleitungssystems haben
- weniger Myofibrillen,
- mehr Sarkoplasma,
- mehr Glykogen und
- weniger Mitochondrien

als andere Herzmuskelzellen.
Sie haben außerdem einen geringeren Sauerstoffbedarf.

H10

→   **Frage 7.36: Lösung A**

Zu **(A)**: Der **Sulcus terminalis** bildet am Herzen die von außen erkennbare Grenze zwischen dem hinteren glattwandigen Anteil des rechten Vorhofs (Einstrombahn der beiden Hohlvenen) und dem vorderen Anteil, der in etwa dem rechten Herzohr entspricht. Innen am Herzen trennt die Crista terminalis die beiden entwicklungsgeschichtlich unterschiedlichen Anteile. Oben **im Sulcus terminalis**, an der Einmündungsstelle der V. cava superior, **liegt subepikardial** der **Sinusknoten**. Siehe auch Prometheus, Lernatlas der Anatomie, Innere Organe, 2. Auflage, Georg Thieme Verlag, Stuttgart, 2009, S. 96 und 108. Siehe auch Abb. 7.12.

Zu **(B)**: Der **AV-Knoten** liegt im Septum interatriale nahe der Mündung des Sinus coronarius.

Zu **(C)**: Das **His-Bündel** liegt zunächst subendokardial im Vorhof, zieht dann durch das Trigonum fibrosum dextrum in das Ventrikelseptum und teilt sich dort in die Kammerschenkel.

Zu **(D)**: Das **Herzskelett** ist eine straffe Bindegewebsschicht, die die Vorhöfe von den Kammern trennt.

Zu **(E)** Die **Papillarmuskeln** entspringen an der Kammerwand.

H04

→   **Frage 7.37: Lösung A**

Die **Crista terminalis** liegt innen an der Rückwand des rechten Vorhofs und bezeichnet tatsächlich die Grenze zwischen dem glattwandigen Teil des Vorhofs, der aus dem rechten Sinushorn entstanden ist und dem Vorhofanteil, der dem primitiven Atrium entstammt. Dies ist aber Spezialwissen, zwar embryologisch nachvollziehbar, aber klinisch wenig relevant.

Zu **(D)**: Die „Trennung" von Einflussbahn und Ausflussbahn im rechten Ventrikel erfolgt durch die Crista supraventricularis. Dies wurde in einer alten Prüfung bereits erfragt.

H04 ■

→ **Frage 7.38: Lösung A**

Das Herzskelett besteht aus straffem Bindegewebe und trennt die Vorhof- von der Kammermuskulatur. Es verhindert somit ein Übergreifen der Erregung von den Vorhöfen auf die Kammern. Im Herzskelett liegen die Segel- und Taschenklappen. Da dort alle Klappen in einer Ebene liegen, hat man diese Ebene als **Ventilebene** bezeichnet.
Siehe auch Abb. 7.10.
Einige Aussagen entstammen alten Prüfungsfragen ((B) und (E)). Aussage (A) ist aber auf jeden Fall falsch. Das **Herzskelett** besteht aus straffem Bindegewebe.

H06 H03 ■

→ **Frage 7.39: Lösung D**

In den **Myozyten**, also **Herzmuskelzellen**, des rechten und linken Vorhofs wird auf den Reiz der Vorhofdehnung durch einen erhöhten zentralvenösen Druck hin das **„atriale natriuretische Peptid (ANP)"** oder **Atriopeptin** gebildet. ANP hemmt u. a. in der Niere die Natriumrückresorption und erhöht somit die Natriurese. Durch die Natriurese und die daraus folgende vermehrte Wasserausscheidung kann eine Entlastung des Herzens erfolgen. Siehe den Klinischen Bezug nach Kommentar zu Frage 2.45.

F03 ■

→ **Frage 7.40: Lösung C**

Die Segelklappen – **Atrioventrikularklappen** (also Mitral- und Trikuspidalklappe) – sind in der Kammerdiastole offen, in der Kammersystole geschlossen. Die Segel der Klappen sind mit den Chordae tendineae an den Papillarmuskeln befestigt. In der Diastole erschlaffen die Kammern und füllen sich mit Blut, in der Systole erfolgt der Auswurf in die großen Gefäße. Hierbei ist ein dichter Schluss der Segelklappen wichtig, damit das Blut nicht wieder in die Vorhöfe zurückfließt. Die Zügelung der Segel verhindert während der Systole ein Zurückschlagen der Segel in die Vorhöfe. Außerdem legen sich die Ränder der Segelklappen aneinander und tragen so zum dichten Verschluss bei. In der Diastole fällt der Druck in den Ventrikeln (Entspannungsphase), bei Unterschreiten des Vorhofdrucks öffnen sich die AV-Klappen wieder und es strömt Blut aus den Vorhöfen in die Kammern, wodurch die AV-Klappen ohnehin offen gehalten werden, (D) ist also falsch.

Klinischer Bezug

Bei entzündlichen Erkrankungen des Herzens, z. B. Endokarditis, kann es zu Veränderungen der Herzklappen kommen, die die Verschlussfunktion beeinträchtigen. Damit ist die Ventilfunktion dieser Klappe gestört. Dies führt zu Klappeninsuffi-
zienzen mit Rückstrom von Blut. Ebenso können Vernarbungen entstehen, die die Klappenostien einengen (Stenosen). Herzklappeninsuffizienzen und -stenosen können auskultatorisch erfasst werden.

H06 ■

→ **Frage 7.41: Lösung E**

Zu **(E)**: Diese Aussage ist korrekt; es ist der hintere Papillarmuskel der linken Herzkammer. Links finden sich 2 Papillarmuskeln, im rechten Ventrikel 3 Papillarmuskeln, entsprechend der Anzahl der Segel der Atrioventrikularklappen.
Zu **(A)**: Dies ist das Pericardium serosum, das dem Herzmuskel anliegt.
Zu **(B)**: Dies ist der rechte Ventrikel.
Zu **(C)**: Dies ist der linke Ventrikel, erkennbar an der kräftigeren Muskulatur.
Zu **(D)**: Der Pfeil weist auf den Sulcus interventricularis anterior, in dem der R. interventricularis anterior der linken Koronararterie verläuft.

H07 ■

→ **Frage 7.42: Lösung C**

Es ist hier ein Schnitt unterhalb der Klappenebene durch beide Ventrikel zu sehen. Damit ist (A) der linke (muskelstärkere) Ventrikel, (D) der rechte Ventrikel und (B) das interventrikuläre Septum. Am oberen Bildrand verläuft das mit (C) bezeichnete Gebilde als vermutlich R. interventricularis anterior (LAD) der linken Koronararterie im Sulcus interventricularis anterior. Mit (E) ist wahrscheinlich das Endokard bezeichnet, evtl. ein Trabekel im linken Ventrikel.

VII.14   Koronararterien, Herzvenen

Die arteriellen Vasa privata des Herzens, die beiden **Herzkranzgefäße**, A. coronaria dextra et sinistra, erhalten alleine schon 5–10 % des Herzschlagvolumens. Beide Gefäße entspringen ganz kurz oberhalb der Aortenklappe aus dem rechten bzw. linken Sinus aortae und sind damit wie alle herznahen Gefäße den pulsatorischen Schwankungen des Blutstroms ausgesetzt. Sie sind deshalb Arterien vom muskulären Typ. Die Herzkranzarterien versorgen das Myokard, die Arbeitsmuskulatur des Herzens. An der Versorgung des Perikards haben sie keinen Anteil. Das Perikard wird von kleinen Ästen aus der Aorta und von der A. pericardiacophrenica versorgt. Die Versorgung des Myokards durch die beiden Herzkranzarterien ist individuell sehr unterschiedlich. So kann eines der Gefäße einen Teil der Versorgung des anderen Gefäßes mit übernehmen. Damit wird diese Arterie dominant. Man spricht von *Links- bzw. Rechts-dominanz.*

Es bestehen zwar Anastomosen zwischen beiden Gefäßen, doch sind sie im Falle einer Mangelversorgung nicht ausreichend, sie sind funktionell nicht wirksam. Die Herzkranzgefäße sind daher *funktionelle Endarterien.*

A. coronaria dextra:

- entspringt im Sinus aortae dexter
- verläuft unter dem rechten Herzohr im Sulcus coronarius dexter nach rechts
- biegt um in den R. interventricularis posterior
- versorgt: rechten Vorhof, rechte Kammer, hinteren Abschnitt des Septum (s. Abb. 7.11), Sinus- und in der Regel AV-Knoten

A. coronaria sinistra:

- entspringt im Sinus aortae sinister
- verläuft zwischen linkem Herzohr und Truncus pulmonalis nach vorn
- teilt sich in den R. circumflexus im Sulcus coronarius und
- den R. interventricularis ant., der im Sulcus interventricularis ant. zur Herzspitze verläuft
- versorgt: linken Vorhof, linke Kammer, vorderen Abschnitt des Septum, Teil der Vorderwand des rechten Ventrikels.

Abweichungen von dieser Idealversorgung sind möglich (Rechts- bzw. Linksversorgungstyp bei Überwiegen der rechten bzw. linken Koronararterie).

Herzvenen:

Die V. cardiaca (cordis) magna sammelt Blut aus der Vorderwand des rechten und linken Ventrikels sowie aus der Seitenwand des linken Ventrikels,

- verläuft im Sulcus interventricularis anterior und
- verläuft zusammen mit dem R. circumflexus der linken Koronararterie, bevor sie
- in den **Sinus coronarius** mündet.

Im Sinus coronarius münden weiter (Regelfall)

- V. cardiaca media (Sulcus interventricularis posterior)
- V. ventriculi sinistri posterior (Hinterwand des linken Ventrikels)
- V. cardiaca parva.

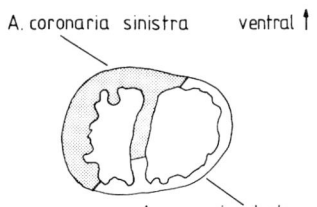

Abb. **7.11** Arterielle Versorgung des Kammermyokards (Querschnitt durch beide Ventrikel)

Bei der Blutversorgung des Myokards ist zu beachten, dass die Ausbreitung der Versorgungsgebiete der Koronargefäße nicht mit der anatomischen Unterteilung durch das Ventrikelseptum korreliert, sondern schräg dazu verläuft. Dies bedeutet, dass die linke Koronararterie vorne über den Sulcus interventricularis anterior hinaus noch einen Teil des rechten Ventrikels versorgt, während die A. coronaria dextra die Versorgung der rechten Seitenfläche und des größten Teils der Rückfläche des Herzens übernimmt. Deutlich wird das auch an einem Querschnitt durch das obere Kammermyokard (Abb. 7.11, Aufsicht von kranial).

Hierbei gibt es jedoch interindividuelle Unterschiede.

Klinischer Bezug

Die Koronarangiographie ist heute bei den invasiven Techniken die Standarduntersuchung zur Diagnostik der koronaren Herzerkrankung oder zur Diagnostik bzw. therapeutischen Intervention bei akutem Koronarsyndrom. Nach einer Darstellung der Koronarien mit Kontrastmittel kann eine Stenose eines oder mehrerer Äste lokalisiert werden. Eine interventionelle Technik besteht in der PTCA (perkutane transluminale coronare Angioplastie), eine kurzstreckige Stenose wird mittels eines Ballonkatheters aufgeweitet. Es kann in gleicher Sitzung auch ein Stent – eine selbstexpandierende Gefäßprothese – eingelegt werden, um die Durchblutung des betroffenen Areals zu sichern.

F06 ■

→ **Frage 7.43: Lösung D**

Die Aa. coronariae dextra und sinistra entspringen aus dem Sinus aortae oberhalb der Aortenklappe. Die A. coronaria dextra zieht unter dem rechten Herzohr entlang an die Hinterwand des Herzens und bildet dort den Ramus interventricularis posterior. Sie versorgt den **Sinusknoten** (an der Einmündung der V. cava superior im rechten Vorhof gelegen) und beim Normalversorgungstyp auch den AV-Knoten (im Trigonum fibrosum dexter gelegen) sowie den hinteren Teil des Kammerseptums und die Hinterwand des Herzens.

Der Ramus nodi atrioventricularis entspringt auf der Facies diaphragmatica aus dem hinteren Abschnitt der A. coronaria dextra nach dem Abgang des Ramus interventricularis posterior. Siehe auch Prometheus, Lernatlas der Anatomie, Innere Organe, 2. Auflage, Georg Thieme Verlag 2009, S. 112 f.

H08 ■

→ **Frage 7.44: Lösung B**

Der **AV-Knoten** liegt in der Nähe der Mündung des Sinus coronarius im Septum interatriale.
Zu (A): Der **Sinusknoten** liegt in der Hinterwand des rechten Vorhofs subepikardial zwischen rechtem Herzohr und V. cava superior.
Zu (C) und (D): Das **His-Bündel** hat zunächst einen Vorhofabschnitt und **tritt** dann **durch** das **Trigonum fibrosum dextrum** ((C) ist falsch). Danach teilt es sich in der Pars membranacea des Kammerseptums in einen linken und rechten Kammerschenkel, wobei **der linke Kammerschenkel** sich nicht erst an der Herzspitze aufteilt, sondern schon früher ((D) ist unzutreffend). Er teilt sich in drei Bündel. Das Arbeitsmyokard wird schließlich durch die Purkinje-Fasern versorgt.
Zu (E): Das His-Bündel teilt sich wie bereits erwähnt im Oberrand der muskulären Kammerscheidewand in die zwei **Schenkel**, wobei der **rechte** entlang der Kammerscheidewand subendokardial nach kaudal zieht. Siehe Prometheus, Lernatlas der Anatomie, Innere Organe, 2. Auflage, Georg Thieme Verlag 2009, S. 108.

H05 ■

→ **Frage 7.45: Lösung B**

Die Seitenwand des linken Ventrikels wird von der A. coronaria sinistra versorgt und zwar über den R. marginalis sinister, der aus dem R. circumflexus entspringt, häufig jedoch auch aus dem R. interventricularis anterior. Die Vorderwand des linken Ventrikels versorgt der R. interventricularis anterior mit Seitenästen, die Hinterwand erhält ihr Blut aus dem R. circumflexus der linken Koronararterie. Siehe Prometheus, Lernatlas der Anatomie, Innere Organe, 2. Auflage, Georg Thieme Verlag 2009, S. 114. Veränderungen in proximalen Abschnitten der Koronararterien, sog. Hauptstammstenosen, haben im Falle eines akuten Verschlusses sehr viel dramatischere Folgen als nur EKG-Veränderungen in zwei Extremitätenableitungen, da das Versorgungsgebiet natürlich viel größer und mehr Herzmuskelgewebe betroffen ist.

H07 H02 F01 ■ ■

→ **Frage 7.46: Lösung C**

Die Aa. coronariae dextra und sinistra entspringen aus dem Sinus aortae oberhalb der Aortenklappe.
Die **A. coronaria dextra** zieht unter dem rechten Herzohr entlang an die Hinterwand des Herzens und bildet dort den Ramus interventricularis posterior. Sie versorgt den **Sinusknoten** (an der Einmündung der V. cava superior im rechten Vorhof gelegen) und beim Normalversorgungstyp auch den **AV-Knoten** (im Trigonum fibrosum dexter gelegen) so-

wie den hinteren Teil des Kammerseptums und die Hinterwand des Herzens. Aus diesem Grunde können bei Hinterwandinfarkten des Herzens auch häufig AV-Blockierungen auftreten.
Die **A. coronaria sinistra** zieht unter dem linken Herzohr entlang und gabelt sich in einen R. interventricularis anterior und einen Ramus circumflexus. Sie versorgt die Vorder- und Seitenwand des Herzens sowie den vorderen und den mittleren Teil des Kammerseptums.

F10 H01 ■

→ **Frage 7.47: Lösung E**

Zu **(E)**: Hier wird ein sog. „Mammaria-interna-Bypass" (**IMA-Bypass**) beschrieben; entsprechend der alten Bezeichnung für die **A. thoracica interna**. Das Blut fließt also über die Aorta, die A. subclavia und die linke A. thoracica interna, die distal der Engstelle an die entsprechende Koronararterie angeschlossen wird.
Zu **(A)** und **(B)**: Die beiden Gefäße liegen topografisch ungünstig: Die **A. thoracica lateralis** außen am Thorax an der vorderen Axillarlinie und die **A. thoracodorsalis** lateral-dorsal außen am Thorax in der Nähe der Schultermuskulatur (zur Versorgung des M. latissimus dorsi, siehe Prometheus, Lernatlas der Anatomie, Allgemeine Anatomie und Bewegungssystem, 2. Auflage, Georg Thieme Verlag 2007, S. 373 oder Prometheus, Lernatlas der Anatomie, Innere Organe, 2. Auflage, Georg Thieme Verlag 2009, S. 123 und 174).
Zu **(C)** und **(D)**: Die **Interkostalgefäße** sind zu dünn.

VII.15	Plexus cardiacus

Der **Plexus cardiacus** besteht aus 2 Faseranteilen, Sympathikus und Parasympathikus. Der N. phrenicus ist daran nicht beteiligt.
Der Plexus cardiacus moduliert die Tätigkeit des sonst autonomen Reizleitungssystems und passt sie den jeweiligen Erfordernissen des Körpers an. Es handelt sich um Sympathikusfasern, die positiv chronotrop, inotrop und dromotrop wirken, also die Frequenz und die Kraftentwicklung des Herzmuskels erhöhen sowie die Überleitungszeit verkürzen.
Parasympathische Fasern wirken negativ chronotrop, inotrop und dromotrop. (Siehe hierzu auch Lehrbücher der Physiologie.)
Der Plexus cardiacus liegt zwischen Aorta und Truncus pulmonalis und entlang der Koronargefäße, seine Endäste erreichen v. a. den Sinus- und AV-Knoten, aber auch die Arbeitsmuskulatur.
Die Sympathikusfasern sind bereits postganglionär, denn sie werden schon in den Grenzstrangganglien umgeschaltet, die parasympathischen Anteile werden erst „vor Ort", d. h. in Nervenzel-

len an der Herzbasis und am Vorhof, umgeschaltet.

- Äste des Truncus sympathicus:
  - Nn. cardiaci cervicales superiores: aus dem oberen Halsganglion
  - Nn. cardiaci cervicales medii: Ggl. cervicale medium
  - Nn. cardiaci cervicales inferiores: aus dem unteren Halsganglion oder Ggl. cervicothoracicum
  - Nn. cardiaci thoracici: aus dem 2.–4. Thorakalganglion des Grenzstrangs
    (Die Perikaryen des 1. efferenten Neurons liegen in den Seitenhörnern des 2.–4. Thorakalsegments.)
- Äste des N. vagus:
  - Rr. cardiaci cervicales superiores: aus dem N. vagus oder dem R. externus des N. laryngeus sup.
  - Rr. cardiaci cervicales inferiores: aus dem N. vagus oder dem N. laryngeus recurrens
  - Rr. cardiaci thoracici: verlassen den N. vagus im oberen Mediastinum.

Die Perikaryen des 1. efferenten Neurons liegen im Nucl. dorsalis n. vagi.

F99

→ **Frage 7.48: Lösung D**

Bei dieser Frage geht es zum einen um **Efferenzen** zum Herzen, die in (B) als Vagusfasern und in (E) als Sympathikusfasern beschrieben sind und sich dann zum Plexus cardiacus vereinigen, zum anderen um viszerosensible **Afferenzen**, die sowohl vom N. vagus geleitet werden, wie auch zu den sensiblen Ganglien der Segmente im Hals- und Thorakalbereich (Th2–Th7) ziehen. Die zentralen Fortsätze aus den Spinalganglien treten dann in die Spinalsegmente ein.

Das Ganglion cervicale medium ist ein sympathisches Ganglion (Grenzstrang), welches keine parasympathischen Fasern entsendet. Diese Aussage ist also klar falsch.

F06 ■

→ **Frage 7.49: Lösung C**

Der Sinusknoten liegt

- *subepikardial*, also außen unter dem Epikard im subepikardialen Bindegewebe,
- in der Hinterwand des *rechten* Vorhofs,
- in der Nähe der Mündung der V. cava *superior*,
- im Sulcus terminalis.

Aufpassen, hier ist schnell subendokardial mit subepikardial verwechselt!

Siehe auch entsprechende Abb. in Prometheus, Lernatlas der Anatomie, Innere Organe, 2. Auflage, Georg Thieme Verlag 2009, S. 108.

H06 ■

→ **Frage 7.50: Lösung C**

Zu **(C)–(E)**: Das **His-Bündel** hat zunächst einen **Vorhofabschnitt** und tritt dann durch das Trigonum fibrosum dextrum. Danach teilt es sich in der Pars membranacea des Kammerseptums in einen linken und rechten Kammerschenkel, wobei der linke Kammerschenkel sich nicht erst an der Herzspitze aufteilt, sondern schon früher. Er teilt sich in drei Bündel. Das Arbeitsmyokard wird schließlich durch die Purkinje-Fasern versorgt.

Zu **(A)**: Der Sinusknoten liegt in der Hinterwand des rechten Vorhofs **subepikardial** zwischen rechtem Herzohr und V. cava superior.

Zu **(B)**: Der AV-Knoten liegt in der Nähe der Mündung des Sinus coronarius im Septum interatriale.

H05 ■

→ **Frage 7.51: Lösung B**

Der AV-Knoten liegt am Boden des rechten Vorhofes in der Nähe der Mündung des Sinus coronarius. Sowohl Sinus- wie auch AV-Knoten werden durch entsprechend benannte Äste der A. coronaria *dextra* versorgt.

Das Erregungsleitungssystem des Herzens durchzieht als His-Bündel das ansonsten isolierend wirkende Herzskelett. Die Stelle des Durchtritts liegt im Trigonum fibrosum dextrum. Auf diese Weise wird die Erregung von den Vorhöfen auf die Kammern übergeleitet und gewährleistet eine geordnete Kontraktion der Kammern abwechselnd mit der Kontraktion der Vorhöfe, ohne die die Arbeitsweise des Herzens als Saug-Druck-Pumpe nicht denkbar wäre. Der AV-Knoten verzögert die Erregung, vor Beginn der Kammerkontraktion muss die Vorhofkontraktion erst abgeschlossen sein.

Das Reizleitungssystem besteht aus spezifischem Herzmuskelgewebe und setzt sich aus Schrittmachern (Zentren der Erregungsbildung) und schnell leitendem, spezifischem Muskelgewebe für die Erregungsausbreitung zusammen. Diese autonom tätigen, speziellen Muskelzellen bestimmen als Schrittmacher (Sinusknoten, AV-Knoten) die Herzfrequenz, die aber über den Plexus cardiacus (Sympathikus und Parasympathikus) den Bedürfnissen des Organismus angepasst werden kann. Das Erregungsleitungssystem geht in keinem Fall *direkt* aus den beiden Komponenten des vegetativen Nervensystems hervor.

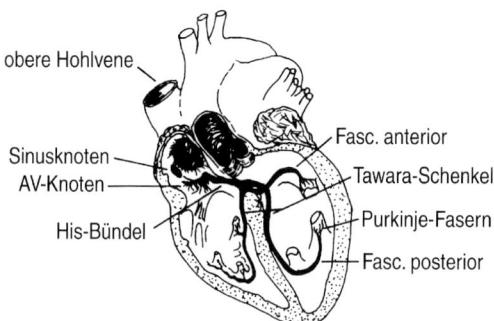

obere Hohlvene

Sinusknoten

AV-Knoten

His-Bündel

Fasc. anterior

Tawara-Schenkel

Purkinje-Fasern

Fasc. posterior

Abb. 7.12 Reizleitungssystem des Herzens

> **Merke!**
> Die Reizbildung im Herzen ist autonom durch spezifische Muskelzellen (myogen).

F05 ■

→ **Frage 7.52: Lösung B**

Typische Merkmale der Herzmuskulatur sind die quergestreiften, verzweigten Muskelzellen mit zentralen Zellkernen, die durch Disci intercalares (= Glanzstreifen) verbunden sind und durch die interzelluläre Verbindung mittels **Nexus** ein funktionelles Synzytium bilden.
Von den Fasern des spezifischen Erregungsleitungssystems breitet sich die elektrische Erregung über **Nexus** (Gap junctions) auf die Arbeitsmuskulatur und innerhalb der Arbeitsmuskulatur aus. Siehe auch Abbildung Nr. 25 des Bildanhangs und Kommentar zu Frage 2.79.
Eine ähnliche Frage wurde zuvor im Physikum F04 gestellt.

H09 H04 ■

→ **Frage 7.53: Lösung C**

Man blickt hier von vorne auf die Hinterwand des Perikards. Das Herz mit den großen Gefäßen ist entfernt.
Aussage (C) ist als einzige korrekt. Bei (A) erreicht die V. cava superior den Herzbeutel, (D) bezeichnet die linke obere Lungenvene, (B) kennzeichnet die Aorta und (E) den Sinus obliquus pericardii. Siehe auch Abb. 7.13 oder Prometheus, Lernatlas der Anatomie, Innere Organe, 2. Auflage, Georg Thieme Verlag 2009, S. 90, 91. Man sollte sich unbedingt diese Topografie mittels einer kompletten Abbildung einprägen, insbesondere fehlt dem gezeigten Schema die Dreidimensionalität, die die Vorstellung erleichtert.

H08 ■

→ **Frage 7.54: Lösung E**

Die Abbildung wurde schon mit ähnlicher Fragestellung im Physikum Herbst 2006 gezeigt. Der rote Stab liegt im **Sinus transversus pericardii**, der den arteriellen Pol des Herzens (Truncus pulmonalis und Aorta ascendens) vom venösen Pol (Vv. cavae und Lungenvenen) trennt. Vor der Sonde erkennt man links im Bild die Aorta und rechts den Truncus pulmonalis. Hinter der Sonde liegen Gefäße, die Blut zum Herzen zuführen.

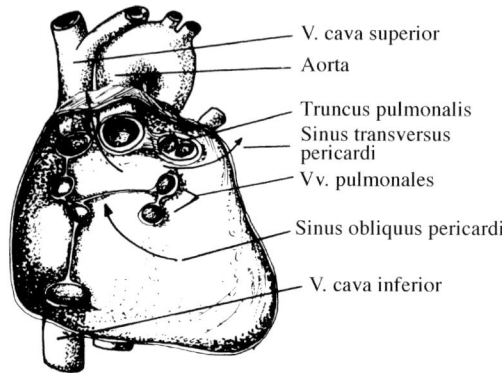

V. cava superior

Aorta

Truncus pulmonalis

Sinus transversus pericardi

Vv. pulmonales

Sinus obliquus pericardi

V. cava inferior

Abb. 7.13 Perikardumschlagsfalten

7.6   Arterien, Venen und Lymphgefäße des Thorax

H05 F02 H94 H91 ■■

→ **Frage 7.55: Lösung D**

Der Isthmus aortae liegt genau am Übergang in die Pars descendens aortae an der Befestigung des Lig. arteriosum (ehemaliger Ductus arteriosus Botalli). Der Isthmus aortae ist eine leichte Verengung der Aorta, die in der Regel keine pathophysiologische Bedeutung hat. Siehe entsprechende Abbildungen im Anatomieatlas, z.B. Prometheus, Lernatlas der Anatomie, Innere Organe, 2. Auflage, Georg Thieme Verlag 2009, S. 78.

> **Klinischer Bezug**
> Lediglich bei einer Aortenisthmusstenose (zählt zu den angeborenen Herzfehlern) liegt eine klinisch relevante Einengung der Aorta vor, die zu einem mehr oder weniger hohen Druckgradienten an der Engstelle führt, nachvollziehbar an Blutdruckdifferenzen zwischen oberer und unterer Extremität bzw. mit der Dopplersonographie oder einer Druckmessung mittels Herzkatheter. Bei entsprechender Symptomatik muss operativ korrigiert werden.

F04
→ **Frage 7.56: Lösung B**

Hier kommt der **N. laryngeus recurrens** infrage, der sich links um den Aortenbogen schlingt (rechts um die A. subclavia) und wieder nach kranial zieht. Siehe Prometheus, Lernatlas der Anatomie, Innere Organe, 2. Auflage, Georg Thieme Verlag 2009, S. 126. Da der N. laryngeus recurrens dann als N. laryngeus inferior alle inneren Kehlkopfmuskeln außer dem M. cricothyroideus versorgt, resultiert bei einer Schädigung des N. laryngeus recurrens eine Heiserkeit.

F08
→ **Frage 7.57: Lösung D**

Die einzige hier genannte Arterie, die nicht direkt aus der Aorta thoracica oder aus der Aorta abdominalis entspringt, ist die **A. gastrica sinistra**. Sie ist einer der drei Äste des **Truncus coeliacus** (der wiederum direkt aus der abdominellen Aorta entspringt, kaudal dann die A. mesenterica superior und inferior (E)). Weniger geläufig ist das unter (A) genannte Gefäß, die A. phrenica superior. Diese entspringt wie auch die A. phrenica inferior auf beiden Seiten direkt aus der Aorta. Die Nierenarterien (B) als direkte Abgänge der Aorta fallen immer wieder durch arteriosklerotische Veränderungen auf (Nierenarterienstenosen). Die Aa. lumbales I–IV (C) entspringen paarig direkt aus der Aorta. Siehe auch Prometheus, Lernatlas der Anatomie, Innere Organe, 2. Auflage, Georg Thieme Verlag 2009, S. 126, 202.

H06 ■
→ **Frage 7.58: Lösung A**

Fragen zur Topographie der Lungenhili werden immer wieder gestellt. Genau über dem rechten Hauptbronchus zieht bogenförmig die **V. azygos**, die V. hemiazygos verläuft links! Die rechte Lungenarterie verläuft ventral des Bronchus, davor ventral wiederum die rechte obere Lungenvene. Siehe Prometheus, Lernatlas der Anatomie, Innere Organe, 2. Auflage, Georg Thieme Verlag 2009, S. 142, 179, 182.

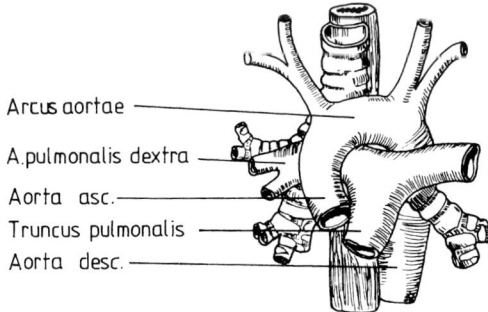

Arcus aortae

A. pulmonalis dextra

Aorta asc.

Truncus pulmonalis

Aorta desc.

Abb. **7.14** Topographie der herznahen Gefäße von ventral

F09 F06 ■
→ **Frage 7.59: Lösung A**

Beide Lungenarterien kommen aus dem Truncus pulmonalis, der sich unter dem Aortenbogen verzweigt. Die Stelle der Verzweigung liegt topografisch gesehen links von der Wirbelsäule, sodass die **rechte A. pulmonalis** erst *hinter* der Aorta ascendens (A) und der **V. cava superior** (B) vorbeiziehen muss, um zum rechten Hilum zu gelangen.
Die rechte Lungenarterie liegt also dorsal von Aorta und V. cava superior, ventral vom **rechten Hauptbronchus** (E), über den sich auch noch die **V. azygos** (C) wölbt. In Bezug zu den **Vv. pulmonales dextrae** (D) liegt die rechte Lungenarterie kranial.
Siehe auch Prometheus, Lernatlas der Anatomie, Innere Organe, 2. Auflage, Georg Thieme Verlag 2009, S. 71, 128, 129, 142.

H98 ■
→ **Frage 7.60: Lösung E**

Die Topographie der *rechten* A. subclavia sollte auf jeden Fall anhand eines Anatomieatlanten (s. Prometheus, Lernatlas der Anatomie, Allgemeine Anatomie und Bewegungssystem, 2. Auflage, Georg Thieme Verlag 2007, S. 373) nachvollzogen werden: Aussagen (A) bis (D) sind korrekt, rechts entspringt die A. subclavia aus dem Truncus brachiocephalicus, links direkt aus dem Aortenbogen; sie liegt dabei *hinter* der V. subclavia.
Aussage (E) ist falsch: Beim Durchtritt durch die Skalenuslücke zwischen M. scalenus anterior und M. scalenus medius wird die A. subclavia von den Ästen des *Plexus brachialis* begleitet (dagegen zieht vor dem M. scalenus anterior und unter dem M. sternocleidomastoideus die V. subclavia).
Der **N. phrenicus** verläuft *auf* dem M. scalenus anterior (Leitmuskel) und gelangt zwischen A. und V. subclavia ins Mediastinum.

F08 F04 ■
→ **Frage 7.61: Lösung C**

Zu **(A)**: Die **V. cava superior** entsteht aus dem Zusammenfluss der V. brachiocephalica dextra et sinistra.
Zu **(B)**: Der **Ösophagus** liegt noch dorsal der Trachea! Die V. cava superior liegt dagegen weiter ventral und etwas weiter lateral. Die V. cava superior ist der rechten Lunge benachbart (dies wurde auch schon erfragt).
Zu **(C)**: Die **V. azygos** zieht rechts vor der Wirbelsäule in einem großen Bogen über Hauptbronchus und Pulmonalgefäße hinweg und mündet in die **V. cava superior**. Diese **liegt ventral der rechten A. pulmonalis**. Siehe Prometheus, Lernatlas der Anatomie, Innere Organe, 2. Auflage, Georg Thieme Verlag 2009, S. 182.

Zu **(D)**: Der **Sinus coronarius** mündet, wie auch die V. cava superior und die V. cava inferior, in den rechten Herzvorhof.

Zu **(E)**: Es existieren **keine Venenklappen in** den **herznahen venösen Gefäßen**! Man kann sogar Druckschwankungen des rechten Vorhofs bis in die V. cava superior verfolgen (Messung des zentralen Venendrucks) oder pathologisch erhöhte Venendrücke aus der Stauung der Halsvenen ablesen. Der Blutfluss ist von der Saugwirkung des Herzens abhängig. All diese Phänomene wären bei einer Unterbrechung des Blutflusses durch Venenklappen nicht nachweisbar.

F10

→   **Frage 7.62: Lösung E**

Zu **(C)** – **(E)**: Die **V. azygos** verläuft rechts der Wirbelsäule dorsal des Lungenstiels, biegt dann nach vorne über den rechten Hauptbronchus und die Pulmonalgefäße und mündet in die **V. cava superior** (E), nicht in die **V. brachiocephalica dextra** (C) oder den **rechten Vorhof** (D). Siehe Prometheus, Lernatlas der Anatomie, Allgemeine Anatomie und Bewegungssystem, 2. Auflage, Georg Thieme Verlag 2007, S. 190 und Prometheus, Lernatlas der Anatomie, Innere Organe, 2. Auflage, Georg Thieme Verlag 2009, S. 80, 82, 163 und 178.

Zu **(A)**: Die **V. azygos** bzw. hemiazygos nimmt Zuflüsse von Thoraxwand (Vv. intercostales posteriores), Ösophagus, Hauptbronchien, Perikard und Zwerchfell auf. Von kaudal setzen die beiden Venen jeweils die V. lumbalis ascendens fort, die V. azygos rechts setzt also die **V. lumbalis ascendens dextra** fort.

Zu **(B)**: Die **Durchtrittsstelle** liegt nicht im Trigonum lumbocostale, sondern im **Crus mediale des Zwerchfells**.

F07 ■

→   **Frage 7.63: Lösung B**

Die **V. azygos** verläuft rechts der Wirbelsäule *dorsal* des Lungenstiels, biegt dann nach vorne *über* den rechten Hauptbronchus und die Pulmonalgefäße und *mündet in die V. cava superior, nicht* in die V. brachiocephalica dextra! Siehe Prometheus, Lernatlas der Anatomie, Allgemeine Anatomie und Bewegungssystem, 2. Auflage, Georg Thieme Verlag 2007, S. 190 und Prometheus, Lernatlas der Anatomie, Innere Organe, 2. Auflage, Georg Thieme Verlag 2009, S. 81.

Die Vv. azygos und hemiazygos nehmen Zuflüsse von Thoraxwand (Vv. intercostales posteriores), Ösophagus, Hauptbronchien, Perikard und Zwerchfell auf. Von kaudal setzen sie jeweils die V. lumbalis ascendens fort.

Die Vv. azygos und hemiazygos bilden einen möglichen Kollateralkreislauf zwischen oberer und unterer Hohlvene.

Zu **(C)**: Der rechte N. vagus verläuft medial der Einmündungsstelle der V. azygos in die obere Hohlvene. Siehe Prometheus, Lernatlas der Anatomie, Innere Organe, 2. Auflage, Georg Thieme Verlag 2009, S. 182.

Zu **(D)**: Der Kontakt zum Ductus thoracicus findet weiter kaudal statt, wenn die V. azygos rechts der Wirbelsäule nach kranial und der Ductus thoracicus vor der Wirbelsäule auch eher rechts der Mittellinie verläuft. Siehe Prometheus, Lernatlas der Anatomie, Innere Organe, 2. Auflage, Georg Thieme Verlag 2009, S. 82.

F03

→   **Frage 7.64: Lösung B**

Die Abflussgebiete zum Ductus thoracicus bzw. zum Ductus lymphaticus dexter sind scharf begrenzt. Der **Ductus lymphaticus dexter** vereinigt aus der rechten oberen Körperhälfte (Kopf-Hals-Region) den Truncus bronchomediastinalis, jugularis und subclavius dexter und mündet dann in den rechten Venenwinkel (Angulus venosus dexter).

F10 ■

→   **Frage 7.65: Lösung A**

Zu **(A)** und **(E)**: Der **Ductus thoracicus** (= albicans) beginnt unterhalb des Zwerchfells auf Höhe des Truncus coeliacus an der Cisterna chyli. Dort mündet die Lymphe der beiden unteren Extremitäten und der Bauchorgane. Er zieht **mit der Aorta** durch das Zwerchfell (**Hiatus aorticus**, (A)) und verläuft entlang der Wirbelsäule (ventrolateral) nach kranial (E).

Zu **(D)**: Er verläuft nicht durch das mittlere Mediastinum (enthält Herz und Perikard), sondern durch das **Mediastinum posterius**. Siehe Abb. 7.18.

Zu **(C)**: Während seines thorakalen Abschnitts nimmt der Ductus thoracicus die Lymphe des **linken** Thorax auf und mündet schließlich in den **linken Venenwinkel** (zwischen V. jugularis und V. subclavia), gemeinsam mit der Lymphe des linken Arms und der linken Kopfhälfte. In der rechten Thoraxhälfte ist zusätzlich ein **Ductus lymphaticus dexter** ausgebildet, der die Lymphe aus der **rechten** Thoraxhälfte sammelt und gemeinsam mit der Lymphe von rechtem Arm und rechter Kopfhälfte in den **rechten Venenwinkel** mündet.

7.7 Nerven

VII.16 Nervus phrenicus

Der **N. phrenicus** entspringt den Zervikalsegmenten C3–C5 und führt die motorischen Fasern für das Zwerchfell sowie sensible Fasern für Herzbeutel, Brust- und Bauchfell. Er verläuft auf dem M. scalenus anterior (Leitmuskel) nach kaudal und zwischen A. und V. subclavia ins Mediastinum. Mit der A. pericardiacophrenica zieht er dann im vorderen Mediastinum zwischen Pleura mediastinalis und Perikard abwärts.

Der **rechte Phrenikus** verläuft lateral der V. brachiocephalica dextra und V. cava superior vor der Lungenwurzel und tritt mit seinen sensiblen Endästen (Rr. phrenicoabdominales) durch das Foramen V. cavae inf. in die Bauchhöhle, der **linke Phrenikus** unterkreuzt die linke V. subclavia, überkreuzt den N. vagus und zieht in Richtung Herzspitze zum Zwerchfell. Er liegt ebenfalls vor der Lungenwurzel.

Links verläuft der N. phrenicus mit seinen Rr. phrenicoabdominales durch den Hiatus oesophageus oder eine Spalte im Zwerchfell nahe der Herzspitze.

Bei Ausfall des N. phrenicus fehlt die Zwerchfellabflachung bei Inspiration auf der entsprechenden Seite.

Klinischer Bezug

Ein Zwerchfellhochstand (Thorax-Röntgenbild) sollte immer an eine Phrenikusparese denken lassen.

Merke!

„C3, 4, 5 keep the diaphragm alive".

H08 ■

→ **Frage 7.66: Lösung C**

Der N. phrenicus erhält Fasern von C3, C4 und C5, er verläuft auf dem M. scalenus anterior in die obere Thoraxapertur, zieht dann **vor dem Lungenhilus** vom oberen in das mittlere Mediastinum, verläuft dann zwischen Pleura und Perikard und zieht als R. phrenicoabdominalis sinister durch eine Zwerchfellspalte ventrolateral des Herzbeutels bzw. durch den Hiatus oesophageus und als R. phrenicoabdominalis dexter mit der V. cava durch das Zwerchfell. Er innerviert das Zwerchfell motorisch. Sensibel innerviert der N. phrenicus die Pleura parietalis, das Perikard und abschnittweise das Peritoneum parietale sowie Anteile des viszeralen Peritoneums von Leber (Facies diaphragmatica) und Gallenblase.

Klinischer Bezug

Schmerzen in der Gallenblase projizieren in das Segment C4 rechts (Head-Zone, rechte Schulter).

F08 F05 ■

→ **Frage 7.67: Lösung D**

Der **rechte N. phrenicus verläuft** rechts der V. brachiocephalica und dann rechts der V. cava superior nach kaudal. Dabei liegt er **zwischen rechtem Lungenoberlappen und V. cava superior**. Er verläuft dann vor dem Lungenhilus weiter auf dem Herzbeutel entlang. Siehe Prometheus, Lernatlas der Anatomie, Innere Organe, 2. Auflage, Georg Thieme Verlag 2009, S. 182, 126.

Zu **(C)**: Diese Aussage ist ungenau, denn zwischen V. cava superior und Thymus bzw. Thymusrestkörper liegen in dieser Höhe bereits Anteile des Perikards. Außerdem verläuft der N. phrenicus lateral der V. cava superior an der Pleura parietalis der rechten Lunge entlang und damit auch lateral des Thymus. Siehe Prometheus, Lernatlas der Anatomie, Innere Organe, 2. Auflage, Georg Thieme Verlag 2009, S. 126. Bitte genau die Topografie im Atlas wiederholen.

■

→ **Frage 7.68: Lösung D**

Der linke **N. laryngeus recurrens**, ein Anteil des N. vagus (X. Hirnnerv), zweigt am Eingang zum oberen Mediastinum ab, schlingt sich um den Aortenbogen und verläuft dann hinten am Ösophagus aufwärts zum Kehlkopf, wo er als N. laryngeus inferior die Schleimhaut des Kehlkopfs unterhalb der Stimmritze sensibel, die Kehlkopfmuskeln (außer M. cricothyroideus) motorisch versorgt.

Klinischer Bezug

Bei einseitiger Läsion dieses Nervs (z. B. möglich nach Schilddrüsenoperationen) resultiert eine Heiserkeit, da einseitig die inneren Kehlkopfmuskeln ausfallen.

H06 ■

→ **Frage 7.69: Lösung D**

Der **N. laryngeus recurrens**, der sich rechts um die **A. subclavia dextra** (D), links um den Aortenbogen schlingt, innerviert nicht nur die inneren Kehlkopfmuskeln motorisch und die Schleimhaut unterhalb der Stimmritze sensibel, er führt auch parasympathische Fasern für Trachea und Ösophagus und gibt in Höhe seines Abgangs aus dem N. vagus auch parasympathische Fasern zum Plexus cardiacus ab.

H10 H04 ■

→ **Frage 7.70: Lösung D**

Der **N. vagus** tritt relativ weit ventral in den Thorax ein. Rechts **verläuft** er zwar **dorsal der V. subclavia dextra** (A), aber immer noch ventral der A. subclavia dextra, wo er auch den N. laryngeus recurrens abgibt. Dieser schlingt sich um die A. subclavia dextra. Im weiteren Verlauf zieht der N. vagus nach dorsal: Hier verläuft er lateral des Ösophagus, **dorsal des N. phrenicus** (C), **ventral der V. azygos** (B), **dorsal des Lungenhilums** (D) und **ventral der Interkostalarterien** (E). Siehe Prometheus, Lernatlas der Anatomie, Innere Organe, 2. Auflage, Georg Thieme Verlag, Stuttgart, 2009, S. 182 und 184.

7.8   Angewandte und topographische Anatomie

H04 ■

→ **Frage 7.71: Lösung C**

Nach der Projektion der Bifurkation der Trachea wurde in früheren Prüfungen schon gefragt. Es ist die Höhe des 4.–5. Brustwirbels richtig. Auf die Höhe des 5. Halswirbels projiziert sich die Karotisbifurkation.

H09 ■

→ **Frage 7.72: Lösung D**

Zu **(D)**: Die Lungen sind durch tiefe Fissuren in Lappen unterteilt, wobei die Fissura obliqua beidseits von dorsokranial nach ventrokaudal verläuft. Die **Fissura obliqua der rechten Lunge** endet am **Margo inferior**, in **Höhe der Knorpel-Knochen-Grenze der 6. Rippe** ((E) ist falsch). Die Fissura obliqua ist etwa in Höhe und im Verlauf vom 4. BWK ausgehend entlang der 4. Rippe lokalisiert, dann verläuft sie nach schräg unten, kreuzt den 5. Interkostalraum und erreicht die 6. Rippe in der Medioklavikularlinie. Der Verlauf der linken Fissura obliqua folgt in etwa dem Verlauf des Gegenseite. Zu **(A)–(C)**: Am **Margo anterior rechts endet** die **Fissura horizontalis** der rechten Lunge.

H10 H04 ■

→ **Frage 7.73: Lösung D**

Zu **(D)**: Bei dem beschriebenen **Stichverlauf in Höhe des 5. ICR wird während** der **Inspiration** die **Lunge getroffen**. Der rechte Mittel- und Unterlappen sind durch die Fissura obliqua getrennt, die dorsal auf Höhe der 4. Rippe beginnt und ventral auf Höhe der 6. Rippe endet. Man sollte sich merken, dass der 5. ICR in Höhe der Mamille verläuft, bei Inspiration die Lunge aber den Recessus costodiaphragmaticus fast ausfüllt. Am wahrscheinlichsten wird daher bei Inspiration der **Mittellappen** getroffen. Es ist dringend empfehlenswert, sich hier nochmals die Topografie in ei-

nem Atlas anzusehen, z. B. Prometheus, Lernatlas der Anatomie, Innere Organe, 2. Auflage, Georg Thieme Verlag, Stuttgart, 2009, S. 129, 132, 136-137 und 142 (aber die Inspirationslage mitberücksichtigen!).

Zu **(A)**: Die **Leber** würde erst bei einer Verletzung weiter kaudal erreicht.

Zu **(B)**: Der **rechte Herzvorhof** liegt weiter medial.

Zu **(C)**: Der **Lungenoberlappen** liegt bei Inspiration zu weit kranial.

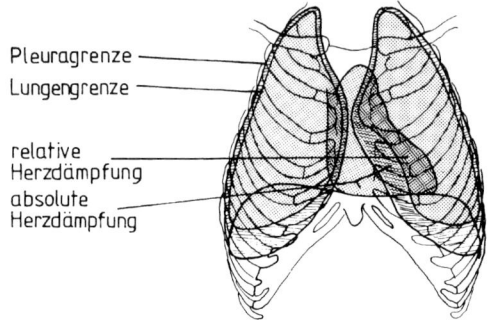

Abb. 7.15 Pleura- und Lungengrenzen

F10 ■

→ **Frage 7.74: Lösung D**

Zu **(D)**: Die **Pleurakuppel** ragt beidseits 2–3 cm über die obere Thoraxapertur hinaus, projiziert sich also oberhalb der Klavikula. Die anderen Aussagen sind falsch. Siehe Prometheus, Lernatlas der Anatomie, Innere Organe, 2. Auflage, Georg Thieme Verlag 2009, S. 128 und 132. Siehe Abb. 7.15.

F06 _____

→ **Frage 7.75: Lösung C**

Bei dem beschriebenen Tumor handelt es sich um einen sog. **Pancoast-Tumor**, ein peripher lokalisiertes **Bronchialkarzinom**, das von der Lungenspitze aus schnell benachbarte Strukturen infiltrieren kann. Hierzu gehören das Ganglion stellatum (Horner-Trias), 1. Rippe und 1. BWK, Plexus brachialis mit Schmerzen und Parästhesien, Muskulatur und Weichteile mit entsprechender Schmerzsymptomatik z. B. in der Schulter.

Beim Bronchialkarzinom sind dagegen Recurrensparese und Phrenikusparese eher Spätsymptome und Zeichen der Inoperabilität. Aber auch diese Strukturen können aufgrund der topografischen Verhältnisse betroffen sein.

Weniger wahrscheinlich ist das Ganglion cervicale superius betroffen, das weiter kranial in Höhe des 2. und 3. Halswirbels liegt. Vorher würden die anderen genannten Strukturen bereits erreicht.

Hierzu sollte man sich nochmals die Topografie aller Strukturen im Anatomieatlas vergegenwärtigen. Es wurden auch schon Fragen zur oberen Thoraxapertur gestellt.

VII.17   Pleura-, Lungen- und Herzgrenzen

Die **Pleuragrenzen** bezeichnen die Umschlagfalten der Pleura diaphragmatica und mediastinalis in die Pleura costalis. Diese Grenzen sind **nicht atemverschieblich**. In dieser Serosahülle bewegt sich die Lunge atemverschieblich. Pleuragrenzen lassen sich durch klinische Untersuchungsmethoden (einschließlich Röntgen und Ultraschall) beim Gesunden nicht darstellen.
Am Beispiel der **rechten Lunge:**
- Pleurakuppel überragt die 1. Rippe ventral um ca. 3 cm, dorsal Höhe 1. BWK.
- Verlauf schräg nach medial unten zum Brustbeinwinkel
- senkrecht hinter dem Sternum nach kaudal bis zum Brustbeinansatz der 6. Rippe
- Verlauf nach rechts und hinten durch folgende Schnittpunkte markiert:
  – Medioklavikularlinie: 7. Rippe
  – vordere Axillarlinie: 8. Rippe
  – mittlere Axillarlinie: 9. Rippe
  – hintere Axillarlinie: 10. Rippe
  – Skapularlinie: 11. Rippe

Dies waren die *Pleuragrenzen*, jetzt zu den **Lungengrenzen:** Da die Lunge den Recessus costodiaphragmaticus nicht vollständig ausfüllt (erst bei tiefer Inspiration), liegen die Lungengrenzen kaudal 1–2 Rippen oberhalb der angegebenen Schnittpunkte. Dorsal, medial und kranial stimmen die Lungengrenzen mit den Pleuragrenzen überein. All diese Angaben gelten nur für den lungengesunden „Durchschnittserwachsenen"!
Auf der linken Seite verläuft die mediale Begrenzung der Pleura schon ab dem Ansatz der 4. Rippe bogenförmig nach links, schneidet aber wie auf der rechten Seite die Medioklavikularlinie in Höhe der 7. Rippe.
Zu den **Herzgrenzen:**

rechts:	3.–6. Rippenknorpel, 2 cm parasternal, gebildet vom rechten Vorhof
links:	Sternalansatz 2. Rippe links nach schräg abwärts hin zum 5. ICR, medial der Medioklavikularlinie
Herzspitze:	5. ICR medial der Medioklavikularlinie

F09 F06 ■

→   **Frage 7.76: Lösung C**

Die Auskultationsstellen der Herzklappen, d. h. die Stellen, an denen man die Klappentätigkeit optimal auskultieren kann, sind nicht mit den Projektionsstellen auf die Thoraxwand identisch, da die Geräusche durch den Blutstrom fortgeleitet werden. Siehe Prometheus, Lernatlas der Anatomie, Innere Organe, 2. Auflage, Georg Thieme Verlag 2009, S. 101.
Zu **(C)**: Die optimale **Auskultationsstelle** für die **Pulmonalklappe** ist der **2. Intercostalraum (ICR) links parasternal**.

Zu **(A)**: Der **2. ICR rechts parasternal** ist der Auskultationspunkt für die **Aortenklappe**.
Zu **(B)**: Dies wäre die Auskultationsstelle für die **Mitralklappe**.
Zu **(D)**: Der **Herzspitzenstoß** ist variabel, die Herzspitze – Apex cordis – wird vom linken Ventrikel gebildet.
Zu **(E)**: Diese Angabe ist sehr ungenau (rechts oder links?) und bezeichnet **keine Auskultationsstelle**.

VII.18   Projektion der Herzklappen

4 – Aortenklappe
5 – Pulmonalklappe
6 – Trikuspidalklappe
7 – Mitralklappe

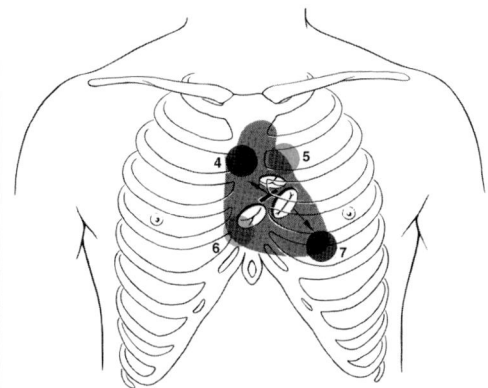

Abb. 7.16   Auskultationsstellen und anatomische Projektion
Aus: Kahle W, Leonhardt H, Platzer W. Taschenatlas der Anatomie, 6. überarbeitete Auflage 1991, Georg Thieme Verlag, Stuttgart, New York.

Herzklappe	Anatomische Projektion	Auskultationsstelle
Aortenklappe	linker Sternalrand, Ansatz des 4. Rippenknorpels	2. ICR parasternal **rechts**
Pulmonalklappe	Sternalansatz 3. Rippe links	2. ICR parasternal **links**
Trikuspidalklappe (rechte AV-Klappe)	Sternum, Höhe des 5. Rippenknorpels rechts	4. ICR parasternal rechts
Mitralklappe (linke AV-Klappe)	4./5. Rippenknorpel links	5. ICR medial der Medioklavikularlinie links

Auskultationsstellen und anatomische Projektion der Herzklappen

Die Auskultationsstellen der Herzklappen, d.h. die Stellen, an denen man die Klappentätigkeit optimal auskultieren kann, sind nicht mit den Projektionsstellen auf die Thoraxwand identisch, da die Geräusche durch den Blutstrom fortgeleitet werden.

H10 ∎

→ **Frage 7.77: Lösung B**

Dieser Sachverhalt wurde schon mehrfach in älteren Prüfungen (auch Bildfragen) abgefragt. Die **optimale Auskultationsstelle** einer Herzklappe **ist nicht mit** der **topografischen Projektion** auf die Brustwand **identisch**, da die Geräuschphänomene und Klappentöne vom Blutstrom fortgeleitet werden. Die optimalen Auskultationsorte sind:
- **Aortenklappe: 2. ICR rechts parasternal** (B)
- **Pulmonalklappe**: 2. ICR parasternal links
- **Mitralklappe**: 5. ICR links medial der linken Medioklavikularlinie
- **Trikuspidalklappe**: 5. ICR parasternal rechts

Siehe Abbildung 7.16.

H09 F00 H88 ∎ ∎

→ **Frage 7.78: Lösung E**

Zu **(E)**: Die **Mitralklappe** wird am besten im **5. ICR medial der Medioklavikularlinie links** auskultiert. Die Auskultationsstellen sind nicht identisch mit den Projektionsstellen auf die Brustwand, da die Geräusche durch den Blutstrom fortgeleitet werden.
Die **Auskultationsstellen** der übrigen **Herzklappen** sind:
- **Pulmonalklappe** (B) → 2. ICR parasternal links,
- **Aortenklappe**   → 2. ICR parasternal rechts,
- **Trikuspidalklappe** → 4. ICR parasternal rechts.

H09 F00 H88 ∎ ∎

→ **Frage 7.79: Lösung B**

Siehe Kommentar zu 7.78 bzw. Lerntext VII.18.

F07

→ **Frage 7.80: Lösung C**

Das pleurafreie Dreieck vor dem Herzen wird seitlich durch die **Recessus costomediastinales** begrenzt. Das ist auch der Bereich der absoluten Herzdämpfung bei der Perkussion, seitlich davon hinter den Recessus costomediastinales schließt sich dann der Bereich der relativen Herzdämpfung an.
Der **Recessus costodiaphragmaticus** ist der Komplementärraum, in den sich die Lunge bei Inspiration nach kaudal vorschiebt.

Klinischer Bezug

Durch **Perkussion** kann man die Größe des Herzens bei der klinischen Untersuchung des Patienten recht einfach feststellen.
Sie wird vorwiegend zur Bestimmung von Lungen- und Herzgrenzen, Atemverschieblichkeit der Lungen und Bestimmung der Lebergröße eingesetzt.
Man perkutiert folgendermaßen: Eine Hand liegt auf dem Thorax bzw. Sternum des Patienten, je nachdem, welches Organ untersucht wird. Der Mittelfinger der anderen Hand klopft auf den Mittelfinger der liegenden Hand. Mit dem Perkussionsschall kann man die Beschaffenheit und Schwingungsfähigkeit des darunterliegenden Gewebes beurteilen. Der Perkussionsschall der normalen luftgefüllten Lunge klingt anders als der Schall über dem Herzen oder über der Leber. Vor allem bei pathologischen Prozessen (Pleuraerguss, Emphysem, Pneumonie, Kavernen) ist die Perkussion eine schnelle und – bei genügend Erfahrung – auch recht zuverlässige Methode, um solche Prozesse bereits durch die klinische Untersuchung zu erkennen. Pathologische Prozesse, die tiefer als 5 cm im Körper liegen, kann die Perkussion allerdings nicht differenzieren.

H08 ∎

→ **Frage 7.81: Lösung A**

Früher wurde immer nach der **Herzkontur** gefragt. Dies **entspricht** hier der **Mediastinalkontur links**. Kranial ist der Aortenbogen (B) beteiligt, die **Aorta ascendens** (A) ist **nicht randbildend**, dann folgt nach kaudal der Truncus pulmonalis (C), der linke Vorhof (Herzohr (D)) und der linke Ventrikel (E). Siehe Abb. 7.17 oder Prometheus, Lernatlas der Anatomie, Innere Organe, 2. Auflage, Georg Thieme Verlag 2009, S. 102.

H10 F09 ∎

→ **Frage 7.82: Lösung A**

Die Frage wurde fast gleichlautend im Herbst 2006 gestellt, 2 Aussagen variieren.
Zu **(A)**: Die Randbildung der **Herzkontur rechts** in der Röntgenübersichtsaufnahme im posterior-anterioren Strahlengang wurde schon oft gefragt, hierbei ist hauptsächlich der **rechte Vorhof** (A) randbildend, kranial dann die **V. cava sup.**
Links ist randbildend der linke Ventrikel, darüber der linke Vorhof und der Truncus pulmonalis.
Siehe auch Prometheus, Lernatlas der Anatomie, Innere Organe, 2. Auflage, Georg Thieme Verlag 2009, S. 102.
Zu **(B)–(E)**: Der **rechte Ventrikel** (B) ist beim gesunden Herzen nicht randbildend. Der **linke Vorhof** (C) ist randbildend links, ebenso der Truncus pulmona-

lis (nicht die **A. pulmonalis** (E), die im Verlauf des Gefäßes weiter dorsal entspringt). Der Aortenknopf, der im Röntgenbild kranial des Herzschattens zu sehen ist, repräsentiert den **Arcus aortae** (D).

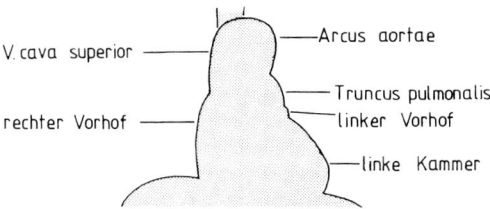

Abb. **7.17** Röntgensilhouette des gesunden Herzens

F02 H99 ■ ■

→ **Frage 7.83: Lösung A**

Ähnliche Fragen kamen schon mehrfach in alten Prüfungen vor, z. T. auch als Bildfrage.

In der Schemazeichnung Abb. 7.17 ist zu erkennen, dass lediglich der Arcus aortae, nicht aber die Aorta ascendens randbildend im Thorax-Röntgenbild ist. Die Aorta ascendens verläuft eher nach rechts über die rechte A. pulmonalis, bevor sie im Bogen in die linke Thoraxhälfte zieht. Siehe dazu auch die Abb. 7.14.

VII.19	Mediastinum

Das Mediastinum ist der Raum zwischen den beiden Pleurahöhlen.

Es enthält das Herz, den Thymus sowie wichtige Nerven und Gefäße, die Trachea und den Ösophagus. Es lässt sich folgende Einteilung treffen (Abb. 7.18):

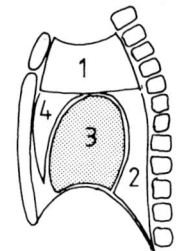

Abb. **7.18** Gliederung des Mediastinums

Bezeichnung	Inhalt (Organe, Gefäße, Nerven)
Oberes Mediastinum (1) (bis zu einer Frontalebene über dem Herzen)	Thymus (beim Erwachsenen Thymusfettkörper) V. cava superior Vv. brachiocephalicae Arcus aortae Truncus brachiocephalicus Nn. vagi Nn. phrenici Vasa pericardiacophrenica Trachea Ösophagus Ductus thoracicus Truncus sympathicus
Unteres Mediastinum – **Hinteres Mediastinum** (2)	Ösophagus Aorta thoracica Ductus thoracicus V. azygos bzw. hemiazygos Truncus sympathicus Nn. vagi Nn. splanchnici maj./min.
– **Mittleres Mediastinum** (3)	Herz Herzbeutel A. + V. pericardiacophrenica N. phrenicus Anfangsstrecke der Aorta Schlussabschnitt von oberer und unterer Hohlvene Lungenvenen
– **Vorderes Mediastinum** (4)	Bindegewebe, Lymphknoten, kleine Blutgefäße

F08 ■

→ **Frage 7.84: Lösung B**

Im **mittleren Mediastinum** befinden sich Herz, Herzbeutel, A. und **V. pericardiacophrenica**, N. phrenicus, Lungenvenen, Schlussabschnitt von oberer und unterer Hohlvene, Anfangsstrecke der Aorta und der Truncus pulmonalis mit Verzweigung.
Zu **(A)** und **(C)**: Der Thymus liegt im oberen Mediastinum ebenso wie die Vv. brachiocephalicae.
Zu **(D)** und **(E)**: Ductus thoracicus und Vv. azygos und hemiazygos liegen im hinteren Mediastinum.

F09 ■

→ **Frage 7.85: Lösung C**

Eine ganz ähnliche Frage, allerdings mit anderen Lösungsmöglichkeiten, wurde 2008 gestellt.
Zu **(C)**: Im **Mediastinum medium** liegen Herz und Herzbeutel, **Nn. phrenici** mit Begleitgefäßen (Vasa pericardiacophrenica), die Lungenarterie mit Aufzweigungen, Lungenvenen, Aorta ascendens sowie die Endabschnitte von V. azygos und oberer Hohlvene.
Zu **(A)**: Die **Vv. brachiocephalicae** liegen im oberen Mediastinum.
Zu **(B)**, **(D)** und **(E)**: Die **Nn. vagi** (D), der **Truncus symphathicus** (E) und der **Ductus thoracicus** (B) liegen im hinteren Mediastinum.

F07 ■

→ **Frage 7.86: Lösung A**

Die **A. pericardiacophrenica** versorgt das Pericard, sie entspringt der A. thoracica interna und verläuft im **oberen und vorderen Mediastinum**. Im hinteren Mediastinum verlaufen u. a. Ösophagus, Aorta thoracica, Ductus thoracicus, Truncus sympathicus, N. vagus, V. azygos und hemiazygos.
Siehe Prometheus, Lernatlas der Anatomie, Innere Organe, 2. Auflage, Georg Thieme Verlag 2009, S. 70f. und S. 182f.

H08 ■

→ **Frage 7.87: Lösung A**

Das mit dem Pfeil bezeichnete Gefäß ist die **V. azygos**. Die V. hemiazygos (B) liegt links der Wirbelsäule neben der Aorta, wobei in Höhe des Hilus nur die V. hemiazygos accessoria zu sehen wäre. Bei einer Aufsicht auf das rechte Mediastinum ist daher nur die V. azygos zu sehen. **Man erkennt deutlich den Bogen, den das Gefäß nimmt, bevor es in die V. cava superior einmündet.** Gut zu sehen ist ebenfalls der rechte Hilusbereich mit der A. pulmonalis dextra gleich kaudal des Gefäßbogens der V. azygos, dorsal davon die zwei Anschnitte von Lappenbronchien. Die Lungenvenen liegen kaudal vorne. Auch Grenzstrang, rechter N. vagus und N. phrenicus

dexter sind hier präpariert. Diese Strukturen sollte man nochmals mit einem Anatomieatlas nachvollziehen. Siehe beispielsweise Prometheus, Lernatlas der Anatomie, Innere Organe, 2. Auflage, Georg Thieme Verlag 2009, S. 182, 184.
Zu **(C)**: Die **A. thoracica interna** verläuft ventral des Herzens innen an der Thoraxwand entlang.
Zu **(D)**: Die **A. intercostalis suprema** entspringt aus dem Truncus costocervicalis (dieser wiederum aus der A. subclavia), zweigt gleich in Höhe der Klavikula ab und versorgt den ersten Intercostalraum.
Zu **(E)**: Der **Ductus thoracicus** verläuft direkt vor der Wirbelsäue zunächst etwas rechts der Mediansagittalebene nach kranial, zieht unterhalb des Aortenbogens dann nach links, um in den linken Venenwinkel zu münden.

F09 ■

→ **Frage 7.88: Lösung B**

Die Abbildung wurde bereits in der vergangenen Prüfung verwendet. Mit dem Pfeil markiert ist die **V. cava superior** (B), kranial davon mündet die V. azygos in die V. brachiocephalica. Hinter der Mündung der V. azygos befindet sich das Lumen der rechten Pulmonalarterie, dorsal davon dann der rechte Hauptbronchus, kaudal der Pulmonalarterie das Lumen der **V. pulmonalis dextra** (C). Weiterhin zu erkennen ist auch der schräg nach vorne unten über die V. brachiocephalica verlaufende N. phrenicus dexter. Ventral der markierten Struktur ist die **Aorta ascendens** (E) zu suchen. Die **V. hemiazygos** (A) liegt links im Mediastinum und ist auf der Ansicht von rechts nicht zu sehen, auch der **Truncus pulmonalis** (D) liegt von dieser Sicht aus hinter der Aorta ascendens. Siehe Prometheus, Lernatlas der Anatomie, Innere Organe, 2. Auflage, Georg Thieme Verlag 2009, S. 182, 184.

H10 ■

→ **Frage 7.89: Lösung C**

Zu **(C)**: Die Abbildung war schon zweimal Gegenstand einer Prüfungsfrage (damals wurde die V. azygos und die V. cava superior erfragt). Die **Markierung zeigt einen Nerv**, der vom Grenzstrang (im Bild ganz links) über die Interkostalgefäße und die V. azygos schräg nach vorne unten zieht. Es handelt sich um den **N. splanchnicus major** aus den Grenzstrangganglien Th5–Th9. Siehe Prometheus, Lernatlas der Anatomie, Innere Organe, 2. Auflage, Georg Thieme Verlag, Stuttgart, 2009, S. 182 und 184.
Zu **(A)**: Der **Ductus thoracicus** verläuft direkt vor der Wirbelsäule zunächst etwas rechts der Mediansagittalebene nach kranial, zieht unterhalb des Aortenbogens nach links und mündet in den linken Venenwinkel.
Zu **(B)**: Der **N. phrenicus** verläuft im mittleren Mediastinum auf dem Herzbeutel (zwischen Perikard

und Pleura parietalis) und zieht rechts ventral des Lungenstiels zwischen V. cava superior und Aorta nach kaudal. Er liegt daher viel weiter vorne als die Markierung.

Zu **(D)**: Die **V. azygos** ist an den Einmündungen der Interkostalvenen gut zu erkennen: Man sieht deutlich den Bogen, den das Gefäß nimmt, bevor es in die V. cava superior einmündet.

Zu **(E)**: Die **V. hemiazygos** liegt links der Wirbelsäule neben der Aorta, wobei in Höhe des Hilus nur die V. hemiazygos accessoria zu sehen wäre. Bei einer Aufsicht auf das rechte Mediastinum ist nur die V. azygos zu sehen.

Klinischer Bezug

Eine Lebervenenthrombose (Budd-Chiari-Syndrom) ist eine selten auftretende Erkrankung mit subakuter bis akuter Thrombosierung einer oder mehrerer Lebervenen. Die Symptomatik ist vielschichtig und hängt vom Ausmaß der Thrombosierung der Strombahn ab. Ursache sind u. a. Erkrankungen, die mit einer erhöhten Gerinnungsneigung des Blutes einhergehen.

F04 ■

→ **Frage 7.90: Lösung E**

In dieser Abbildung (MRT-Frontalschnitt durch den Thorax) ist mit (E) der Truncus brachiocephalicus bezeichnet, denn man erkennt den Abgang aus der Aorta ascendens. Die übrigen Bezeichnungen sind korrekt.

F10

→ **Frage 7.91: Lösung C**

Zu **(C)**: Blutgerinnsel, die Teile der Lungenstrombahn verlegen, stammen bei der „normalen" **Lungenembolie** immer aus einem Kreislaufteil, der den Lungenarterien vorgeschaltet liegt, also aus dem venösen Schenkel des Kreislaufs (am häufigsten **tiefe Bein- oder Beckenvenenthrombose**) oder seltener aus dem **rechten Herzohr** – also dem rechten Vorhof.

Zu **(A)**, **(B)** und **(D)**: Die genannten Strukturen sind der Lunge nachgeschaltet und können daher im Normalfall keine Lungenembolie auslösen: Das **linke Herzohr** (A) gehört zum linken Vorhof und die **Pulmonalvenen** (D) führen Blut von der Lunge zum linken Vorhof. Auch eine Thrombose im **Aortenbogen** (B) kann keine Lungenembolie auslösen.

Zu **(E)**: Ein Gerinnsel in der **V. portae hepatis** gelangt zunächst in die Leber, nicht in die Lungenarterien. Siehe auch Kommentar zu Frage 7.92.

H06

→ **Frage 7.92: Lösung A**

Die einzige in der Frage genannte Vene, die direkt – also über eine Mündung in die V. cava inferior oder superior – einen Thrombus in die Lungenarterie leiten könnte, ist eine der Vv. hepaticae (A). Die unter (B) bis (D) aufgeführten Venen führen das Blut erst einmal in die V. portae hepatis ab, die es der Leber zuführt. Die V. pulmonalis (E) führt arterialisiertes Blut aus der Lunge in den linken Vorhof, so dass auch auf diesem Weg eine Lungenembolie unwahrscheinlich ist, es sei denn bei persistierendem offenem Foramen ovale.

VII.20   Atemmechanik

Die Lunge folgt aufgrund des negativen intrapleuralen Drucks und der durch den Flüssigkeitsfilm zwischen den Pleurablättern erzeugten Haftung zwischen Pleura visceralis und parietalis *passiv* der Bewegung des Thorax. Man unterscheidet **Brustatmung** und **Bauchatmung**, die in der Regel kombiniert sind.

Brustatmung:

Inspiration:
- Heben der Rippen
- Erweiterung des Thorax in sagittaler, frontaler und kraniokaudaler Richtung
- Ausdehnung der Lunge in die Komplementärräume (v. a. Recessus costodiaphragmaticus)
- Wirkung der Mm. scaleni, Mm. intercostales externi

Exspiration:
- durch passive Rückstellkräfte bis zur Gleichgewichtslage
- dann weitere Rippensenkung durch die Mm. intercostales interni und M. transversus thoracis

Bauchatmung:

Inspiration:
- Der Thoraxraum wird durch die Kontraktion des Zwerchfells nach kaudal erweitert.
- Ausdehnung der Lunge in die Komplementärräume

Exspiration:
- Erschlaffen des Zwerchfells
- Wirkung der Bauchpresse, die Baucheingeweide und somit auch das Zwerchfell nach oben drängen.

F09

→ **Frage 7.93: Lösung A**

Zu **(A)**: Damit eine Wirkung auf die 11. und 12. Rippe überhaupt möglich ist, muss man nach einem Muskel suchen, der auch seinen Ansatz bzw. Ursprung dort hat. Dies trifft nur für den **M. quadratus lumborum** zu, der von den Querfortsätzen des 1.–4. Lendenwirbels entspringt und an der 12. Rippe an-

setzt. Der Muskel bildet einen Gegenzug zum Zwerchfell bei der Inspiration.
Siehe Prometheus, Lernatlas der Anatomie, Allgemeine Anatomie und Bewegungssystem, 2. Auflage, Georg Thieme Verlag 2007, S. 153.
Zu **(B)**: Der **M. rectus abdominis** hat seinen Ursprung am 5.–7. Rippenknorpel und dem Processus xiphoideus, sein Ansatz ist das Os pubis und die Symphysis pubica. Er hilft durch Senken des Brustkorbs bei der *Ex*spiration, nicht aber bei der *Inspira*-tion mit. Seine Hauptfunktion ist jedoch die Längsverspannung der vorderen Bauchwand und das Aufrichten des Oberkörpers in die aufrechte Lage.
Zu **(C)**: Der **M. transversus thoracis** zählt zu den Hilfsatemmuskeln, hilft jedoch ebenfalls bei der *Ex*spiration: Er senkt die Rippenknorpel gegen das Sternum. Er entspringt von den Dorsalflächen des Brustbeinkörpers, des Xiphoids und der 6. und 7. Rippe und setzt an den Knorpeln der 2.–6. Rippe an.
Zu **(D)**: Die **Mm. rotatores lumborum** gehören zur autochthonen Rückenmuskulatur. Sie sind Rotatoren der Wirbelsäule und können sie auch in geringem Ausmaß zur Seite neigen und reklinieren. Sie sind nicht an der Atmung beteiligt.
Zu **(E)**: Der **M. iliopsoas** mit seinen 3 Anteilen (M. psoas major, M. iliacus und M. psoas minor) ist der stärkste Beuger im Hüftgelenk. Er ist nicht an der Atmung beteiligt.

F02 ■
→   **Frage 7.94: Lösung C**

Bei der Exspiration, die v. a. passiv erfolgt, spielen die elastischen Rückstellkräfte der Lunge und des Thorax eine große Rolle, die Rippenbögen senken sich. Die Zwerchfellkuppen treten wieder nach oben, wenn die Kontraktion des Diaphragmas nachlässt.
Als Atemhilfsmuskulatur bei der Ausatmung wirkt die Bauchpresse (Mm. obliqui abdominis externi et interni, M. transversus abdominis), die den intraabdominalen Druck erhöhen, wodurch die Eingeweide höher treten.

H01
→   **Frage 7.95: Lösung C**

Inspiratorisch wirken die Mm. intercostales externi, das Zwerchfell, die Mm. scaleni, die Mm. serrati posteriores sup. et inf. Die Mm. serrati posteriores inf. können die untere Thoraxapertur erweitern. Die Atemhilfsmuskulatur, wie z. B. die Mm. pectorales, kommt nur zur Anwendung bei festgestelltem Schultergürtel, also durch Aufstützen der Arme.
Bei Abflachung der Zwerchfellkuppen erschlafft auch die Bauchmuskulatur (Bauchatmung). Daher wirkt der M. rectus abdominis (zusammen mit den anderen Bauchmuskeln) durch seine Kontraktion nicht inspiratorisch, sondern innerhalb der Bauchpresse exspiratorisch (z. B. forcierte Exspiration).

H07 ■
→   **Frage 7.96: Lösung C**

Exspiratorisch wirksam sind die **Mm. intercostales interni** (Antwort (C)) und intimi, während die Mm. intercostales externi (B) und die Mm. scaleni (A) inspiratorisch wirksam sind. Die Mm. serrati posteriores inferiores können die untere Thoraxapertur erweitern, weshalb sie wie die Mm. serrati posteriores superiores (E) ebenfalls zu den inspiratorisch wirksamen Atemhilfsmuskeln zählen.

H99
→   **Frage 7.97: Lösung A**

Zu **(A)**: Der **Ncl. solitarius** ist ein sensibler Kern des VII., IX. und X. Hirnnervs. Dort werden unter anderem die Fasern der Geschmacksbahn verschaltet. Außerdem liegt dort die primäre zentrale Endigung der aortalen **Pressorezeptoren**. Diese werden vom X. Hirnnerv innerviert. Die Afferenzen zu den Rezeptoren gelangen über den N. laryngeus recurrens zum Aortenbogen. Die Efferenzen gelangen über das Ganglion inferius des N. vagus zum Tractus solitarius und von dort zum Ncl. solitarius. An weiteren Kernen besitzt der N. vagus den viszeromotorischen Ncl. dorsalis n. vagi und, gemeinsam mit dem N. glossopharyngeus, den somatomotorischen Ncl. ambiguus.
Zu **(C)**: Der **Ncl. ambiguus** ist ein somatotop gegliederter motorischer Kern, der Fasern an den N. glossopharyngeus und an den N. laryngeus sup. und inf. des N. vagus abgibt.
Zu **(D)**: Der **Ncl. dorsalis n. vagi** ist ein somatotop gegliederter, viszeromotorischer Kern, der präganglionäre parasympathische Fasern zur Organversorgung abgibt.
Zu **(E)**: In der **Formatio reticularis** liegen zwar das Atem, Schluck, Brech- und Kreislaufzentrum, jedoch nicht die primären Endigungen der Pressorezeptoren.

H06 H03 ■
→   **Frage 7.98: Lösung E**

Bei der Inspiration wirken die Mm. scaleni und die Mm. intercostales externi zusammen mit dem **Diaphragma**. Den größten Anteil am Inspirationsvolumen in Ruhe hat jedoch das Zwerchfell, es ist der **wirkungsvollste Inspirationsmuskel**. (E) ist richtig.

H04
→   **Frage 7.99: Lösung B**

Der elastische Lungenzug wirkt im Sinne der Ausatmung! Die anderen Aussagen sind korrekt, wurden teilweise auch schon in alten Prüfungen erfragt.

7.9 Kommentare aus Examen Frühjahr 2011

F11

→ **Frage 7.100: Lösung B**

Zu **(A)**: Aus der ventralen Wand des Vorderdarms bildet sich in der 3. Entwicklungswoche zunächst das Lungendivertikel, aus dem sich 2 Lungenknospen (→ Lungen) ausstülpen, die sich links in 2 und rechts in 3 Knospen (→ Lungenlappen) teilen. Diese teilen sich nun dichotom weiter, wobei der Teilungsprozess mit der Geburt noch nicht abgeschlossen ist. Da in der vorliegenden Abbildung bereits viele Anteile bzw. Hohlräume des Bronchialsystems zu erkennen sind, kommt das **Stadium der primären Lungenknospen** hier nicht in Frage.
Zu **(B)**: In der hier abgebildeten **pseudoglandulären Phase** (bis zur 16. Woche) ähnelt das Gewebe einer tubuloalveolären Drüse. Die Verzweigung des Bronchialbaums ist bis zu den Bronchioli terminales erfolgt. Bronchioli respiratorii und Alveolen und damit die Strukturen zum Gasaustausch fehlen noch, der Fetus wäre daher nicht lebensfähig.
Zu **(C)**: In der **kanalikulären Phase** (16.–26. Woche) sprosst der respiratorische Anteil des Bronchialbaums aus, d. h. es **bilden sich Bronchioli respiratorii**, die sich wieder verzweigen (spätere **Ductus alveolares**). Das Epithel (spätere Pneumozyten) ist noch kubisch, das umgebende **Mesenchym** wird stark vaskularisiert. Am Ende dieser Phase sind schon einzelne Sacculi terminales entstanden. Eine Atmung ist aber nur bedingt möglich.
Zu **(D)**: Erst in der darauffolgenden **sakkulären Phase** (26. Woche bis zur Geburt) werden immer mehr Sacculi terminales gebildet, deren kubisches Epithel sich zu einem Plattenepithel verdünnt. Es bilden sich die Pneumozyten Typ I, der Gasaustausch kann stattfinden.
Zu **(E)**: In der daran anschließenden (postnatalen) **alveolären Phase** entwickeln sich immer neue Alveolen. Die Entwicklung und Reifung der Lunge ist zum Zeitpunkt der Geburt noch nicht abgeschlossen!

F11 ■

→ **Frage 7.101: Lösung E**

Die Abbildung zeigt eine Aufsicht auf die Facies mediastinalis der **linken Lunge**.
Zu **(E)**: Das **Lig. pulmonale** ist die **Pleuraduplikatur**, die vom Hilum pulmonis zum Margo inferior zieht und hier deutlich zu erkennen ist.
Zu **(A)**: Die rechte Lunge hat 3 Lappen, die linke Lunge **nur 2**.
Zu **(B)**: Der **Hauptbronchus im Hilum pulmonis** liegt **links hyparteriell**, d. h. unterhalb der Arterie. Rechts liegt der Oberlappenbronchus am Hilum pulmonis über der Lungenarterie, d. h. eparteriell.

Zu **(C)**: Deutlich zu erkennen ist die **Impression der Aorta und des Aortenbogens**, nicht die der V. azygos. Die V. azygos gibt es zudem nur auf der rechten Seite.
Zu **(D)**: Die **Fissura horizontalis** trennt in der rechten Lunge den Ober- und Mittellappen, in der linken Lunge existiert sie nicht.
Siehe Prometheus, Lernatlas der Anatomie, Innere Organe, 2. Auflage, Georg Thieme Verlag 2009, S. 137–139.

F11 ■

→ **Frage 7.102: Lösung A**

Zu **(A)**: Die **Rr. bronchiales (Vasa privata) entspringen aus** dem **Körperkreislauf** (Hochdrucksystem) und zwar links aus der Aorta thoracica und rechts zusätzlich oder ausschließlich aus der 3. oder 4. A. intercostalis. Sie verlaufen **im peribronchialen Bindegewebe**, gemeinsam mit den Ästen der Aa. pulmonales.
Zu **(B)**: Die **Bronchialarterien** führen **sauerstofffreiches** (arterialisiertes) **Blut** für die Versorgung der Bronchien. Die Pulmonalarterien führen sauerstoffarmes („venöses") Blut und sind für die Sauerstoffversorgung des Körpers zuständig (Vasa publica). Das sauerstoffarme Blut von den Bronchien fließt in die Vv. bronchiales und von dort zum Großteil in die V. azygos bzw. V. hemiazygos und zu einem kleinen Teil in die Vv. pulmonales.
Zu **(C)**: Sie verlaufen **gemeinsam mit den Pulmonalarterienästen**, nicht mit den Vv. pulmonales.
Zu **(D)**: Nicht die Rr. bronchiales, sondern die **Äste der Vv. pulmonales** verlaufen intersegmental.
Zu **(E)**: Aus dem **Truncus pulmonalis** entspringen die Pulmonal-, nicht die Bronchialarterien.

F11 ■

→ **Frage 7.103: Lösung A**

Die **Randbildung der Herzkontur** in der Röntgenübersichtsaufnahme im posterior-anterioren Strahlengang wurde schon oft gefragt!
Zu **(A)**: Auf der rechten Seite (Patienten- nicht Bildseite!) ist hauptsächlich der **rechte Vorhof** randbildend, kranial die V. cava superior.
Zu **(B)**: Der **rechte Ventrikel** ist beim gesunden Herzen nicht randbildend.
Zu **(C)** – **(E)**: Auf der **linken Seite** sind folgende Strukturen von kranial nach kaudal randbildend:
- **Arcus aortae** (D)
- Truncus pulmonalis (nicht die A. pulmonalis! (E))
- **linker Vorhof** (C)
- linker Ventrikel

F11

→ **Frage 7.104: Lösung E**

Stellt man sich das Herz mit den großen Gefäßstämmen im Thoraxsitus vor, liegt vorne der arterielle Pol des Herzens mit dem **Truncus pulmonalis**
(C), gleich dahinter die **Aorta ascendens** (B), die sich
auf jeden Fall ventral der **Aorta descendens** (E) befindet (der Aortenbogen verläuft über dem linken
Hauptbronchus (D) nach hinten). Hinter dem arteriellen Pol liegt rechts im Mediastinum die **V. cava superior** (A). Die **Aorta descendens** liegt von den genannten Strukturen **am weitesten dorsal**. Siehe
auch Prometheus, Lernatlas der Anatomie, Innere
Organe, 2. Auflage, Georg Thieme Verlag 2009,
S. 180–185.

F11 ■

→ **Frage 7.105: Lösung C**

Zu **(C)**: Die mit einem Stern markierte Struktur ist
die **V. brachiocephalica sinistra**, die aus der **V. subclavia sinistra** und der **V. jugularis interna sinistra**
entsteht und damit das venöse Blut aus dem Arm-,
Schulter- und Kopfbereich zum Herzen leitet. Hinter ihr ist der Truncus brachiocephalicus und die
A. carotis communis sinistra zu erkennen.

Zu **(A)** und **(B)**: Die V. brachiocephalica sinistra
mündet nicht in die **V. cava inferior** oder in das
rechte Atrium, sondern in die V. cava superior.

Zu **(D)**: Als Vene des großen Kreislaufs führt die
V. brachiocephalica **sauerstoffarmes Blut**.

Zu **(E)**: Sie liegt **dorsal des retrosternalen Fettkörpers**.

8   Bauch- und Beckeneingeweide

8.1   Entwicklung von Darmtrakt, Harn- und Sexualorganen

F10 ■

→   **Frage 8.1: Lösung D**

Zu **(A)** und **(D)**: Der **Mitteldarm** (A) bildet die Nabelschleife mit kranialem (oralem) und kaudalem (aboralem) Schenkel, die über den Dottergang (Ductus omphaloentericus) in offener Verbindung mit dem Dottersack (= **extraebryonales Zölom**, (D)) steht.

Grund des physiologischen Nabelbruchs in der Embryonalperiode ist, dass der orale Schenkel der Nabelschleife stark in die Länge wächst und die Schlingen nicht mehr genügend Platz haben und sich in der 6. Entwicklungswoche ins extraembryonale Zölom stülpen. Parallel findet auch noch die Darmdrehung statt.

Zu **(B)**: Der Nabelbruch wird vom Mesenterium und von Ästen der **A. mesenterica superior** begleitet. Siehe Abb. 8.1.

Zu **(C)**: Die **Amnionhöhle** liegt zunächst auf der Dorsalseite des Embryos und umgreift den Embryo nach der Abfaltung. Im Verlauf vergrößert sie sich, umhüllt den kompletten Embryo und Fetus. Das Amnionepithel bildet das Fruchtwasser. Siehe Abb. 1.15.

Zu **(E)**: Der physiologische Nabelbruch bildet sich in der Regel **in der 10. Entwicklungswoche** zurück.

VIII.1	Embryonalentwicklung der Oberbauchorgane

Die Entstehung der Mesenterien, des Omentum majus und minus sowie die Magen- und Darmdrehung sollen hier einmal zusammenfassend dargestellt werden, da immer wieder Fragen zu diesem Thema vorkommen:

Der primitive Darmkanal bildet zu Beginn der Entwicklung ein fast gerades Rohr in der Mitte der Leibeshöhle des Embryos. Überzogen wird das Darmrohr von Serosa, dem viszeralen Peritoneum.

Befestigt wird das Darmrohr durch eine sagittal gestellte Gewebsplatte an der dorsalen Leibeswand. Sie stellt eine Peritonealduplikatur dar und wird wie alle Serosaduplikaturen mit der Vorsilbe „Meso" als *Mesenterium dorsale* bezeichnet. Es reicht vom unteren Ösophagusende bis zum Enddarm und geht an der Leibeswand in das parietale Peritoneum über. Es befestigt also das Darmrohr in seiner ganzen Ausdehnung an der hinteren Leibeswand des Embryo. Ein entsprechendes *ventrales Mesenterium* bildet sich nur im unteren Ösophagusabschnitt, am Magen und oberen Duode-

num. Es reicht nur bis zur Nabelschleife und heißt Mesogastrium ventrale (Abb. 8.1).

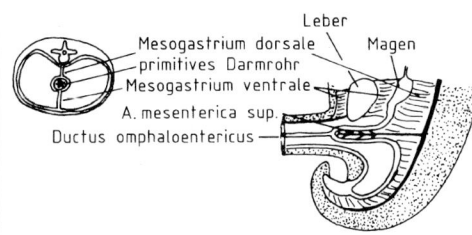

Abb. 8.1 Mesenterium, Mesogastrium

Die weitere Umbildung der Mesenterien erfolgt durch die Magendrehung. Der Magen dreht sich im Uhrzeigersinn 90° um seine Längsachse. Das hat zur Folge, dass die ursprünglich rechte Seite des Magens nach hinten, und die linke Seite nach vorne zeigt (das erklärt auch, warum der rechte N. vagus die Rückseite, der linke N. vagus die Vorderseite des Magens versorgt).

Gleichzeitig entsteht die Leberanlage im ventralen Mesogastrium und wächst sehr schnell. Im dorsalen Mesogastrium werden Milz und Pankreas sichtbar.

Der weitere Verlauf der Magendrehung und die dabei entstehende Verlagerung der übrigen Organe soll anhand Abb. 8.2 a, b, c verdeutlicht werden (von kranial gesehen).

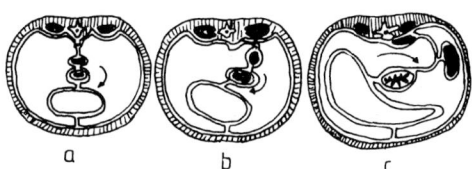

Abb. 8.2 Magendrehung, Ansicht von kranial

Man erkennt, dass die Leber so in den rechten Bauchraum gelangt und nur noch durch eine kleine Peritonealduplikatur an der vorderen Bauchwand angeheftet ist. Diese Duplikatur bezeichnet man als *Lig. falciforme* (im freien Rand dieses Bandes gelangt die V. umbilicalis zur Leber – sie obliteriert nach der Geburt zum Lig. teres hepatis). Die andere noch erkennbare Peritonealduplikatur verbindet Leber und Magen miteinander. Sie wird schließlich zum *Omentum minus*, das sich zwischen Leber und kleiner Magenkurvatur ausspannt und die Vorderwand der Bursa omentalis bildet.

In seinem freien rechten Rand verlaufen die V. portae, die A. hepatica propria und der Ductus choledochus.

Diese beiden – Lig. falciforme und Omentum minus – sind die Reste des Mesogastrium ventrale. Im Mesogastrium dorsale entsteht zwischen Magen und Milz das *Lig. gastrosplenicum*, zwischen Milz und dorsaler Leibeswand das *Lig. splenorenale* (nachdem das Pankreas sich zur dorsalen Leibeswand verlagert hat, dort hängenbleibt und sein viszerales Peritoneum mit der Wand verwächst).

Im Lig. splenorenale verlaufen A. und V. splenica. Bei der Magendrehung wird das Mesogastrium dorsale nach links gezogen. Dadurch entsteht hinter dem Magen eine Höhle, die Bursa omentalis. Sie setzt sich als Aussackung nach kaudal fort und hängt schließlich wie eine Schürze über dem Colon transversum. Sie wächst so weit nach unten, dass sie alle Darmschlingen bedeckt und der untere Teil der Aussackung verödet: Das Omentum majus ist entstanden.

Die Darmdrehung, die in der Nabelschleife erfolgt (270° gegen den Uhrzeigersinn), sowie die weitere Entwicklung von Dünndarm und Dickdarm zeigt Ab. 8.3.

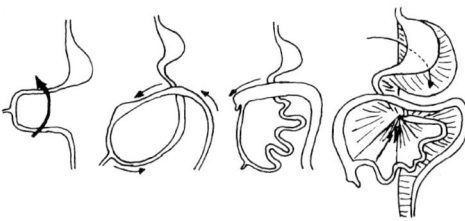

Abb. 8.**3** Darmdrehung

Mesogastrium ventrale→ Leber, Lig. falciforme hepatis, Omentum minus mit Lig. hepatoduodenale
Mesogastrium dorsale→ Bursa omentalis, Omentum majus, Lig. gastrocolicum, Milz, Pankreas, Lig. splenorenale, Lig. gastrosplenicum

---

H09 ■

→ **Frage 8.2: Lösung E**

Zu **(E)**: Aus dem **Mesogastrium dorsale** gehen hervor:
- **Omentum majus**,
- Bursa omentalis,
- Lig. gastrocolicum, Lig. splenorenale, Lig. gastrosplenicum,
- Milz, Pankreas.

Zu **(A)**: Das **Lig falciforme hepatis** entsteht aus dem ventralen Mesogastrium.

Zu **(B)** und **(C)**: Das **Lig. hepatogastricum** (→ zieht von der kleinen Kurvatur des Magens zur Eingeweidefläche der Leber (C)) bildet zusammen mit dem **Lig. hepatoduodenale** (→ zieht von der kleinen Kur-

vatur des Magens und dem Anfangsteil des Duodenums zur Leberpforte (B)) das **Omentum minus**. Beide Ligamente gehen aus dem **Mesogastrium ventrale** hervor.

Zu **(D)**: Das **Mesocolon transversum** hat mit dem Mesogastrium (Magengekröse) nichts zu tun.

H05 ■ ■

→ **Frage 8.3: Lösung B**

Ein **Meckel-Divertikel** ist der Rest des ehemaligen Ductus omphaloentericus, der genau am Scheitelpunkt der Nabelschleife lag.

Der Ductus omphaloentericus (vitellinus) stellt in der Embryonalzeit eine Verbindung zwischen dem Darmkanal und dem embryonalen Dottersack dar. Er bildet sich in der Regel in der 6. embryonalen Woche zurück. Erfolgt die Rückbildung unvollständig, bleibt ein Meckel-Divertikel bestehen, eine fingerförmige Ausstülpung des Darmrohrs in variabler Länge, die nach Abschluss der Darmdrehung etwa 60–90 cm proximal der Valva ileocaecalis zu liegen kommt. In der Regel treten keinerlei Beschwerden auf. In Einzelfällen kann es aber auch zu Ulzera, Perforation oder einem Darmverschluss kommen. Man findet ein Meckel-Divertikel etwa bei 2–4 % aller Erwachsenen.

H05

→ **Frage 8.4: Lösung B**

Die Leberanlage ist eine entodermale Ausbuchtung des distalen Vorderdarmes. Aus dem Epithel der Leberbucht entsteht ein oberes Leberdivertikel (→ Leber) und ein unteres Leberdivertikel (→ epithelialer Anteil des Ductus cysticus und der Gallenblase).

Das Epithel des oberen Leberdivertikels entwickelt sich zu Zellsträngen und -balken, die nach ventral in das Mesoderm zwischen Herzanlage und Dottersackstiel aussprossen. Damit ist Aussage (B) richtig: Die Leberzellbalken wachsen in dieses Mesoderm – Septum transversum – ein. Aus dem Mesoderm des Septum transversum entstehen die bindegewebigen Anteile der Leber, Kupffer-Sternzellen und die Zellen der Hämatopoese.

Zu **(D)**: Die dorsale Pankreasanlage entsteht auf der gegenüberliegenden Seite des Vorderdarmes, lediglich die kleinere ventrale Pankreasknospe liegt neben dem Leberdivertikel. Diese ventrale Pankreasanlage wandert jedoch um das (spätere) Duodenum auf die Gegenseite und verschmilzt mit der dorsalen Pankreasanlage (Proc. uncinatus des Pankreas).

Zu **(E)**: Die Blutversorgung erfolgt überwiegend über die V. umbilicalis sinistra, die V. umbilicalis dextra bildet sich zurück. Zwischen V. umbilicalis sinistra und der unteren Hohlvene bildet sich der Kurzschluss des Ductus venosus (Arantii) aus.

VIII.2 Entwicklung der Geschlechtsorgane aus dem indifferenten Stadium

Im indifferenten Stadium der Geschlechtsentwicklung entstehen zunächst beidseits lateral der Urniere je zwei Schläuche:
1. Urnierengang (Ductus nephricus, Wolff-Gang)
2. Müller-Gang (Ductus paramesonephricus)

Beim **weiblichen Embryo** degenerieren die Wolff-Gänge. Aus den kranialen Anteilen der Müller-Gänge, die kaudal zum gemeinsamen Uterovaginalkanal verschmelzen, entwickeln sich die Tubae uterinae.

Ergänzend seien an dieser Stelle noch **Rudimente** (Residualstrukturen) genannt, die als „Überbleibsel" von embryonalen Strukturen keine funktionelle Bedeutung haben.

Bei der *Frau*:
- Epoophoron, Paroophoron: Reste von Urnierenkanälen
- Appendix vesiculosa: Reste des Wolff-Ganges
- Gartner-Gang: Rest des Wolff-Ganges
  Morgagni-Hydatide: Reste des Müller-Ganges (kranialer Anteil)

Als Residualstrukturen beim *Mann* sind zu nennen:
- Appendix epididymidis (Wolff-Gang)
- Appendix testis (Müller-Gang)

Beim **männlichen Embryo** entwickeln sich der Ductus deferens, Ductus epididymidis, Ductus ejaculatorius und Glandula vesiculosa aus dem Wolff-Gang.

Aus den Urnierenkanälchen entstehen die Ductuli efferentes.

Der **Ductus deferens** entwickelt sich aus dem **Wolff-Gang** oder **Urnierengang**.

Im indifferenten Stadium der Geschlechtsentwicklung entsteht als 2. Gang der **Müller-Gang** als Einstülpung des Zöloms. Er liegt lateral der Urnierenanlage und verschmilzt kaudal zu einem gemeinsamen Uterovaginalkanal. Beim männlichen Embryo wird die Weiterentwicklung dieses Ganges hormonell gehemmt und aus dem Wolff-Gang entwickelt sich der Ductus deferens. Beim weiblichen Embryo degenerieren beide Wolff-Gänge und die Müller-Gänge entwickeln sich weiter. Aus dem gemeinsamen kaudalen Teil entstehen Uterus und Vagina, aus den beiden oberen Abschnitten die Eileiter.

Entwicklung der äußeren Geschlechtsorgane:
Sowohl bei den inneren als auch bei den äußeren Genitalien lässt sich bis zum Ende der 6. Woche noch keine spezifische Geschlechtsdifferenz feststellen. Man nennt dies die *indifferente Phase*. Das äußere Genitale besteht in diesem Stadium aus Genitalhöcker, Urethral- und Analfalten. Lateral davon bilden sich die Genitalwülste. Aus dem Genitalhöcker entwickelt sich bei der Frau die Klitoris, beim Mann der Phallus, so dass das Corpus ca-

vernosum penis der Klitoris entspricht. Aus den Genitalwülsten entstehen beim Mann das Skrotum, bei der Frau die Labia majora.

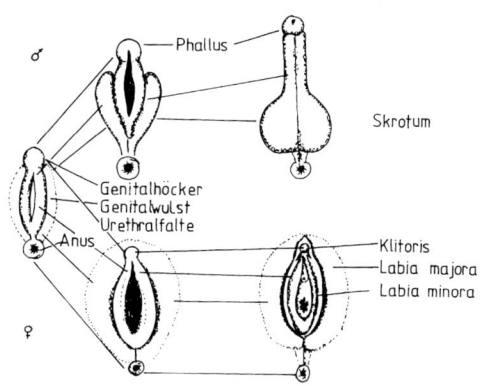

Abb. 8.4 Entwicklung der äußeren Geschlechtsorgane aus dem indifferenten Stadium

VIII.3 Entwicklung der Niere und Nebenniere

Zur **Embryologie der Niere und harnableitenden Wege**: In der 3. Embryonalwoche findet eine Gliederung des Mesoderms in 3 Anteile statt: paraxiales Mesoderm, Seitenplatten, intermediäres Mesoderm. Aus dem **paraxialen Mesoderm** entwickeln sich die Somiten. Die Seitenplatten begrenzen mit viszeralem und parietalem Blatt die intraembryonale Zölomhöhle (Abb. 8.5).

Aus dem intermediären Mesoderm entstehen die harnableitenden Organe. Im Zervikalbereich bleibt eine segmentale Gliederung erhalten. Dort entsteht die sog. **Vorniere** (Pronephros).

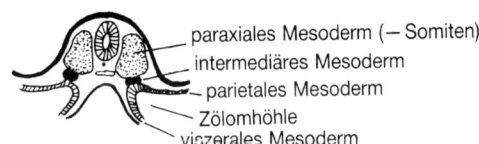

Abb. 8.5 Entstehung des paraxialen und intermediären Mesoderms

Dies ist ein System, das keine funktionelle Bedeutung hat und am Ende der 4. Entwicklungswoche schon wieder verschwindet.

Gleichzeitig baut sich im Thorakal- und Lumbalbereich aus dem restlichen Anteil des intermediären Mesoderms, der als nephrogener Strang bezeichnet wird, die Urniere auf.

Es fehlt hier eine segmentale Gliederung, man kann aber sehen, dass pro Segment mehrere Nierenkanälchen mit Bowman-Kapseln vorhanden sind.

An der lateralen Seite entsteht über die Segmentgrenzen hinweg ein longitudinales Rohr, der Urnierengang oder Wolff-Gang. Er spielt bei der Genitalentwicklung eine Rolle (Abb. 8.6).

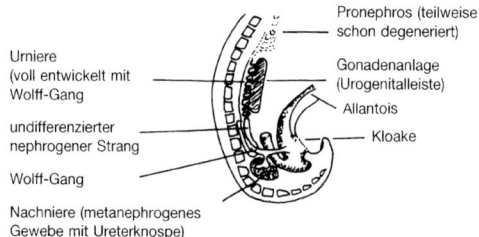

Abb. 8.6 Nephrogener Strang mit Urniere

Auch die Urniere degeneriert etwa am Ende des 2. Monats. Die eigentliche Niere entsteht aus dem kaudalen Anteil des nephrogenen Strangs aus der Nachniere, dem metanephrogenen Gewebe. Die Bildung des Nierengewebes wird durch das Aussprossen der Ureterknospe aus dem Wolff-Gang ins metanephrogene Gewebe induziert.

Aus der Ureterknospe entstehen die harnableitenden Wege, nämlich

- Ureteren,
- Nierenbecken,
- Nierenkelche,
- Sammelrohre und Verbindungsstücke.

Zunächst entsteht im metanephrogenen Gewebe aus der Ureterknospe die Anlage des Nierenbeckens (Abb. 8.7 a). Dann sprossen hier die Kanälchen in das Blastem aus und verzweigen sich weiter bis zu den Sammelrohren (dichotome Verzweigung: Abb. 8.7 b, c).

Nierenkelche entstehen durch Verschmelzung von späteren „Kanälchengenerationen" mit den ursprünglichen Kanälchen, die sich erweitern (Abb. 8.7d).

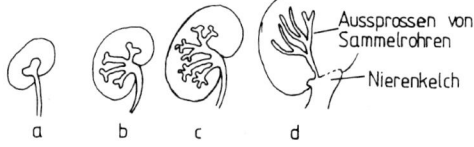

Abb. 8.7 Entwicklung der ableitenden Harnwege

Um jede Kanälchensprosse entsteht eine Kappe aus metanephrogenem Blastem. Es kommt zu Zellanhäufungen, aus denen sich schließlich die Nephrone entwickeln. Es bildet sich eine Bowman-Kapsel und eine Verbindung zu den Sammelrohren der Ureterknospe. Die Nephrone (und somit sämtliche Anteile wie Bowman-Kapsel, proximaler Tubulus, Henle-Schleife, distaler Tubulus) entstehen also aus metanephrogenem Gewebe.

Bei der **Entwicklung der Nebennieren** sind einige wesentliche Punkte von Bedeutung:

- Das Material des **Nebennierenmarks** entstammt der **Neuralleiste** (Neuroektoderm).
- Das Material der **Nebennierenrinde** entstammt dem **Mesoderm.**
- Die fetale Nebennierenrinde entsteht durch eine Proliferation des Zölomepithels an der dorsalen Bauchwand; Beginn 6. Embryonalwoche.
- Etwa 1 Woche später lagern sich die neuroektodermalen Zellen *medial* der Anlage für die NNR (Nebennierenrinde) an, nachdem sie aus sympathischen Ganglien ausgewandert sind.
- Beginn der Differenzierung von 2 Zonen der NNR (Zona fasciculata und Zona glomerulosa) bereits in der späten Fetalperiode. Diese 2 Zonen sind bereits bei der Geburt differenzierbar, die Zona reticularis ist erst gegen Ende des 3. Lebensjahres erkennbar!
- Die fetale Nebenniere ist relativ gesehen etwa 20-mal so groß wie die eines Erwachsenen. Perinatal findet eine erhebliche Involution der fetalen Rindenanteile statt, die Nebenniere verliert in den ersten Wochen postpartal bereits $^1/_3$ ihres Gewichts.

H00

→   **Frage 8.5: Lösung C**

Bis zur Entwicklung der definitiven Niere werden verschiedene Stadien durchlaufen. In der 3.–4. Entwicklungswoche entsteht die **Vorniere**, sie bildet sich bis zur 5. Woche wieder zurück. Erhalten bleibt nur der Vornierengang, der sich zum Urnierengang (= Wolff-Gang) weiterentwickelt.

In der 4.–5. Woche entsteht die **Urniere**, beim Mann bleibt der hieraus entstehende Wolff-Gang erhalten.

Gegen Ende des 2. Entwicklungsmonats hat sich die **Nachniere** entwickelt, aus ihr entsteht die **Ureterknospe**, die später Ureter, Nierenbecken, Nierenkelche und Sammelrohre bildet sowie das **metanephrogene Blastem**, woraus später die Nephrone entstehen.

F90

→   **Frage 8.6: Lösung C**

Die Ureterknospe ist eine Aussprossung des Urnierengangs, aus dem sich die ableitenden Harnwege entwickeln: Ureter, Nierenbecken, Kelchsystem und Sammelrohre. Die Weiterentwicklung erfolgt durch Aussprossen.

Die Ureterknospe induziert im metanephrogenen Blastem die Bildung des harnbereitenden Nierengewebes.

F89

→ **Frage 8.7: Lösung C**

Man betrachte sich die in Abb. 8.6 dargestellte Kloake. Sie wird in der 4.–6. Embryonalwoche durch ein Septum urorectale geteilt in Sinus urogenitalis (ventral), Rektum und obere zwei Drittel des Analkanals (dorsal).

Die Verwachsungsstelle des Septum urogenitale mit der Kloakenmembran bildet das primitive Perineum (Damm). Dorsal davon liegt die Analmembran (sie reißt Ende der 7. Woche ein, der Verdauungstrakt ist jetzt mit der Amnionhöhle verbunden), ventral der Perinealanlage liegt die Membrana urogenitalis.

Beim **Analkanal** entstehen also die oberen zwei Drittel aus der entodermalen Kloake, das untere Drittel aus der ektodermalen Analgrube. Die Grenze dieser beiden Strukturen liegt in Höhe der Columnae anales.

Hierdurch erklärt sich (und das ist das einzig Sinnvolle an dieser Frage) die *geteilte Gefäßversorgung* des Rektums: A. mesenterica inferior bzw. V. mesenterica inferior für die oberen zwei Drittel, A. iliaca interna und A. pudenda interna bzw. V. iliaca interna für den unteren Abschnitt.

Auch die *lymphatischen Abflusswege* sind aufgrund der embryologischen Zusammenhänge getrennt: Die Lymphe der oberen zwei Drittel fließt in die unteren Mesenteriallymphknoten bzw. in die Nll. iliaci interni, während die Lymphe aus der Analregion in die Nll. inguinales superficiales gelangt (Metastasierungsweg bei Anal- bzw. Rektumkarzinomen!).

8.2 Organe des Magen-Darm-Kanals

Histologie:
Magen: Abbildung Nr. 46, 73, Abbildung Nr. 134 und Abbildung Nr. 135 des Bildanhangs
Duodenum: Abbildung Nr. 134 des Bildanhangs
Jejunum, Ileum: Abbildung Nr. 48, 49 des Bildanhangs
Kolon: Abbildung Nr. 42 des Bildanhangs

VIII.4 Wandbau des Rumpfdarms

- **Mukosa**
  Epithel: in der Speiseröhre noch mehrschichtig unverhornt, im Magen-Darm-Kanal einschichtiges Zylinderepithel, teils sezernierend, später resorbierend mit Becherzellen – Kolon.
  Lamina propria: retikuläres Bindegewebe, enthält unterschiedlich ausgeprägt Abwehrzellen (Lymphfollikel im Ileum).
  Muscularis mucosae
- **Submukosa**
  lockeres Bindegewebe, Kollagenfasern, Plexus submucosus (Meissner).

- **Muscularis**
  – **Stratum circulare** ⎫
  – **Stratum longitudinale** ⎭ dazwischen Plexus myentericus (Auerbach)
- **Adventitia**
  Die Schichten der Rumpfdarmwand gelten zwar für den gesamten Magen-Darm-Trakt, doch sind sie in den einzelnen Abschnitten verschieden ausgeprägt, so dass eine Differentialdiagnose aufgrund der spezifischen Merkmale möglich ist.

Nun zu den Besonderheiten der einzelnen Abschnitte:
- **Ösophagus:** mehrschichtig unverhorntes Plattenepithel, Muscularis mucosae stark entwickelt
  Submukosa: Glandulae oesophageae, ausgedehntes Venengeflecht (Ösophagusvarizen bei portaler Hypertension!)
  Muscularis: im oberen Drittel quergestreifte, aber vegetativ innervierte Muskulatur
- **Magen:** einschichtig-hochprismatisches Epithel, Schleimbarriere, Foveolae gastricae
  Fundus, Corpus
  Lamina propria – Glandulae gastricae, tubulöse Drüsen
  – **Hauptzellen** – basophil, Pepsinogen, Drüsengrund
  – **Belegzellen** (Parietalzellen) – sitzen den Tubuli außen auf, azidophil, Produktion von H^+-Ionen, Protonenpumpe, intrinsic factor
  – **Nebenzellen** – leicht basophil, Magenschleim, Drüsenhals
  Kardia
  Kardiadrüsen, nur eine mukoide Zellart
  Pars pylorica
  ebenfalls rein mukoide Drüsen, stark geschlängelt, weit auseinander; einzelne basalgekörnte Zellen (endokrine Funktion, Gastrin)
- Eines der **Charakteristika des Dünndarms** sind Falten und Zotten.
  – Falten (Kerckring-Falten): sind Auffaltungen der Submukosa, enthalten also Mukosa *und* Submukosa, zusätzlich den Plexus submucosus.
  Falten nehmen zum Ende des Dünndarms ab. Sie verschwinden im Dickdarm ganz. Falten können mit Zotten besetzt sein.
  – Zotten sind nur Ausstülpungen innerhalb der Mukosa. Sie enthalten Epithel und die Lamina propria mucosae. Die Submukosa ist daran nicht beteiligt.
  Auch die Zotten nehmen zum Ende des Dünndarms an Höhe ab. Im Dickdarm fehlen sie.

Enterozyten (Saumzellen) sind die resorbierenden Zellen des Dünndarmepithels, die einen Großteil der Epithelzellen von Zotten und Krypten darstellen. Unterbrochen wird die Reihe der Enterozyten nur durch Becherzellen und vereinzelte endokrin tätige Zellen. Zur Vergrößerung der resorbierenden Oberfläche trägt jede Saumzelle an der freien Oberfläche einen „Saum" aus **Mikrovilli** (Bürstensaum), die von **Glykokalix** bedeckt sind.

Die Enterozyten sind seitlich durch Zonulae occludentes und Zonulae adhaerentes verbunden (Schlussleistennetz). Eine Regeneration der Enterozyten erfolgt nur basal in den *Dünndarmkrypten*, nicht in den Zotten.

Enterozyten des Dünndarms sind ein typisches Beispiel für transportierende bzw. resorbierende Epithelien: An der lateralen Zellmembran findet man die Na^+-K^+-ATPase, durch deren Aktivität große Mengen von Elektrolyten resorbiert werden können. Durch den osmotischen Gradienten unter der Zonula occludens (das dichte Schlussleistennetz verhindert die Rückdiffusion transportierter Ionen) kommt es zu einem starken parazellulären Rückstrom von Wasser. Monosaccharide können durch Enterozyten mit Hilfe von natriumabhängigen Glukose-Kotransportern durch die Mikrovilli-Membran aufgenommen werden. Die Mikrovilli sind mit Glykokalix überzogen, die verschiedene Bürstensaumenzyme enthalten.

Eine kurze **Charakterisierung der Darmabschnitte** gibt folgende Übersicht:

Duodenum:	hohe dichte Kerckring-Falten, flache Krypten, Brunner-Drüsen in der Submukosa.
Jejunum:	Zotten nehmen an Höhe ab, Krypten werden tiefer, einzelne Lymphfollikel (Solitärfollikel).
Ileum:	Zotten verschwinden, Krypten tief, Folliculi lymphatici aggregati (Peyer-Plaques).
Kolon:	keine Zotten, tiefe, dicht gestellte Krypten, Epithel mit Becherzellen
Appendix:	Aufbau wie Kolon, viele Lymphfollikel („Darmtonsille")

Klinischer Bezug

Bei den malignen Tumoren des Verdauungstraktes, die überwiegend aus dem Epithel der Schleimhaut entstehen, richtet sich die Klassifikation – und damit eng zusammenhängend auch die Prognose – nach der Eindringtiefe in die Schichten der Darmwand. Beispielsweise wird beim kolorektalen Karzinom ein Tumor, der Epithel und Lamina propria befällt (intraepithelial oder intramukös), noch als „Carcinoma in situ" bezeichnet und als Tis (in situ) klassifiziert. Sobald aber die Lamina muscularis mucosae durchbrochen ist und die Submukosa infiltriert wird, spricht man dann vom T1-Tumor innerhalb der international gültigen TNM-Klassifikation, wobei T für die Größe des Primärtumors steht, N für den Lymphknotenbefall und M für Fernmetastasen. Bei T2 infiltriert der Tumor die Tunica muscularis, bei T3 alle Darmwandschichten. Mit der Endosonographie kann bei Ösophagus-, Magen- und Rektumkarzinom die Ausdehnung des Tumors beurteilt werden.

H09 ■
→ **Frage 8.8: Lösung E**

Zu **(E)**: Unten in den **Krypten des Dünndarms sitzen Stammzellen**, die sich häufig teilen. Das Epithel des Dünndarms regeneriert sich alle 5-6 Tage. Man findet daher unten in den Krypten **häufige Mitosen**. Die so entstandenen Zellen differenzieren sich zu Becherzellen, Enterozyten und endokrinen Zellen und wandern nach apikal die Zotte aufwärts.

Zu **(A)**: **Mikrovilli** vergrößern die Darmoberfläche und tragen durch ihre Enzyme (Disaccharidasen, Peptidasen) zur Verdauung bei.

Zu **(B)**: An der **Zottenspitze** sterben die Zellen durch Apoptose ab.

Zu **(D)**: Im Bereich der **Zottenbasis** erhalten die Enterozyten ihre endgültige Struktur sowie die Enzymausstattung.

H06 H97 ■
→ **Frage 8.9: Lösung B**

Rechts in der Abbildung erkennt man die charakteristischen Brunner-Drüsen in der Submukosa des Duodenums, links die Regio pylorica mit tiefen Foveolae und oft gewundenen und verzweigten Drüsentubuli mit recht großem Lumen (gleich links der Mitte, fast so ähnlich aussehend wie die Brunner-Drüsen). Das Präparat zeigt also den **Übergang zwischen Magen und Duodenum** (B). Es fehlen die regelmäßigen Zotten und niedrigen Krypten, die bei einem Übergang Duodenum-Jejunum (C) zu erwarten wären.

H09 ■
→ **Frage 8.10: Lösung E**

Zu **(E)**: **Zotten** sind **nur** für den **Dünndarm** charakteristisch. Sie sind Aufwerfungen der Mukosa und vergrößern die Darmoberfläche um das 5-fache. Im Duodenum sind die Zotten blattförmig und im Jejunum fingerförmig. Im Ileum nehmen die Zotten schließlich an Höhe und Anzahl ab. (Im Gegensatz dazu sind die Krypten im Duodenum flach und nehmen in Richtung Ileum an Tiefe zu.)

Zu **(A)-(C)**: **Krypten** (C), **Becherzellen** (→ Schleimproduktion (A)) und **enteroendokrine Zellen** (→ produzieren beispielsweise Somatostatin und Serotonin (B)) finden sich in Dünn- und Dickdarm.

Zu **(D)**: Eine **Lamina muscularis mucosae** findet sich im gesamten Rumpfdarm.

F08 H02 ■
→ **Frage 8.11: Lösung D**

Lysozym wird von den in der Frage genannten Zelltypen in Paneth-Zellen gebildet.
Bei **Paneth-Zellen** handelt es sich um apikal gekörnte Zellen an der Basis der Glandulae intestinales. Die Granula färben sich eosinophil. Es sind seröse exokrine Drüsenzellen, die z. B. Polysaccharid-Protein-Komplexe bilden. Das Sekret wirkt möglicherweise antibakteriell, denn es lässt sich **Lysozym** nachweisen, ein Enzym, das Bakterienwände abbaut.

H05
→ **Frage 8.12: Lösung B**

Zum System der gastro-entero-pankreatischen Zellen (GEP) fasst man die endokrinen Zellen des Magen-Darm-Trakts und die endokrinen Zellen des Inselorgans im Pankreas zusammen. Die in diesem System gebildeten Hormone wie Sekretin, Gastrin, Cholezystokinin regulieren die Verdauung oder den Kohlenhydratstoffwechsel.
Gastrin wird in den G-Zellen gebildet, die in der Schleimhaut von Duodenum, Pars pylorica (Antrum) des Magens, Jejunum und Pankreas zu finden sind.
Gastrin wird bei der Magenfüllung, also bei der Dehnung der Pars pylorica des Magens, oder bei Vagusaktivierung frei und stimuliert die Belegzellen (Parietalzellen) des Magens zur HCl-Produktion. Weiterhin stimuliert es die Magenmotilität und regt die Hauptzellen zur Pepsinogensekretion an. Die Azinuszellen des Pankreas werden durch Cholezystokinin und Sekretin stimuliert, durch Somatostatin, Enteroglukagon und pankreatisches Polypeptid gehemmt.

H04
→ **Frage 8.13: Lösung D**

Sekretin wird in S-Zellen (Bezeichnung mit dem Anfangsbuchstaben des sezernierten Hormons) in Duodenum und Dünndarm gebildet, die zu den enteroendokrinen Zellen zählen. Sekretin stimuliert die Bikarbonatsekretion in Pankreas und in Brunner-Drüsen, damit der saure Speisebrei aus dem Magen möglichst schnell neutralisiert wird. Sekretin wird also bei niedrigem pH-Wert ausgeschüttet und gelangt zu den Azinuszellen des exokrinen Pankreas, die für das Hormon spezifische Rezeptoren besitzen.
Zu **(E)**: Die zentroazinären Zellen sind die Initialsegmente der Schaltstücke, die in den Azinus hineinragen und histologisch das Bild der zentroazinären Zellen produzieren. Auch auf diese Zellen wirkt Sekretin.

H06 H00 ■
→ **Frage 8.14: Lösung B**

Zu **(A)**: In die Zotten ragen nur einzelne Muskelzellen der **Lamina muscularis mucosae** hinein, nicht aber die komplette Schicht. Zotten bestehen aus Lamina epithelialis und Lamina propria.
Zu **(B)**: Plicae circulares, Ringfalten, sind Auffaltungen der Tunica mucosa (also inklusive Lamina muscularis mucosae) und der Tela subserosa. Die Formulierung „dringt in die Plicae circulares ein" ist also nicht korrekt. Die Lamina muscularis mucosae umläuft (im Querschnitt gesehen) sozusagen komplett die Ringfalte zusammen mit der Schleimhaut.
Zu **(C)**: Die Lieberkühn-Krypten reichen hinunter bis zur Lamina muscularis mucosae, durchbrechen sie aber nicht.
Zu **(D)**: Die Brunner-Drüsen selbst liegen unter der Lamina muscularis mucosae in der Submucosa. Die Drüsenschläuche der Brunner-Drüsen durchbrechen die Lamina muscularis mucosae! Die Funktion der Lamina muscularis mucosae besteht in der Anpassung des Darmrohres an den Inhalt, nicht im Verhindern des Eindringens von Drüsen aus der Schleimhaut in die Submukosa.
Zu **(E)**: Der Plexus myentericus (Auerbach) liegt zwischen Ring- und Längsmuskelschicht der Tunica muscularis.

H00 ■
→ **Frage 8.15: Lösung C**

Die Monosaccharide Glucose und Galaktose werden aktiv im Kotransport mit Natrium an der luminalen Membran des Enterozyten resorbiert. Sie verlassen den Enterozyten dann über erleichterte Diffusion nach basolateral.
Die Resorption von Aminosäuren erfolgt ebenfalls an der luminalen Membran zusammen mit Natrium. Es gibt mehrere verschiedene Na-Kotransportsysteme für Aminosäuren an der luminalen Membran. Di- und Tripeptide werden dagegen in Form eines H^+-Kotransportes aufgenommen.
Ein Natrium-Triglyzerid-Symport an der luminalen Zellmembran existiert *nicht*. Kurz- und mittelkettige Fettsäuren und Glyzerol diffundieren frei in den Enterozyten.
Es erfolgt für langkettige Fettsäuren dann intrazellulär eine Resynthese zu Triacylglyzerolen und Lipiden, die in Chylomikronen verpackt durch Exozytose basolateral den Enterozyten verlassen. Aussage (C) ist also falsch.

H05
→ **Frage 8.16: Lösung D**

Diese Eiweißresorption findet über Endozytose zwischen den Mikrovilli statt. Auch können Immunglobuline der Muttermilch (Immunglobulin

IgG) über Endozytose mit aufgenommen werden. Normalerweise werden Eiweiße zerlegt und als Di- bzw. Tripeptide in die Enterozyten aufgenommen (natriumabhängiger Kotransport).

H10

→ **Frage 8.17: Lösung B**

Zu **(B)**: Der **Fundus gastricus** ist der beim stehenden Patienten am weitesten kranial gelegene Teil, in dem sich die Magenluft sammelt und **als Magenblase im Röntgenbild unter der linken Zwerchfellkuppel erkennbar** ist. Siehe Magenanteile und Topografie bei Prometheus, Lernatlas der Anatomie, Innere Organe, 2. Auflage, Georg Thieme Verlag, Stuttgart, 2009, S. 218f.
Zu **(A)** und **(C)** - **(E)**: **Cardia, Corpus gastricum, Antrum pyloricum** und **Pylorus** sind im normalen Röntgenbild nicht lokalisierbar, sondern erst durch Kontrastmittel im Rahmen einer Magen-Darm-Passage.

H10 ■

→ **Frage 8.18: Lösung A**

Zu **(A)**: Der **Magenfundus berührt beim stehenden Menschen das Centrum tendineum** des Zwerchfells und kann bis unter die linke Zwerchfellkuppel reichen.
Zu **(B)**: Der **rechte Teil der Vorderwand des Magens berührt** den **linken Leberlappen** (und nicht den Lobus caudatus!), **der linke das Zwerchfell** unter dem linken Rippenbogen, **der untere Teil** direkt **die Bauchwand**.
Zu **(C)**: Der **kaudalste Punkt des Magens ist nicht der Pylorus**. Hier ist der Magen durch die retroperitoneale Lage des Duodenums fixiert. Dazwischen gibt es je nach Füllungszustand für das Magenkorpus recht variable Formen. Der **tiefste Punkt** im Bereich der großen Kurvatur kann bis in **Höhe des 2.-3. Lendenwirbels** reichen. Im Stehen sinkt er noch tiefer.
Zu **(D)**: Die **Hinterwand** des Magens **grenzt an** die **Bursa omentalis**, den Pankreasschwanz, die linke Niere und die linke Nebenniere.
Zu **(E)**: Die **Cardia** befindet sich beim Gesunden **nicht im Hiatus oesophageus** (sonst würde es sich um eine axiale Gleithernie handeln!), **sondern kaudal davon**. Siehe auch Prometheus, Lernatlas der Anatomie, Innere Organe, 2. Auflage, Georg Thieme Verlag, Stuttgart, 2009, S. 360.

F05 ■

→ **Frage 8.19: Lösung D**

Die Parietalzellen (Belegzellen) des Magens färben sich wegen ihres Mitochondrienreichtums mit sauren Farbstoffen an, sie sind azidophil. Eine Möglich-

keit, sie zu färben, besteht mit Eosin (eosinophil); diese Färbung ist sehr eindrucksvoll, da sich die Belegzellen dann deutlich von den anderen basophilen Drüsenzellen (Hauptzellen) abheben. Die Belegzellen sind große Zellen im Mittelstück der Glandulae gastricae in Fundus und Corpus. Bei ruhenden Belegzellen kommen tubulovesikuläre Strukturen vor, die nach Aktivierung mit der Zellmembran verschmelzen und Mikrovilli bilden. Bei *aktiven* Belegzellen ist die Plasmamembran durch Einstülpungen **intrazellulärer Kanalikuli** und durch die Mikrovilli vergrößert. In dieser Membran sitzt die Protonenpumpe(H^+-K^+-ATPase).
Belegzellen sind in der Lage, gegen ein Konzentrationsgefälle mit Hilfe der energieverbrauchenden Ionenpumpe **Wasserstoffionen** ins Drüsenlumen abzugeben. Im Zytoplasma werden große Aktivitäten an Karboanhydrase nachgewiesen (Bildung von HCO_3, um die verbleibenden OH^--Ionen mit CO_2 zu verstoffwechseln). Weiterhin produzieren Belegzellen den **Intrinsic-Faktor**, der für die Vitamin-B_{12}-Aufnahme aus dem Darm wichtig ist.
Die Stimulierung der Belegzellen – also der Säuresekretion – geschieht durch
• Azetylcholin über das enterische Nervensystem – Freisetzung nach Magendehnung,
• Gastrin (aus den G-Zellen des Antrums)
• Histamin (aus den „enterochromaffin-like-cells", ECL-Zellen, der Drüsen und den Mastzellen der Fundusschleimhaut)
über spezielle Rezeptoren in der Zellmembran. Über diese Rezeptoren setzt auch die pharmakologische Therapie zur Hemmung der Säuresekretion an.

Klinischer Bezug

Die Hemmung der Säuresekretion des Magens (bei Gastritis – Magenschleimhautentzündung – oder bei Refluxösophagitis = Rückfluss von saurem Mageninhalt in die Speiseröhre) kann durch *Protonenpumpenhemmer* (Hemmung der H^+-K^+-ATPase, bei ausreichender Dosierung vollständige Hemmung der Säuresekretion möglich) oder Blockierung der Histaminrezeptoren der Parietalzellen (*H2-Rezeptorenblocker*) erfolgen. Heute werden standardmäßig vorwiegend Protonenpumpenhemmer eingesetzt. Bei der eher seltenen Form einer Autoimmungastritis – Typ-A-Gastritis – (3–5 % aller chronischen Gastritiden) liegt durch Vorhandensein von Parietalzellantikörpern oder Autoantikörpern gegen Intrinsic-Faktor eine Schleimhautatrophie sowie eine verminderte oder fehlende Säureproduktion vor, und es kann aufgrund des Mangels an Intrinsic-Faktor zu einem Vitamin-B_{12}-Mangel kommen. Daraus resultiert die Vitamin-B_{12}-Mangel-Anämie (perniziöse Anämie). Vitamin B_{12} muss dann parenteral verabreicht werden.

H06 ■

→ **Frage 8.20: Lösung C**

Die **Drüsen im Magenfundus** und **-corpus** enthalten Nebenzellen (Muzin) (B), Parietalzellen (=Belegzellen, Salzsäureproduktion, Intrinsic factor) (A) und Hauptzellen (Pepsinogene) (D) in großer Zahl und bilden den größten Teil des Magensaftes. In den Drüsen und im Vergleich Drüsenhals zu gewundenem Drüsenhauptteil sind die Zellen allerdings in unterschiedlicher Verteilung zu finden.
Im Drüsenepithel sind jedoch auch endokrine Zellen vorhanden (gastro-entero-pankreatisches System – GEP). **Gastrin** bildende Zellen (G-Zellen) liegen nicht in den Fundusdrüsen, sondern in den **Drüsen der Pylorusregion** (Pylorus und Antrum)! (C) ist die gesuchte Antwort. ECL-Zellen (**e**ntero**c**hromaffin-**l**ike) (E) produzieren Histamin, das die Säureproduktion der Belegzellen wie auch die Gastrin-Freisetzung stimuliert.

F96 ■ ■

→ **Frage 8.21: Lösung A**

Auf der vorliegenden Abbildung sind zwei verschiedene Arten von Zellen zu sehen, mehrere Zellen sind sternförmig auf ein Lumen zu gerichtet. Rechts und links sind **Hauptzellen** zu erkennen, auch die mit einem Stern markierte Zelle ist eine Hauptzelle. Diese Zellen fallen durch stark entwickeltes rauhes endoplasmatisches Retikulum (proteinbildende Zellen) und zahlreiche apikale Sekretgranula (Zymogengranula) auf. Die Granula enthalten **Pepsinogen**. Pepsinogen wird im sauren Milieu des Magens zu Pepsin, welches wiederum als Protease – eiweißspaltendes Ferment – Protein in Polypeptide spaltet.
Die dazwischen liegende Zelle fällt durch ihre basalen kleinen Granula auf, die ihren Inhalt in den Interzellularraum leeren. Von dort gelangt das Sekret dann in die Blutbahn. Es handelt sich hierbei um eine enteroendokrine Zelle, und zwar eine **enterochromaffine Zelle**. In den Fundusdrüsen kommen mehrere Arten von endokrinen Zellen vor, wobei enterochromaffine Zellen häufig in den basalen Drüsenanteilen zwischen Hauptzellen gelegen zu finden sind. Solche Zellen produzieren **Serotonin**.
Zu den anderen in der Frage genannten Substanzen: **HCl** wird in Belegzellen gebildet, die sich zwar in geringer Zahl auch am Drüsenfundus befinden (weitaus häufiger im Mittelteil der Drüsen), aber durch starke Mikrovillibildung, intrazelluläre Canaliculi und cristareiche Mitochondrien und weniger durch Granula auffallen.
Gastrin wird in Zellen des Magenantrums und der Pars pylorica gebildet, und zwar von G-Zellen, die zwischen den schleimbildenden Zellen liegen. Gastrinbildende Zellen liegen *nicht* in den Fundusdrüsen.

Somatostatin wird in D-Zellen gebildet, die auch als enteroendokrine Zellen (s. o.) in den Fundusdrüsen vorkommen können. Der sog. **„intrinsic factor"** wird ebenfalls von den Belegzellen gebildet. Er vermittelt die Resorption von Vitamin B_{12} durch die Enterozyten des Ileums. Manchmal tritt ein Vitamin B_{12}-Mangel bei atrophischer Gastritis (Typ A-Gastritis) auf.

VIII.5 Duodenum

Am **Duodenum** unterscheidet man folgende Abschnitte:
- *Pars superior:* 4–5 cm lang, etwa vor dem 1. LWK (Lendenwirbelkörper), intraperitoneal, frei beweglich; Lig. hepatoduodenale (Verbindung zur Leberpforte); Bulbus duodeni; topographische Beziehung zur Gallenblase.
- *Pars descendens:* 10 cm lang, Verlauf rechts der WS bis 3.–4. LWK; Mündung der Ausführungsgänge von Leber und Pankreas; Papilla duodeni (Vateri): Ductus choledochus, Ductus pancreaticus; retroperitoneal, vom Mesocolon transversum überkreuzt; topographische Beziehung zur rechten Niere.
- *Pars horizontalis:* quer von rechts nach links; retroperitoneal, wird von der Radix mesenterii überkreuzt.
- *Pars ascendens:* links vom 2. LWK → Flexura duodenojejunalis, retroperitoneal.

Merke!
Das Duodenum „umkreist" den 2. LWK.

F05 ■

→ **Frage 8.22: Lösung C**

Beim Kolon liegen Colon ascendens und Colon descendens sekundär retroperitoneal, Colon transversum und **Colon sigmoideum** liegen intraperitoneal (Mesocolon transversum bzw. Mesocolon sigmoideum). Auch die Appendix vermiformis liegt intraperitoneal und hat ein eigenes Meso. Das terminale Ileum liegt intraperitoneal. Beim Zäkum ist eine retroperitoneale Lage möglich, es kann aber auch als Caecum mobile oder liberum vorliegen.
Jejunum und **Ileum** liegen intraperitoneal (eigenes Mesenterium, Radix mesenterii).

F08 ■

→ **Frage 8.23: Lösung B**

Zu **(A)**: Es ist genau umgekehrt: Die Papilla duodeni minor als Mündung des Ductus pancreaticus minor liegt etwa 2 cm kranial der Papilla duodeni major.

Zu **(B)**: Die **Gallenblase liegt** topographisch **nahe der Pars superior duodeni**. Siehe Prometheus, Lernatlas der Anatomie, Innere Organe, 2. Auflage, Georg Thieme Verlag 2009, S. 247.

Zu **(C)**: Die Pars horizontalis duodeni wird von den Vasa mesenterica superiora überkreuzt.

Zu **(D)**: Die Pars horizontalis duodeni liegt retroperitoneal.

Zu **(E)**: Die Flexura duodenojejunalis liegt kaudal des Übergangs vom Pankreaskorpus zum Pankreasschwanz. Siehe Prometheus, Lernatlas der Anatomie, Innere Organe, 2. Auflage, Georg Thieme Verlag 2009, S. 247.

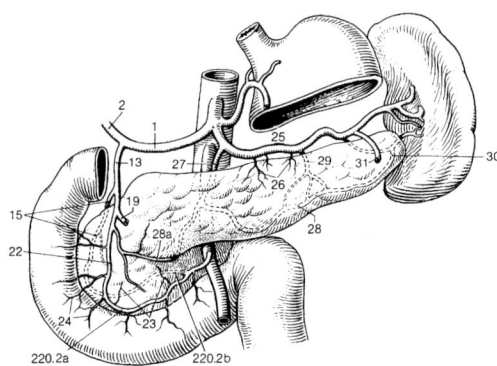

Abb. 8.8 Topographie und Gefäßversorgung des Pankreas
(Aus: Feneis H, Anatomisches Bildwörterbuch, 7. Auflage 1993, Georg Thieme Verlag, Stuttgart, New York)

1	A. hepatica communis
2	A. hepatica propria
13	A. gastroduodenalis
15	A. pancreaticoduodenalis sup. post.
19	A. gastroomentalis (gastroepiploica) dextra
22	A. pancreaticoduodenalis sup. ant.
23	Rr. pancreatici
24	Rr. duodenales
25	A. splenica (lienalis)
26	Rr. pancreatici der A. splenica
27	A. pancreatica dorsalis
28	A. pancreatica inferior
29	A. pancreatica magna
30	A. caudae pancreatis
31	A. gastromentalis (gastroepiploica) sinistra
220.2	A. pancreaticoduodenalis inferior (aus der A. mesenterica superior) (anteriorer und posteriorer Ast)

H07
→ **Frage 8.24: Lösung C**

Die **Papilla duodeni (major)** liegt in der Pars descendens duodeni. Die Pars descendens duodeni besitzt in ihrer Mitte eine Schleimhautfalte (Plica longitudinalis), die durch den hier verlaufenden Ductus choledochus aufgeworfen wird. Diese Falte besitzt eine kleine Erhebung, die Papilla duodeni major, auf der der Ductus pancreaticus und der Ductus choledochus ins Duodenum münden. Durch die retrograde Kontrastmittelinjektion (ERCP) können z. B. Engstellen des Gallenganges durch Steine oder Tumoren diagnostiziert werden.

Siehe auch Prometheus, Lernatlas der Anatomie, Innere Organe, 2. Auflage, Georg Thieme Verlag 2009, S. 222, 223, 248.

F02 ■
→ **Frage 8.25: Lösung B**

Am ehesten kommt hier die **A. gastroduodenalis** in Frage, die topographische Beziehung zur Dorsalwand der Pars superior duodeni hat. Sie zieht, von der A. hepatica communis kommend, hinter dem Duodenum nach kaudal und teilt sich dann auf in die beiden Aa. pancreaticoduodenales sup. anterior et posterior. Sie gibt auch noch die A. gastroomentalis dextra ab.

Vergleiche hierzu Abb. 8.8.

F07
→ **Frage 8.26: Lösung B**

Plicae circulares (Kerckring-Falten) liegen im gesamten Dünndarm, nehmen in ihrer Dichte im Verlauf des Dünndarms ab, im Dickdarm sind sie nicht mehr vorhanden. Sie bestehen aus Mukosa und Submukosa und vergrößern die Darmoberfläche.

Taenien, Haustren und Appendices epiploicae und Plicae semilunares sind charakteristisch für das Kolon. **Haustren** sind Aussackungen der Kolonwand, die zwischen den Einschnürungen der Darmwand liegen. Diesen Einschnürungen entsprechen innen dann die **Plicae semilunares**. Taenien sind Bündel aus der Längsmuskulatur des Dickdarms, dazwischen ist nur eine schwache Längsmuskelschicht vorhanden. Entlang der **Taenien** sind außen zipflige Anhängsel aus Fettgewebe zu sehen: die **Appendices epiploicae**.

H08
→ **Frage 8.27: Lösung C**

An der **Bauhin-Klappe** (Ostium ileale) mündet der Dünndarm in das Zäkum. Die Mündung bildet einen **lippenartigen Verschluss**, der den Rückstrom von Dickdarminhalt verhindert. Es stülpt sich die Ringmuskelschicht des Dickdarms in das Zäkumlumen vor (die Lippen ragen nicht ins Ileum (Aussage (D) ist falsch), sondern ins Zäkum) und bildet so eine muskelzugverstärkte obere und untere Lippe (Aussage (B) ist falsch).

Zu **(A)**: Die **Taenia libera** liegt dem Ostium sozusagen gegenüber.

Zu **(E)**: Die Öffnung für die Appendix liegt weiter kaudal.

H10 ■

→ **Frage 8.28: Lösung D**

Zu **(D)**: Charakteristisch für das **Kolon** sind **Tänien** und **Haustren** sowie **Appendices epiploicae**. Zotten und Plicae circulares fehlen.

Zu **(A)**: **Fibrae obliquae** bilden am Magen die dritte innerste Schicht der Magenmuskulatur. Die „schrägen" Fasern verlaufen quer über den Corpus hinweg, sparen die kleine Kurvatur jedoch aus und münden am Pylorus. Siehe Prometheus, Lernatlas der Anatomie, Innere Organe, 2. Auflage, Georg Thieme Verlag, Stuttgart, 2009, S. 220.

Zu **(B)**: **Plicae circulares** (Kerckring-Falten) sind **charakteristisch für** den **Dünndarm**.

Zu **(C)**: **Submuköse Drüsen** (Brunner-Drüsen) finden sich typischerweise in der Tela submucosa des **Duodenums**.

Zu **(E)**: **Zotten** finden sich im gesamten Dünndarm, jedoch in unterschiedlicher Form und Zahl. Im Duodenum sind die Zotten blattförmig und lang, im Jejunum schlank und lang und im Ileum flach und weniger dicht stehend.

H09

→ **Frage 8.29: Lösung D**

Zu **(D)**: Die **drei Taenien des Kolons - Taenia mesocolica** ((E) → am Ansatz des Mesocolons), **Taenia omentalis** (→ am Ansatz des Omentum majus), **Taenia libera** (D) - vereinigen sich auf der Appendix vermiformis zu einer einheitlichen, durchgehenden Muskelschicht. Von vorne ist die **Taenia libera** am ehesten zugänglich und tastbar, so dass man **entlang der Taenia libera zur Appendix** gelangt.

Zu **(A)**: Die **A. appendicularis** ist ein Ast der A. iliocolica, verläuft **hinter dem Ileum** zur Mesoappendix und versorgt den Wurmfortsatz. Sie ist daher zum Aufsuchen der Appendix nicht geeignet.

Zu **(B)**: Das **Ostium ileale** liegt kranial der Appendixöffnung, ist aber nur im Innenrelief der Darmwand sicher identifizierbar.

Zu **(C)**: Der **rechte mesenteriokolische Spalt** liegt zwischen Radix mesenterii und Colon ascendens und ist zum Aufsuchen der Appendix nicht geeignet.

F04 ■ ■

→ **Frage 8.30: Lösung D**

Eine ähnliche Frage wurde bereits im Physikum H99 gestellt.

Der **Verschluss des Anus** wird durch Muskulatur, Bindegewebe und submuköse Gefäßplexus bewirkt. An Muskeln sind relevant:

- **M. sphincter ani externus** (quergestreifte Muskulatur, sitzt dem Trichter des M. levator ani wie eine Manschette auf),

- **M. sphincter ani internus** (glatte Muskulatur, Fortsetzung der Ringmuskelschicht der Tunica muscularis, tastbar bei der manuellen Untersuchung),

- **M. puborectalis** (Anteil des M. levator ani, zieht bei Kontraktion das Analrohr nach vorne, sodass der Analkanal abgeknickt wird).

Daneben tragen die Gefäßgeflechte der Columnae anales (enthalten arterielles Blut, viele arteriovenöse Anastomosen, bilden einen Schwellkörper, der zum Analverschluss beiträgt, **Corpus cavernosum recti**) ebenfalls zur Kontinenz bei.

Zu **(D)**: Parasympathische Impulse führen zur Kontraktion des Rektums (Defäkationsreflex), nicht zur Hemmung der Peristaltik.

F07

→ **Frage 8.31: Lösung E**

Die **Kohlrausch-Falte, Plica transversa recti** media, liegt ca. 6–7 cm vom Anus entfernt und reicht von hinten rechts in die Ampulla recti. Klinisch ist sie ein Bezugspunkt, da sie gerade noch vom tastenden Finger bei der rektal-digitalen Untersuchung erreicht werden kann. Oberhalb davon, wie in (E), kann nicht mehr getastet werden, außerdem liegt die Prostata weiter kaudal unter der Harnblase und ist dem tastenden Finger selbstverständlich zugänglich. Die topografischen Beziehungen bei (D) und (E) sollten mit einem Anatomieatlas nachvollzogen werden. Siehe Prometheus, Lernatlas der Anatomie, Innere Organe, 2. Auflage, Georg Thieme Verlag 2009, S. 230, 309, 315, 324.

H09 ■

→ **Frage 8.32: Lösung D**

Zu **(D)**: Die Columnae anales sind längsverlaufende Schleimhautfalten, unter denen **Äste der Aa. rectales superiores** hinabsteigen, dort submukös liegen und das **anatomische Korrelat der inneren Hämorrhoiden** bilden. Die arteriellen Gefäße, die von der A. rectalis superior versorgt werden, bilden **arteriovenöse Anastomosen zu den Rektalvenen** und stellen somit einen Schwellkörper dar, der zum Verschluss des Rektums mit beiträgt.

Zu **(A)**: Die **A. glutaea inferior** kommt aus der A. iliaca interna (parietaler Ast), zieht durch das Foramen infrapiriforme und versorgt den M. glutaeus maximus und kleine Hüftmuskeln.

Zu **(B)**: Die **A. pudenda interna** ist ebenfalls ein parietaler Ast der A. iliaca interna, zieht durch das Foramen infrapiriforme aus dem Becken, dann um das Lig. sacrospinale und wieder durch das Foramen ischiadicum minus ins kleine Becken zur Fossa ischioanalis. Hier verläuft sie im Alcock-Kanal (Duplikatur der Fascia obturatoria) und versorgt den unteren Teil des Mastdarms (A. rectalis inferior), den Damm und die äußeren Genitalien.

Zu **(C)**: Die **A. rectalis inferior** entstammt der A. pudenda interna und versorgt den kaudalen Rektumabschnitt.

H98 ■

→   **Frage 8.33: Lösung C**

Zu **(A)**: Der **Canalis analis**, der kaudale Teil des Rektums, beginnt nach Durchtritt durch das Diaphragma pelvis und verläuft dann nach der Flexura perinealis nach kaudal und dorsal (die Ampulla recti verläuft nach ventral in Richtung Blasenhinterwand). Diese Aussage ist korrekt. Siehe auch Prometheus, Lernatlas der Anatomie, Innere Organe, 2. Auflage, Georg Thieme Verlag 2009, S. 198, 230 f.

Zu **(B)** und **(C)**: Die **Columnae anales** sind längsverlaufende Schleimhautfalten, unter denen Äste der Aa. rectales superiores hinabsteigen, dort submukös liegen und das anatomische Korrelat der **inneren Hämorrhoiden** bilden. Die arteriellen Gefäße, die von der **A. rectalis superior** versorgt werden, bilden arteriovenöse Anastomosen zu den Rektalvenen und stellen somit einen Schwellkörper dar, der zum Verschluss des Rektums mit beiträgt.

Zu **(D)**: Der **M. sphincter ani internus** (glatte Muskulatur, Dauertonus, Sympathikus) reicht vom Diaphragma pelvis bis zur Linea anocutanea, umfasst also tatsächlich den Analkanal in Höhe der Columnae anales. Der untere Rand ist bei der rektal-digitalen Untersuchung tastbar.

Zu **(E)**: Der **M. sphincter ani externus** wird willkürlich durch den N. pudendus innerviert. Die Züge quergestreifter Muskulatur umfassen den M. sphincter ani internus wie eine Manschette, dazwischen liegen auch Längsmuskelzüge, die mit der Längsmuskelschicht der Tunica muscularis des Rektums verbunden sind und an der Analhaut enden.

VIII.6   Analkanal

Der **Analkanal** lässt sich in 3 Zonen gliedern:
Von kranial, d. h. vom Rektum aus gesehen, findet sich die **Zona haemorrhoidalis** oder **columnaris**, anschließend folgt die **Zona intermedia**, dann die **Zona cutanea**.

Zona haemorrhoidalis: enthält die **Columnae anales**, *längsverlaufende* Schleimhautfalten, die durch Gefäßknäuel aufgeworfen werden. Auf den Columnae anales befindet sich schon Plattenepithel, dazwischen in den *Sinus anales* einschichtiges hochprismatisches Epithel. Die Columnae anales tragen durch Bildung eines Schwellkörpers zusätzlich zum Analverschluss bei (Corpus cavernosum recti).

Zona intermedia (Pecten analis): zeigt eine glatte Schleimhautoberfläche und mehrschichtig unver-

horntes Epithel. Dieser Bereich liegt dem Schließmuskel auf.
Man findet keine Drüsen in diesem Bereich.
Die Zona intermedia ist sehr schmerzempfindlich (Nn. rectales inf.; kaudale Grenze: Linea alba oder anocutanea).

Zona cutanea: zeichnet sich aus durch verhorntes Plattenepithel der Haut mit Schweißdrüsen und apokrinen Gll. circumanales, stärkere Pigmentierung in diesem Bereich.

Am Analverschluss ist ein innerer glatter Schließmuskel (M. sphincter ani internus) und ein äußerer quergestreifter Schließmuskel (M. sphincter ani externus) beteiligt:

- M. sphincter ani internus: Verstärkung der inneren Ringmuskelschicht des Dickdarms.
- M. sphincter ani externus: sitzt dem inneren Schließmuskel ähnlich wie einer Manschette von außen auf.

Ein weit wichtigerer Analschließmuskel ist der **M. puborectalis**. Er bildet als Anteil des M. levator ani eine Schlinge um den Mastdarm und zieht bei Kontraktion das Analrohr nach vorne, so dass der Analkanal abgeknickt wird.
Bei operativen Eingriffen am Rektum ist der M. puborectalis unbedingt zu schonen, denn bei einer Verletzung dieser Muskelschlinge ist in viel stärkerem Maße eine Stuhlinkontinenz zu erwarten als bei der Verletzung des M. sphincter ani.

Klinischer Bezug

Bei den *inneren Hämorrhoiden* handelt es sich um Vergrößerungen (Ektasie) des Corpus cavernosum recti, die dann auch ins Lumen hineinragen können. Prädilektionsstellen sind die Einmündungen der zuführenden arteriellen Gefäße bei 3, 8 und 11 Uhr in Steinschnittlage. Als sekundäre Symptome der Stauung treten Juckreiz, Brennen und Blutungen auf. Beim Pressen zum Stuhlgang können Hämorrhoiden bis zum Analrand oder darüber hinaus prolabieren. Bluten diese Hämorrhoiden, so ist das Blut hellrot, da das Corpus cavernosum recti aus der A. rectalis superior gespeist wird. Bei Blutungen ist *immer* endoskopisch ein Anal- oder Rektumkarzinom auszuschließen. Wichtige Untersuchungen sind rektal digitale Untersuchung, Proktoskopie, Rektoskopie, Sigmoido-Koloskopie. Weiterhin gibt es noch einen Venenplexus, der den Analkanal umgibt, auch hier kann es zu schmerzhaften kleinen Thrombosen kommen. Der Endzustand nach Fibrosierung zeigt sich dann als äußere Mariske am Anus. Dies wird fälschlicherweise auch als äußere Hämorrhoide bezeichnet.

8.3 Leber, Gallenblase, Pankreas

Histologie:
Leber: Abbildung Nr. 51, Abbildung Nr. 71, Abbildung Nr. 76, Abbildungen Nr. 136 bis 138 des Bildanhangs
Pankreas: Abbildung Nr. 7 und 72 des Bildanhangs
Gallenblase: Abbildung Nr. 50 des Bildanhangs

H05 ■

→ **Frage 8.34: Lösung A**

Zu (C) und (D): Das **Lig. hepatoduodenale** enthält in seinem freien Rand neben der A. hepatica auch den Ductus choledochus und die V. portae. Es bildet zusammen mit dem Lig. hepatogastricum die Vorderwand der Bursa omentalis und ist Teil des Omentum minus. Das Lig. hepatoduodenale zieht von der kleinen Kurvatur des Magens und dem Anfangsteil des Duodenums zur Leberpforte. Die Verbindung zum Colon gibt es zwischen Magen und Querkolon – das Lig. gastrocolicum. Das Lig. gastrocolicum an der großen Kurvatur des Magens setzt sich in das Omentum majus fort.

Zu (A) und (E): Das **Lig. falciforme hepatis** ist eine Bauchfellduplikatur zwischen dem rechten und linken Leberlappen und der vorderen Bauchwand. Es entsteht aus dem Mesohepaticum ventrale (Meso zwischen Leberanlage und vorderer Bauchwand, nachdem sich die Leberanlage im Mesogastricum ventrale entwickelt hat). Am unteren Rand des Lig. falciforme hepatis verläuft in der Fetalzeit die V. umbilicalis, deren Rest als **Lig. teres hepatis** zur Leberpforte zieht.

Zu (B): An der Facies diaphragmatica schlägt das Lig. falciforme am Rand der Area nuda in das parietale Peritoneum um. Diese Umschlagfalten sind die **Ligg. coronaria**, die so die Area nuda begrenzen.

Bei dieser Gelegenheit sollte man auch die anderen Peritonealduplikaturen des Bauchraums wiederholen. Siehe auch Abb. 8.9 und Abb. 8.10 und Prometheus, Lernatlas der Anatomie, Innere Organe, 2. Auflage, Georg Thieme Verlag 2009, S. 242 f.

F04 ■

→ **Frage 8.35: Lösung A**

Die Viszeralfläche der Leber zeigt Impressionen von folgenden Organen: Am Lobus dexter sieht man eine Impressio renalis (in der Mitte rechts auf dem Bild) mit Impressio suprarenalis (oben auf der Area nuda), eine Impressio colica (rechts unten quer verlaufend) sowie eine Impressio duodenalis (in der Mitte nahe der Gallenblase). Am Lobus sinister kann man eine Impressio gastrica und eine Impressio oesophagea erkennen.
Siehe dazu auch Abb. 8.9 oder Prometheus, Lernatlas der Anatomie, Innere Organe, 2. Auflage, Georg Thieme Verlag 2009, S. 243.

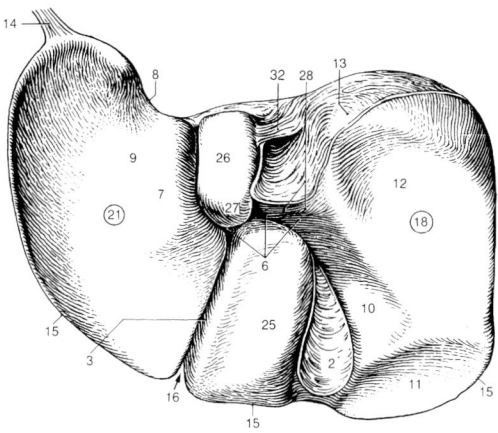

Abb. 8.9 Viszeralfläche der Leber
Aus: Feneis H.: Anatomisches Bildwörterbuch, 7. neubearbeitete und erweiterte Auflage 1993, Georg Thieme Verlag, Stuttgart, New York.

2 Einsenkung für die Gallenblase
3 Furche für das Lig. teres hepatis
6 Leberpforte
7 Tuber omentale
8 Impressio oesophagea
9 Impressio gastrica
10 Impressio duodenalis
11 Impressio colica
12 Impressio renalis (rechte Niere)
13 Impressio suprarenalis (rechte Nebenniere) in der Area nuda
14 Appendix fibrosa hepatis (inkonstant)
15 Unterrand der Leber
16 Einschnitt für das Lig. teres hepatis am unteren Leberrand
18 Rechter Leberlappen
21 Linker Leberlappen
25 Lobus quadratus
26 Lobus caudatus
27 Kaudal vorspringender Teil des Lobus caudatus
28 Parenchymverbindung zwischen Lobus caudatus und rechtem Leberlappen
32 Liq. venae cavae

VIII.7 Leber

Die **Leber** ist das zentrale Stoffwechselorgan und die größte exokrine Drüse des menschlichen Körpers. Durch ihre Einschaltung zwischen V. portae und V. cava inferior ist sie eine bedeutende Zwischenstation auf dem Weg in den Organismus für alle Stoffe, die im Darm resorbiert werden. In den Leberzellen (Hepatozyten) finden wichtige Syntheseleistungen statt (Cholesterin, Proteine, Gerinnungsfaktoren, Gallensäuren). Für Glukose ist die Leber ein zentrales Speicherorgan (Glykogenspeicher), eine zentrale Bedeutung hat sie bei der

Entgiftung von körpereigenen und körperfremden Stoffen (Glucuronidierung usw.). Die Leber liegt zum größten Teil in der Regio hypochondriaca dextra unter der rechten Zwerchfellkuppel. Mit dem linken Leberlappen erreicht sie in der Parasternallinie die linke Regio hypochondriaca. Der untere Leberrand verläuft bis zur Medioklavikularlinie rechts unter dem rechten Rippenbogen. Beim Erwachsenen sollte bei tiefer Inspiration der Leberrand nicht tastbar sein, ansonsten ist die Leber vergrößert (Vorsicht allerdings beim Emphysemthorax). Beim Kind sind die Verhältnisse anders, die Leber kann den rechten Rippenbogen um mehrere Zentimeter überragen.

Das Organ ist von Peritoneum viscerale und einer Bindegewebskapsel umgeben. Das Kapselbindegewebe hat Verbindung zum intrahepatischen Bindegewebe.

- **Facies diaphragmatica:** Die gewölbte Oberfläche passt sich der Form des Zwerchfells an. In einem dreieckigen Bereich – Area nuda – ist die Leber mit der Pars lumbalis des Zwerchfells verwachsen. Auf der Area nuda münden die beiden Lebervenen in die V. cava inferior. Die Area nuda wird von den Umschlagfalten des viszeralen ins parietale Peritoneum begrenzt (Lig. coronarium hepatis). Vorne laufen die beiden Anteile des Lig. coronarium zum Lig. falciforme zusammen, das rechten und linken Leberlappen abgrenzt.
- **Facies visceralis:** Sie verläuft schräg von hinten oben nach vorne unten. Nach beiden Seiten der Leberpforte lassen sich noch 2 Lappen abgrenzen, Lobus caudatus und Lobus quadratus. Die Facies diaphragmatica zeigt Eindrücke – Impressiones – der Nachbarorgane.
- **Leberpforte:** Dort treten die Gefäße (2 Äste der A. hepatica propria, die V. portae) und Nerven ein, der Ductus hepaticus communis aus. Die Leberpforte ist über das Omentum minus und dessen freien Rand, das Lig. hepatoduodenale, mit Magen und Duodenum verbunden.

Die Gliederung der Leber und ihr mikroskopischer Aufbau wird durch die Anordnung intrahepatischer Gefäße bestimmt. Wichtig ist, dass Blut aus der V. portae und der A. hepatica propria gemeinsam in die Lebersinus gelangt und über die Vv. centrales abfließt. Zur Glisson-Trias siehe Lerntext VIII.8.

Die Leber ist aus einzelnen **Leberläppchen** aufgebaut. Ein solches Läppchen hat man sich etwa birnenförmig vorzustellen, allerdings mit polygonaler Oberfläche, so dass sich im histologischen Schnitt das typische honigwabenartige Bild ergibt. Im Schnitt sieht man in der Mitte das Lumen der **Zentralvene**. Balken von Leberzellen (Hepatozyten) sind auf das Zentrum hin gerichtet, also radiär zu den Zentralvenen angeordnet. Dazwischen liegen die Spalträume der Lebersinusoide, in die

schließlich das nährstoffreiche Blut der V. portae aus der Glisson-Trias gelangt und dabei in Richtung der Zentralvenen fließt.

Hepatozyten

In Hepatozyten sind sowohl glattes wie auch raues endoplasmatisches Retikulum gut entwickelt. Leberzellen gehören zu den vielseitigsten Zellen des Körpers. Während das raue endoplasmatische Retikulum (rER) Syntheseaufgaben erfüllt (s. u.), ist das glatte endoplasmatische Retikulum (gER) an folgenden Funktionen beteiligt:

- **Konjugation** von Bilirubin: Lipophiles, an Albumin gebundenes Bilirubin gelangt durch die perisinusoidale Plasmamembran in die Leberzelle, wird am gER konjugiert, damit wasserlöslich („direktes Bilirubin", kann laborchemisch extra bestimmt werden und ist wichtig für die Differentialdiagnose zwischen prähepatischem und intra- bzw. posthepatischem Ikterus), und über die Galle in den Darm ausgeschieden.
- **Entgiftung:** Oxidation (Zytochrom P_{450}) und anschließende Konjugation von Fremdstoffen (z. B. Arzneimittel, Pestizide). Durch die Konjugation werden ursprünglich lipophile Substanzen wasserlöslich und ausscheidbar.
- **Synthese von Lipiden:** z. B. Cholesterin und Triglyzeride, die zusammen mit Apoproteinen aus dem rER dann Lipoproteinkomplexe bilden.
- **Glykogenabbau:** Die Leber ist der Hauptglykogenspeicher des Körpers. Bei erniedrigtem Blutglukosespiegel wird über Glukagon und Adrenalin, die an die Leberzelle binden, und über den second messenger cAMP und Calcium der Glykogenabbau eingeleitet. Im gER speziell findet die Dephosphorylierung von Glucose-6-Phosphat statt.
- **Synthese von Gallensäuren** aus Cholesterin: Zu beachten ist, dass aber nur etwa 20 % der Gallensäuren in der Leber synthetisiert werden, der hauptsächliche Anteil entstammt dem enterohepatischen Kreislauf.

Das rER ist an der Synthese von einigen Serumproteinen (Lipoproteinen, Albumin, einige Gerinnungsfaktoren) beteiligt.

Die **Lebersinusoide** bilden die Austauschstrecke zwischen Blut und Leberzellen. Sie werden von dünnem, lückenhaftem Endothel ausgekleidet, das Endothelporen aufweist. Eine weitere Besonderheit ist der Disse-Raum, perisinusoidaler Raum, der zwischen Sinusendothelzellen und Hepatozyten liegt. Es ragen viele Mikrovilli der Hepatozyten in den perisinusoidalen Raum hinein. Im Sinusendothel findet man auch Kupffer-Zellen (Makrophagen), die mit zum monozytären Phagozytensystem zählen. (Siehe auch Abbildung Nr. 51 des Bildanhangs.)

Die **intrahepatischen Gallenwege** beginnen als rinnenförmige Einsenkungen zwischen zwei Leberzellen (Gallenkanälchen, Gallenkapillaren, Canaliculi biliferi) und werden nur durch die Plasmamembran der Hepatozyten begrenzt. Sie besitzen keine eigene Epithelauskleidung. Beidseits der Gallenkanälchen ist der Interzellularspalt der beiden Leberzellen durch tight junctions abgedichtet. Die Gallenkanälchen setzen sich in kurze Schaltstücke (Hering-Kanälchen) und dann in interlobuläre Gallengänge fort. Diese Gallengänge liegen dann im periportalen Feld innerhalb der Glisson-Trias.

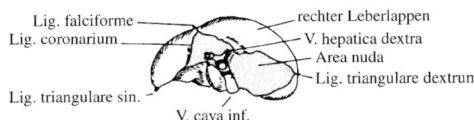

Abb. 8.10 Blick von kranial auf die Leber

Klinischer Bezug

Die größeren intrahepatischen Gallenwege, die Gallenblase und die extrahepatischen Gallenwege können mit Hilfe des Ultraschalls recht gut dargestellt werden. Gallensteine oder ein Aufstau der Gallenwege können auf diese Weise diagnostiziert werden, so dass die Röntgenuntersuchung der Gallenwege besonderen Indikationen vorbehalten bleibt. Beispielsweise kann man durch eine ERCP (endoskopische retrograde Cholangiopankreatikographie) retrograd über ein Duodenoskop die Papille sondieren und Kontrastmittel applizieren. Der Vorteil dieser Methode besteht darin, in gleicher Untersuchung interventionell tätig werden zu können, z. B. Entfernung von Choledochussteinen, Einlegen eines Stents usw.

Klinischer Bezug

Bei einer Abflussbehinderung der Galle durch Steine in den Gallenwegen (Choledocholithiasis) oder durch Tumoren (z. B. Pankreaskopfkarzinom) kommt es zu einem **posthepatischen Ikterus bzw. Verschlussikterus** nach Übertritt von Gallenfarbstoffen (Bilirubin) ins Blut. Daneben unterscheidet man noch andere Formen des Ikterus (*prähepatisch* durch Hämolyse, vermehrter Anfall von Bilirubin, *intrahepatisch* bei Leberparenchymerkrankungen wie Hepatitis, Leberzirrhose, Intoxikationen).

F08 ■

→ **Frage 8.36: Lösung C**

Die **Lebervenen münden** auf der Area nuda der Facies diaphragmatica der Leber – also direkt **kaudal des Zwerchfells** – in die **V. cava superior.**
Das Lig. hepatoduodenale enthält in seinem freien Rand neben der A. hepatica auch den Ductus choledochus und die V. portae. Das Lig. hepatoduodenale

zieht von der kleinen Kurvatur des Magens und dem Anfangsteil des Duodenums zur Leberpforte. Siehe Abb. 8.10.

F10 ■

→ **Frage 8.37: Lösung C**

Zu **(C)**: Die Leber wird aufgrund der Aufteilung der Gefäßtrias A. hepatica propria, V. portae hepatis und Ductus choledochus in **funktionelle Segmente** unterteilt, die sich zwar auf die Leberoberfläche projizieren lassen, aber von der **anatomischen Unterteilung** in rechten und linken Leberlappen (Lig. falciforme hepatis) bzw. Lobus caudatus und Lobus quadratus abweichen: **Jedes dieser Segmente verfügt über einen Ast** der A. hepatica propria, der V. portae hepatis und des Ductus choledochus. Diese funktionelle Aufteilung gewährleistet, dass die einzelnen Segmente funktionell unabhängig sind. Dies ermöglicht überhaupt erst die **chirurgische Resektion** von Lebersegmenten.
Zu **(A)**: Die Einteilung hat nichts mit den **Impressionen der Nachbarorgane** zu tun.
Zu **(B)**: Die Lebersegmente sind **auf der Oberfläche nicht sichtbar**.
Zu **(D)**: Der **Verlauf der Lebervenen** ist von der Segmenteinteilung und der Versorgung durch die Gefäßtrias unabhängig. Die 3 großen Lebervenen verlaufen zwischen den Segmenten und nehmen das Blut aus benachbarten Segmenten auf.
Zu **(E)**: Das **Lig. falciforme hepatis** grenzt nicht an alle Segmente des rechten Leberlappens, sondern nur an das Segment IV. Siehe Prometheus, Lernatlas der Anatomie, Innere Organe, 2. Auflage, Georg Thieme Verlag 2009, S. 243 und 244.

H09 ■

→ **Frage 8.38: Lösung E**

Zu **(E)**: Siehe Kommentar zu 8.37 (C).
Zu **(A)**: Der **Ductus choledochus** ist etwa 6–8 cm lang und mündet zumeist gemeinsam mit dem Pankreasgang auf der Papilla duodeni major.
Zu **(B)**: Das **Lig. coronarium hepatis** verbindet die Rückseite der Leber mit dem Zwerchfell.
Zu **(C)**: Unterhalb des Zwerchfells gibt die Leber meist drei Vv. hepaticae in die **V. cava inferior** ab.
Zu **(D)**: Der **Rippenbogen bei maximaler Exspiration** ermöglicht selbstverständlich nicht die Bestimmung der Lebersegmente.

H10

→ **Frage 8.39: Lösung A**

Zu **(A)**: Ausschließlich im anatomisch linken Leberlappen liegen das Segment II und III. Dann folgen noch in der Pars sinistra medialis das Segment IV (Unterteilung: oben IVa, unten IVb) und der **Lobus caudatus als Segment I**. Die Segmente V–VIII liegen in der Pars dextra hepatis. Siehe entsprechende Abbildungen im Anatomieatlas, z. B. Prometheus, Lernatlas der Anatomie, Innere Organe, 2. Auflage, Georg Thieme Verlag, Stuttgart, 2009, S. 244.

H07 ■

→ **Frage 8.40: Lösung B**

Siehe Kommentar zu Frage 8.37.
Ausschließlich im anatomisch linken Leberlappen liegen das **Segment II und III**. Dann folgen noch in der Pars sinistra lateral Segment IV (Unterteilung oben in IVa, unten IVb) und der Lobus caudatus als Segment I. Die Segmente V bis VIII liegen in der Pars dextra hepatis. Siehe entsprechende Abbildungen im Anatomieatlas.

F00

→ **Frage 8.41: Lösung A**

Die mit der Vitalfärbung mit Tusche dargestellten Zellen sind **Kupffer-Zellen**. Mit der Injektion von Tusche in die Pfortader lässt sich so die Phagozytosefunktion dieser Zellen darstellen. Das Fremdmaterial wird in den Kupffer-Zellen gespeichert. Ansonsten enthalten diese Zellen die Reste phagozytierter Erythrozyten, also viel Eisen.

F10

→ **Frage 8.42: Lösung C**

Zu **(C)**: **Ito-Zellen** (perisinusoidale Zellen, **hepatische Sternzellen**) wurden bisher nur als fettspeichernde und Vitamin A-enthaltende Zellen - im Disse-Raum liegend - erfragt. Diese Zellen bilden das spärliche Bindegewebe des Disse-Raumes, in der ruhenden Funktion speichern sie Vitamin A in Lipidtropfen. Ito-Zellen spielen eine Rolle bei der Entstehung der **Leberzirrhose**, also der verstärkten Kollagenbildung in der Leber. Bei einer chronischen Entzündung des Lebergewebes werden Mediatorstoffe frei, die zur Aktivierung der normalerweise ruhenden Sternzellen führen: Dabei verlieren diese ihren Vitamin-A-Speicher, synthetisieren verstärkt proinflammatorische Zytokine, verwandeln sich zu Myofibroblasten und bilden vermehrt Kollagenfibrillen. Interessant ist der weitgehend gleiche Verlauf chronischer Lebererkrankungen völlig unterschiedlicher Ätiologie (Hepatitis, Alkoholabusus, Cholestase usw.).
Zu **(A)**: Die **Hepatozyten** (Leberzellen) sind an vielen **Stoffwechselvorgängen** beteiligt, u. a. an der Synthese von Fettsäuren und Gallensäuren, v. a. auch an der Entgiftung toxischer Stoffe.
Zu **(B)**: Die **Kupffer-Zellen** sind sternförmige **Makrophagen** der Leber mit ovalem Zellkern. Sie sind für den Abbau von Schadstoffen, Bakterien und Stoffwechselprodukten verantwortlich.

H05 ■

→ **Frage 8.43: Lösung A**

Eine ähnliche Frage wurde in der Prüfung H04 schon gestellt. Nach Leberzelluntergang kann man eine Steigerung der Mitoserate von Leberzellen beobachten. Normalerweise hat ein Hepatozyt eine Lebensdauer von 150 Tagen oder noch länger. Bei der Regeneration von Hepatozyten kommen Stammzellen zum Tragen, die in den Schaltstücken (Hering-Kanäle) zwischen Hepatozyten und interlobulären Gallengängen liegen. Man bezeichnet sie als Ovalzellen.

F02

→ **Frage 8.44: Lösung C**

Die von der Leber produzierten Stoffe werden zum einen ins Blut, zum anderen in die Ausführungsgänge (Gallenwege) abgegeben. Die Leber sezerniert Plasmaproteine (hier gemeint sind z. B. Fibrinogen (Faktor I), Prothrombin (Faktor II) sowie die Gerinnungsfaktoren V, VII, IX und X). Die Plasmaproteine werden im rER synthetisiert und gelangen über den Golgi-Apparat zur Zelloberfläche und von dort in den Disse-Raum.
Zu **(B)**: Die von der Leber sezernierten Gallensalze gelangen über aktiven Transport in die Gallenkanälchen. Auch das in der Leber konjugierte Bilirubin wird wieder in die Gallenkanälchen abgegeben.
Zu **(D)**: Die Lebersinusoide sind die Austauschstrecke zwischen Blut und Hepatozyt, dazwischen liegt noch der Disse-Raum. In die Lebersinusoide fließt nährstoffreiches Blut aus der V. portae und sauerstoffreiches Blut aus der A. hepatica propria.
Zu **(E)**: Ito-Zellen sind Fettspeicherzellen im Disse-Raum. Sie speichern exogen zugeführtes Vitamin A in den Fetttropfen.

H08 ■

→ **Frage 8.45: Lösung C**

Dargestellt ist ein **periportales Feld** (Glisson-Trias) der Leber. Dies bezeichnet den gemeinsamen Verlauf jeweils eines Astes der V. portae, der A. hepatica propria und der intrahepatischen Gallenwege. Bei dem großen Gefäß in der Mitte handelt es sich um eine V. interlobularis (Ast der Pfortader). Darunter liegt eine A. interlobularis (Ast der A. hepatica propria), erkennbar an den Muskelzügen und der etwas dickeren Wand. Das **mit einem Pfeil bezeichnete Lumen ist ein Gallengang**, der einschichtig kubisches Epithel aufweist. Siehe Abb. 8.11.

H09 ■ ■

→ **Frage 8.46: Lösung C**

Zu **(C)**: Die Abbildung wurde bereits in der letzten Prüfung gezeigt mit der Beschriftung aller Strukturen. Auf der Abbildung erkennt man die **Leber** mit der typischen **strangartigen Anordnung der Hepatozyten** (Leberzellbalken), die auf eine hier nicht zu sehende Zentralvene zulaufen. In der **Mitte des Bildes** sieht man ein **periportales Feld mit** einer **Glisson-Trias** - Anschnitte des hier markierten querovalen **Portalvenenastes** (V. interlobularis, ausgekleidet mit Endothel), **eines Gallengangs** (links oberhalb, kubisches Epithel; (D) ist falsch) sowie ein **Ast der A. hepatica propria** (A. interlobularis, unterhalb des Portalvenenastes; (B) ist falsch). Das **Portalvenensystem führt venöses Blut** (C) aus den unpaaren Bauchorganen über die V. portae in die Leber, wo sich die Portalvenengefäße dann weiter verzweigen.

Zu (A): Die Abbildung zeigt einen Leberausschnitt. **Bauchspeichel** scheidet somit aus.

Zu (E): Man unterscheidet tiefe und oberflächliche **Lymphgefäße der Leber**. Das intralobuläre Netzwerk soll in den Leberläppchen beginnen und mit den Ästen der Vv. hepaticae zum Zwerchfell ziehen. Das interlobuläre Netz verläuft mit den Pfortaderästen zur Porta hepatis.

VIII.8   Glisson-Trias

Zwischen den honigwabenartig angeordneten Leberläppchen befindet sich jeweils ein bindegewebiger Raum – das periportale Feld bzw. die **Glisson-Trias** – der 3 Gefäßanschnitte zeigt (Abb. 8.11):

- **V. interlobularis** aus der V. portae (diese führt Blut aus den unpaaren Bauchorganen, wie z. B. Darm, Milz).
- **A. interlobularis** – aus der A. hepatica propria (Vasa privata der Leber, aus dem Truncus coeliacus).
- **Ductus interlobularis** – Abschnitt der intrahepatischen Gallenwege, zu erkennen am einschichtig kubischen Epithel.

In der Glisson-Trias ist also jeweils ein Ast der V. portae, der A. hepatica propria und des Gallengangsystems enthalten.

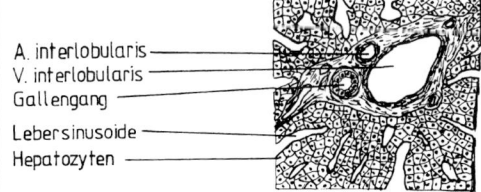

A. interlobularis
V. interlobularis
Gallengang
Lebersinusoide
Hepatozyten

Abb. 8.11 Glisson-Trias

H06 H01 ■ ■
→   **Frage 8.47: Lösung E**

Nach dem perisinusoidalen Raum wird häufig gefragt. **Sinusoide** sind die Gefäße, die durch die **Leberläppchen** ziehen. Wie bei allen Gefäßen besteht die Wand aus **Endothelzellen**, hier allerdings aus gefenstertem Endothel (= Uferzellen), in einem Teil der Endothelfenster sitzen die **Kupffer-Sternzellen** (= Gewebsmakrophagen der Leber). Zwischen dem Endothel und den hier mit Mikrovilli besetzten **Hepatozyten** liegt der **Disse-Raum**. Im Disse-Raum findet man die so genannten **Ito-Zellen**, die Fett und Vitamin A speichern, aber auch Kollagenfibrillen bilden können, siehe Kommentar zu Frage 8.42. Die **Gallenkanälchen** entstehen durch Spaltbildung zwischen den Hepatozyten; sie sind bis zur Glisson-Trias nicht mit Epithel ausgekleidet. Im Bereich der Glisson-Trias, die ja aus Vene, Arterie und Gallenkanälchen gebildet wird, liegt häufig auch noch ein Lymphgefäß, das jedoch nicht zur Trias zählt.

F02 ■
→   **Frage 8.48: Lösung E**

Die von der Leber gebildeten Bestandteile der Galle gelangen in die zwischen den Hepatozyten gelegenen Gallenkanälchen, die keine eigene Zellwand besitzen. Der Substanzweg innerhalb der Leberzelle verläuft quer durch die Leberzelle zu den Gallenkanälchen (A). Die Gallenkanälchen sind gegenüber dem restlichen Zellzwischenraum mit Zonulae occludentes abgedichtet, sodass keine Galle in den Disse-Raum gelangen kann (Trennung von Blut und Gallenwegen, (B)).

Der ungehinderte Abfluss der Galle über intrahepatische und schließlich extrahepatische Gallenwege ist wichtig (D).

Zu (E): Die phagozytische Aktivität der Kupffer-Sternzellen hat mit der Galleexkretion und dem Galleabfluss aus der Leber nichts zu tun.

Gallenkanälchen (Gallenkapillaren) entstehen durch rinnenförmige Einsenkungen zwischen 2 Leberzellen, und sie werden von den Zellmembranen der Leberzellen begrenzt. Sie besitzen also keine eigene epitheliale Auskleidung, wie z. B. ein Endothel, ihre Wand wird nur von Leberzellen gebildet. Sie stellen praktisch Ausgüsse eines unsichtbaren Röhrensystems zwischen Leberzellen dar. Beidseits der Gallenkanälchen werden die Interzellularräume durch tight junctions abgedichtet, damit die Galle nicht in die Interzellularräume gelangt. Siehe Abb. 8.12.

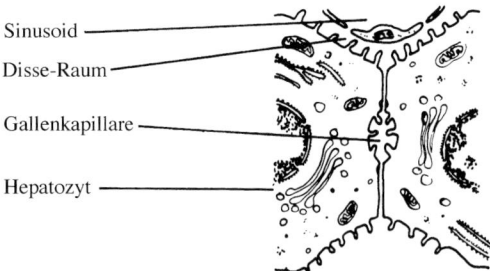

Abb. 8.12   Gallenkapillare, Disse-Raum

F09 ■

→   **Frage 8.49: Lösung A**

Zu **(A)**: **Gallekanälchen** bilden den Beginn der intrahepatischen Gallenwege, sie liegen **am apikalen Zellpol zweier benachbarter Hepatozyten**, wobei ihre Wand nur von den Hepatozyten gebildet wird.
Zu **(B)**–**(E)**: Gallekanälchen haben **kein eigenes Endothel** ((B), (C)), **keine Basalmembran** (D) und **keine kontraktilen Zellen** (E) in ihrer Wand. Beidseits der Gallekanälchen liegen Haftkomplexe, die den Interzellulärraum zwischen den Hepatozyten gegen die Gallebestandteile abdichten.

F02 ■

→   **Frage 8.50: Lösung D**

Im Zentrum des klassischen **Leberläppchens**, Lobulus hepatis, liegt die Zentralvene, an den „Ecken" liegen die periportalen Felder mit einem Ast der V. portae, einem Ast der A. hepatica und einem Gallengang ((B), (C) und (E)). Die Sinusoide verlaufen radiär auf die Zentralvene zu.
Es gibt verschiedene Möglichkeiten, die **Leberarchitektur** zu gliedern – das Läppchen-Konzept und das etwas modernere, funktionell orientierte Konzept des Leberazinus:

- **Zentralvenen-Leberläppchen** (Zentralvene im Mittelpunkt)
- portales Leberläppchen (periportales Feld im Mittelpunkt)
- Leberazinus

Der Leberazinus ist eine funktionelle Einheit, bei dem die Blutversorgung im Vordergrund steht: Sie kommt von einer Achse, die sich zwischen 2 periportalen Feldern nach beiden Seiten in benachbarte Läppchenanteile erstreckt. Der Leberazinus hat daher die Form eines **Rhombus**, dessen Ecken wie beschrieben durch 2 gegenüberliegende periportale Felder sowie durch 2 Zentralvenen gebildet werden. Der Leberazinus bezeichnet also das Versorgungsgebiet einer A. und V. interlobularis.
Merken sollte man sich aber, dass die pathologische Nomenklatur auf der klassischen Läppchenarchitektur beruht und die relativ moderne Betrachtungsweise des Azinus nicht berücksichtigt.

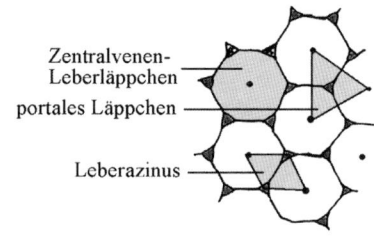

Abb. 8.13   Leberarchitektur

F09 ■ ■

→   **Frage 8.51: Lösung B**

Die **Plica spiralis** (Heister-Klappe) beschreibt mehrere spiralig angeordnete Falten im Lumen von Gallenblasenhals und **Ductus cysticus** (B), jedoch nicht mehr im **Ductus choledochus** (C).
Diese Strukturen dienen als Verschlussapparat, um eine Gallenblasenentleerung (bei plötzlich ansteigendem intraabdominalem Druck, z. B. Husten) zu verhindern.

H95

→   **Frage 8.52: Lösung D**

Die Gallenblase erhält ihre arterielle Gefäßversorgung aus der A. cystica, die aus dem R. dexter der A. hepatica propria entspringt (also letztendlich aus dem Truncus coeliacus).
Zu **(A)**: Nur die freie Oberfläche der Gallenblase besitzt einen Peritonealüberzug. Die zur Viszeralfläche der Leber hin gerichtete Seite ist durch Bindegewebe mit der Leber verbunden (s. Abb. 8.9).
Zu **(E)**: In der Medioklavikularlinie überragt die Gallenblase geringfügig den Leberrand und hat dort Kontakt zur Bauchwand.
Zu **(C)**: Der Gallenblasenfundus hat engen Kontakt zur Flexura coli dextra. Dadurch können bei Gallenblasenentzündungen Verwachsungen vorkommen. In seltenen Fällen können bei Gallensteinleiden auch Steine durch die Wand beider Organe ins Kolon wandern, sog. Gallensteinileus (aus einer alten Prüfungsfrage).

F05

→   **Frage 8.53: Lösung C**

In der Pars descendens duodeni liegt die **Papilla duodeni major** (Papilla Vateri), dort münden der Ductus pancreaticus major und der Ductus choledochus entweder gemeinsam oder getrennt. Manchmal existiert auch noch eine Papilla duodeni minor bei getrennter Einmündung eines Ductus pancreaticus minor (vgl. Embryologie, zwei Pankreasknospen).

Klinischer Bezug

Durch die gemeinsame Einmündung kann es bei Raumforderungen im Bereich des Pankreaskopfes, z. B. bei Pankreaskopfkarzinom, auch zum Aufstau des Gallengangs und zu einem Ikterus (Gelbsucht, Anstieg von Bilirubin im Blut) kommen. Über die Papille können die Gallenwege endoskopisch sondiert und mittels Kontrastmittel röntgenologisch dargestellt werden. Interventionell in gleicher Untersuchung können Gallenwegskonkremente über das Endoskop mittels spezieller Katheter entfernt werden (endoskopisch retrograde Cholangiografie – ERC oder ERCP – endoskopisch retrograde Cholangiopankreatikografie).

F10 ■
→ **Frage 8.54: Lösung E**

Zu **(E)**: Der **Ductus pancreaticus accessorius** (oder minor) mündet in der **Pars descendens duodeni**, mit einer eigenen Papilla duodeni minor oberhalb der Papilla duodeni major. Auch eine gemeinsame Mündung beider Gänge ist möglich. Siehe Prometheus, Lernatlas der Anatomie, Innere Organe, 2. Auflage, Georg Thieme Verlag 2009, S. 248 und 251.

H05
→ **Frage 8.55: Lösung E**

Die von der Leber produzierte Galle gelangt über die großen **extrahepatischen Gallenwege** (Ductus hepaticus dexter et sinister, Ductus hepaticus communis, Ductus choledochus) ins Duodenum, wo der **Ductus choledochus** in der Pars descendens an der Papilla duodeni major (Regelfall) mündet.
Die **Ampulla hepatopancreatica** ist die Vereinigung des Ductus choledochus mit dem Ductus pancreaticus vor der gemeinsamen Mündung auf der **Papilla duodeni major**.
Siehe Prometheus, Lernatlas der Anatomie, Innere Organe, 2. Auflage, Georg Thieme Verlag 2009, S. 248 f.

H08 ■
→ **Frage 8.56: Lösung B**

Arteria und Vena mesenterica superior überkreuzen ventral den **Processus uncinatus** des Caput pancreatis.
Zu **(A)**: Das **Caput pancreatis** wird von der **Radix mesocolica überkreuzt**. (Der Unterrand des Caput pancreatis liegt allenfalls kranial der Radix mesenterii.)
Zu **(C)**: Die **Cauda pancreatis** endet am **Hilum der Milz**, vorher überkreuzt sie die linke Niere.
Zu **(D)**: Das **Corpus pancreatis überquert** die Wirbelsäule in Höhe des **1. bis 2. Lendenwirbelkörpers**.

Es liegt in der vom Duodenum gebildeten „C-Schlinge".
Zu **(E)**: Die Vorderfläche des Pankreas ist von Peritoneum überzogen, die Hinterfläche ist sekundär mit der hinteren Bauchwand verwachsen (das Organ liegt **retroperitoneal**). Siehe Prometheus, Lernatlas der Anatomie, Innere Organe, 2. Auflage, Georg Thieme Verlag 2009, S. 250, 256, 376.

F05
→ **Frage 8.57: Lösung B**

Am **Pankreas** unterscheidet man einen Pankreaskopf, Caput pancreatis, das Corpus pancreatis und den Pankreasschwanz, Cauda pancreatis. Der Pankreaskopf liegt in der C-Schlinge des Duodenums, Corpus und Cauda verlaufen leicht nach links aufsteigend retroperitoneal am Boden der Bursa omentalis nach links. Der Pankreaskörper überquert dabei die Wirbelsäule in Höhe von L1 bis L2 und zieht über die Aorta. Der Pankreasschwanz erreicht das Milzhilum. Dorsal davon liegt die linke Niere.
Hinter dem Pankreaskopf liegt der Zusammenfluss der V. mesenterica superior mit der V. mesenterica inferior und der V. splenica sowie der Beginn der V. portae. Die A. splenica verläuft am oberen Rand des Pankreas stark geschlängelt zur Milz. Die A. mesenterica superior liegt dorsal des Corpus pancreatis. Die V. lienalis/splenica verläuft direkt kranial des Pankreaskörpers.
Siehe auch entsprechende Abbildungen des Abdominalsitus, z. B. Prometheus, Lernatlas der Anatomie, Innere Organe, 2. Auflage, Georg Thieme Verlag 2009, S. 247, 250.

VIII.9	Pankreas

Die Anlage des Pankreas erscheint im Mesenterium dorsale (dorsale Pankreasknospe bzw. als ventrale Pankreasknospe im ventralen Mesenterium), liegt also primär intraperitoneal und gelangt im Verlauf der Magendrehung (bei der das ganze Mesenterium dorsale mit Pankreas und Milz nach links gezogen wird, Abb. 8.2) und der Ausdehnung der Bursa omentalis an die hintere Leibeswand. Dort bleibt es hängen, und sein Serosaüberzug (viszerales Peritoneum) verwächst mit der hinteren Bauchwand. Somit resultiert die sekundär retroperitoneale Lage.
Am Pankreas unterscheidet man einen Pankreaskopf, Caput pancreatis, das Corpus pancreatis und den Pankreasschwanz, Cauda pancreatis. Der Pankreaskopf liegt in der C-Schlinge des Duodenums, Corpus und Cauda verlaufen leicht nach links aufsteigend retroperitoneal am Boden der Bursa omentalis nach links. Der Pankreaskörper überquert dabei die Wirbelsäule in Höhe von L1 bis L2 und zieht über die Aorta. Der Pankreas-

schwanz erreicht das Milzhilum (Abb. 8.8). Der Ductus pancreaticus major sammelt kleinere Zuflüsse aus dem Pankreasgewebe und verläuft in der Mitte des Pankreas parallel zum Pankreasschwanz und Pankreaskorpus. Er mündet meist zusammen mit dem Ductus choledochus auf der Papilla duodeni major in der Pars descendens duodeni.

Klinischer Bezug:

Der Pankreasgang kann auch im Ultraschall dargestellt werden, so kann ein Aufstau und damit eine Erweiterung des Ganges erkannt werden. Auch Gangunregelmäßigkeiten oder sogar Konkremente können bei entsprechender Auflösung und Erfahrung des Untersuchers erkannt werden.

Hinter dem Pankreaskopf liegt der Zusammenfluss der V. mesenterica superior mit der V. mesenterica inferior und der V. splenica und der Beginn der V. portae. Die A. splenica verläuft am oberen Rand des Pankreas stark geschlängelt zur Milz.

Zur arteriellen Versorgung des Pankreas siehe auch Kommentar zu Frage 8.59 und Abb. 8.8.

Beim Pankreas kann man den exokrinen Teil vom endokrinen Teil, dem Inselorgan, auch histologisch unterscheiden. Der exokrine Pankreas ist eine rein seröse Drüse mit azinösen Endstücken. Das Ausführungsgangsystem besteht nur aus langen Schaltstücken, Streifenstücke fehlen. Charakteristisch sind die sog. *zentroazinären Zellen,* eine Einstülpung der Schaltstücke in die Azini. Die Azini färben sich basal (= außen) intensiv basophil, denn dort liegt viel Ergastoplasma, während apikal azidophile Zymogengranula zu beobachten sind (Abb. 8.14).

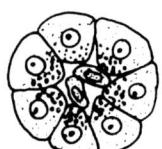 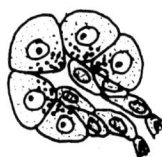

Abb. 8.14 Endstücke im Pankreas, zentroazinäre Zellen

Eingestreut in das Drüsengewebe des exokrinen Pankreas finden sich die Inseln des endokrinen Pankreas (Langerhans-Inseln). Sie entstehen während der Entwicklung des Pankreas aus dem gleichen Blastem, sondern sich aber schon früh aus der Pankreasanlage als eigenständige Epithelkomplexe ab und erhalten eine eigene Bindegewebshülle mit Blutkapillaren.

Die Langerhans-Inseln finden sich zahlreicher im Pankreaskörper und -schwanzteil als im Pankreaskopf.

An den Langerhans-Inseln lassen sich aufgrund der Anfärbbarkeit und der Ultrastruktur der Granula 3 Zellarten unterscheiden:

A-Zellen (20 %) bilden Glucagon, einen Insulinantagonisten. Dieses erhöht den Blutzuckerspiegel. Ein Ausfall der A-Zellen verursacht Hypoglykämie.

B-Zellen (80 %) bilden Insulin. Insulin senkt den Blutzuckerspiegel, wirkt hypoglykämisch. Ein Mangel an Insulin verursacht also Hyperglykämie → Diabetes mellitus.

D-Zellen bilden Somatostatin.

A, B- und D-Zellen gehören zusammen mit anderen endokrin tätigen Zellen zum APUD-System.

PP-Zellen bilden pankreatisches Polypeptid, welches die Sekretion des exokrinen Pankreas hemmen kann.

Klinischer Bezug

Beim **Diabetes mellitus** unterscheidet man den Typ I, der durch Zerstörung der B-Zellen (idiopatisch oder immunologisch bedingt) und damit durch absoluten Insulinmangel gekennzeichnet ist (primäre Insulintherapie), von einem Typ II, wobei hier vor allem der relative Insulinmangel bei Insulinresistenz der peripheren Zielzellen eine Rolle spielt. Ein wichtiger Faktor bei der Insulinresistenz ist das metabolische Syndrom mit stammbetonter Adipositas, Glukosetoleranzstörung, Hyperlipidämie und meist auch einer arteriellen Hypertonie. Der Typ II-Diabetes ist primär nicht insulinabhängig, manifestiert sich später und verläuft schleichender.

Auch bei einer **chronischen Pankreatitis** oder nach Pankreasoperationen kann ein Insulinmangel bzw. eine diabetische Stoffwechsellage auftreten, so dass eine Insulintherapie erforderlich wird.

F06 ■
⇥   **Frage 8.58: Lösung B**

Bikarbonat wird in den Epithelzellen von Schaltstücken und *intra*lobulären Ausführungsgängen des **Pankreas** sezerniert, die Epithelzellen des *inter*lobulären Ausführungsgangsystems sezernieren Muzin.

B-Zellen und D-Zellen liegen im Inselorgan des Pankreas, also im endokrinen Anteil, die B-Zellen produzieren Insulin, die D-Zellen Somatostatin.

Pankreasazinuszellen sind seröse, Protein sezernierende Zellen, die viel raues endoplasmatisches Retikulum enthalten (rER), das somit basophil reagiert. Apikal finden sich Zymogengranula (eosinophil), die die in der Zelle sezernierten Proenzyme enthalten. **Azinuszellen** sind durch Haftkomplexe untereinander verbunden, um die Interzellulärräume gegen das Lumen abzudichten. Das Sekret enthält Proenzyme unterschiedlichster Proteasen, Nukleasen, Lipasen und Amylasen. Die Regulation erfolgt innerhalb des gastro-pankreatischen Systems sowohl humoral (**Cholezystokinin** aus der Duodenal-schleimhaut bindet an den Zellmembranrezeptor der Azinuszelle und fördert die Freisetzung von Sekretgranula) als auch nerval (Acetylcholin steigert die Sekretion – „Vagusreiz"). Weiterhin fördern auch andere Substanzen die Pankreassekretion: **Sekretin** (wirkt auf die Zellen des Gangsystems, die dann verstärkt Bikarbonat produzieren) sowie Insulin oder Gastrin.

H05 ■

→ **Frage 8.59: Lösung B**

Der Pankreasschwanz wird über Äste der A. splenica versorgt. Die Gefäßversorgung des Pankreas ist teilweise mit der des Duodenums *identisch*! Hierbei handelt es sich um je einen vorderen und hinteren **Gefäßbogen**, jeweils bestehend aus einer A. pancreaticoduodenalis superior (aus der A. gastroduodenalis) und einer A. pancreaticoduodenalis inferior (aus der A. mesenterica superior). Diese Gefäße versorgen Pankreaskopf und Duodenum gemeinsam. Das Pankreas erhält zusätzlich arterielles Blut aus der A. splenica.
Siehe Lerntext VIII.20.

8.4 Milz

Histologie:
Siehe Abbildung Nr. 39, und Abbildung Nr. 139, 140 des Bildanhangs

F09 ■

→ **Frage 8.60: Lösung E**

Zu **(E)**: Das **Milzhilum** liegt dem Ende der Cauda pancreatis benachbart.
Zu **(A)–(D)**: Alle übrigen Aussagen sind korrekt und wurden in älteren Prüfungen bereits gefragt. Siehe Prometheus, Lernatlas der Anatomie, Innere Organe, 2. Auflage, Georg Thieme Verlag 2009, S. 250.

H08 ■

→ **Frage 8.61: Lösung E**

Das **Lig. phrenicocolicum** bildet den **Boden der Milznische.**
Zu **(A)**: Die **Längsachse der Milz** folgt dem **Verlauf der 10. Rippe.**
Zu **(B)**: Die **Milz** liegt schräg lateral hinter dem Magen, aber **intraperitoneal** in der linken Regio hypochondriaca. Sie ist dabei atemverschieblich.
Zu **(C)**: Der untere Milzpol sollte auch bei tiefer Inspiration nicht tastbar sein.
Zu **(D)**: Der linke **Leberlappen** hat normalerweise keinen Kontakt zur Milz, aber zum Magen (dessen Impressio gastrica sich auf der Eingeweidefläche des linken Leberlappens befindet).

VIII.10 Milz

Zur makroskopischen Anatomie der **Milz** ist folgendes zu merken:
- Maße: 12 cm lang, 8 cm breit, 3 cm dick; ca. 160 g schwer
- im linken Oberbauch unter dem Zwerchfell in Höhe der 9.–11. Rippe, Längsachse parallel zur 10. Rippe

Klinischer Bezug
Beim Gesunden sollte die Milz nicht zu tasten sein! (Schon das Anstoßen an den palpierenden Finger beim Einatmen des Patienten kann auf eine Splenomegalie – Milzvergrößerung – hinweisen.)

- Die Milz liegt **intraperitoneal** in der linken Regio hypochondriaca. Sie ist leicht atemverschieblich.
- **Lig. gastrosplenicum:** Verbindung zur großen Magenkurvatur und zum Hilus, enthält die A. und V. gastrica brevis und die A. gastroomentalis sin.
- **Lig. splenorenale:** zwischen Retroperitonealraum und Milzhilus (Ende des Recessus splenicus der Bursa omentalis), enthält die A. und V. splenica.
- **Lig. phrenicocolicum:** Boden der Milznische, zieht von der linken Kolonflexur zur seitlichen Rumpfwand.

Die Milz wird über die A. splenica (lienalis) aus dem Truncus coeliacus mit Blut versorgt. Die A. splenica erreicht die Milz über das Lig. splenorenale. Das Blut aus der Milz gelangt über die V. splenica (lienalis) in die Pfortader.
Die Milz liegt in der Milznische, die vom Lig. phrenicocolicum gebildet wird. Das Band spannt sich zwischen linker Kolonflexur und Bauchwand aus.

VIII.11 Funktionelle Histologie der Milz

Am histologischen Schnitt durch die Milz sind 2 – genauer 3 – Kompartimente zu erkennen. Die Zellen des Immunsystems sind in diesen Kompartimenten in unterschiedlicher Dichte zu finden.
Es überwiegt zu etwa $3/4$ die rote Pulpa.
- **Rote Pulpa:** Sie ist ein Maschenwerk, das viele rote Blutkörperchen enthält, daher auch die Farbe. Das Maschenwerk besteht aus retikulären Fasern sowie Retikulumzellen. Um die Milzsinus herum ist die rote Pulpa auch zu **Pulpasträngen** verdichtet. In den Maschen des Netzwerks liegen neben vielen Erythrozyten auch Plasmazellen und Makrophagen, während T-Lymphozyten (vorwiegend T-Suppressor-Zellen) nur vereinzelt zu finden sind. In der roten Pulpa findet auch der Abbau von überalterten Erythrozyten statt.

- **Weiße Pulpa:** Weiß erscheinen die **Milzfollikel** und die **periarteriellen Lymphozytenscheiden.** Beide bilden die Anteile der weißen Pulpa. Milzfollikel können Primär- oder Sekundärfollikel sein. Bei den Sekundärfollikeln unterscheidet man wiederum ein helles Keimzentrum/ Reaktionszentrum von einer dunkleren Mantelzone. Das helle Keimzentrum entspricht dem Keimzentrum anderer lymphatischer Organe. Im Keimzentrum der Milzfollikel findet man überwiegend B-Lymphozyten und B-Lymphoblasten, nur zu einem geringen Teil ($1/3$) T-Lymphozyten, davon wiederum fast nur T-Helferzellen. Vereinzelt treten dort auch Makrophagen auf. In den periarteriellen Lymphozytenscheiden ist die Zellverteilung wieder anders: Dort sind überwiegend T-Lymphozyten zu finden, davon zu 70–90 % T-Helferzellen. Dazwischen liegen antigenpräsentierende interdigitierende dendritische Zellen.
- **Weiße und rote Pulpa der Milz werden durch die Marginalzone** getrennt. Sie liegt um die periarteriellen Lymphozytenscheiden und die Milzfollikel. Sie enthält die weiten Marginalsinus, durch die u. a. Lymphozyten die Blutbahn verlassen können. In der Marginalzone liegen neben Makrophagen viele B-Gedächtniszellen.

In Stichworten:

- **rote Pulpa:** viele Erythrozyten, Pulpastränge, Makrophagen, Plasmazellen, nur vereinzelt T-Lymphozyten
- **weiße Pulpa:** Milzfollikel mit Keimzentrum, dort überwiegend B-Lymphozyten und B-Lymphoblasten, periarterielle Lymphozytenscheiden mit größtenteils T-Helferzellen
- **Marginalzone:** trennt rote und weiße Pulpa, B-Gedächtniszellen und Makrophagen.

Bei der Milz unterscheidet man zwei Blutflussprinzipien:

- Der größte Teil des Milzkreislaufs ist **offen,** d. h. das Blut fließt über die Zentralarterie, dann über Pinselarteriolen und Hülsenkapillaren in die Pulpastränge des Milzparenchyms. Dann sickert das Blut „offen", außerhalb von Gefäßen, wieder in die venösen Milzsinus.
- Beim **geschlossenen Milzkreislauf** gelangt Blut gleich von der Zentralarterie in perilymphatische Sinus (außen um die weiße Milzpulpa), kommt dort in Kontakt mit antigenpräsentierenden Zellen und fließt dann direkt in venöse Sinus. Der geschlossene Blutkreislauf hat nur einen geringen Anteil. Er stellt ein Flussprinzip dar, wobei (wenig) Blut relativ schnell unfiltriert die Milz passieren kann.

Die Zentralarterien münden keinesfalls direkt in die Milzsinus; das Blut fließt, wie oben beschrieben, erst durch Pinselarteriolen und Hülsenkapillaren und sickert dann offen in die Milzsinus.

H04 H98 H96 H91

→ **Frage 8.62: Lösung C**

Es handelt sich um einen **Milzsinus** in der roten Pulpa: Es liegt ein Endothel mit Schlitzen bzw. Fensterungen vor; eine zusammenhängende Basallamina existiert nicht, die Basallamina findet man nur in Form von Streifen. Außerhalb der Milzsinus liegen in der roten Pulpa zwischen den Retikulumzellen viele Erythrozyten, Lymphozyten und Makrophagen, die dann über die Schlitze in die Sinus gelangen können. Makrophagen phagozytieren in der roten Pulpa überalterte Erythrozyten, die weniger verformbar sind und die engen Schlitze zwischen den Sinusendothelzellen nicht mehr passieren können.

Pulpaarterien liegen im Stromgebiet der Milz zwischen Zentralarterien und Pinselarteriolen. Zentralarterien liegen in einer lymphoretikulären Scheide.

H09 ■

→ **Frage 8.63: Lösung D**

Zu **(D):** Die Abbildung zeigt einen **Ausschnitt aus der Milz mit Trabekel** und dem **Anschnitt einer Milzarterie** oben rechts mit kräftiger Wand. Links unten ist ebenfalls ein Trabekel angeschnitten, in der Mitte die dunkleren Milzknötchen (Malpighi-Körperchen entsprechen Lymphfollikel, in der Gesamtheit weiße Pulpa (C)) mit Zentralarterie und periarterieller Lymphozytenscheide. Mit dem **Pfeil markiert** ist die **rote Pulpa** mit Pulpasträngen (dazwischen Milzsinus, hier im Bild gleich unter der Pfeilspitze).

8.5   Endokrine Organe

VIII.12   Nebennierenrinde

Die Nebennierenrinde produziert wichtige Hormone, die sog. Kortikosteroide. Man kann drei Gruppen unterscheiden:

- Mineralokortikoide (Wasserhaushalt, Na^+, K^+-Gleichgewicht), z. B. Aldosteron.
- Glukokortikoide (Gluconeogenese ↑, setzen den Zuckerverbrauch der Zellen herab), z. B. Kortisol.
- Geschlechtshormone, z. B. Androgene.

Das Parenchym der NNR besteht aus epithelialen Zellen. Man kann in der NNR 3 Schichten unterscheiden, in denen die epithelialen Zellen verschieden angeordnet sind.

Von außen nach innen:

- Zona glomerulosa (Zellnester), Mineralokortikoide
- Zona fasciculata (Zellsäulen), Glukokortikoide
- Zona reticularis (Zellnetze), vorwiegend Androgene (DHEA), aber auch Glukokortikoide.

Für die Zellen der NNR gilt: Sie besitzen viel glattes endoplasmatisches Retikulum, welches *für die steroidproduzierenden Zellen charakteristisch* ist sowie viele Mitochondrien vom *Tubulustyp*.

Diese 3-Zonengliederung ist während des Lebens keineswegs stabil, sondern erfährt schon von Geburt an einen ständigen Umbau. Die Breite der Zonen variiert ständig. Die entscheidenden Veränderungen finden dabei im peripheren und zentralen Bereich der Zona fasciculata statt. Diese Bereiche bezeichnet man als äußeres bzw. inneres Transformationsfeld. Dort kommt es beim Umbau entweder zu vermehrten mitotischen Teilungen, also Entfaltung der Zona fasciculata, oder zu Rückbildungsvorgängen.

Diese Transformationsvorgänge in der Zona fasciculata werden durch das adrenokortikotrope Hormon des Hypophysenvorderlappens (Adenohypophyse), ACTH, gesteuert. Gibt die Adenohypophyse vermehrt ACTH ab (in Stresssituationen), so erfolgt kurzfristig eine Verbreiterung der Zona fasciculata durch erhöhte Mitoseraten im äußeren und inneren Transformationsfeld. Dies bezeichnet man als progressive Transformation. Umgekehrt erfolgt eine Rückbildung der Zona fasciculata bei Entfernung der Hypophyse oder Hypophysenunterfunktion.

Die Adenohypophyse bildet allgemein glandotrope Hormone, also solche, die die eigentlichen Hormondrüsen erst zur Produktion veranlassen. Sie vermittelt so zwischen Gehirn (Hypothalamus-Hypophysen-System) und den endokrinen Drüsen des Körpers. Gonadotrope Hormone sind speziell solche, die auf die Geschlechtsdrüsen wirken.

Gefäßversorgung der Nebenniere:
Die 3 Arterien der Nebenniere entspringen in der Regel aus der
- A. phrenica inferior → A. suprarenalis superior,
- Aorta abdominalis → A. suprarenalis media,
- A. renalis → A. suprarenalis inferior.

Allerdings sind hier durchaus anatomische Varianten ohne Krankheitswert möglich.

Histologie:
Nebenniere: Abbildung Nr. 66 und Nr. 141 des Bildanhangs

F10 ■

→ **Frage 8.64: Lösung B**

Zu **(A)** und **(B)**: Man erkennt einen **Anschnitt der Nebennierenrinde**. Links am Bildrand ist oberhalb der Ziffer 1 (also in Richtung Organoberfläche) Bindegewebe zu erkennen, das die Oberfläche überzieht (**Kapsel der Nebenniere**, (A)). Darüber liegt lockeres Bindegewebe, das von Blutgefäßen und Fettgewebe durchsetzt wird, erkennbar sind die Fettzellen. Die mit 1 bezeichnete Schicht ist also die

äußerste Zone der 3 Zonen der Nebennierenrinde, die schmale **Zona glomerulosa** (B), bezeichnet nach der Form der Zellanordnung in Nestern. Dort werden **Mineralokortikoide** produziert.

Zu **(C)**: Darunter liegt die im Bild gut erkennbare **Zona fasciculata** (C) mit radiär verlaufenden Zellsträngen und auffälligen Lipidtröpfchen im Zytoplasma. Diese Zone produziert **Glukokortikoide**.

Zu **(D)**: Die **Zona reticularis** der Nebennierenrinde ist auf der Abbildung nicht zu erkennen: Hier sind die Zellen in netzartig verzweigten Strängen angeordnet. Die Zellen sind kleiner als in der Zona fasciculata, azidophil und enthalten weniger Lipidtröpfchen. Diese Zone sezerniert v. a. **Androgene**.

Zu **(E)**: Das **Nebennierenmark** ist gekennzeichnet durch große epithelartige, in Strängen und Gruppen angeordnete Zellen. Dicke Bündel von Nervenfasern durchziehen das Mark.

Merke!
Schichten der Nebennierenrinde: **GFR**
(„glomerulosa, fasciculata, reticularis") von außen nach innen.

Merke!
Hormone der Nebennierenrinde: **Salt, Sugar, Sex** oder auch: **Mineralwasser** mit **Zucker** macht **sexy**, ebenfalls von außen nach innen.

H04 ■

→ **Frage 8.65: Lösung C**

Die Nebenniere besteht aus Rinde und Mark. Die Rinde entwickelt sich aus dem Mesoderm, sie gliedert sich von außen nach innen in drei Schichten:
- Zona glomerulosa,
- Zona fasciculata und
- Zona reticularis.

In der Zona glomerulosa werden **Mineralokortikoide** (Aldosteron und Desoxykortikosteron) gebildet, in der Zona fasciculata hauptsächlich **Glukokortikoide** (v. a. Kortison) und in der Zona reticularis überwiegend **Androgene**, aber auch Glukokortikoide. Die in der NNR gebildeten Androgene sind beim Mann ohne Bedeutung (Testosteronsekretion in den Hoden durch die Leydig-Zellen), bei der Frau verursachen sie die sekundäre Geschlechtsbehaarung. Erst bei pathologisch hoher Ausschüttung erlangen sie bei der Frau klinische Bedeutung.

Das Mark besteht aus eingewanderten Sympathikoblasten aus der Neuralleiste. Dort wird **Adrenalin** und in geringerem Maße auch Noradrenalin gebildet.

F06

→ **Frage 8.66: Lösung A**

Die Nebennieren liegen beidseits kapuzenartig auf dem oberen Nierenpol, sodass dessen Topografie auch die der Nebennieren ist. Rechts liegt die Nebenniere in Höhe des 12. Brustwirbels, links liegt sie etwa eine halbe Wirbelhöhe höher. Der 3. Lendenwirbel stellt den unteren Nierenpol dar. Der Fasziensack umgibt Nebenniere und Niere zusammen mit dem Fettgewebe.

F95 ■

→ **Frage 8.67: Lösung B**

Bei diesen Zellen handelt es sich um Anteile eines Systems aus vielen verschiedenen Zelltypen des gesamten Magendarmtrakts, die Polypeptidhormone bilden. Man nennt es **gastro-entero-pankreatisches System**.
Die hier gebildeten Hormone (wie z. B. Gastrin, Serotonin, Somatostatin, Cholezystokinin) regulieren die Verdauungstätigkeit oder den Kohlenhydratstoffwechsel.
Die Zellen sind trotz ihres unterschiedlichen Aufbaus von den Nachbarzellen durch **basal gelegene Granula** zu unterscheiden („basalgekörnte Zellen").
Sie besitzen also weder ein auffallend gestaltetes endoplasmatisches Retikulum noch viele Mitochondrien.
Ein weiterer Versuch, die verschiedenen hormonproduzierenden Körperzellen zu einem System zusammenzufassen, ist das APUD-System. Hierzu zählen neben dem gastro-entero-pankreatischen System auch die C-Zellen der Schilddrüse sowie Zellen des Bronchialepithels.
Gemeinsames Kennzeichen der gastrointestinalen Zellen sind ihre basalen Granula und die stets isolierte Lage. Solche Zellen kommen also nicht in Gruppen vor.
Die Zellen geben ihr Sekret immer basal ab, wo es direkt in den Interzellularraum gelangen kann.
Parakrin beschreibt eine unmittelbare Hormonwirkung auf benachbarte Zellen ohne Zwischenschaltung der Blutbahn. Die Hormone werden direkt in den Interzellularraum abgegeben und diffundieren an ihren Wirkungsort. Solche Hormone haben demzufolge nur eine geringe Halbwertszeit. Die Hormone können auch endokrin abgegeben werden und gelangen dann in benachbarte Blutgefäße, um zu ihrem Wirkungsort transportiert zu werden.

H10 ■

→ **Frage 8.68: Lösung B**

Zu **(B)**: Diese Abbildung mit der **Pars pylorica der Magenschleimhaut** wurde schon einmal gezeigt. **Charakteristisch** für die Pylorusregion **sind die endokrinen G-Zellen**, die Gastrin produzieren.

Zu **(A)** und **(C)** - **(E)**: Lokalisation der übrigen aufgeführten endokrinen Epithelzellen:
- **Cholezystokinin-Pankreozymin-Zellen** (I-Zellen): im gesamten Dünndarm
- **Sekretin-Zellen** (S-Zellen): im oberen Dünndarm
- **Serotonin-Zellen** (EC-Zellen, enterochromaffine Zellen) und **Somatostatin-Zellen**: verstreut in Magen, Dünn- und Dickdarm sowie in den Pankreasinseln.

F02 ■

→ **Frage 8.69: Lösung C**

Cholezystokinin wird – wie viele andere Hormone auch – in den enteroendokrinen Zellen des Magen-Darm-Traktes produziert. Hier sind es vor allem Zellen des Duodenums und Jejunums, die mit zum gastro-entero-pankreatischen System zählen. Diese Zellen liegen einzeln und sind *basal* gekörnt (im Gegensatz zu den *apikal* gekörnten Paneth-Zellen der Glandulae intestinales). In den **Granula** wird das gebildete Hormon gespeichert. Man unterscheidet noch einen offenen (direkte Verbindung zur Epitheloberfläche) und einen geschlossenen Typ (nur Aufsitzen auf einer Basalmembran, keine Verbindung zur Epitheloberfläche). Cholezystokinin stimuliert die Kontraktion der Gallenblase sowie die Sekretion eines enzymreichen Pankreassaftes.
Zu **(D)**: In der Pylorusregion des Magens finden sich Zellen, die Gastrin, Somatostatin und Serotonin (enterochromaffine Zellen) produzieren.
Zu **(E)**: Die endokrinen Zellen des Pankreas produzieren z. B. Glukagon (A-Zellen), Insulin (B-Zellen) und Somatostatin (D-Zellen).

Klinischer Bezug
Eine Überproduktion von Magensäure aufgrund einer Stimulation durch vermehrte Gastrinsekretion ist als Zollinger-Ellison-Syndrom bekannt. Folge sind rezidivierende Ulcera mit oft ungewöhnlicher Lokalisation (Ösophagus, distales Duodenum, Jejunum).

H04 ■

→ **Frage 8.70: Lösung D**

Somatostatin wird u. a. in den D-Zellen des Inselorgans im Pankreas gebildet. Es hemmt die Ausschüttung von Insulin und Glukagon, wirkt also inhibitorisch auf die A- und B-Zellen der Pankreasinseln (A-Zellen produzieren Glukagon, B-Zellen produzieren Insulin). Somatostatin produzierende D-Zellen kommen auch im Magen und Darm vor.
Das Gonadotropin **FSH** wird wie LH im Hypophysenvorderlappen nach Stimulierung durch GnRH ausgeschüttet. Es wirkt auf das Ovar.

ACTH wird nicht in der Nebennierenrinde produziert, sondern wirkt auf die Nebennierenrinde, und zwar sind die Zona fasciculata und die Zona reticularis ACTH-abhängig. Insofern bestätigt sich der Zusammenhang der beiden Zonen, die Glukokortikoide und Androgene produzieren und beide von ACTH stimuliert werden. ACTH wird im Hypophysenvorderlappen produziert.

Aldosteron wird in der Nebennierenrinde, und zwar in der Zona glomerulosa, produziert. Der wichtigste Stimulus zur Aldosteronsekretion ist das Renin-Angiotensin-System, hemmend auf die Aldosteronausschüttung wirkt das ANP (atriales natriuretisches Peptid aus dem linken Herzvorhof), welches auch schon im Physikum erfragt wurde.

HCG wird in der Plazenta im Synzytiotrophoblasten gebildet und für den Schwangerschaftstest verwendet.

8.6 Harnorgane

Histologie:
Niere: Abbildung Nr. 142 und 143 des Bildanhangs

F06 ■

→ **Frage 8.71: Lösung C**

Das hier dargestellte Feld zeigt die topografische Beziehung der rechten Niere zum Kolon, darüber hat sie Kontakt zur Leber.

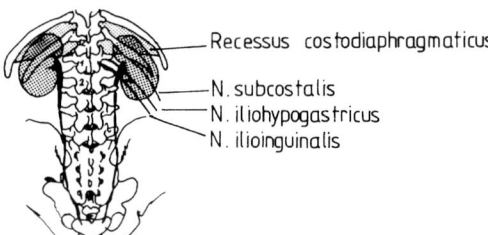

Abb. 8.15 Lage der Nieren, Topographie von dorsal

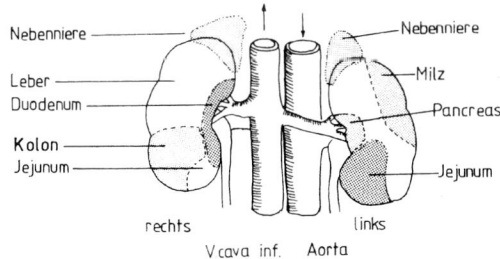

Abb. 8.16 Topografie der Nieren

VIII.13 Feinbau der Niere

Histologie der Niere: Baueinheiten der Niere sind die Nephrone. Sie sind die harnbildenden Anteile des Nierengewebes und beginnen mit dem Nierenkörperchen. Ein Nierenkörperchen besteht aus dem Glomerulus, einem Kapillarknäuel und der umgebenden Bowman-Kapsel. Der Glomerulus entsteht aus den Endverzweigungen der A. renalis, dem Vas afferens und geht danach ins Vas efferens über. Vas afferens und Vas efferens sind Arteriolen, dazwischengeschaltet sind die Kapillarschlingen des Glomerulus.

Ein Nierenkörperchen hat einen Gefäßpol (dort wo Vas afferens und Vas efferens ein- bzw. austreten) und einen Harnpol, wo der gebildete Primärharn ins Tubulussystem weiterfließt. Am Gefäßpol befindet sich der *juxtaglomeruläre Apparat,* der für die Blutdruckregulation durch die Niere verantwortlich ist.

Er besteht aus dem Polkissen im Vas afferens (Epitheloidzellen, die das Enzym Renin bilden), der Macula densa und extraglomerulären Mesangiumzellen. Renin spaltet Angiotensinogen aus dem Blutplasma zu Angiotensin I, welches weiter über Angiotensin II (vasokonstriktorisch wirksam) und das Angiotensin-Aldosteron-System Blutdruck und Natriumhaushalt beeinflusst. Der juxtaglomeruläre Apparat enthält die Macula densa (aus verdickten Zellen des Mittelstücks), welche sich unmittelbar an den Gefäßpol des Nierenkörperchens anlegt. Die Macula densa gilt als chemosensitives Feld für den Na$^+$-Gehalt des Harns (Abb. 8.17).

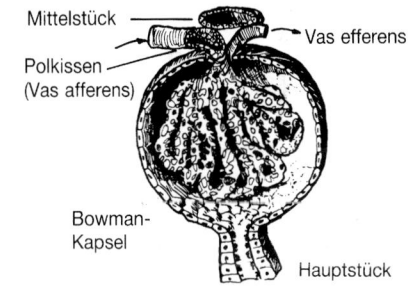

Abb. 8.17 Nierenkörperchen

Der im Nierenkörperchen gebildete Primärharn fließt vom Harnpol weiter über proximalen Tubulus (Hauptstück, bestehend aus Pars contorta und Pars recta), Überleitungsstück, distalen Tubulus (Mittelstück mit Pars recta und Pars contorta) und über ein Verbindungsstück ins Sammelrohr. Den Aufbau mit Schnitten durch die verschiedenen Teile des Tubulussystems zeigt Abb. 8.18.

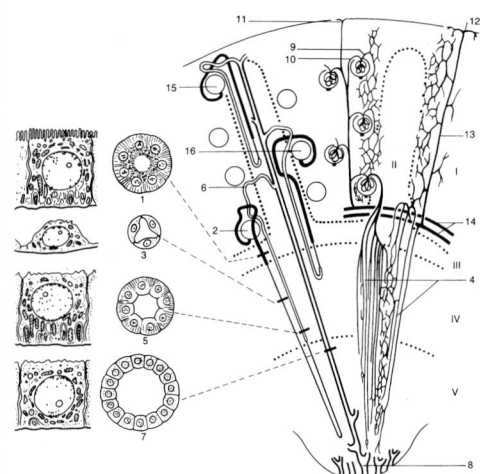

Abb. 8.18 Tubulus- und Gefäßsystem der Niere
Aus: Kahle W, Leonhardt H, Platzer W. Taschenatlas der Anatomie, 6. überarbeitete Auflage 1991, Georg Thieme Verlag, Stuttgart, New York.

1 Proximaler Tubulus
2 Glomerulus, juxtamedullär
3 Absteigender Teil der Henle-Schleife
4 Arteriolae und Venae rectae
5 Distaler Tubulus
6 Verbindungsstück
7 Sammelrohr
8 Nierenpapille
9 Vas efferens
10 Vas afferens
11 Gefäßast zur Nierenkapsel
12 Venula stellata
13 Vena interlobularis
14 A. und V. arcuata
15 Glomerulus, subkapsulär
16 Glomerulus, intermediär
I   Rindenlabyrinth
II Markstrahlen
III Außenstreifen der Außenzone
IV Innenstreifen der Außenzone
V   Innenzone

VIII.14   Glomerulus, Filterfunktion

Das Nierenkörperchen besteht aus Gefäßknäuel (Glomerulus) mit der umgebenden Bowman-Kapsel. Dabei stülpt das Kapillarknäuel die Bowman-Kapsel so ein, dass eine doppelwandige Hülle um die Gefäßschlinge entsteht. Der äußere Teil der Hülle bildet die eigentliche **Bowman-Kapsel**, der innere Teil legt sich als Podozyten um die Kapillaren.
Zwischen Kapillarendothel und Podozyten liegt die glomeruläre Basalmembran. Die glomeruläre

Filtermembran, d. h. das anatomische Äquivalent des **Harnfilters**, besteht aus 3 Teilen:
• Kapillarendothel
• glomeruläre Basalmembran
• Podozyten
Kapillarendothel (kontinuierlich): enthält feine Poren mit 70–90 nm Durchmesser, die *nicht* durch Diaphragmen verschlossen sind.
Basalmembran (kontinuierlich): Die Basalmembran begrenzt die Durchgängigkeit von Molekülen. Die Basalmembran ist ein *größenselektiver Filter*.
Podozyten: Podozyten besitzen viele Füßchen, deren Querfortsätze sich um die Kapillaren ringeln. Dadurch verlaufen die Querfortsätze nahezu parallel. Zwischen den Füßchen bildet sich eine Schlitzmembran aus. Durch diese Schlitzporendiaphragmen wird wiederum eine bestimmte Porengröße festgelegt, so dass die Filtration des Primärharns in einem Ultrafilter von gestaffelter Porengröße stattfindet.

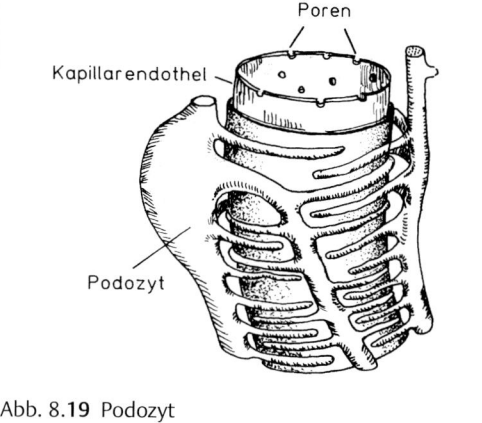

Abb. 8.19 Podozyt

H09
→ **Frage 8.72: Lösung D**

Zu **(D):** Die **Schlitzmembran** ist **eine der 3 Lagen der glomerulären Filtrationsbarriere** bzw. der Blut-Harn-Schranke. Sie **spannt sich zwischen den Podozytenfüßchen aus** und ist ein modifizierter Adhärenzkontakt (P-Cadherin, Nephrin) zwischen 2 Podozytenfüßchen. Diese liegen auf der Harnseite der glomerulären Filtrationsbarriere. Siehe Abb. 8.19.
Die 3 Bestandteile/ Schichten der glomerulären Filtrationsbarriere sind:
• **Kapillarendothel** (B),
• Glomeruläre Basallamina (gemeinsam von Podozyten und Endothel),
• Schlitzmembran (zwischen den Podozytenfüßchen mit molekularen Filtrationsporen).
Zu **(A):** Die **Podozyten** sind die **Zellen des viszeralen Blattes der Bowman-Kapsel** (Nierenkörperchen), die dem Kapillarknäuel anliegen. Das parietale Blatt bildet die äußere Begrenzung der Nierenkörperchen.

Zu **(C)**: **Mesangiumzellen** liegen zwischen den Kapillarschlingen des Nierenkörperchens. Sie haben mit der Filtrationsbarriere nichts zu tun. Sie sind kontraktil und an der glormerulären Basalmembran befestigt. Auf diese Weise stabilisieren sie die Kapillarwand.

Zu **(E)**: Am Harnpol der Bowman-Kapsel beginnt der **proximale Tubulus**, der mit der Filtrationsbarriere ebenfalls nichts zu tun hat.

09 ■
→ **Frage 8.73: Lösung C**

Zu **(C)**: Der Pfeil zeigt auf die **Macula densa** der Pars recta des zugehörigen distalen Tubulus (zwischen Vas afferens und Vas efferens), die dem extraglomerulären Mesangium anliegt. Die Macula densa ist eine Reihe von ca. 20-30 hohen und schmalen Zellen, die (wie auch in der Abbildung) durch **dicht gelagerte Zellkerne** auffallen.

Zu **(A)** und **(E)**: Die **granulierten juxtaglomerulären Zellen** (E) befinden sich in der Wand der zuführenden Arteriole. Es sind spezialisierte Muskelzellen, die Sekretgranula mit Renin enthalten. Die **Macula densa**, die **extraglomerulären Mesangiumzellen** (A) und die **granulierten juxtaglomerulären Zellen** sind die strukturellen Bestandteile des **juxtaglomerulären Apparats** (Renin-Angiotensin-System → Blutdruckregulation).

Zu **(B)**: **Intraglomeruläre Mesangiumzellen** (→ sind kontraktil, haben stützende Funktion für Kapillaren) liegen im Zentrum des Kapillarknäuels und gehen am Gefäßpol in die extraglomerulären Mesangiumzellen über.

Zu **(D)**: Die Querfortsätze der **Podozyten**füßchen ringeln sich um die Kapillaren. Zwischen den Füßchen bildet sich die Schlitzmembran aus.

F97 ■
→ **Frage 8.74: Lösung B**

Zu **(B)**: Die ADH-sensible Wasserpermeabilität wurde bereits in alten Prüfungsfragen den Sammelrohren zugeordnet. Im **Sammelrohr** wird einerseits weiterhin Natrium resorbiert (hohe Aktivität der Na-K-ATPase, Regulation durch Aldosteron), andererseits auch Wasser unter dem Einfluss von ADH **(antidiuretisches Hormon)** reabsorbiert. Die Aktivität von **ADH** bewirkt u.a. eine Erhöhung der Permeabilität für Wasser im Sammelrohr, so dass dem Harn Wasser entzogen wird. Bei einem ADH-Mangel bleibt die Sammelrohrwand nahezu undurchlässig für Wasser, der Urin enthält viel zu viel Wasser und bleibt hypoton, und die Trinkmenge der so betroffenen Patienten erhöht sich auf viele Liter pro Tag (sog. Diabetes insipidus, wird später wieder in der Endokrinologie relevant).

Zu **(C)**: Unter **Xenobiotika** versteht man Fremdsubstanzen wie Arzneimittel, Röntgen-Kontrastmittel, aber auch Schädlingsbekämpfungsmittel.

Wichtig ist, dass im proximalen Tubulus solche Stoffe *aktiv sezerniert* und aus dem Körper entfernt werden.

Stichworte zum proximalen Tubulus (Hauptstück): apikaler Bürstensaum aus Mikrovilli, schlecht erkennbare Zellgrenzen, Azidophilie des Zytoplasmas, basolaterale Zellfortsätze →basolaterales Labyrinth, hohe Aktivität von Na-K-ATPase an den basolateralen Fortsätzen, Zellverbindungen untereinander durch tight junctions, Pars recta reicht nur bis in den Außenstreifen des Nierenmarks hinunter, *hohe Wasserpermeabilität* ($^2/_3$ des Primärharns werden dort resorbiert), Resorption (z.B. Natrium, Glukose) und Sekretion organischer Substanzen, Glukose- und Aminosäurenrückresorption.

Stichworte zum distalen Tubulus: kein Bürstensaum, basolaterale Zellfortsätze → basolaterales Labyrinth, hohe Aktivität von Na-K-ATPase an den basolateralen Fortsätzen, keine Wasserpermeabilität, Zellverbindungen untereinander durch tight junctions, *Pars recta reicht weiter ins Nierenmark hinunter als beim proximalen Tubulus (bis in den Innenstreifen).*

Klinischer Bezug

Glukose wird im proximalen Tubulus durch einen Na^+ gekoppelten Symport durch die luminale Membran wieder resorbiert. Die Transportkapazität für Glukose unterliegt dabei allerdings einer Sättigung – bei stark erhöhter Glukosekonzentration im Blut, wie z.B. bei Diabetes mellitus, kann die Glukosekonzentration im Primärharn diese Transportkapazität ("Nierenschwelle") überschreiten, es kommt zur Glukosurie im Endharn, die gemessen werden kann.

F01 ■
→ **Frage 8.75: Lösung B**

Diese Fragestellung verbindet das Erkennen von Strukturen mit der Architektur der Niere, die bisher nicht gefragt wurde, was die Frage deutlich erschwert.

Es handelt sich um einen Querschnitt durch den **Außenstreifen**, da neben den Anschnitten von Sammelrohren auch die geraden Abschnitte von distalen und proximalen Tubuli zu erkennen sind. Die in der Abbildung zwischen den Tubuli zu erkennenden dünnwandigen Strukturen sind Bestandteile des Gefäßnetzes.

Das Vorhandensein von dünnen Überleitungsstücken ist das differenzialdiagnostische Kriterium zwischen **Außenstreifen** und **Innenstreifen**. An der Grenze dazwischen gehen die geraden Abschnitte proximaler Tubuli in die absteigenden Teile der

Überleitungsstücke über. Bei einem Querschnitt durch den Innenstreifen sieht man auch eher Gefäßbündel (Arteriolae rectae), die von den Überleitungsstücken konzentrisch umlagert werden. Dies ist bei der vorliegenden Vergrößerung aber als Kriterium nicht gut anwendbar.

Es sind Querschnitte von mehr oder weniger parallel verlaufenden Strukturen zu sehen. Wären auch Schräganschnitte von den gewundenen Teilen der Tubuli zu finden, so handelte es sich um das Rindenlabyrinth; ein weiteres Indiz, das **Rindenlabyrinth** auszuschließen, ist auch das Fehlen von Glomeruli.

In der **Innenzone** wären nur dünne Überleitungsstücke und Sammelrohre sowie Gefäßbündel angeschnitten.

H06

→ **Frage 8.76: Lösung E**

Das **Rindenlabyrinth** enthält die Glomeruli (A) und damit auch die entsprechenden Maculae densae (B). Das **Rindenmark** enthält die Henle-Schleifen (proximaler Tubulus, Pars recta, Intermediärtubulus mit Pars descendens und ascendens, **distaler Tubulus**, Pars recta). Das Rindenmark wird in eine rötliche **Außenzone** und eine hellere **Innenzone** unterteilt, die Außenzone gliedert sich wiederum in einen **Außenstreifen** und einen **Innenstreifen**. Die Grenze zwischen Außen- und Innenstreifen entsteht durch den Übergang der geraden proximalen Tubuli in die dünnen Intermediärtubuli. Am besten sieht man sich eine schematische Darstellung der Nierenarchitektur in entsprechenden Anatomiebüchern an oder bei Prometheus, Lernatlas der Anatomie, Innere Organe, 2. Auflage, Georg Thieme Verlag 2009, S. 285. Sowohl im Außen- wie auch Innenstreifen sind die **distalen Tubuli (Pars rectae)** vorhanden ((E) ist richtig). Die Intermediärtubuli (D) sind *nur* im Innenstreifen vorhanden- dies war ja das Differenzialkriterium. Die proximalen Tubuli (C) befinden sich mit der Pars convoluta in der Rinde und mit der Pars recta im Außenstreifen.

F00

→ **Frage 8.77: Lösung A**

Zu **(A)**: Diese Aussage ist falsch. Das peritubuläre Kapillarnetz der Nierenrinde wird *postglomerulär* durch **Arteriolae efferentes** der oberflächennahen Glomeruli gespeist.

Zu **(B)** und **(C)**: Das Nierenmark wird *postglomerulär* aus Arteriolae efferentes der **marknahen** (juxtamedullären) Glomeruli versorgt. Sie bilden lange Vasa recta zum Nierenmark.

Zu **(D)** und **(E)**: Beides ist korrekt. Die Vv. arcuatae sammeln ebenso wie die Vv. interlobulares das Blut aus Mark und Rinde.

H97 F96 F90 ■

→ **Frage 8.78: Lösung B**

Die A. renalis teilt sich noch vor Erreichen des Hilus in einen R. anterior und R. posterior, evtl. noch einen R. inferior. Die Äste der A. renalis sind *Endarterien*. Jeder Ramus teilt sich in 4–5 Gefäße, die keilförmige Parenchymbezirke (Segmente) versorgen.

- *Aa. interlobares*: zwischen zwei Pyramiden zur Rinde; sie verzweigen sich und bilden
- *Aa. arcuatae*: in Höhe der Rinden-Mark-Grenze, sie entsenden viele
- *Aa. interlobulares*: radiär verlaufend, sie geben die Vasa afferentia für die Glomeruli ab.

Vasa efferentia aus marknahen Glomeruli versorgen das Nierenmark (Vasa recta).

Die Nierenkapsel hat ein eigenes Gefäßnetz.

In der Nierenrinde verlaufen v. a. Aa. interlobulares.

Siehe auch Abb. 8.18.

F08 ■ ■

→ **Frage 8.79: Lösung C**

Zu **(A)**: Der **Ureter** verläuft **retroperitoneal**.

Zu **(B)** und **(C)**: In der Pars abdominalis **verläuft** der Ureter senkrecht **auf** der **Psoasfaszie** und **unterkreuzt** dabei die **Vasa testicularia bzw. ovarica**.

Zu **(D)**: Nachdem der Ureter die **Vasa iliaca commu-nia überkreuzt** hat, tritt er ins kleine Becken ein. Er überkreuzt die Vasa iliaca externa rechts, links überkreuzt er die Teilungsstelle der Iliakalgefäße.

Zu **(E)**: In der Pars pelvina **unterkreuzt** der Ureter beim Mann den **Ductus deferens** kaudal, bei der Frau die **A. uterina**. Siehe Prometheus, Lernatlas der Anatomie, Innere Organe, 2. Auflage, Georg Thieme Verlag 2009, S. 290 f.

F10 ■ ■

→ **Frage 8.80: Lösung C**

Zu **(C)**: Der **Ureter** liegt **retroperitoneal**. In der Pars abdominalis **verläuft** er senkrecht **auf** der **Psoasfaszie** und **unterkreuzt** dabei die **Vasa testicularia bzw. ovarica**. Er kommt bei diesem Verlauf nicht in die Nähe des Anulus inguinalis profundus der vorderen Bauchwand (E).

Zu **(A)**: Die **Glandula vesiculosa** liegt kaudal des Ureters am Fundus der Blase an und wird vom Ureter **nicht gekreuzt**. Siehe Prometheus, Lernatlas der Anatomie Innere Organe, 2. Auflage, Georg Thieme Verlag 2009, S. 290.

Zu **(B)**: In der Pars pelvina **unter**kreuzt der Ureter kaudal beim Mann den **Ductus deferens**, bei der Frau die **A. uterina**.

Zu **(D)**: Nachdem der Ureter die Vasa iliaca communia überkreuzt hat, tritt er ins kleine Becken ein. Dort **über**kreuzt er rechts die **Vasa iliaca externa**, links die Teilungsstelle der Iliakalgefäße.

VIII.15 Ureter

Der Ureter leitet den in der Niere gebildeten Endharn zur Harnblase. Er ist ca. 25–30 cm lang und tritt am Nierenbecken *dorsal von den Gefäßen* aus. Man unterscheidet:

a) Pars abdominalis: Der Ureter verläuft senkrecht auf der Psoasfaszie und *unter*kreuzt dabei die Vasa testicularia bzw. ovarica. Nachdem er die Vasa iliaca communia *über*kreuzt hat, tritt er ins kleine Becken ein.

b) Pars pelvina: Dort unterkreuzt der Ureter beim Mann den Ductus deferens, bei der Frau die A. uterina. Er kann durch die vordere Vaginalwand getastet werden.

Der Ureter hat 3 physiologische Engen:
– beim Übergang aus dem Nierenbecken,
– beim Übergang in die Pars pelvina (Überkreuzung der Vasa iliaca communia),
– beim Eintritt in die Harnblase.

Histologisch wird der Ureter durch Übergangsepithel ausgekleidet, es folgen eine breite subepitheliale Bindegewebsschicht, ein Stratum longitudinale und ein kräftiges Stratum circulare der Tunica mucosa. Im distalen Drittel kommt noch ein Stratum longitudinale externum dazu.

Klinischer Bezug

Harnleitersteine bleiben gerne an den 3 Ureterengen stecken und verursachen Harnleiterkoliken, die mit sehr starken, krampfartigen Schmerzen einhergehen, die vom Nierenlager in die Leiste bis in den Hoden bzw. die Schamlippen ausstrahlen.

H06 ■
→ **Frage 8.81: Lösung D**

Engstellen der Urethra masculina sind das **Ostium urethrae internum**, die **Pars membranacea urethrae** (Durchtritt durch das Diaphragma urogenitale) und das **Ostium urethrae externum**. **Erweitert** ist die Urethra innerhalb der Prostata (Pars prostatica urethrae), innerhalb der Pars spongiosa und innerhalb der Fossa navicularis (Penisspitze). An **Biegungen** sind die Curvatura praepubica und die Curvatura infrapubica zu nennen. Diese Verhältnisse müssen bei urologischen Eingriffen oder bei der Katheterisierung der Harnröhre berücksichtigt werden.

F09
→ **Frage 8.82: Lösung B**

Bei Dehnung der Blasenwand unter zunehmender Blasenfüllung werden die Dehnungsrezeptoren erregt. Diese **Viszeroafferenzen** gelangen über die **Nn. splanchnici pelvici** ins Rückenmark, die Perikarya liegen in den **Spinalganglien** (B). Die Wanddehnung der Harnblase führt zum **Miktionsreflex**, d. h. Erregung der parasympathischen Neurone zum M. detrusor vesicae (Kontraktion der Blasenmuskulatur) und zum M. sphincter urethrae externus (Erschlaffung, damit Beginn der Blasenentleerung). Damit ist der Parasympathikus als efferenter Schenkel dieses Reflexes zu sehen. Die Fasern entstammen den Segmenten S2–S4 und gelangen in den Plexus vesicalis, der auch sympathische Fasern führt. Die Miktion ist zunächst ein Rückenmarkreflex, der allerdings vom Miktionszentrum beeinflusst wird, also supraspinal kontrolliert werden kann.

F04 ■
→ **Frage 8.83: Lösung C**

An der Versorgung des Harnleiters sind die in der Nähe gelegenen Gefäße mit Ästen beteiligt, also die A. renalis, A. ovarica, A. pudenda interna und A. vesicalis superior. Diese Gefäßäste bilden ein Geflecht in der Ureterwand. Die A. mesenterica inferior ist an der Versorgung des Ureters nicht beteiligt. Sie versorgt Colon descendens, Colon sigmoideum und den oberen Teil des Rektums. Siehe Lerntext VIII.20.

H04
→ **Frage 8.84: Lösung D**

Dies ist eine sehr spezielle Frage zur Oberflächendifferenzierung der apikalen Oberfläche von Epithelzellen. Beim **Urothel** oder Übergangsepithel unterscheidet man die oberflächlichen **Deckzellen** (oder Superfizialzellen) von den übrigen Epithelzellen. Deckzellen sind recht groß, können polyploid sein oder mehrere Zellkerne enthalten und wölben sich ins Lumen vor. Sie haben spezielle Oberflächenstrukturen entwickelt, um das Epithel gegen die aggressiven Bestandteile des Harns zu schützen. Lichtmikroskopisch ist dies als Crusta mit stärkerer Anfärbbarkeit des apikalen Zytoplasmas zu erkennen. Zum einen ist in dieser Schicht ein dichtes Netz an Aktin- und Intermediärfilamenten vorhanden, zum anderen enthält die apikale Plasmamembran Plaques aus Uroplakin (spezielle Membranproteine, vorstellbar als hexagonale Plättchen). Diese Plaques können nach innen in die Zelle eingestülpt werden (dort „Speicherung" als diskoide Vesikel) und verkleinern so die Oberfläche. Wird eine Vergrößerung der Oberfläche nötig, werden diese „Reserveplaques" wieder in die Plasmamembran eingebaut. Zusätzlich sind die Deckzellen durch Haftkomplexe mit Zonulae occludentes (Tight junctions) verbunden.

Zu **(D)**: Sekretgranula sind ein Charakteristikum sezernierender Zellen, dies trifft für das Übergangsepithel, v. a. für dessen Deckzellen, nicht zu.

F09 ■

→ **Frage 8.85: Lösung C**

Zu **(C)**: Eine *Pars cavernosa* existiert nicht, gemeint sein könnten die **Corpora cavernosa penis** (Gliedschwellkörper), die jedoch auch nicht Teil der Urethra sind.

Zu **(A)**, **(B)**, **(D)** und **(E)**: Der Verlauf der Harnröhre beim Mann beginnt mit der kurzen **Pars intramuralis** in der muskulären Wand der Harnblase, dann folgt die **Pars prostatica** (E) (3,5 cm), in deren Mitte die beiden **Ductuli ejaculatorii** auf dem Colliculus seminalis münden. Die **Pars membranacea urethrae** (D) (ca. 1 cm lang) tritt durch das Diaphragma urogenitale. Die **Pars spongiosa urethrae** (B) wird von einem eigenen Schwellkörper umgeben, dem Corpus spongiosum penis. Die **Fossa navicularis** (A) ist eine ca. 2 cm lange Erweiterung der Urethra direkt vor deren Mündung an der Glans penis.

H08

→ **Frage 8.86: Lösung C**

Die Frage ist einfacher zu beantworten, wenn man sich die **männliche Urethra** mit allen Engen und Weiten nochmals einprägt und berücksichtigt, dass die Prostata auf dem Beckenboden aufliegt. Zunächst beginnt die Urethra am **Ostium internum** (E), dann folgt die **Pars prostatica** (D) innerhalb des Verlaufes durch die Prostata. Anschließend tritt die Harnröhre in der engen **Pars membranacea** ((C) ist richtig) durch das Diaphragma urogenitale. Die **Pars spongiosa** (B) liegt bereits kaudal des Beckenbodens.

Zu **(A)**: Hinter dem Ostium externum (einer schlitzförmigen Öffnung auf der Spitze der Eichel) liegt die weite **Fossa navicularis**.

F08 F04 ■

→ **Frage 8.87: Lösung E**

Die **Glandulae bulbourethrales** liegen **paarig** im Diaphragma urogenitale und **münden** von jeder Seite mit einem kurzen Ausführungsgang **in** den Anfangsteil der **Pars spongiosa urethrae**. Siehe auch Prometheus, Lernatlas der Anatomie, Innere Organe, 2. Auflage, Georg Thieme Verlag 2009, S. 290, 307.

Zu **(A)** und **(B)**: Dies trifft für die (paarige) Vesicula seminalis zu. Sie mündet in den Ductus deferens, er heißt dann **Ductus ejaculatorius**, bevor er beidseits auf dem **Colliculus seminalis** mündet.

Zu **(C)**: Im **Utriculus prostaticus** (unpaarig) „mündet" der Rest der Müller-Gänge, also keine akzessorische Drüse.

Zu **(D)**: Dies trifft für die Prostata zu, die mit mehreren **Ductuli prostatici** um den Colliculus seminalis herum im Sinus prostaticus in die Harnröhre einmündet.

H06 H03 ■

→ **Frage 8.88: Lösung D**

Die Prostata liegt dem Diaphragma urogenitale auf, umfasst den Blasenhals und trennt den Blasenfundus vom Beckenboden. Durchbohrt wird die Prostata von der Harnröhre (Pars prostatica) und von den Ductus ejaculatorii. Die Ausführungsgänge der Prostata münden alle, wie in (D) beschrieben, in der Umgebung des Colliculus seminalis. Auf dem Colliculus seminalis liegen auch die beiden Ausführungsgänge der Ductus ejaculatorii (B).

Klinischer Bezug

Die rektal digitale Untersuchung mit Tasten der Prostata ist Bestandteil der klinischen Untersuchung des Mannes. Mit dem tastenden Finger kann man die Größe und Konsistenz recht gut beurteilen und z. B. bei auffälligen Befunden wie starker Vergrößerung und Verhärtungen weiterführende Untersuchungen, wie z. B. die Ultraschalluntersuchung, anordnen.

F07

→ **Frage 8.89: Lösung D**

Die vegetativen Nerven umgeben als Geflecht parasympathischer und sympathischer Fasern die Harn- und Genitalorgane. Die Fasern gelangen über den **Plexus hypogastricus inferior** zur Harnblase, weiter kaudal und zur Prostata, von dort zu den Nn. cavernosi penis. Bei einer Schädigung der Nervengeflechte um die Prostata ist eine Störung der Erektion zu erwarten, da die autonome Innervation für die Gefäßfunktion des Penis aus diesen Fasern stammt.

Die afferenten Fasern aus dem Hoden (Schmerz) verlaufen über den Plexus testicularis im Samenstrang durch den Leistenkanal und dann entlang der Gefäße retroperitoneal. Die afferenten Fasern erreichen Th10.

Die sensible Innervation der Glans penis verläuft über den N. dorsalis penis, ein Ast des N. pudendus. Dieser Nerv verläuft kaudal des Perineums und ist bei einer Operation der Prostata, da er medial des Ramus ossis ischii verläuft, eher nicht gefährdet. Siehe dazu auch entsprechende Abb. des Beckenbodens, z. B. Prometheus, Lernatlas der Anatomie, Allgemeine Anatomie und Bewegungssystem, 2. Auflage, Georg Thieme Verlag 2007, S. 228.

H07

→ **Frage 8.90: Lösung E**

Bei Dehnung der Blasenwand unter zunehmender Blasenfüllung werden die Dehnungsrezeptoren erregt und führen zum Miktionsreflex, d. h. zur Erregung der parasympathischen Neurone zum M. det-

rusor vesicae (Kontraktion der Blasenmuskulatur) und zum M. sphincter urethrae externus (Erschlaffung, damit Beginn der Blasenentleerung). Damit ist der Parasympathikus als efferenter Schenkel dieses Reflexes zu sehen. Die Fasern entstammen den Segmenten S2–S4 und gelangen über die Nn. splanchnici pelvici zum Plexus hypogastricus inferior in den Plexus vesicalis, der auch sympathische Fasern führt.
Die Miktion ist ein Rückenmarkreflex, der allerdings vom Miktionszentrum beeinflusst wird.
Bei einer Querschnittslähmung ist die zentrale Beeinflussung der Parasympathikusneurone in S2–S4 nicht mehr möglich, so dass die Einleitung der Miktion über die Nn. splanchnici pelvici nicht mehr funktioniert. Die Stimulation muss also im präganglionären Bereich vor den Nn. splanchnici pelvici erfolgen.

8.7 Weibliche Geschlechtsorgane

Histologie:
Ovar: Abbildung Nr. 144 des Bildanhangs
Uterus: Abbildung Nr. 64 des Bildanhangs
Vagina: Abbildung Nr. 60 des Bildanhangs
Plazenta: Abbildung Nr. 62 und Abbildung Nr. 63 des Bildanhangs
Mamma: Abbildung Nr. 61 des Bildanhangs

F09
→ **Frage 8.91: Lösung D**

Zu (D): Die **Granulosazellschicht** des Tertiärfollikels wandelt die in der Theca interna synthetisierten **Androgene** in Östrogene um. Die Aussage ist korrekt.
Zu (A): **Pseudodeziduazellen** sind Zellen im Stratum compactum des Uterusstroma, die in der Sekretionsphase viel Glykogen einlagern. Sie können sich im Falle einer Schwangerschaft zu Deziduazellen weiterentwickeln.
Zu (B): Die **Theca interna** ist **reich kapillarisiert**, die Granulosazellschicht selbst enthält keine Gefäße.
Zu (C): Das luteinisierende Hormon **LH** wird im **Hypophysenvorderlappen** gebildet.
Zu (F): Diese Aussage ist nicht zutreffend.

H06 F01 ■
→ **Frage 8.92: Lösung C**

Direkt um die Eizelle liegt die **Zona pellucida**. Sie entsteht aus amorphem Material, das sich in den Spaltraum zwischen Follikelepithelzellen und Eizelle einlagert. Später wird diese Schicht dann färberisch und lichtmikroskopisch nachweisbar. Es gelangen Fortsätze der Follikelepithelzellen (Corona radiata) durch die Zona pellucida bis zur Eizelle (Gap junctions).
Siehe Abb. 1.2.

H01 ■
→ **Frage 8.93: Lösung A**

Nach dem **Eisprung** verbleiben die **Granulosazellen** im Ovar. Als erstes sprossen Kapillaren ein, es blutet ein, und es entsteht das **Corpus rubrum**, welches für ca. **3 Tage** nach der Ovulation besteht. Damit die Gebärmutterschleimhaut für die Implantation der Eizelle vorbereitet und nicht abgestoßen wird, wird nun **Progesteron** produziert; hierbei wandelt sich das Corpus rubrum in das **Corpus luteum** (Luteinisierung der Thekazellen, Granulosaluteinzellen) um. Die Eizelle wandert ca. 1 Woche lang durch die Tube, bevor sie zum Uterus gelangt. In diesem Zeitraum heißt der Gelbkörper (wenn die Eizelle nicht befruchtet wurde) Corpus luteum **menstruationis**; er wird stimuliert durch **LH**. Erfolgt eine Implantation einer befruchteten Eizelle, so entsteht das Corpus luteum **graviditatis**, welches durch **HCG** stimuliert wird. Wird der Gelbkörper nicht mehr benötigt, so geht er zu Grunde und wird zum **Corpus albicans**.
Ein **atretischer** (uneröffneter) Follikel ist ein Follikel, der nicht zur Ovulation gelangt und zu Grunde geht.

F08 H05 ■
→ **Frage 8.94: Lösung E**

Die auffallend rote Struktur in der Bildmitte ist wahrscheinlich die **hyalinisierte Zona pellucida eines degenerierten Sekundär- oder Tertiärfollikels**. Der Follikel wurde demnach vor dem Eisprung schon atretisch (es kommt zur Apoptose von Eizelle und Granulosazellen, die Zona pellucida bleibt länger sichtbar). Außen um die Zona pellucida können noch Reste des Follikelepithels erkennbar sein. Die ehemaligen Thecazellen (hier im Bild heller angefärbt) der Theca interna bleiben ebenfalls länger erhalten und bilden weiter Steroide (interstitielle Drüse, Thecaorgan).

H03 ■
→ **Frage 8.95: Lösung C**

Das **Ovar** ist von Peritoneum überzogen, besitzt ein eigenes Mesovar, welches das Ovar dorsal an das Lig. latum anheftet ((A) und (B)). Das Ovar hat aber in dieser Lage keine Verbindung zu den intraperitoneal gelegenen Organen.
Siehe auch Lerntext VIII.23.
Mit der seitlichen Beckenwand ist das Ovar durch das Lig. suspensorium ovarii (das die A. ovarica enthält) verbunden (D).
Der Lymphknotenabfluss erfolgt über das Lig. suspensorium ovarii in die Nodi lymphatici lumbales (E) und schließlich dann in die paraaortalen Lymphknoten.

Die Tuba uterina verläuft innerhalb einer Mesosalpinx als Bestandteil des Lig. latum uteri, (C) ist falsch. Zu den Peritonealverhältnissen siehe Abb. 8.29 oder z. B. Prometheus, Lernatlas der Anatomie, Innere Organe, 2. Auflage, Georg Thieme Verlag 2009, S. 309, 310.

F09 ■
→ **Frage 8.96: Lösung C**

Zu (C): Die Aussage der **Anteflexio** des Corpus uteri gegen die Zervix ist korrekt.

Zu (A): Der Uterus wird an Vorder- und Rückfläche größtenteils von **Peritoneum** bedeckt, nicht von Parametrium.

Zu (B): Mit dem Ausdruck **Parametrium** (nicht Perimetrium) bezeichnet man die von Peritoneum überzogene Bindegewebsplatte, die den Uterus beidseits seitlich an der Beckenwand anheftet.

Zu (D): In die Vagina ragt nicht die Portio *supra*vaginalis, sondern die **Portio vaginalis.**

Zu (E): Der Uterus hat seinen **Lymphabfluss** zunächst in die parauterinen, dann in die iliakalen Lymphknoten.

H08 H07 ■
→ **Frage 8.97: Lösung C**

Diese Frage wurde bereits im Physikum Herbst 2007 und ähnlich im Frühjahr 2006 gestellt. **Physiologischerweise bestehen Anteversio und Anteflexio uteri**. Siehe dazu Prometheus, Lernatlas der Anatomie, Innere Organe, 2. Auflage, Georg Thieme Verlag 2009, S. 314. Beim Uterus unterscheidet man Anteflexio uteri (der nach vorne offene Winkel zwischen Corpus uteri und Zervix) von Anteversio uteri (der nach vorne offene Winkel zwischen Längsachse des Uterus und Längsachse der Vagina).

F05
→ **Frage 8.98: Lösung D**

Man verkürzt bei einer solchen Operation beide runden Mutterbänder, also die Ligg. teres uteri.

Das **Lig. teres uteri** ist ein Rest des unteren Keimdrüsenbandes (Gubernakulum). Aus dem kranialen Teil des Keimdrüsenbandes entwickelt sich das Lig. suspensorium ovarii, aus dem kaudalen Abschnitt das Lig. teres uteri. Das Lig. teres uteri hat keine Haltefunktion und verläuft bei der Frau vom Uterus-Tuben-Winkel nach lateral und ventral durch den Leistenkanal und strahlt in die großen Schamlippen ein.

Eine aussagekräftige Abbildung findet man auch im Prometheus, Lernatlas der Anatomie, Innere Organe, 2. Auflage, Georg Thieme Verlag 2009, S. 384.

H10 ■
→ **Frage 8.99: Lösung E**

Zu (E): Nur das **Lig. teres uteri** zieht bei der **Frau durch** den **Leistenkanal.**

Zu (A): Das **Lig. cardinale uteri** (Lig. transversum cervicis) besteht aus Bindegewebszügen, die von der Faszie der seitlichen Beckenwand in die Portio supravaginalis cervicis einstrahlen. Es gehört zum Halteapparat des Uterus. Siehe Prometheus, Lernatlas der Anatomie, Innere Organe, 2. Auflage, Georg Thieme Verlag 2009, S. 384f.

Zu (B) und (C): Das **Lig. latum uteri** (Mesenterium des Uterus) zieht von der Seitenfläche der Portio supravaginalis cervicis seitlich in Richtung laterale Beckenwand. Im kranialen Rand des Ligaments verlaufen der Eileiter, das Lig. teres uteri sowie das **Lig. ovarii proprium** (→ verbindet Ovar und Uterus).

Zu (D): Das Ovar ist von Peritoneum überzogen. Es besitzt ein eigenes Mesovar, welches das Ovar dorsal an das Lig. latum anheftet. Mit der seitlichen Beckenwand ist das Ovar durch das **Lig. suspensorium ovarii** (→ enthält die A. ovarica) verbunden.

VIII.16	**Menstruationszyklus**

Die Uterusschleimhaut durchläuft unter dem Einfluss der Ovarialhormone einen zyklischen Prozess, den *Menstruationszyklus*. Er beginnt mit dem 1. Tag der Periodenblutung (Menses) und lässt sich in mehrere Phasen einteilen (Abb. 8.20):

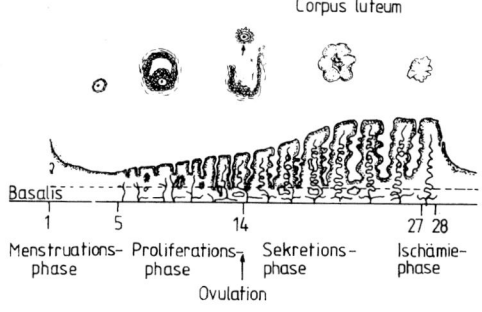

Abb. 8.20 Menstruationszyklus, Ovarialzyklus

Menstruationsphase:
= Desquamationsphase, 1.–5. Tag, Abstoßung der Funktionalis der Uterusschleimhaut
Proliferationsphase:
von den Östrogenen der Theca interna gesteuert, 6.–14. Tag, gleichzeitig Follikelwachstum, Endometrium wird verdickt, Epithelregeneration, Drüsenwachstum, Spiralarterien wachsen, **Drüsen noch gestreckt**
Sekretionsphase:
15.–27. Tag, gesteuert durch Progesteron, Drüsenschläuche spiralig, sie sondern glykogenreiches

Sekret ab, Anschwellen der Schleimhaut, Spiralarterien
Ischämiephase:
28. Tag, lokale Durchblutungsstörung (Spasmen der Spiralarterien) ausgelöst durch *Progesteronabfall* (Degeneration des Corpus luteum)

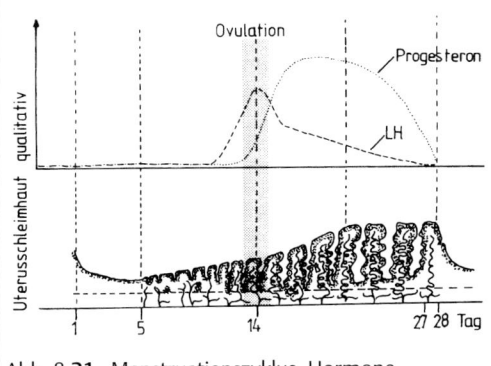

Abb. 8.21 Menstruationszyklus, Hormone

F09 ■

→ **Frage 8.100: Lösung A**

Zu **(A): Progesteron** steigt nach der Ovulation an, wenn sich der im Ovar verbliebene Teil des Follikels unter dem Einfluss von luteinisierendem Hormon (LH, Luteotropin) zum Gelbkörper (Corpus luteum) umwandelt. Die Follikelepithelzellen wandeln sich zu Granulosaluteinzellen um und produzieren Progesteron, welches in den proliferierten Uterusdrüsen die Sekretion anregt (→ Sekretionsphase, Vorbereitung für die Nidation einer ev. befruchteten Oozyte), aber auch die erhöhte Körpertemperatur nach der Ovulation verursacht (Messung der Basaltemperatur).
Wird die freigesetzte Eizelle nicht befruchtet, so geht der Gelbkörper etwa nach 2 Wochen zugrunde, und es erfolgt eine Hormonentzugsblutung (Abfall der Spiegel von Progesteron, aber auch Östradiol, welches auch im Gelbkörper produziert wird). Die typische **Konzentrationskurve für Progesteron** zeigt die Lösungsmöglichkeit (A).
Zu **(B)–(E):** Die Kurve (C) ist typisch für die **LH-Konzentration**, die Kurve (E) für den **Verlauf der Basaltemperatur**, Kurve (B) passt am ehesten zur zweigipfligen **Östradiolsekretion**, während (D) nicht zuzuordnen ist.

H05 ■

→ **Frage 8.101: Lösung E**

Erst in der späten **Sekretionsphase** des Zyklus lagern die Zellen des Stromas Glykogen und Fett ein und vergrößern sich zu den sog. **Prädezidualzellen.** Dieser Vorgang beginnt in der oberen Schicht der Funktionalis und setzt sich nach unten fort. Man kann dann in dieser Zyklusphase zwei Schichten

der Funktionalis unterscheiden, das Stratum compactum mit ausgeprägter Dezidualisierung und das Stratum spongiosum mit vielen und weiten Drüsenlumina. Im Falle einer eintretenden Schwangerschaft wird dann das Endometriumstroma zur **Dezidua** umgewandelt.

H07

→ **Frage 8.102: Lösung E**

Das Epithel der Vaginalwand ist ein mehrschichtig unverhorntes Plattenepithel. Die oberste Zellschicht schilfert sich ab, im Vaginalabstrich und im Scheidensekret findet man regelmäßig Superfizialzellen und Intermediärzellen. In der ersten Zyklusphase vermehren sich unter Östrogeneinfluss die Superfizialzellen (Antwort (E) ist richtig) und sind im Abstrich vermehrt enthalten, in der zweiten Zyklushälfte sind die Intermediärzellen (B) vorherrschend.

> **Klinischer Bezug**
> Die Zone des Epithelübergangs (Zervix – Vagina) ist von Bedeutung, da sie sich bei der Frau im Laufe des Lebens (Pubertät, Schwangerschaft, Klimakterium) verschiebt. Bei der geschlechtsreifen Frau stülpt sich die Übergangszone aus dem Zervixkanal heraus, im Alter verlagert sie sich in den Zervixkanal hinein. Der Übergang des Zylinderepithels des Zervixkanals in das Plattenepithel der Portio ist als Epithelgrenze erkennbar. In ektropioniertem Zervixepithel kann es zur Metaplasie (Umwandlung) des Zylinderepithels der Zervix in Plattenepithel kommen. Dies birgt die Gefahr präkanzeröser Veränderungen oder einer malignen Entartung (Zervixkarzinom). Deswegen wird bei der jährlichen Krebsfrüherkennungsuntersuchung ein Abstrich von Gebärmuttermund und Gebärmutterhals entnommen und die Zellen auf Differenzierungsgrad und präkanzeröse Veränderungen untersucht.
> Ursächlich für viele Fälle von zervikalen intraepithelialen Neoplasien und des Zervixkarzinoms sind sexuell übertragbare humane Papillomviren (HPV, v. a. Virentypen 16 und 18). Um einer Infektion mit diesen Viren vorzubeugen, gibt es seit 2006 einen Impfstoff, der bei jungen Mädchen möglichst noch vor dem ersten Sexualkontakt verabreicht werden sollte. Hier kann erstmals eine Impfung zur Primärprävention eines Karzinoms eingesetzt werden.

F08 ■

→ **Frage 8.103: Lösung D**

Das **Epithel der Vaginalwand** ist ein mehrschichtig unverhorntes Plattenepithel. Die oberste Zellschicht schilfert sich ab, weshalb man im Vaginalabstrich und im Scheidensekret regelmäßig **Superfizialzellen** findet. Bei einem mehrschichtig unverhornten Plat-

tenepithel **enthalten** die beiden obersten Zellschichten (Stratum superficiale und intermedium)
größere Mengen an **Glykogen**, was auf ihre Differenzierung hinweist. Mit Hilfe einer einfachen Jod-
probe kann das Glykogen angefärbt werden. Man
kann so bei der klinischen Untersuchung der Cervix
uteri differenzierte glykogenhaltige Zellen von undifferenzierten unterscheiden (ebenfalls in der
Speiseröhre oder am Mundepithel). Das Glykogen
der abgeschilferten Zellen (aus der oberflächlichen
Zellschicht) wird von den Döderlein-Bakterien der
Scheide zu Milchsäure abgebaut und verursacht das
saure Scheidenmilieu (pH 4,0; Schutz vor pathoge-
ner Keimbesiedelung).
Zu **(B): Keratohyalingranula** (amorphe Partikel, die
im Wesentlichen aus Proteinen bestehen) finden
sich in Zellen des mehrschichtig verhornten Plat-
tenepithels. Sie sind ein Zeichen dafür, dass die Zellen verhornen.

H07 ■
→   **Frage 8.104: Lösung D**

Bei der Palpation hat man entsprechend der Abbildung festgestellt, dass die viereckige vordere Fontanelle dorsal liegt, die dreieckige hintere Fontanelle
ventral. Dies bedeutet, dass das Kind mit dem Gesicht nach dorsal liegt (Antwort (A) und (B) sind
falsch). Im Beckeneingang liegt der Kopf noch quer,
beim Tiefertreten durch den Geburtskanal dreht
sich das Kind um 90° (hier ist die Drehung schon
zum Teil vollzogen) – in diesem Beispiel mit dem
Gesicht weiter nach dorsal, sodass der Kopf am Be-
ckenausgang dann sagittal steht. Das Kind wird also
mit dem Hinterkopf zuerst durch den Beckenboden
treten, Antwort (D) ist richtig.

F05 ■■
→   **Frage 8.105: Lösung D**

Die A. ovarica entspringt direkt aus der Aorta, in
Höhe des LWK 2. Dieser Sachverhalt wurde auch
schon mehrfach geprüft.
Am Rand des kleinen Beckens tritt sie im Lig. sus-
pensorium ovarii zum Ovar. Die an sich sehr dünne
Arterie bildet im Mesovar und im Mesosalpinx
Anastomosen mit den Ästen der A. uterina.

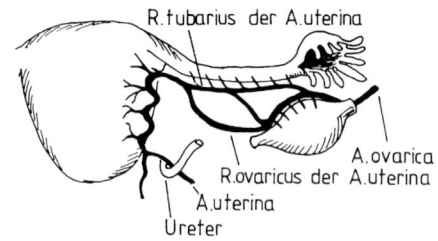

Abb. 8.22 Gefäßversorgung des inneren weiblichen
Genitale

H04
→   **Frage 8.106: Lösung C**

Die Vv. uterinae münden in den Plexus venosus
uterinus, über die Parametrien in weitere Venenplexus und schließlich in die Vv. iliacae *internae*.
Der venöse Abfluss der weiblichen Genitalorgane
erfolgt zunächst über im parametrianen Bindegewebe liegende venöse Plexus (Plexus venosus uterinus, Plexus venosus ovaricus, Plexus venosus cervicalis uteri, Plexus venosus vaginalis). Über den Plexus venosus ovaricus fließt das Blut in die V. ovarica
und dann rechts direkt in die V. cava inf. ab, links
zuerst in die V. renalis sinistra und dann in die V.
cava inf. Der Abfluss aus dem Plexus uterinus und
Plexus cervicalis uteri erfolgt über die V. uterina in
die V. iliaca interna. Von den äußeren weiblichen
Geschlechtsorganen fließt das Blut über die V. pudenda interna ebenfalls in die V. iliaca interna oder
über die V. pudenda externa (oberflächlicher Plexus, Schwellkörper) in die V. saphena magna und
dann in die V. iliaca externa.

8.8   Männliche Geschlechtsorgane

Histologie:
Hoden: Abbildung Nr. 54, Abbildung Nr. 55 und Abbil-
dung Nr. 146 des Bildanhangs
Nebenhoden: Abbildung Nr. 56 des Bildanhangs
Prostata: Abbildung Nr. 57 und Abbildung Nr. 58 des
Bildanhangs

F08 H02 ■
→   **Frage 8.107: Lösung B**

In der Abbildung ist ein Anschnitt eines Samenkanälchens, **Tubulus seminiferus**, dargestellt. Dort findet die Spermatogenese und Spermiogenese statt.
Man erkennt außen die Lamina limitans mit innenliegender Basalmembran. Dann folgt nach innen lumenwärts das **Keimepithel**, das aus den Sertoli-Zellen und den Zellen der Spermatogenese und Spermiogenese besteht. Der Basalmembran aufsitzend
sind die **Sertoli-Zellen**, die die Samenkanälchen auskleiden. Diese Zellen haben eine stützende Funktion („Stützzellen"), gleichzeitig ernähren sie die
noch nicht fertigen Keimzellen, phagozytieren und
bilden z. B. ABP (Androgen-bindendes Protein) und
sind zuständig für die Blut-Hoden-Schranke. Charakteristisch ist ihr dreieckiger Zellkern, der auch in
der Abbildung zu erkennen ist. Die übrigen in der
Abbildung gezeigten Zellen sind Zwischenstufen
der Spermatogenese bis hin zu den kleinen dunkleren Spermatiden, die in Richtung des Lumens zu erkennen sind. Siehe auch Lerntext VIII.17.
Zu **(A):** Leydig-Zwischenzellen liegen nicht im Tubulus seminiferus, sondern in Gruppen im Bindege-

webe zwischen den Samenkanälchen. Sie produzieren Testosteron.

Zu **(C)**: Spermatogonien liegen ganz außen, im basalen Kompartiment der Samenkanälchen.

VIII.17 Spermatogenese, Spermiogenese

Die Zeit von der Spermatogonienteilung bis zur Einlagerung befruchtungsfähiger Spermatozoen im Nebenhoden umfasst den Vorgang der

- **Spermatogenese** (Spermatogonien → Spermatiden, haploid) und die
- **Spermiogenese** (Spermatiden → Spermatozoen. Synonym: Samenzellen, Spermien).

Die an der Basis der Hodenkanälchen liegenden Stammzellspermatogonien teilen sich, die Spermatogonien entwickeln sich dann über die Meiose zur Spermatide mit haploidem Chromosomensatz weiter. Sie wandern dabei von der Basis der Hodenkanälchen immer weiter nach zentral zum Lumen der Hodenkanälchen. Ein Kompartiment entsteht durch die von 2 Sertoli-Zellen gebildeten Zwischenräume, wobei tight junctions ein basales Kompartiment von einem adluminalen Kompartiment abtrennen. Neben den Spermatogonien liegen auch frühe Stadien (zu Beginn der Prophase der ersten Reifeteilung) der primären Spermatozyten im basalen Kompartiment. Während der Spermatogenese können die aus einer Stammzelle entstandenen Spermatogonien durch Zellbrücken miteinander in Verbindung bleiben – sie bilden **Zellklone**, die alle synchron die gleiche Entwicklung durchlaufen und sozusagen gruppenweise lumenwärts vordringen. Diese Bewegung der Keimzellklone findet nicht nur lumenwärts, sondern gleichzeitig auch entlang der Hodenkanälchen statt, so dass eine Art spiralige Bewegung der verschiedenen Zellklone resultiert. Auf einem Horizontalschnitt werden daher gleichzeitig immer verschiedene Entwicklungsstadien angetroffen.

Es schließt sich dann die Spermiogenese an.

Diese Vorgänge von der Teilung der Stammzellspermatogonie bis zur Freisetzung der fertigen Spermien aus dem Hoden benötigen alleine ca. 64 Tage. Weitere 1 bis 2 Wochen dauert der Transport in den Nebenhoden. Damit ergibt sich insgesamt eine Dauer von 80 Tagen.

Die Vorgänge unterliegen einer komplexen lokalen (Leydig-Zellen, peritubuläre Zellen und Sertoli-Zellen) und auch übergeordneten Regulation (Hypothalamus und Adenohypophyse).

H96 ■

→ **Frage 8.108: Lösung D**

Siehe Lerntext VIII.17.

Die unter (A) bis (C) genannten Stufen der Samenzellentstehung sind schon weiter fortgeschritten und befinden sich entsprechend der Wanderung lumenwärts (s. u.), nicht mehr im basalen Kompartiment. Ein Kompartiment entsteht durch die von 2 Sertoli-Zellen gebildeten Zwischenräume, wobei tight junctions ein basales Kompartiment von einem adluminalen Kompartiment abtrennen. Neben den Spermatogonien liegen auch Vorstadien der primären Spermatozyten im basalen Kompartiment.

F00

→ **Frage 8.109: Lösung E**

Spermatogenese und Spermiogenese sind komplexe Prozesse. Er dauert auf jeden Fall den in (E) angegebenen Zeitraum, etwa 64 Tage, 9 – 11 Wochen. Bis zu einem Spermium im Ejakulat werden von der Stammzelle ausgehend ca. 80 Tage benötigt. Siehe auch Lerntext VIII.17.

H95

→ **Frage 8.110: Lösung E**

Die **Blut-Hoden-Schranke** wird von den **Sertoli-Zellen** gebildet, die durch Zonulae occludentes miteinander verbunden sind und so ein basales Kompartiment von einer adluminalen Abteilung abtrennen. Man kann sich nochmals vergegenwärtigen, dass in den basalen Anteilen der Hodenkanälchen die Anfangsstadien der Spermatogenese stattfinden (Spermatogonien bis hin zu Spermatozyten 1. Ordnung im Präleptotänstadium). In dem weiter zum Lumen gerichteten Kompartiment liegen dann Spermatozyten 1. Ordnung in der Prophase der Meiose bis hin zu Spermatiden, also die fortgeschrittenen Entwicklungsstadien zur Spermatide. Die Keimzellen wandern von basal ins adluminale Kompartiment, können aber die Blut-Hoden-Schranke wie eine Schleuse passieren. Durch die Blut-Hoden-Schranke können die sich in der Meiose befindlichen, äußerst empfindlichen Keimzellen gegen möglicherweise mutagen wirksame Substanzen oder andere schädliche Einflüsse geschützt werden.

Alle anderen in der Frage genannten Bestandteile haben mit der Blut-Hoden-Schranke nichts zu tun und auch sonst keine spezifische Funktion.

VIII.18   Leydig-Zellen, Sertoli-Zellen

Leydig-Zellen (interstitiell)	Sertoli-Zellen
liegen zwischen den Hodenkanälchen	liegen in der Wand der Hodenkanälchen
mesenchymale Herkunft	aus dem Keimepithel
Funktion: • Testosteronsekretion	Funktion: • Blut-Hoden-Schranke • Phagozytose (z. B. von Restkörpern der Spermatogenese) • Sekretion von androgenbindendem Protein (ABP) • Sekretion von Anti-Müller-Hormon, Inhibin
Charakteristika: • viel glattes ER • Mitochondrien vom Tubulustyp • paraplasmatische Einschlüsse (Reinke-Kristalle) • Lipoideinschlüsse	Charakteristika: • dreieckiger Zellkern • basolaterale Zellverbindungen • viel glattes ER • Lipoideinschlüsse

H00 ■■

→   **Frage 8.111: Lösung D**

Diese Aussage wurde bereits in alten Prüfungsfragen mit sonst anderer Kombination als falsch erfragt.
Für die **Testosteronsekretion** sind die Leydig-Zellen verantwortlich. Alle anderen Aussagen treffen für die Sertoli-Zellen zu.
Siehe auch Lerntext VIII.18.
Im reifen Hoden teilen sich Sertoli-Zellen nicht mehr. Sie dienen dem Schutz und der Ernährung der Spermatogonien und verschiedenen Stufen der Samenzellen, sind zur Phagozytose fähig und bilden mehrere spezifische Proteine, u. a. androgenbindendes Protein und Transferrin. Sie sezernieren ebenfalls während der Embryonalperiode das Anti-Müller-Hormon, welches für die Geschlechtsdifferenzierung Bedeutung hat. Bisher gefragt wurde vor allem das androgenbindende Protein, die Phagozytosefähigkeit und die Blut-Hoden-Schranke.

H10

→   **Frage 8.112: Lösung C**

Zu (C): Die **sympathischen Fasern des Plexus hypogastricus inferior** bewirken eine **Kontraktion der glatten Muskulatur des Ductus deferens.**

Zu (A): **Parasympathische Fasern von S2 – S4** kontrollieren beim Mann die Erektion, bei der Frau führen sie zu einer Füllung der Schwellkörper der Schamlippe.
Zu (B): **Sympathische Fasern aus dem N. splanchnicus major (Th5-9)** innervieren den Dünndarm (Jejunum, Ileum, Caecum) sowie einen Teil des Dickdarms (Colon ascendens und die zwei oralen Drittel des Colon transversum).
Zu (D): Die **Rr. musculares des N. iliohypogastricus** versorgen die kaudalen Anteile der Bauchmuskeln.
Zu (E): **Motorische Fasern** aus dem **R. genitalis des N. genitofemoralis** versorgen den M. cremaster.
Der **Samenleiter, Ductus deferens**, setzt den Ductus epididymidis fort und beginnt am kaudalen Ende des Nebenhodens. Er verbindet den Nebenhoden mit der Harnröhre. Er hat eine Länge von etwa 35–40 cm und einen Durchmesser von 3 mm. Sein Lumen ist sternförmig und wird von einem zweireihigen prismatischen Epithel ausgekleidet. Auffallend ist weiterhin eine deutlich dreischichtige Tunica muscularis.
Man unterscheidet im Verlauf:
• Pars epididymica, seitlich am Nebenhoden nach oben,
• Pars funiculi spermatici, im Funiculus spermaticus ist der Ductus deferens wegen seiner Konsistenz gut zu tasten,
• Pars inguinalis, Verlauf mit dem Funiculus spermaticus durch den Leistenkanal in die Bauchhöhle,
• Pars pelvina, der Samenleiter liegt subperitoneal an der Wand des kleinen Beckens,
• Ampulla ductus deferentis, Erweiterung vor dem Eintritt in die Prostata,
• Ductus ejaculatorius, dort münden der Ausführungsgang der Vesicula seminalis (d. h. die Vesicula seminalis mündet in den Ductus deferens)
• Mündung des Ductus ejaculatorius auf dem Colliculus seminalis in die Harnröhre.

F06 H02 ■

→   **Frage 8.113: Lösung E**

Es handelt sich bei dem beschriebenen Fall um eine venöse Abflussstörung des linken Plexus pampiniformis, der dann in die V. testicularis mündet. Diese mündet links in die linke V. renalis, rechts in die V. cava inferior. Bei der unter (D) genannten Situation wäre auch die Gegenseite betroffen. Es muss sich also hier um ein speziell den Abfluss der linken Seite betreffendes Problem handeln.

H00

→   **Frage 8.114: Lösung B**

Bei dieser Frage bietet es sich auch an, die Strukturen des Leistenkanals bzw. die Strukturen des Funiculus spermaticus zu wiederholen. Es ist wichtig, bei der Operation einer *indirekten* Leistenhernie genügend Raum zu lassen, damit der Funiculus spermaticus nicht eingeengt wird. Besonders gefährdet bei einer zu engen Naht des Bruchrings wären dann zuerst die Blutgefäße, deren Einengung zunächst ein Anschwellen und starke Schmerzen im Hoden zur Folge hätte, bevor es zu bleibenden Schäden des Hodens käme. In solch einem Falle müsste schnellstens operativ revidiert werden. Bei einer *direkten* Leistenhernie wird die Bruchpforte einfach verschlossen.

Sollte es zu einer Nervenschädigung kommen, so wäre bei Einengungen des Funiculus spermaticus der R. genitalis des N. genitofemoralis betroffen, der motorisch den M. cremaster, sensibel die Skrotalhaut versorgt, nicht jedoch Nerven, die Ejakulation und Erektion steuern.

VIII.19 Samenstrang

Der **Samenstrang**, Funiculus spermaticus, enthält:
- Ductus deferens,
- A. und V. ductus deferentis,
- A. und V. testicularis,
- A. m. cremasteris,
- Plexus pampiniformis (Venen),
- Lymphgefäße,
- R. genitalis n. genitofemoralis,
- Plexus testicularis (vegetativ).

Umhüllt wird der Samenstrang von (von außen nach innen):
- Fascia spermatica externa,
- Fascia cremasterica,
- M. cremaster,
- Fascia spermatica interna.

H09 ■

→ **Frage 8.115: Lösung D**

Zu **(D)**: Der **M. cremaster** mit seiner Fascia cremasterica liegt **zwischen Fascia spermatica externa und interna**. Alle drei Strukturen umhüllen Skrotum und Samenstrang (Funiculus spermaticus).

Zu **(A)-(C)** und **(E)**: Der **Samenstrang** enthält:
- **Ductus deferens** (C) mit **V. und A. ductus deferentis** ((A) → Ast der A. vesicalis superior),
- **A. testicularis** ((B) → entspringt aus der Aorta unterhalb der Nierenarterien) und V. testicularis mit **Plexus pampiniformis** ((E) → Stauungen in diesem Geflecht können zu variösen Erweiterungen führen),
- Lymphgefäße und vegetative Fasern (→ aus dem Plexus coeliacus).

F10 ■

→ **Frage 8.116: Lösung E**

Zu **(E)**: Der **N. ilioinguinalis** verläuft **außerhalb der Fascia spermatica interna** und versorgt die Skrotalhaut seitlich.

Zu **(A) – (D)**: **Innerhalb** der Fascia spermatica interna liegen der **Ductus deferens** (A), die **A. testicularis** (B), der **Plexus pampiniformis** (C) und der **Plexus testicularis** (vegetative Fasern, (D)).

F00 ■

→ **Frage 8.117: Lösung C**

Die **Schwellkörper** des Penis bestehen aus dem **Corpus cavernosum penis**, das durch ein Septum in 2 Teile unterteilt wird, und einem Corpus spongiosum penis, welches die Harnröhre umgibt. Das Corpus cavernosum penis reicht von der Peniswurzel bis hin zum Corpus penis, bezieht aber nicht die Glans penis mit ein. Das Corpus spongiosum penis (Harnröhrenschwellkörper) beginnt mit einem verdickten Anteil des Bulbus penis, umgibt dann die Harnröhre und setzt sich in das Corpus spongiosum glandis fort.

Zu **(E)**: Diese Aussage ist korrekt. Es handelt sich um einen Ast der A. pudenda interna, die A. bulbi penis. Die anderen Arterien, A. dorsalis penis und A. profunda penis, entstammen ebenfalls der A. pudenda interna.

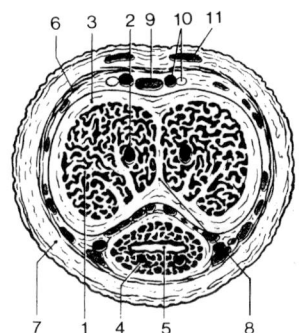

Abb. **8.23** Querschnitt durch den Penisschaft
Aus: Kahle W, Leonhardt H, Platzer W. Taschenatlas der Anatomie, 6. überarbeitete Auflage 1991, Georg Thieme Verlag, Stuttgart, New York.

1 Corpus cavernosum penis
2 A. profunda penis
3 Tunica albuginea
4 Corpus spongiosum penis
5 Urethra
6 Fascia penis
7 Penishaut
8 Septum penis
9 V. dorsalis penis prof.
10 N. dorsalis penis
11 Vv. dorsales penis superf.

H07

→ **Frage 8.118: Lösung D**

Die Erektion wird über das **parasympathische** Erektionszentrum (S3) im Sakralmark vermittelt. Die Fasern gelangen über **Nn. splanchnici pelvici** zum Plexus hypogastricus inferior, dann zum Plexus prostaticus und von da aus weiter zu den Gefäßen des Penis.

Es erfolgt bei der Erektion eine Weitstellung der zuführenden Arterien über die Aktivierung postganglionärer parasympathischer Neurone in den Beckenganglien (reflektorisch über Afferenzen aus dem Penis, Einfluss supraspinaler Zentren, psychogene Reize), wobei die Relaxation der glatten Muskulatur in den zuführenden Gefäßen und Schwellkörpern eine Rolle spielt. Bei einer Schädigung der Nn. splanchnici pelvici (Nn. erigentes) ist die Erektion gestört.

F07

→ **Frage 8.119: Lösung E**

Der Fructosewert im Ejakulat ist ein Parameter für die Funktion der Bläschendrüsen (**Glandulae vesiculosae**), die vom Testosteron abhängig ist. Die **Fructose** ist wichtig für die Beweglichkeit der Spermien.

F03

→ **Frage 8.120: Lösung D**

Der Hoden wandert bei seinem Descensus aus der Bauchhöhle in das Skrotum. Die Schichten der Bauchwand finden sich als entsprechende Schichten der Hodenhüllen wieder. Als Leitschiene bei der Wanderung dient eine Peritonealaussackung, der Processus vaginalis testis/peritonei. Nach dem Descensus verödet der Processus vaginalis bis auf das kaudale Ende im Skrotum. Dies bleibt als geschlossene seröse Hülle um den Hoden erhalten →**Tunica vaginalis testis**. Sie besteht aus einer Lamina visceralis, dem **Epiorchium** und einer Lamina parietalis, dem **Periorchium**. Dazwischen ist ein seröser Spalt. Bildet sich in diesem Spalt eine Flüssigkeitsansammlung, so spricht man von einer **Hydrozele**. Diese kann mittels Diaphanoskopie (durchscheinendes Licht) oder sonographisch dargestellt werden.

Bleibt der Processus vaginalis testis offen, so bildet er den Bruchsack für die angeborene indirekte Leistenhernie.

Siehe dazu auch Lerntext VI.9 und VI.11.

Zu **(E)**: Das Epiorchium liegt der Tunica albuginea des Hodens fest an. Siehe auch Prometheus, Lernatlas der Anatomie, Innere Organe, 2. Auflage, Georg Thieme Verlag 2009, S. 328.

F10 ■

→ **Frage 8.121: Lösung D**

Zu **(D)**: Die **Cowper-Drüsen (Glandulae bulbourethrales)** produzieren ein klares visköses Sekret (D), das mit dem Ausführungsgang in die **Pars spongiosa urethrae** (C) gelangt.

Zu **(A)**: Die Drüsen sind **paarig** und etwa **erbsengroß**.

Zu **(B)** und **(E)**: Sie liegen **innerhalb des M. transversus perinei** (E) am **hinteren Ende des Bulbus penis** (B).

8.9   Arterien

H06 H93 F90 F88 ■ ■

→ **Frage 8.122: Lösung E**

Direkt ventral benachbart der Aorta abdominalis liegt das Pankreas (E) retroperitoneal. Eine enge Beziehung zur Aorta hat die *linke* Nebenniere (die Aorta liegt links der Wirbelsäule), nicht die rechte Nebenniere (C). Die Rückwand des Magens hat, getrennt durch die Bursa omentalis, topographische Beziehung zum Pankreas. Das Pankreas liegt der Aorta und der Arteria mesenterica superior direkt auf. Das Mesocolon transversum (B) liegt kaudal des Magens intraperitoneal und hat mit dem Anfangsteil der Aorta nichts zu tun. Entsprechende Abbildungen im Anatomieatlas erleichtern die topographische Vorstellung, die aus dem Bauchsitus im Präparierkurs bekannt sein sollte. Siehe Prometheus, Lernatlas der Anatomie, Innere Organe, 2. Auflage, Georg Thieme Verlag 2009, S. 241, 254, 362.

VIII.20	Arterielle Versorgung der Abdominalorgane

In der Schemazeichnung ist die Aorta abdominalis, also die Aorta descendens nach dem Durchtritt durch das Diaphragma, mit ihren wichtigsten Ästen abgebildet. Der **Truncus coeliacus** (Abb. 8.24) ist ein relativ starker Stamm, der die Aorta gleich nach dem Hiatus aorticus, in Höhe des 12. Brustwirbels, verlässt. Er teilt sich dann gleich in seine 3 Äste auf, die A. hepatica communis, A. splenica und A. gastrica sinistra.

Einen Überblick über die weitere Verzweigung des Truncus coeliacus sowie die Versorgungsgebiete dieser Arterien gibt die Abb. 8.24.

Die **A. mesenterica superior** (Abb. 8.25) ist der zweite unpaare Ast der Aorta abdominalis. Sie entspringt sofort unterhalb des Truncus coeliacus. Sie verläuft in ihrem Anfangsteil hinter dem Pankreaskopf nach kaudal über die Pars horizontalis duodeni, bevor sie in die Radix mesenterii eintritt.

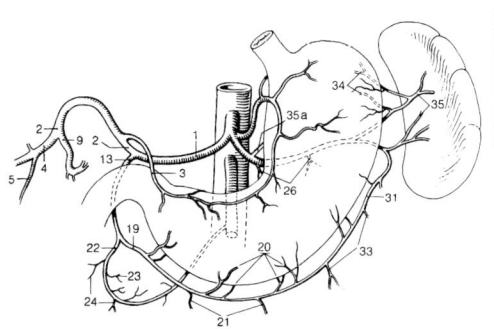

Abb. 8.**24** Truncus coeliacus
Aus: Feneis H. Anatomisches Bildwörterbuch, 7. neu-
bearbeitete und erweiterte Auflage 1993, Georg
Thieme Verlag, Stuttgart, New York.

1   A. hepatica communis
2   A. hepatica propria
3   A. gastrica dextra
4   R. dexter der A. hepatica propria
5   A. cystica
9   R. sinister der A. hepatica propria
13 A. gastroduodenalis
19 A. gastroomentalis (gastroepiploica) dextra mit
    Rr. gastrici (20) und Rr. omentales (21)
22 A. pancreaticoduodenalis superior ant. mit Rr.
    pancreatici (23) und Rr. duodenales (24)
26 Rr. pancreatici der A. splenica
31 A. gastroomentalis sinistra mit
    Rr. omentales (33)
34 Aa. gastricae breves aus der A. splenica
35 Äste der A. splenica für die Milz
35a A. gastrica post.

Ihr Versorgungsgebiet umfasst sowohl das Pankreas und Duodenum (über Aa. pancreaticoduodenales inferiores) sowie Jejunum, Ileum (Aa. jejunales et ilei), über die A. ileocolica Zäkum und

Wurmfortsatz (A. appendicularis), über die A. colica dextra und media das Colon ascendens und
transversum bis zur Flexura coli sinistra.
Innerhalb des Mesenteriums findet zwischen den
einzelnen Arterien eine Arkadenbildung statt, bevor Endäste zum Dünn- und Dickdarm treten.

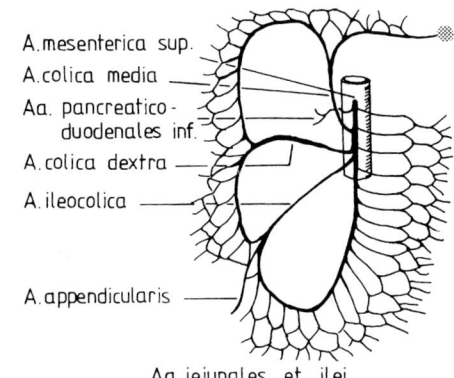

Abb. 8.**25** A. mesenterica superior

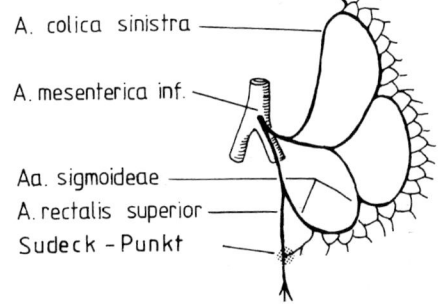

Abb. 8.**26** A. mesenterica inferior

Truncus coeliacus	A. hepatica communis	A. hepatica propria	**A. gastrica dextra** (kleine Kurvatur des Magens) **Ramus dexter** (Leber) mit **A. cystica** (Gallenblase) **Ramus sinister** (Leber)
		A. gastroduodenalis	**A. gastroomentalis dextra** (große Kurvatur des Magens) **Aa. pancreaticoduodenales sup.** Duodenum, Pankreaskopf, vorderer und hinterer Bogen (Pankreasarkade)
	A. splenica	**A. pancreatica dorsalis** **A. pancreatica magna** **Rr. pancreatici** **A. gastroomentalis sinistra** **Aa. gastricae breves** **Rr. splenici**	Pankreaskorpus Pankreasschwanz große Kurvatur des Magens Magenfundus (Lig. gastrosplenicum) Milz
	A. gastrica sinistra		kleine Kurvatur des Magens **Rr. oesophagei** (Ösophagus)

Variationen der Gefäßaufteilung des Truncus coeliacus sind nicht berücksichtigt.

Abb. 8.26 zeigt die **A. mesenterica inferior**, die dritte unpaare Arterie der Bauchaorta. Sie versorgt den Dickdarm etwa ab der Flexura coli sinistra bis hinunter zum Rektum, wo sie mit den Rektumarterien aus der A. iliaca interna anastomosiert.

Die **Aa. renales** sind paarige Äste der Bauchaorta, die beidseits in Höhe des 1. Lendenwirbelkörpers entspringen und die Nieren sowie über die A. suprarenalis inferior einen Teil der Nebenniere und den kranialen Teil des Ureters versorgen.

Die **A. testicularis** (beim Mann) bzw. **ovarica** (bei der Frau) ist eine dünne Arterie, die auf dem M. psoas abwärts zieht, bei der Frau das Ovar versorgt, beim Mann in den Leistenkanal eintritt.

H08

→ **Frage 8.123: Lösung C**

Wenn der Regelfall der Gefäßversorgung der Oberbauchorgane vorliegt, **entspringt von** der **A. hepatica communis** als Abgang nach kaudal die **A. gastroduodenalis**, die den Pankreaskopf und das Duodenum versorgt.

Zu **(A)**: Die **A. mesenterica superior** entspringt direkt aus der Aorta, aber hinter dem Pankreas.

Zu **(B)** und **(D)**: Die A. gastroduodenalis steigt hinter der Pars superior duodeni abwärts und teilt sich in die **A. pancreaticoduodenalis superior** (B) und die **A. gastroomentalis dextra** (D).

Zu **(E)**: Die **A. gastrica dextra** entspringt aus der A. hepatica propria und versorgt von rechts die kleine Magenkurvatur.

F08 ■

→ **Frage 8.124: Lösung C**

Arteria und **Vena mesenterica superior** verlaufen **dorsal** des **Pankreaskorpus** und ziehen über die Pars horizontalis duodeni. Sie verlaufen ziemlich ventral der Aorta und auf jeden Fall nicht lateral von Ductus choledochus und Gallenblase. Zur Topographie siehe Prometheus, Lernatlas der Anatomie, Innere Organe, 2. Auflage, Georg Thieme Verlag 2009, S. 222, 374.

H09

→ **Frage 9.163: Lösung A**

Zu **(A)**: Nur die **A. appendicularis entstammt** der **A. mesenterica superior**. Die unpaare A. mesenterica superior, die aus dem Truncus coeliacus entspringt, gibt auf ihrem Weg bis zur Ileozökalgegend folgende Äste ab:
- A. pancreaticoduodenalis inferior,
- Aa. jejunales et ilei,

- A. ileocolica (→ A. appendicularis),
- A. colica dextra,
- A. colica media.

Zu **(B)-(E)**: Die übrigen Arterien entstammen:
- **A. gastroduodenalis** (B) → A. hepatica communis,
- **A. gastroomentalis dextra** (C) → A. gastroduodenalis,
- **A. pancreatica dorsalis** (D) → A. splenica,
- **A. retroduodenalis** ((E); nicht immer vorhanden) → A. gastroduodenalis.

H10 ■

→ **Frage 8.126: Lösung E**

Zu **(E)**: Die **A. mesenterica superior** entspringt aus der Aorta abdominalis (unterhalb des Truncus coeliacus) und verläuft hinter dem Pankreasschwanz nach kaudal. Ihr Versorgungsgebiet reicht vom Duodenum bis zur linken Kolonflexur und umfasst auch das Pankreas. Die A. mesenterica superior **gibt folgende Äste ab**:
- **A. pancreaticoduodenalis inferior** → Pankreaskopf und Duodenum,
- Aa. jejunales → Jejunum,
- Aa. ileales → Ileum außer Ileozäkalregion,
- A. iliocolica mit A. appendicularis → Zäkum und Wurmfortsatz,
- A. colica dextra → Colon ascendens,
- A. colica media → verläuft im Mesokolon zum Colon transversum bis zur Flexura coli sinistra.

Zu **(A)**: Die **A. gastroduodenalis** entstammt der A. hepatica communis.

Zu **(B)** und **(D)**: Sowohl die **A. pancreatica dorsalis** (B) als auch die **A. pancreatica magna** (D) entstammen der A. splenica.

Zu **(C)**: Die **A. pancreatica inferior** kommt aus der A. pancreatica dorsalis.

F04 ■

→ **Frage 8.127: Lösung C**

Zu **(A)**: Im **Lig. splenorenale (phrenicolienale)** treten die Milzgefäße (A. und V. splenica) von retroperitoneal an die Milz heran.

Zu **(B)**: Das **Lig. gastrosplenicum** (Lig. gastrolienale) ist die Fortsetzung des Lig. gastrocolicum nach links lateral zur Milz; es verbindet Magen und Milz und enthält Aa. gastricae breves und die A. gastroomentalis sinistra (aus der A. splenica).

Zu **(D)** und **(E)**: Das **Lig. gastrocolicum** ist ein Abkömmling des Mesogastrium dorsale und spannt sich als Teil des großen Netzes (bildet damit *einen* *Teil* der Vorderwand der Bursa omentalis) zwischen großer Magenkurvatur und Querkolon aus. Es enthält den Gefäßbogen der großen Magenkurvatur, die A. gastroomentalis dextra und sinistra. Nach links zur Milz setzt es sich in das Lig. gastrosplenicum fort. Die A. gastroomentalis sinistra entspringt aus der A. splenica.

Zu (C): Das Lig. phrenicocolicum bildet den Boden der Milznische, es führt keine Gefäße.

F09 ■■
→ **Frage 8.128: Lösung D**

Zu (D): Die **A. gastrica sinistra** entspringt direkt aus dem Truncus coeliacus (zusammen mit der A. hepatica propria und der A. lienalis) und gibt Äste zum Ösophagus ab. Sie verläuft an der Hinterwand der Bursa omentalis (Plica gastropancreatica), zieht zur kleinen Kurvatur und anastomosiert dort mit der **A. gastrica dextra** aus der A. hepatica communis.

Zu (A): Die **Aa. gastroomentalis dextra** und **sinistra** anastomosieren zum Gefäßbogen der großen Magenkurvatur.

Zu (B), (C) und (E): Die übrigen genannten Gefäßpaare haben keine direkte Verbindung.

F10 ■
→ **Frage 8.129: Lösung E**

Zu (E): Der Magen wird arteriell komplett aus Ästen des Truncus coeliacus versorgt. Die **A. splenica** gibt einige kurze Äste zum Magenfundus ab, die **Aa. gastricae breves**.

Zu (A): Der Gefäßbogen der **großen Kurvatur** des Magens führt Blut aus dem **Truncus coeliacus**: Er besteht aus der A. gastroomentalis dextra (aus der A. gastroduodenalis) und der A. gastroomentalis sinistra (aus der A. splenica/lienalis). Das Versorgungsgebiet der **A. mesenterica superior** umfasst Pankreas und Duodenum, Jejunum, Ileum, Appendix, Zökum und Colon ascendens.

Zu (B): Die **A. gastroomentalis sinistra** verläuft im **Lig. gastrocolicum**.

Zu (C): Siehe Kommentar zu 8.128 (D).

Zu (D): Den Gefäßbogen an der **kleinen Kurvatur** bilden die A. gastrica dextra und die A. gastrica sinistra. Die A. gastroduodenalis entsendet die A. gastroomentalis dextra zur großen Kurvatur.

Zur Übersicht der arteriellen Versorgung des Magens und zum Gefäßverlauf siehe Prometheus, Lernatlas der Anatomie, Innere Organe, 2. Auflage, Georg Thieme Verlag 2009, S. 254 ff. Siehe auch Lerntext VIII.20.

H06 ■
→ **Frage 8.130: Lösung B**

Das **Lig. gastrocolicum** (B) verbindet große Magenkurvatur und Querkolon und enthält den Gefäßbogen der großen Kurvatur des Magens, also auch die **A. gastroomentalis dextra**. Diese Arterie kommt aus der A. gastroduodenalis. Siehe Prometheus, Lernatlas der Anatomie, Innere Organe, 2. Auflage, Georg Thieme Verlag 2009, S. 254 ff.

F08 ■
→ **Frage 8.131: Lösung D**

Der **Pankreaskopf** wird aus Zuflüssen des Truncus coeliacus und der A. mesenterica superior versorgt. Diese Gefäße bilden mit den **Aa. pancreaticoduodenales superior und inferior** jeweils eine vordere und hintere „Pankreasarkade". Aus der A. gastroduodenalis (Ast der A. hepatica communis) kommt die A. pancreaticoduodenalis sup. ant., die mit der entsprechenden A. pancreaticoduodenalis inf. ant. aus der A. mesenterica sup. zur vorderen Gefäßarkade anastomosiert. Analog dazu exsistiert auch eine hintere Gefäßarkade aus den gleichen Ursprungsgefäßen.

Zu (A): Die **A. gastrica dextra** anastomosiert mit der A. gastrica sinistra (aus dem Truncus coeliacus). Sie bilden den Gefäßbogen an der kleinen Kurvatur des Magens.

Zu (B): Die Äste der **A. splenica** versorgen Pankreaskörper und die Cauda pancreatis. Siehe Prometheus, Lernatlas der Anatomie, Innere Organe, 2. Auflage, Georg Thieme Verlag 2009, S. 257.

Zu (C): Die **A. pancreatica dorsalis** entstammt der A. splenica, zieht dorsal des Pankreas nach kaudal und versorgt das Pankreaskorpus, anastomosiert aber auch mit der hinteren Arkade.

Zu (E): Die **A. gastroomentalis dextra** entstammt der A. gastroduodenalis und versorgt die große Kurvatur des Magens.

H09 ■
→ **Frage 8.132: Lösung D**

Zu (D): Der **Processus uncinatus des Pankreas** wird am wahrscheinlichsten durch **Äste der A. mesenterica superior** (A. pancreaticoduodenalis inferior) versorgt. Die Gefäßversorgung des Pankreas ist teilweise mit der des Duodenums identisch! Hierbei handelt es sich um je einen vorderen und hinteren Gefäßbogen, jeweils bestehend aus einer A. pancreaticoduodenalis superior (aus der A. gastroduodenalis) und einer A. pancreaticoduodenalis inferior (aus der A. mesenterica superior). Diese Gefäße versorgen Pankreaskopf und Duodenum gemeinsam.

Zu (A)-(C): Die **A. gastrica sinistra** (→ gibt Äste zum Ösophagus ab und verläuft dann zur kleinen Kurvatur des Magens, wo sie mit der A. gastrica dextra aus der A. hepatica communis anastomosiert; (A)), **A. gastroomentalis dextra** (→ entstammt der A. gastroduodenalis und bildet zusammen mit der A. gastroomentalis sinistra den Gefäßbogen der großen Kurvatur des Magens; (B)), **A. mesenterica inferior** (→ versorgt den Dickdarm ab der Flexura coli sinistra bis hinunter zum Rektum, wo sie mit den Rektumarterien aus der A. iliaca interna anastomosiert; (C)) **sind nicht an der arteriellen Versorgung des Pankreas beteiligt.**

Zu (E): Die **A. splenica** versorgt über Rr. pancreatici Teile des Pankreasschwanzes.

F09 ■

→ **Frage 8.133: Lösung C**

Zu **(C)**: Die **A. rectalis media** erreicht das Rektum von lateral und zwar *ober*halb des **M. levator ani,** die A. rectalis *inferior* erreicht das Rektum *unter*halb dieses Muskels.

Zu **(A)**: Der A. rectalis media kommt **aus der A. iliaca interna** (A), die a. rectalis inferior aus der A. pudenda interna und die A. rectalis superior aus der A. mesenterica inferior. Die arterielle Versorgung des Rektums ist demnach dreigeteilt.

Zu **(B)** und **(D)**: Die A. rectalis media hat **keinen Peritonealüberzug** (D) und verläuft auch **nicht im Canalis pudendalis** ((B), dort zweigt die A. rectalis inferior aus der A. pudena interna ab).

Zu **(E)**: Das **Corpus cavernosum recti** wird durch die A. rectalis superior versorgt.

F08 ■

→ **Frage 8.134: Lösung B**

Die A. rectalis inferior kommt jeweils aus der A. pudenda interna, die A. rectalis media jeweils aus der A. iliaca interna und die **A. rectalis superior** (unpaarig angelegt) **aus** der **A. mesenterica inferior.** Die arterielle Versorgung des Rektums ist dreigeteilt. Zur Topographie siehe Prometheus, Lernatlas der Anatomie, Hals und Innere Organe, Georg Thieme Verlag 2005, S. 288.

Zu **(A), (C)–(E)**: Aus der **A. iliaca interna** entspringen die arteriellen Gefäße (viszerale Äste) für das mittlere Rektum (C), die Harnblase, den Uterus (D) und die Vagina bei der Frau, die A. pudenda interna (E) und die A. umblilicalis (A). Parietale Äste sind die A. obturatoria, die Aa. gluteae sup. et inf., die A. sacralis lateralis und die A. iliolumbalis. Siehe Prometheus, Lernatlas der Anatomie, Innere Organe, 2. Auflage, Georg Thieme Verlag 2009, S. 332 ff.

F08 ■

→ **Frage 8.135: Lösung E**

Die **A. ovarica** ist ein direkter Ast der Aorta abdominalis, entspringt kaudal der Nierenarterien und erreicht das Ovar am Rand des kleinen Beckens seitlich über das **Lig. suspensorium ovarii.**

Zu **(A)**: Im **Lig. ovarii proprium** verläuft der R. ovaricus der A. uterina.

Zu **(B)**: Im **Lig. latum uteri** verläuft die A. uterina geschlängelt seitlich am Uterus entlang. Sie anastomosiert mit der A. ovarica.

Zu **(D)**: Im **Lig. teres uteri** verläuft nur eine A. ligamenti teres uteri.

Siehe Abb. 8.22.

F07 ■

→ **Frage 8.136: Lösung D**

Die **A. uterina** entstammt der A. iliaca interna und verläuft im Lig. latum zur Zervix und dann geschlängelt seitlich am Uterus nach kranial. Sie erreicht also den Uterus nicht am Tubenwinkel, sondern in Höhe der Zervix. Vorher **über**kreuzt sie den Ureter.

Die A. uterina bildet dann über den Ramus tubarius mit der A. ovarica Anastomosen zur Versorgung von Eileiter und Ovar.

Die A. uterina gibt keine Äste zur Versorgung des Harnblasenfundus ab (D), sie versorgt lediglich über Rr. vaginales die Scheide mit.

H08

→ **Frage 8.137: Lösung D**

Bei der operativen Entfernung des Uterus mit Unterbindung der A. uterina besteht besonders die **Gefahr einer Ureterschädigung,** da der Ureter (der zunächst die Iliakalgefäße überkreuzt) nach kaudal die **A. uterina unterkreuzt.** Zur Topographie siehe beispielsweise Prometheus, Lernatlas der Anatomie, Innere Organe, 2. Auflage, Georg Thieme Verlag 2009, S. 339.

Zu **(A)–(C), (E)**: Bei der Hysterektomie sind die A. vesicalis superior ((A), Gefäßast der A. iliaca interna, der den kranialen Teil der Harnblase versorgt), die A. pudenda interna ((B), Gefäßast der A. iliaca interna, der den untersten Teil des Mastdarmes, den Damm und die äußeren Genitalien versorgt), der N. pudendus ((C), gemischter Nerv, der die Sphinkteren von Blase und Darm sowie die Genitalregion versorgt) und die Urethra (E) durch ihre topographische Lage nicht so gefährdet wie der Ureter.

F09

→ **Frage 8.138: Lösung A**

Zu **(A)**: Die **A. iliaca externa** zieht unter dem Leistenband hindurch und setzt sich in die A. femoralis fort. Sie entsendet die **A. circumflexa ilium profunda** zur Versorgung des M. iliacus und des M. psoas major. Ein weiterer Ast ist die A. epigastrica inferior.

Zu **(B)–(D)**: Die **A. obturatoria** (B), die **A. glutea superior** (C) und die **A. glutea inferior** (D) entstammen der **A. iliaca interna.**

Zu **(E)**: Die **A. perinealis** kommt aus der A. pudenda interna.

Siehe Prometheus, Lernatlas der Anatomie, Innere Organe, 2. Auflage, Georg Thieme Verlag 2009, S. 332.

8.10 Venen

F10 ■

→ **Frage 8.139: Lösung C**

Zu **(C)**: Die **V. ovarica dextra** mündet als einzige genannte Vene **direkt in die V. cava inferior**. Die V. ovarica sinistra mündet in die V. renalis sinistra. Das gleiche gilt auch für die Vv. testiculares.
Zu **(A)**: Die **Vv. uterinae** münden in die Vv. iliaca internae, dann in die Vv. iliacae communes. Es gib allerdings auch eine Verbindung zum Plexus ovaricus und zur V. ovarica.
Zu **(B)**: Die **Vv. rectales superiores** gehören zum Pfortadergebiet (portokavale Anastomose).
Zu **(D)**: Die **V. colica sinistra** mündet in die V. mesenterica inferior, die das Blut über die V. splenica der Pfortader zuführt. Siehe Prometheus, Lernatlas der Anatomie, Innere Organe, 2. Auflage, Georg Thieme Verlag 2009, S. 265.
Zu **(E)**: Die **V. hemiazygos** mündet in die V. azygos und diese wiederum in die V. cava superior.

F08 H07 ■

→ **Frage 8.140: Lösung D**

Eine ähnliche Frage wurde in der 1. ÄP Herbst 2007 gestellt. Hier geht es wieder um den unterschiedlichen venösen Abfluss von Ovar einerseits und den übrigen in der Frage genannten Organen andererseits.
Der venöse **Blutabfluss des Ovars** geschieht **über** einen **venösen Plexus** und dann über die **Vv. ovaricae**, welche links in die **V. renalis sinistra**, rechts direkt in die **V. cava inferior** mündet. Siehe Prometheus, Lernatlas der Anatomie, Innere Organe, 2. Auflage, Georg Thieme Verlag 2009, S. 413. Auf dem weiteren Weg des venösen Blutes wäre die **Lunge** das nächste Kapillarsystem, so dass sich eine hämatogene Metastasierung in die Lunge erklären lässt. Eine hämatogene Metastasierung beim Ovarialkarzinom ist im Frühstadium seltener und eher in den Spätstadien zu beobachten. Zunächst spielt die lymphogene Ausbreitung in pelvine und paraaortale Lymphknoten eine größere Rolle.
Zu **(A)–(C)** und **(E)**: Eine hämatogene Metastasierung in die Leber ist für Tumoren in Organen, die über das Pfortadersystem drainiert werden, wahrscheinlich. Alle vier genannten Anteile des Gastrointestinaltraktes (Ductus choledochus, Magen, Pankreas, Colon descendens) haben einen venösen Blutabfluss, der zunächst über die Pfortader in die Leber führt (primärer Metastasierungsort). Erst dann gelangt das Blut über die Lebervenen in die V. cava superior und in die Lunge.

H09 ■ ■

→ **Frage 8.141: Lösung E**

Zu **(E)**: Die **V. testicularis** mündet **links** in die linke **V. renalis** (E), **rechts** in die **V. cava inferior** ((A) ist falsch).
Zu **(B)** und **(C)**: Die **V. iliaca interna** (C) nimmt Blut aus den Organen des kleinen Beckens (Blase, Prostata, Uterus, Vagina), nicht jedoch aus dem Ovar (gleicher Abfluss wie Testes) auf. Die V. iliaca interna vereinigt sich mit der V. iliaca externa zur **V. iliaca communis** (B), welche mit der V. iliaca communis der Gegenseite zur V. cava inferior zusammenfließt.
Zu **(D)**: Die **V. mesenterica inferior** nimmt Blut aus dem oberen Teil des Mastdarms, dem Sigmoid und Colon descendens auf.

H02 ■

→ **Frage 8.142: Lösung A**

Zum Zuflussgebiet der **V. portae** zählen mit ihren jeweiligen Zuflüssen:

- V. splenica (lienalis),
- V. mesenterica superior,
- V. mesenterica inferior.

Das Pfortadersystem führt das venöse Blut der unpaaren Bauchorgane (Magen, Dünn- und Dickdarm, Gallenblase, Milz) sowie das Blut des oberen Rektumabschnitts zur Leber ab. Der mittlere und untere Teil des Rektums sowie die Nebennieren und Nieren werden über die V. cava inferior venös entsorgt. Gleiches gilt für die Geschlechtsorgane, deren Blut über venöse Plexus (Plexus venosus ovaricus, uterovaginalis, uterinus usw. oder Plexus vesicoprostaticus beim Mann) in die Vv. iliacae und damit in die V. cava inferior abgeleitet wird. Siehe Abb. 8.27.

F09 ■

→ **Frage 8.143: Lösung D**

Zu **(D)**: Der **enterohepatische Kreislauf** beschreibt die Rezirkulation von **Gallensäuren**, da deren Gesamtmenge für die tägliche Fettverdauung nicht ausreicht. Gallensäuren werden daher zunächst über die Galle ins Duodenum abgegeben und im unteren **Ileum** wieder über einen Na^+-Symport aktiv resorbiert. Nur ein kleiner Bruchteil gelangt bis in den Dickdarm. Die Gallensäuren werden mit Hilfe eines Transportproteins an die basolaterale Membran transportiert und gelangen dann ins Pfortaderblut. Die **V. portae** (D) ist somit ein wichtiges Element des enterohepatischen Kreislaufs, das nährstoffreiches Blut der Leber zuführt. Näheres siehe Physiologie/Biochemie.
Zu **(A)–(C)** und **(E)**: Gleichzeitig braucht die Leber auch sauerstoffreiches Blut über die **A. hepatica communis** (A) und die **A. hepatica propria** (B). Das sauerstoffarme Blut aus der Leber fließt dann über die **Vv. hepaticae** (C) in die untere Hohlvene. Die

Vv. oesophageales (E) werden bei Umgehungskreis-
läufen aufgrund erhöhten Portalvenendrucks bei
Leberzirrhose bedeutsam (→ Ösophagusvarizen).

H03 ■

→ **Frage 8.144: Lösung B**

Zu (B): Das venöse Blut aus dem Colon ascendens
wird über die **V. mesenterica superior** in die V. portae geführt.
Die V. splenica nimmt Blut aus dem Magen (Vv.
gastricae breves, V. gastroomentalis sinistra) und
aus dem Pankreas (Vv. pancreaticae) auf. In die **V.
splenica** mündet vor dem Zusammenfluss mit der
V. mesenterica superior noch die V. mesenterica inferior, die das venöse Blut aus Colon descendens,
Colon sigmoideum und teilweise aus dem Rectum
aufnimmt. Siehe hierzu auch Abb. 8.27.

H08

→ **Frage 8.145: Lösung B**

Die V. splenica nimmt Blut aus dem Magen (Vv.
gastricae breves, V. gastroomentalis sinistra) und
aus dem Pankreas (Vv. pancreaticae) auf. In die V.
splenica mündet vor dem Zusammenfluss mit der
V. mesenterica superior zudem noch die **V. mesenterica inferior** (die das venöse Blut aus Colon descendens, Colon sigmoideum und teilweise aus dem
Rektum aufnimmt).
Zu **(A)**: Die **V. portae** entsteht dorsal des Pankreas
durch Zusammenfluss von V. splenica und V. mesenterica superior. Siehe Prometheus, Lernatlas der
Anatomie, Innere Organe, 2. Auflage, Georg Thieme
Verlag 2009, S. 266.
Zu **(C)**: Die **Vv. gastricae sinistra et dextra** münden
direkt in die V. portae.
Zu **(D)**: Im Bereich des **Leberhilum** verzweigt sich
die Pfortader in ihre Äste (Einteilung funktioneller
Lebersegmente anhand der Perfusion durch Pfort-
aderäste).
Zu **(E)**: Im **Lig. hepatoduodenale** verläuft die Pfortader dorsal von A. hepatica propria und Ductus
choledochus.

VIII.21	Portokavale Anastomosen

1. **Caput medusae**
   Über die *V. umbilicalis* (Wiedereröffnung des
   Lumens im Lig. teres hepatis) zu den Venen der
   Bauchwand
   Vv. paraumbilicales → V. thoracoepigastrica
2. Plexus venosus rectalis **(Hämorrhoiden)**
3. Die Vv. rectales mediae und inferiores fließen
   über die Vv. iliaca internae zur V. cava inferior
   ab, die Vv. rectales superiores leiten ihr Blut in
   den Pfortaderkreislauf ab, d. h.
   Vv. rectales superiores → Vv. rectales med. et inf.
   → Vv. iliacae internae → V. cava inferior.

4. **Ösophagusvarizen**
   Vv. gastricae breves → Plexus oesophagei → Vv.
   oesophageae → V. brachiocephalica sin. → V. cava superior
5. Retroperitoneale Anastomosen über die
   V. lumbalis ascendens → V. hemiazygos accessoria → V. azygos et hemiazygos → V. cava superior
(Wobei der letzte Umgehungskreislauf nicht so
sehr von Bedeutung ist, am häufigsten treten Ösophagusvarizen bei Patienten mit portaler Hypertension auf!)

Klinischer Bezug

Ösophagusvarizen stellen eine Komplikation der
portalen Hypertension bei Leberzirrhose dar. Ihre
Gefahr liegt in der Ösophagusvarizenblutung, die
eine hohe Letalität aufweist und eine schnelle Intervention notwendig macht. Man setzt Sklerosie-
rungstherapien und Gummibandligaturen als lokale Maßnahmen ein. Bei der portalen Hypertension kommen neben Ösophagusvarizen auch
Fundusvarizen vor.

8.11	Lymphknoten und Lymphgefäße

H04

→ **Frage 8.146: Lösung A**

Pro Dünndarmzotte können bis zu 3–4 Lymphkapillaren vorhanden sein. Die Chylomikronen gelangen
über Spalten in die Lymphkapillaren der Zotten,
dann weiter ins Lymphgefäßsystem des Darms,
schließlich über den Ductus thoracicus in den Blutkreislauf. Durch die Chylomikronen erscheint die
Darmlymphe milchig-weiß und wird auch Chylus
genannt.

F09 ■

→ **Frage 8.147: Lösung C**

Zu **(C)**: Der **linke Truncus lumbalis** sammelt Lymphe
aus dem **linken Ovar** (C) bzw. Hoden, der linken
Niere und dem Ureter (Pars abdominalis) sowie aus
Colon descendens und Colon sigmoideum und
mündet dann in die Cisterna chyli. Das ist die Ausnahme für Organe im Becken, denn die Beckenorgane leiten die Lymphe größtenteils über viszerale
Beckenlymphknoten in die iliakalen Lymphknoten
ab. Beckenbodennahe Organe bzw. Organanteile
wie unterer Analkanal (Zona cutanea), Vagina und
äußeres Genitale leiten die Lymphe zunächst in die
Leistenlymphknoten ab. Der weitere Weg geht
dann über externe und interne iliakale Lymphknoten.

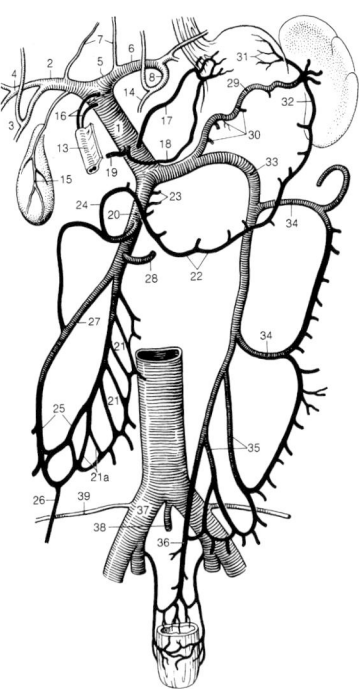

Abb. 8.27 Zuflussgebiete der V. portae
Aus: Feneis H.: Anatomisches Bildwörterbuch, 7. neubearbeitete und erweiterte Auflage 1993, Georg Thieme Verlag, Stuttgart, New York.

1 V. portae
2 R. dexter aus der Leber mit R. ant. (3) und
   R. post. (4)
6 R. sinister aus der Leber mit Zuflüssen (6, 7, 8, 14)
13 Lig. teres hepatis
15 V. cystica
16 Vv. praeumbilicales (portokavale Anastomosen!)
17 V. gastrica sinistra
18 V. gastrica dextra
19 V. praepylorica
20 V. mesenterica sup.
21 Vv. jejunales
22 V. gastroomentalis dextra
23 Vv. pancreaticae
24 Vv. pancreaticoduodenales
25 V. ileocolica
26 V. appendicularis
27 V. colica dextra
28 V. colica media
29 V. splenica
30 Vv. pancreaticae
31 Vv. gastricae breves
32 V. gastroomentalis sinistra
33 V. mesenterica inf.
34 V. colica sinistra
35 Vv. sigmoideae
36 V. rectalis superior
37 V. iliaca communis und V. sacralis mediana (38)

Zu (A): Die Lymphe der **Milz** fließt über Nll. splenici am Milzhilum in den Truncus intestinalis.
Zu (D): Die Lymphe aus dem **Pankreasschwanz** gelangt über Nll. pancreatici superiores schließlich ebenfalls in den Truncus intestinalis.
Zu (B) und (E): Lymphe aus der **Appendix vermiformis** (B) gelangt wie auch die aus dem Colon ascendens und dem **Colon transversum** (E) über Nll. mesocolici und Nll. mesenterii sup. in den Truncus intestinalis. Erst beim Colon descendens und Colon sigmoideum erfolgt der Lymphabfluss wieder über Mesenteriallymphknoten in die linken lumbalen Lymphknoten und in den linken Truncus lumbalis, Lösungsmöglichkeit (E) ist also falsch.
Siehe zur Übersicht Prometheus, Lernatlas der Anatomie, Innere Organe, 2. Auflage, Georg Thieme Verlag 2009, S. 210 ff.

Klinischer Bezug
Lymphabflusswege sind bei Entzündungen und v. a. für Metastasierungswege von Tumoren von Bedeutung.
Wichtige Lymphknotenstationen:
• **Nll. iliaci communes:** Beckenorgane (Blase, Harnröhre, Pars pelvica des Ureters, Uterus inkl. Zervix, Vagina, Ductus deferens, Prostata), obe-

res Rektum; 2. Station für das äußere Genitale (inguinale Lymphknoten, s. u.).
• **Nll. lumbales dextri et sinistri:** regionale Lymphknoten für Niere, Nebenniere, oberen Ureter, Ovar/Testis, Zwerchfell (Bauchseite).
• **Unpaare untere Mesenteriallymphknoten:** Colon descendens und sigmoideum.
• **Unpaare obere Mesenteriallymphknoten:** Teile des Duodenums, Dünndarm, Zökum mit Appendix, Colon ascendens und transversum.
• **Nll. coeliaci:** Magen, Milz, Pankreas, Leber, Gallenblase, Omentum majus und unteres Ösophagusdrittel.
• **Nll. inguinales:** Analbereich und äußeres Genitale.

H10 ■

→ **Frage 8.148: Lösung E**

Zu (E): Lymphe aus der Appendix vermiformis gelangt wie auch die aus dem Colon ascendens und dem Colon transversum **über** Nll. mesocolici und **Nll. mesenterici sup. in** den **Truncus intestinalis.** Erst beim Colon descendens und Colon sigmoideum erfolgt der Lymphabfluss wieder über Mesenteriallymphknoten in die linken lumbalen Lymphknoten und in den linken Truncus lumbalis. Siehe (zur Übersicht) Prometheus, Lernatlas der Anatomie, Innere Organe, 2. Auflage Georg Thieme Verlag, Stuttgart, 2009, S. 272, 273, 401.

Zu **(A)**: Die Drainage der Magenregion erfolgt zunächst über regionäre Lymphknoten, die die Lymphe in die **Nll. coeliaci** leiten. Von dort fließt die Lymphe in den Truncus intestinalis.

Zu **(B)**: Einzugsregion der **Nll. iliaci** sind die Beckenorgane.

Zu **(C)**: Die Nierenregion wird über die **Nll. lumbales** drainiert.

Zu **(D)**: Die Lymphe aus der oberen Etage des Rectums wird über die **Nll. mesenterici inferiores** abgeleitet.

H08 ■
→ **Frage 8.149: Lösung B**

Bei dem beschriebenen Patienten sitzt der Primärtumor am wahrscheinlichsten im Hoden. Der Lymphabfluss des Hodens ist, wie auch die Gefäßversorgung, entwicklungsgeschichtlich durch den Descensus testis bestimmt. Die Lymphe aus dem Hoden gelangt vom Hilus des Hodens entlang des Samenstranges durch den Leistenkanal direkt in lumbale Lymphknoten (Nodi lymphatici lumbales) und dann weiter in **paraaortale Lymphknoten**. Siehe Prometheus, Lernatlas der Anatomie, Innere Organe, 2. Auflage, Georg Thieme Verlag 2009, S. 340.

> **Klinischer Bezug**
> Aufgrund des beschriebenen Lymphabflussweges finden sich Metastasen bei malignen Hodentumoren zuerst im Retroperitonealraum.

H06 ■
→ **Frage 8.150: Lösung A**

Der **Lymphabfluss des äußeren männlichen Genitale** erfolgt über die **oberflächlichen Leistenlymphknoten** (A), Nll. inguinales superficiales, wie auch vom Skrotum. Der Lymphabfluss des Hodens dagegen erfolgt am Samenstrang entlang über die Nll. lumbales paraaortal (F). Für die Prostata sind die regionären Lymphknotenstationen die Nll. iliaci externi et interni (D). Siehe auch Prometheus, Lernatlas der Anatomie, Innere Organe, 2. Auflage, Georg Thieme Verlag 2009, S. 340.

H07
→ **Frage 8.151: Lösung A**

Zu **(A)**: Der Lymphabfluss des Corpus uteri erfolgt zunächst über die Parametrien in die Lymphknoten entlang der Iliacalgefäße und dann in die paraaortalen Lymphknoten. Über das **Lig. teres uteri** gibt es auch verbindende Lymphwege zu den inguinalen Lymphknoten.

Zu **(B)**: Das Lig. latum (=breites Mutterband) enthält im oberen Rand die Tuba uterina, etwas darunter befinden sich das Lig. ovarii proprium und das Ovar.

Zu **(C)**: Das Lig. cardinale hält zusammen mit dem M. levator ani den Uterus fest in seiner Position.

8.12   Vegetatives Nervensystem

Siehe Fragen 8.89 und 8.90 (Erektion, Miktionsreflex).

H09
→ **Frage 8.152: Lösung C**

Zu **(C)**: Bei der **parasympathischen Versorgung des Magens** ziehen die Äste für den Pylorus aus dem **Truncus vagalis anterior und posterior** mit den Rr. hepatici des Vagus zunächst in Richtung der Leberpforte und dann nach kaudal im **Omentum minus zum Pylorus**. Corpus und Fundus werden über den Plexus gastricus anterior und posterior aus dem Truncus vagalis anterior et posterior innerviert, der von der kleinen Kurvatur ausgehend den Magen versorgt.

Zu **(A)**: Das **Lig. gastrocolicum** ist eine Bauchfellplatte, die von der großen Kurvatur des Magens zum Colon transversum zieht.

Zu **(B)** und **(E)**: Das **Omentum majus** ist an der **großen Kurvatur des Magens** (E) sowie am Colon transversum angeheftet und hängt schürzenartig über die Ventralseite der Bauchorgane (→ Fettspeicher, Immunabwehr u. a.).

Zu **(D)**: In der **Plica gastropancreatica** verläuft die A. gastrica sinistra.

> **Klinischer Bezug:**
> Bei der **selektiv proximalen Vagotomie** (→ letzte therapeutische Möglichkeit, die Säureproduktion des Magens in Korpus und Fundus zu reduzieren) bleiben die **Vagusfasern für den Pylorus** erhalten, sodass die Funktion des Pylorus und die Funktion der gastrinproduzierenden Zellen im Antrum bestehen bleibt. Die Vagotomie wird distal des Abgangs der Pylorusäste durchgeführt.

8.13   Peritoneum

H07 ■
→ **Frage 8.153: Lösung B**

Beim Kolon liegen Colon ascendens und Colon descendens sekundär retroperitoneal, Colon transversum und **Colon sigmoideum** (E) liegen intraperitoneal (Mesocolon transversum bzw. Mesocolon sigmoideum). Auch die Appendix vermiformis (D) liegt intraperitoneal und hat ein eigenes Mesenterium. Das terminale Ileum (C) liegt intraperitoneal.

Beim Zäkum ist eine retroperitoneale Lage möglich, es kann aber auch als Caecum mobile oder liberum vorliegen.

Jejunum und **Ileum** liegen intraperitoneal (eigenes Mesenterium, Radix mesenterii).

Die Ampulla duodeni bzw. der **Bulbus duodeni** (Antwort (A), klinisch gebräuchlicher) ist der erste, etwas erweiterte Abschnitt des Duodenums und gehört zur Pars superior. Diese liegt intraperitoneal, während die restlichen Duodenalabschnitte sowie das Pankreas retroperitoneal liegen, Antwort (B) ist also richtig.

F07 ■■
→ **Frage 8.154: Lösung A**

Als einziges in der Frage aufgeführtes Organ liegt das **Pankreas sekundär retroperitoneal**. Die Milz liegt intraperitoneal, Niere, Nebenniere, Ureter und Aorta primär retroperitoneal.

Das Pankreas findet sich zunächst intraperitoneal als 2 Knospen des Duodenums innerhalb des Mesenterium dorsale (dorsale Pankreasknospe) bzw. innerhalb des Mesenterium ventrale (ventrale Pankreasknospe, später Proc. uncinatus) und gelangt im Verlauf der Magendrehung an die Hinterwand des Bauchraums. Dort verwächst das viszerale Peritoneum mit der Rückwand des Bauchraumes. Die Entwicklung der Nebenniere findet primär retroperitoneal statt, siehe dazu Lerntext VIII.3.

F10
→ **Frage 8.155: Lösung D**

Zu **(D)**: Die Stelle, an der der **linke Ureter** die Iliakalgefäße überkreuzt, liegt in der Hinterwand des **Recessus intersigmoideus**.

Zu **(A) – (C)**: Der Recessus intersigmoideus wird nach kranial durch das **Mesosigmoideum** begrenzt, liegt also **kaudal** davon (C). Dadurch hat er keine Verbindung zum **rechten** oder linken **mesenteriokolischen Spalt** (A), er grenzt auch nicht an den **Recessus ileocaecalis** (B).

Zu **(E)**: Die obere Begrenzung des Recessus liegt **kranial der Linea terminalis** des Beckens.

Hier sollte man sich gleich eine entsprechende Abbildung des Retroperitoneums zu Hilfe nehmen, siehe Prometheus, Lernatlas der Anatomie, Innere Organe, 2. Auflage, Georg Thieme Verlag 2009, S. 352, 355 und 370.

H04 ■
→ **Frage 8.156: Lösung B**

Bei der mit 2 markierten Region ist das **Duodenum** im Verlauf schon gestrichelt markiert, wobei die Pars superior duodeni, die bei 2 zu suchen wäre, noch intraperitoneal verläuft. Der Lobus caudatus liegt weiter kranial und hat nach dorsal Kontakt

zum Recessus superior bursae omentalis. Siehe auch Abb. im Anatomieatlas, z. B. Prometheus, Lernatlas der Anatomie, Innere Organe, 2. Auflage, Georg Thieme Verlag 2009, S. 372.

H03
→ **Frage 8.157: Lösung D**

Mit (1) ist der Recessus superior bursae omentalis bezeichnet, ventral davon liegt der Lobus caudatus. Die Markierung (2) kennzeichnet den Eingang zur Bursa omentalis, ventral davon liegt das Lig. hepatoduodenale, das auch die V. portae enthält. Die Markierung (4) befindet sich im Recessus splenicus, die Milz liegt jedoch nicht ventral, sondern links lateral davon, (D) ist falsch. Der Recessus splenicus wird durch das Lig. splenorenale und das Lig. gastrosplenicum nach links lateral vor dem Milzhilum begrenzt. Ventral der mit (4) bezeichneten Stelle liegt am ehesten noch der Magen. Die Markierung (5) ist wiederum korrekt zugeordnet, ventral des Duodenums liegt die Gallenblase. Siehe hierzu auch z. B. Prometheus, Lernatlas der Anatomie, Innere Organe, 2. Auflage, Georg Thieme Verlag 2009, S. 355, 372.

F04
→ **Frage 8.158: Lösung D**

Die Radix mesenterii verläuft von der Flexura duodenojejunalis schräg nach rechts unten in die Fossa iliaca dextra. Sie kreuzt die Pars ascendens duodeni und den rechten Ureter. Im Mesenterium verlaufen die Gefäßbögen für den Dünndarm und das Ileum, die aus der *A. mesenterica superior* kommen. Siehe auch im Anatomieatlas Prometheus, Lernatlas der Anatomie, Innere Organe, 2. Auflage, Georg Thieme Verlag 2009, S. 372.

F07 ■
→ **Frage 8.159: Lösung D**

Die **Lebervenen** münden unterhalb des Diaphragmas auf der Area nuda der Leber in die V. cava superior. Das Lig. hepatoduodenale enthält natürlich die Pfortader, V. portae.

Zur Wiederholung:

Das **Lig. hepatoduodenale** bildet den freien Rand des Omentum minus und spannt sich von der Pars superior duodeni zur Leberpforte. Hinter dem Lig. hepatoduodenale gelangt man durch das Foramen omentale in die Bursa omentalis. Es verlaufen im Lig. hepatoduodenale neben Lymphgefäßen:

- A. hepatica propria,
- Ductus choledochus,
- V. portae.

Kommentare

F07 ■

→ **Frage 8.160: Lösung D**

Zu **(D)**: Das **Lig. falciforme hepatis** ist eine Bauchfellduplikatur zwischen dem rechten und linken Leberlappen und der vorderen Bauchwand. Es entsteht aus dem Mesohepaticum ventrale (Meso zwischen Leberanlage und vorderer Bauchwand, nachdem sich die Leberanlage im Mesogastricum ventrale entwickelt hat). Am unteren Rand des Lig. falciforme hepatis verläuft in der Fetalzeit die V. umbilicalis, deren Rest als Lig. teres hepatis zur Leberpforte zieht.

Das **Lig. gastrosplenicum** ist die Fortsetzung des Lig. gastrocolicum nach links lateral zur Milz; es verbindet Magen und Milz und enthält die Aa. gastricae breves und die A. gastroomentalis sinistra. Es trägt auch zur Begrenzung der Bursa omentalis bei.

Das **Lig. gastrocolicum** ist ein Abkömmling des Mesogastrium dorsale und spannt sich als Teil des großen Netzes (bildet damit *einen Teil* der Vorderwand der Bursa omentalis, aber *nicht* die Vorderwand des *Vestibulum* bursae omentalis, s.u.) zwischen großer Magenkurvatur und Querkolon aus. Es enthält den Gefäßbogen der großen Magenkurvatur, die A. gastroomentalis dextra und sinistra. Nach links zur Milz setzt es sich in das Lig. gastrosplenicum fort.

Die Vorderwand des Vestibulum bursae omentalis bilden am ehesten noch der freie Rand des Lig. hepatogastricum und das Lig. hepatoduodenale, welches dann nach links in das Lig. hepatogastricum übergeht (gemeinsam bilden sie das Omentum minus).

Siehe Prometheus, Lernatlas der Anatomie, Innere Organe, 2. Auflage, Georg Thieme Verlag 2009, S. 356 f.

H10 ■

→ **Frage 8.161: Lösung C**

Zu **(C)**: Die Milz liegt in der **Milznische**, die **vom Lig. phrenicocolicum gebildet** wird. Das Band spannt sich zwischen linker Kolonflexur und seitlicher Bauchwand aus. Lateral und dorsal wird die Milznische durch das Zwerchfell begrenzt.

Zu **(A)**: Das **Lig. gastrocolicum** ist ein Abkömmling des Mesogastrium dorsale und spannt sich als Teil des großen Netzes (bildet damit einen Teil der Vorderwand der Bursa omentalis, aber nicht die Vorderwand des Vestibulum bursae omentalis) zwischen großer Magenkurvatur und Querkolon aus. Es enthält den Gefäßbogen der großen Magenkurvatur, die A. gastroomentalis dextra und sinistra. Nach links zur Milz setzt es sich in das Lig. gastrosplenicum fort. Siehe Prometheus, Lernatlas der Anatomie, Innere Organe, 2. Auflage, Georg Thieme Verlag, Stuttgart, 2009, S. 370f.

Zu **(B)**: Das **Lig. gastrosplenicum** zieht von der großen Magenkurvatur in Richtung Milzhilus. Es enthält die Aa. gastricae breves und die A. gastroomentalis sinistra. Es trägt auch zur Begrenzung der Bursa omentalis bei.

Zu **(D)**: Im **Lig. splenorenale** verlaufen A. und V. splenica zur Milz.

Zu **(E)**: Das **Mesocolon transversum** ist an der dorsalen Peritonealhöhlenwand befestigt.

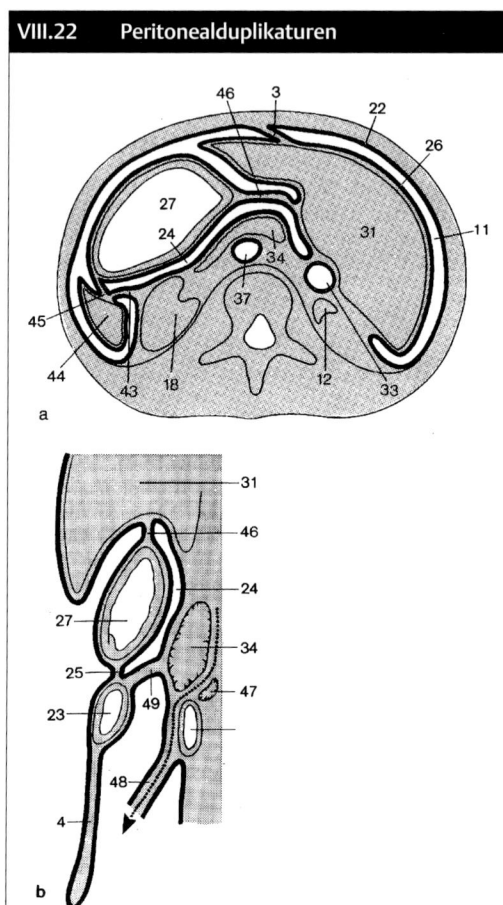

VIII.22   Peritonealduplikaturen

Abb. 8.28 **a** Peritonealverhältnisse im Oberbauch **b** Sagittalschnitt durch die Bursa omentalis
Aus: Frick H, Leonhardt H, Starck D. Spezielle Anatomie II, 4. Auflage 1992, Georg Thieme Verlag, Stuttgart, New York

  3 Lig. falciforme hepatis
  4 Omentum majus
 11 Recessus subphrenicus
 18 Linke Niere
 22 Peritoneum parietale
 23 Colon transversum
 24 Bursa omentalis
 25 Lig. gastrocolicum
 26 Peritoneum viscerale
 27 Magen

31 Leber
33 V. cava inf.
34 Pankreas
37 Aorta abdominalis
43 Lig. splenorenale
44 Milz
45 Lig. gastrosplenicum
46 Lig. hepatogastricum des Omentum minus
47 Proc. uncinatus des Pankreas
48 Mesenterium
49 Mesocolon transversum

Zur Wiederholung: Peritonealduplikaturen im Oberbauch

Lig. hepatoduodenale	V. portae
	A. hepatica propria
	Ductus choledochus
Lig. gastrocolicum	Aa. gastroomentalis dextra et sinistra (Gefäßbogen)
Lig. gastrosplenicum	A. gastroomentalis sinistra, A. + V. gastrica brevis
Lig. splenorenale	A. splenica, V. splenica
Plica gastropancreatica	nach oben: A. gastrica sinistra nach unten: A. hepatica communis

H09 ■

→ **Frage 8.162: Lösung E**

Zu **(E)**: Die Milz wird über die **A. splenica** (lienalis) aus dem Truncus coeliacus mit Blut versorgt. Die A. splenica erreicht die Milz über das **Lig. splenorenale**. Das Blut aus der Milz gelangt über die V. splenica (lienalis) in die Pfortader.
Zu **(A)**: Das **Lig. colicophrenicum (Lig. phrenicocolicum)** bildet den Boden der Milznische. Es zieht von der linken Kolonflexur zur seitlichen Rumpfwand.
Zu **(B)** und **(C)**: Das **Lig. gastrocolicum** ist ein Abkömmling des Mesogastrium dorsale und spannt sich als Teil des großen Netzes (bildet damit einen Teil der Vorderwand der Bursa omentalis, aber nicht die Vorderwand des Vestibulum bursae omentalis) zwischen großer Magenkurvatur und Querkolon aus. Es enthält den Gefäßbogen der großen Magenkurvatur, die A. gastroomentalis dextra und sinistra. Nach links zur Milz setzt es sich in das **Lig. gastrosplenicum** (C) fort. Dieses verbindet Magen und Milz und enthält die Aa. gastricae breves und die A. gastroomentalis sinistra.
Zu **(D)**: Das **Lig. hepatogastricum** bildet zusammen mit dem Lig. hepatoduodenale die Vorderwand der Bursa omentalis (Lig. hepatoduodenale → Teil des Omentum minus).

H10 ■

→ **Frage 8.163: Lösung E**

Zu **(E)**: Die **Plica gastropancreatica** verläuft an der Rückwand der Bursa omentalis und **enthält** die **A. gastrica sinistra**. Siehe Prometheus, Lernatlas der Anatomie, Innere Organe, 2. Auflage, Georg Thieme Verlag, Stuttgart, 2009, S. 356 f.
Zu **(A)**: Das **Lig. gastrocolicum** enthält den Gefäßbogen der großen Kurvatur mit der A. gastroomentalis dextra et sinistra.
Zu **(B)**: Das **Lig. hepatoduodenale** bildet den freien Rand des Omentum minus und spannt sich von der Pars superior duodeni zur Leberpforte. Hinter dem Lig. hepatoduodenale gelangt man durch das Foramen omentale in die Bursa omentalis. Im Lig. hepatoduodenale verlaufen:

- **A. hepatica propria,**
- **Ductus choledochus,**
- **V. portae,**
- Lymphgefäße.

Die Lebervenen münden unterhalb des Diaphragmas auf der Area nuda der Leber in die V. cava superior.
Zu **(C)**: Im **Lig. hepatogastricum** verlaufen Aa. gastrica dextra und sinistra.
Zu **(D)**: Am unteren Rand des Lig. falciforme hepatis verläuft in der Fetalzeit die V. umbilicalis, deren Rest als **Lig. teres hepatis** zur Leberpforte zieht.

8.14 Angewandte und topographische Anatomie

H08 ■

→ **Frage 8.164: Lösung A**

Die Antwort ergibt sich aus dem Bauchsitus, den man aus dem Präparierkurs noch in Erinnerung hat. Weiterhin ist noch ein Querschnitt in Höhe des Epigastriums hilfreich. Tastbar im Epigastrium wäre neben dem linken Leberlappen noch das oft mit Luft gefüllte Querkolon. Siehe auch Prometheus, Lernatlas der Anatomie, Innere Organe, 2. Auflage, Georg Thieme Verlag 2009, S. 362 f.

F08

→ **Frage 8.165: Lösung A**

Bei **Erkrankungen innerer Organe** kann es zu einer **Hyperästhesie** (erhöhte Berührungsempfindlichkeit) und **Hyperalgesie** (gesteigerte Schmerzempfindlichkeit) in den – bestimmten inneren Organen – zugeordneten Hautbezirken (**Head-Zonen**) kommen. Bei Leber und Gallenblase sind das die Dermatome Th8–Th11 rechts, d. h. die Region unterhalb des Rippenbogens rechts bis ins Epigastrium. Die Schmerzprojektion der Gallenblase kann auch in die rechte Schulter erfolgen. Erklärt wird dieser sog. „übertragene Schmerz" damit, dass die viszeralen Afferenzen der Organe zusammen mit den Schmerzafferenzen aus der Haut auf das gleiche weiterleitende Neuron projizieren. Siehe Prometheus, Lernatlas der Anatomie, Kopf, Hals und Neuroanatomie, 2. Auflage, Georg Thieme Verlag 2009, S. 395.

F10

→ **Frage 8.166: Lösung A**

Zu **(A)**: Das hier beschriebene **Murphy-Zeichen** (Druckschmerz bei Palpation der Leber in Inspiration ist charakteristisch für eine **Reizung der Gallenblase**/Gallenkolik und sollte weitere Diagnostik nach sich ziehen. Auch der beschriebene Schmerzverlauf und die Schmerzcharakteristik weisen auf eine Gallenkolik hin.

Zu **(B)**: Ein **Klopfschmerz der Flanken** wäre für eine **Nierenbeckenentzündung** charakteristisch.

Zu **(C)**: **Magenschmerzen** projizieren sich in den **epigastrischen Raum**.

Zu **(D)**: Der **Lobus caudatus hepatis** besitzt keinen speziellen Schmerzdruckpunkt.

H10 ■

→ **Frage 8.167: Lösung E**

Zu **(E)**: Der **Psoasschmerz wird** am besten **provoziert, indem man** das rechte (im Kniegelenk gestreckte) **Bein im Hüftgelenk gegen Widerstand beugen lässt**. Oft halten die Patienten das Bein schon spontan gebeugt, um die Psoasfaszie zu entspannen, die mit dem Peritoneum bindegewebig verbunden ist. Ein Psoasschmerz kann nicht nur bei Appendizitis auftreten, sondern auch bei entzündlichen Prozessen am Ovar.

F10 ■

→ **Frage 8.168: Lösung E**

Bei typischer Lage der Appendix (die Lage ist durchaus variabel) treten bei einer Appendizitis Schmerzen an besonderen Druckpunkten auf, die bei einer klinischen Untersuchung getastet werden müssen:

- **McBurney-Punkt** (E): Übergang von mittlerem zu lateralem Drittel einer Linie zwischen Nabel und rechter Spina iliaca anterior superior
- **Lanz-Punkt** (A): zwischen äußerem und mittlerem Drittel rechts auf einer Linie zwischen beiden Spinae iliacae anteriores superiores
- **Blumberg-Zeichen** (D): Typisch für die Appendizitis ist auch ein kontralateraler Loslassschmerz

Siehe Prometheus, Lernatlas der Anatomie, Innere Organe, 2. Auflage, Georg Thieme Verlag 2009, S. 229.

H09

→ **Frage 8.169: Lösung A**

Zu **(A)** und **(B)**: Bei **typischer Lage der Appendix** (die Lage ist durchaus variabel) treten bei einer **Appendizitis Schmerzen** an besonderen **Druckpunkten** auf, die bei einer klinischen Untersuchung getastet werden müssen:

- **Lanz-Punkt** (A): zwischen äußerem und mittlerem Drittel rechts auf einer Linie zwischen beiden Spinae iliacae anteriores superiores,
- **McBurney-Punkt** (B): Übergang von mittlerem zu lateralem Drittel einer Linie zwischen Nabel und rechter Spina iliaca anterior superior.

Zu **(C)-(E)**: Die hier genannten Lokalisationen sind keine typischen Tastpunkte bei der Appendizitis.

Klinischer Bezug

Aufgrund der Lagevariabilität sind die beiden „typischen" Tastpunkte ein eher uncharakteristisches Zeichen. Der Druckschmerz kann trotz akuter Appendizitis auch an anderen Punkten im Abdomen auftreten. Zudem kommt bei akuten (Unter-) Bauchschmerzen noch eine Vielzahl von Differenzialdiagnosen in Betracht.

F09 ■

→ **Frage 8.170: Lösung D**

Zu **(D)**: Als **Tuber omentale** bezeichnet man den Teil des **Pankreas**, der vor Aorta und Wirbelsäule liegt und sich am weitesten in die Bursa omentalis (Vestibulum) vorwölbt. Im **Recessus splenicus** ist nur der Pankreasschwanz zu finden.

Zu **(A)**: Der Eingang in die Bursa omentalis wird vom **Foramen omentale** gebildet und liegt unter dem freien Rand des **Lig. hepatoduodenale** (A). Im Vestibulum bursae omentalis sind nach kaudal das Pankreas mit Tuber omentale, nach dorsal die Aorta und die V. cava inferior und nach kranial der Lobus caudatus der Leber zu tasten. Das Vestibulum bursae omentalis hat direkte Verbindung zum Recessus superior. Über die Plica gastropancreatica (A. gastrica sinistra) gelangt man in den Hauptraum der Bursa omentalis. Es gibt noch einen Recessus inferior und einen Recessus splenicus (begrenzt durch das Lig. splenorenale und das Lig. gastrosplenicum nach links lateral vor dem Milzhilum).

Zu **(B)** und **(C)**: Die **Bursa omentalis** wird nach ventral vom Omentum minus begrenzt. Teile der Vorderwand der Bursa omentalis sind die Magenhinterwand und das Lig. gastrocolicum.

Zu **(E)**: Die **Bursa omentalis** wird nach kaudal durch das **Mesocolon transversum** begrenzt. Bis dorthin reicht der Recessus inferior bursae omentalis, der zwischen Magenhinterwand und Mesocolon transversum verläuft.

Alle diese Aussagen sollten mit einem Anatomieatlas nachvollzogen werden, siehe z. B. Prometheus, Lernatlas der Anatomie, Innere Organe, 2. Auflage, Georg Thieme Verlag 2009, S. 356.

F09

→ **Frage 8.171: Lösung B**

Zu (B): Das **Zäkum** mit der Appendix liegt in der rechten **Fossa iliaca**.

Zu (C): Das **Zäkum** liegt **intraperitoneal**.

Zu (A): Das **Ostium ileale** ist die Einmündung (End-zu-Seit) des Ileums in das Kolon und liegt an der Rückwand des Zäkums. Die querovale Einmündung wird oben und unten durch 2 Schleimhautfalten mit Verstärkung der Ringmuskulatur flankiert, so dass ein Ventil entsteht und Darminhalt nicht zurückfließen kann. Man bezeichnet die Einmündung im klinischen Sprachgebrauch auch als **Bauhin-Klappe**.

Zu (D): Die **Appendix vermiformis** geht unterhalb des Ostium ileale **aus der Rückwand des Zäkums** ab.

Zu (E): Die **Lage der Appendix** ist sehr variabel. Sie kann bis ins kleine Becken reichen, retrozökal nach oben geschlagen sein oder parazökal liegen. Sie reicht aber **nicht frei nach unten**, sondern hat eine eigene **Mesoappendix**, in der die A. appendicularis verläuft.

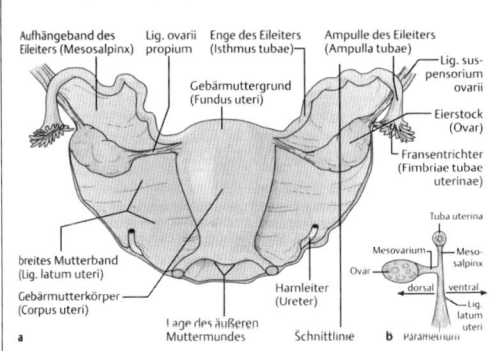

VIII.23	Peritonealverhältnisse im weiblichen Becken.

Abb. 8.29 a u. b Gebärmutter, Eileiter und Eierstöcke.

a In der Ansicht von hinten (dorsal); **b** Querschnitt durch **a** entlang der eingezeichneten Schnittlinie

Aus: Faller A, Schünke M.: Der Körper des Menschen, 12. Auflage 1995, Georg Thieme Verlag, Stuttgart, New York.

Das Peritoneum reicht weit ins Becken hinein. Speziell bei der Frau bildet es zwei Aussackungen, die Excavatio vesicouterina und die Excavatio rectouterina (Douglas-Raum). Beidseits lateral des Uterus legt sich das Lig. latum uteri wie ein Vor-

hang über Eileiter und Ovar. Alles, was kaudal des Peritoneums gelegen ist und noch von Peritoneum bedeckt wird, befindet sich im *subperitonealen Bindegewebsraum*. Dabei sind die Organe unterschiedlich weit mit Peritoneum überzogen. Zu diesen Organen gehören: Uterus, Vagina, Harnblase mit angrenzenden Ureteren. Der Anfangsabschnitt des Rektums dagegen liegt, von der Nomenklatur her, retroperitoneal.

Das Ovar besitzt ein eigenes „Meso", das Mesovarium – es liegt in einer eigenen Peritonealhülle. Das Ovar ist dorsal dem Lig. latum angeheftet.

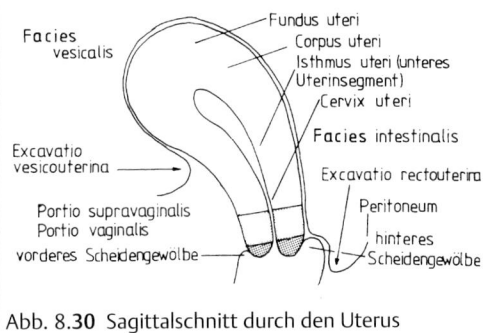

Abb. 8.30 Sagittalschnitt durch den Uterus

F05

→ **Frage 8.172: Lösung E**

Die Excavatio rectouterina (Douglas-Raum) reicht zwischen Rektum und Uterusrückwand weit nach kaudal, sodass das Peritoneum hier eine enge topografische Beziehung zum hinteren Scheidengewölbe hat. Der Peritonealraum ist damit nur durch das Peritoneum und die dünne muskuläre Scheidenwand von der Vagina getrennt. Über diesen Zugang können Punktionen des Douglas-Raums oder Pelviskopien (Spiegelung) durchgeführt werden. Siehe auch entsprechende Sagittalschnitte des kleinen Beckens bei der Frau, z. B. Prometheus, Lernatlas der Anatomie, Innere Organe, 2. Auflage, Georg Thieme Verlag 2009, S. 380 f.
Siehe hierzu Lerntext VIII.23.

F10 ■

→ **Frage 8.173: Lösung D**

Zu (D): Der **Ductus deferens** verläuft vom Nebenhoden mit dem Funiculus spermaticus durch den Leistenkanal in die Bauchhöhle. Dort liegt er an der Wand des kleinen Beckens. Im Anschluss tritt er durch die Prostata und mündet auf dem Colliculus seminalis in die Harnröhre. Siehe Prometheus, Lernatlas der Anatomie, Allgemeine Anatomie und Bewegungssystem, 2. Auflage, Georg Thieme Verlag 2007, S. 180/181.

Zu (A) – (C) und (E): Alle anderen genannten Strukturen treten sowohl durch das **Diaphragma pelvis** als auch durch das **Spatium perinei profundus**. Siehe Prometheus, Lernatlas der Anatomie, Innere Organe, 2. Auflage, Georg Thieme Verlag 2009, S. 383.

H07 ■

→   **Frage 8.174: Lösung D**

Der **N. pudendus** (zusammen mit den Vasa pudenda interna) zieht zunächst durch das Foramen infrapiriforme (also im Grunde durch das **Foramen ischiadicum majus**, das durch den M. piriformis unterteilt wird) aus dem Becken heraus, zieht dann um das Lig. sacrospinale und durch das **Foramen ischiadicum minus** wieder ins kleine Becken, in die Fossa ischioanalis, hinein. Die Nerven und Gefäße werden dort von einer **Duplikatur des M. obturatorius internus** eingescheidet (**Canalis pudendalis**, Alcock-Kanal).

8.15 Kommentare aus Examen Frühjahr 2011

F11 ■

→   **Frage 8.175: Lösung A**

Zu **(A)**: Die **Glans clitoridis entsteht beim weiblichen Fetus aus** dem **Genitalhöcker** des indifferenten Stadiums der Entwicklung der äußeren Genitalien. Beim männlichen Fetus entwickelt sich daraus die Glans penis.
Zu **(B)**: Die **Labioskrotalwülste** entwickeln sich bei weiblichen Individuen zu den Labia majora oder verschmelzen mit den Urethralfalten zu Corpus cavernosum und Skrotum.
Zu **(C)**: Die **Müller-Gänge** bilden beim weiblichen Feten die Tuben, den Uterus und das obere Drittel der Vagina. Bei männlichen Feten bilden sie sich zurück, es bleibt nur der Utriculus prostaticus zurück. Bei einer Hemmungsfehlbildung der Müller-Gänge entwickeln sich die Mädchen normal, aber besitzen keine Tuben, keinen Uterus und eine verkürzte Vagina.
Zu **(D)**: Aus dem **Sinus urogenitalis** entwickeln sich u. a. Harnblase und Urethra.
Zu **(E)**: Aus den **Urogenitalfalten** entstehen beim weiblichen Fetus die Labia minora bzw. beim männlichen Fetus die Pars spongiosa der Urethra.

F11 ■

→   **Frage 8.176: Lösung C**

Zu **(C)**: Die Leberanlage entsteht im ventralen Mesogastrium und teilt dieses in ein **Mesohepaticum** ventrale und **dorsale**. Aus letzterem entsteht das **Omentum minus**, das Leber und Magen verbindet. Das Omentum minus wiederum hat einen oberen dünneren Teil, das Lig. hepatogastricum, und einen unteren dicken Teil, das **Lig. hepatoduodenale**, das

die V. portae, die A. hepatica propria und den Ductus choledochus enthält.
Zu **(A)**: Das **Lig. coronarium hepatis** ist die Umschlagfalte des parietalen Peritoneums der vorderen Bauchwand oberhalb des Nabels und der konkaven Zwerchfellfläche in das viszerale Peritoneum, das die Leber umgibt. Es entsteht aus dem Mesohepaticum ventrale.
Zu **(B)**: Das **Lig. falciforme hepatis**, das das Peritoneum viscerale mit dem Peritoneum parietale der vorderen Bauchwand verbindet, entsteht ebenfalls aus dem Mesohepaticum ventrale.
Zu **(D)**: Am unteren Rand des Mesohepaticum ventrale verläuft die V. umbilicalis. Diese obliteriert nach der Geburt und wird zum **Lig. teres hepatis**.
Zu **(E)**: Das **Omentum majus** entsteht im Zusammenhang mit der Magendrehung aus dem Mesogastrium dorsale.

F11 ■

→   **Frage 8.177: Lösung A**

Zu **(A)**: Die **Aa. gastricae breves** aus der A. splenica **versorgen** den **Magenfundus**. Sie verlaufen im Lig. gastrosplenicum.
Zu **(B)**: Die **kleine Kurvatur** des Magens wird von einem Gefäßbogen aus A. gastrica dextra und A. gastrica sinistra versorgt.
Zu **(C)**: Der **Gefäßbogen der großen Kurvatur** des Magens besteht aus der A. gastroomentalis dextra und der A. gastroomentalis sinistra. Die Gefäße verlaufen im Lig. gastrocolicum.
Zu **(D)**: Die A. gastrica sinistra zieht zunächst zur **Kardia** und biegt dann zur kleinen Kurvatur um.
Zu **(E)**: Der **Pylorus** hat keine spezielle Blutversorgung, sondern wird ebenfalls aus dem Gefäßbogen der großen und kleinen Kurvatur versorgt.
Siehe auch Prometheus, Lernatlas der Anatomie, Innere Organe, 2. Auflage, Georg Thieme Verlag 2009, S. 254 f.

F11 ■

→   **Frage 8.178: Lösung D**

Zu **(D)**: Die **Parietalzellen** (Belegzellen) sind große Zellen im Mittelstück **der Glandulae gastricae** in Fundus und Corpus des Magens. Für ruhende Belegzellen sind tubulovesikuläre Strukturen typisch, die nach Aktivierung der Zelle mit der Zellmembran verschmelzen und Mikrovilli bilden. Bei **aktiven Belegzellen** ist die **Plasmamembran durch Einstülpungen intrazellulärer Canaliculi** und die Mikrovilli **vergrößert**. In dieser Membran sitzt die Protonenpumpe (**H$^+$/K$^+$-ATPase**). Parietalzellen sind in der Lage, mithilfe dieser energieverbrauchenden Ionenpumpe gegen ein sehr hohes Konzentrationsgefälle Wasserstoffionen ins Drüsenlumen abzugeben. Im Zytoplasma wurde eine hohe Aktivität der Karboanhydrase nachgewiesen (→ Bildung von HCO$_3$, um die verbleibenden OH^--Ionen mit CO_2 zu verstoffwechseln). Zusätzlich produzieren Belegzellen den für die Vitamin B_{12}-Aufnahme aus dem Darm essenziellen Intrinsic-Faktor.

Zu **(A)**: **Mastzellen** kommen in der Magenschleimhaut ebenfalls vor, enthalten in ihren Granula aber u. a. Heparin, Histamin und Leukotriene. Sie sezernieren keine Protonen. Histamin stimuliert die Säuresekretion der Parietalzellen.

Zu **(B)**: Auch **Makrophagen** werden in der Magenschleimhaut gefunden, sezernieren jedoch u. a. Komplementfaktoren und Zytokine und keine Protonen.

Zu **(C)**: Die **Hauptzellen** der Glandulae gastricae (Drüsengrund) produzieren Pepsinogen.

Zu **(E)**: Die **Nebenzellen** der Glandulae gastricae (Drüsenhals) bilden Schleim.

F11 ■

→   **Frage 8.179: Lösung E**

Zu **(E)**: Die **Bursa omentalis** liegt hinter dem Omentum minus und dem Magen und vor dem Pankreas. Ihr Eingang ist das Foramen omentale, unter dem freien Rand des Lig. hepatoduodenale. Hinter der Aorta **an der Rückwand der Bursa omentalis** – hier ist die Frage etwas unglücklich formuliert – **liegt die Pars lumbalis des Zwerchfells** mit dem Crus sinistrum und Crus dextrum.

Zu **(A)**: Die **Radix mesenterii** liegt weiter kaudal.

Zu **(B)** und **(C)**: In der Bursa omentalis sind dorsal das Pankreas, die Aorta und die V. cava inferior und nach kranial der **Lobus caudatus der Leber** zu tasten, nicht der Lobus dexter oder quadratrus.

Zu **(D)**: Die Pars superior duodeni steht in Kontakt mit der Bursa omentalis, die **Pars horizontalis duodeni** befindet sich weiter kaudal: Sie zieht in Höhe des 3. Lendenwirbels über die Wirbelsäule hinweg und liegt unter dem Pankreaskopf.
Siehe Prometheus, Lernatlas der Anatomie, Innere Organe, 2. Auflage, Georg Thieme Verlag 2009, S. 356f.

F11

→   **Frage 8.180: Lösung B**

Zu **(B)**: In **der Bildmitte** ist ein **periportales Feld** mit je einem Ast der V. portae (V. interlobularis) und der A. hepatica propria (A. interlobularis) und 2 Gallengängen zu sehen (Glisson-Trias). **Außen** liegen die **Leberzellbalken mit** den **Sinusoiden**, eine Zentralvene ist hier nicht zu sehen.

- Das **Blut aus** der **V. portae** fließt in die Sinusoiden **vom periportalen Feld** weg **auf** die **Zentralvene zu** (Zentralvenen-Leberläppchen, die Flussrichtung entspricht Pfeil 1).
- Die **Gallenkanälchen** transportieren die Galle entlang der Sinusoide genau in entgegengesetzter Richtung zum Gallengang im periportalen Feld

(portales Läppchen, die Flussrichtung entspricht Pfeil 2).

- Das sauerstoffgesättigte Blut aus der **A. interlobularis** fließt gemeinsam mit dem sauerstoffarmen Blut der V. interlobularis in die Sinusoide ein, in Richtung Zentralvene. Die Flussrichtung des Blutes aus der A. hepatica propria entspricht demnach ebenfalls dem Pfeil 1. 2 Arterien aus benachbarten periportalen Feldern versorgen gemeinsam einen sog. Leberazinus arteriell.

Wichtig: Der Blutstrom des portalvenösen und des arteriellen Blutes ist der Flussrichtung der Galle entgegengesetzt!

F11 ■

→   **Frage 8.181: Lösung C**

Zu **(C)**: Die von der Leber produzierte **Galle gelangt** über die großen extrahepatischen Gallenwege (Ductus hepaticus dexter et sinister → Ductus hepaticus communis → Ductus choledochus) **ins Duodenum**. Der **Ductus choledochus** mündet (in der Regel) gemeinsam mit dem Ductus pancreaticus **in der Pars descendens** an der Papilla duodeni major. Siehe Prometheus, Lernatlas der Anatomie, Innere Organe, 2. Auflage, Georg Thieme Verlag 2009, S. 247 f.

Klinischer Hinweis:
Aufgrund der gemeinsamen Einmündung des Gallen- und des Pankreasgangs können Gallensteine, die an der Papille steckenbleiben, eine Pankreatitis auslösen.

F11 ■

→   **Frage 8.182: Lösung B**

Zu **(B)**: Auf der Abbildung ist ein Schnitt durch eine Ringfalte des Dünndarms zu erkennen, rechts und links gehen Zotten ab, auch Krypten sind angeschnitten (v. a. links). Der Kern der Falte besteht aus Submukosa, beteiligt ist auch die Muscularis mucosae, die jedoch nicht in die Zotten vordringt. Im Kolon findet man typischerweise keine Zotten! Das Vorkommen von **Zotten und Krypten** ist daher charakteristisch für den **Dünndarm**.

Zu **(A)**: Das **Kolonepithel** enthält **mehr** (schleimproduzierende) **Becherzellen** als das Dünndarmepithel.

Zu **(C)**: **Submuköse Drüsen** (Brunner-Drüsen) sind charakteristisch für den ersten Abschnitt des Dünndarms, das Duodenum. In späteren Abschnitten werden sie nicht mehr angetroffen: Das Vorkommen submuköser Drüsen würde die Diagnose „Duodenum" bestätigen, ihr Fehlen ist aber kein Anhaltspunkt für die Unterscheidung von Dünn- und Dickdarm.

Zu **(D)**: Typisch für das **Kolon** sind **tiefe**, dicht gestellte **Krypten**.

Zu **(E)**: Eine **Tunica muscularis mucosae** kommt sowohl im Dünn- als auch im Dickdarm vor.

F11 ■
→ **Frage 8.183: Lösung B**

Zu **(B)**: Am Pankreas werden Caput, Corpus und Cauda pancreatis unterschieden. Der Pankreaskopf liegt in der C-Schlinge des Duodenums, Corpus und Cauda verlaufen leicht nach links aufsteigend retroperitoneal am Boden der Bursa omentalis nach links. Der **Pankreaskörper quert** dabei die **Wirbelsäule in Höhe von L1-2** und zieht über die Aorta. **Bei dem beschriebenen Unfall** liegt die Verletzung demnach am wahrscheinlichsten im **Corpus pancreatis**.
Zu **(A)**: Der **Pankreasschwanz** liegt links der Wirbelsäule und ist daher nicht betroffen. Er zieht zum Milzhilus. Dorsal von ihm liegt die linke Niere.
Zu **(C)**: Der Pankreaskopf besitzt einen hakenförmigen Fortsatz, den **Processus uncinatus**. Dieser reicht bis zur Pars horizontalis duodeni. Hinter dem Pankreaskopf liegt der Zusammenfluss der V. mesenterica superior mit der V. mesenterica inferior und der V. splenica sowie der Beginn der V. portae hepatis.
Zu **(D)**: Die **Papilla duodeni major** liegt im dorsalen Bereich der Pars descendens des Duodenums (rechts der Wirbelsäule). Hier münden der Ductus choledochus und der Ductus pancreaticus i. d. R. gemeinsam ein.
Zu **(E)**: Der sehr variable **Ductus pancreaticus accessorius minor** (Ductus santorini) mündet in den Ductus pancreaticus oder in eine getrennte Papilla duodeni minor. Auch er liegt rechts der Wirbelsäule.
Siehe auch Prometheus, Lernatlas der Anatomie, Innere Organe, 2. Auflage, Georg Thieme Verlag 2009, S. 250 f.

F11 ■
→ **Frage 8.184: Lösung B**

Zu **(B)**: **Bikarbonat** wird von den **Schaltstückepithelzellen** und den intralobulären Ausführungsgängen des exokrinen **Pankreas** sezerniert.
Zu **(A)**: Die **Pankreas-Azinuszellen** sind seröse, proteinsezernierende Zellen. Sie liegen in den azinösen Endstücken des exokrinen Pankreas. Ihr Sekret enthält Proenzyme unterschiedlichster Proteasen, Nukleasen, Lipasen und Amylasen und wird über die Schaltstücke zunächst zu den intra-, danach zu den interlobulären Ausführungsgängen geleitet.
Zu **(C)**: Die Epithelzellen der **intra**lobulären Ausführungsgänge sezernieren Bikarbonat, die der (größeren) **inter**lobulären **Ausführungsgänge** hingegen Muzin.
Zu **(D)** und **(E)**: **B-Zellen** (β-Zellen) und **D-Zellen** liegen im Inselorgan des Pankreas, d. h. im endokrinen Anteil. Die B-Zellen produzieren Insulin, die D-Zellen Somatostatin.

F11 ■
→ **Frage 8.185: Lösung C**

Zu **(C)**: Die **A. mesenterica superior** unterkreuzt zunächst das Pankreas zwischen Kopf und Corpus und **überkreuzt** dann die **Pars horizontalis duodeni**.
Zu **(A)** und **(D)**: Die Arterie **unterkreuzt** das Pankreas zwischen Caput und Corpus pancreatis.
Zu **(E)**: Die A. mesenterica superior liegt deutlich medial der **Pars descendens duodeni**.
Siehe Prometheus, Lernatlas der Anatomie, Innere Organe, 2. Auflage, Georg Thieme Verlag 2009, S. 256 f.

F11 ■
→ **Frage 8.186: Lösung B**

Zu **(B)**: Die **V. gastroomentalis sinistra** führt Blut aus der Magenkurvatur und mündet in der Regel in die **V. splenica** (lienalis). Ab dem Zusammenfluss von V. splenica mit der V. mesenterica superior wird sie als V. portae hepatis bezeichnet.
Zu **(A)**: Die **V. mesenterica superior** nimmt das venöse Blut aus Dünndarm, Colon ascendens sowie Colon transversum bis etwa zur linken Flexur auf. Hinter dem Pankeras fließt sie mit der V. splenica zusammen.
Zu **(C)**: Die **V. mesenterica inferior** führt das Blut aus Colon descendens, Colon sigmoideum und oberem Rektum zur V. splenica.
Zu **(D)** und **(E)**: Die **Vv. gastricae dextra et sinistra** verlaufen an der kleinen Kurvatur des Magens und münden direkt in die Pfortader.
Siehe Prometheus, Lernatlas der Anatomie, Innere Organe, 2. Auflage, Georg Thieme Verlag 2009, S. 265 f.

F11
→ **Frage 8.187: Lösung C**

Zu **(C)**: Die **Milz** ist ein intraperitoneales Organ und **entsteht** (wie auch das Pankreas) **im dorsalen Mesogastrium**.
Zu **(A)**: Der **Lymphabfluss aus Jejunum und Ileum** erfolgt über die Nodi lymphoidei mesentrici.
Zu **(B)**: Das **Gewicht** der Milz beträgt normalerweise ca. **150–160 g**.
Zu **(D)**: Die Milz besteht aus Milzpulpa und einer dünnen Kapsel. Von der Kapsel ziehen Trabekel ins Innere und gliedern die Pulpa. Es existiert **keine Gliederung in Mark und Rinde**.
Zu **(E)**: **Kaudal liegt die Milz** dem **Lig. phrenicocolicum auf** (Boden der Milznische). Dieses Ligament zieht von der linken Kolonflexur zur seitlichen Rumpfwand. Das **Lig. splenorenale** verbindet den Milzhilus mit der dorsalen Bauchwand, dem Zwerchfell und der Cauda pancreatis. Es enthält die A. und V. splenica.

Kommentare

→ **Frage 8.188: Lösung B**

Zu **(B)**: Der **N. splanchnicus major führt präganglionäre Fasern des thorakalen Sympathicus** zu den Ganglia coeliaca.
Zu **(A)**: Die Nn. splanchnici beinhalten **präganglionäre, cholinerge**, sympathische **Neuronen**.
Zu **(C)**: Der **N. vagus** (X) hat sensorische, motorische und parasympathische, jedoch keine sympathischen Anteile.
Zu **(D)**: Die **Ganglia coeliaca** schicken sekundäre sympathische Neurone aus, die ein dichtes Nervengeflecht im Bereich der Aorta abdominalis bilden, den Plexus solaris (Plexus coeliacus, „Sonnengeflecht"). Von dort aus ziehen die autonomen Fasern zu den abdominellen Organen.
Zu **(E)**: Der **N. phrenicus** ist ein vorwiegend motorischer Nerv (Innervation des Zwerchfells) des Plexus cervicalis. Seine viszerosensorischen Fasern leiten Signale vom Perikard, der Pleura mediastinalis und vom Peritonealüberzug von Leber und Kardia.

→ **Frage 8.189: Lösung E**

Zu **(E)**: In der **späten Sekretionsphase** des Zyklus **lagern** die Zellen des Stromas **Glykogen und Fett ein** und vergrößern sich zu den sog. **Prädezidualzellen**. Dieser Vorgang beginnt in der oberen Schicht der Funktionalis und setzt sich nach unten fort. In dieser Zyklusphase können 2 Schichten der Funktionalis unterschieden werden: das Stratum compactum mit ausgeprägter Dezidualisierung und das Stratum spongiosum mit vielen und weiten Drüsenlumina. Tritt eine Schwangerschaft ein, wird das Endometriumstroma zur Dezidua umgewandelt.
Zu **(A)** – **(D)**: **Phasen des Menstruationszyklus** (Tag 1 = Beginn der Menses):
- 1.–4. Tag: In der **Desquamationsphase** wird aufgrund des abfallenden Progesteronspiegels (Degeneration des Corpus luteum) das Stratum functionale zunächst ischämisch und dann abgestoßen, die Folge ist die Menstruationsblutung.
- 5.–14. Tag: In der **Proliferationsphase** wird das Stratum functionale unter dem Einfluss des steigenden Östrogenspiegels aus dem dominanten Follikel erneut aufgebaut.
- 15.–28. Tag: In der **Sekretionsphase** wird das Endometrium unter dem Einfluss des Progesterons aus dem Corpus luteum sekretorisch transformiert und so auf die Implantation eines Embryos vorbereitet.

→ **Frage 8.190: Lösung C**

Zu **(C)**: Etwa in der **24. Schwangerschaftswoche** (SSW) ist der **Fundus uteri in Nabelhöhe** zu tasten.
Zu **(A)**, **(B)** und **(D)**: Der Fundus uteri „wandert" bis zur 36. SSW in die Höhe und sinkt dann bis zum Geburtstermin wieder leicht ab.

Zeitraum	Der Fundus uteri steht...
nach der 12. SSW	in Höhe der Symphyse (A)
nach der 20. SSW	in der Mitte zwischen Symphyse und Nabel (B)
nach der 32. SSW	in der Mitte zwischen Nabel und Proc. xiphoideus sterni
in der 36. SSW	am Rippenbogen (höchster Stand, (D))
in der 40. SSW	2 Querfinger unter dem Rippenbogen

Zu **(E)**: Der Fundus uteri steht niemals in Höhe des Proc. xiphoideus sterni.
Siehe Prometheus, Lernatlas der Anatomie, Innere Organe, 2. Auflage, Georg Thieme Verlag 2009, S. 322.
Zur Erinnerung: Die SSW werden ab dem 1. Tag der letzten Regel berechnet, die Befruchtung findet daher definitionsgemäß am Ende der 2. SSW statt! In der Gynäkologie wird i. A. in SSW gerechnet, in der Embryologie in Entwicklungswochen (also ab Befruchtung).

→ **Frage 8.191: Lösung C**

Zu **(C)**: Die **Lymphe von Hoden und Nebenhoden** fließt über die Nll. lumbales **in die paraaortalen Lymphknoten** ab. Dort wäre nach Metastasen eines Hodentumors zu suchen.
Cave: Die „Organ-Lymphknoten" von Hoden und Nebenhoden liegen demnach nicht in unmittelbarer Nähe zum betroffenen Organ!
Zu **(A)** und **(B)**: **Oberflächlich inguinale Lymphknoten** sind für den Abfluss aus der unteren Extremität und dem äußeren Genitale von Bedeutung. Anschließend ziehen die Lymphbahnen durch die Faszie zu den **tiefen inguinalen Lymphknoten**.
Zu **(D)**: Die **Lymphknoten um die A. mesenterica inferior** (Nll. mesenterici inferiores) nehmen Lymphe aus dem Colon descendens und sigmoideum sowie dem oberen Rektum auf. Siehe Prometheus, Lernatlas der Anatomie, Innere Organe, 2. Auflage, Georg Thieme Verlag 2009, S. 273.

Zu **(E)**: Über die **Lymphknoten lateral der Prostata** wird Lymphe aus der Prostata drainiert. Der Lymphabfluss aus der Prostata erfolgt über die Nll. iliaci externi, entlang der Blasengefäße zu den Nll. iliaci interni und über die Nll. sacrales (weiter in die Nll. lumbales).

F11 ■

→ **Frage 8.192: Lösung C**

Zu **(C)**: Die Cowper-Drüsen (**Glandulae bulboureth-rales**) sind paarig, etwa erbsengroß und liegen innerhalb des M. transversus perinei profundus am hinteren Ende des Bulbus penis. Sie produzieren ein visköses, klares Sekret, das über den Ausführungs-gang in die **Ampulla urethrae der Pars spongiosa urethrae** gelangt. Siehe Prometheus, Lernatlas der Anatomie, Innere Organe, 2. Auflage, Georg Thieme Verlag 2009, S. 324 und 330.

Zu **(A)** und **(D)**: Die männliche Harnröhre beginnt mit der **Pars intramuralis** (A) in der Blasenschleim-haut, durchzieht die Prostata (**Pars prostatica**), durchbricht die Beckenbodenmuskulatur (**Pars membranacea**) und verläuft durch das Corpus spongiosum des Penis (**Pars spongiosa**) bis zum Os-tium urethrae externum. Am Penis werden die Ra-dix penis (Pars affixa) und das Corpus penis (frei be-weglich; **Pars pendulans**) unterschieden.

Zu **(B)**: In der **Pars prostatica** der Urethra münden von jeder Seite je ein Ductus ejaculatorius sowie die ca. 20 Ausführungsgänge der Prostata in die Harn-röhre.

Zu **(E)**: Die **Fossa navicularis** ist die Erweiterung der Harnröhre kurz vor der äußeren Öffnung in der Glans penis.

F11

→ **Frage 8.193: Lösung E**

Zu **(E)**: Die **Membrana perinei** (Fascia diaphragmati-ca urogenitalis inferior) liegt **unterhalb des M. transversus perinei profundus** (Diaphragma uro-genitale, Teil des Beckenbodens) und ist von diesem Muskel durch das schmale Spatium profundum pe-rinei getrennt. Direkt unter ihr befindet sich das Spatium superficiale perinei und die Fascia perinei, **darunter** in topografischer Nähe der **Bulbus penis** und der M. bulbospongiosus. Siehe Prometheus, Lernatlas der Anatomie, Innere Organe, 2. Auflage, Georg Thieme Verlag 2009, S. 293 und 324.

Zu **(A)**: Der **Leistenkanal** durchquert schräg die vor-dere Bauchwand und hat mit dem Beckenboden nichts zu tun.

Zu **(B)**: Die **Prostata** liegt dem M. transversus peri-nei profundus auf, nicht darunter.

Zu **(C)**: Die **Samenbläschen** (Glandulae vesiculosae) liegen beidseits dorsal der Harnblase, also noch weiter kranial als die Prostata.

Zu **(D)**: Der **Ductus ejaculatorius** verläuft innerhalb der Prostata und mündet in der Pars prostatica urethrae in die Harnröhre. Er befindet sich dem-nach auch kranial der Membrana perinei.

9   Zentralnervensystem

9.1   Entwicklung

IX.1   Entwicklung des ZNS

Der Hohlraum des Neuralrohrs differenziert sich allgemein zum **Ventrikelsystem** des Gehirns, also zum Liquorraum.

Dazu gehören:
im *Endhirn* die Seitenventrikel,
im *Zwischenhirn* der III. Ventrikel,
im *Mittelhirn* der Aquaeductus cerebri,
im *Rautenhirn* der IV. Ventrikel,
im *Rückenmark* der Zentralkanal.

Jedem Hirnteil entspricht also ein bestimmter Anteil des inneren Liquorraums.

Am Neuralrohr entstehen zunächst 3 primäre Hirnbläschen (9.1 a):
Prosenzephalon,
Mesenzephalon,
Rhombenzephalon.

Parallel zur Anlage der Hirnbläschen krümmt sich das Neuralrohr: es entsteht die Scheitelbeuge am Mittelhirn sowie die Nackenbeuge zwischen Rautenhirn und Rückenmark. Im Bereich des Rautenhirns befindet sich noch die Brückenbeuge, eine nach ventral gerichtete Krümmung. Der Hohlraum dieser Bläschen bleibt nun als Ventrikel erhalten und nur die Hülle verdickt sich zunehmend und wird zur eigentlichen Hirnsubstanz. Aus dem Neuroepithel entstehen Neuroblasten und Glioblasten, die sich zahlreich teilen, außerdem das Ependym und die Epithelzellen des Plexus choroideus. Zum Schluss wachsen die Seitenventrikel (I und II) noch entsprechend der Rotation der Großhirnhemisphäre zur typischen Form aus (Abb. 9.1 c).

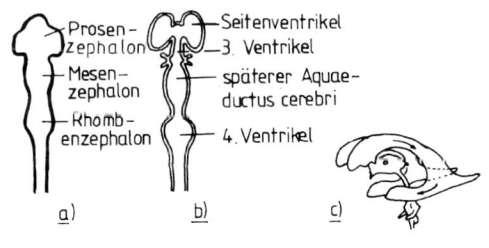

a)   b)   c)

Abb. **9.1** Entwicklung der primären Hirnbläschen

H00

→   **Frage 9.1: Lösung A**

Die **Epiphyse** entwickelt sich im hinteren Teil des Zwischenhirndaches als divertikelartige Ausstülpung. Später wandelt sie sich aufgrund von Zellproliferationen zu einem soliden Organ um. Sie ist entwicklungsgeschichtlich ein modifiziertes Photore-

zeptororgan, wie in Aussage (A) beschrieben. Sie produziert Melatonin und man diskutiert eine Funktion innerhalb der Steuerung des Tag-Nacht-Rhythmus.

9.2   Rückenmark

H03 H00 F98 H95 H93 H89 H86 ■ ■

→   **Frage 9.2: Lösung C**

Der Conus medullaris ist das unterste, sich verjüngende Ende des Rückenmarks nach der Intumescentia lumbalis. Weiter kaudal findet sich nur noch ein Filum terminale, das zusammen mit den Wurzeln der kaudalen Spinalnerven (Cauda equina) verläuft. Dieses untere Ende liegt beim Erwachsenen etwa in Höhe des 1.-2. Lendenwirbelkörpers. Unterhalb des 2. Lendenwirbelkörpers ist also eine Punktion des Liquorraumes relativ risikoarm möglich. Etwa in Höhe des 10. Brustwirbelkörpers endet das Thorakalmark, und es beginnt das Lumbalmark.

H07

→   **Frage 9.3: Lösung D**

Die **Cauda equina** besteht aus den kaudalen **Spinalnervenwurzeln**. Alle unterhalb des Conus medullaris verlaufenden Spinalnervenwurzeln bezeichnet man als Cauda equina. Sie liegen im Subarachnoidalraum, Antwort (E) ist falsch.

H05 ■

→   **Frage 9.4: Lösung C**

Zu **(A)**: Mit (1) ist der Hinterstrang, Funiculus posterior, markiert. Er führt afferente Fasern der epikritischen Sensibilität und propriozeptive Fasern. Die Perikarya dieser Neurone liegen im Spinalganglion (5), die Weiterleitung erfolgt über die Hinterwurzel (4) zum Hinterstrang. Es ist dies der Beginn der sensiblen Leitung aus der Körperperipherie (Hinterstrang – mediales Lemniskussystem). *Eine Umschaltung dieser Fasern findet jedoch im Spinalganglion nicht statt!*

Zu **(B)**: Hier befindet sich eine Bahn, die zum Kleinhirnseitenstrang zählt. Gemeint ist hier wohl der Tractus spinocerebellaris anterior, der randständig liegt. Die Perikarya des 1. Neurons liegen zwar auch im Spinalganglion, die afferenten Fasern gelangen über die Hinterwurzel in das Hinterhorn. Dort aber erfolgt eine Umschaltung auf das 2. Neuron, dessen Axone dann den Tractus spinocerebellaris anterior bilden. Die Perikarya dieser in (2) markierten Fasern liegen also im Hinterhorn, nicht im Spinalganglion.

Zu **(C)**: Die Markierung mit (3) bezeichnet die Vorderwurzel, die efferente Fasern für die Motorik aus den Vorderhornzellen enthält.

Zu **(D)**: Mit (4) ist die Hinterwurzel bezeichnet. Die Fasern sind *afferent*, nicht efferent. Es werden Somatoefferenzen (propriozeptive Sensibilität, epikritische Sensibilität) und Viszeroafferenzen geleitet.

Zu **(E)**: Im Spinalganglion (5) erfolgt keine Umschaltung. Das Spinalganglion enthält die Perikarya pseudounipolarer Neurone, deren Afferenzen aus der Peripherie des Körpers kommen.

Siehe auch Prometheus, Lernatlas der Anatomie, Kopf, Hals und Neuroanatomie, 2. Auflage, Georg Thieme Verlag 2009, S. 338.

F08 ■

→ **Frage 9.5: Lösung E**

Zu erkennen ist rechts neben dem X das Hinterhorn, das nach unten in das plumpere Vorderhorn übergeht. Das **X** selbst **liegt auf** dem lateralen Anteil der Hinterstrangbahn, dem **Fasciculus cuneatus**, der zum Nucleus cuneatus zieht. Die **Axone dieses Strangs haben ihre Perikaryen im Spinalganglion** (1. Neuron).

Der Funiculus posterior (Hinterstrang) des Halsmarks enthält den Fasciculus gracilis (Goll) und den Fasciculus cuneatus (Burdach). Beide Bahnen leiten Oberflächen- und Tiefensensibilität (epikritische Sensibilität, propriozeptive Impulse), wobei Fasern aus der unteren Extremität im Fasciculus gracilis, Fasern aus der oberen Körperhälfte im Fasciculus cuneatus verlaufen.

F05

→ **Frage 9.6: Lösung E**

Die Skelettmuskeln werden zumeist von mindestens 2 Rückenmarksegmenten bzw. deren Vorderwurzeln motorisch innerviert. Aufgrund der Plexusbildung kommt es zu einer Gruppierung von Fasern aus mehreren Segmenten zu einem peripheren Nerv, der dann zum Muskel zieht. Bei der neurologischen Untersuchung prüft man Kennmuskeln, aus deren Funktionseinschränkung oder Lähmung man dann auf die Segmenthöhe der Läsion schließen kann.

Der M. extensor hallucis longus, den man durch die Großzehenhebung überprüft, wäre der Kennmuskel für L5. Der Muskel wird durch den N. fibularis profundus innerviert.

H07 ■

→ **Frage 9.7: Lösung A**

Die Innervation des Diaphragma über die motorischen Spinalnervenwurzeln C3–C5 wurde schon mehrfach gefragt.

Der M. biceps brachii (C) wird durch den N. musculocutaneus (C5–C7) innerviert, der M. triceps brachii (E) durch Äste aus dem N. radialis (C6–C8) und der M. pectoralis major (D) durch Nn. pectorales laterales et mediales (C5–Th1).

Ein Horner-Syndrom (B) tritt bei einer Schädigung der sympathischen Innervation des Kopfes auf, z. B. durch Schädigung des Ganglion stellatum. Die Vorderwurzeln C3/C4 haben damit nichts zu tun. Erst aus weiter kaudal liegenden Segmenten verlaufen die präganglionären sympathischen Fasern in der Vorderwurzel zum Grenzstrang (ab C8).

IX.2   Rückenmark: Topographie, Gliederung

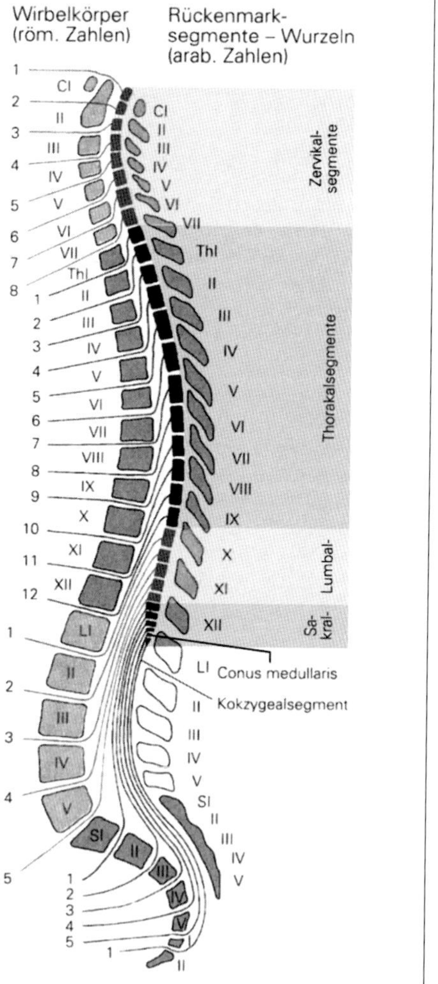

Abb. 9.2 Spinale Segmente und Projektion auf die Wirbelsäule

Aus: Berlit P, Braun R, Klinische Neurologie für Anästhesisten und Intensivmediziner, 1998, Georg Thieme Verlag, Stuttgart, New York.

Die Medulla oblongata setzt sich ohne deutliche Abgrenzung ins Rückenmark, **Medulla spinalis**, fort. Das Rückenmark verläuft innerhalb des Wirbelkanals, die Länge beträgt insgesamt etwa 45 cm. Der Durchmesser des Rückenmarks ist nicht überall gleich, man unterscheidet die **Intumescentia cervicalis** im Halsbereich und eine **Intumescentia lumbosacralis**.

Der **Conus medullaris** ist das kaudale, sich verjüngende Ende des Rückenmarks nach der Intumescentia lumbosacralis. Er geht kaudal ins **Filum terminale** (nervenzellfreier Faden, der von den Wurzeln der kaudalen Spinalnerven umhüllt wird) über. Die Spitze des Conus medullaris, also dessen kaudales Ende, projiziert sich in der Regel auf die Grenze zwischen **1. und 2. LWK**.

Die Intumescentia cervicalis (Segmente C 5-Th 1) projiziert sich in Höhe des 4. Hals- bis 1. Brustwirbelkörpers, die Intumescentia lumbosacralis (Segmente L 2-S 2) in Höhe des 10. bis 12. Brustwirbelkörpers.

Das Rückenmark entsendet insgesamt **31 Spinalnervenpaare**, die durch die Foramina intervertebralia austreten (das erste Spinalnervenpaar tritt zwischen Os occipitale und Atlas aus). Morphologisch ist das Rückenmark nicht segmental gegliedert, diese Gliederung in „Segmente" entsteht erst durch die Bündelung der Wurzelfasern und die Projektion über die Spinalnerven in umschriebene periphere Areale. In der Entwicklung wächst das Rückenmark langsamer als die Wirbelsäule, so dass sich die Rückenmarksegmente höher als die Wirbelkörper projizieren.

Siehe hierzu Abb. 9.2 und folgende Tabelle:
Der Mensch hat **31 Spinalnervenpaare**, davon
- 8 Zervikalnervenpaare C 1–C 8
- 12 Thorakalnervenpaare Th 1–Th 12
- 5 Lumbalnervenpaare L 1–L 5
- 5 Sakralnervenpaare S 1–S 5 und
- 1 Kokzygealnervenpaar Co 1

Unterhalb des Conus medullaris (also kaudal von LWK 1–2) befinden sich nur noch das Filum terminale und die Cauda equina im Wirbelkanal. Das Rückenmark ist von **Rückenmarkshäuten** umgeben: Pia mater spinalis, Arachnoidea spinalis und Dura mater spinalis. Im **Subarachnoidalraum** befinden sich nur die Wurzeln der Spinalnerven (Cauda equina) und die Spinalganglien. Spinalwurzeln und Spinalganglion werden von Dura und Arachnoidea umgeben bis in die Durataschen. Dann geht die Dura ins Epineurium und die Arachnoidea ins Perineurium des Spinalnervs über.

Das Rückenmark ist stark vaskularisiert, insbesondere die graue Substanz. Das Rückenmark wird arteriell versorgt durch die A. spinalis anterior, durch die Aa. radiculares (segmentale Äste der Aorta) und durch die Aa. spinales posteriores.

Klinischer Bezug

Beim *Konus-* oder *Kauda-Syndrom* handelt es sich um einen neurologischen/neurochirurgischen Notfall. Ursache ist eine Raumforderung mit Druck auf den Conus medullaris oder die Cauda equina (z. B. Bandscheibenvorfall, Hämatom, knöcherne Verletzung, Raumforderung anderer Genese). Es kommt zu Sensibilitätsstörungen (z. B. **Reithosenanästhesie**), zu Schmerzen (beim Kauda-Syndrom), zu schlaffen Paresen, aber auch zu Sphinkterstörungen.

Von einem *Arteria-spinalis-anterior-Syndrom* spricht man bei einer Durchblutungsstörung im Versorgungsgebiet der A. spinalis anterior. Anamnestisch und klinisch sind zu untersuchen: Schmerzen, Blasen-/Mastdarmstörungen, Lähmungen (z. B. Paraparesen), Sensibilitätsstörungen.

Beim *kompletten Querschnittssyndrom* kommen Ausfallerscheinungen vor, die von der Höhe der Läsion abhängen: schlaffe Plegie distal der Unterbrechung, Muskeleigenreflexe und Fremdreflexe sind erloschen, Sensibilitätsstörungen und Störung bzw. Ausfall autonomer Funktionen.

Rückenmarksegment	Projektion auf die Wirbelsäule, entspr. Wirbelkörper	sensible Versorgung
C 2–C 4		Hinterhaupt, Nacken, Hals
C 4	3./4. Halswirbel	Schulter
C 5–Th 2		Arm
Th 5	4. Brustwirbel	Höhe der Mamillen (beim Mann)
Th 10	8. Brustwirbel	Nabel
L 1	10. Brustwirbel	Leiste
L 5	11./12. Brustwirbel	große Zehe, med. Fußrücken, Unterschenkel vorne
S 1	12. Brustwirbel	Ferse, kleine Zehe, Unterschenkel hinten
S 4–S 5	bis 1./2. Lendenwirbel	Rima ani

Lokalisation und Dermatome der Rückenmarksegmente

Bei einer *Halbseitenläsion des Rückenmarks* entsteht eine dissoziierte Sensibilitätsstörung (*Brown-Séquard-Syndrom*) mit ipsilateraler distaler Störung von Vibrations- und Lageempfinden, distaler kontralateraler Störung der Schmerz- und Temperaturempfindung sowie ipsilateraler spastischer Parese distal der Läsion (bei schlaffer Parese auf Läsionshöhe).

Von *übertragenem Schmerz* spricht man, wenn es bei Erkrankungen der inneren Organe zu Schmerzen bzw. Überempfindlichkeiten in bestimmten Hautarealen kommt, diese Hautareale nennt man auch **Head-Zonen**. Viszeroafferenzen und Schmerzafferenzen dieses Hautareals werden im Rückenmark auf dieselbe Strangzelle projiziert. Beim akuten Koronarsyndrom kann es daher zu Schmerzen an der Innenseite des Oberarms (C 8, Th 1) kommen.

Kennmuskeln: Die Skelettmuskeln werden zumeist von mindestens 2 Rückenmarkssegmenten bzw. deren Vorderwurzeln motorisch innerviert. Aufgrund der Plexusbildung kommt es zu einer Gruppierung von Fasern aus mehreren Segmenten zu einem peripheren Nerv, dessen Fasern dann zum Muskel ziehen. Bei der neurologischen Untersuchung prüft man Kennmuskeln, aus deren Funktionseinschränkung oder Lähmung man dann auf die Segmenthöhe der Läsion schließen kann.

Der **M. extensor hallucis longus**, den man durch Großzehenanhebung überprüft, wäre der Kennmuskel für **L 5**. Der Muskel wird durch den N. fibularis profundus innerviert.

Liquorpunktion: Unterhalb des 2. LWK ist eine Punktion des Liquorraums relativ risikoarm möglich. Eine Lumbalpunktion wird man in der Regel aber noch etwas tiefer, nämlich zwischen LWK 3/4 oder LWK 4/5 durchführen (z. B. schneidet eine gedachte Linie zwischen den oberen Rändern beider Darmbeinschaufeln etwa den Dornfortsatz von LWK 4, so dass dort bequem eine Lumbalpunktion durchgeführt werden kann).

F10

→ **Frage 9.8: Lösung B**

Zu **(B)**: Bei dieser Läsion des Rückenmarks (Th12, **links**), der spinalen Halbseitenläsion (Brown-Séquard-Syndrom) - entsteht eine dissoziierte Sensibilitätsstörung mit ipsilateraler distaler Störung von Vibrations- und Lageempfinden, **distaler kontralateraler Störung der Schmerz- und Temperaturempfindung** ((A) ist falsch, (B) ist richtig) sowie ipsilateraler zentraler/spastischer Parese distal der Läsion.

Zu **(C)**: Als epikritische Sensibilität werden die Körperempfindungen zusammengefasst, die der „Feinwahrnehmung" von Druck, Berührung und Vibration dienen. Die Weiterleitung der epikritischen

Sensibilität erfolgt ungekreuzt, d.h. **ipsilateral** innerhalb der **Fasciculi der Hinterstrangbahn** (Fasciculus gracilis, Fasciculus cuneatus). Der Ausfall der epikritischen Sensibilität betrifft daher das **linke Bein**.

Zu **(D)**: Das **Zwerchfell** ist bei dieser Höhenlokalisation (Th12) **nicht betroffen**, es wird durch motorische Impulse aus C3, C4 und C5 innerviert.

Zu **(E)**: Der **Bauchnabel** liegt in Höhe von **Th10**, d.h. oberhalb der Läsion und ist daher nicht von Sensibilitätsstörungen betroffen.

Siehe Prometheus, Lernatlas der Anatomie, Kopf, Hals und Neuroanatomie, 2. Auflage, Georg Thieme Verlag 2009, S. 427.

F07

→ **Frage 9.9: Lösung A**

Zu **(B)** und **(C)**: Fasciculus gracilis und cuneatus leiten als Hinterstrangbahnen die epikritische Sensibilität weiter, für die in der Frage angesprochenen Qualitäten (dissoziierte Sensibilitätsstörung – nur Temperatur und Schmerz betroffen, Lage und Vibrationssinn nicht) ist der **Tractus spinothalamicus lateralis** zuständig.

Da die angesprochenen Symptome nur auf eine ganz bestimmte Höhe bzw. ein Dermatom zurückgeführt werden können, ist eine Läsion der nach kranial ziehenden Bahnen ohnehin unwahrscheinlich, da dort auch Fasern aus weiter kaudal gelegenen Körperregionen verlaufen. Die Symptome wären dann nicht auf eine Höhe begrenzt.

Zu **(A)**: Die Beidseitigkeit der Symptome spricht für eine Läsion genau an der Kreuzungsstelle der beiden Tractus spinothalamici laterales in der vorderen Kommissur, denn die Bahnen kreuzen sofort auf Segmenthöhe zur Gegenseite.

Eine Läsion der Hinterwurzeln beidseits auf gleicher Höhe kommt nicht in Frage, da dabei *mehrere* sensible Qualitäten betroffen wären. Ebenso möglich wäre noch eine Läsion auf gleicher Höhe beider Hinterhörner, da hier der Tractus spinothalamicus lat. umgeschaltet wird. Lage- und Vibrationsempfinden sind bei einer reinen Hinterhornläsion nicht betroffen.

Zu **(D)**: Der Begriff **Seitenstrang** ist recht weit gefasst: Er beinhaltet neben dem Anteil des Tractus spinothalamicus lateralis auch noch andere Bahnen (z. B. Tractus spinocerebellaris ant. et post. und der gekreuzte Teil der Pyramidenbahn), sodass eine vielfältigere Symptomatik zu erwarten wäre. Betrachtet man die Somatotopik des Tractus spinothalamicus lateralis, so liegen im Bereich des Seitenstrangs die lumbalen und sakralen Anteile. Dies passt natürlich nicht mit der geschilderten, auf C6 und C7 begrenzten Symptomatik zusammen.

Siehe Prometheus, Lernatlas der Anatomie, Kopf und Neuroanatomie, 2. Auflage, Georg Thieme Verlag 2009, S. 350.

H07 ■

→ **Frage 9.10: Lösung B**

Gerade in der letzten Prüfung wurde eine Frage mit ähnlicher klinischer Symptomatik gestellt.

Die Beidseitigkeit der Symptome spricht für eine Läsion genau an der Kreuzungsstelle der beiden **Tractus spinothalamici laterales** in der vorderen Kommissur, denn die Bahnen kreuzen sofort auf Segmenthöhe zur Gegenseite. Der Tractus spinothalamicus lateralis führt afferente Fasern für die Schmerz- und Temperaturempfindung.

Zu **(E)**: Die epikritische Sensibilität im Schulterbereich (z. B. aus Segment C4) wird im Rückenmark dann im Hinterstrang geleitet, der ungekreuzt verläuft und daher mit der Commissura alba anterior nichts zu tun hat.

H03

→ **Frage 9.11: Lösung A**

Die in diesem Schnitt durch das Vorderhorn bezeichneten Zellen sind große **Motoneurone**. Diese Motoneurone, α- und γ-Motoneurone, sowie die Neurone der motorischen Hirnnervenkerne enthalten Acetylcholin als Transmitter. Ebenso zu diesem cholinergen System gehören die präganglionären Neurone des vegetativen Nervensystems (sympathisch und parasympathisch), die postganglionären Neurone des parasympathischen Systems, 4 Kerngruppen des basalen Vorderhirns (hierzu gehört auch der schon mehrfach gefragte Nucleus basalis Meynert), aber auch verschiedene Neurone in den Basalganglien. **Acetylcholin** ist somit als wichtiger Transmitter an vielen verschiedenen Funktionen beteiligt wie Motorik, Gedächtnis und Lernen und vegetative Funktionen (A). Die Wirkung von Acetylcholin ist jedoch von der jeweiligen Zielzelle und deren Rezeptoren abhängig. Acetylcholin kann somit erregend, aber auch inhibierend auf die Zielzelle wirken.

Zu **(B)**: GABA (γ-Aminobuttersäure) ist ein wichtiger **inhibitorischer** Transmitter im ZNS. GABA wird von vielen verschiedenen Nervenzellen in Gehirn und Rückenmark gebildet, z. B. Interneuronen und langen Projektionsneuronen.

Zu **(C)**: **Glutamat** ist ein wichtiger **exzitatorischer** Transmitter, der bei Neuronen im Neocortex, Kleinhirn und Hippocampus vorkommt. Besonders zu erwähnen sind die Pyramidenzellen und die Körnerzellen der Kleinhirnrinde.

Zu **(D)**: **Glycin** gehört wie GABA und Glutamat zu den Aminosäuren. Es ist ebenfalls ein inhibitorisch wirksamer Neurotransmitter, der bei Interneuronen des Rückenmarks zu finden ist.

Zu **(E)**: **Substanz P** wird mit der Weiterleitung von Schmerzimpulsen in Verbindung gebracht und hat Bedeutung für die Entstehung chronischer Schmerzen. Substanz P ist in vielen afferenten Neuronen des nozizeptiven Systems enthalten. Es wirkt lang anhaltend exzitatorisch.

F04

→ **Frage 9.12: Lösung C**

Diese Frage gehört eigentlich in die Neurophysiologie.

In der Abbildung handelt es sich um große motorische Vorderhornzellen. Rekurrente Hemmung bedeutet, dass eine Axonkollaterale des erregenden Neurons ein hemmendes Interneuron abgibt, das rückläufig dann wieder das ursprünglich erregende Neuron hemmt. Man bezeichnet dies als **Renshaw-Hemmung**, die hemmende Zelle als Renshaw-Zelle. Der Transmitter von der Kollateralen auf das hemmende Interneuron ist Acetylcholin, der hemmende Transmitter der Renshaw-Zelle ist **Glycin**.

F05

→ **Frage 9.13: Lösung E**

Bei einer mehr oder weniger symmetrischen motorischen Schädigung beider unterer Extremitäten (Paraplegie) ist an einen spinalen Prozess zu denken (bei einer zerebralen Ischämie des motorischen Kortex oder der Pyramidenbahn wäre die Schädigung einseitig auf der kontralateralen Seite zu erwarten, meist tritt eine Hemiparese – arm- oder beinbetont – auf). Somit kommen A. basilaris und die Aa. cerebri mediae als Lösung nicht in Frage.

Bei der beschriebenen Schädigung liegt eine Läsion im Lumbosakralmark vor (Plexus lumbalis, Plexus sacralis). Das Rückenmark wird arteriell versorgt von Ästen der A. subclavia (Halsmark, teilweise über Aa. vertebrales), der Aorta thoracica (Thorakalmark über die A. intercostales) und der Aorta abdominalis (unteres Thorakal- und Lumbalmark, Aa. lumbales). Diese Äste geben Aa. radiculares ab (Verlauf durch die Foramina intervertebralia in den Spinalkanal), jeweils mehrere für Zervikal- und Thorakalmark, für das Lumbosakralmark nur die **A. radicularis magna**.

Über diese zuführenden Gefäße wird das Rückenmark dann durch einen vorderen und hinteren Längsstamm, eine A. spinalis anterior (Vorderhörner, Basis der Hinterhörner, größere Teile des Vorderseitenstranges) und eine A. spinalis posterior (Hinterstränge, dorsaler Teil der Hinterhörner) versorgt.

IX.3   Auf- und absteigende Bahnen des Rückenmarks

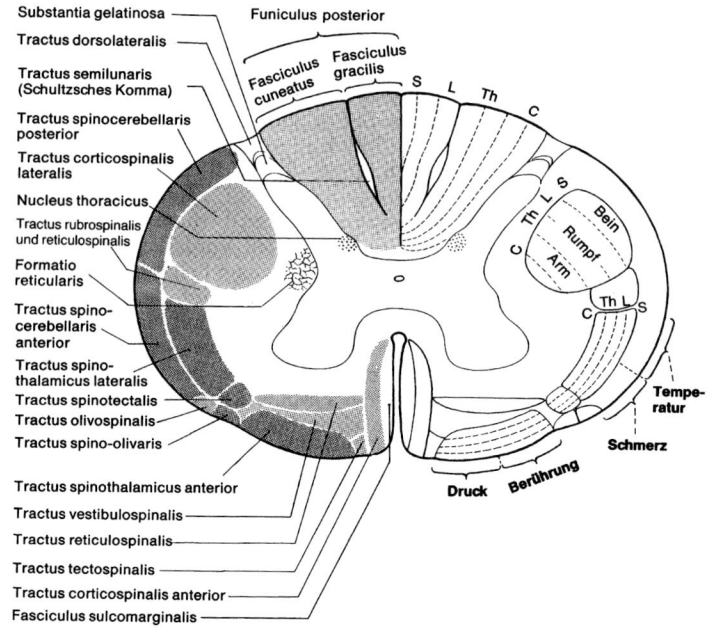

Abb. 9.3 Querschnitt des Spinalmarks mit Topographie der auf- und absteigenden Bahnen
(Aus: Duus P, Neurologisch topische Diagnostik, 2. Auflage 1980, Georg Thieme Verlag, Stuttgart New York)

Lage im Rückenmark	Name	Richtung	Kreuzung	Umschaltung	Faserqualität
Hinterstrang Funiculus posterior	Fasc. gracilis (Goll)	↑	Medulla oblongata	Perikaryen des 1. Neurons im Spinalganglion, Umschaltung im Nucl. gracilis	epikritische Sensibilität, propriozeptive Impulse, Fasern aus der unteren Körperhälfte
Tractus spinobulbaris	Fasc. cuneatus (Burdach)	↑	Medulla oblongata	Perikaryen des 1. Neurons im Spinalganglion, Umschaltung im Nucl. cuneatus	epikritische Sensibilität, propriozeptive Impulse, Fasern aus der oberen Körperhälfte
Kleinhirnseitenstrang	Tractus spinocerebellaris anterior (Gowers-Bündel)	↑	auf Segmenthöhe (teilweise), 2. Kreuzung im Kleinhirn (ipsilaterale Endung)	(Perikaryen des 1. Neurons im Spinalganglion), Umschaltung in der Hintersäule – dort Beginn des Tractus	Muskeltonus und Gelenkstellung (Tiefensensibilität), besonders der unteren Körperhälfte, zum Kleinhirn über Pedunculus cerebellaris sup.
	Tractus spinocerebellaris posterior (Flechsig-Bündel)	↑	ungekreuzt!	(Perikaryen des 1. Neurons im Spinalganglion), Umschaltung in Stilling-Clarke- Säule – dort Beginn des Tractus	Muskeltonus und Gelenkstellung (Tiefensensibilität, Propriozeption), zum Kleinhirn über Pedunculus cerebellaris inf.
	Tractus spinoolivaris	↑	Segmenthöhe	1. Neuron im Spinalganglion, Umschaltung auf das 3. Neuron im Nucl. olivaris inf.	propriozeptive Informationen aus der Körperperipherie zur Gleichgewichtssteuerung zum Kleinhirn

Lage im Rückenmark	Name	Richtung	Kreuzung	Umschaltung	Faserqualität
Vorderseitenstrang	Tractus spinothalamicus	↑	auf Rückenmarks-ebene (Segmenthöhe)	Perikaryen des 1. Neurons im Spinalganglion, Umschaltung in der Hintersäule	protopathische Sensibilität (Tr. spinothalamicus ant.), Temperaturempfindung, Schmerz, Mechanosensibilität (Tr. spinothalamicus lat.)
	Tractus spinoreticularis	↑	Segmenthöhe (teilweise)	zur Formatio reticularis	schließen sich dem Tractus spinothalamicus an, gehört mit dem Tr. spinothalamicus zum anterolateralen System
	Tractus spinotectalis	↑	Segmenthöhe	Perikaryen im Hinterhorn der Gegenseite	Reflexbahn zum Colliculus sup.
	Tractus corticospinalis	↓	ca. 80 % in der Pyramidenbahn-kreuzung – Tractus corticospinalis lat., 20 % in Segmenthöhe – Tractus corticospinalis ant.		Wilkürmotorik zu den α-Motoneuronen im Vorderhorn
	Tractus olivo spinalis	↓			Fasern aus dem Nucl. olivaris inf.
	Tractus reticulospinalis	↓	ungekreuzt		Gleichgewichtsregulation
	Tractus rubrospinalis	↓	ventrale Haubenbahn-kreuzung		Gleichgewichtsregulation
	Tractus tectospinalis	↓	dorsale Haubenbahn-kreuzung		Gleichgewichtsregulation
	Tractus vestibulospinalis	↓	ungekreuzt		Gleichgewichtsregulation

H99 ■

→ **Frage 9.14: Lösung E**

Zu **(E)**: Siehe Kommentar zu Frage 9.15.

Zu **(A)**: Bei einer motorischen Lähmung wäre vor allem der Tractus corticospinalis (= Pyramidenbahn) geschädigt.

Zu **(B)** und **(D)**: Der Tractus spinothalamicus lateralis gehört zum Vorderseitenstrang, er leitet die **Schmerz-** und **Temperaturempfindung** weiter. Die Fasern kreuzen gleich nach dem Eintritt in das Rückenmark auf die kontralaterale Seite, so dass bei einer einseitigen Schädigung die sensiblen Ausfälle auf der kontralateralen Seite der Läsion auftreten würden.

Zu **(C)**: Ein **Tremor** kann verschiedene Ursachen haben (beispielsweise toxische, zerebelläre, orthostatische Ursachen, M. Parkinson); man unterscheidet zwischen Ruhe-, Halte- und Intentionstremor.

Beim M. Parkinson sind entweder die dopaminproduzierenden Zellen der Substantia nigra, die nig-rostriatalen dopaminergen Neurone oder die Dopaminrezeptoren im Striatum zu mehr als 80 % geschädigt.

F07 ■

→ **Frage 9.15: Lösung B**

Die **Hinterstrangbahn** ((siehe (A)) wird durch den **Fasciculus cuneatus** (Burdach) und den **Fasciculus gracilis** (Goll), die zusammen auch als Tractus spinobulbaris bezeichnet werden, gebildet. Diese leiten die exterozeptiven und propriozeptiven Impulse der epikritischen Sensibilität (d. h. die Information über die Stellung der Extremitäten und die Körperhaltung, siehe (D)) weiter. Dabei leitet der im Hinterstrang medial gelegene Fasciculus gracilis die Informationen der unteren Extremität (C) weiter, der lateral davon gelegene Fasciculus cuneatus erhält seine Impulse von der oberen Extremität. Die Perikarya des ersten Neurons liegen im Spinalganglion, das zweite Neuron beginnt im Nucleus cuneatus bzw. gracilis. Erst nach dem zweiten Neuron (E) kreuzen die Fasern auf die kontralaterale Seite und ziehen im Lemniscus medialis zum dritten Neuron, das sich im Thalamus befindet. Von dort ziehen die Fasern als Tractus thalamicocorticalis zum Gyrus postcentralis.

Zu (D): Der Tractus spinothalamicus lateralis gehört zum Vorderseitenstrang, er leitet die **Schmerz-** und **Temperaturempfindung** weiter. Die Fasern kreuzen gleich nach dem Eintritt in das Rückenmark auf die kontralaterale Seite.

H09 ■■

→   **Frage 9.16: Lösung D**

Zu (D): Der **Tractus spinothalamicus anterior** (sowie lateralis) **kreuzt auf Rückenmarkshöhe** in der vorderen Kommissur.

Zu (A): Die Hinterstrangbahnen, **Fasciculus gracilis** wie auch der Fasciculus cuneatus, verlaufen ungekreuzt bis zu den Hinterstrangkernen. Das 2. Neuron kreuzt dann und verläuft im Lemniscus medialis.

Zu (B): Der **Tractus corticospinalis lateralis** ist der größere Teil der absteigenden Pyramidenbahn, dessen Fasern bereits in der Pyramidenbahnkreuzung die Seite gewechselt haben (80 % der Fasern). Der ungekreuzte Teil heißt Tractus corticospinalis anterior.

Zu (C): Der **Tractus spinocerebellaris posterior** verläuft ungekreuzt/ipsilateral über den Pedunculus cerebellaris inferior ins Kleinhirn. Lediglich der Tr. spinocerebellaris anterior verläuft teilweise gekreuzt.

Zu (E): Der **Tractus vestibulospinalis lateralis** verläuft ungekreuzt.

H02 ■

→   **Frage 9.17: Lösung C**

Der Funiculus posterior – Hinterstrang – des Halsmarks enthält den Fasciculus gracilis (Goll) und den Fasciculus cuneatus (Burdach). Beide Bahnen leiten Oberflächen- und Tiefensensibilität (*keine* Schmerz- bzw. Temperaturempfindung), wobei Fasern aus der unteren Extremität im Fasciculus gracilis, Fasern aus der oberen Körperhälfte im Fasciculus cuneatus verlaufen. Es handelt sich um eine aufsteigende, rein afferente Bahn. Damit fallen die anderen Lösungsmöglichkeiten aus. Siehe auch Lerntext IX.3.

H02 H99 ■■

→   **Frage 9.18: Lösung D**

Zu (D) und (C): Der **Tractus spinothalamicus lateralis** führt afferente Fasern für die Schmerz- und Temperaturempfindung. Da diese Fasern gleich nach ihrem Eintritt in das Rückenmark auf die kontralate-

rale Seite kreuzen, fällt bei einer halbseitigen Schädigung die Empfindung auf der kontralateralen Seite aus.

Der Tractus spinothalamicus anterior führt afferente Fasern mit Informationen über groben Druck und Berührung. Diese Bahn kreuzt auf spinaler Ebene.

Zu (A) und (B): Für eine Muskellähmung im Bein müsste beispielsweise die Pyramidenbahn, der Tractus corticospinalis, betroffen sein. Als Ursache für eine Lähmung des rechten Beines käme zum Beispiel eine Schädigung des linken Gyrus praecentralis oder der linken Capsula interna in Frage (ca. 80 % der Fasern kreuzen ja erst an der Decussatio pyramidum in der Medulla oblongata).

Zu (E): Für die Weiterleitung der Tiefensensibilität sind die Tractus spinocerebellaris anterior et posterior verantwortlich.

F09 H02 ■

→   **Frage 9.19: Lösung B**

Der **Tractus spinocerebellaris posterior** (gehört zum Kleinhirnseitenstrang) leitet den unbewussten Anteil der Tiefensensibilität sowie Informationen zur Gelenkstellung und zum Muskeltonus zum Kleinhirn. Er führt Afferenzen aus Muskeln, Sehnen, Gelenkrezeptoren, Druckrezeptoren der Haut und dem Periost. Er verläuft im Kleinhirnseitenstrang *ungekreuzt* über den unteren Kleinhirnstiel zum Kleinhirn.

Zu (B): Der Tractus spinocerebellaris posterior entspringt von Neuronen im **Nucleus Stilling-Clarke** der gleichen Seite.

Zu (A): Die Perikarya des 1. Neurons liegen im **Spinalganglion**.

Zu (C): Die **Laminae I + II des Rückenmarks** bilden die Substantia gelatinosa des Hinterhorns. Ihre Funktion liegt im Umschalten von Schmerzafferenzen auf Neurone des Tractus spinothalamicus lateralis. Diese Umschaltung kann über Endorphine von zentral gehemmt werden (Ncl. coeruleus, Raphekerne).

Zu (D): Der **Ncl. intermediolateralis** enthält die präganglionären Neurone des Sympathikus.

Zu (E): Der **Ncl. cuneatus** enthält die **Perikarya des 2. Neurons** der epikritischen Sensibilität und der bewussten Propriozeption für die obere Extremität. Er ist die Fortsetzung des Fasc. cuneatus.

H08 ■

→   **Frage 9.20: Lösung D**

Im Hinterstrang werden epikritische (Berührung und Druck) sowie propriozeptive Informationen (Körperhaltung, Stellung von Gelenken) geleitet ((C) ist falsch). Afferenzen der oberen Extremitäten und des Thorax liegen lateral im Fasciculus cuneatus. Die **Fasciculi gracilis et cuneatus** (gemeinsam auch als Tractus spinobulbaris bezeichnet) gehen von Neuronen aus, die in den Spinalganglien liegen ((E) trifft nicht zu) und verlaufen ungekreuzt zur Medulla oblongata ((B) ist falsch). Sie vermitteln Empfindungen der Oberflächen- und Tiefensensibilität, also auch von Berührungsrezeptoren und Muskelspindeln. In den Hinterstrangkernen Nucleus gracilis und Nucleus cuneatus liegen Neurone, die gleich nach Verlassen der Kerne in der Medulla oblongata kreuzen ((A) ist falsch) und dann im **Lemniscus medialis** (Aussage (D) ist richtig) weiter zum **Thalamus** verlaufen. Es handelt sich bei den in den Hinterstrangkernen liegenden Neuronen um das 2. Neuron des sog. „Hinterstrang-medialen Lemniskussystems". Das erste Neuron dieser Kette, die von den Rezeptoren bis zum Kortex reicht, liegt in den jeweiligen Spinalganglien. Die zu den 1. Neuronen gehörigen Axone verlaufen im Hinterhorn des Rückenmarks. Im Nucleus ventralis posterolateralis thalami liegen die Perikarya des 3. Neurons, deren Axone dann zur primär somatosensorischen Rinde (Gyrus postcentralis) gelangen.

9.3 Rhombencephalon

F03 F00 ■
→ **Frage 9.21: Lösung C**

In den **Hinterstrangkernen Nucleus gracilis** und **Nucleus cuneatus** liegen Neurone, die in der Medulla oblongata kreuzen und dann im Lemniscus medialis weiter zum Thalamus verlaufen. Es handelt sich bei den in den Hinterstrangkernen liegenden Neuronen um das 2. Neuron des sog. „Hinterstrang-medialen Lemniskussystems". Das erste Neuron dieser Kette, die von den Rezeptoren bis zum Kortex reicht, liegt in den jeweiligen Spinalganglien. Die zu den 1. Neuronen gehörigen Axone verlaufen im Hinterstrang des Rückenmarks. Im Nucleus ventralis posterolateralis thalami liegen die Perikarya des 3. Neurons, deren Axone dann zur primär somatosensorischen Rinde (Gyrus postcentralis) gelangen.
Im Hinterstrang werden *epikritische Sensibilität* für Berührung und Druck sowie *propriozeptive Informationen* (Körperhaltung, Stellung von Gelenken) geleitet. (Afferenzen der oberen Extremitäten und des Thorax liegen lateral im Fasciculus cuneatus.)
Die Fasciculi gracilis et cuneatus (gemeinsam bezeichnet man sie auch als Tractus spinobulbaris) gehen aus von Neuronen, die in den Spinalganglien liegen, und verlaufen ungekreuzt zur Medulla oblongata. Sie vermitteln Empfindungen der Oberflächen- und Tiefensensibilität, also auch von Berührungsrezeptoren und Muskelspindeln.

F01
→ **Frage 9.22: Lösung A**

Die auf der Abbildung markierte Struktur ist die Vorwölbung durch den **Nucleus gracilis**. Lateral davon – also rechts vom „X" – wäre die entsprechende Vorwölbung durch den Nucleus cuneatus zu suchen. Im Nucleus gracilis werden epikritische Afferenzen, die im Fasciculus gracilis innerhalb des Hinterstrangs zum Gehirn ziehen, auf das 2. Neuron umgeschaltet.
Man erkennt in dieser Aufsicht von dorsal auf die hintere Schädelgrube bei entferntem Kleinhirn die Anschnitte der Pedunculi cerebellaris medii und inferiores und hat Einblick in die Fossa rhomboidea, die Rautengrube.
Vergleiche hierzu auch z. B. Prometheus, Lernatlas der Anatomie, Kopf, Hals und Neuroanatomie, 2. Auflage, Georg Thieme Verlag 2009, S. 299, 333.

H10 ■
→ **Frage 9.23: Lösung E**

Zu **(E):** Von medial nach lateral gesehen treten die genannten Hirnnerven wie folgt aus:
- der **N. hypoglossus** (E) **am weitesten medial** (→ Sulcus anterolateralis der Medulla oblongata),
- weiter oben und lateral: der **N. glossopharyngeus** (C) und **N. vagus** (D) im Sulcus posterolateralis der Medulla oblongata,
- der **N. vestibulocochlearis** (B) im Kleinhirnbrückenwinkel,
- der **N. trigeminus** (A) weiter lateral der Pons.
Siehe Prometheus, Lernatlas der Anatomie, Kopf, Hals und Neuroanatomie, 2. Auflage, Georg Thieme Verlag, Stuttgart, 2009, S. 299.

F08
→ **Frage 9.24: Lösung E**

Entsprechend der Faserqualitäten der Hirnnerven wird der Hirnstamm in funktionelle Längszonen eingeteilt. **Nahe der Mittellinie** liegen beispielsweise der somatoefferente Kern des N. hypoglossus und die **Kerne der Augenmuskelnerven** III, IV und VI, weiter kaudal der somatoefferente Anteil des N. accessorius (Radix spinalis). Nach lateral folgen die viszeroefferente Kernsäule, die viszeroafferente und dann die somatoafferente Kernsäule.
Siehe Abb. 9.4.

H08
→ **Frage 9.25: Lösung A**

Entsprechend der Faserqualitäten der Hirnnerven wird der Hirnstamm in funktionelle Längszonen gegliedert, die hier im Querschnitt durch die Medulla oblongata als Kreise am Boden der Rautengrube zu sehen sind. Medial (in der Abbildung **mit X**

markiert) befindet sich die **Säule der somatoefferenten Kerne** (**N. hypoglossus** (A) und Augenmuskelnerven III, IV und VI). Nach lateral folgt dann die **viszeroefferente Kernsäule**, wobei am Boden der Rautengrube die allgemein viszeroefferenten Kerne (Nucl. salivatorius sup. et inf. , Nucl. dorsalis n. vagi (B)) liegen, während die speziell viszeroefferenten Kerne der Schlundbogennerven V, VII, IX und X auf dem Querschnitt weiter nach ventrolateral verlagert sind (etwa oberhalb der Olive). Weiter lateral folgen die **viszeroafferenten Kerne** und ganz außen die **somatoafferenten Kerne**.

Zu **(C)–(E)**: Die hier angesprochenen **Motoneurone** liegen in der Zone für speziell **viszeroefferente Fasern** (**M. stapedius** (C) → N. facialis, **M. tensor tympani** (D) → N. trigeminus V3 und **M. buccinator** (E) → N. facialis).

H08
→ **Frage 9.26: Lösung A**

Die vorliegende Abbildung zeigt in einer schematischen Darstellung (von dorsal) des Hirnstamms Lageverhältnisse von Hirnnervenkernen bei entferntem Kleinhirn (in der Mitte die Rautengrube). Die mit X bezeichnete Struktur ist der **Nucl. nervi trochlearis** aus der ganz medial gelegenen Säule der somatoefferenten Kerne. Darüber liegt der Nucl. n. oculomotorii. Der N. trochlearis innerviert den M. obliquus superior. Siehe Prometheus, Lernatlas der Anatomie, Kopf, Hals und Neuroanatomie, 2. Auflage, Georg Thieme Verlag 2009, S. 299.

Zu **(B)–(D)**: Der **M. levator palpebrae superioris** wird vom N. oculomotorius, der **M. genioglossus** vom N. hypoglossus und der **M. orbicularis oculi** vom N. facialis innerviert.

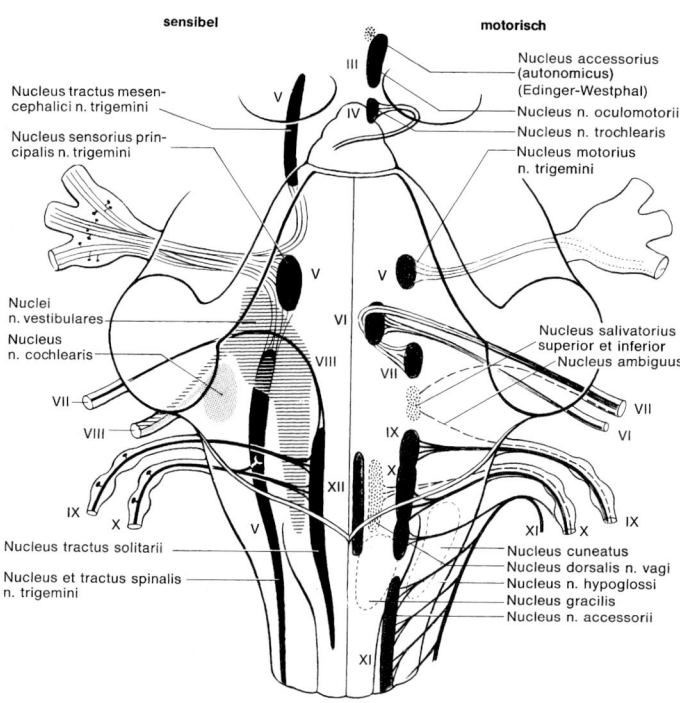

Abb. **9.4** Lage der Hirnnervenkerne
(Aus: Duus P, Neurologisch-topische Diagnostik, 8. Auflage 2003, Georg Thieme Verlag, Stuttgart New York)

H92 ■

→ **Frage 9.27: Lösung C**

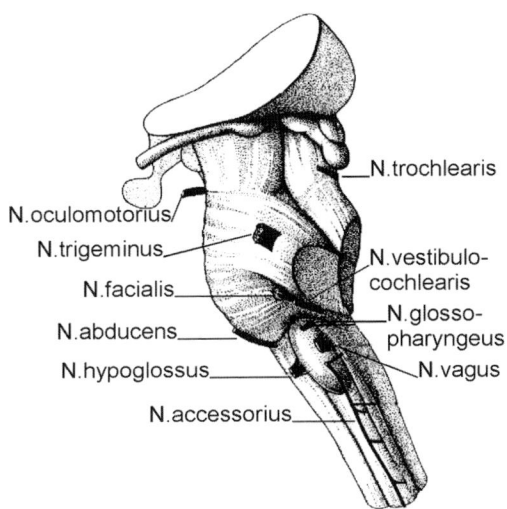

Abb. 9.**5** Hirnstamm mit Austrittsstellen der Hirnnerven

Zunächst die Hirnnerven und ihre Bezeichnungen:
a Nervus oculomotorius III
b Nervus trochlearis IV
c Nervus trigeminus V
d Nervus facialis VII
e Nervus vestibulocochlearis VIII
f Nervus abducens VI
g Nervus hypoglossus XII
h Nervus glossopharyngeus IX
i Nervus vagus X
k Nervus accessorius XI

Nur motorische Fasern enthalten der N. oculomotorius, der N. trochlearis, der N. abducens, der N. accessorius und der N. hypoglossus.

Klinischer Bezug

Der **Kleinhirnbrückenwinkel** liegt zwischen Pons und Kleinhirn. Dort treten der N. vestibulocochlearis und der N. facialis aus, siehe hierzu auch Abb. 9.5. Bei Tumoren im Kleinhirnbrückenwinkel, v. a. Tumoren der Schwann-Zellen des N. vestibulocochlearis („Akustikusneurinom"), treten charakteristische Symptome auf wie progredienter Hörverlust, Schwindel, einseitiger Tinnitus, Gangataxie bis hin zu Hirndrucksymptomen. Auch Ausfälle des N. facialis können vorkommen. Operative Zugangswege richten sich nach Größe und Lage des Tumors: subtemporal, retromastoidal usw.

H10 ■

→ **Frage 9.28: Lösung C**

Zu **(C)**: Die Abbildung wurde schon einmal in der Prüfung Herbst 2009 gezeigt. Damals wurde nach dem **N. oculomotorius** (A) gefragt (→ links oberhalb der abgeschnittenen Pons gut zu sehen). **Der jetzt markierte Nerv** tritt am Clivus durch die Dura. Es **ist** der **N. abducens** (C). Vor seinem Durchtritt durch die Dura verläuft er durch den Sinus cavernosus.

Zu **(B)**: Der **N. trochlearis** tritt als einziger Hirnnerv dorsal aus, wendet sich um die Crura cerebri nach ventral und erscheint dort am vorderen Rand der Brücke. In der Abbildung ist er als zarter Nerv lateral des N. oculomotorius zu sehen.

Zu **(D)**: Der kräftige **N. trigeminus** tritt am Seitenrand der Brücke aus (in der Abbildung links gut zu erkennen).

Zu **(E)**: Der **N. hypoglossus** tritt im Sulcus lateralis anterior mit 10–15 Fäden aus und sammelt sich dann zu 2 Bündeln, die getrennt die Dura durchbohren.

H09

→ **Frage 9.29: Lösung B**

Zu **(B)**: Der **markierte Nerv** ist der **N. oculomotorius**. Der **N. opticus** (A) ist an der Sehnervenkreuzung klar zu identifizieren, dahinter (darunter auf dem Bild) liegt der Hypophysenstiel. Deutlich ist auch die A. carotis interna zu erkennen sowie der Circulus arteriosus Willisii und seine Äste. Der **N. trochlearis** (C) läuft als zarter Nerv lateral des **N. oculomotorius** (B). Der **N. abducens** (E) ist weiter unter im Bild, unter der A. cerebri posterior, zu identifizieren. Diese drei Augenmuskelnerven haben im Sinus cavernosus enge Beziehung zur A. carotis interna. Der **N. trigeminus** (D) liegt mit seinem Ganglion weiter lateral.

H09 ■

→ **Frage 9.30: Lösung A**

Zu **(A)**: Der **Kleinhirnbrückenwinkel** liegt **zwischen Pons und Kleinhirn**. Dort treten die **N. vestibulocochlearis** und der **N. facialis** aus. Bei Tumoren im Kleinhirnbrückenwinkel, v. a. Tumoren der Schwann-Zellen des N. vestibulocochlearis (→ „Akustikusneurinom", dies ist die klinisch gebräuchliche, nicht aber die korrekte Bezeichnung → die Schwannome betreffen den N. vestibulochlearis), treten charakteristische Symptome auf wie progredienter Hörverlust, Schwindel, einseitiger Tinnitus, Gangataxie bis hin zu Hirndrucksymptomen. Auch **Ausfälle des N. facialis** können vorkommen. Hierbei wäre dann der **M. buccinator** (mimische Muskulatur) **betroffen**.

Zu **(B)-(E)**: Die übrigen genannten Muskeln werden nicht durch den N. facialis innerviert, sondern:

- **M. tensor veli palatini** (B) → durch N. mandibularis,
- **M. trapezius** (C) → durch N. accessorius,
- **M. verticalis linguae** (D) → durch N. hypoglossus,
- **M. vocalis** (E) → durch N: laryngeus recurrens.

H05

→ **Frage 9.31: Lösung D**

Anhand einer Abbildung zum Hirnstamm wurde schon einmal nach den Branchialnerven gefragt. **Speziell viszeroefferente Kerne** versorgen Skelettmuskulatur, die aus dem Mesenchym der Branchialbögen entstanden ist. In Frage kommen die „Branchialnerven":

- N. trigeminus (Portio minor) – 1. Branchialbogen, Ncl. motorius n. trigemini,
- N. facialis – 2. Branchialbogen, Ncl. n. facialis,
- N. glossopharyngeus (Ncl. ambiguus) – 3. Branchialbogen,
- N. vagus – 4./6. Branchialbogen, Ncl. ambiguus und
- der Kern des N. accessorius, Radix cranialis des N. accessorius entstammt dem Ncl. ambiguus.

Der Nucleus salivatorius superior und inferior sowie Ncl. dorsalis n. vagi und Ncl. accessorius n. oculomotorii sind *allgemein viszeroefferente Kerne*. Sie liefern den kranialen Anteil des Parasympathicus.

F07

→ **Frage 9.32: Lösung B**

Der **N. hypoglossus** tritt genau lateral der Pyramiden, also zwischen Pyramiden und Olive, aus der Medulla oblongata aus. Lateral der Olive wiederum folgt dann der N. vagus im Sulcus posterolateralis, kaudal des N. vagus der N. accessorius, kranial der Austrittsstelle des N. vagus der N. glossopharyngeus. Der Blick in den Anatomieatlas ist hier unverzichtbar, z. B. Prometheus, Lernatlas der Anatomie, Kopf, Hals und Neuroanatomie, 2. Auflage, Georg Thieme Verlag 2009, S. 299, 308. Siehe auch Abb. 9.5.

F08 ■■

→ **Frage 9.33: Lösung C**

Der **Nucleus ambiguus** ist der Kern für die **speziell viszeroefferenten Fasern** zum N. vagus und N. glossopharyngeus. Diese Fasern **versorgen** die Pharynxmuskulatur und Muskeln des weichen Gaumens sowie über den N. vagus die **Kehlkopfmuskulatur**. Aus diesem Kern stammen auch die Fasern für die Radix cranialis des N. accessorius, die sich aber dem N. vagus anlagert und ebenfalls für die Kehlkopfmuskulatur zuständig ist.
Zu **(A)**: Die suprahyale Muskulatur (Mundbodenmuskulatur) wird durch mehrere Nerven innerviert. Beteiligt sind N. trigeminus und N. facialis.

Zu **(B)**: Der M. stapedius wird vom N. facialis (motorischer Kern des N. facialis) versorgt (Hyperakusis bei Lähmung, da die Dämpfung der Schallübertragung ausfällt).
Zu **(D)** und **(E)**: M. tensor tympani und M. tensor veli palatini werden durch den motorischen Trigeminuskern (speziell viszeroefferente Fasern) über den N. mandibularis (N. V3) versorgt.

F07 ■■

→ **Frage 9.34: Lösung E**

Der **Nucleus ambiguus** ist der Kern für die **speziell viszeroefferenten Fasern** (Pharyngealbogenmuskulatur) zum N. vagus und zum N. glossopharyngeus. Siehe Kommentar zur Frage 9.33. Zur Mitinnervation der oberen Ösophagusmuskulatur gibt es in der Literatur unterschiedliche Angaben.
Zu **(A)**: Betroffen ist die mimische Muskulatur, speziell viszeroefferente Fasern über den N. facialis aus dem Nucl. n. facialis.
Zu **(B)**: Innervation durch den N. trochlearis, somatoefferente Fasern aus dem Nucl. n. trochlearis.
Zu **(C)**: Der Nucl. motorius n. trigemini entsendet speziell viszeroefferente Fasern, die mit dem N. mandibularis zur Kaumuskulatur verlaufen.
Zu **(D)**: Das erste Neuron der Geschmacksbahn leitet die Afferenzen zum Nucl. tractus solitarii (Pars gustatoria); siehe hierzu auch den Kommentar zu Frage 5.92.

F08 ■

→ **Frage 9.35: Lösung A**

Die Geschmacksfasern (speziell viszeroafferent) des N. vagus gelangen in den superioren Teil der Ncll. tractus solitarii zusammen mit Geschmacksafferenzen aus dem N. glossopharyngeus (IX) und dem N. facialis (VII, über Chorda tympani). In diesen Kernen beginnt das 2. Neuron der Geschmacksbahn. Eine **Läsion der Ncll. tractus solitarii führt** daher **zu Geschmacksstörung**.
Zu **(B)**: Der afferente Schenkel des Kornealreflexes läuft über den N. ophthalmicus (1. Trigeminusast), das Schaltzentrum liegt im Hirnstamm. Es besteht kein Zusammenhang mit den Ncll. tractus solitarii.
Zu **(C)** und **(D)**: Die sensible Versorgung der Nasenschleimhaut und des harten Gaumens verläuft über Äste des N. trigeminus → sensible Trigeminuskerne.
Zu **(E)**: Eine Sekretionsstörung der Tränen- und Nasendrüsen ist mit dem Nucl. salivatorius superior assoziiert, der die präganglionären parasympathischen Fasern liefert.

F09 ■

→ **Frage 9.36: Lösung C**

Der **Ncl. solitarius** (Nucl. tractus solitarii) ist ein **viszeroafferenter** Kern des VII., IX. und X. Hirnnervs.

In der **Pars superior** werden die *speziell viszeroaffe-renten* Fasern der Geschmacksbahn (Nerv VII, IX und X) verschaltet. In der **Pars inferior** enden *allgemein viszeroafferente* Fasern aus den Hirnnerven IX und X (z. B. Pressorezeptoren der Blutgefäße und Eingeweide).
Speziell viszeroefferenter Kern des N. vagus ist der Ncl. ambiguus.

H09

→ **Frage 9.37: Lösung A**

Zu **(A)**: Es gibt auch **„Geschmacks-" und Geruchs-wahrnehmungen**, die nicht durch die Nn. olfactorii geleitet werden, sondern über freie Endigung von **Schmerzfasern des N. trigeminus** in Mund- und Na-senhöhle erfolgen. Diese ergänzenden Sinneseind-rücke sind beispielsweise „Schärfe" von Paprika (Mundhöhle), „stechend-beißend" wie Ammoniak oder wie im Beispiel die Wahrnehmung von Essig (Nasenhöhle). Diese Empfindungen sind auch bei Durchtrennung der Fila olfactoria erhalten.
Zu **(B)** und **(D)**: Bei der **Geschmacksprüfung** werden die Qualitäten „süß, salzig und sauer" auf den vor-deren zwei Zungendritteln wahrgenommen (→ **N. intermedio-facialis**), die Qualität „bitter" jedoch auf dem hinteren Zungendrittel (→ **N. glossopharynge-us**).
Zu **(C)**: Über den **N. vagus** werden Geschmacksemp-findungen von den Geschmacksknospen des Zun-gengrundes vermittelt.
Zu **(E)**: Der **N. hypoglossus** ist ein rein motorischer Hirnnerv.

> **Klinischer Bezug:**
> Man testet in der Neurologie bei der Geruchsprü-fung nicht nur aromatische Geruchsstoffe (Olfak-toriusprüfung), sondern auch Trigeminusreizstoff-fe. Jede Seite wird getrennt geprüft.

H09 ■

→ **Frage 9.38: Lösung C**

Zu **(C)**: Der N. trigeminus ist ein vorwiegend sensib-ler (somatoafferenter) Hirnnerv (Radix sensoria - Portio major) mit einer Radix motoria für die Kau-muskulatur (Portio minor). Sowohl der **Nucleus principalis n. trigemini** als auch der Nucleus spinalis nervi trigemini sind **somatosensible Kerne**.
Zu **(A)**: Die Fasern für die motorische Portio minor entstammen dem **Nucleus motorius n. trigemini**. Dieser wiederum zählt zu den speziell viszeroeffe-renten, d. h. **branchiomotorischen Kernen**. Speziell viszeroefferente Kerne versorgen Skelettmuskula-tur, die aus dem Mesenchym der Branchialbögen entstanden ist. Infrage kommen die „Branchialner-ven" (Kiemenbogennerven):

- N. trigeminus (Portio minor) → 1. Branchialbo-gen, Ncl. motorius n. trigemini,
- N. facialis → 2. Branchialbogen, Ncl. n. facialis,
- N. glossopharyngeus (Ncl. ambiguus) → 3. Bran-chialbogen,
- N. vagus → 4. / 6. Branchialbogen, Ncl. ambiguus,
- Kern des N. accessorius, Radix cranialis des N. ac-cessorius entstammt dem Ncl. ambiguus.

Zu **(B)**: Ein **parasympathischer Kern** ist beispielswei-se der Nucleus salivatorius superior.
Zu **(D)**: Ein **sympathischer Kern** ist z. B. der Nucleus intermediolateralis.
Zu **(E)**: Ein **viszerosensorischer Kern** ist z. B. der Nuc-leus sensorius n. trigemini.

F09 H02 F01 ■■

→ **Frage 9.39: Lösung A**

Siehe Kommentar zu Frage 9.38.

H03

→ **Frage 9.40: Lösung B**

Beim Trigeminussystem liegen für die Mechanore-zeption, Schmerz- und Temperaturempfindung die Perikarya des 1. Neurons dieser Leitung im Gang-lion trigeminale (pseudounipolar, analog zum Spi-nalganglion), für die *Propriozeption* aus der Kau-muskulatur jedoch liegen die Perikarya des ersten Neurons im Gehirn und zwar im (ipsilateralen) Nucl. mesencephalicus nervi trigemini (B). Für diese sensiblen Fasern gilt als „Ausnahme", dass ihre Ur-sprungszellen als einzige nicht in einem sensiblen Ganglion außerhalb des Gehirns liegen, sondern in einem Kern innerhalb des Hirnstamms!

H09 ■

→ **Frage 9.41: Lösung D**

Zu **(D)**: Der **N. petrosus minor** führt präganglionäre parasympathische **Fasern** (Nucleus salivatorius in-ferior) aus dem **N. glossopharyngeus zum Ganglion oticum**.
Alle anderen Lösungen sind nicht zutreffend.

F07 ■

→ **Frage 9.42: Lösung E**

Zu **(A)** und **(E)**: Die **Glandula submandibularis** wird parasympathisch über den Nucl. salivatorius *superi-or*, den N. intermedius und dann die Chorda tympa-ni versorgt. Über den N. lingualis gelangen die Fa-sern zum Ganglion submandibulare, wo sie umge-schaltet werden. Die gleiche Innervation gilt auch für die Glandula sublingualis.
Der **Nucl. salivatorius superior** liefert die prägang-lionären parasympathischen Fasern für die Glandu-la lacrimalis, Gl. submandibularis, Gl. sublingualis und Drüsen der Nasen- und Mundschleimhaut.

Zu **(B)**: Der **Nucl. salivatorius inferior** versorgt die Gl. parotidea.

Zu **(C)**: Der **Nucl. accessorius n. oculomotorii** entsendet präganglionäre parasympathische Fasern zum M. sphincter pupillae (Mydriasis bei Ausfall) und zum M. ciliaris. Dieser Muskel sorgt normalerweise für die **Nahakkommodation**, wenn er sich kontrahiert, können die Zonulafasern entspannen und die Linse wird kugelförmiger, ihre Brechkraft nimmt zu.

Zu **(D)**: Der **Nucl. dorsalis n. vagi** entsendet die allgemein viszeroefferenten Fasern (parasympathisch) für die Brust- und Bauchorgane bis zur linken Kolonflexur. Die Drüsen des harten **Gaumens** werden versorgt vom N. intermedius (präganglionäre Fasern aus dem Nucl. salivatorius superior verlaufen im N. petrosus major zum Ggl. pterygopolatinum, Umschaltung, dann über Nn. palatini zum Gaumen).

F10 ■■
→ **Frage 9.43: Lösung A**

Zu **(A)**: Bei einer **Fazialisparese** muss zwischen der zentralen und der peripheren Form (bei der erst der Nerv peripher betroffen ist) unterschieden werden. Dieser Unterschied ist tatsächlich von Bedeutung:

Ist die **Parese peripher**, so **fallen alle vom N. facialis motorisch versorgten Muskeln** der betroffenen Seite aus und zwar **einschließlich der durch den Stirnast versorgten Muskulatur**. Dies bedeutet, der Patient kann auf der betroffenen Seite auch die **Stirn nicht mehr runzeln**. Bei **75 %** der **peripheren Paresen** ist die **Ursache unbekannt** (idiopathische Fazialisparese).

Bei einer **zentralen einseitigen Parese**, so wie in der Prüfungsfrage, kann die **Stirn noch gerunzelt werden**. Die peripheren Symptome betreffen die kontralaterale Seite, da die Gesichtsmuskulatur von den kontralateralen **kortikonukleären Fasern** innerviert wird. Lediglich – und hier kommt jetzt der Unterschied zum Tragen – **der Stirnast wird doppelseitig aus beiden Hirnhemisphären versorgt**. Bei einer einseitigen zentralen Fazialisparese, z. B. durch einen Apoplex, ist der Stirnast nicht von der Lähmung betroffen.

Zu **(B)** – **(E)**: Die genannten Symptome betreffen die **unterschiedlichen Läsionsorte der peripheren Fazialisparese**. Siehe Abb. 5.20.

F03 H99 ■
→ **Frage 9.44: Lösung A**

Zu **(A)**: Der **Ncl. solitarius** (Nucl. tractus solitarii) ist ein sensorischer und sensibler Kern des VII., IX. und X. Hirnnervs. Dort werden u. a. die Fasern der Geschmacksbahn verschaltet. Außerdem liegt dort die primäre zentrale Endigung der aortalen **Pressore-**

zeptoren. Die allgemein viszeroafferenten Fasern gelangen über das Ganglion inferius (Perikarya) des N. vagus zum Nucl. tractus solitarii (dort enden die zentralen Fortsätze der Perikasya des Ganglion inferius n. vagi). An weiteren Kernen besitzt der N. vagus den viszeromotorischen Ncl. dorsalis n. vagi und, gemeinsam mit dem N. glossopharyngeus, den speziell viszeroefferenten Ncl. ambiguus.

Zu **(C)**: Der **Ncl. ambiguus** ist ein somatotrop gegliederter motorischer Kern, der Fasern an den N. glossopharyngeus und an den N. laryngeus sup. und inf. des N. vagus sowie für die kraniale Wurzel des N. accessorius (Anlagerung an N. vagus) abgibt.

Zu **(D)**: Der **Ncl. dorsalis n. vagi** ist ein somatotrop gegliederter, viszeromotorischer Kern, der präganglionäre parasympathische Fasern zur Organversorgung abgibt.

Zu **(E)**: In der **Formatio reticularis** liegen zwar das Atem-, Schluck-, Brech- und Kreislaufzentrum, jedoch nicht die primären Endigungen der Pressorezeptoren.

IX.4   Formatio reticularis

Die **Formatio reticularis** ist eine unscharf begrenzte Neuronengruppe, die rostral vom Thalamus bis kaudal ins Rückenmark reicht und im gesamten Hirnstamm, dort im Tegmentum, zu finden ist.

Die Anordnung der Neurone ist locker, die Nervenzellfortsätze bilden netzartige Bündel. Die Hirnnervenkerne sind in der Formatio reticularis eingebettet.

Man unterscheidet eine *mediane Zone* (**Raphekerne**, serotoninerge Zellgruppen), eine *mediale Zone* mit großen Zellen, von denen lange auf- und absteigende Faserzüge entspringen, und eine *laterale Zone* mit kleineren Zellen.

Die Formatio reticularis hat Verbindung zu vielen verschiedenen Systemen:

- **Afferenzen** aller Sinnesqualitäten erreichen die Formatio reticularis, z. B. Tractus spinoreticularis, Kollateralen aus allen Sinnesbahnen sowie Fasern aus dem Kortex, den Basalganglien, dem limbischen System und dem Hypothalamus.
- **Efferenzen** ziehen direkt zu den Motoneuronen des Rückenmarks (Tractus reticulospinalis) sowie indirekt über subkortikale motorische Kerne zum Rückenmark.

Die Formatio reticularis ist ein lebenswichtiges Koordinationszentrum. Sie steuert sensible und motorische Reaktionen, beeinflusst den Wachzustand, regelt vegetative Funktionen, reguliert Atmung und Kreislauf. Sie ist ebenfalls für die Verarbeitung von Schmerzen und für Orientierungsreaktionen zuständig.

Große Teile des Tegmentum mesencephali zählen zur Formatio reticularis. Sie ist auch der zentrale Teil des Hirnstamms und ein phylogenetisch sehr alter Teil des Gehirns.

Klinischer Bezug

Die Formatio reticularis ist über ihre Verbindung zu den Hirnnervenkernen am Ablauf wichtiger bulbärer **Schutzreflexe** beteiligt, beispielsweise **Schluckreflex** (Afferenzen über N. glossopharyngeus und N. vagus, Hirnnervenkerne Nucl. dorsalis n. vagi, Nucl. ambiguus, motorischer Kern von N. hypoglossus und N. trigeminus). Die Formatio reticularis steuert über Aktivierung und Hemmung der entsprechenden Kerne den Ablauf des Reflexes nach Reizung der **Rachenschleimhaut**. Ein weiteres Beispiel ist der **Kornealreflex** (Schließen der Augenlider nach Berühren der Hornhaut: Afferenzen über N. trigeminus, Umschaltung in der Formatio reticularis und Efferenzen über N. facialis – M. orbicularis oculi).

Kornealreflex oder Schluck- bzw. Würgreflex sind wichtige Ansatzpunkte bei der Untersuchung bewusstloser Personen. Ein Ausfall dieser Reflexe signalisiert eine schwere Hirnschädigung. Ist der Würgereflex nicht mehr intakt, so besteht *Aspirationsgefahr,* der Bewusstlose würde sich u. U. auch am eigenen Speichel verschlucken. Intubationsbereitschaft ist erforderlich, orale Flüssigkeitszufuhr ist kontraindiziert!

Lange auf- und absteigende Verbindungen bzw. Fasersysteme im Hirnstamm:

Lange absteigende Bahnen (Projektionsbahnen)	
Tractus corticospinalis (Pyramidenbahn)	Diese Bahn leitet motorische Impulse aus dem Gyrus praecentralis des Frontallappens. In der Capsula interna verlaufen die Fasern im hinteren Schenkel gleich nach dem Genu capsulae internae in folgender somatotopischer Ordnung: von vorne nach hinten – obere Extremität, Rumpf und untere Extremität. Der Tractus corticospinalis zieht von der inneren Kapsel weiter zur Brücke und zur Medulla oblongata. Dort kreuzen 70–90 % der Fasern in der Decussatio pyramidum auf die Gegenseite und verlaufen weiter als Tractus corticospinalis lateralis im Rückenmark. Die ungekreuzten Fasern verlaufen als Tractus corticospinalis anterior und kreuzen erst später in Höhe ihrer Endigung auf die Gegenseite. Die Fasern des Tractus corticospinalis enden zum größten Teil an Interneuronen des Rückenmarks und ziehen dann erst zu den Vorderhornzellen. Nur ein kleiner Teil der Fasern erreicht direkt die motorischen Vorderhornzellen des Rückenmarks.
Tractus corticonuclearis	Der Tractus corticonuclearis ist eine Verbindung des Kortex mit den Hirnnervenkernen. Er beginnt an den motorischen Zentren für die Rachen-, Zungen-, Kehlkopf- und mimischen Muskulatur des Gyrus praecentralis. Der Faserverlauf geht zusammen mit dem Tractus corticospinalis durch die innere Kapsel und im Crus cerebri medial der Pyramidenbahnfasern. Die meisten Fasern verlaufen gekreuzt, einige Hirnnervenkerne werden ipsilateral und kontralateral innerviert (z. B. Nucleus ambiguus), einige nur kontralateral (N. hypoglossus), einige nur ipsilateral.
Lange aufsteigende Schleifenbahnen zum Thalamus	
Lemniscus trigeminalis	Feine Mechanosensibilität aus Auge und Gesicht, Nasen- und Mundhöhle, Nucl. principalis n. trigemini, Anlagerung an Lemniscus medialis
Lemniscus spinalis (Tractus spinothalamicus)	Verlauf des Tractus spinothalamicus durch den Hirnstamm, anterolaterales System der Sensibilität für Schmerz und Temperatur, protopathische Sensibilität – gering diskriminierende (grobe) Mechanosensibilität, im Verlauf Anlagerung an den Lemniscus medialis im Mittelhirn
Lemniscus lateralis	Teil der Hörbahn (Fasern vom Corpus trapezoideum und den Striae acusticae dorsales zum Colliculus inferior, teilweise Umschaltung in Zwischenkernen)
Lemniscus medialis	Leitung der feinen Mechanorezeption – epikritische Sensibilität, Tiefensensibilität, Fortsetzung des Tractus spinobulbaris. In den Hinterstrangkernen Nucleus gracilis und Nucleus cuneatus liegen Neurone, die in der Medulla oblongata kreuzen und dann im Lemniscus medialis weiter zum Thalamus verlaufen. Es handelt sich bei den in den Hinterstrangkernen liegenden Neuronen um das 2. Neuron des sog. „Hinterstrang-medialen Lemniskussystems". Das erste Neuron dieser Kette, die von den Rezeptoren bis zum Kortex reicht, liegt in den jeweiligen Spinalganglien. Die zu den 1. Neuronen gehörigen Axone verlaufen im Hinterhorn des Rückenmarks. Im Nucleus ventralis posterolateralis thalami liegen die Perikarya des 3. Neurons, deren Axone dann zur primär somatosensorischen Rinde (Gyrus postcentralis) gelangen.

Verbindungsbahnen innerhalb des Hirnstamms

Tractus tegmentalis centralis	Zentrale Haubenbahn, auf- und absteigende Bahnen unterschiedlicher Herkunft, vom Mittelhirn bis zur unteren Olive, wichtige Efferenzen des extrapyramidal-motorischen Systems zur Olive (Ncll. olivares inferiores)
Fasciculus longitudinalis dorsalis (Schütz)	Zwischenhirn bis Medulla oblongata, reziproke Verbindung von vegetativen Zentren des Hirnstamms mit denen des Hypothalamus: Formatio reticularis, Ncll. salivatorii, Ncll. tractus solitarii (Geschmacksfasern aufsteigend sowie Fasern aus Geschmacks- und Geruchszentren des Vorderhirns absteigend → Speichelsekretion), serotoninerge Fasern aus der Formatio reticularis
Fasciculus longitudinalis medialis	Im Fasciculus longitudinalis medialis werden verschiedene Faserbündel zusammengefasst, die in unterschiedlicher Höhe ein- und austreten. Diese Fasern verbinden Blickbewegungszentren von Brücke und Mittelhirn, die Augenmuskelkerne untereinander und mit dem Gleichgewichtsorgan, den Halsmuskeln oder motorische Hirnnervenkerne untereinander (Koordination wichtiger Reflexe wie Schlucken-Würgen durch die Formatio reticularis, vestibulookuläre Reflexe).

Der Hirnstamm besteht aus Mesencephalon, Pons und Medulla oblongata. Brücke und Medulla oblongata fasst man auch als Rhombencephalon zusammen. Der Hirnstamm wird allgemein gegliedert in einen anterioren, medialen (Tegmentum) und hinteren Bereich, bezogen auf Querschnitte. Durchzogen wird der Hirnstamm von auf- und absteigenden langen Bahnen, weiterhin längs orientiert im Hirnstamm sind die Formatio reticularis und Kerne von Hirnnerven. Diese Tabelle steht somit inhaltlich zwischen Rhomb- und Mesencephalon.

9.4   Mesencephalon

H03 F98 H93 F86 ■ ■

→ **Frage 9.45: Lösung A**

Der **N. oculomotorius** hat seine Kerngebiete ventral vom Aquädukt in Höhe der oberen Zweihügel im Mesencephalon.
Er tritt zwischen den Pedunculi cerebri (große Hirnschenkel) in der Fossa interpeduncularis kurz oberhalb des Pons ventral aus dem Gehirn aus (A).
Er zieht durch die Fissura orbitalis superior und innerviert den M. levator palpebrae superior und die Augenmuskeln bis auf den M. rectus lateralis und M. obliquus superior.
Sein **parasympathischer** Anteil, dessen präganglionäre Fasern dem Nucleus accessorius Edinger-Westphal entstammen und im Ganglion ciliare auf postganglionäre Fasern umgeschaltet werden, innerviert den M. ciliaris und den M. sphincter pupillae.

> **Merke!**
> Die Kerne des N. oculomotorius und des N. trochlearis liegen als einzige Hirnnervenkerne im Mesencephalon. Alle anderen liegen im Rhombencephalon!

F10 H07 ■

→ **Frage 9.46: Lösung A**

Zu **(A)**: Im **Tegmentum mesencephali**, das ventral vom Aquädukt liegt, verlaufen bzw. liegen wichtige Bahnen und Kerne wie z.B. der Nucleus ruber, die **Substantia nigra** (A) oder auch die Formatio reticu-

laris. Tegmentum und Crura fasst man zu den **Pedunculi cerebri** zusammen.
Das **Tectum mesencephali** besteht nur aus der Vierhügelplatte, den Colliculi superiores et inferiores.
Zu **(B)**: Der **Ncl. gracilis** gehört zur **Medulla oblongata** ebenso wie der Ncl. cuneatus und die Ncll. olivares sup. et inf.
Zu **(C)**: Die **Corpora mamillaria** zählen zum Zwischenhirn (Diencephalon).
Zu **(D)**: Auch die **Area postrema** liegt in der Medulla oblongata (Brechzentrum am Boden der Rautengrube).
Zu **(E)**: Das **Corpus geniculatum laterale** (Sehbahn) gehört zum Diencephalon.

IX.5   Mesencephalon

Das Mesencephalon kann man von ventral/rostral nach dorsal in 3 Abschnitte unterteilen:
- ventral: **Crura cerebri**
- Mitte: **Tegmentum mesencephali** liegt ventral des Aquädukts – wichtige Bahnen und Kerne wie Nucleus ruber, Substantia nigra, Formatio reticularis, Substantia grisea centralis, Nuclei n. oculomotorii et trochlearis, Lemniscus medialis, Tractus tegmentalis centralis.
Tegmentum und Crura fasst man zu den **Pedunculi cerebri** zusammen.
- dorsal: **Tectum mesencephali** – besteht nur aus der Vierhügelplatte, Colliculi superiores et inferiores. Man kann es sich als Dach des Mittelhirns (=Tectum) merken.
Das Mittelhirn reicht auf einem Mediansagittalschnitt durch das Gehirn von der Oberkante der Vierhügelplatte bis zur Oberkante des Pons. Noch

eine Merkhilfe: Das Mittelhirn ist in etwa der Teil, der vom Aquaeductus cerebri durchzogen wird.

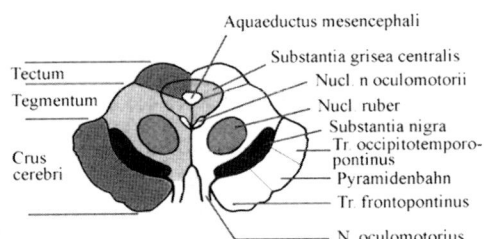

Abb. 9.6 Mittelhirn: linke Seite – Anteile, rechte Seite – Strukturen

---

F09 ■

→ **Frage 9.47: Lösung A**

In dem Schnitt durch das Mittelhirn (vgl. Abb. 9.6) liegen die Colliculi superiores oben (Tectum), dann folgt das Tegmentum und unten die Crura cerebri.
In dem mit X markierten Teil des **Crus cerebri** ist die **Pyramidenbahn** (A) lokalisiert, innen liegt jeweils der **Tractus frontopontinus** (C), außen der **Tractus occipitotemporopontinus** (D). Auf dem Bild über diesen 3 Bahnen wäre bandförmig die **Substantia nigra** zu sehen (B), die runde Struktur darüber ist der **Nucleus ruber** (E).
Siehe auch entsprechende Schnitte bei Prometheus, Lernatlas der Anatomie, Kopf, Hals und Neuroanatomie, 2. Auflage, Georg Thieme Verlag 2009, S. 306.

H09

→ **Frage 9.48: Lösung C**

Zu **(C)**: Die Abbildung wurde erst in der letzten Prüfung gezeigt. Es handelt sich um einen **Querschnitt durch das Mesencephalon** relativ **weit kranial**, so dass man den dort gelegenen kleinen **Kern des N. oculomotorius**, der hier bezeichnet ist, gut erkennen kann. Oben in der Abbildung liegt das Tectum (Vierhügelplatte), in der Mitte das Tegmentum mit Nucl. ruber (runde Struktur beidseits des X), dann ist bogenförmig die Substantia nigra zu erkennen, schließlich folgen die beiden Crura cerebri, in denen Bahnen verlaufen, u. a. die Pyramidenbahn, die im letzten Examen gefragt wurde. Siehe Abb. 9.6.

F10 ■

→ **Frage 9.49: Lösung A**

Zu **(A)**: Die Abbildung wurde erst in der letzten Prüfung gezeigt. Oben in der Abbildung liegt das Tectum (Vierhügelplatte), in der Mitte das Tegmentum mit Nucl. ruber (ovale Struktur beidseits), weiter unten die noch bogenförmige **Substantia nigra** (gekennzeichnet mit X). Es folgen die beiden Crura ce-

rebri, in denen Bahnen verlaufen, u. a. die Pyramidenbahn, die im letzten Examen gefragt wurde. Siehe Prometheus, Lernatlas der Anatomie, Kopf, Hals und Neuroanatomie, 2. Auflage, Georg Thieme Verlag 2009, S. 306.
Die dopaminerge Afferenz von der **Substantia nigra** zum Corpus striatum, der **Tractus nigrostriatalis**, ist von besonderer Bedeutung für Bewegungsabläufe. Bei Degeneration dieses dopaminergen nigrostriatalen Systems resultieren ein Dopaminmangel im Striatum und die Symptome der Parkinson-Erkrankung (Hypo- bis Akinesie, Tremor).
Die aufsteigenden Neurone der Substantia nigra enden vorwiegend im Striatum (Putamen, Nucl. caudatus). Daneben gibt es noch Verbindungen zum Pallidum und Nucl. subthalamicus.
Zu **(B)**: Der **Lemniscus medialis** als Fortsetzung der Hinterstrangbahnen (Fasciculus gracilis und Fasciculus cuneatus) liegt bogenförmig lateral des Nucleus ruber.
Zu **(C)**: Der **N. oculomotorius** hat seine Kerngebiete ventral vom Aquädukt in Höhe der oberen Zweihügel im Mesencephalon. Es ist die kleine, apfelkernartige Struktur oberhalb des Nucleus ruber in der vorliegenden Abbildung. Er tritt zwischen den Pedunculi cerebri (große Hirnschenkel) in der Fossa interpeduncularis kurz oberhalb des Pons ventral aus dem Gehirn aus. Unmittelbar nach seinem Austritt aus dem Gehirn verläuft er in der Cisterna interpeduncularis.
Zu **(D)**: Der **parasympathische** Anteil des N. oculomotorius, dessen präganglionäre Fasern dem Nucleus accessorius Edinger-Westphal entstammen und im **Ganglion ciliare** auf postganglionäre Fasern umgeschaltet werden, innerviert den M. ciliaris und den M. sphincter pupillae. Das viszeroefferente Kerngebiet liegt etwas medial des somatomotorischen Kerns.
Zu **(E)**: Es gibt eine **Commissura posterior** (epithalamica), die unterhalb der Epiphyse liegt. Sie verbindet nicht wie andere Kommissurenfasern Hirnareale, sondern Kerne, die für die Verschaltung von Lichtreflexen bedeutsam sind. Siehe Abb. 9.6.

H03 F02 F97 F91 ■ ■

→ **Frage 9.50: Lösung B**

Das **Tectum mesencephali** besteht nur aus der Vierhügelplatte mit den
- Colliculi superiores ((B), optisches Reflexzentrum, Pupillenreflex, Reflexbewegungen der Augen),
- Colliculi inferiores (Umschaltung der Hörbahn, Ende des Lemniscus lateralis, akustisches Reflexzentrum).

Nucleus ruber, Substantia nigra, Hirnnervenkerne (N. oculomotorius und N. trochlearis) sowie die Formatio reticularis zählen zum *Tegmentum mesencephali* (Mittelhirnhaube).

F03 F99 ■

→ **Frage 9.51: Lösung C**

Das vestibuläre System trägt entscheidend zur bewussten Wahrnehmung des Körpers bei. Trotz Kopfbewegungen nehmen wir immer ein ruhendes, aufrecht stehendes Bild unserer Umwelt oder des fixierten Gegenstandes wahr. Diese Leistung ist dem besonders präzisen Zusammenspiel des Vestibularissystems mit Augenmuskulatur und Halsmuskulatur zu verdanken.

Im **Fasciculus longitudinalis medialis** werden verschiedene Faserbündel zusammengefasst, die in unterschiedlicher Höhe ein- und austreten. Diese Fasern verbinden die Augenmuskelkerne mit dem Gleichgewichtsorgan, den Halsmuskeln und dem extrapyramidal-motorischen System. Durch die Verbindung zu den Ursprungskernen der Halsmuskulatur reicht dieses Fasersystem bis ins Halsmark.

Jede Kopfbewegung setzt die Endolymphe des Gleichgewichtsorgans in Bewegung. Über den Fasc. longitudinalis medialis kommt es dann zu einer reflektorischen Bewegung der Augen, einer Maßnahme, die der optischen Kontrolle des Raumes dient.

Zu **(A)**: Siehe Kommentar zu Frage 9.21.

Zu **(B)**: Der Tractus tegmentalis centralis ist die zentrale Haubenbahn. Sie verläuft in der Mitte des Tegmentum und enthält Fasern unterschiedlicher Herkunft. Sie ist eine wichtige Efferenz des extrapyramidal-motorischen Systems, so führt sie beispielsweise Efferenzen aus dem Nucleus ruber und endet am Nucleus olivaris superior. Es werden auch Fasern aus dem Striatum und dem Pallidum aufgenommen.

Zu **(D)**: Siehe Kommentar zu Frage 9.52.

Zu **(E)**: Der Lemniscus lateralis gehört zur Hörbahn.

H01 H99 ■

→ **Frage 9.52: Lösung E**

Der **Fasciculus longitudinalis dorsalis/posterior** (dorsales Längsbündel) gehört neben dem Fasc. longitudinalis medialis, dem Tractus tegmentalis centralis und dem Tractus tectobulbaris zu den Faserbündeln, die Verbindungen innerhalb des Hirnstammes herstellen. Er enthält sowohl auf- als auch absteigende Fasersysteme, die u. a. den Hypothalamus mit verschiedenen Kernen des Hirnstammes (mit dem Nucl. Edinger-Westphal, Nucl. salivatorius sup./inf., Nucl. dorsalis n. vagi, Nucl. motorius n. trigemini, Nucl. n. facialis, Nucl. n. hypoglossi) und der Formatio reticularis verbinden. Auch verlaufen hier afferente Geschmacksfasern und absteigende Fasern aus Geschmacks- und Geruchszentren des Vorderhirns zu den Nucl. salivatorii. Neben Faserverbindungen innerhalb des Hirnstammes gibt es noch im Hirnstamm die langen aufsteigenden Bahnen, die Lemniscussysteme (z. B. Lemniscus medialis, Lemniscus lateralis) und die langen absteigenden

Bahnen wie den Tractus corticospinalis, Tractus corticonuclearis und Tractus corticopontinus.

Zu **(A)**: Der **Nucl. supraopticus** wird mit der Neurohypophyse durch den Tractus supraopticohypophysialis verbunden. Dieser bildet zusammen mit dem Tractus paraventriculohypophysialis das hypothalamohypophysäre System.

Zu **(B)**: Vom **Corpus geniculatum laterale** (4. Neuron der Sehbahn) zieht die Radiatio optica zur primären Sehrinde (Area 17).

Zu **(C)**: Vom **Colliculus inferior** zieht der Pedunculus colliculi inferioris zum Corpus geniculatum mediale (Hörbahn, 3. bzw. 4. Neuron).

Zu **(D)**: Es gibt eine Verbindung vom Thalamus zur Olive, die wiederum Informationen in das Kleinhirn projiziert. Diese Fasern verlaufen jedoch *nicht* im Fasciculus longitudinalis dorsalis.

IX.6	Neurotransmitter

Chemisch charakterisierbare Neurone – monoaminerg (noradrenerg, adrenerg, dopaminerg und serotoninerg) sowie cholinerg – finden sich in den verschiedensten Teilen von Gehirn und Rückenmark und ergänzen die Methoden klassischer Faser- und Zellarchitekturdiagnostik um funktionelle Hinweise. Man kann solche Neurone besonders in der Medulla oblongata, im Mittelhirn und Rautenhirn nachweisen. Weitere Neurotransmitter sind Glutamat und GABA, verschiedene Neuropeptide und selten gasförmige Transmitter wie NO. Neurotransmitter kommen bei allen Synapsen vor. Das Wissen um Neurotransmitter erweitert sich ständig, die Forschungserkenntnisse finden zunehmend Eingang in die medikamentöse Therapie von z. B. Demenzerkrankungen oder Depressionen.

- **Cholinerge Neurone:** Sie finden sich in den Basalganglien und im basalen Vorderhirn, z.B. im Nucl. basalis Meynert sowie in der Formatio reticularis.
- **Dopaminerge Neurone:** Die **Substantia nigra** besteht aus Nervenzellen mit dunklem Melaninpigment und einer rötlich gefärbten Pars reticulata, die besonders eisenhaltig ist. Die Substantia nigra ist eine wichtige Schaltstelle im extrapyramidal-motorischen System und ist für schnelle und unwillkürliche Bewegungen sowie für die Erhaltung des Muskeltonus von Bedeutung. Afferenzen kommen vom Nucl. caudatus, von der frontalen Rinde, vom Putamen und von der präzentralen Rinde. Efferenzen ziehen zum Striatum (Nuci. caudatus und Putamen) und zum Thalamus. In diesen Efferenzen wandert Dopamin zum Putamen und wird dort gespeichert (dopaminerge Efferenzen). Die Substantia nigra liegt im Mittelhirn ventral der Vierhügelplatte und dorsal der Crura cerebri.

- **Adrenerge Neurone:** in Medulla oblongata und Hypothalamus.
- **Noradrenerge Neurone:** Der **Locus coeruleus** enthält überwiegend noradrenerge Neurone, die zum Thalamus und Hypothalamus, zum limbischen System und in den Neokortex ziehen.
- **Serotoninerge Neurone:** Wichtigste Vertreter sind die **Raphekerne**. In den Raphekernen lässt sich Serotonin nachweisen. Ihre Efferenzen sind sowohl absteigend wie aufsteigend in viele andere Kerngebiete.
- **GABA:** häufiger inhibitorischer Transmitter des ZNS, Interneurone.
- **Glutamat:** exzitatorischer Transmitter, z.B. Hippocampus, Kleinhirn (Körnerzellen), Pyramidenzellen des Neokortex.

Klinischer Bezug

Bei Degeneration der kleinen melaninhaltigen Zellen der Substantia nigra kommt es zu einem Dopaminmangel der Nervenzellen im Striatum. Daraus resultiert die *Parkinson-Krankheit* (erhöhter Muskeltonus, Bewegungsstarre, Ruhetremor). Bei der *Alzheimer-Demenz* findet sich pathologisch-anatomisch ein Verlust von Nervenzellen und Synapsen im Hippocampus und Nucl. basalis Meynert. Dies führt zu Defiziten dieser cholinergen Systeme. Ansatz der medikamentösen Therapie von Demenzerkrankungen ist eine Behandlung mit Acetylcholinesterasehemmern, um die cholinerge Stoffwechselsituation in diesen Arealen zu verbessern.

H04 ■

→ **Frage 9.53: Lösung B**

Die dopaminerge Afferenz von der Substantia nigra zum Corpus striatum, der Tractus nigrostriatalis, ist von besonderer Bedeutung für Bewegungsabläufe. Bei Degeneration dieses dopaminergen nigrostriatalen Systems resultieren ein Dopaminmangel im Striatum und die Symptome der Parkinson-Erkrankung (Hypo- bis Akinesie, Tremor).

Die aufsteigenden Neurone der Substantia nigra enden vorwiegend im Striatum (Putamen, Nucl. caudatus). Daneben gibt es noch Verbindungen zum Pallidum und Nucl. subthalamicus.

Die Substantia nigra gehört mit ihrer Pars compacta zu einem im Mesencephalon gelegenen Zellkomplex, der Dopamin und Neuromelanin enthält. Man bezeichnet ihn als nigralen Dopaminkomplex und rechnet ihn sogar zu den Basalganglien, da er bei Stammganglienerkrankungen unmittelbar beteiligt ist.

Durch die dopaminergen Neurone der Substantia nigra gelangt Dopamin in das Putamen und wird dort gespeichert.

H03 ■

→ **Frage 9.54: Lösung B**

In den Raphekernen lässt sich **Serotonin** nachweisen (B). Ihre Efferenzen sind sowohl absteigend wie aufsteigend in viele andere Kerngebiete.

Serotonin spielt eine modulierende Rolle bei der Schlafregulation, es hemmt die Nozizeption im Hinterhorn, es wirkt modulierend auf Sexual- und Essverhalten, auf die Körpertemperatur- und Blutdruckregelung, und es spielt eine Rolle bei depressiven Erkrankungen.

Klinischer Bezug

Aus diesem Grund werden pharmakologisch bei Depressionen z.B. selektive Serotonin-Wiederaufnahmehemmer eingesetzt.

F07 ■

→ **Frage 9.55: Lösung B**

Neben der Substantia nigra gibt es auch noch andere dopaminerge Zellgruppen, die im Mesenzephalon, im Dienzephalon und im Endhirn liegen. Im Mesenzephalon liegen die **Nuclei tegmentales ant.** („ventral tegmental area"), die dopaminerg den Nucl. accumbens und den anterioren frontalen Kortex innervieren. Diese Projektion steht in Zusammenhang mit Suchtverhalten.

Der Nucl. coeruleus ist eine noradrenerge Zellgruppe.

F09 ■

→ **Frage 9.56: Lösung D**

Zu **(D):** Die dopaminerge Afferenz von der **Substantia nigra** zum Corpus striatum, der Tractus nigrostriatalis, ist von besonderer Bedeutung für Bewegungsabläufe. Bei Degeneration dieses **dopaminergen** nigrostriatalen Systems resultieren ein Dopaminmangel im Striatum und die Symptome der Parkinson-Erkrankung (Hypo- bis Akinesie, Tremor).

Zu **(A):** Neben der Substantia nigra gibt es auch noch andere dopaminerge Zellgruppen, die im Mesenzephalon, im Dienzephalon und im Endhirn liegen. Im Mesenzephalon liegen die **Nuclei tegmentales ant.** („ventral tegmental area"), die **dopaminerg** den Ncl. accumbens und den anterioren frontalen Kortex innervieren. Diese Projektion steht im Zusammenhang mit Suchtverhalten.

Zu **(B):** Noradrenerge Neurone: Der **Locus coeruleus** (oder caeruleus) enthält überwiegend noradrenerge Neurone, die zum Thalamus und Hypothalamus, zum limbischen System und in den Neokortex ziehen. Die Funktion dürfte in der Steuerung von Orientierung und Aufmerksamkeit liegen.

Zu **(C)**: **Histamin** kommt im **Ncl. tuberomammillaris** vor, der zu den hypothalamischen Kerngebieten zählt und dort vor den Corpora mammillaria liegt.
Zu **(E)**: Siehe Kommentar zu Frage 9.57 (D).

H10 ◼

→ **Frage 9.57: Lösung D**

Zu **(D)**: **In den Raphekernen lässt sich Serotonin nachweisen.** Ihre Efferenzen reichen sowohl absteigend wie aufsteigend in viele andere Kerngebiete. Serotonin spielt eine modulierende Rolle u. a. bei der Schlafregulation. Es besteht ein Zusammenhang zwischen depressiver Erkrankung und einer erniedrigten Konzentration von Serotonin (→ selektive Serotonin-Wiederaufnahmehemmer als Pharmakotherapie möglich).
Zu **(A)**: Bei der **Area tegmentalis ventralis** handelt es sich um eine **dopaminerge Zellgruppe**, die den Ncl. accumbens und den anterioren frontalen Kortex innerviert (Zusammenhang mit Suchtverhalten).
Zu **(B)**: Der **Ncl. caeruleus** ist eine wichtige **noradrenege Zellgruppe**.
Zu **(C)**: Der **Ncl. n. facialis** sendet seine speziell viszeroefferenten Axone zur mimischen Muskulatur.
Zu **(E)**: Die **Substantia nigra (Pars compacta)** ist eine sehr wichtige **dopaminerge Zellgruppe**.

H06 ◼◼

→ **Frage 9.58: Lösung D**

In den **Raphekernen** lässt sich **Serotonin** nachweisen. Ihre Efferenzen reichen sowohl absteigend wie aufsteigend in viele andere Kerngebiete. Serotonin spielt eine modulierende Rolle u. a. bei der Schlafregulation. Außerdem spielt Serotonin eine Rolle bei **Depressionen**, so dass selektive Serotonin-Wiederaufnahmehemmer als Pharmakotherapie bei Depressionen eingesetzt werden können. Siehe auch Lerntext IX.6.

H10 ◼

→ **Frage 9.59: Lösung A**

Zu **(A)**: Beim **Morbus Alzheimer** findet sich eine **Degeneration des Ncl. basalis Meynert** (wichtige cholinerge Zellgruppe). Es kommt zu einem **Mangel** des Neurotransmitters **Acetylcholin**.
Zu **(B)**: In der Pars compacta der Substantia nigra wird **Dopamin** gebildet.
Zu **(C)**: **GABA** ist ein inhibitorischer Transmitter, der sich in vielen Bereichen des ZNS findet, z. B. bei Interneuronen in Regelkreisen.
Zu **(D)**: **Noradrenerge Neurone** finden sich im Locus coeruleus.
Zu **(E)**: **Oxytocin** wird im Hypothalamus gebildet und ist kein Neurotransmitter, sondern ein Hormon (Wehenindukation, Milchabgabe aus der Brustdrüse, Stimulation durch Saugen des Kindes).

9.5 Cerebellum

IX.7 Kleinhirnrinde

Histologie: Siehe Abbildung Nr. 157 des Bildanhangs
Die Rinde des Kleinhirns lässt sich in 3 Schichten einteilen.
Von innen nach außen sind das:
- **Körnerschicht** (Stratum granulosum):
  Sie besteht aus kleinen Körnerzellen (exzitatorisch) und Golgi-Zellen. Die Dendriten der Körnerzellen verbleiben in der Körnerschicht und erfahren ihre Impulse über Synapsen vorbeiziehender Fasern (*Moosfasern*; afferente, exzitatorische Fasern aus Pons, Vestibulariskernen und Rückenmark).
  Die marklosen Neuriten der kleinen Körnerzellen steigen senkrecht ins Stratum moleculare auf, um sich hier T-förmig zu verzweigen (*Parallelfasern* in Längsrichtung der Kleinhirnwindungen; sie enden an den Dendriten der Purkinje-Zellen).
- **Ganglienzellschicht** (Stratum ganglionare):
  Hier befinden sich die Perikaryen der **Purkinje-Zellen**. Ihre Dendriten breiten sich in der Molekularschicht aus und empfangen Impulse aus der Peripherie, von der Großhirnrinde, vom extrapyramidalen System, von den Körnerzellen und den Kletterfasern.
  Die Neuriten (markhaltig) ziehen durch die Körnerschicht hindurch zu den Kleinhirnkernen (z. B. Nucleus dentatus).
- **Molekularschicht** (Stratum moleculare):
  Die äußerste Rindenschicht beinhaltet zwei Zellarten, Stern- und Korbzellen. Die inhibitorischen Sternzellen reichen nicht über die Molekularschicht hinaus, dienen also nur als Assoziationssysteme innerhalb der Schicht.
  Die Neuriten der inhibitorischen Korbzellen reichen bis in die Ganglienzellschicht zu den Purkinje-Zellen. Die Fasern der Korb- und Sternzellen und die Dendritenspaliere der Purkinje-Zellen verlaufen quer zur Längsrichtung der Kleinhirnwindungen.
Die wichtigsten **Kleinhirnkerne** sind:
- Nucleus globosus,
- Nucleus emboliformis,
- Nucleus fastigii,
- Nucleus dentatus.
Das Kleinhirn ist durch eine komplexe Verschaltung mit allen motorischen Anteilen des ZNS in die Steuerung der Motorik und der Bewegungsabläufe eingebunden. Das Kleinhirn enthält Informationen aus den Basalganglien, der Großhirnrinde, dem Rückenmark und dem Hirnstamm. Man unterscheidet auch im Zusammenhang mit der phylogenetischen Entwicklung und Gliederung

verschiedener Anteile, die funktionelle und v. a. klinische Relevanz besitzen:

- **Vestibulocerebellum** (Verbindung zu den Nuclei vestibulares, Gleichgewichtsregulation, Gangsicherheit)
- **Spinocerebellum** (Stützmotorik, Muskeltonus, Afferenzen aus dem Rückenmark, z.B. Tractus spinocerebellaris ant. und post.)
- **Cerebrocerebellum** oder **Neocerebellum** (Feinmotorik, Bewegungsabläufe, Afferenzen aus der Großhirnrinde, Tractus corticopontinus, Fibrae pontocerebellares)

Klinischer Bezug

Symptome bei Störungen liegen in der Bewegungskoordination (Ataxie), in der Zusammenarbeit von Muskelgruppen (Asynergie), schnelle wiederholte Bewegungen können nicht, unsicher oder nur verlangsamt ausgeführt werden (Dysdiadochokinese, Bradydiadochokinese), Zielbewegungen erfolgen nicht mehr korrekt (Dysmetrie). Bei Gleichgewichtsstörungen kann auch Schwindel oder ein Nystagmus auftreten. Bei zerebellären Läsionen können auch Bewegungen nicht mehr richtig abgefedert werden: der Patient führt eine Bewegung gegen Widerstand des Untersuchers durch, z. B. Armbeugen. Beim plötzlichen Wegnehmen des Widerstandes kommt es zum Rebound-Phänomen, d. h. der Arm schnellt ungebremst nach oben. Diese Funktionsuntersuchungen sind Bestandteil der neurologischen Untersuchung.

H97 ■

→ **Frage 9.60: Lösung C**

Die deutlich zu erkennenden **Purkinje-Zellen** mussten bereits im Physikum F96 in dieser Abbildung identifiziert werden. Die Purkinje-Zellen erhalten *keine direkten Afferenzen* von Moosfasern. Deren Signale erreichen erst über die Körnerzellen die Purkinje-Zellen; also wirklich etwas spitzfindig. Wichtig ist aber, dass die einzigen Efferenzen der Kleinhirnrinde die der Purkinje-Zellen sind.

Das Perikaryon der Purkinje-Zelle liegt im Stratum ganglionare. Die Purkinje-Zelle erhält Afferenzen von Korbzellen (inhibitorisch), Sternzellen (inhibitorisch), Kletterfasern (exzitatorisch) und von den Parallelfasern (exzitatorisch) der Körnerzellen. Die Dendritenbäume der Purkinje-Zellen liegen in einer Ebene senkrecht zur Längsachse der Kleinhirnwindungen.

H04 ■

→ **Frage 9.61: Lösung E**

Die **Purkinje-Zelle** erhält Afferenzen von Korbzellen (inhibitorisch), Sternzellen (inhibitorisch), Kletter-

fasern (exzitatorisch) und von den Parallelfasern (exzitatorisch) der Körnerzellen. Die Dendritenbäume der Purkinje-Zellen liegen in einer Ebene senkrecht zur Längsachse der Kleinhirnwindungen.

Die Neuriten der Purkinje-Zellen sind die einzigen Efferenzen der Kleinhirnrinde und erreichen die Kleinhirnkerne.

Die **Kletterfasern** stammen aus dem **Nucleus olivaris inferior** und haben Glutamat als Transmitter.

Die Afferenzen aus Pons, Tectum, Formatio reticularis und Ncll. vestibulares gelangen über Moosfasern in die Kleinhirnrinde, aber nicht direkt zu den Purkinje-Zellen.

H08 ■

→ **Frage 9.62: Lösung C**

Die **Neuriten der Purkinje-Zellen** sind die **einzigen Efferenzen der Kleinhirnrinde** und erreichen die Kleinhirnkerne.

Zu **(A)** und **(D)**: Die **Purkinje-Zelle erhält Afferenzen** von Korbzellen (inhibitorisch), **Sternzellen** ((A), inhibitorisch), Kletterfasern (exzitatorisch) und von den Parallelfasern (exzitatorisch) der **Körnerzellen** (D). Die Dendritenbäume der Purkinje-Zellen liegen in einer Ebene senkrecht zur Längsachse der Kleinhirnwindungen.

Zu **(B)**: **Bergmann-Zellen** sind spezielle Gliazellen des Kleinhirns. Sie sind wichtig für die Wanderung der Körnerzellen in der Entwicklung des Kleinhirns.

Zu **(E)**: **Golgi-Zellen** sind inhibitorische Interneurone mit Perikarya im Stratum granulosum.

H06

→ **Frage 9.63: Lösung A**

Die Moosfasern des Kleinhirns sind afferent von Kernen außerhalb des Cerebellums; die Afferenzen kommen aus den Vestibulariskernen, aus dem Rückenmark und aus den Nuclei pontis. Nicht korrekt ist hier der **Tractus olivocerebellaris**, seine **Fasern enden an Kletterfasern** (und dann an den Purkinje-Zellen)!

H10

→ **Frage 9.64: Lösung D**

Zu **(D)**: **Körnerzellen** sind exzitatorische Neurone und **nutzen Glutamat als Transmitter**. Die Axone der Körnerzellen steigen bis an das Stratum moleculare auf und verzweigen sich dort T-förmig als Parallelfasern, die zwischen den Dendritenbäumen der Purkinje-Zellen hindurchlaufen und dort erregende Synapsen bilden. Siehe Prometheus, Lernatlas der Anatomie, Kopf, Hals und Neuroanatomie, 2. Auflage, Georg Thieme Verlag, Stuttgart, 2009, S. 313.

Zu **(A)**: **Acetylcholin** findet man als Transmitter in den Basalganglien und im basalen Vorderhirnkomplex (z. B. Nucleus basalis Meynert).

Zu **(B)**: **Asparaginsäure** ist ein seltener Transmitter im Kleinhirn (→ wirkt exzitatorisch).
Zu **(C)**: **GABA** ist ein inhibitorischer Transmitter, der sich in vielen Bereichen des ZNS findet, z. B. bei Interneuronen in Regelkreisen.
Zu **(E)**: **Noradrenerge Neurone** finden sich im Locus coeruleus.

H10

→ **Frage 9.65: Lösung C**

Zu **(C)**: **Parallelfasern stammen von Körnerzellen**, deren Axone bis in das Stratum moleculare der Kleinhirnrinde aufsteigen, sich dort T-förmig verzweigen (parallel zu den Kleinhirnwindungen) und zwischen den Dendritenbäumen der Purkinje-Zellen hindurch ziehen, wo es zahlreiche erregende Synapsen gibt.
Zu **(A)**: Die **Kleinhirnrinde** lässt sich in **drei Schichten** einteilen. Von innen nach außen sind das:
- **Stratum granulosum** → fast ausschließlich Körnerzellen; wenige Moos- und Kletterfasern, **Golgi-Zellen** (A),
- **Stratum ganglionare** → Purkinje-Zellen,
- **Stratum moleculare** → Parallelfasern, Kletterfasern, wenige Korb- und Sternzellen.

Zu **(B)**, **(D)** und **(E)**: Die einzigen Efferenzen der Kleinhirnrinde sind die der **Purkinje-Zellen** (D). Das Perikaryon der Purkinje-Zellen liegt im Stratum ganglionare. Die Purkinje-Zelle erhält Afferenzen von Korbzellen (inhibitorisch), Sternzellen (inhibitorisch), Kletterfasern (exzitatorisch) und von den Parallelfasern der Körnerzellen (exzitatorisch). **Korbzellen** (B) und **Sternzellen** (E) liegen in der äußersten Kleinhirnrindenschicht, dem Stratum moleculare.

F08 ■

→ **Frage 9.66: Lösung A**

Der **Pedunculus cerebellaris medius enthält** eine große Masse afferenter Fasern zum Kleinhirn, und zwar den **Tractus pontocerebellaris**. Im mittleren Kleinhirnstiel verlaufen keine Efferenzen.
Zu **(B)–(E)**: Der Tractus olivocerebellaris (B) verläuft u. a. zusammen mit dem Tractus spinocerebellaris posterior (C), dem Tractus vestibulocerebellaris (D) und dem efferenten Fasciculus uncinatus (E) im unteren Kleinhirnstiel. Die unter (B) bis (D) genannten Bahnen sind afferent.

H07 ■■

→ **Frage 9.67: Lösung A**

Der **mittlere Kleinhirnstiel** verbindet Pons und Zerebellum. Er führt die Fibrae pontocerebellares (= afferente Fasern) nach Umschaltung in den Nuclei pontis zum Kleinhirn.

Der **obere Kleinhirnstiel** ist die Verbindung vom Zerebellum zum Mittelhirn: Er führt den Tr. spinocerebellaris ant., Tr. cerebellorubralis, Tr. dentatothalamicus (cerebellothalamicus), Tr. uncinatus asc. und Tr. tectocerebellaris.
Der **untere Kleinhirnstiel** stellt die Verbindung zwischen Zerebellum und Medulla oblongata dar. Er enthält den Tr. spinocerebellaris post., Tr. cuneocerebellaris, Tr. trigeminocerebellaris, Tr. vestibulocerebellaris, Tr. olivocerebellaris, Tr. reticulocerebellaris und fastigiobulbäre Fasern.

H08 ■■

→ **Frage 9.68: Lösung C**

Der **obere Kleinhirnstiel** ist die **Verbindung** vom **Zerebellum zum Mittelhirn**. Er **führt** den **Tr. spinocerebellaris ant.**, Tr. cerebellorubralis, Tr. dentatothalamicus (cerebellothalamicus), Tr. uncinatus asc. und Tr. tectocerebellaris.
Zu **(A)**: Die **Fibrae pontocerebellares** verlaufen im mittleren Kleinhirnstiel.
Zu **(B)**, **(D)** und **(E)**: Der **Tr. olivocerebellaris** (A), der **Tr. vestibulocerebellaris** (D) und die **Fibrae cuneocerebellares** (E) verlaufen im unteren Kleinhirnstiel.

F05

→ **Frage 9.69: Lösung B**

Zu **(A)**: Die Fibrae frontopontinae verlaufen in den Crura cerebri zu den Brückenkernen. Dort erfolgt die Umschaltung und Fortsetzung der Schleife zum Kleinhirn.
Zu **(B)**: Die in den Brückenkernen umgeschalteten Fasern bilden die Fibrae pontis transversae, die dann im mittleren Kleinhirnstiel verlaufen. Sie kreuzen in der Brücke zur Gegenseite.
Zu **(C)**: Gemeint ist der Tractus pontocerebellaris, der im mittleren Kleinhirnstiel ins Zerebellum zieht. So gelangen die Axone der Brückenkerne als Moosfasern über Körnerzellen zu den Purkinje-Zellen. Die Brückenkerne sind Relaisstationen der Bahn vom Kortex zum Kleinhirn. Dem Kleinhirn werden so Signale aus motorischen Zentren, aus somatosensorischen Zentren und aus visuellen und auditorischen Zentren zugeleitet.
Zu **(D)**: Die efferente Verbindung des Kleinhirns (hier des Pontocerebellums) zum Thalamus entstammt nicht der Purkinjezelle, sondern dem Nucleus dentatus.
Zu **(E)**: Der Tractus cerebellothalamicus verläuft zum Nucl. ventralis lateralis und zu den Ncll. intralaminares des Thalamus und vermittelt den Einfluss des Kleinhirns auf die Feinabstimmung und Steuerung von Zielbewegungen. Über diese Thalamusschaltstation besteht auch eine Verbindung zum extrapyramidalen Schaltkreis der Motorik.
Störungen dieses in der Frage beschriebenen Regelkreises haben z. B. Koordinationsstörungen und fal-

sche Bewegungsausmaße (Dysmetrie) zur Folge, schnelle Bewegungswechsel können nicht mehr so gut durchgeführt werden, zielgerichtete Bewegungen werden ungenau.

9.6 Diencephalon

H10 ■

→ **Frage 9.70: Lösung D**

Zu **(D)**: Das **Diencephalon** besteht:
- vorwiegend aus **Thalamus** und **Hypothalamus**,
- hinzu kommen:
  - **Metathalamus** mit den Corpora geniculata,
  - **Epithalamus** mit Habenulae und Corpus pineale,
  - **Subthalamus** mit dem **Ncl. subthalamicus.**

Zu **(A)**: Die **Colliculi superiores** zählen zum Mesencephalon.

Zu **(B)**, **(C)** und **(E)**: Die **Insula** (B), der **Ncl. caudatus** (C) und das **Septum pellucidum** (E) werden dem Telencephalon zugeordnet.

H04 ■

→ **Frage 9.71: Lösung D**

Die **Effektorhormone** Oxytozin und Vasopressin (= ADH, antidiuretisches Hormon) werden im Nucl. supraopticus und Nucl. paraventricularis des Dienzephalons gebildet. Für ADH gilt, dass es überwiegend im Nucl. supraopticus gebildet wird. Die entsprechenden Nervenzellen produzieren aber nur jeweils eines dieser Effektorhormone, nicht beide zugleich. Die Effektorhormone werden zusammen mit einem (Träger-)Protein in Granula verpackt und gelangen über den axoplasmatischen Fluss des Tractus hypothalamohypophysialis in den Hypophysenhinterlappen, wo das Hormon wieder freigesetzt wird und in den Blutkreislauf gelangt.

Die paarig angelegten **Corpora mammillaria** gehören zum Hypothalamus. Sie besitzen einen großen medialen und einen kleinen lateralen Kern. Sie haben Umschaltfunktion im limbischen System.

In den **Nuclei anteriores thalami** werden Erregungen vom Corpus mammillare und dem limbischen System aufgenommen und dem Gyrus cinguli weitergeleitet.

Das **Corpus geniculatum mediale** gehört zur Hörbahn.

> ### Klinischer Bezug
> Patienten mit Diabetes insipidus centralis verlieren wegen ihres ADH-Mangels große Mengen Wasser über die Nieren (bis zu 10–12 l pro Tag). Beim peripheren Diabetes insipidus sprechen die Nieren nicht auf das gebildete ADH an.

F04

→ **Frage 9.72: Lösung D**

Zu **(D)**: Der **Nucleus habenularis** (paarig) gehört zum Epithalamus. Die beiden Kerne liegen dort, wo sich die linke und die rechte Stria medullaris thalami begegnen (Commissura habenularum) im Trigonum habenulare. Siehe Prometheus, Lernatlas der Anatomie, Kopf, Hals und Neuroanatomie, 2. Auflage, Georg Thieme Verlag 2009, S. 296, 297. Die Stria medullaris führt Afferenzen (olfaktorisch) zu den Nuclei habenulae, von dort gelangen Efferenzen zu salivatorischen und motorischen Kernen des Hirnstammes.

Der **Nucleus paraventricularis** (am 3. Ventrikel gelegen) und der **Nucleus supraopticus** (oberhalb des Chiasma opticum) sind die Hypothalamuskerne, in deren Perikaryen ADH und Oxytocin gebildet werden. Diese Hormone gelangen über den Tractus hypothalamohypophysialis zur Neurohypophyse und werden dort gespeichert.

Der **Nucleus suprachiasmaticus** liegt ebenfalls direkt am Chiasma opticum. Er hat eine enge Beziehung zur Epiphyse und ist maßgeblich an der Regulation des Schlaf-Wach-Rhythmus beteiligt.

Die paarig angelegten **Corpora mammillaria** gehören zum Hypothalamus. Sie besitzen einen großen medialen und einen kleinen lateralen Kern. Sie haben Umschaltfunktion im limbischen System.

F02

→ **Frage 9.73: Lösung D**

Charakteristisch für den **Hypophysenhinterlappen (Neurohypophyse)** ist die fehlende Hormonspeicherung in Sekretgranula innerhalb der Zellen, wie sie dagegen für die Adenohypophyse (Hypophysenvorderlappen) typisch ist.

Die Nervenzellen des **Hypothalamus** produzieren **Steuerhormone** (Releasing-Faktoren bzw. Releasing-inhibiting-Faktoren) und **Effektorhormone** (Adiuretin, Vasopressin). Die Effektorhormone wandern in den Axonen des Nucl. supraopticus und des Nucl. paraventricularis (Tractus hypothalamohypophysialis) zum **Hypophysenhinterlappen**. Dort werden sie durch Exozytose freigesetzt und von benachbarten (fenestrierten) Kapillaren in den Blutkreislauf geschleust (→ Wirkung von Adiuretin (ADH) an der Niere.)

Man findet also im **Hypophysenhinterlappen** Gliazellen (Pituizyten) und viele marklose Nervenfasern. In deren Axonen sind elektronenmikroskopisch Granula mit neurosekretorischen Substanzen zu erkennen. Weiterhin finden sich Kapillaren mit fenestriertem Endothel (der Hypophysenhinterlappen zählt zu den zirkumventrikulären Organen außerhalb der Blut-Hirn-Schranke).

Die **Adenohypophyse** (Hypophysenvorderlappen) dagegen besteht aus Zellnestern mit eng aneinan-

Kommentare

dergelagerten Zellen, dazwischen Kapillaren mit durchgehender Basalmembran, aber teilweise gefenstertem Endothel. Lichtmikroskopisch lassen sich verschiedene Zelltypen unterscheiden, elektronenmikroskopisch sieht man die *Sekretgranula in den Zellen*.

Die Axone der Nervenzellen des Hypothalamus, die Steuerhormone produzieren, lagern sich zum **Tractus tuberoinfundibularis** zusammen, der an Kapillaren der Eminentia mediana bzw. des Hypophysenstiels endet. Im dortigen Kapillarnetz/Gefäßplexus werden die Hormone freigesetzt und *auf dem Blutweg* in den Hypophysenvorderlappen transportiert (erneute Kapillarisierung, zweites, nachgeschaltetes Kapillarsystem, Pfortadersystem der Hypophyse)! Dies bedeutet aber, dass sich in der Adenohypophyse *keine* Axone mit neurosekretorischen Granula finden.

H03 ■

→ **Frage 9.74: Lösung D**

Siehe Kommentar zu Frage 9.76.
Zu **(D)**: Am weitesten entfernt vom Infundibulum der Hypophyse ist das Ganglion trigeminale, das weiter lateral und dorsal des Infundibulums zu finden ist. Im Anatomieatlas sollte auch die Schädelbasis nochmals rekapituliert werden, z. B. Prometheus, Lernatlas der Anatomie, Kopf, Hals und Neuroanatomie, 2. Auflage, Georg Thieme Verlag 2009, S. 120, 121, 27, 229, 230, 256. Eine ähnliche Frage wurde auch zu den topographischen Beziehungen des Sinus cavernosus gestellt.

H05 ■

→ **Frage 9.75: Lösung C**

Im **Chiasma opticum** kreuzen die Optikusfasern, die jeweils die temporalen Gesichtsfeldhälften versorgen, auf die Gegenseite, sie verlaufen im Zentrum des Chiasma opticum. Zur Sehbahn siehe Abb. 9.8. Wenn der Patient also beidseits Ausfälle des lateralen Gesichtsfeldes zeigt (sog. Scheuklappenphänomen), so ist die Schädigung im Bereich des Chiasma opticum zentral zu suchen. Man würde versuchen, mit bildgebenden Verfahren (Computertomogramm, Magnetresonanztomografie) eine Raumforderung der Hypophyse auszuschließen oder darzustellen.

F01

→ **Frage 9.76: Lösung E**

Zu **(A)** und **(C)**: Die Hypophyse liegt in der Fossa hypophysialis, einer Grube, die durch die **Sella turcica** gebildet wird. Nach oben ist diese Grube durch ein Durablatt, Diaphragma sellae, begrenzt. Durch die verbleibende Öffnung verläuft der Hypophysenstiel.

Zu **(B)**: Der **Sinus sphenoidalis** liegt direkt ventral-kaudal der Sella turcica, siehe Prometheus, Lernatlas der Anatomie, Kopf, Hals und Neuroanatomie, 2. Auflage, Georg Thieme Verlag 2009, S. 29.

> **Klinischer Bezug**
> Eine Möglichkeit, die Hypophyse operativ zu erreichen, ist der transnasale-transsphenoidale Zugang über die Nasenhöhle und den Sinus sphenoidalis.

Zu **(D)**: Der Sinus cavernosus liegt beidseits der Sella turcica, siehe Prometheus, Lernatlas der Anatomie, Kopf, Hals und Neuroanatomie, 2. Auflage, Georg Thieme Verlag 2009, S. 227, 259.
Zu **(E)**: Die Nachbarschaft der Hypophyse zum Chiasma opticum ist von Bedeutung. Das Chiasma opticum liegt allerdings *vor* dem Infundibulum.

> **Klinischer Bezug**
> Bei Vergrößerung der Hypophyse, z. B. durch ein Adenom, kann es zur Druckschädigung von Fasern des Chiasma opticum kommen, z. B. zentral in einem Bereich, in dem die Fasern aus der nasalen Netzhauthälfte (also temporalen Gesichtsfeldhälfte) kreuzen. Dies führt zu typischen bitemporalen Gesichtsfelddefekten. Eine Perimetrie – Gesichtsfelduntersuchung – ist also bei Verdacht auf einen Tumor der Hypophyse sehr wichtig. Unabhängig davon können durch verstärkte Hormonausschüttung entsprechende Symptome auftreten. Bei Tumoren, die die Hypophyse zerstören, kommt es zu Symptomen der Hypophyseninsuffizienz und des Hormonmangels.

H00 ■

→ **Frage 9.77: Lösung B**

Die **Effektorhormone** Oxytozin und Vasopressin (=ADH, antidiuretisches Hormon) werden im Nucl. supraopticus und Nucl. paraventricularis des Dienzephalon gebildet. Für ADH gilt, dass es überwiegend im Nucl. supraopticus gebildet wird. Die entsprechenden Nervenzellen produzieren aber nur jeweils eines dieser Effektorhormone, nicht beide zugleich. Die Effektorhormone werden zusammen mit einem (Träger-)Protein in Granula verpackt und gelangen über den axoplasmatischen Fluss des Tractus hypothalamohypophysialis in den Hypophysenhinterlappen, wo das Hormon wieder freigesetzt wird und in den Blutkreislauf gelangt.

F04

→ **Frage 9.78: Lösung D**

Die Zellen der **Zona fasciculata** und der Zona reticularis der Nebennierenrinde sind ACTH-abhängig, während die Zona glomerulosa, die Mineralokortikoide (z. B. Aldosteron) bildet, durch das Renin-Angiotensin-System stimuliert wird. Die Zona fasciculata bildet **Glukokortikoide** (Kortisol, Kortison, Kortikosteron). Ansonsten werden im Hypophysenvorderlappen noch andere **glandotrope Hormone** gebildet, die die Funktion peripherer endokriner Drüsen reguliert: Thyreotrope Zellen der Adenohypophyse bilden TSH, gonadotrope Zellen bilden FSH und LH.

Zu **(A)**: Die C-Zellen der Gl. thyroidea bilden **Calcitonin**, das bei Hyperkalzämie durch Hemmung der Osteoklasten die Kalziumkonzentration im Blut senken kann.

Zu **(B)**: Die Hauptzellen der Gl. parathyroidea bilden **Parathormon**, dessen Sekretion über die extrazelluläre Ca-Konzentration geregelt wird.

Zu **(E)**: Ebenso wie beim Parathormon wird die Sekretion der B-Zellen des Inselorgans des Pankreas (**Insulinproduktion**) über Rückkoppelung aus der Peripherie, in diesem Falle durch die periphere Glukosekonzentration, gesteuert (→ negative Rückkopplung).

F00

→ **Frage 9.79: Lösung E**

Siehe Kommentar zu Frage 9.80.

F00

→ **Frage 9.80: Lösung C**

Leptin ist ein Hormon, welches in Fettzellen gebildet wird. Es hat eine gewichtsregulierende Wirkung. Zirkulierendes Leptin bindet an Rezeptoren im Hypothalamus und reduziert dort die Konzentration von **Neuropeptid Y**, welches vom Hypothalamus aus die Nahrungszufuhr stimuliert. Derzeit wird viel über Leptin geforscht, man vermutet eine bedeutende Rolle des Leptins beim metabolischen Syndrom. Ansonsten ist diese Fragestellung viel zu speziell für ein Physikum.

F10 ■

→ **Frage 9.81: Lösung C**

Zu **(C)**: Der **Ncl. suprachiasmaticus** liegt – wie der Name schon sagt – direkt kranial des Chiasma opticum. Ihm werden über Kollateralen des Tractus opticus Hell-Dunkel-Informationen zugeleitet. Dieser Kern ist ein **zentraler Wach-Schlaf-Schrittmacher**, der anderen Zentren und Kernen (Hypothalamus, Epiphyse, Locus coeruleus usw.) den Rhythmus weitervermittelt.

Zu **(A)**: Der **Hypophysenvorderlappen** bildet glandotrope Hormone sowie die Effektorhormone Wachstumshormon und Prolaktin.

Zu **(B)**: Das **Nebennierenmark** ist ein Derivat der Neuralleistenzellen und produziert die Hormone **Adrenalin** und **Noradrenalin**. Es fungiert nicht als Taktgeber der zirkadianen Rhythmik.

Zu **(D)**: Area 17 ist der **primäre visuelle Kortex**, der allerdings mit der zirkadianen Rhythmik nichts zu tun hat.

Zu **(E)**: Der **Ncl. habenularis** (paarig) gehört zum **Epithalamus**. Die beiden Kerne liegen dort, wo sich die linke und die rechte Stria medullaris thalami begegnen (Commissura habenularum), im Trigonum habenulare. Siehe Prometheus, Lernatlas der Anatomie, Kopf, Hals und Neuroanatomie, 2. Auflage, Georg Thieme Verlag 2009, S. 296-297. Die Stria medullaris führt **Afferenzen** (olfaktorisch) **zu den Nuclei habenulae**, von dort gelangen Efferenzen zu salivatorischen und motorischen Kernen des Hirnstammes.

IX.8 Hypothalamus

Der **Hypothalamus** ist der basale Anteil des Zwischenhirns. Er wird begrenzt nach rostral von der Lamina terminalis und der Commissura anterior, nach basal vom Chiasma opticum, dahinter besteht die Verbindung zur Hypophyse. Die Begrenzung zum Thalamus ist durch den Sulcus hypothalamicus an der Wand des III. Ventrikels markiert. Lateral reicht der Hypothalamus bis zum Nucleus subthalamicus.

Es bestehen neuronale Verbindungen zur Neurohypophyse, mit der Adenohypophyse bestehen enge Gefäßverbindungen (Pfortadersystem).

Verbindungen zu anderen Hirnteilen bestehen vom Hypothalamus über den Fasc. longitudinalis dorsalis und das basale Vorderhirnbündel, das sich in den unteren Hirnstamm fortsetzt. Der Hypothalamus hat über den Fornix, den Tractus mamillothalamicus und den Tractus mamillotegmentalis Verbindung zu anderen Hirnarealen.

Der Hypothalamus besteht aus vielen Kerngruppen (hypophysär und nicht-hypophysär).

Hypophysäre Zellgruppen:

- hypothalamo-neurohypophysäres System
  - Nucleus supraopticus
  - Nucleus paraventricularis

    In ihren Perikarya werden die **Effektorhormone** Vasopressin (Adiuretin) oder Oxytocin produziert, jedoch nicht beide Hormone zugleich.

    Die Hormone gelangen über den axoplasmatischen Fluss in die Neurohypophyse, werden dort gespeichert und bei Bedarf ins Blut abgegeben.

- hypothalamo-infundibuläres System: In den verschiedenen Kerngruppen werden *Releasing-*

Hormone und *Releasing-Inhibiting-Hormone* gebildet, also **Steuerhormone**, die die Hormonproduktion der Adenohypophyse steuern.
Nicht-hypophysäre Kerne:
- markreiche Kerne, z. B. Corpora mamillaria, Bestandteile des limbischen Systems (Papez-Kreis)
- markarme Kerne, parasympatisch und sympatisch.

IX.9 Thalamus

Der **Thalamus** ist das Hauptkerngebiet des Zwischenhirns. Er besteht aus zwei Hälften (Kernkomplexe), die insgesamt oval geformt sind. Die medialen Flächen bilden die Seitenwand des III. Ventrikels, lateral grenzt der Thalamus an die innere Kapsel. Die beiden Hälften können durch eine Verwachsung medial verbunden sein (Adhaesio interthalamica). Die Kerngebiete werden durch Faserlamellen unterteilt. Der Thalamus ist ein bedeutendes Integrations- und Schaltzentrum für Sensorik und Motorik.
An dieser Stelle werden nur einige der Kerngebiet beschrieben:

a) **Nuclei ventrales thalami:** Im *posterioren Anteil* dieser Kerngruppe werden alle somatosensiblen und sensorischen Bahnen des Körpers (außer der Riechbahn) umgeschaltet, die Signale werden dann weiter zum Kortex geleitet. In dem Kernareal sind die Bahnen teilweise somatotopisch gegliedert (teilweise genaue ‚Punkt-zu-Punkt‘-Zuordnung in spezifischen Thalamuskernen, z. B. Nucl. ventralis posterior). Die den Nuclei ventrales zugeleiteten Afferenzen werden zum Gyrus postcentralis weitergeleitet, und zwar über die Fasciculi thalamocorticales. Eine Wechselwirkung ist dadurch gegeben, dass die Fasciculi corticothalamici Efferenzen der Großhirnrinde wieder zum Thalamus leiten. Für die Seh- und Hörbahn erfolgt die Umschaltung im Corpus geniculatum laterale bzw. mediale (Metathalamus). Beziehungen zum extrapyramidalen System bestehen dadurch, dass der *vordere Anteil* des Nucl. ventralis thalami Erregungen vom Pallidum und dem Cerebellum erhält. Nach Umschaltung werden die Impulse vom Pallidum an motorische Assoziationsfelder des Frontallappens, die Impulse des Kleinhirns dem Gyrus praecentralis weitergegeben. Dadurch hat der Thalamus Einfluss auf die Modulation von Bewegungsabläufen (Modulationskerne).

b) **Nuclei anteriores thalami:** Hier werden Erregungen vom Corpus mamillare und dem limbischen System aufgenommen und dem Gyrus cinguli weitergeleitet.

c) **Nuclei mediales thalami:** erhalten Erregungen vom Hypothalamus und leiten sie weiter zur Rinde des Frontallappens.

d) **Nuclei laterales thalami:** nehmen vorwiegend Erregungen anderer Thalamuskerngebiete auf, die zum Lobus parietalis weitergeleitet werden.

e) **Pulvinar thalami:** am hinteren Ende des Thalamus, unspezifischer Thalamuskern, Projektion zu den sekundären Assoziationsfeldern, z. B. des Hörsystems und visuellen Systems.

f) **Nuclei posteriores:** Afferenzen über den Tractus spinothalamicus, Schmerzverarbeitung.

Der **Metathalamus** besteht aus dem Corpus geniculatum laterale und dem Corpus geniculatum mediale. Beide Corpora dienen als Schaltkerne der Seh- bzw. Hörbahn.

H10 ■
→ **Frage 9.82: Lösung D**

Zu **(D):** Über die **Stria medullaris thalami** gelangen **olfaktorische Afferenzen aus** Area olfactoria, **Septumkernen** und Regio praeoptica **zu den Habenulakernen.**
Zu **(A):** Die Stria olfactoria lateralis zieht zu den Riechzentren **Corpus amygdaloideum,** Gyrus semilunaris und Gyrus ambiens.
Zu **(B):** Der **Tractus mammillothalamicus** (Vicqd`Azyr-Bündel) verbindet Corpus mammillare und Ncl. anterior thalami.
Zu **(E): Substantia nigra und Striatum** sind innerhalb des motorischen Systems verschaltet. Wichtig ist dabei der Transmitter Dopamin, der von der Substantia nigra produziert wird und im Striatum exzitatorisch wirkt. Bei einer Degeneration der Zellen in der Substantia nigra (Pars compacta) kommt es daher zu einem Dopaminmangel im Striatum (→ Parkinson-Krankheit).

9.7 Telencephalon

H05 ■
→ **Frage 9.83: Lösung B**

Fasern der Lamina III erreichen als Kommissurenfasern über das Corpus callosum Areale der gegenüberliegenden Hemisphäre. Assoziationsfasern entstammen der Lamina II, in die Lamina IV kommen die Afferenzen aus Thalamus und Metathalamus, in der Lamina V liegen die Pyramidenzellen.

F03
→ **Frage 9.84: Lösung D**

Die Abbildung wurde bereits im Frühjahr des vergangenen Jahres gezeigt.

Man erkennt einen Ausschnitt aus der Großhirnrinde (**Isokortex**) mit großen, dreieckigen **Pyramidenzellen** und davon abgehend lange aufsteigende Dendriten. Diese Zellen sind Projektionsneurone und bilden z. B. als Betz-Riesenzellen den Beginn der Pyramidenbahn.

Die Kleinhirnrinde zeigt einen noch deutlicheren Schichtenbau und die großen Purkinje-Zellen (siehe Abbildung Nr. 157 des Bildanhangs), ebenso die Retina (siehe Abbildung Nr. 172 des Bildanhangs).

H99

→ **Frage 9.85: Lösung D**

Typisch für die Präzentralregion (Area 4 und 6) ist die sogenannte **agranuläre Rinde**. Charakteristisch ist hierfür die Reduzierung (Lamina granularis externa) oder der Verlust (Lamina granularis interna) der Körnerschichten sowie die Verbreiterung der Pyramidenzellschichten.

> **Merke!**
> In der Area **4** fehlt die Lamina **IV**.
> In der Area **3** fehlt die Lamina **III**.

In der Lamina III, äußere Pyramidenzellschicht, finden sich kleinere und mittlere Pyramidenzellen. In der Lamina V, innere Pyramidenzellschicht, liegen die großen Pyramidenzellen, die z. B. in der Area 4 (motorischer Kortex, Area gigantopyramidalis) einen Durchmesser von 100 µm erreichen können (Betz-Riesenpyramidenzellen). Aus diesen Pyramidenzellen (und anderen Pyramidenzellen der motorischen Rinde) entspringen Axone, die ohne Unterbrechung bis zum Hirnstamm und Rückenmark ziehen (Pyramidenbahn).

H06 ■

→ **Frage 9.86: Lösung B**

Zu (B): Die **Area 4 nach Brodmann** ist die **primäre motorische Rinde** (hinterer Teil des Gyrus praecentralis, im Sulcus centralis). Dort fallen die großen Pyramidenzellen auf, weiterhin fehlt die Lamina IV – innere Körnerschicht. Die **Pyramidenzellen** sind Bestandteile des Cortex cerebri. Siehe Kommentar zu Frage 9.85.

Zu (D): Der primär auditorische Kortex ist z. B. das Feld 41 nach Brodmann.

H10 ■

→ **Frage 9.87: Lösung D**

Zu (D): Die **Area striata** ist ein Synonym für die Sehrinde, sie **erhält Afferenzen aus** dem **Corpus geniculatum laterale**. Siehe Kommentar zu 9.88.

Zu (A): Im Balken verbinden ventrale Fasern die beiden Frontallappen. Sie werden als **Forceps minor** bezeichnet.

Zu (B): Das **Cingulum** ist ein im Gyrus cinguli verlaufendes Bündel, das vom Stirnhirn bis in den Gyrus parahippocampalis zieht und Teile des limbischen Systems verbindet.

Zu (C): Der **Fasciculus uncinatus** verbindet den orbitalen Teil des Stirnlappens mit dem Schläfenlappen.

Zu (E): Efferenzen aus den **Colliculi superiores** ziehen vor allem zu den okulomotorischen Hirnnervenkernen und zum motorischen Fazialiskern.

F08 ■

→ **Frage 9.88: Lösung D**

Die **Area 17** nach Brodmann ist die **Sehrinde**, Area striata. Dieses Gebiet ist **auch makroskopisch abgrenzbar**. Es wurde schon einmal in einer alten Bildfrage erwähnt. Die Area striata weicht vom üblichen Bauplan der 6-schichtigen Hirnrinde etwas ab. Besonders ausgeprägt in der Sehrinde ist die **Lamina IV**, die **nochmals in drei Schichten unterteilt** ist. Dies ist auch als **Gennari-Streifen** bekannt. (Dieser Streifen wurde bereits im Physikum Frühjahr 1995 gezeigt.) Charakteristisch für diesen Streifen sind die dichten Punkt-für-Punkt-Zuordnungen aus dem Corpus geniculatum laterale. Siehe Prometheus, Lernatlas der Anatomie, Kopf, Hals und Neuroanatomie, 2. Auflage, Georg Thieme Verlag 2009, S. 275.

H08

→ **Frage 9.89: Lösung B**

Der **Nucleus accumbens** gehört zum basalen Vorderhirn, funktionell zu den Basalganglien (**basales Striatum**). Es ist ein Kerngebiet unterhalb des Crus anterius capsulae internae, wo das Caput nuclei caudati basal noch mit dem Putamen verbunden ist. Er zählt auch zu den limbischen Kerngebieten. (Die Rolle für das Suchtverhalten und die dopaminergen Afferenzen aus den Nucl. tegmentales wurden bereits gefragt.)

F08

→ **Frage 9.90: Lösung A**

Im somatomotorischen Rindenfeld links im Bereich der Falx cerebri und der Mantelkante sind die primär motorischen Neurone für die untere Extremität lokalisiert. Durch die Kreuzung der meisten Fasern der Pyramidenbahn ist mit einer kontralateralen klinischen Manifestation – also auf der rechten Seite – zu rechnen.

F03 ■

→ **Frage 9.91: Lösung A**

Das **motorische Sprachzentrum** (Broca) liegt in der Area 44/45 im Gyrus frontalis inferior des Frontallappens.

> **Klinischer Bezug**
> Bei einem Ausfall dieses Zentrums tritt eine motorische Aphasie auf, d. h. die Patienten können die Wörter nicht mehr aussprechen, wohl aber Gesprochenes verstehen.

Im Temporallappen dagegen liegt das Wernicke-Zentrum (Sprachverständnis, Wortwahl). Im basalen Teil des Gyrus praecentralis liegen die für das Sprechen notwendigen Areale des primär motorischen Kortex (Larynx-, Lippen-, Zungenmotorik usw.).

H03

→ **Frage 9.92: Lösung B**

Das Wernicke-Sprachzentrum liegt im hinteren Anteil des Gyrus temporalis superior der dominanten Hemisphäre (beim Rechtshänder in der Regel die linke Hemisphäre). Es liegt okzipital (hinter) der Area 41/42, dem primär akustischen Rindenfeld, steht also in enger topographischer Beziehung zur Hörrinde (B). Das Wernicke-Zentrum ist ein Assoziationsgebiet (also *kein* primäres Rindenzentrum), das die Grundlage für das Sprachverständnis darstellt.

> **Klinischer Bezug**
> Bei einer Schädigung ist das Verständnis des Gehörten gestört oder nicht mehr möglich, bisher erlernte Sprachbilder stehen nicht zur Verfügung, auch der sinnvolle Wortgebrauch ist beeinträchtigt (Wernicke-Aphasie, sensorische Aphasie).

Die arterielle Versorgung erfolgt durch Äste der A. cerebri media, wie auch bei der Hörrinde.
Zu **(A)**: Im Gyrus frontalis inferior liegt das primäre Zentrum für die motorische Sprachkoordination (Broca-Zentrum, Area 44/45).

H01

→ **Frage 9.93: Lösung C**

Das Putamen zählt zum Endhirn, zusammen mit dem Nucleus caudatus bildet es das Striatum, welches eine wichtige Rolle im motorischen System spielt. Das Striatum empfängt glutaminerge Afferenzen aus dem Kortex, dopaminerge Afferenzen aus der Substantia nigra, serotoninerge Afferenzen aus den Raphekernen sowie Afferenzen aus dem Corpus amygdaloideum und dem Thalamus. Aus

dem Striatum wiederum laufen GABA-erge Fasern zurück zum Striatum. Das Striatum verlassen dann auch Efferenzen zum Pallidum.
Striatum und Pallidum sind in wichtige motorische Regelkreise eingebunden und sind für die Steuerung von Bewegungsabläufen und die Modulation von Bewegungen von Bedeutung.

F05 H96 ■

→ **Frage 9.94: Lösung D**

Als Nucl. lentiformis fasst man Putamen und Pallidum zusammen, die von lateral beide Schenkel der Capsula interna begrenzen. Mit der zweiten Angabe des Caput nuclei caudati kann man dann die Aussage auf den vorderen Schenkel der inneren Kapsel eingrenzen.
Siehe 9.7.

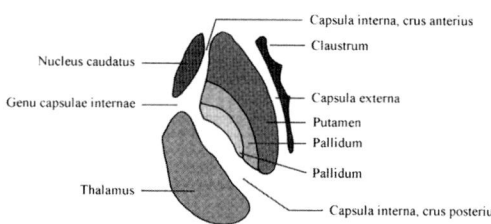

Abb. 9.7 Basalganglien und Capsula interna

F03 ■

→ **Frage 9.95: Lösung D**

Lateral wird die Capsula interna vom Globus pallidus und Putamen begrenzt, medial grenzt die Capsula interna an Thalamus und an das Caput nuclei caudati.
Der Hippocampus liegt kaudal im Temporallappen.
Siehe auch Abb. 9.7 oder entsprechende Abb. im Anatomieatlas, z. B. Prometheus, Lernatlas der Anatomie, Kopf, Hals und Neuroanatomie, 2. Auflage, Georg Thieme Verlag 2009, S. 367, 380.

H02 H99 ■

→ **Frage 9.96: Lösung D**

In der **Capsula interna** verläuft die wichtigste Ansammlung von Projektionsfasern. Sie liegt medial des Nucleus lentiformis und lateral des Nucleus caudatus und des Thalamus. Dies ist auf entsprechenden Frontal- und Horizontalschnitten zu erkennen (z. B. Prometheus, Lernatlas der Anatomie, Kopf, Hals und Neuroanatomie, 2. Auflage, Georg Thieme Verlag 2009, S. 281). Die von verschiedenen Kortexbezirken absteigenden Bahnen bilden gemeinsam die Capsula interna, die aufsteigenden Fasern durchlaufen die innere Kapsel und strahlen dann fächerförmig auseinander, dadurch ensteht unterhalb des Kortex die Corona radiata.

Im **Crus anterius** verlaufen der Tractus frontopontinus und die vordere Thalamusstrahlung, im **Genu** der Tractus corticonuclearis als Teil der Pyramidenbahn und im **Crus posterius** die Fibrae corticospinales, -rubrales und -reticulares, die obere und hintere Thalamusstrahlung, der Tractus temporopontinus und die Radiatio optica und acustica.

Zur Capsula interna mit topographischer Anordnung der darin verlaufenden Bahnen (aufsteigend ↑, absteigend ↓) siehe Prometheus, Lernatlas der Anatomie, Kopf, Hals und Neuroanatomie, 2. Auflage, Georg Thieme Verlag 2009, S. 449. Blutversorgung der inneren Kapsel durch die A. centralis anteromedialis aus der A. cerebri anterior (vorderer Schenkel), Aa. centrales anterolaterales aus der A. cerebri media und Rr. capsulae internae aus der A. choroidea anterior (Knie und hinterer Schenkel).

H03

→ **Frage 9.97: Lösung B**

In der Abbildung entsprechen in etwa:

- Markierung (A): frontopontine Bahn, vordere Thalamusstrahlung,
- Markierung (B): Tractus corticospinalis, (B) trifft zu,
- Markierung (C): z. B. Fibrae corticospinales, Fibrae corticorubrales,
- Markierung (D): Im Genu capsulae internae, das wohl hier gemeint ist, verläuft der Tractus corticonuclearis zur Versorgung der Hirnnervenkerne,
- Markierung (E): Hier sind wahrscheinlich Teile des Crus fornicis oder des Splenium corporis callosi getroffen. Der Fornix gehört zum limbischen System und verbindet z. B. den Hippocampus mit dem Corpus mamillare. Das Corpus callosum ist eine Kommissurenbahn, die interhemisphärische Fasern enthält.

Vorderer Schenkel:	Tractus frontopontinus ↓ vordere Thalamusstrahlung ↑
Knie:	Fibrae corticonucleares ↓
Hinterer Schenkel:	Fibrae corticospinales (obere Extremität, Rumpf, untere Extremität) ↓ Fibrae corticothalamicae ↓ Fibrae corticorubrales ↓ Fibrae corticoreticulares ↓ zentrale Thalamusstrahlung ↑

Fibrae corticopontinae ↓
Fibrae temporopontinae ↓
Fibrae corticotectales ↓ } sublentikulär
Hörstrahlung
Sehstrahlung

Fibrae occipitopontinae ↓
hintere Thalamusstrahlung ↑ } retrolentikulär

H96 ■

→ **Frage 9.98: Lösung D**

Der Balken ist das größte und bedeutendste Kommissurensystem des Großhirns. Von vorne (rostral) nach hinten teilt man das Corpus callosum ein in Rostrum, Genu, Truncus und Splenium. Die Aussage – das Corpus callosum ist von grauer Substanz bedeckt – ist korrekt, denn direkt auf dem Corpus callosum liegt das **Indusium griseum**, das mit einigen anderen Strukturen zum limbischen Kortex (innerer Bogen des limbischen Kortex) gerechnet wird.

Zu (A): Der III. Ventrikel wird nach vorne durch die dünne Lamina terminalis begrenzt, die vom Chiasma opticum bis zur Commissura anterior reicht.

Zu (B): Das Dach des III. Ventrikels wird von der Tela choroidea ventriculi tertii gebildet.

Zu (C): Das Dach des Recessus suprapinealis bildet auch die Tela choroidea ventriculi tertii.

Zu (E): Die Foramina interventricularia werden durch den Thalamus hinten und bogenförmig vorne durch den Fornix begrenzt.

Ein reiner Textkommentar ist bei einer solchen topographischen Frage zwangsläufig nicht ausreichend. Um für weitere ähnliche Fragen zur Topographie des III. Ventrikels und benachbarter Strukturen gerüstet zu sein, empfehle ich dringend, sich hier mit Hilfe des Anatomieatlas die topographischen Verhältnisse klarzumachen.

IX.10   Projektionsbahnen

Als **Projektionsbahnen** bezeichnet man sowohl Faserzüge, die die Großhirnrinde mit tieferliegenden Gehirnzentren bzw. mit dem Rückenmark verbinden, als auch solche, die aus tieferen Strukturen zur Rinde ziehen. Gemeinsam ist den Projektionsbahnen der Verlauf durch die Capsula interna. Hier eine Auswahl:

a) **Fasciculi thalamocorticales**: Sie verbinden die Schalt- und Relaiskerne des Thalamus (z. B. Nucleus ventralis thalami, Corpus geniculatum laterale et mediale) mit den entsprechenden Rindenarealen. Es existieren auch rückläufige Verbindungen, die Fasciculi corticothalamici. Durch diese Verbindungen ist es möglich, die Kerne des Thalamus zu sensibilisieren oder zu blocken. Beispiel: Bei starker Konzentration auf den Text eines Buches wird die Musik des im Hintergrund laufenden Radios nicht mehr bewusst wahrgenommen.

b) **Tractus pyramidalis** (Pyramidenbahn): Die Pyramidenbahn zieht von der Hirnrinde als Tractus cortocospinalis im hinteren Schenkel der Capsula interna zur Brücke und weiter zur Medulla oblongata. 70–90 % der Fasern kreuzen in der Decussatio pyramidum auf die Gegenseite und verlaufen weiter als Tractus corticospinalis lateralis im Rückenmark. Die restlichen Fasern verlaufen als Tractus corticospinalis anterior und kreuzen erst später in unterschiedlichen Segmenten auf die Gegenseite. Die Fasern enden indirekt über Interneurone, z.T. auch direkt an den motorischen Vorderwurzelzellen des Rückenmarks.

c) **Tractus corticopontini**: Dies sind Bahnen, die von der Großhirnrinde zum extrapyramidalen System ziehen. Sie verlaufen über die Nuclei pontis der Brücke zur Rinde des Kleinhirns.

d) Der **Fornix** stellt einen kräftigen Projektionsfaserzug dar, der als Tractus hippocampomamillaris den Hippocampus mit dem Corpus mammillare verbindet. Die einzelnen Fornixabschnitte bezeichnet man von rostral nach dorsal als Columna fornicis (Säule), Corpus fornicis und Crus fornicis (es gelangt in das Unterhorn des Seitenventrikels). Funktionell gesehen gehört der Fornix zum limbischen System, das eine wichtige Rolle bei der Steuerung vegetativer Abläufe, sexuellen, emotionalen und affektiven Verhaltens spielt.

e) Der **Tractus corticonuclearis** verbindet entsprechende Bezirke der motorischen Rinde mit den Hirnnervenkernen.

F09 ■

→   **Frage 9.99: Lösung B**

Zu **(B)**: Der **Fornix** führt wichtige *efferente* Fasern aus dem **Hippocampus** zum Corpus mammillare und zum Ncl. anterior thalami. Die Fasern, die zum Corpus mammillare ziehen, gehören zum limbischen System (Papez-Kreis).

Afferenzen zum Hippocampus, die im Fornix verlaufen, entstammen den Septumkernen (Nuclei septales).

Der Fornix stellt einen kräftigen Projektionsfaserzug dar, der als Tractus hippocampomamillaris den Hippocampus mit dem Corpus mammillare verbindet. Die einzelnen Fornixabschnitte bezeichnet man von rostral nach dorsal als Columna fornicis (Säulen), die sich – jeweils von beiden Seiten kommend – in der Commissura fornicis zum Corpus fornicis vereinigen und sich etwa über dem Foramen interventriculare in 2 Crura fornicis teilen. Das Crus fornicis gelangt in das Unterhorn des Seitenventrikels und hat so Verbindung mit dem Plexus choroideus.

Funktionell gesehen gehört der Fornix zum limbischen System, das eine wichtige Rolle bei der Steuerung vegetativer Abläufe, sexuellen, emotionalen und affektiven Verhaltens spielt.

Zu **(A)**: In der **Area septalis** liegen die Septumkerne, die einen Teil der Fornixfasern erhalten.

Zu **(C)**: Der **Gyrus cinguli** liegt dem Fornix auf und verbindet die Nuclei anteriores thalami mit dem Gyrus parahippocampalis. Diese Verbindung ist Teil des Papez-Kreises, wobei die Verbindungen des Papez-Kreises nach heutiger Erkenntnis deutlich komplexer sind als früher angenommen.

Zu **(D)**: Das **Corpus mammillare** erhält die Fasern aus dem Hippocampus über den Fornix.

Zu **(E)**: Die **Area entorhinalis** ist der vordere Teil des Gyrus parahippocampalis. Sie gehört zu den Kerngebieten des limbischen Systems, sie ist über den Gyrus cinguli mit dem Thalamus verbunden.

F04 H96 ■

→   **Frage 9.100: Lösung A**

Der **Tractus corticospinalis**, der als eine der wichtigsten Projektionsbahnen des Gehirns den primär motorischen Kortex mit dem Rückenmark verbindet, verläuft zunächst im hinteren Schenkel der Capsula interna nahe dem Genu capsulae internae. Der **Tractus corticospinalis** ist die **Pyramidenbahn**. Diese Bahn leitet motorische Impulse aus dem Gyrus praecentralis des Frontallappens. In der Capsula interna verlaufen die Fasern im hinteren Schenkel gleich nach dem Genu capsulae internae in folgender somatotopischer Ordnung: von vorne nach hinten – obere Extremität, Rumpf und untere Extremität.

Der Tractus corticospinalis zieht von der inneren Kapsel weiter zur Brücke und zur Medulla oblongata. Dort kreuzen 70–90 % der Fasern in der Decussatio pyramidum auf die Gegenseite und verlaufen weiter als Tractus corticospinalis lateralis im Rückenmark. Die ungekreuzten Fasern verlaufen als Tractus corticospinalis anterior und kreuzen erst später in Höhe ihrer Endigung auf die Gegenseite.

Die Fasern des Tractus corticospinalis enden zum größten Teil an Interneuronen des Rückenmarks und ziehen dann erst zu den Vorderhornzellen. Nur ein kleiner Teil der Fasern erreicht direkt die motorischen Vorderhornzellen des Rückenmarks.

Zu **(B)**: In der Capsula externa verläuft nur ein geringer Anteil an Bahnen (Projektionsbahnen), aber nicht die Pyramidenbahn.

Zu **(A)**: Im Mittelhirn (Mesencephalon) verläuft der Tractus corticospinalis in den Hirnstielen, **Pedunculi cerebri**, und zwar in deren ventralen Anteil, den Crura cerebri. Zwischen den beiden Pedunculi cerebri liegt die Fossa interpeduncularis, wo der N. oculomotorius austritt. Den hinteren Teil der Pedunculi cerebri bildet das Tegmentum mesencephali (Mittelhirnhaube), das auch wichtige Bahnen und Kerne enthält (Substantia nigra, Nucleus ruber, Formatio reticularis u.a.). Siehe hierzu auch Abb. 9.6. Neben dem Tractus corticospinalis verlaufen noch die folgenden Bahnen in den Crura cerebri: Fibrae frontopontinae, Fibrae corticonucleares und Fibrae parietotemporopontinae.

Zu **(C)**: Das Tectum mesencephali ist der dorsale Abschnitt des Mittelhirns und besteht nur aus der Vierhügelplatte.

Zu **(D)**: Die Kleinhirnstiele liegen dorsal des Hirnstamms und haben nichts mit der Pyramidenbahn zu tun! Allgemein kann man sich merken, dass die langen, absteigenden Bahnen aus dem Großhirn in den vorderen Anteilen des Hirnstamms verlaufen (also Crura cerebri, Pars anterior pontis und in der Pyramis der Medulla oblongata).

Zu **(E)**: Weiter kaudal verlaufen die Fasern des Tractus corticospinalis durch die Pons, aber nicht direkt unter dem Boden der Rautengrube (dort liegt z.B. der Fasciculus longitudinalis medialis), sondern im vorderen Anteil (s.o.).

F04 ■

→ **Frage 9.101: Lösung B**

Da bei der Pyramidenbahn (**Tractus corticospinalis**) der größte Teil in der Decussatio pyramidum in der Medulla oblongata kreuzt, ist die Läsion auf der Gegenseite der Schädigung zu suchen (man setzt eine Läsion oberhalb der Pyramidenbahnkreuzung voraus, da dies bei der Diagnose „Hirnblutung" wahrscheinlich ist). Wäre der Tractus corticobulbaris (Fasern aus der motorischen Rinde zu den Hirnnervenkernen) auch betroffen, so würde man im Kopfbereich auch Symptome wie z.B. eine Hypoglossus- oder Fazialisparese (außer Stirnmuskulatur) diagnostizieren.

Der Tractus rubrospinalis ist (zusammen mit dem Tractus corticorubralis) ein Parallelweg zum kortikospinalen System. Er kreuzt gleich im Mesencephalon die Seite und erreicht ventral des Tractus corticospinalis auch letztendlich die motorische Vorderhornzelle. Er gehört zum extrapyramidal-motorischen

System. Eine Schädigung, wie in (E) beschrieben, hätte Symptome auf beiden Seiten zur Folge.

Läsionen der Hinterstrangbahnen (diese enden aber bereits im Nucl. cuneatus und Nucl. gracilis der Medulla oblongata, wären also bei einer Hirnblutung nicht betroffen) führen zu Sensibilitätsstörungen der ipsilateralen Seite (D).

F05 ■

→ **Frage 9.102: Lösung D**

Bei den in der Frage geschilderten Symptomen handelt es sich um eine Hemiparese *links*, eine Fazialisparese und Abducensparese *rechts*. Das wiederum bedeutet, dass die durch eine Durchblutungsstörung verursachte Läsion in einer Höhe liegen muss, in der die Pyramidenbahn noch nicht gekreuzt ist (also oberhalb der Pyramidenbahnkreuzung), aber die Hirnnerven bzw. deren Kerne bereits von den im Mesencephalon gekreuzten Fibrae corticopontinae rechts erreicht wurden. Die Ursprungskerne der Hirnnerven auf der gleichen Seite (also rechts) werden aber geschädigt. Die damit gegebene Höhenlokalisation ist die kaudale Pons in Höhe der Hirnnervenkerne des N. facialis und N. abducens.

Außerdem gibt die Beschreibung der Lähmung der mimischen Muskulatur der Gegenseite noch einen Hinweis: Da der M. frontalis und der M. orbicularis oculi doppelseitig innerviert werden, also nicht nur von gekreuzten Fasern der Gegenseite, sondern auch von ungekreuzten Fasern der gleichen Seite erreicht werden, kann der Patient die Stirn bei der zentralen Fazialisparese noch runzeln. Hier wird eine schlaffe Lähmung der Muskulatur der rechten Gesichtshälfte beschrieben, damit ist diese Fazialisparese peripher, also ab der Höhe des Hirnnervenkerns zu suchen.

Man muss sich also zunächst einmal den Verlauf der motorischen Bahnen zur Körpermuskulatur der linken Seite und zu den Hirnnervenkernen klar machen:

Der **Tractus corticonuclearis** geht von den Projektionsgebieten der entsprechenden Muskulatur im Gyrus praecentralis aus, die Fasern verlaufen dann in der Capsula interna, im Crus cerebri und kreuzen dann im Mesencephalon zur Gegenseite, die Fasern für die Augenmotorik kommen aus dem frontalen Augenfeld (Area 8 nach Brodmann), durchlaufen noch andere Schaltstellen (z.B. Colliculi superiores) und versorgen dann die Hirnnervenkerne für die Okulomotorik.

Zu **(A)** und **(B)**: Bei einer Läsion im Gyrus praecentralis bzw. der Capsula interna rechts wäre die mimische Muskulatur und die Muskulatur auf der *gleichen* Körperseite betroffen (also Fazialisparese *und* Hemiparese *links*).

Zu **(C)**: Der Pedunculus cerebri umfasst im Mesencephalon Tegmentum mesencephali und Crus cerebri. Er kommt aber für die Lösung nicht in Frage, da eine Schädigung der Pyramidenbahn im Crus cerebri links eine Hemiparese *rechts* zur Folge hätte.

Zu (E): Damit ist wohl die Höhe der Pyramidenbahnkreuzung gemeint. Diese Höhenlokalisation erklärt aber nicht die periphere Fazialis- und die Abduzensparese, da beide Hirnnerven schon weiter kranial austreten.

H03

→ **Frage 9.103: Lösung D**

Der Tractus corticonuclearis (Tractus corticobularis) ist eine Verbindung des Kortex mit den Hirnnervenkernen. Er beginnt an den motorischen Zentren für die Rachen-, Zungen-, Kehlkopf- und mimischen Muskulatur des Gyrus praecentralis (A). Der Faserverlauf geht zusammen mit dem Tractus corticospinalis (Pyramidenbahn) durch die innere Kapsel und im Crus cerebri medial der Pyramidenbahnfasern (E). Die meisten Fasern verlaufen gekreuzt, einige Hirnnervenkerne werden ipsilateral und kontralateral innerviert (z. B. Nucleus ambiguus), einige nur kontralateral (N. hypoglossus), einige nur ipsilateral.

> ### Klinischer Bezug
> Interessant (und bereits im Physikum gefragt) ist die Sonderstellung des Nucl. nervi facialis: Der Kernanteil, der die Stirnmuskulatur versorgt, wird ipsilateral und kontralateral erreicht, der übrige Teil, der die mittlere und untere Gesichtsmuskulatur versorgt, wird nur kontralateral innerviert. Daher ist bei einer zentralen Fazialisparese die Aktivierung der Stirnmuskulatur noch möglich, da diese auch kontralateral noch innerviert ist, während bei einer peripheren Fazialisparese (Schädigung des Nervs im Verlauf) die mimische Muskulatur komplett ausfällt.

Zu (D): Bis zu den Hirnnervenkernen werden die Fasern des Tractus unterwegs nicht umgeschaltet, auch nicht im Caput nuclei caudati.

9.8   Systeme

F02 ■

→ **Frage 9.104: Lösung E**

Die **Schmerzleitung** aus der unteren Extremität erfolgt über den Tractus spinothalamicus lateralis. Das erste Neuron liegt noch im Spinalganglion, das 2. Neuron im Hinterhorn (räumlich gesehen Hintersäule) des Rückenmarks. Dort erfolgt die Umschaltung ipsilateral, dann erfolgt die Kreuzung und der Tractus spinothalamicus zieht zum Thalamus. Nucl. cuneatus und Nucl. gracilis sind die Hinterstrangkerne, die die Oberflächen- und Tiefensensibilität (*außer* Schmerz und Temperaturempfin-

dung) aus der Körperperipherie bis zur Medulla oblongata leiten, wo in den Hinterstrangkernen auf das 2. Neuron umgeschaltet wird.

H02 ■ ■

→ **Frage 9.105: Lösung C**

In den genannten **Hinterstrangkernen** Nucleus gracilis und Nucleus cuneatus liegen Neurone, die in der Medulla oblongata kreuzen und dann im Lemniscus medialis weiter zum Thalamus verlaufen. Es handelt sich bei den in den Hinterstrangkernen liegenden Neuronen um das 2. Neuron des sog. „**Hinterstrang-medialen Lemniskussystems**". Das erste Neuron dieser Kette, die von den Rezeptoren bis zum Kortex reicht, liegt in den jeweiligen Spinalganglien. Die zu den 1. Neuronen gehörigen Axone verlaufen im Hinterhorn des Rückenmarks (B). Im unter (E) genannten Nucleus ventralis posterolateralis thalami liegen die Perikarya des 3. Neurons, deren Axone dann zur primär somatosensorischen Rinde (Gyrus postcentralis) gelangen.

H09 ■ ■

→ **Frage 9.106: Lösung C**

Zu (C)-(E): Siehe Kommentar zu Frage 9.105. (Lösung (E) ist falsch, im **Vorderhorn** befinden sich motorische Neurone).

Zu (A): Im **Nucl. cochlearis posterior** liegen Neurone, deren Axone im Lemniscus lateralis (Hörbahn) verlaufen.

Zu (B): Im **Nucl. dentatus des Cerebellum** (erhält Informationen aus dem Pontocerebellum) liegen Neurone, deren Efferenzen über den Pedunculus cerebellaris superior zum Nucl. ruber und zum Thalamus ziehen und indirekt wieder die mototischen Areale beeinflussen.

F05 H01 H99 ■

→ **Frage 9.107: Lösung B**

Zu (B): Der **Lemniscus medialis** besteht aus einem Fasersystem der wichtigsten *aufsteigenden* Bahnen, die die exterozeptiven Afferenzen aus dem Rückenmark weiterleiten. Dazu gehört auch der **Fasciculus cuneatus et gracilis**. Diese Bahnen haben ihr zweites Neuron im Nucleus cuneatus et gracilis, sie kreuzen nach dem zweiten Neuron in der Decussatio lemniscorum medialium zur kontralateralen Seite.

Zu (A): Absteigende Fasersysteme verlaufen nicht im Lemniscus medialis. Die Pyramidenbahn als eines der größten absteigenden Systeme kreuzt mit 80 % in der Decussatio pyramidum.

Zu (C): Der Epithalamus besteht aus den Habenulae, die eine Verbindung zwischen dem olfaktorischen System und dem Hirnstamm bilden, der Epiphyse und der Commissura epithalamica (= posterior).

Zu **(D)**: Das 3. Neuron der Hinterstrangbahn liegt wie bei allen sensiblen Bahnen im Thalamus.

Zu **(E)**: Die Colliculi inferiores sind ein Teil der Hörbahn. Sie erhalten ihre Afferenzen durch den Lemniscus lateralis.

H04 ■

→ **Frage 9.108: Lösung C**

Angesprochen ist hier die Leitung der **epikritischen Sensibilität** (für die obere Extremität), deren *erste Umschaltung* im **Nucleus cuneatus** stattfindet (keine Umschaltung im Spinalganglion, dort liegt nur das Perikaryon des ersten Neurons).
Siehe Kommentar zu Frage 9.105.

H06 ■

→ **Frage 9.109: Lösung B**

Riechzellen sind primäre Sinneszellen (B) und sie sind **bipolare Nervenzellen**. Zwischen den Riechzellen liegen Stützzellen und Basalzellen. Die peripheren Fortsätze sind als Kolben verdickt und tragen in den **Riechzilien** die Rezeptoren für Geruchsstoffe. Die zentralen Fortsätze (Axone) ziehen gebündelt als **Fila olfactoria** durch die Lamina cribrosa und enden im Bulbus olfactorius, dort beginnt das 2. Neuron. Eine Synapsenbildung innerhalb der Riechschleimhaut gibt es nicht ((A) ist falsch). Riechzellen haben eine zeitlich begrenzte Lebensdauer und können durch die Basalzellen immer wieder regeneriert werden, was für das Nervensystem ungewöhnlich ist. Olfaktorische Glomeruli (C) bezeichnet die Synapsenbildung der Fila olfactoria mit den Mitralzellen und Büschelzellen im Bulbus olfactorius. Die Mitral- und Büschelzellen bilden das 2. Neuron der Riechbahn (Tractus olfactorius).

IX.11   Hörbahn

Vom Corti-Organ werden die Erregungen über den N. cochlearis zu den Nuclei cochleares ventralis et dorsalis am Boden der Rautengrube geleitet. Von dort aus wird der Ncl. olivaris superior von Signalen beider Ohren erreicht (Richtungshören).
Vom *Nucleus cochlearis anterior* zieht das 2. Neuron (größtenteils im Corpus trapezoideum gekreuzt) als Lemniscus lateralis zu den Colliculi inferiores. Die Fasern des Nucleus cochlearis posterior kreuzen als Striae acusticae posteriores und schließen sich dem Lemniscus lateralis an.
Die meisten Lemniscusfasern ziehen als 2. Neuron bis zu den Colliculi inferiores. Ein kleiner Teil wird jedoch unterwegs auf das 3. Neuron umgeschaltet (Zwischenkerne: Nuclei corporis trapezoidei, Nucleus lemniscus lat.).
Die Colliculi inferiores werden also sowohl von (größtenteils gekreuzten) Fasern des 2. und 3. Neurons erreicht.

Der nächste Anteil der Hörbahn führt dann zum Corpus geniculatum mediale, wo als letztes Neuron die Hörstrahlung zur Rinde des Schläfenlappens zieht.
Die Signale der Corti-Organe erreichen das Hörzentrum sowohl ipsilateral als auch kontralateral. Mehr als die Hälfte der Fasern kreuzt zur kontralateralen Hemisphäre. Die Tatsache, dass das Hörzentrum jeder Seite Signale aus beiden Corti-Organen erhält, hat Bedeutung für das Richtungshören.
Die Hörbahn ist zwar streng tonotopisch gegliedert, wobei die Gliederung bereits in der Kochlea beginnt: Hohe Frequenzen werden in den basalen Schneckenwindungen aufgenommen, tiefe Frequenzen von den apikalen Schneckenwindungen. Diese Gliederung nach Frequenzen wird im Verlauf der Hörbahn auch beibehalten, aber die Signale projizieren alle in die Gyri temporales transversi.
Dort im Hörzentrum werden die Signale allerdings je nach Frequenz an unterschiedlicher Stelle verarbeitet (die tiefen Frequenzen sind eher anterolateral, die hohen eher posteromedial repräsentiert).

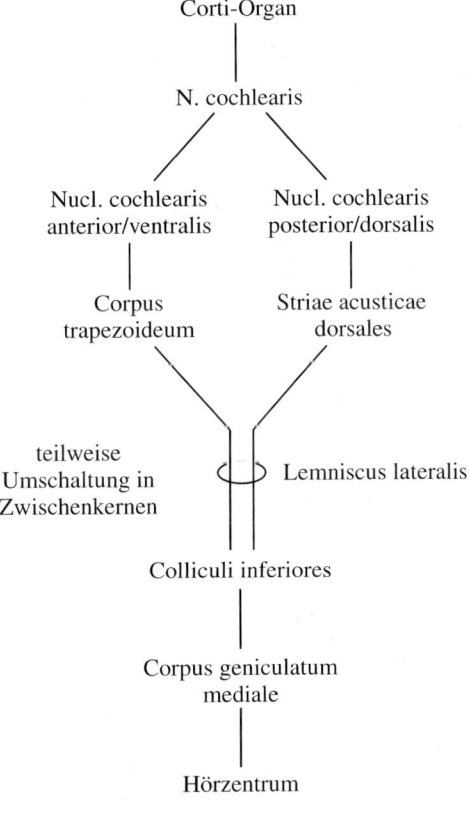

Klinischer Bezug
Bereits auf der Ebene der Umschaltung im Corpus trapezoideum gibt es einen Kern, Nucl. olivaris superior, der schon von Fasern aus beiden Nucll. cochleae erreicht wird. Die Tatsache, dass die Hörrinde jeder Seite Signale aus beiden Cochleae erhält (also bereits auf Ebene des Nucl. olivaris superior), ist wichtig für das Richtungshören. Weitere Verbindungen beider Seiten bestehen auch in den Nucl. lemnisci lat. und in der Commissura colliculi inferioris.

F10

→ **Frage 9.110: Lösung B**

Zu **(B)**: Der obere Olivenkomplex (**Ncl. olivaris superior**) gehört zur Hörbahn: Die Neurone des N. vestibulocochlearis werden in der Medulla oblongata (Ncl. cochlearis anterior et posterior) auf das 2. Neuron umgeschaltet. Von diesen Kernen aus ziehen Fasern u. a. zur oberen Olive und zwar sowohl gekreuzt als auch ungekreuzt. Jeder obere Olivenkomplex erhält daher Signale aus beiden Ohren. Schallsignale erreichen immer ein Ohr etwas früher und lauter als das andere. Diese Unterschiede werden in der oberen Olive ausgewertet und ermöglichen so das **Richtungshören**.

Zu **(C)**: Der überwiegende Teil der Fasern zum Ncl. olivaris superior kommt vom **anterioren Kochleariskern** (Ncl. cochlearis anterior).

Zu **(D)**: Der **Ncl. olivaris inferior**, der untere Olivenkomplex, ist eine wichtige motorische Schaltstelle: Von hier geht einerseits der **Tractus olivocerebellaris** zum Kleinhirn (A) aus, andererseits der **Tractus olivospinalis** (D) zum Rückenmark.

Zu **(E)**: Der obere Olivenkernkomplex und die Vestibulariskerne liegen in der **Pons** auf **Höhe des 4. Ventrikels**. Der Olivenkomplex befindet sich jedoch **weiter ventral und medial** als die Vestibulariskerne (siehe Prometheus, Lernatlas der Anatomie, Kopf, Hals und Neuroanatomie, 2. Auflage, Georg Thieme Verlag 2009, S. 307 unten).

H08 F03 ■

→ **Frage 9.111: Lösung A**

Die **Gyri temporales transversi** (Hörzentrum) **erhalten** ihre **Afferenzen** vorwiegend **vom Corpus geniculatum mediale**.

Zu **(C)** und **(E)**: Die **Stationen der Hörbahn** sind das Ganglion spirale, das **Corpus trapezoideum** (C), die Nuclei cochlearis ventralis und dorsalis, die Nuclei olivares sup., der Lemniscus lateralis, die **Colliculi inferiores** (E), das Corpus geniculatum mediale und die Area 41 an den Gyri temporales transversi.

Zu **(B)** und **(D)**: **Colliculus superior** (D) und **Corpus geniculatum laterale** (B) gehören zur Sehbahn.

Merke!
Das Corpus geniculatum laterale (wie „Licht") gehört zur Sehbahn, das Corpus geniculatum mediale (wie „Musik") zur Hörbahn.

IX.12   Sehbahn

Im rechten Tractus opticus verlaufen die Nervenfasern der temporalen Retinahälfte des rechten Auges und der nasalen Retinahälfte des linken Auges (Abb. 9.8).

Bei Totalausfall des rechten Tractus opticus würden also nur die linken Gesichtsfeldhälften beider Augen ausfallen.

Die **retinotope Gliederung** im visuellen System beginnt bereits im N. opticus (Fasern aus der nasalen Retinahälfte liegen nasal, Fasern aus der lateralen Retinahälfte liegen lateral, Fasern aus der oberen Retinahälfte liegen oben usw.) und setzt sich durch die gesamte Sehbahn bis zur primären Sehrinde fort.

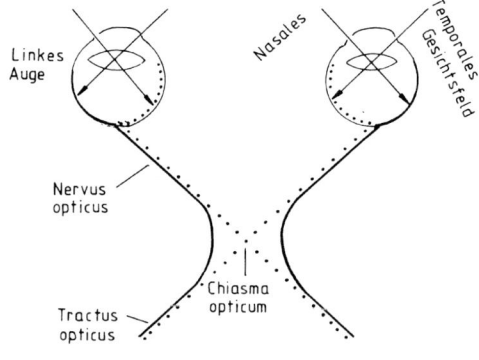

Abb. 9.8 Beginn der Sehbahn

Sehbahn:

```
                Photorezeptoren
                    |        1. Neuron
        Zellen der inneren Körnerschicht
                der Netzhaut
                    |        2. Neuron
            Ganglienzellen der Retina
                    |        3. Neuron
                N. opticus (N.II)
                    |
    Chiasma opticum – nasale Fasern kreuzen
                    |
                Tractus opticus
                    |
        Corpus geniculatum laterale
                    |        4. Neuron
                Colliculus superior
            (Brachium colliculi superioris)
            Fasern aus bestimmten
                Netzhautbezirken
                            Radiatio optica
                            Gratiolet-
                            Strahlung
            Sehrinde, Area 17
            Sulcus calcarinus
```

Klinischer Bezug

Der **konsensuelle Lichtreflex** bedeutet, dass beim Lichteinfall auch in nur eine Pupille sich reflektorisch nicht nur die Pupille dieses Auges, sondern auch die des anderen Auges mit verengt.

Der **Pupillenreflex** – ein Grundbestandteil der klinischen Untersuchung jedes Patienten – läuft über Afferenzen mittels Optikusfasern, die in der Area praetectalis enden; nach Umschaltung auf ein zweites Neuron zum Nucl. Edinger-Westphal (Nucl. oculomotorius accessorius) ziehen präganglionäre parasympathische Fasern zum Ganglion ciliare. Nach Umschaltung ziehen dann postganglionäre Fasern über die Nn. ciliares breves zum M. sphincter pupillae.

Die konsensuelle Reaktion kommt dadurch zustande, dass die Optikusfasern gekreuzt und ungekreuzt durch das Chiasma opticum ziehen und damit beide Areae praetectales erreichen. Außerdem werden die Efferenzen von den Nuclei praetectales schon bilateral auf beide Nuclei oculomotorii acc. projiziert.

H08 H06 ■

→ **Frage 9.112: Lösung B**

Bei einem nach **suprasellär wachsenden Hypophysentumor** werden Fasern im Zentrum des Chiasmas zuerst geschädigt. Am Chiasma opticum kreuzen die Fasern aus den beiden nasalen Retinahälften. Betroffen sind also zunächst die temporalen (seitlichen) Anteile des Gesichtsfelds (sog. **Scheuklappenphänomen**). Eine Schädigung in der Mitte des Chiasma opticums führt **an beiden Augen** zu einem **Ausfall des temporalen Gesichtsfeldes** (= heteronyme, bitemporale Hemianopsie), wie in (B) dargestellt. Siehe auch Prometheus, Lernatlas der Anatomie, Kopf, Hals und Neuroanatomie, 2. Auflage, Georg Thieme Verlag 2009, S. 432.

F03

→ **Frage 9.113: Lösung A**

Diese Frage ist am besten lösbar, wenn man sich das Schema der Sehbahn und den Faserverlauf aus temporaler und nasaler Netzhauthälfte aufzeichnet (siehe Abb. 9.8). Für eine bitemporale Hemianopsie sind die Fasern aus den jeweils medialen Netzhauthälften von Bedeutung, die im Chiasma opticum kreuzen. Wird das Chiasma opticum sagittal durchtrennt, so sind diese Afferenzen unterbrochen, während die Fasern aus den lateralen Netzhauthälften „ungestört" weiter verlaufen können.

Zu **(B)**: Eine Frontal-Durchtrennung des Chiasma opticum würde alle Fasern komplett treffen und zu einer völligen Blindheit führen.

Zu **(C)**: Eine beidseitige Kompression des Chiasma opticum von lateral schädigt Fasern aus den lateralen Netzhauthälften, die für das jeweils nasale Gesichtsfeld zuständig sind.

Zu **(D)**: Eine Schädigung des rechten Tractus opticus führt zu einer homonymen Hemianopsie nach links (links fällt die temporale Gesichtsfeldhälfte, rechts die nasale Gesichtsfeldhälfte aus).

Zu **(E)**: Schädigungen des Corpus geniculatum laterale lassen sich durch Gesichtsfelduntersuchungen (Perimetrie) nicht von Läsionen des Tractus opticus trennen.

F06 ■

→ **Frage 9.114: Lösung C**

Homonyme Anopsie nach rechts (erstmals wird der klinische Ausdruck verwendet, in einer alten Frage wurde der Gesichtsfeldausfall noch beschrieben) bedeutet, dass bei beiden Augen der gleiche (homonyme) Gesichtsfeldausfall auftritt. Gesichtsfeldausfall zu einer Seite (Hemianopsie), in diesem Fall nach rechts, bedeutet, dass die Opticusfasern aus beiden linken Retinahälften an einer gemeinsamen Stelle geschädigt werden, hier also im linken Tractus opticus, da die Fasern aus dem rechten Auge für die linke Retinahälfte im Chiasma opticum kreuzen und dann im Tractus opticus weiter verlaufen.

Kommentare

Klinischer Bezug
Die Fragestellung ist klinisch sehr wichtig, weil sich anhand des Gesichtsfeldausfalls beim Patienten Lage und Ausmaß der Läsion abschätzen lassen.
Beim Hypophysentumor werden Fasern im Zentrum des Chiasmas zuerst geschädigt. An dieser Stelle kreuzen die Fasern aus den beiden nasalen Retinahälften. Betroffen sind also zunächst die seitlichen Anteile des Gesichtsfelds (sog. Scheuklappenphänomen).

F92

→ **Frage 9.115: Lösung D**

Der **Papez-Kreis** des limbischen Systems verläuft durch folgende Strukturen:
- Subiculum und Hippocampus
- Fornix
- Corpus mammillare
- Fasciculus mammillothalamicus (Vicq d'Azur-Bündel)
- Nuclei anteriores thalami
- Gyrus cinguli
- Area entorhinalis
- Hippocampus

Das **limbische System** ist an emotionalen Prozessen beteiligt und bestimmt Verhaltensmuster. Es regelt die Verbindung von Emotionen mit somatischen, autonomen und endokrinen Funktionen. Es fasst Grenzstrukturen aus Endhirn und Dienzephalon zusammen, die den Balken umgeben. Man unterscheidet den limbischen Kortex mit innerem und äußerem Ring sowie limbische Kerngebiete.
Limbischer Kortex:
Es handelt sich um Rindenfelder, die an der medialen Hemisphärenwand bogenförmige Strukturen um den Balken bilden. Einen äußeren Ring bzw. Bogen bilden Gyrus cinguli (Area subcallosa) und Gyrus parahippocampalis (angrenzend die Area entorhinalis). Der innere Ring wird vom Hippocampus gebildet (zusammen mit Cornu ammonis, Gyrus dentatus, Subiculum).
Limbische Kerngebiete:
Area septalis, Corpus amygdaloideum, Ncl. accumbens, Corpus mammillare, Ncll. anteriores thalami, Ncl. interpeduncularis, Ncl. tegmentis posterior/dorsalis.
Alle Teile des limbischen Systems sind untereinander komplex verbunden, der „Schaltkreis" der nach Papez benannt ist, heißt „Papez-Kreis".

F10 ■

→ **Frage 9.116: Lösung A**

Zu **(A):** Zwischen Thalamus medial und Corpus nucl. caudati lateral verläuft die **Stria terminalis**, ein bo-

genförmiger Faserzug vom **Corpus amygdaloideum** zum vorderen **Hypothalamus**.
Zur Topografie siehe Prometheus, Lernatlas der Anatomie, Kopf, Hals und Neuroanatomie, 2. Auflage, Georg Thieme Verlag 2009, S. 285 und 293.
Zu **(B):** Die **Zirbeldrüse** (Corpus pineale) gehört zum Epithalamus (grenzt dorsal an den Thalamus), der wie der Hypothalamus einen Teil des Dienzephalon darstellt.
Zu **(C):** Der Hypothalamus liegt kaudal vom Thalamus und wird ventral von der Lamina terminalis und dorsal von den **Corpora mamillaria** begrenzt. Das **Tegmentum** mesencephali bildet die Mitte des Mesenzephalons und liegt ventral vom Aqueductus cerebri. Es besteht aus: Formatio reticularis, **Ncl. ruber**, Substantia nigra sowie den Hirnnervenkernen des N. oculomotorius und des N. trochlearis.
Zu **(D):** Das **Pallidum** steht über Nervenfasern mit dem medial von ihm liegenden **Putamen** in enger Verbindung. Pallidum und Putamen bilden den **Ncl. lentiformis**.
Zu **(E):** Der **Ncl. subthalamicus** liegt medial der Capsula interna und ist über den Fasciculus subthalamicus mit dem Pallidum verbunden.

F07 ■

→ **Frage 9.117: Lösung A**

Siehe Kommentar zu 9.116.

F07

→ **Frage 9.118: Lösung E**

Das ist eine sehr detailreiche Fragestellung zum limbischen System.
Zu **(A):** Der Rindenaufbau in der Hippocampusformation ist dreischichtig – **Allokortex** – im Gegensatz zum sechsschichtigen Isokortex.
Zu **(B):** Der **Fornix** ist eine wichtige Projektionsbahn des Hippocampus, er gehört zum inneren Bogen des limbischen Systems. Er projiziert vom Hippocampus zum Corpus mammillare (Teil des Papez-Kreises).
Zu **(C)** und **(D):** Der **Tractus perforans** ist eine afferente Verbindung von der Regio entorhinalis zum Hippocampus.
Zu **(E):** Die Axone der Körnerzellen des **Gyrus dentatus** projizieren *nicht außerhalb* des Hippocampus, sie bilden ein System von Moosfasern im Cornu ammonis (Ammonshorn).

9.9   Innere Liquorräume

F04 ■

→ **Frage 9.119: Lösung D**

Das Vorderhorn des Seitenventrikels wird medial vom Septum pellucidum begrenzt, lateral vom Caput nuclei caudati, das Dach wird vom Balken gebildet, insbesondere vom Truncus corporis callosi. Vorne wird das Vorderhorn vom Genu corporis callosi begrenzt, unten vom Rostrum corporis callosi. Der *Thalamus* als Begrenzung trifft für die Pars centralis des Seitenventrikels und für den III. Ventrikel zu. Siehe auch Abb. 9.9 und Abb. 9.10 sowie Prometheus, Lernatlas der Anatomie, Kopf, Hals und Neuroanatomie, 2. Auflage, Georg Thieme Verlag 2009, S. 259, 264.

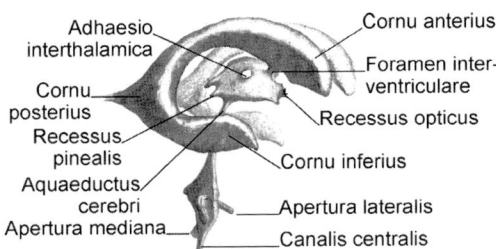

Abb. 9.**9** Das Ventrikelsystem des Gehirns.

F02 F97 ■

→ **Frage 9.120: Lösung D**

Siehe hierzu auch Abb. 9.9.
Die Seitenventrikel liegen in den Hirnhemisphären. Der zentrale Teil der Seitenventrikel wird durch die Vorwölbung des Thalamus eingeengt. Den Boden bildet der Thalamus, ganz medial auch der Fornix, seitlich liegt der Nucleus caudatus, und das Dach bildet der Balken. In der Medianebene darf man das Septum pellucidum nicht vergessen. Das Putamen liegt lateral und unterhalb des Caput nuclei caudati, lateral der inneren Kapsel und kommt mit den Seitenventrikeln nicht in Berührung.
Bitte den Blick in den Atlas hier nicht vergessen, z. B. Prometheus, Lernatlas der Anatomie, Kopf, Hals und Neuroanatomie, 2. Auflage, Georg Thieme Verlag 2009, S. 332, 377.

F08

→ **Frage 9.121: Lösung B**

Medial in das Hinterhorn des Seitenventrikels wölbt sich der **Calcar avis** vor, ein Wulst, der durch das tiefe Einschneiden des Sulcus calcarinus entsteht. Beidseits des Sulcus calcarinus liegt die Sehrinde (Area 17 nach Brodmann). Siehe Prometheus, Lernatlas der Anatomie, Kopf, Hals und Neuroanatomie, 2. Auflage, Georg Thieme Verlag 2009, S. 274/275, 430.

IX.13	Innere Liquorräume

Die vier **Ventrikel** stehen durch Öffnungen und einen Kanal miteinander in Verbindung. Ventrikel I und Ventrikel II sind durch *Foramina interventricularia* (Monroi) mit Ventrikel III verbunden. Der **Aquaeductus cerebri** (Sylvii) verbindet den III. mit

dem IV. Ventrikel, dieser geht in den Zentralkanal des Rückenmarks über. Der IV. Ventrikel – sein Boden bildet die Rautengrube – kommuniziert mit den externen Liquorräumen über 3 Öffnungen: durch die unpaare Apertura mediana ventriculi quarti (Magendii) und durch die paarigen Aperturae laterales ventriculi quarti (Luschkae).
Die Plexus choroidei der Seitenventrikel wölben sich, durch die Foramina interventricularia kommend, am Boden des Mittelteils und setzen sich am Dach des Unterhorns hängend bis in seine Spitze fort. Im III. Ventrikel überdacht der Plexus den Raum bis zum Aquädukt. Im IV. Ventrikel verläuft der Plexus choroideus quer und ragt aus den Aperturae laterales heraus (Bochdalek-Blumenkörbchen).
Siehe Abb. 9.9 und Abb. 9.10.

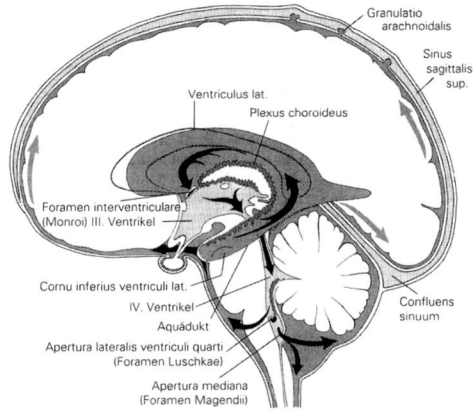

Abb. 9.**10** Liquorzirkulation
(Aus: Berlit P, Braun R, Klinische Neurologie für Anästhesisten und Intensivmediziner, 1998, Georg Thieme Verlag, Stuttgart, New York).

F03 H99 ■

→ **Frage 9.122: Lösung E**

Dem III. unpaaren mittleren Ventrikel liegen auf jeden Fall Thalamus und Hypothalamus benachbart. Das Tuber cinereum ist dorsal des Recessus infundibuli zu finden, die Lamina terminalis bildet die vordere Begrenzung des III. Ventrikels kaudal der Commissura anterior. Die Tela choroidea ist die Bindegewebsplatte, an der der Plexus choroideus des III. Ventrikels befestigt ist. Sie begrenzt den III. Ventrikel von oben.
Der *Nucleus caudatus* jedoch wölbt sich – vereinfacht gesehen – außen um den Thalamus herum, sodass er zwar Kontakt zum Seitenventrikel (er bildet die lateral-kaudale Begrenzung der Vorderhörner) hat, jedoch nicht zum III. Ventrikel.
Siehe auch Prometheus, Lernatlas der Anatomie, Kopf, Hals und Neuroanatomie, 2. Auflage, Georg Thieme Verlag 2009, S. 378, 387.

H08 ■

→   **Frage 9.123: Lösung B**

Der **Nucleus caudatus** wölbt sich (vereinfacht gesehen) außen um den Thalamus herum, so dass er zwar **Kontakt zum Seitenventrikel** hat (er bildet die lateral-kaudale Begrenzung der Vorderhörner), **jedoch nicht zum III. Ventrikel.**
Zu **(A)**, **(C)**–**(E)**: Dem III. unpaaren mittleren Ventrikel sind Thalamus und **Hypothalamus** (A) benachbart. Die Lamina terminalis bildet die vordere Begrenzung des III. Ventrikels kaudal der **Commissura anterior** (D). Der **Plexus choroideus** (E) des III. Ventrikels ist an der Tela choroidea (Bindegewebsplatte) befestigt, die den III. Ventrikel von oben begrenzt. Die **Commissura habenularum** (C) liegt oberhalb der Epiphyse und des Recessus pinealis und bildet hinten einen Teil der Begrenzung des III. Ventrikels. Siehe auch Prometheus, Lernatlas der Anatomie, Kopf, Hals und Neuroanatomie, 2. Auflage, Georg Thieme Verlag 2009, S. 378, 387.

F08 ■

→   **Frage 9.124: Lösung E**

Der III. Ventrikel liegt im Dienzephalon, ist ein sagittal gestellter, recht schmaler (spaltförmiger) Raum, dessen seitliche Begrenzung von Thalamus, Epithalamus und Hypothalamus gebildet werden. Interessant am III. Ventrikel sind sagittale Recessus (z. B. Recessus infundibuli, Recessus opticus, Recessus pinealis) und die Adhaesio interthalamica. Siehe Abbildung 9.9. Das **Dach des III. Ventrikels** wird **durch** die **Tela choroidea gebildet**, die sich zwischen den Striae medullares thalami ausspannt und den Plexus choroideus trägt. Siehe Prometheus, Lernatlas der Anatomie, Kopf, Hals und Neuroanatomie, 2. Auflage, Georg Thieme Verlag 2009, S. 282, 287.

F09 ■

→   **Frage 9.125: Lösung C**

Zu **(C)**: Radiologisch wird eine Erweiterung sowohl beider Seitenventrikel wie auch des 3. Ventrikels gesehen, so dass das Abflusshindernis weiter unten, am wahrscheinlichsten innerhalb des **Aquaeductus cerebri**, zu suchen ist. Hier kommt nur Lösungsmöglichkeit (C) in Frage.
Zu **(A)**: Der **Plexus choroideus des linken Seitenventrikels** geht über das Foramen interventriculare in den Plexus choroideus des dritten Ventrikels über. Bei einem Tumor in diesem Bereich kann es daher zu einem Verschluss des Foramen mit Liquorstau im linken Seitenventrikel kommen.
Zu **(B)**: Die **Foramina interventricularia** verbinden die Seitenventrikel mit dem dritten Ventrikel. Bei einem Verschluss kommt es dementsprechend zu einer Erweiterung der Seitenventrikel.

Zu **(D)**: Bei Verschluss der **Apertura mediana ventriculi quarti** stehen im IV. Ventrikel noch andere Abflussmöglichkeiten in den äußeren Liquorraum zur Verfügung: Es gibt im Recessus lateralis noch jeweils eine Apertura lateralis, über die der Liquorabfluss möglich wäre.
Zu **(E)**: Die **Cisterna ambiens** gehört zu den äußeren Liquorräumen. Bei einer Verklebung in diesem Bereich zirkuliert der Liquor zumindest über den IV. Ventrikel und andere Zisternen wie z. B. Cisterna medullaris.

H08

→   **Frage 9.126: Lösung E**

Der **Pfeil weist auf** ein **Foramen interventriculare**. Beide Seitenventrikel sind jeweils durch ein Foramen interventrikulare mit dem unpaaren III. Ventrikel verbunden, der dann über den Aquaeductus cerebri in den IV. Ventrikel abfließt. Eine **Blockade des Liquorflusses** an dieser Stelle **hat** einen **Aufstau im Seitenventrikel zur Folge.**

F02 ■

→   **Frage 9.127: Lösung B**

Im Vorderhorn und Hinterhorn des Seitenventrikels befindet sich kein Plexus choroideus, er ragt jedoch ins Unterhorn hinein. Weiterhin findet man einen Plexus choroideus am Dach des III. Ventrikels sowie im IV. Ventrikel, wo er durch die Aperturae laterales durchtritt (Bochdalek-Blumenkörbchen).

F99 ■

→   **Frage 9.128: Lösung E**

Im Gehirn gibt es spezifische Areale, in denen Stoffe aus dem Blut frei durch fenestrierte Kapillaren in den Interzellularraum des Nervengewebes hinübertreten können. Man nennt sie neurohämale Gebiete.
Hierzu gehören:
- Eminentia mediana (Infundibulum der Hypophyse)
- Neurohypophyse
- Subfornikalorgan
- Organum subcommissurale
- Area postrema (Brechzentrum, Chemorezeptoren-Triggerzone); siehe auch Kommentar zu Frage 9.153
- Corpus pineale (Epiphyse)
- Organum vasculosum laminae terminalis

Diese Strukturen liegen unpaar in der Medianebene des Gehirns oder sind aus ihr entstanden. Man nennt sie auch **zirkumventrikuläre Organe**.
In der Area striata besteht, wie sonst im Gehirn auch, die normale Blut-Hirn-Schranke.

Kommentare

9.10 Hirn- und Rückenmarkshäute, äußere Liquorräume

IX.14 Hirn- und Rückenmarkshäute

Das Zentralnervensystem wird von den **Meningen**, den 3 Hirnhäuten, umgeben. Die **Dura mater cranialis** (harte Hirnhaut) kleidet die Schädelhöhle aus und bildet mit der äußeren Schicht gleichzeitig das Periost der Schädelknochen. In dieser Schicht verlaufen auch die Meningealarterien. Von der Dura aus reichen Septen zwischen beide Hirnhälften (Falx cerebri) oder zwischen Kleinhirn und Okzipitallappen *(Tentorium cerebelli)*. Die **Sinus durae matris** sind Duplikaturen der inneren Schicht der Dura mit Endothelauskleidung.
Bei den weichen Hirnhäuten **Arachnoidea** und **Pia mater** folgt die Arachnoidea der Dura mater, also der knöchernen Oberfläche, während die Pia mater der Hirnoberfläche direkt aufliegt. Hierdurch entsteht der **Subarachnoidalraum** als Spaltraum zwischen Arachnoidea und Pia mater. Er ist mit Liquor cerebrospinalis gefüllt (**äußerer Liquorraum**). Zisternen sind Erweiterungen des Subarachnoidalraumes, entsprechend den Einsenkungen und Furchungen an der Gehirnoberfläche. Die Cisterna cerebellomedullaris liegt zwischen unterer und hinterer Kleinhirnfläche und Medulla oblongata. Bei der selten durchgeführten Subokzipitalpunktion wird hier Liquor entnommen. Dura mater und Pia mater sind sensibel innerviert.
Als **Epiduralraum** wird der Spalt zwischen beiden Durablättern, also zwischen der periostalen Auskleidung des knöchernen Wirbelkanals und der Dura mater spinalis, bezeichnet. Der Epiduralraum enthält neben Fettgewebe auch Venen und Lymphgefäße und bildet ein Polster für den Duralsack bei Bewegungen der Wirbelsäule. Ab dem 2.–3. Sakralwirbel setzt sich der Duralsack nur noch als Filum terminale fort, ein dünner Strang, der bis zum Steißbein reicht. Da hier neben diesem dünnen Strang nur noch die unteren Spinalnerven verlaufen, bleibt ein geräumiger Epiduralraum übrig. Siehe Abb. 9.11.

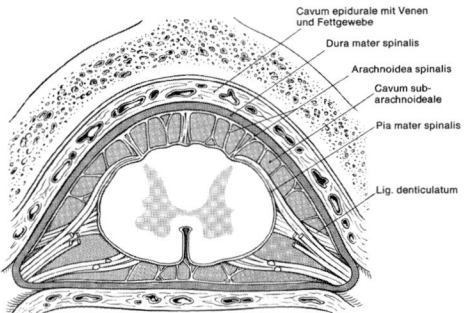

Cavum epidurale mit Venen und Fettgewebe
Dura mater spinalis
Arachnoidea spinalis
Cavum subarachnoideale
Pia mater spinalis
Lig. denticulatum

Abb. 9.11 Schematische Darstellung der Hüllen des Rückenmarks

Aus: Duus P, Neurologische topische Diagnostik, 2. Auflage 1980, Georg Thieme Verlag, Stuttgart, New York.

Klinischer Bezug
Bei **Blutungen** in oder am ZNS unterscheidet man:
- **Subarachnoidalblutung:** Blutung in den Subarachnoidalraum, traumatisch oder nach Ruptur von Aneurysmen (Circulus arteriosus Willisii).
- **Subduralblutung** oder **-hämatom:** Blutung zwischen Dura und Arachnoidea; Blutung aus Brückenvenen, akut oder chronisch, auch noch mit einer Latenz von einigen Wochen nach dem Trauma möglich.
- **Epiduralhämatom:** Hämatom zwischen Schädelknochen und Dura mater, nach Schädel-Hirn-Trauma und Blutungen aus der A. meningea media.
- **intrazerebrale Blutung:** Hämorrhagie innerhalb des Parenchyms, z. B. im Rahmen einer hypertensiven Krise oder bei Mikroaneurysmen intrazerebraler Arterien. Je nach Lokalisation ist ein Einbruch ins Ventrikelsystem möglich. Eine akut eintretende hypertensive Massenblutung hat eine schlechte Prognose. Die Blutung kann auch lokalisiert sein, z. B. im Thalamus oder Zerebellum. Zerebrale Blutungen sind primär klinisch nicht von ischämischen Schlaganfällen zu unterscheiden, nur durch eine computertomographische Untersuchung.

Periduralanästhesie: Es handelt sich um die Instillation eines Anästhetikums mittels dünnem Katheter in den Epiduralraum (auch einmalige Injektionen sind möglich). Man erreicht ihn bei der Punktion nach Überwinden der Ligg. flava. Die Dura mater spinalis wird hierbei nicht durchstochen.
Bei der **Lumbalpunktion** wird Liquor aus dem **Subarachnoidalraum** entnommen (Cisterna lumbalis, unterhalb des 2. LWK). Bei dieser Methode wird die Dura perforiert, also der Subarachnoidalraum erreicht. Auch diese Punktionsmethode kann zur Anästhesie genutzt werden (**Spinalanästhesie**).

F08
→ **Frage 9.129: Lösung B**

Granulationes arachnoideae werden von der **Arachnoidea** gebildet und sind Ausstülpungen des Subarachnoidalraumes in den **Sinus sagittalis superior** (können aber auch am Sinus rectus, Sinus petrosus superior und Sinus transversus auftreten). Von diesen Granulationes aus wird der größte Teil des Liquors in den venösen Sinus resorbiert (Liquorzirkulation: Liquor cerebrospinalis wird vom Plexus choroideus gebildet, gelangt aus dem inneren Liquorraum über die Apertura mediana und die Aperturae laterales in den äußeren Liquorraum und wird dann in den venösen Sinus oder im Spinalkanal durch venöse Plexus an den Abgängen der Spinalnerven resorbiert).

F10

→ **Frage 9.130: Lösung D**

Zu **(D)**: Bei einem **Epiduralhämatom** liegt eine arterielle extradurale Blutung nach Kopftrauma (z.B. Zerreißung der A. meningea media oder ihrer Äste) vor. Die entstehende Raumforderung kann zur Kompression einer Hirnhälfte führen, ggf. mit Schädigung der Pyramidenbahn und einseitiger motorischer Lähmung. Der **ipsilaterale N. oculomotorius** kann durch die Einklemmung bei Raumforderung bzw. Zug und Dehnung des N. oculomotorius über dem Klivus geschädigt werden, wobei die geschädigten **parasympathischen** Fasern des **N. oculomotorius** eine **Pupillenerweiterung** hervorrufen. Es ist also der **efferente Schenkel des Pupillenreflexes betroffen** ((C) trifft nicht zu).
Zu **(A)**: Die **somatischen Afferenzen des N. ophthalmicus** betreffen die **Sensibilität der Haut** (obere Nase, Augenbraue, Stirn, vordere Nasenhöhle usw.). Mit der Pupillomotorik hat der N. ophthalmicus nichts zu tun.
Zu **(B)**: Die **somatischen Efferenzen des N. oculomotorius** verursachen eine **Schädigung der Okulomotorik**.
Zu **(E)**: Bei Schädigung der **viszeralen Efferenzen des Sympathikus** (M. dilatator pupillae) infolge eines Horner-Syndroms kommt es zur Verengung der Pupille (**Miosis**), da der M. dilatator pupillae ausfällt.

H10 ■■

→ **Frage 9.131: Lösung B**

Zu **(B)**: Bei der beschriebenen Patientin besteht der Verdacht auf ein **Subduralhämatom**. Dies tritt **nach Ruptur von** oberflächlichen Hirnvenen, den **Brückenvenen**, auf. Es blutet zwischen Dura und Arachnoidea, wodurch zunächst ein Spaltraum entsteht. Die Blutung ist venös und kann langsam bzw. chronisch verlaufen. Die Symptome entwickeln sich u. U. erst mit einer zeitlichen Latenz nach einem Trauma.
Zu **(A)**: Die Hirnhautgefäße (**Aa. meningeae anterior**, media und posterior) verlaufen zwischen Knochen und Dura mater. Bei Verletzungen dieser Gefäße kommt es zu Blutungen, die die Dura vom Knochen abdrängen (→ **epidurales Hämatom**).
Zu **(B)**: Die **Sinus durae matris** sind venöse Blutleiter, die das Blut von Gehirn, Hirnhäuten und Orbitae aufnehmen.
Zu **(C)**: Eine **Blutung in** den **Subarachnoidalraum** (eher plötzliches, z. T. heftiges Ereignis, arterielle Blutung) ist dringend verdächtig auf eine **Ruptur** eines Aneurysmas (Aussackung) **im Bereich des Circu-**

lus arteriosus Willisii an der Hirnbasis. Siehe Prometheus, Lernatlas der Anatomie, Kopf und Neuroanatomie, Georg Thieme Verlag, Stuttgart, 2009 S. 263.
Zu **(D)**: Im Plexus choroideus werden täglich 500 ml Liquor cerebrospinalis gebildet. Der Plexus besteht u. a. aus einem Kapillargeflecht. Rupturen dieser Gefäße führen zu Einblutungen in den Liquorraum.

F05

→ **Frage 9.132: Lösung D**

Der Schläfenlappen wird bei einer Hirndrucksteigerung zunächst in der Incisura tentorii eingeklemmt, die ein Ausweichen des Schläfenlappens nach unten verhindert.
Siehe Prometheus, Lernatlas der Anatomie, Kopf, Hals und Neuroanatomie, 2. Auflage, Georg Thieme Verlag 2009, S. 260, 261.

F07

→ **Frage 9.133: Lösung B**

Die sensible Innervation der **Dura mater** erfolgt durch die drei Trigeminusäste mit ihren Rr. meningei. Auch Äste des N. vagus und des N. glossopharyngeus sind beteiligt, wobei die beiden letztgenannten vorwiegend die Dura der hinteren Schädelgrube versorgen. Das entsprechende Ganglion, das die Perikaryen für die Versorgung des o.g. Gebietes der Dura enthält, ist das **Ganglion trigeminale**. Die zentralen Axone ziehen zu den somatoafferenten Trigeminuskerngebieten. Siehe Prometheus, Lernatlas der Anatomie, Kopf, Hals und Neuroanatomie, 2. Auflage, Georg Thieme Verlag 2009, S. 107, 262.
Zu **(C)**: Der Nucleus mesencephalicus n. trigemini erhält propriozeptive Afferenzen aus der Kaumuskulatur.
Zu **(D)**: Zum Nucl. principalis n. trigemini ziehen Signale für Tast- und Berührungsempfinden, während die Nucl. spinalis n. trigemini die Berührungs-, Temperatur- und Schmerzempfindungen weiterleitet.

H04

→ **Frage 9.134: Lösung E**

Die **Incisura tentorii** ist der Einschnitt des Tentoriums für den Durchtritt des Hirnstammes. Eine topografische Vorstellung über die Lage des Tentoriums hat man z. B. bei Prometheus, Lernatlas der Anatomie, Kopf, Hals und Neuroanatomie, 2. Auflage, Georg Thieme Verlag 2009, S. 260, 261 oder Kahle, W., Frotscher, M., Taschenatlas Anatomie, Band 3, 10. Auflage, Georg Thieme Verlag 2009, S. 291.
Das Tentorium spannt sich zeltartig zwischen Großhirn und Kleinhirn aus, sodass die Ebene der Incisura tentorii etwa in Höhe des Tectum mesencephali zu suchen ist. Hier liegt auf Schnitten durch das Mittelhirn der Nucleus ruber. Siehe Abb. 9.6.

H07 ■

→ **Frage 9.135: Lösung C**

Schon in früheren Prüfungen wurde dieser Sachverhalt gefragt. Die Topographie ist wichtig, weil eine Punktion des Liquorraumes klinisch diagnostisch und therapeutisch eingesetzt wird.

Der Conus medullaris, also das untere Ende des Rückenmarks, endet etwa in Höhe des 2. LWK. Weiter kaudal enthält der Durasack dann nur noch die Cauda equina. Der Durasack reicht bis zum Wirbelkörper S2. In den Durasack, d. h. zwischen Arachnoidea (die Arachnoidea liegt der Dura eng von innen an) und Pia mater (Subarachnoidalraum), erfolgt die Instillation des Lokalanästhetikums bei der Spinalanästhesie oder die Entnahme von Liquor bei der Lumbalpunktion. Um Verletzungen des Rückenmarks zu vermeiden, muss die Punktion also auf jeden Fall unterhalb des 2. LWK, also zwischen LWK 3 und 4, stattfinden. Die Fasern der Cauda equina, die sich hier noch befinden, sind so dünn, dass sie der schmalen Lumbalpunktionsnadel ausweichen und somit nicht verletzt werden können.

Eine Lumbalpunktion wird man in der Regel aber noch etwas tiefer, nämlich zwischen LWK 3/4 oder LWK 4/5 durchführen (z. B. schneidet eine gedachte Linie zwischen den oberen Rändern beider Darmbeinschaufeln etwa den **Dornfortsatz von LWK 4**, so dass der Zwischenraum L3/4 oder L4/5 bestimmt werden und dort bequem eine Lumbalpunktion durchgeführt werden kann). Siehe zur Topographie Prometheus, Lernatlas der Anatomie, Kopf, Hals und Neuroanatomie, 2. Auflage, Georg Thieme Verlag 2009, S. 363.

9.11 Gefäßversorgung

IX.15 Gefäßversorgung des ZNS

Der **Circulus arteriosus cerebri** (Willisi) wird aus 3 großen Blutgefäßen, den beiden Aa. carotides internae und der A. basilaris, gespeist.

Die **A. carotis interna** tritt durch den Canalis caroticus, der in der mittleren Schädelgrube liegt, in die Schädelhöhle ein.

Die **A. basilaris** entsteht aus dem Zusammenfluss der beiden Abgänge der A. subclavia – Aa. vertebrales dextra et sinistra – und tritt durch das Foramen magnum des Os occipitale in die Schädelhöhle ein.

Arterielle Versorgung des Großhirns:

A. cerebri media: Sie ist der Endast der A. carotis interna und verläuft im Sulcus cerebri lateralis; sie versorgt die laterale Außenfläche des Großhirns mit Ausnahme des Okzipitallappens. Im Versorgungsgebiet liegen große Teile des Temporallappens, die Insel, das Frontalhirn, Genu und Crus posterius der Capsula interna, die Endhirnkerne

(= Basalganglien – Putamen, Nucleus caudatus, Klaustrum, Corpus amygdaloideum), das Sprach- und Hörzentrum und die sensomotorischen Rindenfelder (außer für die unteren Extremitäten).

A. cerebri anterior: Sie verläuft in der Fissura longitudinalis cerebri in enger Nachbarschaftsbeziehung zum Corpus callosum.

Sie versorgt die medialen Hirnregionen und ein ca. 1 cm breites Gebiet außerhalb der Mantelkante. Hier liegt auch das sensomotorische Rindenfeld der unteren Extremitäten.

A. cerebri posterior: Sie versorgt die basale und mediale Fläche des Temporallappens und den gesamten Okzipitallappen.

Hier kann als wichtige Struktur die **Sehrinde** im Sulcus calcarinus angegeben werden.

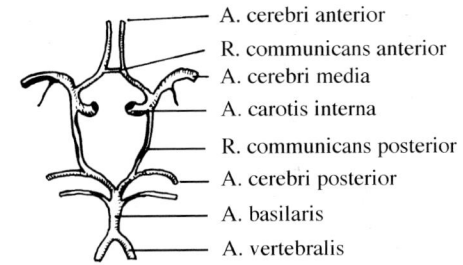

Abb. 9.12 Circulus arteriosus Willisii

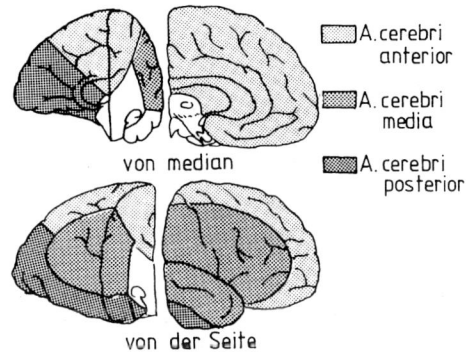

Abb. 9.13 Arterielle Gefäßversorgung des Gehirns

Klinischer Bezug

Die zerebrale Ischämie bzw. den Hirninfarkt kann man nach verschiedenen Gesichtspunkten einteilen. Neben der Einteilung nach Zeitdauer der Symptome und Verlauf ist die Einteilung nach dem Infarktmuster wichtig, die sich aus der bildgebenden Diagnostik ergibt. Das Infarktmuster kann Hinweise auf die Pathogenese geben, was wiederum für Therapie bzw. Prophylaxe weiterer Ereignisse von Bedeutung ist. Man unterscheidet lakunäre Infarkte (Mikroangiopathie bei Arteriosklerose, Obstruktionen kleiner Gefäße) von Territorialinfarkten (embolischer Gefäßverschluss

mit distaler Minderperfusion des Hirnareals). Man spricht dann z. B. von einem A.-cerebri-media-Infarkt oder -Teilinfarkt. Nach Ausschluss von Kontraindikationen kann eine Lysetherapie versucht werden. Die klinischen Ausfälle entsprechen dem Versorgungsgebiet des betroffenen Gefäßes. Beim Territorialinfarkt muss nach der Emboliequelle gesucht werden.
Beim lakunären, arteriosklerotisch bedingten Infarkt ist keine spezifische Therapie außer einer Sekundärprophylaxe möglich.

H04 F02 ■

→ **Frage 9.136: Lösung B**

Die **A. cerebri anterior** versorgt die mediale Hemisphärenfläche einschließlich größerer Teile des Balkens sowie einen Streifen der Mantelkante. Dies bedeutet, dass das *Beinareal* des Gyrus praecentralis und des Gyrus postcentralis von dieser Arterie versorgt wird (motorisches und somatosensibles Primärfeld für das Bein der Gegenseite).
Die primäre Sehrinde wird von der A. cerebri posterior versorgt, die primäre Hörrinde durch die A. cerebri media. Auch das *Handareal* des Gyrus postcentralis und das motorische Sprachzentrum (Broca) wird von Ästen der A. cerebri media versorgt. Siehe Abb. 9.13.

H05 ■

→ **Frage 9.137: Lösung A**

Um den **Sulcus calcarinus** herum (zu sehen an der medialen Hemisphärenfläche) findet man die primäre **Sehrinde**. Dieser Bezirk wird von der A. cerebri posterior versorgt. Siehe Lerntext IX.15.

F07 ■

→ **Frage 9.138: Lösung A**

Das im Frontalschnitt gezeigte geschädigte Gebiet liegt im Bereich der Mantelkante und auf der medialen Oberfläche des Gehirns. Dies ist das Versorgungsgebiet der A. cerebri anterior.
Die **A. cerebri anterior** versorgt die medialen Hirnregionen, einen ca. 1 cm breiten Streifen an der Mantelkante sowie den Gyrus cinguli.
Siehe auch Lerntext IX.15 oder die entsprechenden schematischen Abb. in den Anatomiebüchern.

F08 ■

→ **Frage 9.139: Lösung B**

Die **Blutversorgung des linken Okzipitallappens** (speziell der Sehrinde) erfolgt **durch** die **A. cerebri posterior links**. Die A. cerebri posterior versorgt den unteren Anteil des Temporallappens und den Okzipitalpol.

Zu **(A)**: Die **A. cerebelli superior links** versorgt den oberen Anteil des Kleinhirns und mittlere Anteile des Mittelhirns. Typische Symptome bei Durchblutungsstörungen wären Hemiataxie und Horner-Syndrom.
Zu **(C)**: Die **A. cerebri media** versorgt größere Teile der lateralen Großhirnoberfläche. Bei einem A. cerebri media-Infarkt treten sensible, motorische oder sensomotorische Halbseitensymptome der kontralateralen Seite auf. Zusätzlich kann es auch zu Sprech- und Sprachstörungen kommen. Dies ist die häufigste klinische Manifestation eines Schlaganfalls.
Zu **(D)**: Die **A. cerebelli inferior anterior links** ist der erste große Ast der A. basilaris, versorgt Teile der Medulla oblongata und vordere untere Anteile des Kleinhirns.
Siehe Prometheus, Lernatlas der Anatomie, Kopf und Neuroanatomie, 2. Auflage, Georg Thieme Verlag 2009, S. 323 ff.
Zu **(E)**: Die **A. communicans posterior** (Ast der A. carotis interna) ist ein Verbindungsast zur A. cerebri posterior. Sie schickt zahlreiche Rami centrales zum Boden des III. Ventrikels, zu den Crura cerebri und den vorderen Thalamuskernen.

F06 ■

→ **Frage 9.140: Lösung E**

Eine ähnliche Frage wurde bereits mit der Angabe des betroffenen Gefäßes gestellt.
Die Hirnhautgefäße (**Aa. meningeae** anterior, media und posterior) verlaufen zwischen Knochen und Dura mater. Bei Verletzungen dieser Gefäße kommt es zu Blutungen, die die Dura vom Knochen abdrängen (**epidurale Hämatome**). Am Schädel ist die Dura fest mit dem Periost des Schädels verbunden. Die Bezeichnung Epiduralraum ist etwas irreführend, da ein solcher „Raum" oder „Spalt" nicht existiert, er ist sozusagen virtuell und entsteht erst durch eine Blutung. Man könnte ihn auch als extraduralen Spalt bezeichnen (am Rückenmark teilt sich die Dura in ein äußeres und inneres Blatt, dort gibt es tatsächlich einen mit Fett und Blutgefäßen ausgefüllten Epiduralraum). Die klinische Bezeichnung für Hämatome aufgrund von Verletzungen der Meningealgefäße am Schädel ist aber nach wie vor Epiduralhämatom.
Man muss dies deutlich abgrenzen von **subduralen Hämatomen**, die nach Zerreißung von oberflächlichen Hirnvenen (Brückenvenen) auftreten können. Hier dringt Blut in den Spalt zwischen Dura und Arachnoidea.

Klinischer Bezug
Subarachnoidalblutungen entstehen durch Blutungen aus z. B. rupturierten Aneurysmen (Erweiterungen) von Gefäßen des Circulus arteriosus

Willisii. Solche Blutungen können von plötzlichen Kopfschmerzen bis zum schlagartigen Bewusstseinsverlust unterschiedliche Symptome hervorrufen. Es dringt Blut in den Liquorraum ein, so dass sich der Liquor blutig verfärbt (Diagnose durch Lumbalpunktion möglich, aber mit Gefahr der Hirnstammeinklemmung behaftet, daher meist CT und NMR).

F07 ■

→ **Frage 9.141: Lösung C**

Eine Blutung in den **Subarachnoidalraum** ist dringend verdächtig auf eine Ruptur eines Aneurysmas (Aussackung) im Bereich des Circulus arteriosus Willisii an der **Hirnbasis**. Von den in der Frage genannten Gefäßen kommt daher der **R. communicans anterior** in Frage.
Siehe Prometheus, Lernatlas der Anatomie, Kopf, Hals und Neuroanatomie, 2. Auflage, Georg Thieme Verlag 2009, S. 335.

F04 ■

→ **Frage 9.142: Lösung B**

Die Epiphyse befindet sich am hinteren Rand des Zwischenhirndaches und ragt von hinten oben zwischen die Colliculi superiores. Die direkt dahinter liegende Vene ist die **V. magna cerebri (Galeni)**. Man sollte sich hier die Topografie unbedingt anhand eines Anatomieatlas ansehen, z. B. Prometheus, Lernatlas der Anatomie, Kopf, Hals und Neuroanatomie, 2. Auflage, Georg Thieme Verlag 2009, S. 330, 333. Die V. magna cerebri entsteht aus den beiden Vv. internae cerebri. An einem Mediansagittalschnitt wird deutlich, dass der Sinus sagittalis inferior oberhalb des Balkens am Unterrand der Falx verläuft, der Sinus rectus weiter dorsal oberhalb des Kleinhirns.

F09 ■

→ **Frage 9.143: Lösung A**

Zu **(A)**: Die **V. magna cerebri** nimmt das Blut aus den Basalganglien, dem Marklager und dem Dienzephalon auf und mündet direkt in den **Sinus rectus**.
Zu **(C)**, **(B)** und **(E)**: Der Sinus rectus verbindet **Sinus sagittalis superior** (C) und **inferior** (B). Der Sinus rectus mündet gemeinsam mit dem Sinus occipitalis in den **Confluens sinuum** (E). Siehe Prometheus, Lernatlas der Anatomie, Kopf, Hals und Neuroanatomie, 2. Auflage, Georg Thieme Verlag 2009, S. 328.
Zu **(D)**: Der **Sinus cavernosus** gehört ebenfalls zu den Sinus durae matris und verbindet die V. ophthalmica sup. mit der V. angularis. Er mündet in den Sinus petrosus, von dort in den Sinus sigmoideus und in die V. jugularis interna.

F99

→ **Frage 9.144: Lösung B**

Zu **(A)**: Dies ist eine allgemeine korrekte Aussage zum Blutabfluss aus dem Gehirn. Die V. jugularis interna leitet das meiste Blut aus dem Gehirn ab. Ausnahmen wie Anastomosen sind unter (C) und (E) beschrieben. Zu ergänzen wäre noch, dass die Venen des Gehirns in die Sinus durae matris münden. Ein weiteres Charakteristikum ist, dass die Venen des Gehirns im Gegensatz zu anderen Versorgungsgebieten des Körpers *unabhängig* von den Arterien verlaufen.
Zu **(B)**: Venöses Blut aus dem Kleinhirn und der Medulla oblongata fließt z. B. über Vv. cerebelli ab in die V. cerebri magna, Confluens sinuum, Sinus transversus und Sinus rectus. Blut aus der Medulla oblongata kann auch über die V. petrosa in den Sinus petrosus sup. abfließen.
Zu **(C)**: Über Vv. emissariae stehen die Sinus durae matris mit Venen der Kopfhaut in Verbindung.
Zu **(E)**: Die in der Aussage genannte Anastomose kann, wie schon mehrfach kommentiert, bei Ausbreitung von Entzündungen (z. B. Fortleitung über die Verbindung V. ophthalmica – Sinus cavernosus) zur Sinus-cavernosus-Thrombose führen.

H06 ■

→ **Frage 9.145: Lösung B**

Der **Sinus sagittalis inferior** mündet zunächst in den Sinus rectus, der dann zum Confluens sinuum führt. Siehe auch Prometheus, Lernatlas der Anatomie, Kopf, Hals und Neuroanatomie, 2. Auflage, Georg Thieme Verlag 2009, S. 327, 328. Siehe Abb. 9.14.

H08 ■

→ **Frage 9.146: Lösung A**

Bei Erkrankungsprozessen im Sinus cavernosus ist von den angegebenen Lösungsmöglichkeiten am wenigsten mit einer Läsion des N. facialis zu rechnen.
Zu **(B)–(E)**: Der **Sinus cavernosus**:
- **liegt** paarig **links und rechts neben** der **Sella turcica** und reicht von der Fissura orbitalis superior bis zur Felsenbeinpyramide. Sinus intercavernosi verbinden beide Seiten zu einem ringförmigen Venengeflecht.
- **Durch den Sinus cavernosus verlaufen** die **A. carotis interna** (arteriovenöse Shunts bei Verletzungen möglich) und der **N. abducens** (N. VI).
- Lateral des Sinus cavernosus verlaufen **N. oculomotorius** (N. III), **N. trochlearis** (N.IV) und **N. ophthalmicus** (N.V1).
- Es besteht eine **Verbindung** über die **V. ophthalmica superior** (V. angularis) zu den **extrakraniellen Venen**. Auf diesem Weg können Keime ins

Schädelinnere verschleppt werden und zur Thrombose im Sinus cavernosus führen. (Daher ist Vorsicht geboten, z. B. bei Furunkeln des Gesichts, deren venöser Abfluss im Bereich der V. angularis liegt.) Eine weitere Verbindung existiert über die **V. ophthalmica inf.**.

- Der Sinus cavernosus nimmt das Blut des Sinus sphenoparietalis und der V. ophthalmica auf und steht über die Sinus petrosus superior et inferior mit dem Sinus sigmoideus in Verbindung.

F03 ■
→ **Frage 9.147: Lösung B**

Der Sinus cavernosus nimmt das Blut des Sinus sphenoparietalis (D) und der V. ophthalmica superior (A) auf und steht über die Sinus petrosus superior (E) et inferior (C) mit dem Sinus sigmoideus in Verbindung.

Der Sinus sagittalis inferior hat keine Verbindung zum Sinus cavernosus. Siehe auch Abb. 9.14.

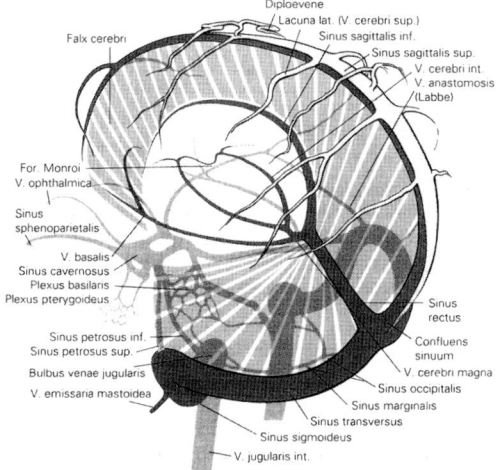

Abb. 9.14 Venöse Blutleiter des Gehirns
(Aus: Berlit P, Klinische Neurologie für Anästhesisten und Intensivmediziner, 1998, Georg Thieme Verlag, Stuttgart, New York)

F05 H82 ■
→ **Frage 9.148: Lösung A**

Der **Sinus rectus** nimmt die V. magna cerebri auf. Er liegt dort, wo die Falx cerebri beidseitig in das Tentorium cerebelli übergeht.

Der für den Abfluss des Sinus rectus unter (A) beschriebene Weg ist korrekt, bitte wiederholen Sie an dieser Stelle nochmals die Sinus durae matris. Siehe auch Abb. 9.14.

F07 ■
→ **Frage 9.149: Lösung B**

Der **Sinus cavernosus** liegt paarig links und rechts neben der Sella turcica. Er reicht von der Fissura orbitalis superior bis zur Felsenbeinpyramide. Sinus intercavernosi verbinden beide Seiten zu einem ringförmigen Venengeflecht.

Weiterhin sind zum Sinus cavernosus noch zu merken:

Verbindung über die V. ophthalmica superior (V. angularis) zu den extrakraniellen Venen. Auf diesem Weg können Keime ins Schädelinnere verschleppt werden und zur Thrombose im Sinus cavernosus führen. Daher ist Vorsicht geboten, z. B. bei Furunkeln des Gesichts, deren venöser Abfluss im Bereich der V. angularis liegt.

Der Sinus cavernosus nimmt das Blut des Sinus sphenoparietalis und der V. ophthalmica auf und steht über die Sinus petrosus superior et inferior mit dem Sinus sigmoideus in Verbindung. Bereits in dieser Prüfung gefragt war die enge topografische Beziehung zum Sinus sphenoidalis (Keilbeinhöhle). Siehe Prometheus, Lernatlas der Anatomie, Kopf, Hals und Neuroanatomie, 2. Auflage, Georg Thieme Verlag 2009, S. 327.

H04
→ **Frage 9.150: Lösung A**

Die oberflächlichen Venen des Gehirns leiten ihr Blut in die Sinus durae matris (Brückenvenen), während die tiefen Hirnvenen ihr Blut an die V. magna cerebri (B) abgeben. Damit scheidet Lösung (B) bereits aus. Siehe Prometheus, Lernatlas der Anatomie, Kopf, Hals und Neuroanatomie, 2. Auflage, Georg Thieme Verlag 2009, S. 326.

Bei den oberflächlichen Hirnvenen unterscheidet man Vv. cerebri superiores und Vv. cerebri inferiores (A).

Die unter (C)–(E) genannten Venen zählen zu den tiefen Hirnvenen.

9.12 Angewandte und topographische Anatomie

H08
→ **Frage 9.151: Lösung A**

Ein **Ausfall der sympathischen Innervation des Auges** (sog. Horner-Komplex) führt zur Symptomtrias **Ptosis**, **Miosis** und **Enophthalmus**. Dies kann **bei Schädigung in den Segmenten C8/Th1** auftreten, da dort die Neurone präganglionärer sympathischer Fasern liegen, die anschließend zum Grenzstrang bzw. zum Ganglion stellatum ziehen.

Zu **(B)–(E)**: Die Zuordnung von Kennmuskeln zu bestimmten Rückenmarksegmenten ist wichtig, um gezielt eine Segmentschädigung feststellen zu können. Der **M. deltoideus** (B) ist beispielsweise der **Kennmuskel** für das **Segment C5**, das **Diaphragma** (C) für das **Segment C4**, und eine Parese des **M. biceps brachii** (D) lässt an eine Läsion im **Segment C6** denken (der Muskel ist aber auch bei Schädigung im Segment C5 mitbetroffen). Der **M. sternocleidomastoideus** wiederum wird von der Radix spinalis des N. accessorius versorgt, die aus einer Kernsäule im Vorderhorn der **Segmente C1–C7** kommt.

F04 ■
→ **Frage 9.152: Lösung C**

Als übergeordnetes Miktionszentrum wird das **pontine** Miktionszentrum im rostralen Brückentegmentum durch erhöhte Blasendehnung aktiviert. Die Dehnungsafferenzen gelangen nach Umschaltung im sakralen Rückenmark in die Pons.

F04
→ **Frage 9.153: Lösung D**

Die **Area postrema** gilt als Chemorezeptoren-Triggerzone für den Brechreflex. Sie liegt paarig am Boden der Rautengrube am unteren Ende des IV. Ventrikels. Die Area postrema zählt zu den zirkumventrikulären Organen, die größtenteils keine Blut-Hirn-Schranke aufweisen, sog. neurohämale Kerngebiete, die hoch vaskularisiert sind und fenestrierte Kapillaren enthalten. Substanzen können so das ZNS erreichen und Brechreiz auslösen. Die Area postrema hat serotoninerge und noradrenerge Afferenzen sowie Substanz-P-haltige Afferenzen aus dem Nucleus solitarius. Auch Efferenzen ziehen zum Nucleus solitarius. Auch bei der Gabe von Zytostatika wird Erbrechen induziert: Schon im Gastrointestinaltrakt wird bei Zytostatikagabe Serotonin frei, das über spezifische Serotonin-(5-HT_3)-Rezeptoren das Erbrechen aktiviert. Auch direkt durch Zytostatikaeinwirkung – ähnlich wie bei Digitalis – kann das Erbrechen durch die Area postrema getriggert werden (Rezeptorsysteme der Area postrema: Substanz P, Neurokinin-1-Rezeptor). Zur antiemetischen Therapie bei Zytostatikagabe werden 5-HT_3-Rezeptorantagonisten eingesetzt, die eine hohe antiemetische Wirksamkeit aufweisen. Seit kurzem ist der erste Neurokinin-1-Rezeptorblocker zur antiemetischen Therapie auf dem Markt.

F00
→ **Frage 9.154: Lösung E**

Es handelt sich um die A. cerebri posterior, die die primäre Sehrinde versorgt. Man erkennt die Anfärbung der A. vertebralis, der Zusammenfluss zur A. basilaris, die in der Medianebene verläuft, und davon entspringend die beiden Aa. cerebri posteriores. Bei einer Injektion in die A. carotis interna fär-

ben sich – sofern keine Stenosen vorliegen – die A. cerebri anterior, median nach oben verlaufend, *und* die A. cerebri media an.

F02 ■
→ **Frage 9.155: Lösung C**

Die mit X bezeichnete Struktur ist der **obere Kleinhirnstiel**, die Verbindung vom Zerebellum → Mittelhirn: Er führt den Tr. spinocerebellaris ant., Tr. cerebellorubralis, Tr. dentatothalamicus (cerebellothalamicus), Tr. uncinatus asc. und Tr. tectocerebellaris.
Zu **(B)**: Fasern einer kortiko-pontino-zerebellären Bahn verlaufen über den mittleren Kleinhirnstiel (Tractus pontocerebellaris).
Zu **(A)**, **(D)** und **(E)**: Alle hier genannten Bahnen verlaufen über den unteren Kleinhirnstiel (Zerebellum – Medulla oblongata).

F03
→ **Frage 9.156: Lösung D**

Die Abbildung wurde schon mehrfach in alten Physika gezeigt. Man erkennt zentral den 3. Ventrikel, darüber die beiden Seitenventrikel, das Septum pellucidum, den Balken, in der Mitte jeweils seitlich des 3. Ventrikels den Thalamus. Die mit einem Stern bezeichnet Struktur ist die Capsula interna.
In der **Capsula interna** verläuft die wichtigste Ansammlung von Projektionsfasern. Sie liegt medial des Nucleus lentiformis und lateral des Nucleus caudatus und des Thalamus. Im Crus anterius verlaufen der Tractus frontopontinus und die vordere Thalamusstrahlung, im Genu der Tractus corticonuclearis als Teil der Pyramidenbahn und im Crus posterius die Fibrae corticospinales, rubrales und reticulares, die obere und hintere Thalamusstrahlung, der Tractus temporopontinus und die Radiatio optica und acustica.
Zu **(D)**: Der Tractus mammillothalamicus gehört zum limbischen System und zum Schaltkreis des Papez-Kreises. Er verläuft von den Corpora mammillaria zu den vorderen Thalamuskernen.

F06 ■
→ **Frage 9.157: Lösung C**

Die Abbildung wurde schon in früheren Physika gezeigt. Die mit einem Sternchen bezeichnete Struktur gehört zum **Fornix**, einem wichtigen Faserzug im limbischen System, der den Hippocampus mit dem Corpus mammillare verbindet.

H05 ■
→ **Frage 9.158: Lösung D**

Mit (D) ist nicht der N. trigeminus bezeichnet, sondern Anteile des N. oculomotorius (N. III).

Der unter (E) genannte Tractus gehört zum oberen Kleinhirnstiel.

H96

→ **Frage 9.159: Lösung B**

Bei der markierten Struktur handelt es sich um das **Corpus geniculatum laterale**, wo Neurone der Sehbahn teilweise umgeschaltet werden und von dort als Sehstrahlung (Gratiolet-Strahlung) auf die Sehrinde projizieren, also in den Okzipitallappen (Area striata, primäre Sehrinde, Area 17 nach Brodmann). Das Corpus geniculatum laterale ist Teil des Zwischenhirns und ein wichtiger spezifischer Relaiskern des Thalamus.
Die Frage konnte nicht von allen Kandidaten korrekt gelöst werden, da das Erkennen zugegebenermaßen nicht ganz einfach war.

F96

→ **Frage 9.160: Lösung E**

Es handelt sich bei der markierten Struktur um das **Caput nuclei caudati**.
Zu (E): Der Nucleus caudatus steht durch Brücken grauer Substanz mit dem **Putamen** in Verbindung!
Da diese Brücken streifenförmig verlaufen, nennt man Nucleus caudatus und Putamen zusammen auch Corpus striatum.
Nucleus caudatus und Putamen – das sog. Striopallidum – zählen zu den Basalganglien im engeren Sinne und im weiteren Sinne zu den subkortikalen Kernen. Sie erhalten Afferenzen aus sensorischen und motorischen Kerngebieten und entsprechenden assoziativen Kerngebieten sowie aus Kerngebieten des Thalamus; besonders wichtig sind Afferenzen aus der Substantia nigra. Über verschiedene Regelkreise sind die Basalganglien an der Regulation der Motorik beteiligt.

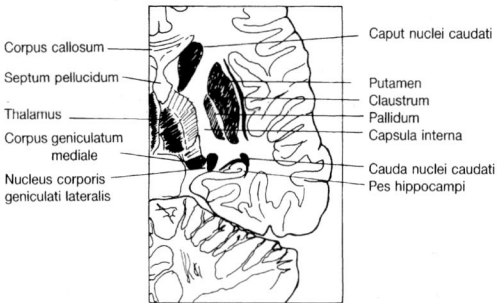

Corpus callosum
Septum pellucidum
Thalamus
Corpus geniculatum mediale
Nucleus corporis geniculati lateralis
Caput nuclei caudati
Putamen
Claustrum
Pallidum
Capsula interna
Cauda nuclei caudati
Pes hippocampi

Abb. 9.15 Frontalschnitt durch die Endhirnkerne

H05 ■

→ **Frage 9.161: Lösung D**

Mit (D) ist nicht das Tegmentum mensencephali bezeichnet, sondern das Tectum, die Vierhügelplat-

te. Es ist das „Dach" des Mittelhirns, das Tegmentum liegt darunter. Siehe Lerntext IX.5. Siehe auch vergleichbare Abb. im Prometheus, Lernatlas der Anatomie, Kopf, Hals und Neuroanatomie, 2. Auflage, Georg Thieme Verlag 2009, S. 387.

F06 ■

→ **Frage 9.162: Lösung C**

Gut zu erkennen ist die typische Form des Hippocampus, ein eingerolltes Rindenband (Archikortex), das sich in das Unterhorn des Seitenventrikels vorwölbt.
Das Corpus amygdaloideum befindet sich am anterioren Ende des Hippocampus in der Nähe der Spitze des Unterhorns des Seitenventrikels. Es kann auf diesem Bild nicht angeschnitten sein.
Die Corpora geniculata liegen auf Frontalschnitten etwas höher und medial des Hippocampus.

H09 ■

→ **Frage 9.163: Lösung C**

Zu (C): Die Abbildung zeigt die charakteristische Form der **Hippocampusformation im Schnitt durch den Schläfenlappen**. Auf einem Horizontalschnitt durch das obere Mesencephalon kann man mehrere der noch genannten Strukturen identifizieren.
Siehe auch vergleichbare Abbildung im Prometheus, Lernatlas der Anatomie, Kopf, Hals und Neuroanatomie, 2. Auflage, Georg Thieme Verlag 2009, S. 380.

9.13 Kommentare aus Examen Frühjahr 2011

F11 ■

→ **Frage 9.164: Lösung C**

Zu (C): Die das Gehirn versorgenden Äste der A. carotis interna und A. vertebralis liegen im Subarachnoidalraum, also zwischen Arachnoidea und Pia mater. In diesem Raum befindet sich der Liquor cerebrospinalis. Bei Blutungen infolge eines **Aneurysmas** z. B. im Bereich des Circulus arteriosus Willisii (Circulus arteriosus cerebri) **an der Hirnbasis** ergießt sich das Blut daher in den **Subarachnoidalraum**. Die Folgen sind eine Tamponierung der äußeren Liquorräume, Liquorzirkulations- und -resorptionsstörungen sowie ein Anstieg des Hirndrucks. Typische klinische Zeichen sind schlagartig auftretende stärkste Kopf- und Nackenschmerzen, Übelkeit und Erbrechen.
Zu (A): Die Gefäße zur Versorgung der Dura mater (Aa. meningeae anterior, media und posterior) entspringen der A. carotis interna bzw. externa und verlaufen zwischen Knochen und Dura mater. Werden sie verletzt (meist im Rahmen eines Schädel-

Hirn-Traumas), kommt es zu einer Blutung, die die Dura vom Knochen abdrängt (**epidurales Hämatom**). Normalerweise ist die Dura fest mit dem Periost des Schädels verbunden. Daher ist die Bezeichnung **Epiduralraum** etwas irreführend, da ein solcher „Raum" oder „Spalt" nicht existiert, sondern erst durch eine Blutung entsteht.

Zu **(B)**: Ein **subdurales Hämatom** tritt nach Ruptur von oberflächlichen Hirnvenen (Brückenvenen) auf, die zwischen Dura mater und Arachnoidea verlaufen. Der „Subduralraum" entsteht ebenfalls erst durch die Blutung. Auslöser ist fast immer ein schweres Schädel-Hirn-Trauma. Die Blutung ist venös und kann langsam bzw. chronisch verlaufen, so dass sich die Symptome u. U. erst mit einer gewissen Latenz nach einem Trauma entwickeln.

Zu **(D)** und **(E)**: Bei Blutungen aus intrazerebralen Arterien (z. B. bei hypertensiver Massenblutung) tritt Blut **direkt ins Hirngewebe** (D) und/oder **in die Ventrikel** (E) aus.

F11 ■■

⇥ **Frage 9.165: Lösung D**

Die Frage wurde ähnlich im Physikum Herbst 2002 gestellt.

Zu **(D)** und **(C)**: Der **Tractus spinothalamicus lateralis** führt **afferente Fasern für** die **Schmerz- und Temperaturempfindung**. Da diese **Fasern** gleich nach ihrem Eintritt in das Rückenmark auf die kontralaterale Seite **kreuzen**, fällt bei einer halbseitigen Schädigung die Empfindung auf der Gegenseite aus (hier: **im linken Bein**). Siehe Prometheus, Lernatlas der Anatomie, Kopf, Hals und Neuroanatomie, 2. Auflage, Georg Thieme Verlag 2009, S. 346.

Zu **(A)** und **(B)**: Für eine **Muskellähmung im Bein** müsste z. B. die Pyramidenbahn (Tractus corticospinalis) betroffen sein. Als Ursache für eine Lähmung des rechten Beins kommen eine Schädigung des rechten Tractus corticospinalis lateralis, eine Schädigung des linken Gyrus praecentralis und der linken Capsula interna in Frage: Ca. 80 % der Fasern kreuzen an der Decussatio pyramidum in der Medulla oblongata.

Zu **(E)**: Für die Weiterleitung der **Tiefensensibilität** sind die Tractus spinocerebellares anterior (ungekreuzt → Pedunculus cerebellaris sup.) und posterior (Kreuzung z. T. auf Segmenthöhe, z. T. erst im Zerebellum → Pedunculus cerebellaris inf.) verantwortlich.

F11 ■■

⇥ **Frage 9.166: Lösung C**

Zu **(C)**: Der **mittlere Kleinhirnstiel** (Pedunculus cerebellaris medius) verbindet Pons und Zerebellum (Afferenzen zum Kleinhirn). In dieser Bahn werden Informationen aus dem Motorkortex, die in der Brücke (Nuclei pontis) umgeschaltet werden und

die Seite kreuzen (Fibrae pontis transversae), über die Fibrae pontocerebellares an das Kleinhirn geleitet.

Zu **(A)**, **(B)** und **(E)**: Der **untere Kleinhirnstiel** ist die Verbindung zwischen Zerebellum und Medulla oblongata. Er enthält afferente und efferente Bahnen:

- wichtige Afferenzen:
  - **Tractus cuneocerebellaris** (A): Leitung propriozeptiver Signale der oberen Körperhälfte vom Ncl. cuneatus accessorius (lateralis) in der Medulla oblongata zum Kleinhirn
  - **Tractus olivocerebellaris** (B): Leitung von Signalen aus Rückenmark (propriozeptive Signale aus dem Tractus spinoolivaris), Ncl. ruber (extrapyramidal-motorisches System) und motorischem Kortex über die Nuclei olivares inf. (untere Olivenkerne) in der Medulla oblongata zum Kleinhirn (Kletterfasern)
  - **Tractus spinocerebellaris posterior** (E): direkte Leitung propriozeptiver Signale der unteren Körperhälfte aus dem Rückenmark in das Kleinhirn
  - Tractus vestibulocerebellaris: Leitung von Informationen aus den Bogengängen direkt oder nach Umschaltung in den Vestibulariskernen zum Kleinhirn
- wichtige Efferenzen:
  - Tractus cerebellovestibularis: Signale aus dem Vestibulozerebellum an die Vestibulariskerne

Zu **(D)**: Der **obere Kleinhirnstiel** (Pedunculus cerebellaris sup.) enthält eine afferente Bahn und praktisch alle Efferenzen des Kleinhirns und ist seine Verbindung zum Ncl. ruber des Mittelhirns und zum Thalamus:

- Afferenz:
  - **Tractus spinocerebellaris anterior** (D): propriozeptive Signale aus dem Rückenmark
- Efferenzen:
  - Tractus cerebellothalamicus: Fasern aus dem Kleinhirn zum Thalamus und weiter zum motorischen Kortex (→ Einfluss auf die Willkürmotorik)
  - Tractus cerebellorubralis: Fasern zum Ncl. ruber (→ Einfluss auf die „Extrapyramidalmotorik")

F11 ■

⇥ **Frage 9.167: Lösung E**

Die Frage wurde sehr ähnlich im Frühjahr 2003 gestellt.

Zu **(E)**: Der **Ncl. solitarius** (Ncl. tractus solitarii) ist ein sensorischer und sensibler Kern des VII., IX. und X. Hirnnervs. Hier laufen u. a. die Signale der Pressorezeptoren im Aortenbogen (Leitung über N. vagus) und Sinus caroticus (Leitung über N. glossopharyngeus) zusammen. Diese Signale werden an das Kreislaufzentrum in der Medulla oblongata weitergegeben und sind essenziell wichtig für die Blutdruckregulation.

Zu **(A)**: In der **Formatio reticularis** liegt zwar u. a. das Kreislaufzentrum, jedoch nicht die primären Endigungen der Pressorezeptoren.

Zu **(B)**: Die **Laminae I und II des Rückenmarks** bilden die Substantia gelatinosa des Hinterhorns. Hier werden periphere Schmerzafferenzen auf Neurone des Tractus spinothalamicus lateralis umgeschaltet, was über Endorphine aus dem Ncl. coeruleus und den Raphekernen von zentral gehemmt werden kann.

Zu **(C)**: Der **Ncl. ambiguus** ist ein motorischer Kern der Medulla oblongata, der Fasern an den N. glossopharyngeus, den N. vagus (Nn. laryngei sup. und inf.) und den N. accessorius (kraniale Wurzel, die sich an den N. vagus anlagert) abgibt.

Zu **(D)**: Der **Ncl. dorsalis (posterior) n. vagi** ist ein viszeromotorischer Kern, der präganglionäre parasympathische Fasern zur Versorgung der Brust- und Bauchorgane abgibt.

F11 ■

→   **Frage 9.168: Lösung C**

Zu **(C)**: Der **Ncl. ambiguus** ist der motorische Kern des N. glossopharyngeus (IX), des N. vagus (X) und der Radix cranialis des N. accessorius (XI), die sich dem N. vagus anlagert. Die motorischen Anteile des N. vagus versorgen einen Teil der Gaumen- und **Pharynxmuskulatur** sowie über die Nn. laryngei sup. und recurrens die gesamte Larynxmuskulatur.

Zu **(A)**: Die **Zungenmuskulatur** wird durch den N. hypoglossus (XII) aus dem **Ncl. n. hypoglossi** somatoefferent versorgt.

Zu **(B)**: Die **Mittelohrmuskeln** (M. stapedius und M. tensor tympani) werden durch unterschiedliche Nerven speziell-viszeroefferent versorgt: Der M. stapedius wird vom N. stapedius aus dem N. facialis (Kerngebiet: **Ncl. n. facialis**) innerviert, der M. tensor tympani vom N. musculi tensoris tympani aus dem N. mandibularis (Kerngebiet: **Ncl. motorius n. trigemini**).

Zu **(D)**: Der **M. sternocleidomastoideus** wird zwar vom N. accessorius innerviert, aber von dessen Radix spinalis (Kerngebiet: **Ncl. n. accessorii**)!

Zu **(E)**: Der **M. tensor veli palatini** hebt und spannt das Gaumensegel und kann die Ohrtrompete erweitern. Er wird vom N. musculi tensoris veli palatini, einem Ast des N. mandibularis, speziell-viszeroefferent innerviert. Der zuständige Kern ist der **Ncl. motorius n. trigemini**.

Zur Erinnerung: Nerven bzw. Kerne, die die sog. Kiemenbogenmuskulatur (mimische Muskeln, Kau-, Pharynx-, Larynx- und Teile der Halsmuskulatur) willkür-motorisch versorgen, werden als speziell-viszeroefferent bezeichnet (z. B. der Ncl. ambiguus).

F11 ■

→   **Frage 9.169: Lösung E**

Zu **(E)**: Der **Fasciculus longitudinalis posterior** (Schütz-Bündel) liegt im Mittelhirn und ist die wichtigste afferente und efferente **Faserverbindung** zwischen **Hypothalamus und Hirnstamm**. Er verschaltet das „Vegetativum": Die Fasersysteme verbinden den Hypothalamus mit Kernen des Hirnstamms (Ncl. Edinger-Westphal, Ncl. salivatorius sup./inf., Ncl. dorsalis n. vagi, Ncl. motorius n. trigemini, Ncl. n. facialis, Ncl. n. hypoglossi) und der Formatio reticularis. Auch enden hier afferente Geschmacksfasern und absteigende Fasern aus Geschmacks- und Geruchszentren des Vorderhirns. Siehe Prometheus, Lernatlas der Anatomie, Kopf, Hals und Neuroanatomie, 2. Auflage, Georg Thieme Verlag 2009, S. 480.

Zu **(A)**: Im **Ncl. gracilis** des Hirnstamms werden die Signale der epikritischen Sensibilität von Rumpf und unteren Extremitäten umgeschaltet. Sie kommen aus dem Hinterstrang des Rückenmarks (Fasciculus gracilis) und werden gekreuzt im Lemniscus medialis zum Ncl. ventralis posterolateralis des Thalamus weitergeleitet. Dort werden sie erneut umgeschaltet und gelangen zum Gyrus postcentralis des Großhirns (primärer sensorischer Kortex). Der Ncl. gracilis hat **keine Verbindungen** zum **dorsalen Vaguskern** (Ncl. dorsalis [posterior] n. vagi), dem Ursprungskern für die parasympathischen Efferenzen des N. vagus für die Brust- und Bauchorgane.

Zu **(B)**: Die **Ncll. pretectales** in der Area pretectalis (rostral der oberen 2 Hügel des Mittelhirns) sind wichtig bei der Verschaltung des Lichtreflexes. Sie erhalten ihre Afferenzen von der Retina vorwiegend über den **Tractus opticus**. Ihre Efferenzen gehen zum Ncl. Edinger-Westphal beider Seiten, der die Kontraktion des parasympathisch innervierte M. sphincter pupillae auslöst (→ Miosis). Da die Efferenzen jeweils zu beiden Seiten gehen, ist die Lichtreaktion normalerweise konsensuell (d. h. Pupillenverengung auch auf der nicht belichteten Seite).

Zu **(C)** und **(D)**: Der **Ncl. ruber** des Mesenzephalons ist ein wichtiger Kern des extrapyramidal-motorischen Systems. Er erhält Afferenzen aus dem Kleinhirn (Tractus cerebellorubralis im oberen Kleinhirnstiel), vom frontalen und präfrontalen Kortex (Tractus corticorubralis), von den Colliculi superiores des Mittelhirns (Tractus tectorubralis, Verknüpfung von Augenbewegungen) und vom inneren Pallidumglied (Tractus pallidotegmentale). Die **Afferenzen** ziehen zum Rückenmark (Tractus rubrospinalis), zum **Ncl. olivaris inferior** (Tractus rubroolivaris), zum Tectum mesencephali (Tractus rubrotectalis) und zum Ncl. anterolateralis des **Thalamus** (Tractus rubrothalamicus).

F11 ■

→   **Frage 9.170: Lösung E**

Die Frage wurde in umgekehrter Richtung im Frühjahr 2010 gestellt.

Zu **(E)**: Im Boden des Seitenventrikels, entlang des Ncl. caudatus verläuft die **Stria terminalis**, ein bogenförmiger **Faserzug vom Corpus amygdaloideum zum** vorderen **Hypothalamus**. Das Corpus amygdaloideum (Mandelkörper) ist ein Teil des limbischen Systems und damit an der Auslösung emotionaler Reaktionen und der Speicherung emotional gefärbter Inhalte beteiligt. Über die Stria terminalis sollen insbesondere emotional bewertete Geruchsinformationen an den Hypothalamus weitergeleitet werden, was z. B. Flucht- oder Abwehrverhalten oder Nahrungsaufnahme auslösen kann.

Zur Topografie siehe Prometheus, Lernatlas der Anatomie, Kopf, Hals und Neuroanatomie, 2. Auflage, Georg Thieme Verlag 2009, S. 293.

Zu **(A)**: In der Pars anterior der **Commissura anterior** kreuzen Fasern der Tracti olfactorii und der Riechhirnrinde. In der Pars posterior befinden sich v. a. kreuzende Fasern der Gyri temporales medialis und inferior, aber auch der Stria terminalis. Trotzdem ist eindeutig (E) die richtige Lösung: Die vordere Kommissur enthält nur einige der erfragten Verbindungsfasern und ist nicht selbst die Verbindung!

Zu **(B)** und **(D)**: Der **Epithalamus** besteht aus der Epiphyse (Corpus pineale, Zirbeldrüse), den **Habenulae** mit den Ncll. habenulares und der Commissura habenularum, den Ncll. pretectales (→ Verschaltung der konsensuellen Lichtreaktion) und der **Commissura posterior** (epithalamica). In den **Ncll. habenulares** werden olfaktorische Afferenzen (u. a. Fasern aus der Stria terminalis) auf Efferenzen ins Mittelhirn und von dort weiter zu salivatorischen und motorischen Hirnnervenkernen umgeschaltet. In der **hinteren Kommissur** kreuzen Bahnen von und zum Epithalamus.

Zu **(C)**: Der **Fornix** ist ein kräftiger Projektionsfaserzug, der als Tractus hippocampomamillaris den Hippocampus mit dem Corpus mammillare verbindet. Er enthält afferente und efferente Fasern des Hippocampus. Die einzelnen Fornixabschnitte bezeichnet man von rostral nach dorsal als Columnae fornicis (Säulen), die sich in der Commissura fornicis zum **Corpus fornicis** vereinigen und sich etwa über dem Foramen interventriculare in 2 Crura fornicis teilen. In der Commissura fornicis stehen die Faserzüge beider Seiten miteinander in Verbindung.

F11 ■

→   **Frage 9.171: Lösung E**

Zu **(E)**: Die **Area subcallosa** (Area parolfactoria, Brodman-Areal 25) mit den Septumkernen **liegt** unter dem Vorderende des Corpus callosum **im Telenzephalon** (Großhirn). Sie gehört zum äußeren Ring (periarchikortikaler Teil) des limbischen Systems. Siehe Prometheus, Lernatlas der Anatomie, Kopf, Hals und Neuroanatomie, 2. Auflage, Georg Thieme Verlag 2009, S. 446.

Zu **(A)**: Die paarigen **Ncll. habenulares** gehören zum Epithalamus und damit zum **Dienzephalon**. Sie liegen im Trigonum habenulare, wo sich die linke und die rechte Stria medullaris thalami begegnen (Commissura habenularum). Hier werden olfaktorische Afferenzen auf Efferenzen ins Mittelhirn und von dort weiter zu salivatorischen und motorischen Hirnnervenkernen umgeschaltet. Siehe Prometheus, Lernatlas der Anatomie, Kopf, Hals und Neuroanatomie, 2. Auflage , Georg Thieme Verlag 2009, S. 285.

Zu **(B)**: Die paarigen **Corpora mammillaria** gehören zum Hypothalamus und damit zum **Dienzephalon**. Funktionell sind sie jedoch Teil des limbischen Systems und wahrscheinlich in Gedächtnisprozesse involviert.

Zu **(C)** und **(D)**: Der **Recessus supraopticus** (Recessus opticus, (C)) und der **Recessus infundibularis** (Recessus infundibuli, (D)) sind **Ausstülpungen des 3. Ventrikels** und damit keine Hirnanteile.

10   Sehorgan

10.1   Entwicklung

H09

→ **Frage 10.1: Lösung E**

Zu **(E)**: Der **Sehventrikel** zwischen innerem und äußerem Blatt des Augenbechers wird im Verlauf zu einem schmalen Spaltraum. Das **äußere Blatt** entwickelt sich zum **einschichtigen Pigmentepithel der Retina**, das **innere Blatt** zum **Neuroepithel der Retina**. Der Sehventrikel verschwindet schließlich ganz, es gibt keine Zellkontakte zwischen beiden Schichten.

> **Klinischer Bezug**
> Das erklärt, warum die Verbindung beider Netzhautschichten nicht sehr belastbar ist und es zu Netzhautablösungen kommen kann.

F10 ■

→ **Frage 10.2: Lösung D**

Zu **(D)** und **(E)**: Das **äußere Blatt** des **Augenbechers** entwickelt sich zum **einschichtigen Pigmentepithel der Retina (E)**, das **innere Blatt** zum **Neuroepithel (Ganglienzellschicht) der Retina (D)**. Der Sehventrikel (ursprünglicher Spaltraum zwischen innerem und äußerem Blatt) verschwindet schließlich ganz, es gibt keine Zellkontakte zwischen beiden Schichten.
Zu **(A)**: Nur das **Epithel der Hornhaut** entstammt dem **embryonalen Ektoderm**, die übrigen Hornhautschichten entwickeln sich aus dem Mesoderm.
Zu **(B)** und **(C)**: Das **Stroma der Iris** (B) ist **mesodermal**er Herkunft, ebenso der **Glaskörper** (C).

10.2   Orbita

X.1   Orbita

Die Orbita hat die Form einer Pyramide mit der nach vorne offenen Basis und der Spitze nach hinten medial gerichtet. An der Orbita sind mehrere Knochen beteiligt: Os zygomaticum, Os maxillare, Os frontale, Os lacrimale, Os sphenoidale, Os palatinum und Os ethmoidale.
Von Bedeutung sind die zahlreichen Verbindungen der Orbita zu anderen Kopf- und Gesichtsregionen bzw. zur vorderen und mittleren Schädelgrube. So hat die Orbita Verbindung zur Nasenhöhle, zur Fossa infratemporalis, zur Fossa pterygopalatina (Fissura orbitalis inf.), zum Gesicht und zu den hinteren Siebzellen.

Hier kurz die **topographischen Beziehungen der Orbita**:
- Dach:
  kaudal des Sinus frontalis (Stirnhöhle)
- Mediale Wand:
  eng benachbart den Cellulae ethmoidales und der Keilbeinhöhle
- Boden:
  oberhalb des Sinus maxillaris, am Boden verläuft der N. infraorbitalis
- Laterale Wand:
  zeigt nach außen, keine wesentlichen topographischen Beziehungen

Verbindungen/Öffnungen der Orbita:
Der **Canalis opticus** stellt die Verbindung zur *mittleren* Schädelgrube her (N. opticus, A. ophthalmica), ebenfalls die **Fissura orbitalis superior**.
Die **Fissura orbitalis inferior** bildet die Verbindung zur Fossa pterygopalatina (N. infraorbitalis, A. und V. infraorbitalis, N. zygomaticus).
Über den **Canalis infraorbitalis** gelangen N. und A. infraorbitalis vom Boden der Augenhöhle nach außen an den Weichteilmantel des Gesichts.
Das **Foramen ethmoidale posterius** führt die A. ethmoidalis post. zu den Siebbeinzellen.
Das **Foramen ethmoidale anterius** führt Nervus, Arteria und Vena ethmoidalis ant. von der Orbita aus zur vorderen Schädelgrube.
Beide Foramina finden sich hinten an der medialen Wand der Augehöhle. Es handelt sich um Aussparungen der Sutura frontoethmoidalis.
Die Orbita wird in drei Etagen (Kompartimente) eingeteilt: Die **obere Etage** der Orbita liegt - bei Orientierung an einem Sagittalschnitt - zwischen dem Dach der Orbita und dem M. rectus superior, die umfangreichere **mittlere Etage** zwischen M. rectus superior und M. rectus inferior, die **untere Etage** zwischen M. rectus inferior und dem Orbitaboden. In der **mittleren Etage** liegen der N. opticus, die A. ophthalmica, A. centralis retinae, N. abducens, Ganglion ciliare, N. ciliares breves und viele andere Strukturen.
Der **Anulus tendineus communis** ist ein trichterförmiger Ring, den die geraden Augenmuskeln mit ihren Ursprungssehnen um den Canalis opticus bilden. Der Anulus tendineus communis **unterteilt die Fissura orbitalis superior in 3 Abschnitte:**
- **lateral, oben:** hier treten die N. trochlearis, N. lacrimalis und N. frontalis des N. ophthalmicus sowie die V. ophthalmica sup. hindurch,
- **anulärer Abschnitt** – also innerhalb des tendinösen Ringes: Durchtritt der N. oculomotorius, R. superior und inferior, N. abducens und N. nasociliaris,
- **medial, inferior:** Verbindungsast der V. ophthalmica zum Sinus cavernosus.

F04 ■
→ **Frage 10.3: Lösung D**

Die **Orbita** hat die Form einer Pyramide, mit der nach vorne offenen Basis und der Spitze nach hinten medial gerichtet. An der Orbita sind mehrere Knochen beteiligt: Os zygomaticum (laterale Wand, Boden), Os maxillare (Boden), Os frontale (Dach), Os lacrimale (mediale Wand), Os sphenoidale (Spitze der Pyramide), Os palatinum (Spitze der Pyramide) und Os ethmoidale (mediale Wand). Bitte auch im Anatomieatlas nachvollziehen, z. B. Prometheus, Lernatlas der Anatomie, Kopf, Hals und Neuroanatomie, 2. Auflage, Georg Thieme Verlag 2009, S. 24, 25.
Von Bedeutung sind die zahlreichen Verbindungen der Orbita zu anderen Kopf- und Gesichtsregionen bzw. zur vorderen und mittleren Schädelgrube. Siehe auch Lerntext X.1.
Der **Vomer** ist am Nasenseptum beteiligt.

F10
→ **Frage 10.4: Lösung E**

Zu **(E)**: Die **obere Etage** der Orbita liegt - bei Orientierung an einem Sagittalschnitt - zwischen dem Dach der Orbita und dem M. rectus superior, die umfangreichere **mittlere Etage** zwischen M. rectus superior und M. rectus inferior, die **untere Etage** folglich zwischen M. rectus inferior und dem Orbitaboden.
In der **mittleren Etage** liegen der **N. opticus**, die A. ophthalmica, die A. centralis retinae, die N. abducens, das Ganglion ciliare, die N. ciliares breves und viele andere Strukturen.
Die unter (A) - (D) genannten Leitungsbahnen liegen alle im **oberen Kompartiment** der Orbita.
Siehe Prometheus, Lernatlas der Anatomie, Kopf, Hals und Neuroanatomie, 2. Auflage, Georg Thieme Verlag 2009, S. 158.

H10 ■
→ **Frage 10.5: Lösung A**

Zu **(A)**: Die **A. ophthalmica tritt** zusammen **mit** dem **N. opticus durch** den **Canalis opticus**.
Zu **(B) – (E)**: Der **N. abducens** (B), der **N. oculomotorius** (C), der **N. ophthalmicus** (D) und der **N. trochlearis** (E) treten gemeinsam mit der V. ophthalmica superior durch die Fissura orbitalis superior.

F09 ■
→ **Frage 10.6: Lösung C**

Zu **(C)**: Die **A. ophthalmica** tritt (zusammen mit dem N. opticus) durch den **Canalis opticus** aus, also in die **Ala minor des Os sphenoidale**.
Zu **(A)** und **(B)**: Hier liegen keine Austrittsstellen durch die Schädelbasis.

Zu **(D)**: Im **Os ethmoidale** treten nur die **Nn. olfactorii** durch die Lamina cribrosa.
Zu **(E)**: Diese Aussage trifft für die **Fissura orbitalis superior** zu. Durch diese treten der N. oculomotorius (N. III), der N. trochlearis (N. IV), der N. ophthalmicus (N. V₁) und der N. abducens (N. VI) aus. An Gefäßen ist noch die V. ophthalmica sup. zu erwähnen.
Siehe Prometheus, Lernatlas der Anatomie, Kopf, Hals und Neuroanatomie, 2. Auflage, Georg Thieme Verlag 2009, S. 24, 35.

F10
→ **Frage 10.7: Lösung E**

Zu **(A)** und **(E)**: Die **A. ophthalmica** entspringt nicht aus der Pars petrosa der A. carotis interna (die **Pars petrosa** liegt im Felsenbein, dort entspringen kleine Arterien, die extrazerebrale Strukturen versorgen), sondern aus der **Pars cerebralis**. Sie verläuft dann mit dem N. opticus durch den **Canalis opticus**. Siehe Prometheus, Lernatlas der Anatomie, Kopf, Hals und Neuroanatomie, 2. Auflage, Georg Thieme Verlag 2009, S. 159.
Zu **(B)**: Aus dem **Foramen infraorbitale** tritt der N. infrabitalis (Ast des N. maxillaris), die A. infraorbitalis (Ast der A. maxillaris) sowie die gleichnamige Vene (mündet in den Plexus venosus pterygoideus) aus.
Zu **(C)**: Durch die **Fissura orbitalis superior** treten:

- N. oculomotorius (N. III; innerviert M. levator palpebrae → Lidhebung),
- N. trochlearis (N. IV),
- N. ophthalmicus (N. V₁ mit den Ästen N. nasociliaris, N. frontalis, N. lacrimalis),
- N. abducens (N. VI) und
- V. ophthalmica superior.

Zu **(D)**: Die **Fissura orbitalis inferior** bildet die Verbindung zur Fossa pterygopalatina. Durch diese untere Fissur ziehen folgende Strukturen:

- V. ophthalmica inferior
- A., V. infraorbitalis
- N. zygomaticus
- N. infraorbitalis
- Rr. orbitales (Ggl. pterygopalatinum).

10.3 Bulbus oculi

F04
→ **Frage 10.8: Lösung A**

Diese Abbildung zeigt die **Kornea**. Links liegt das Hornhautendothel, rechts befindet sich das Hornhautepithel, mit X bezeichnet. Es handelt sich um mehrschichtiges unverhorntes Plattenepithel, das Mikrovilli trägt. Das Epithel darf nicht austrocknen, Schutz gewährt der Lidschlag und die Tränenflüssigkeit. Die Fasern der Nerven reichen bis ins Epithel hinein, somit reagiert dieses Epithel sehr empfindlich auf Berührung und Schmerz. Auch der Lidschlussreflex wird so vermittelt. Die sensible Versorgung erfolgt über die Nn. ciliares longi aus dem N. nasociliaris, also aus N. V₁, dem **N. ophthalmicus**. Die Hornhaut ist gefäßlos, in der Mitte ist noch das Stroma zu identifizieren, unter der Basalmembran des Epithels liegt die Membrana limitans anterior, **Bowman-Membran**.

F06 ■
→ **Frage 10.9: Lösung B**

Mit (A) bezeichnet ist die Konjunktiva des Oberlids oder Ausführungsgänge der Tränendrüse, die in diesem Bereich beim Menschen münden, mit (B) korrekt der **Schlemm-Kanal**. (C) stellt die Iris dar, (D) weist an der Rückfläche der Iris auf die Pars iridica retinae und (E) ist die Pars caeca der Retina, daran anschließend (Ora serrata) die Pars optica retinae.

H10
→ **Frage 10.10: Lösung B**

Zu (B): **Zur mittleren Augenhaut** (Tunica vasculosa bulbi) **gehören**:
- Iris,
- Corpus ciliare mit Ziliarepithel, Stroma und **M. ciliaris** (B),
- Choroidea mit ihren Schichten einschließlich der Bruch-Membran.

Zu **(A)**: Die **A. und V. centralis retinae** verlaufen auf der Retina.
Zu **(C)** und **(E)**: Die **Episklera** ist die oberste Schicht der Lederhaut. Die Sklera gehört zur Tunica fibrosa bulbi (äußere Augenhaut). An der äußeren Oberfläche der Sklera befindet sich ein Gleitraum (Spatium episclerale), der gegen das umgebende Orbitalfett durch eine Schicht aus dichtem Bindegewebe (→ Vagina bulbi, (E)) abgegrenzt wird.
Zu **(D)**: Die **Ora serrata** bildet den Übergang zwischen dem vorderen lichtunempfindlichen Abschnitt der Retina und dem hinteren lichtempfindlichen Abschnitt. Die Ora serrata gehört zur Tunica interna bulbi (innere Augenhaut).

F08
→ **Frage 10.11: Lösung C**

Die Lidplatten (Tarsi) bestehen aus Bindegewebe, in das im Oberlid etwa 30, im Unterlid ca. 20 Glandulae tarsales (Meibom-Drüsen) eingebettet sind. Sie münden auf der hinteren Lidkante. Aus einer chronisch gestauten und entzündeten Meibom-Drüse kann sich ein erbsengroßes Hagelkorn (**Chalazion**) entwickeln. Hierbei kommt zu einer langsamen schmerzlosen **Verdickung des Tarsus**.

H97 ■
→ **Frage 10.12: Lösung B**

Siehe Lerntext X.2.
Zu **(A)**: Dies ist so nicht korrekt; die Linse besteht „vielschichtig" aus Kapsel, Linsenepithel und Fasern.
Zu **(C)**: Auch beim Neugeborenen besteht die Augenlinse bereits aus Lamellen, ist also nie homogen.
Zu **(D)**: Die Linse enthält zeitlebens ein Linsenepithel auf der Vorderseite. Das Epithel der Rückseite hat sich zu Linsenfasern umgewandelt.
Zu **(E)**: Es ist genau umgekehrt: Bei Kontraktion des M. ciliaris lockern sich die Zonulafasern und die Linsenkrümmung wird stärker, weil sich die Linse abrundet. Siehe Lerntext X.3.

H08 H00 F97 F94 ■ ■
→ **Frage 10.13: Lösung A**

Linsenfasern gehen am Linsenäquator **aus** dem Linsenepithel hervor ((A) ist richtig). Dieser Vorgang findet **zeitlebens** statt ((D) ist falsch), sodass immer neue konzentrische Linsenschalen oder Linsenlamellen um den Kern herum entstehen. Die Linse hat beim Kind ca. 1500 Lamellen, beim Erwachsenen bereits über 2000 Lamellen. Die Linse wächst ständig und nimmt an Dicke und Gewicht zu. Die Kerne der **Linsenfasern bleiben** (bis auf die der älteren zentralen Linsenfasern) **lebenslang erhalten**. Linsenfasern können allerdings nicht ersetzt werden, sodass die ganz zentral gelegenen Linsenfasern noch vom Epithel der embryonalen Linsenhinterwand stammen und zu den ältesten Zellen des Körpers zählen.
Zu **(B)** und **(C)**: Die Linsenfasern sind keine Fasern im eigentlichen Sinne – also auch keine Kollagenfasern ((C) ist falsch) –, sondern modifizierte Zellen. Sie haben zudem mit der Befestigung der Augenlinse nichts zu tun ((B) ist unzutreffend). Für die Befestigung der Augenlinse sind die Zonulafasern zuständig, die am Corpus ciliare entspringen.

X.2	Aufbau der Linse des Auges

Die Augenlinse besitzt einen vorderen und einen hinteren Pol sowie einen Äquator. Sie ist weich, transparent und bikonvex (wobei die hintere Krümmung stärker ist). Beim Erwachsenen misst sie ca. 9 mm im Durchmesser und ist in der Mitte ca. 3,6 mm dick.
Von außen nach innen besteht sie aus:
- **Linsenkapsel**: 10-20 μm dick, aus hyalinem Material mit Typ-IV-Kollagen, homogen
- **(subkapsulärem) Linsenepithel**: einschichtig isoprismatisch, große kubische Zellen, an der Vorderwand der Linse.
- **Linsenfasern**: gehen am Äquator zeitlebens aus den Epithelzellen hervor, bilden konzentrische Lamellen, so dass man einen embryonalen, fe-

talen, jugendlichen und einen erwachsenen Kern unterscheidet. Der Verlauf der Linsenfasern lässt sich bei der Untersuchung mit der Spaltlampenmikroskopie verfolgen, so dass man Linsentrübungen einer bestimmten Schicht und damit einer bestimmten Entwicklungsphase zuordnen kann.

Im Alter wird der Wassergehalt der Linse geringer, sie wird spröder und verliert an Elastizität. Dadurch wird die Fähigkeit zur Akkommodation zunehmend eingeschränkt, und es entwickelt sich eine Alterssichtigkeit („Altersweitsichtigkeit"). Die Linse ist nerven- und gefäßlos und wird durch Diffusion aus dem Kammerwasser ernährt.

F06 F03 ■

→ **Frage 10.14: Lösung A**

Der dioptische Apparat des Auges entspricht einem zusammengesetzten Linsensystem. Die Gesamtbrechkraft beträgt ca. 60 Dioptrien. Zwei Drittel davon entfallen auf die Hornhaut, die stärker gekrümmt ist als der Augapfel. Bestimmend für die Brechung ist die Grenzfläche Luft/Hornhaut, also die *Vorderfläche* der Hornhaut. An der Kornearückfläche wird das Licht nicht weiter abgelenkt, da die Hornhautgrundsubstanz den gleichen Brechungsindex wie das Kammerwasser hat.

Die Linse selbst hat ca. 19 Dioptrien. Durch Akkommodation kann die Brechkraft der Linse noch gesteigert werden. Bei zunehmendem Alter nimmt die Akkommodationsfähigkeit der Linse jedoch immer weiter ab.

H02

→ **Frage 10.15: Lösung C**

Das **Kammerwasser** wird vom Epithel des Corpus ciliare gebildet. Das korneosklerale Trabekelwerk liegt im Kammerwinkel des Auges, dahinter befindet sich der Schlemm-Kanal, in den das Kammerwasser abfließt.

Zur Wiederholung:

Der **Kammerwinkel** bildet die äußere Begrenzung, also den Rand der vorderen Augenkammer, wo Hornhaut und Iris zusammenstoßen. Der Winkel wird also von Hornhautrückfläche und Irisvorderfläche gebildet. Der Ziliarkörper liegt dagegen erst hinter der Iris und hat mit dem Kammerwinkel nichts zu tun.

Im Kammerwinkel liegt der Abflussweg des Kammerwassers. Ausgekleidet wird der Kammerwinkel von einem bindegewebigen **Trabekelwerk** (Lig. pectinatum), dahinter liegt der Schlemm-Kanal (Sinus venosus sclerae). Der Schlemm-Kanal ist eine ringförmig verlaufende weite Vene, die das Kammerwasser ableitet.

Das **Corpus ciliare** gehört zur Uvea, der mittleren Augenhaut, und reicht von der Irisbasis bis zur Ora serrata.

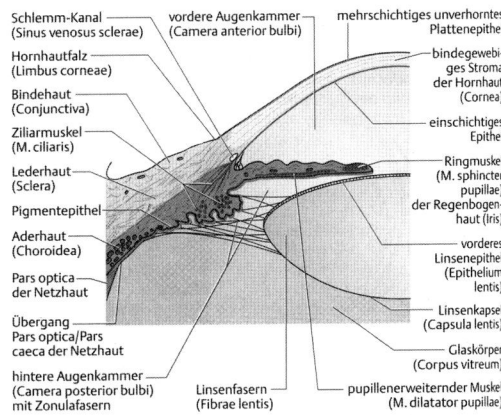

Abb. 10.1 Horizontalschnitt durch den vorderen Teil des Auges
Aus: Faller A., Schünke M.: Der Körper des Menschen, 12. Auflage 1995, Georg Thieme Verlag, Stuttgart, New York

---

F04 F01 H98 ■

→ **Frage 10.16: Lösung B**

Der Schlemm-Kanal (Sinus venosus sclerae) befindet sich *nahe des Angulus iridocornealis* in der Sklera. Der Schlemm-Kanal ist ein venöser Sinus, in den das vom Ziliarepithel in der hinteren Augenkammer gebildete Kammerwasser abfließt.

> **Klinischer Bezug**
> Bei Abflussstörungen des Kammerwassers kommt es zur Erhöhung des Augeninnendrucks (Glaukom, „grüner Star", Schädigung der Netzhaut durch den erhöhten Augeninnendruck). Therapeutisch versucht man zunächst, den Angulus iridocornealis zu erweitern, was durch Augentropfen, die Parasympathomimetika enthalten → Verengung der Pupille, erreicht wird.

H07 ■

→ **Frage 10.17: Lösung B**

Die Descemet-Membran ist die Basalmembran des **Hornhautendothels**.

Die Hornhaut des Auges besteht aus mehreren Schichten, das Stroma aber aus Lamellen gestreckter und zueinander parallel verlaufender Kollagenfibrillen. Die **Kornea** wird von einem mehrschichtigen unverhornten Epithel mit darunterliegender Basalmembran zur Oberfläche hin bedeckt, dann folgt die Lamina limitans anterior (Bowman-Memb-

ran – entspricht der Lamina fibroreticularis der epithelialen Basalmembran), dann das Stroma, danach die Lamina limitans posterior (Descemet-Membran) und ein einschichtiges Endothel.
Im Hornhautepithel liegen viele freie Nervenendigungen.

H07 ■

→   **Frage 10.18: Lösung C**

Die sensible Versorgung der Cornea geschieht über die **Nn. ciliares longi.**
Radiär in der Substantia propria corneae liegen 50–60 feinste marklose Nervenfasern der Nn. ciliares longi (aus dem N. nasociliaris des N. ophthalmicus). Von dort aus dringen freie Nervenendigungen nach Durchbohrung der Lamina limitans anterior ins Hornhautepithel ein.
Der **N. frontalis** (aus dem N. ophthalmicus, N. V_1) teilt sich auf in den N. supraorbitalis und N. supratrochlearis und versorgt sensibel die Stirn und den medialen Augenwinkel.
Der **N. infratrochlearis** versorgt Haut und Bindehaut des medialen Augenwinkels, der **N. zygomaticus** innerviert die Haut über Schläfe und Jochbogen. Der **N. infraorbitalis** versorgt sensibel die Haut der Wange, der Oberlippe sowie Zähne und Zahnfleisch des Oberkiefers.

H06

→   **Frage 10.19: Lösung B**

Kornealreflex (Schließen der Augenlider nach Berühren der Hornhaut): Der **afferente Schenkel** des Kornealreflexes wird von den Nn. ciliares aus dem **N. nasociliaris** (aus dem N. ophthalmicus vom N. trigeminus) gebildet, die Umschaltung erfolgt in der Formatio reticularis und die Efferenzen laufen über den N. facialis zum M. orbicularis oculi.

H00 ■■

→   **Frage 10.20: Lösung D**

Der **N. facialis** versorgt die mimische Muskulatur des Gesichts, darunter auch den M. orbicularis oculi, der für den willkürlichen und unwillkürlichen Lidschluss zuständig ist. Bei einer peripheren Facialisparese kann so durch den fehlenden Lidschluss auch nicht die Tränenflüssigkeit über den Bulbus verteilt werden. Es droht eine Austrocknung der Hornhaut, ggf. ist ein Uhrglasverband anzulegen.
Zu **(A):** Der N. oculomotorius versorgt den M. levator palpebrae superioris, den Lidheber.
Zu **(E):** Der Halssympathikus ist für die Innervation des M. tarsalis zuständig, glatte Muskulatur, die durch ihren Tonus die Lidspalte erweitert.

> ### Klinischer Bezug
> Klinisch wichtig ist dieser Sachverhalt bei Fazialisparesen, Lähmungen des N. facialis. Hierbei kann der Lidschluss gestört sein, so dass die Lidspalte weit bleibt. Somit besteht die Gefahr des Austrocknens der Kornea mit nachfolgenden Epitheldefekten. Ein solcher Patient kann mit einem sog. Uhrglasverband versorgt werden.

X.3   M. ciliaris und Akkommodation

Der Ziliarmuskel liegt ringförmig um die Linse herum im Ziliarkörper. Die Linse ist dann durch radiär verlaufende Zonulafasern am Ziliarkörper aufgehängt.
Kontrahiert sich nun der Muskel, zieht sich also „der Kreis um die Linse enger", so können sich die Zonulafasern entspannen, die Linse kehrt aufgrund ihrer Elastizität in ihre ursprüngliche Kugelgestalt zurück. Damit erhöht sie ihre Brechkraft (größere Krümmung der Linsenoberfläche) und akkommodiert stärker (**Nahsehen**). Umgekehrt werden bei Erschlaffung des M. ciliaris die Zonulafasern gespannt, die Linse flacht sich ab, die Brechkraft wird geringer (**Fernsehen**).
Also:
Kontraktion des M. ciliaris: Nahsehen
→ Erschlaffung der Zonulafasern
→ stärkere Wölbung, d. h. Krümmung der Linse („Kugel")
→ stärkere Brechkraft
Erschlaffen des M. ciliaris: Fernsehen
→ elastische Rückstellkräfte der Bruch-Membran
→ Spannen der Zonulafasern
→ Abflachen der Linse
→ geringere Brechkraft

H10 ■

→   **Frage 10.21: Lösung B**

Zu **(B):** Die **Bruch-Membran** reicht vom Discus nervi optici bis zur Ora serrata. Sie besteht aus 5 verschiedenen Schichten. An die zentrale Schicht (Netzwerk aus elastischen Fasern) setzt teilweise der M. ciliaris an. Bei der **Nahakkommodation** (C) kontrahiert sich der M. ciliaris, die Zonulafasern erschlaffen und die Linse wölbt sich, so dass die Brechkraft zunimmt. **Wenn** dies nicht mehr nötig ist, der **Ziliarmuskel** also wieder **erschlafft, wirken** die **elastischen Rückstellkräfte der Choroidea durch die elastischen Fasern der Bruch-Membran** (→ das Auge ist dann **fernadaptiert** (B), die Linse wieder flacher, die Zonulafasern gespannt).
Zu **(D):** Das **Kammerwasser** wird vom Epithel des Corpus ciliare gebildet und im Kammerwinkel durch den Schlemm-Kanal abgeleitet.

F06 ■

→ **Frage 10.22: Lösung B**

Die Kontraktion des **M. ciliaris** führt über die Erschlaffung der Zonulafasern zu einer stärkeren Krümmung der Linse (Nahsehen).

Aussage (B) ist korrekt: Der longitudinale Teil des Muskels, die Fibrae meridionales, entspringen am Limbus corneae und setzen an der Bruch-Membran an. Es gibt dann noch radiäre und zirkuläre Fasern (Müller-Muskel), die am weitesten vorne, d. h. nahe der Linse, liegen. Es sind alles Fasern glatter Muskulatur, es sind nur spärlich Nexus zwischen den Muskelzellen vorhanden, sodass es sich um einen Multi-Unit-Muskel handelt, d. h. um eine dichte Innervation.

Eine **Konvergenzbewegung** der Augen findet bei der Fixierung auf einen nahen Gegenstand statt (Nahsehen). Hierbei wird der M. ciliaris *kontrahiert*, sodass, wie oben beschrieben, die Zonulafasern erschlaffen können und die Linse aufgrund ihrer Elastizität eine stärkere Krümmung und damit höhere Brechkraft entwickelt.

F08

→ **Frage 10.23: Lösung E**

Die **Retina** enthält **6–7 Millionen Zapfen** (Farbsehen), aber 120 Millionen Stäbchen (Dämmerungssehen, Nachtsehen).

F86

→ **Frage 10.24: Lösung B**

Siehe Kommentar zu Frage 10.25.

F86

→ **Frage 10.25: Lösung E**

Siehe Lerntext X.4.
Zur Orientierung:
Das Licht kommt von oben, unten am Bildrand ist die Sklera.
Zu (A): **Stratum ganglionare n. optici** mit der oberflächlichen hellen Nervenfaserschicht und den großen Ganglienzellen des N. opticus (3. Neuron der Sehbahn). Die Axone ziehen als marklose Fasern in der Nervenfaserschicht zur Papille.
Zu (B): **Innere Körnerschicht** (Stratum ganglionare retinae): Hier sitzen bipolare Schaltzellen (2. Neuron), die mit Rezeptorzellen (= äußere Körnerschicht) und mit den Ganglienzellen des N. opticus verbunden sind.

Ihre Synapsen liegen in 2 hellen Schichten ober- und unterhalb, die als *innere bzw. äußere plexiforme Schicht* bezeichnet werden. Die Zellen werden in Horizontalzellen und **amakrine Zellen** unterteilt.
Zu (C): **Äußere Körnerschicht**: enthält Zellkerne der Rezeptoren.
Zu (D): Außenglieder der Stäbchen (C) und (D) zusammen bilden das **Stratum neuroepitheliale**.
Zu (E): **Pigmentepithel**.

F02 H97 ■

→ **Frage 10.26: Lösung B**

Bitte gleich bei der Formulierung der Frage aufpassen: In dieser Fragestellung geht es um die Schicht der *Synapsen* der Photorezeptoren, nicht um die Schicht der Photorezeptoren selbst! In der äußeren Körnerschicht liegt nur die Zone der Zellkerne der Photorezeptoren (und umgebendes Zytoplasma), die äußere plexiforme Schicht enthält die Axone bzw. Endkolben der Sinnesepithelzellen und die ersten Synapsen, d. h. die Umschaltungsstellen vom 1. Neuron zum 2. Neuron.
Siehe Lerntext X.4.

H07 F05 H03 ■ ■

→ **Frage 10.27: Lösung A**

Die Zellen des **Pigmentepithels** haben die Funktion der Phagozytose für die abgenutzten Außengliederabschnitte der Fotorezeptoren. Deren Lysosomen phagozytieren und speichern abgestoßene, apikale Teile der lichtempfindlichen Zellen. Diese apikalen Anteile („Außenglieder der Stäbchen und Zapfen") ragen in die Schicht der Pigmentzellen hinein und werden von diesen mit Zellfortsätzen umgeben. Das in diesen Fortsätzen enthaltene Melanin absorbiert Streulicht im Auge. Die Barrierefunktion („Blut-Retina-Schranke") des Pigmentepithels ist durch zahlreiche Zellkontakte (Gap junctions und Desmosomen) gegeben. Gleichzeitig sind die Pigmentzellen basal fest mit der Bruch Membran (≙ Basallamina) verbunden, die Retina und Choroidea trennt.
Zu (B): **Müller-Stützzellen** sind Supportzellen innerhalb der Retina-Architektur. Es sind Gliazellen der Retina, deren Zellkörper im Stratum nucleare internum zu finden sind und deren Fortsätze die Membrana limitans externa bilden.

X.4   Feinbau der Retina

Die Pars optica der Retina besteht aus einer Pars pigmentosa (enthält das Stratum pigmentosum) und einer Pars nervosa (besteht aus 9 Schichten, siehe nachfolgende Tabelle). Das Licht durchstrahlt erst alle Schichten, bevor die Lichtreize in Nervenimpulse umgesetzt werden.

Zum Stratum neuroepitheliale fasst man insgesamt 3 Schichten zusammen und zwar
- die Schicht der Zapfen und Stäbchen,
- die Membrana limitans externa und
- die äußere Körnerschicht.

Bei den Photorezeptoren des Auges handelt es sich um primäre Sinnesrezeptorzellen. In der menschli-chen Netzhaut befinden sich ca. 120 Millionen Stäbchen (Dämmerungssehen) und 6-7 Millionen Zapfenzellen (Tagessehen, Farbsehen). Man unterscheidet bei beiden je ein Außen- und Innenglied, welche durch ein Zilium verbunden sind. In den Außengliedern befinden sich die lichtempfindlichen Strukturen (Photorezeptorscheiben), die in großen Stapeln (600-1000 Stück) vorliegen. In den Innengliedern liegen viele Mitochondrien. Der Zellleib selbst befindet sich erst in der äußeren Körnerschicht.

Siehe Abb. 10.2 und Abb. 10.3.

Richtung	Aufteilung	Schicht	Name	Funktion/Kommentar
außen	Stratum pigmentosum		1. Pigmentepithel	nur 1 Schicht polygonaler, melaninhaltiger Zellen, Fortsätze zwischen den Photorezeptoren, Phagozytose
	Stratum nervosum	Stratum neuroepitheliale (Schicht 2-4)	2. Stäbchen und Zapfen	Umwandlung von Lichtreizen in Nervenimpulse, Außen- und Innenglieder (außen lichtempfindliche Stapel aus Membranscheibchen, innen Zellorganellen)
		3. Membrana limitans externa	Äußere Grenzschicht	Verdichtungszone der Zonulae adhaerentes der Müller-Stützzellen
		4. Stratum nucleare externum	Äußere Körnerschicht	enthält Zellkörper der Stäbchen und Zapfenzellen, **1. Neuron der Sehbahn**, 8-9 Zellreihen
		5. Stratum plexiforme externum	Äußere plexiforme Schicht	Axone und Endkolben der Sinnesepithelzellen, Synapsen der Photorezeptoren, Umschaltung auf das **2. Neuron**
		6. Stratum nucleare internum	Innere Körnerschicht	Zellkerne und Zellleiber der bipolaren Zellen (Perikarya des 2. Neurons) und Horizontalzellen, Zellleiber der Müller-Stützzellen
		7. Stratum plexiforme internum	Innere plexiforme Schicht	Synapsen zwischen den Zellen des 2. und 3. Neurons, Umschaltung auf das **3. Neuron**
		8. Stratum ganglionare	Ganglienzellschicht	große, multipolare Ganglienzellen, Zellleiber und Zellkerne des 3. Neurons
		9. Stratum neurofibrarum	Nervenfaserschicht	(marklose) Nervenfasern, die als N. opticus aus dem Bulbus austreten, Astrozyten
innen		10. Membrana limitans interna	Innere Grenzschicht	Basalmembran an der Grenze zwischen Retina und Glaskörper

Schichten der Retina

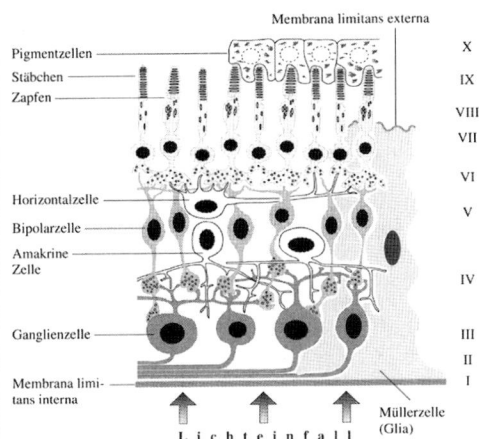

Abb. 10.2 Schichtaufbau der Netzhaut
Aus: Happe W. Memorix Augenheilkunde, Chapman & Hall 1996

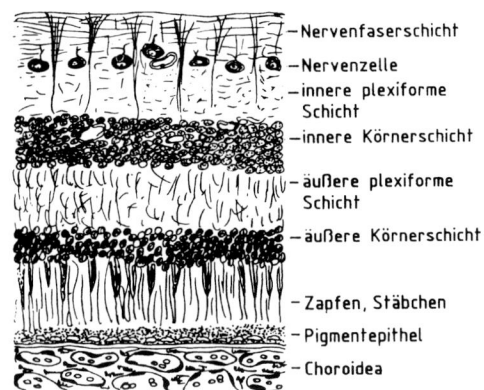

Abb. 10.3 Schichten der Retina, Lichteinfall von oben

H08 H05 ■
→ **Frage 10.28: Lösung E**

Retinal ist ein **Bestandteil des Sehpigments Rhodopsin** der Stäbchen und Zapfen. Rhodopsin besteht aus einem Protein (Opsin) und dem 11-cis-Retinal. Bei Lichteinfall wird dieses Retinal in all-trans-Retinal umgewandelt, was wiederum verschiedene Prozesse einer Signalkaskade in Gang setzt (Details würden hier zu weit führen!) und letztendlich das Membranpotenzial der Rezeptorzelle verändert. Das **Retinal wird in** den **Pigmentepithelzellen regeneriert**. Diese Zellen sind auch für die Phagozytose der Außengliedabschnitte der Fotorezeptoren verantwortlich (alte Prüfungsfrage).
Zu **(A)**, **(C)** und **(D)**: In der Netzhaut sind verschiedene Schaltzellen von Bedeutung, z. B. **amakrine Zel-**

len ((A), verbinden Ganglienzellen untereinander), **Horizontalzellen** ((C), verbinden Lichtsinneszellen untereinander) und **Bipolarzellen** ((D), stellen Verbindung zwischen Lichtsinneszellen und ableitenden Nervenzellen her).
Zu **(B)**: **Müller-Zellen** sind langgestreckte Zellen, die die Schichten der Netzhaut durchsetzen.

H02
→ **Frage 10.29: Lösung A**

Die Fovea centralis (innerhalb der Macula lutea), Stelle des schärfsten Sehens, enthält nur sehr dicht stehende Zapfenzellen. Die Zapfenzellen sind in der Fovea centralis jeweils nur mit *einer* Bipolarzelle verschaltet; in den übrigen Netzhautarealen nach peripher liegt eine immer stärkere Konvergenzschaltung der Rezeptoren vor. Die Fovea centralis liegt in der optischen Sehachse des Auges.
Zur Wiederholung:
Die Macula lutea ist frei von größeren Gefäßen. Sie erscheint dunkler als der sie umgebende Augenhintergrund.
• **Macula lutea**: liegt in der Sehachse, temporal der Papille, gefäßfrei, dunkler pigmentiert als die Umgebung, enthält die Fovea centralis, Stelle des schärfsten Sehens (nur Zapfen, höchste Auflösung des Auges).
• **Discus n. optici**: Papille, blinder Fleck, Austritt der Nervenfasern der Retina, Durchtritt der Netzhautgefäße, keine Rezeptoren, nur Nervenfaserschicht, leicht erhabener Rand, zentrale Eindellung.

F03 ■
→ **Frage 10.30: Lösung B**

In der **Fovea centralis** sind alle über dem Sinnesepithel liegenden Schichten zur Seite gedrängt, sodass die Fovea centralis als kleine Einsenkung erscheint. Die Zapfen liegen hier also sehr oberflächlich, was neben der Zapfendichte und der Verschaltung ebenfalls zur Verstärkung der Sehschärfe in diesem Areal beiträgt.
Siehe auch Kommentar zu Frage 10.29.

F05 ■
→ **Frage 10.31: Lösung B**

Das Auge besitzt zwei Gefäßsysteme – die Ziliargefäße und die **A. centralis retinae**. Beide Gefäße entstammen der **A. ophthalmica**. Die A. centralis retinae tritt hinter dem Bulbus in den N. opticus ein und zieht so zur Papille. Dort verzweigt sie sich in ihre Äste ebenso wie die entsprechende Vene. Das Versorgungsgebiet reicht aber nur bis zur Ora serrata, betrifft also die Pars optica retinae. Die Pars caeca retinae wird vom choroidalen Gefäßnetz versorgt, in das die Aa. ciliares posteriores breves einfließen.

Zur Wiederholung: Der Augenhintergrund zeigt ein charakteristisches Gefäßmuster: Der Hintergrund selbst ist hellrot bis orange gefärbt. In der nasalen Hälfte erkennt man den Discus n. optici mit typischer Exkavatio, wo sich alle Nervenfasern der Retina sammeln und als N. opticus aus dem Bulbus austreten. Zentral aus dem Diskus treten die retinalen Gefäße ein bzw. aus. Lateral (temporal) davon ist die Makula mit der Fovea centralis (Stelle des schärfsten Sehens) zu erkennen. Durch die Makula verläuft die optische Achse des Bulbus oculi.

> **Klinischer Bezug**
> Bei Spiegelung des Augenhintergrunds sieht man direkt die Äste der A. centralis retinae sowie der V. centralis und kann deren Zustand beurteilen. Die Gefäße der Aderhaut schimmern nicht hindurch!

H10
→ **Frage 10.32: Lösung B**

Zu **(B)**: Die **Choroidea** des Auges ist verantwortlich für die Ernährung des Pigmentepithels und der Photorezeptoren. Sie erhält einen Großteil der durch das Auge fließenden Blutmenge. Sie wird **versorgt von** den **Aa. ciliares posteriores longae und breves** aus der A. ophthalmica. Die Ernährung der Retina erfolgt durch diese Gefäße bis zum 1. Neuron. Der innere Anteil (2. und 3. Neuron) wird über die **A. centralis retinae** (A) versorgt, die sich im Discus n. optici in mehrere Äste aufteilt. Aus der A. ophthalmica kommen auch die Gefäße (Aa. ciliares posteriores longae) für den Circulus arteriosus iridis major.

Zu **(C)**: Die **A. ethmoidalis anterior** aus der A. ophthalmica versorgt den vorderen Teil der Nase.

Zu **(D)**: Die **A. supraorbitalis** ist der stärkste Ast der A. ophthalmica und zieht dicht unter der Periorbita zur Stirn.

Zu **(E)**: Die **A. supratrochlearis**, einer von zwei Endästen der A. ophthalmica (der andere Endast ist die A. dorsalis nasi), versorgt ebenfalls die Stirn.

F09 ■
→ **Frage 10.33: Lösung B**

Zu **(B)**: Zwischen dem Versorgungsgebiet der **A. carotis interna** und der **A. carotis externa** gibt es eine Anastomose: Die A. ophthalmica aus der A. carotis interna versorgt über die A. centralis retinae die Netzhaut und anastomosiert über die A. supratrochlearis und die A. supraorbitalis am medialen Augenwinkel mit der **A. angularis**, dem Endast der A. facialis aus der A. carotis externa.

Zu **(A)** und **(C)**–**(E)**: Alle anderen genannten Arterien bilden keine Kollateralen zwischen A. carotis externa und interna aus.

> **Klinischer Bezug**
> Beim Gefäßgesunden besteht ein geringer Druckgradient von intra- nach extrakraniell, entsprechend ist auch der Blutfluss von intra- nach extrakraniell. Dies kann dopplersonografisch am medialen Augenwinkel auch nachgewiesen werden. Bei einer Stenose der A. carotis interna kehrt sich die Strömungsrichtung um, weil die Kollateralisierung durch den poststenotischen Druckabfall gefördert wird.

H08 H03 ■
→ **Frage 10.34: Lösung C**

Auch die Neuriten der großen Opticusganglienzellen, die zur Papille konvergieren, haben noch keine Markscheide. Erst der **N. opticus** erhält nach Durchtritt durch die Sklera (Lamina cribrosa) eine Myelinscheide, die von den Oligodendrozyten gebildet wird.

F06 ■
→ **Frage 10.35: Lösung B**

Der **M. obliquus superior** hat einen eigenen Nerv, den N. trochlearis. Man kann sich das ganz gut im Zusammenhang mit der Trochlea merken, dem Hypomochlion dieses Muskels. Der M. obliquus superior senkt die Sehachse und abduziert den Bulbus. Bei maximaler Adduktion des Bulbus senkt er nur noch die Sehachse, da hierbei die Bulbusachse genau in Richtung der Ansatzsehne liegt, eine Abduktionsbewegung also nicht mehr möglich ist. Siehe auch Abb. 10.4 und Lerntext X.5.

Der Muskel strahlt *hinter* dem Äquator in die Sklera ein (C) und *unter*kreuzt den Endabschnitt des M. rectus superior (D). In Abduktionsstellung senkt der M. rectus inferior den Bulbus.

F07 ■
→ **Frage 10.36: Lösung A**

Es handelt sich bei der Markierung um den **M. obliquus inferior**, der vom **N. oculomotorius** innerviert wird.

Der N. oculomotorius innerviert motorisch die Mm. rectus superior, medius und inferior sowie den M. obliquus inferior und den M. levator palpebrae superioris, parasympathisch den M. sphincter pupillae und den M. ciliaris. Der M. rectus lateralis wird vom N. abducens, der M. obliquus superior vom N. trochlearis innerviert.

Bei einer **Okulomotoriusschädigung** weicht der Bulbus nach außen unten ab (die noch funktionierenden Augenmuskeln überwiegen), es besteht eine Ptosis, weil die Lidhebung gestört ist, Akkommodation und Pupillenverengung sind gestört.

F08 ■

→ **Frage 10.37: Lösung C**

Hiernach wurde schon einmal (in anderer Formulierung) in der 1. ÄP Frühjahr 2006 gefragt. Der **M. obliquus superior senkt** den **Bulbus** in der **Adduktionsstellung** des Auges. Das hängt damit zusammen, dass er seinen funktionellen Ursprung (in diesem Falle die Trochlea) am Vorderrand der Orbita hat, während er an der hinteren Bulbusfläche ansetzt. In der Adduktion wird der hintere Bulbus angehoben und damit die Sehachse gesenkt. In der Adduktionsstellung ist der Muskel ein reiner Senker der Sehachse, da in diesem Fall die Bulbusachse in gleicher Richtung wie die Ansatzsehne liegt.

F07

→ **Frage 10.38: Lösung A**

Bei der **Abducensparese** steht der betroffene linke Bulbus nach innen, die Sehachse ist nach medial, also nach rechts (aus der Sicht des Betroffenen) gerichtet. Beim Blick geradeaus entstehen bereits Doppelbilder. Blickt der Patient weiter geradeaus, dreht den Kopf aber nach links, so blickt auch das gesunde rechte Auge nach rechts, sodass bei dieser Bewegung die Sehachsen wieder parallel verlaufen. Es kommt also zu einer kompensatorischen Kopfhaltung in die Richtung, in die der gelähmte Muskel das Auge hätte drehen sollen.

F97

→ **Frage 10.39: Lösung E**

Als **Anulus tendineus communis** bezeichnet man einen Sehnenring, von dem aus als Spitze einer Pyramide alle Augenmuskeln außer dem M. obliquus inferior entspringen. Der Anulus tendineus communis umschließt den Canalis n. optici und verschließt teilweise die Fissura orbitalis superior. Innerhalb dieses Sehnenrings verlaufen:
- der N. opticus (inklusive der A. centralis retinae)
- die A. ophthalmica
- der N. oculomotorius
- der N. nasociliaris und
- der N. abducens.

Zu **(E)**: Der **N. trochlearis** – man erinnere sich, er versorgt den M. obliquus superior – zieht über die Fissura orbitalis superior, lateral des Anulus tendineus communis in die Orbita. Bitte dies unbedingt im Anatomieatlas nachvollziehen. Siehe z. B. Prometheus, Lernatlas der Anatomie, Kopf, Hals und Neuroanatomie, 2. Auflage, Georg Thieme Verlag 2009, S. 160.

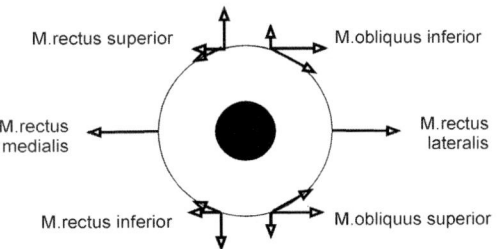

Abb. 10.4 Wirkung der Augenmuskeln auf die Blickrichtung

X.5	Augenmuskeln	
Augenmuskel	**Innervation**	**Funktion**
M. rectus superior	N. oculomotorius	hebt den Blick medialwärts
M. rectus inferior	N. oculomotorius	senkt den Blick medialwärts
M. rectus medius	N. oculomotorius	führt den Blick horizontal medialwärts (Adduktion)
M. rectus lateralis	N. abducens	führt den Blick horizontal lateralwärts (Abduktion)
M. obliquus superior	N. trochlearis	senkt den Blick lateralwärts
M. obliquus inferior	N. oculomotorius	hebt den Blick lateralwärts

H09 ■

→ **Frage 10.40: Lösung C**

Zu **(C)**: Der **N. oculomotorius** innerviert motorisch:
- **Mm. rectus inferior**, medialis und superior,
- M. obliquus inferior
- M. levator palpebrae superioris.

Der **N. oculomotorius** innerviert parasympathisch/viszeroefferent:
- M. sphincter pupillae,
- M. ciliaris.

Zu **(A)** und **(D)**: Der **M. rectus lateralis** (D) wird vom N. abducens, der **M. obliquus superior** (A) vom N. trochlearis innerviert.

Zu **(B)**: Bei einer Fazialislähmung kann es zu einem Lagophthalmus kommen, wenn der Lidschluss gestört ist (→ **M. orbicularis oculi**).

Zu **(E)**: Der **M. tarsalis superior** (glatte Muskulatur) wird durch den Sympathikus über postganglionäre Fasern aus dem Ganglion cervicale superius innerviert.

F08 ■

→ **Frage 10.41: Lösung A**

Eine ähnliche Frage wurde in der 1. ÄP Frühjahr 2007 gestellt. Die **Ptose** entsteht durch eine **Lähmung des M. levator palpebrae superioris**. Der **N. oculomotorius** innerviert motorisch die Mm. rectus superior, medialis und inferior sowie den M. obliquus inferior und den M. levator palpebrae superioris, parasympathisch/viszeroefferent den M. sphincter pupillae und den M. ciliaris.

Zu **(B)**: Bei einer Fazialislähmung kann es zu einem Lagophthalmus kommen, wenn der Lidschluss gestört ist (M. orbicularis oculi).

Zu **(C)** und **(D)**: Der M. rectus lateralis wird vom N. abducens, der M. obliquus superior vom N. trochlearis innerviert.

Zu **(E)**: Der N. ophthalmicus ist der erste der drei Hauptäste des N. trigeminus. Er ist für die sensible Innervation der Augenhöhle, des oberen Augenlides, der Stirn und des vorderen Teils der Nasenhöhle verantwortlich.

H10 ■

→ **Frage 10.42: Lösung E**

Zu **(E)**: Eine Ptose kann im Rahmen eines Horner-Syndroms (Ptosis, Miosis, Enophthalmus) auftreten, wenn die sympathische Innervation gestört ist. Die **Ptose** erklärt sich durch die **gestörte Innervation des M. tarsalis superior**. Eine Ptose kann auch bei einer Okulomotoriusparese auftreten, da der N. oculomotorius den **M. levator palpebrae** (**Lidheber**) innerviert (B). Allerdings wären hierbei noch weitere Augenmuskeln betroffen sowie bei kompletter Parese die parasympathische Innervation des M. ciliaris (→ Akkommodation gestört) und des M. sphincter pupillae (→ weite Pupille).

Zu **(A)**: Eine Schwächung des **M. dilatator pupillae** (Störung der sympathischen Innervation) im Rahmen eines Horner-Syndroms führt zu Miosis.

Zu **(C)**: Der Lidschluss erfolgt durch den vom N. facialis innervierten **M. orbicularis oculi**.

H96

→ **Frage 10.43: Lösung E**

Zu **(D)** und **(E)**: Der **Pupillenreflex** – ein Grundbestandteil der klinischen Untersuchung jedes Patienten – läuft über Afferenzen mittels Optikusfasern, die in der Area praetectalis enden; nach Umschaltung auf ein zweites Neuron zum Nucl. Edinger-Westphal (Nucl. oculomotorius accessorius) ziehen präganglionäre *parasympathische* Fasern zum Ganglion ciliare, nach Umschaltung dann postganglionäre Fasern über die Nn. ciliares breves zum M. sphincter pupillae.

Vorsicht: Die Pupillenverengung ist parasympathisch vermittelt und hat mit dem Sympathikus nichts zu tun.

Zu **(A)** und **(B)**: Beide Aussagen zum **Kornealreflex** sind korrekt: Afferenzen bei taktilen Reizen über den N. ophthalmicus, Efferenzen für den Lidschluss über den N. facialis, Umschaltung z. T. im Trigeminuskern und direkt weiter zum Fazialis oder über die Formatio reticularis, dann erst zum Fazialis.

Zu **(C)**: Akkommodationsreflex: Afferenzen über die Sehbahn zur Sehrinde, Efferenz dann zur Area praetectalis → Nucl. Edinger-Westphal (also Fasern des N. oculomotorius) → Ganglion ciliare zum M. ciliaris und M. sphincter pupillae und zusätzlich Innervation der beiden Mm. recti mediales über den N. oculomotorius.

> **Merke!**
> *„Schreckgeweitete Augen"*, Pupillenerweiterung bei Sympathikusreaktion.

F06 ■

→ **Frage 10.44: Lösung C**

Die **konsensuelle Lichtreaktion** (bei Lichteinfall in ein Auge verengen sich beide Pupillen) erklärt sich dadurch, dass die Optikusneurone des afferenten Schenkels *gekreuzt und ungekreuzt* zum Nucleus praetectalis ziehen. Nach der Umschaltung erreicht das 2. Neuron *gekreuzt und ungekreuzt* den Nucl. oculomotorius accessorius (Edinger-Westphal). Der efferente Schenkel (präganglionäre parasympathische Fasern über den N. oculomotorius, Umschaltung im Ggl. ciliare, Nn. ciliares breves) vermittelt dann **parasympathisch** die Pupillenverengung (damit fallen die Lösungsmöglichkeiten des Grenzstrangs aus, denn die Pupillenverengung wird parasympathisch vermittelt). Die Tatsache, dass der konsensuelle Reflex auf der Gegenseite funktioniert, spricht für einen intakten afferenten Schenkel des Reflexes, also bleibt nur noch der N. oculomotorius der betroffenen Seite übrig, also (C).

F07 ■

→ **Frage 10.45: Lösung B**

Der **Pupillenreflex** – ein Grundbestandteil der klinischen Untersuchung jedes Patienten, Verengung der Pupille bei Lichteinfall – läuft über Afferenzen mittels Optikusfasern, die in der Area praetectalis enden; nach Umschaltung auf ein zweites Neuron zum Nucl. Edinger-Westphal (Nucl. oculomotorius accessorius) ziehen präganglionäre parasympathische Fasern zum Ganglion ciliare. Nach Umschaltung ziehen dann postganglionäre Fasern über die Nn. ciliares breves zum M. sphincter pupillae.

Die konsensuelle Reaktion kommt dadurch zustande, dass die Optikusfasern gekreuzt und ungekreuzt durch das Chiasma opticum ziehen und damit beide Areae praetectales erreichen. Außerdem werden die Efferenzen von den Nuclei praetectales schon bilateral auf beide Nuclei oculomotorii acc. projiziert.

Das Problem bei einer **Okulomotoriusparese** ist die Schädigung des *efferenten* Schenkels des Pupillenreflexes, also im Prinzip die Innervation des M. sphincter pupillae. Damit fällt die direkte Pupillenreaktion auf der Seite der Oculomotoriuslähmung aus und die indirekte/konsensuelle Lichtreaktion, wenn die Gegenseite beleuchtet wird.

H10 ■

→ **Frage 10.46: Lösung D**

Zu **(D)**: Im geschilderten Fall ist der **afferente Schenkel des Pupillenreflexes links gestört** (d. h. der linke N. opticus), so dass beim Lichteinfall links der Reflex nicht ausgelöst werden kann. Beim Lichteinfall rechts wird auch die konsensuelle Reaktion, also die Verengung beider Pupillen, ausgelöst. Der **efferente Schenkel** ist somit **auf beiden Seiten intakt**. Die **konsensuelle Lichtreaktion** (bei Lichteinfall in ein Auge verengen sich beide Pupillen) erklärt sich dadurch, dass die Optikusneurone des afferenten Schenkels gekreuzt und ungekreuzt zum Nucleus praetectalis ziehen. Nach der Umschaltung erreicht das 2. Neuron gekreuzt und ungekreuzt den Nucl. oculomotorius accessorius (Edinger-Westphal). Der efferente Schenkel (präganglionäre parasympathische Fasern über den N. oculomotorius, Umschaltung im Ggl. ciliare, Nn. ciliares breves) vermittelt dann parasympathisch die Pupillenverengung.

Zu **(A)**: Bei einer **Schädigung des linken Ganglion ciliare** könnte die Pupille nicht mehr auf Lichtreize reagieren. Im vorliegenden Fall ist die konsensuelle Lichtreaktion aber möglich.

Zu **(B)**: Bei einer **kompletten Okulomotoriusparese links** wäre die konsensuelle Reaktion rechts erhalten.

Zu **(C)**: Der **N. ophthalmicus** ist ein sensibler Nerv, der die Augenhöhle, das obere Augenlid, die Stirn und den vorderen Teil der Nasenhöhle versorgt.

Zu **(E)**: Eine **Schädigung des rechten Tractus opticus** führt zu einer homonymen Hemianapsie nach links.

10.4 Zusätzliche Einrichtungen

F02 H98 ■■

→ **Frage 10.47: Lösung A**

Die Konjunktiva (= Bindehaut) überzieht als Tunica conjunctiva palpebrae die Innenseiten der Augenlider und geht im Fornix conjunctivae in die Tunica conjunctiva bulbi über, die die Sklera bis etwas über den Rand der Kornea überzieht.

Tränenflüssigkeit wird in der Gl. lacrimalis gebildet und in den Fornix conjunctivae sezerniert. Sie sammelt sich im Lacus lacrimalis und fließt über die Puncta lacrimalia in die Canaliculi lacrimalis, die in den Saccus lacrimalis münden. Vom Saccus lacrimalis aus zieht der Ductus nasolacrimalis in den Meatus nasi inferius (vielleicht kommt daher die Redewendung „Rotz und Wasser heulen").

Der Saccus lacrimalis ist keine Aussackung der Konjunktiva, sondern liegt separat in einer Aussackung – Fossa sacci lacrimalis.

X.6 Tränendrüse

Die **Tränendrüse** liegt über dem lateralen Lidwinkel. Sie wird durch die Sehne des M. levator palpebrae sup. in eine *Pars orbitalis* und eine *Pars palpebralis* unterteilt. Sie ist eine seröse, tubuloalveoläre Drüse. Mehrere feine Ausführungsgänge münden in den Fornix conjunctivae superior.
Innervation:
- parasympathisch durch den N. intermedius (N. facialis), siehe Lerntext V.21
- sympathisch durch den Plexus caroticus internus.

F04 ■

→ **Frage 10.48: Lösung A**

Der Weg der **Tränenflüssigkeit** ist folgender:
- Gl. lacrimalis (serös, tubuloalveolär, Myoepithelzellen, keine Schaltstücke und Sekretrohre, größere Pars orbitalis, unter der Aponeurose des M. levator palpebrae superior, kleinere Pars palpebralis, mehrere Ausführungsgänge münden in den Fornix conjunctivae superior (A)),
- Tränenflüssigkeit sammelt sich im Lacus lacrimalis im medialen Augenwinkel,
- auf den Papillae lacrimales des Ober- und Unterlids beginnen die Canaliculi lacrimales,
- beide Tränenkanälchen münden in den Saccus lacrimalis, der in einer eigenen Fossa sacci lacrimalis liegt, die von Periorbita ausgekleidet ist,
- Abfluss durch den Ductus nasolacrimalis in den unteren Nasengang.

H04 H97 F93 H86 ■■

→ **Frage 10.49: Lösung C**

Siehe Kommentar zu Frage 10.48.

H10

→ **Frage 10.50: Lösung B**

Zu **(B)**: Die **Tränendrüse liegt** oberhalb des temporalen Lidwinkels **in der Fossa glandulae lacrimalis des Os frontale**. Siehe Prometheus, Lernatlas der Anato-

mie, Kopf, Hals und Neuroanatomie, 2. Auflage, Georg Thieme Verlag, Stuttgart, 2009, S. 144.
Zu **(C)**: Der Tränensack liegt in enger topografischer Beziehung zum **Os lacrimale** (→ Teil der nasalen Orbitawand).

H03 ■■

→ **Frage 10.51: Lösung C**

Sekretorische parasympathische (präganglionäre) Fasern aus dem Nucleus salivatorius superior ziehen im N. intermedius und dann als N. petrosus major zum **Ganglion pterygopalatinum**. Nach der Umschaltung gelangen die postganglionären Fasern über Rr. ganglionares zum N. maxillaris und erreichen über den N. zygomaticus und seine Anastomose zum N. lacrimalis die **Tränendrüse** (Tränenanastomose), (C) ist richtig.
Zu **(E)**: Sympathische Fasern erreichen das Ganglion aus dem Plexus caroticus internus.

10.5 Kommentare aus Examen Frühjahr 2011

F11 ■

→ **Frage 10.52: Lösung A**

Zu **(A)**: Die **Hornhaut** des Auges besteht aus mehreren **Schichten** (von außen nach innen):

- Hornhautepithel: mehrschichtiges, unverhorntes Plattenepithel
- Lamina limitans anterior (Bowman-Membran): Basalmembran des Hornhautepithels
- Das **Hornhautstroma** macht ca. 90 % der Hornhautdicke aus. Es ist zellarm und bradytroph und besteht neben **Wasser** v. a. aus dichten **Kollagen**faserbündeln.
- Lamina limitans posterior (Descement-Membran): Basalmembran des Hornhautendothels
- einschichtiges Hornhautendothel

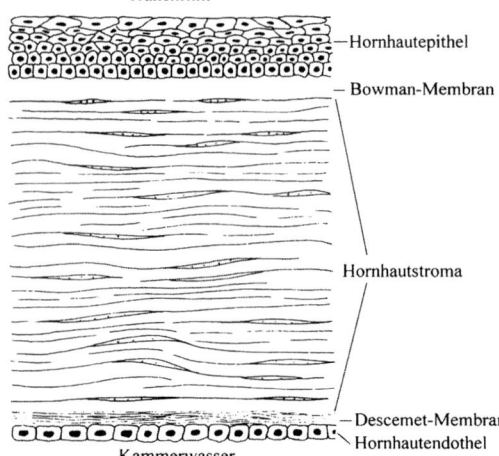

Schichten der Kornea.

Zu **(B)**: **Elastin** kommt in der extrazellulären Matrix des elastischen Bindegewebes vor.
Zu **(C)**: **Hyaluronsäure** ist Bestandteil des Glaskörpers im Auge.
Zu **(D)**: **Laminine** sind Hauptbestandteil von Basalmembranen.
Zu **(E)**: **Fibronektine** kommen in der extrazellulären Matrix und auf Zelloberflächen vor.

11   Hör- und Gleichgewichtsorgan

11.1   Entwicklung des Hör- und Gleichgewichtsorgans

H05

→ **Frage 11.1: Lösung D**

Plakoden sind Verdickungen des Oberflächenektoderms.
Das Ohr entwickelt sich aus der Ohrplakode. Man unterscheidet noch eine Riechplakode sowie Epipharyngealplakoden.
Aus der **Ohrplakode** entwickelt sich zunächst durch Einsenkung ein Ohrgrübchen, dann das Ohrbläschen. Hieraus gehen die **Anteile des Innenohrs** hervor, aus dem dorsalen Anteil Ductus endolymphaticus, Bogengänge und Utriculus, aus dem ventralen Anteil der **Ductus cochlearis**. Siehe auch Abb. 11.1.
Die Paukenhöhle, die Tuba auditiva und die Gehörknöchelchen entstehen aus dem Material der 1. Schlundtasche. Die Membrana tympani besteht aus einem ektodermalen Anteil des äußeren Gehörganges, dem endodermalen Anteil der Paukenhöhle und einer dazwischen liegenden Bindegewebsschicht. Die Ohrmuschel entwickelt sich aus Mesenchymhöckern, die die 1. Kiemenfurche umgeben.

H04 H82 ■

→ **Frage 11.2: Lösung A**

Beim Menschen entwickelt sich das **äußere Ohr** aus dem dorsalen Teil der 1. Kiemenfurche und 6 mesenchymalen Höckern, das **Mittelohr** aus der 1. Schlundtasche und das **Innenohr** aus dem ektodermalen Ohrbläschen.
Somit entsteht die Paukenhöhle, also **Cavum tympani**, **Tuba auditiva** und **Gehörknöchelchen**, **aus** der 1. Schlundtasche. Diese ist eine Ausstülpung des kranialen Schlunddarms.
Von außen wächst der 1. Schlundtasche die 1. Kiemenfurche entgegen. Daraus entsteht später der äußere Gehörgang.
Siehe auch Abb. 11.1.

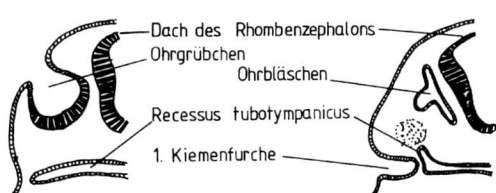

Abb. 11.1 Entwicklung des Ohrs, links 27. Tag, rechts 7 Wochen

11.2   Äußeres Ohr

F09 ■

→ **Frage 11.3: Lösung A**

Zu (A): Tragus.
Zu (B): Antitragus.
Zu (C): Crus helicis.
Zu (D) und (E): Ohne genaue Bezeichnung. (E) liegt innerhalb der Concha, Ohrmuschel. Die bogenförmige Falte über (D) ist die Anthelix.
Siehe Abb. 11.2 und Prometheus, Lernatlas der Anatomie, Kopf, Hals und Neuroanatomie, 2. Auflage, Georg Thieme Verlag 2009, S. 127.

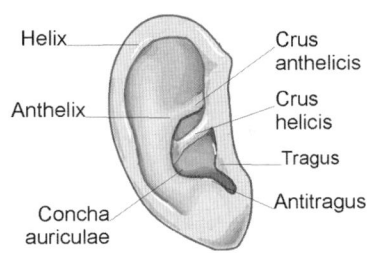

Abb. 11.2 Äußeres Ohr

F09 ■

→ **Frage 11.4: Lösung B**

Zu (B): Die Haut des Gehörgangs – **Meatus acusticus externus** – ist fest mit Knorpel bzw. Knochen verbunden.
Zu (A): Im **knorpeligen Anteil** liegen die eingelagerten **Talgdrüsen** und die Glandulae ceruminosae. Im knöchernen Anteil fehlen Drüsen und Haare.
Zu (C): 2/3 des Gehörgangs entsprechen dem knorpeligen Anteil bei einer Gesamtlänge von 3–3,5 cm. Der **knöcherne Anteil ist** somit **ca. 14 mm lang**.
Zu (D): Der **Übergang zwischen knorpeligem und knöchernem Anteil** ist die **engste**, nicht die weiteste **Stelle**.
Zu (E): Das **Antrum mastoideum** hat Verbindung zur Paukenhöhle (hintere Wand) und grenzt von hinten an den Gehörgang, so dass dessen **hintere Wand** eine enge topografische Beziehung zum Boden des Antrum mastoideum hat.
Siehe Prometheus, Lernatlas der Anatomie, Kopf und Neuroanatomie, 2. Auflage, Georg Thieme Verlag 2009, S. 130.

H10 ■

→ **Frage 11.5: Lösung E**

Zu (E): Der **R. auricularis n. vagi** ist an der Innervation des äußeren Gehörgangs beteiligt. Beim Entfernen der Erbse aus dem Gehörgang **wird der Nerv** gereizt und es kommt zu **Husten** und **Brechreiz** (→ **vagotone Reaktionen**). Siehe Prometheus, Lernatlas der Anatomie, Kopf, Hals und Neuroanatomie, 2. Auflage, Georg Thieme Verlag, Stuttgart, 2009, S. 128.

Zu **(A)**: Der **N. auricularis magnus** versorgt mit seinem Ramus anterior die Haut vor dem Ohr und die Haut des Ohrläppchens sowie die konkave Fläche der Ohrmuschel. Sein Ramus posterior versorgt die Haut hinter dem Ohr sowie die konvexe Fläche der Ohrmuschel.

Zu **(B)**: Der **N. auriculotemporalis** enthält sensible Fasern für die Haut der Schläfen- und Ohrregion sowie sekretorische Fasern für die Glandula parotis.

Zu **(D)**: Der **N. occipitalis minor** ist der sensible kleine Hinterhauptsnerv.

H08 ■

→   **Frage 11.6: Lösung C**

An der sensiblen Innervation des **äußeren Gehörgangs** ist der **Ramus auricularis n. vagi** und der N. auriculotemporalis beteiligt. Hierdurch können **vagotone Reaktionen** (Übelkeit, Brechreiz, Kollaps) bei **Fremdkörpern im Gehörgang** und bei Spülung mit nicht temperierter Flüssigkeit auftreten (→ Gehörgangsspülung nur mit Ausschluss eines Trommelfelldefekts nur mit körperwarmem Wasser!). Bei thermischer Reizung des Gehörgangs wird über das Gleichgewichtsorgan ein Nystagmus ausgelöst (kalorischer Nystagmus). Neben dieser prüfbaren Reaktion muss aber zusätzlich mit vagotonen Reaktionen gerechnet werden.

XI.1	Trommelfell

Das Trommelfell bildet den äußeren Abschluss des Mittelohrs. In der Mitte ist das Trommelfell trichterförmig nach innen vertieft. Der dort entstehende Nabel (Umbo) wird vom unteren Hammergriffende erzeugt.

Die Tiefe des Trichters und damit die Trommelfellspannung wird vom **M. tensor tympani** bestimmt, der am Hammergriff inseriert.

Die Richtung des Trommelfells ist schräg: Von lateral hinten oben nach medial vorne unten (Winkel zur Horizontalebene 45°, zur Sagittalebene 50°).

Für manchen lässt sich vielleicht folgende Formulierung besser merken:

Die äußere Fläche (Hautschicht) schaut nach vorne und unten, die hintere obere Wand des äußeren Gehörgangs ist also (um ca. 6 mm) kürzer!

Am Trommelfell unterscheidet man einen größeren, straff gespannten Teil – Pars tensa – (Einteilung in 4 Quadranten durch den Hammergriff und Umbo) von einem lockeren Teil – Pars flaccida.

Die Pars flaccida liegt oberhalb des Hammergriffs und besteht nur aus äußerem und innerem Epithel, ohne Bindegewebe dazwischen.

In der Pars flaccida verläuft in einer feinen Schleimhautfalte die Chorda tympani.

Das **Trommelfell** ist aus 3 Schichten aufgebaut:

- Hautschicht (mehrschichtig verhorntes Plattenepithel)
- Grundschicht
- Schleimhautschicht (Schleimhaut des Cavum tympani)

Die **Gefäßversorgung** befindet sich vornehmlich in der Hautschicht. An der Blutversorgung von Paukenhöhle und Trommelfell können die A. maxillaris, A. carotis interna, A. auricularis posterior und A. pharyngea ascendens beteiligt sein.

Die **sensible Versorgung** des Trommelfells entstammt für die Außenfläche dem N. auriculotemporalis und N. vagus, für die Innenfläche dem Plexus tympanicus.

H06

→   **Frage 11.7: Lösung D**

Bei der Otoskopie projiziert sich der Schnittpunkt der beiden gedachten Geraden (eine Gerade entlang des Hammergriffs, die zweite senkrecht dazu) auf den **Umbo** (Nabel) des Trommelfells. Er liegt an der Spitze des **Hammergriffs** (Manubrium mallei). Die Einteilung in 4 Quadranten erfolgt mit den Bezeichnungen vorne oben, vorne unten, hinten oben und hinten unten.

H07 ■

→   **Frage 11.8: Lösung C**

Der Hammergriff scheint als heller Streifen (Stria mallearis) durch das **Trommelfell** hindurch. Dies ist eine der Hilfslinien, um das Trommelfell in 4 **Quadranten** einzuteilen. Die zweite Hilfslinie verläuft dann senkrecht dazu durch das untere Ende der Stria mallearis, also durch den Nabel (Umbo) des Trommelfells. Veränderungen des Trommelfells können dann deskriptiv den entsprechenden Quadranten zugeteilt werden. Der Lichtreflex sollte sich im vorderen unteren Quadranten (Pars tensa) befinden. Er ist bei der Otoskopie gut zu sehen.

F10

→   **Frage 11.9: Lösung D**

Zu **(D)**: Die Einteilung des **Trommelfells** in 4 **Quadranten** (I: vorne oben, II: vorne unten, III: hinten unten, IV: hinten oben) orientiert sich an der von der Stria mallearis (Verwachsung mit dem Hammergriff) gebildeten Linie und einer darauf senkrechten Linie.

Hinter dem Trommelfell liegt der **Hammerkopf und der Korpus des Amboss** weiter oben im **Epitympanon** (oberster Abschnitt der Paukenhöhle über dem oberen Trommelfellrand). Dadurch lassen sich die beiden unteren Quadranten (II und III) bereits ausschließen. Im hinteren oberen Quadranten (**Quadrant IV**) scheinen der **lange Ambossschenkel** und die **Stapediussehne** durch das Trommelfell. Der Musculus stapedius zieht zum Steigbügel und verkantet die Fußplatte des Steigbügels in der **Fenestra vestibula** oder ovalis (lat. ovales Fenster). Stapes und Fenestra vestibula projizieren somit auf den Quadranten IV; Lösung (D) ist richtig. Durch Ansatz des Musculus stapedius am Ligamentum anulare (lat. ringförmiges Band rund um die Steigbügelfußplatte) kann dieses gespannt werden, woraus eine Abschwächung der Schwingungsübertragung auf die Perilymphe des Innenohres resultiert. Siehe auch Prometheus, Lernatlas der Anatomie, Kopf, Hals und Neuroanatomie, 2. Auflage, Georg Thieme Verlag 2009, S. 129 f.

F01 F99 H92 H90 H85 ■■
→ **Frage 11.10: Lösung E**

Die Pars flaccida ist der lockere obere Teil des Trommelfells und liegt oberhalb des Ansatzes des Hammergriffs. In einer feinen Schleimhautfalte der Pars flaccida verläuft die Chorda tympani.
Zu (C): Der Hammergriff scheint als heller Streifen (Stria mallearis) durch das Trommelfell hindurch.

Klinischer Bezug

Dies ist eine der Hilfslinien, um das Trommelfell in 4 Quadranten einzuteilen. Die zweite Hilfslinie verläuft dann senkrecht dazu durch das untere Ende der Stria mallearis, also durch den Nabel (Umbo) des Trommelfells. Veränderungen des Trommelfells können dann deskriptiv den entsprechenden Quadranten zugeteilt werden.

Zu (E): Der Recessus membranae tympani superior liegt hinter der Pars flaccida und wird vom Hammerkopf begrenzt.

11.3 Mittelohr

F02 ■■
→ **Frage 11.11: Lösung C**

Die Schallwelle wird vom Trommelfell auf den Hammer (**Malleus**) übertragen. Er ist gelenkig mit einem weiteren Gehörknöchelchen verbunden, dem Amboss (**Incus**). Der lange Schenkel des Amboss überträgt die Schallwellen weiter auf den Steigbügel (**Stapes**). Siehe Lerntext XI.2.

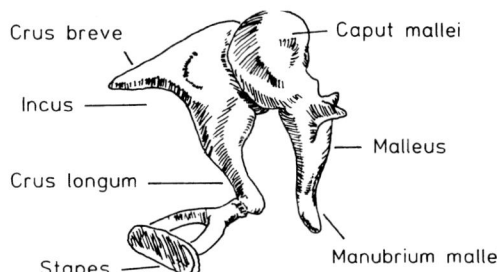

Abb. 11.3 Gehörknöchelchen

Merke!
Überall dort, wo im Ohr Sinneszellen liegen, ist Endolymphe.
Die Reihenfolge der Gehörknöchelchen ist „**MIS**" (**M**alleus, **I**ncus, **S**tapes).

XI.2 Schallübertragung

Die Schallwelle wird vom Trommelfell auf den Hammer (**Malleus**) übertragen. Er ist gelenkig mit einem weiteren Gehörknöchelchen verbunden, dem Amboss (**Incus**). Der lange Schenkel des Ambosses überträgt die Schallwellen weiter auf den Steigbügel (**Stapes**). Nochmals in Stichworten der Weg der Schallwellen:

- Äußerer Gehörgang
- Trommelfell
- Hammergriff (**Malleus**)   M
- Articulatio incudomallearis   ↓
- Amboss (**Incus**)   I
- Articulatio incudostapedia   ↓
- Steigbügel (**Stapes**)   S
- **Fenestra vestibuli** (ovales Fenster)
- **Scala vestibuli** (Perilymphe), 2 ½ Schneckenwindungen nach oben
- Helicotrema
- **Scala tympani** (Perilymphe), 2 ½ Schneckenwindungen herunter
- **Fenestra cochleae.**

H05 H01 F99 F97 ■■
→ **Frage 11.12: Lösung A**

Siehe Kommentar zu Frage 11.13 und Lerntext XI.3.

H05 H01 F99 F97 ■■
→ **Frage 11.13: Lösung A**

Promontorium und Fenestra vestibuli liegen an der medialen Wand – Paries labyrinthicus – der Paukenhöhle, die die Grenze zum Innenohr bildet. Vielleicht kann man es sich so noch am besten herleiten: Das Promontorium entsteht durch die Vorwölbung der basalen Schneckenwindung, also weiter nach medial geht es zum Innenohr → „Labyrinth".

F07 ■

→ **Frage 11.14: Lösung B**

Dem Warzenfortsatz, Proc. mastoideus, eng benachbart liegt der **Sinus sigmoideus**, auf dessen Verlauf in unmittelbarer Nähe auch bei Operationen und Entzündungen geachtet werden muss. Siehe im Atlas Prometheus, Lernatlas der Anatomie, Kopf, Hals und Neuroanatomie, 2. Auflage, Georg Thieme Verlag 2009, S. 259.

XI.3	Paukenhöhle

Die Paukenhöhle lässt sich in Epitympanon (oben, Kuppelraum), Mesotympanon (auf Höhe des Trommelfells) und Hypotympanon (unterhalb des Trommelfells) unterteilen. An der Paukenhöhle kann man 6 Wände/Begrenzungen unterscheiden:

- **Mediale Wand** (Paries labyrinthicus): Promontorium (basale Schneckenwindung), rundes Fenster, ovales Fenster, Knochenvorsprung durch den Canalis facialis
- **Laterale Wand** (Paries membranaceus): Trommelfell, Pars squamosa des Os temporale
- **Obere Wand** (Tegmen tympani), Paries tegmentalis
- **Untere Wand** (Paries jugularis): Prominentia styloidea (Vorwölbung des Proc. styloideus), darunter liegt der Bulbus jugularis
- **Vordere Wand** (Paries carotis): Canalis caroticus
- **Hintere Wand** (Paries mastoideus): oben – Zugang zum Antrum mastoideum, unten – Knochenvorsprünge durch seitlichen Bogengang und Canalis facialis

Innervation
Der **Plexus tympanicus** besteht zum größten Teil aus Ästen des N. glossopharyngeus, aber auch aus Ästen des Plexus caroticus (postganglionär sympathisch) und des N. facialis. Der Plexus tympanicus liegt auf dem Promontorium. Er innerviert die Schleimhaut der Paukenhöhle.
Epithelauskleidung: einschichtig plattes bis isoprismatisches Epithel.

H10 ■

→ **Frage 11.15: Lösung E**

Zu **(E)**: **Bei** einer **Mittelohrentzündung** können sich die **Keime durch** die **Paries tegmentalis** (Decke der Paukenhöhle, gebildet von einer dünnen Knochenlamelle) **in** die **mittlere Schädelgrube** ausbreiten und zu Hirnabszessen v. a. des Temporallappens führen.

Zu **(A)**: Die **Paries caroticus** bezeichnet die vordere Wand der Paukenhöhle.
Zu **(B)**: Die **Paries jugularis** bildet den Boden der Paukenhöhle und grenzt an den Bulbus v. jugularis.
Zu **(C)**: Die **Paries labyrinthicus** ist die mediale Wand der Paukenhöhle, die an das Innenohr grenzt.
Zu **(D)**: Die **Paries membranaceus** ist die Innenseite des Trommelfells, d. h. die laterale Wand. Siehe Prometheus, Lernatlas der Anatomie, Kopf, Hals und Neuroanatomie, 2. Auflage, Georg Thieme Verlag, Stuttgart, 2009, S. 131.

F02 F96 ■

→ **Frage 11.16: Lösung D**

Zu **(A)**: Der Canalis caroticus grenzt vorne eng an die Paukenhöhle und bildet deren vordere Wand.
Zu **(B)**: Die Paukenhöhle hat im Bereich des Epitympanon hinten oben eine direkte Verbindung zum Antrum mastoideum, was für die Fortleitung von Entzündungen von Bedeutung ist.
Zu **(C)**: Unter dem Boden der Paukenhöhle liegt der Bulbus venae jugularis.
Zu **(D)**: Der Canalis hypoglossi liegt nicht mehr der Felsenbeinpyramide benachbart, sondern viel tiefer in der hinteren Schädelgrube. Man sieht das am besten an einer Abbildung der Schädelbasis mit den Durchtrittsstellen der Hirnnerven, z. B. Prometheus, Lernatlas der Anatomie, Kopf, Hals und Neuroanatomie, 2. Auflage, Georg Thieme Verlag 2009, S. 120, 121, 131. Der Canalis hypoglossi hat keinen engen Kontakt zur Paukenhöhle.
Zu **(E)**: Siehe hierzu ebenfalls Prometheus, Lernatlas der Anatomie, Kopf und Neuroanatomie, Georg Thieme Verlag 2006, S. 120, 121, 131. Der Fazialiskanal bildet einen knöchernen Vorsprung an der medialen Wand der Paukenhöhle. Topographisch wichtig für die **Nähe zur Paukenhöhle** – und das sind die Stichworte, die man sich merken sollte – sind: **N. facialis, A. carotis interna, Bulbus venae jugularis und die Verbindung zum Mastoid**.

H03 H00 H98 ■■

→ **Frage 11.17: Lösung C**

In der medialen Wand der Paukenhöhle grenzen die **Basalwindungen** der Schnecke (= Promontorium) an diese Wand. In der lateralen Wand liegt das Trommelfell. An der ventralen Wand liegt die Mündung der Tuba auditiva, die A. carotis interna verläuft direkt dahinter. In der dorsalen Wand liegt der Aditus zum Antrum mastoideum, dahinter befinden sich der Canalis facialis mit dem N. facialis und der Sinus sigmoideus. Das Dach grenzt an die Fossa cranii media, der Boden an den Bulbus v. jugularis. Die apikale Windung der Schnecke hingegen hat keine direkte Beziehung zur Paukenhöhle, (C) ist falsch.

F01 H96 F93 F90 F87 ■ ■

→ **Frage 11.18: Lösung D**

Die **Cellulae mastoideae** sind lufthaltige, mit Schleimhaut ausgekleidete Räume im Mastoid. Sie entstehen erst allmählich **nach** der Geburt bis zum 6. Lebensjahr (Pneumatisation, Voraussetzung dafür ist eine dauerhafte Belüftung des Mittelohrs). Die Mastoidzellen in der Nähe des Antrums sind kleiner, die peripher gelegenen größer, sodass die Abflussverhältnisse im Falle einer Entzündung ungünstig sind. Wichtig ist die enge Nachbarschaft zum Sinus sigmoideus und zum N. facialis. Siehe auch Prometheus, Lernatlas der Anatomie, Kopf, Hals und Neuroanatomie, 2. Auflage, Georg Thieme Verlag 2009, S. 130, 131.

Klinischer Bezug

Besonders wichtig ist die enge topographische Beziehung der Cellulae mastoideae zum Sinus sigmoideus, der medial hinter dem Warzenfortsatz verläuft, und zum Fazialiskanal. Die Fortleitung einer Entzündung der Mastoidzellen in Richtung des Sinus sigmoideus ist eine seltene, aber gefürchtete Komplikation. Bei einer dann evtl. nötigen Aufmeißelung des Mastoids muss die Lage des Sinus sigmoideus bzw. des N. facialis unbedingt beachtet werden.

F02 F97 ■ ■

→ **Frage 11.19: Lösung E**

Bei den **Cellulae mastoideae** handelt es sich um luftgefüllte (pneumatisierte), mit Schleimhaut ausgekleidete Räume in unterschiedlicher Größe im Warzenfortsatz des Os temporale. Wichtig – und oft gefragt – ist die enge topographische Beziehung zum Sinus sigmoideus. Die **Pneumatisierung** beginnt erst nach der Geburt und ist in etwa bis zum 6. Lebensjahr abgeschlossen, wobei für die gesunde Entwicklung eine stets gute Belüftung des Mittelohrs von großer Bedeutung ist. Bei kindlichen Tubenfunktionsstörungen bzw. häufigen Infekten mit zeitweise ungenügender Belüftung des Mittelohrs wird der Pneumatisierungsvorgang gehemmt. Alle Cellulae mastoideae haben Verbindung zum Antrum mastoideum (und nicht etwa zum häutigen Labyrinth, wie in (E) vorgeschlagen). Der Sekretabfluss geschieht in Richtung des Antrum mastoideum.

Klinischer Bezug

Bei Entzündungen des Mittelohrs sind die Mastoidzellen oft mitbetroffen, was sich in einem Druckschmerz auf dem Warzenfortsatz widerspiegelt.

H03 H01 F95 H92 H90 F84 ■ ■

→ **Frage 11.20: Lösung D**

Die Nerven für die Schleimhaut des Mittelohrs stammen aus dem **N. tympanicus** (aus dem N. glossopharyngeus) und dem **Plexus tympanicus**, an dem *überwiegend* sensible Äste aus dem N. glossopharyngeus, aber auch aus dem N. facialis (parasympathische Fasern des N. intermedius) und dem Plexus caroticus (sympathische Fasern) beteiligt sind.

XI.4   Tuba auditiva

Die Tuba auditiva hat eine Länge von 3,6 cm.
Sie beginnt mit dem Ostium typanicum in der Vorderwand nahe dem Dach des Cavum tympani und endet mit dem Ostium pharyngeum tubae auditivae in der Pars nasalis pharyngis.
Die engste Stelle der Tuba auditiva an der Knorpel-Knochen-Grenze bezeichnet man als Isthmus tubae auditivae. Das knöcherne Stück ist 1,2 cm lang und liegt lateral, das Knorpelstück hat eine Länge von 2,4 cm. Die Tuba auditiva ist mit einem Flimmerepithel mit Becherzellen ausgekleidet.

H02 ■

→ **Frage 11.21: Lösung C**

Hier heißt es aufpassen: Das ein- bis mehrschichtige unverhornte Epithel der Paukenhöhle geht an der Einmündung der Tuba auditiva in ein respiratorisches Epithel mit Kinozilien über (Flimmerepithel, Becherzellen). Der Flimmerschlag des Epithels geht in Richtung des Pharynx.

XI.5   Ovales und rundes Fenster

Ovales und rundes Fenster werden gerne verwechselt, daher zum Merken:
Fenestra vestibuli: oval, oben, enthält die Steigbügelgelplatte, trennt Mittelohr und Vestibulum bzw. Scala vestibuli.
Fenestra cochleae: rund, unterhalb der Fenestra vestibuli, schließt die Scala tympani mit der Membrana tympani secundaria ab.

Merke!

„Eselsbrücke" zur Fenestra vestibuli:
das v in **V**estibuli und **o**val.

H09 ■■

→ **Frage 11.22: Lösung A**

Zu **(A)**: Der **M. stapedius** reguliert zusammen mit dem M. tensor tympani den Spannungszustand des Schalleitungssystems. Der M. stapedius entspringt in einem kleinen Knochenkanal parallel zum Canalis facialis. Seine Sehne setzt am Steigbügelkopf an. Seine Kontraktion bewirkt eine Verkantung des Steigbügels im Vorhoffenster, d. h. eine Dämpfung. Die **Innervation** erfolgt **über** rein motorische Fasern des **N. facialis**, die bereits innerhalb des Canalis facialis vom Hauptnerv abzweigen.

Zu **(B)**: Der **N. glossopharyngeus** beteiligt sich am Plexus tympanicus und damit an der sensiblen Innervation der Paukenhöhle. Er innerviert auch die Tuba auditiva.

Zu **(C)** und **(E)**: Am Ohr ist der **N. vagus** (E) über den Ramus auricularis n. vagi an der sensiblen Innervation des äußeren Gehörgangs und des Trommelfells zusammen mit dem N. auriculotemporalis (Ast des **N. mandibularis**, (C)) beteiligt. Hierdurch können vagotone Reaktionen (Übelkeit, Brechreiz, Kollaps) bei Fremdkörpern im Gehörgang und bei Spülung mit nicht temperierter Flüssigkeit auftreten.

Zu **(D)**: Der **N. maxillaris** ist bei der Innervation von Strukturen des Ohres nicht beteiligt.

> **Klinischer Bezug**
> Bei Ausfall der Innervation kann der M. stapedius seine dämpfende Wirkung nicht mehr ausüben, betroffene Patienten leiden an einer **Hyperakusis** (erhöhte Schallempfindlichkeit).

H03 ■

→ **Frage 11.23: Lösung D**

Am Ohr innerviert der N. facialis den M. stapedius: Der **M. stapedius** setzt am Steigbügelköpfchen an (er entspringt in einem eigenen kleinen knöchernen Kanal neben dem Canalis facialis) und kann bei Kontraktion die Überleitung der Schwingungen des Steigbügels auf das Vorhoffenster (Fenestra vestibuli) dämpfen. Die Innervation erfolgt durch den **N. facialis** (bei Facialisparesen kann eine erhöhte Schallempfindlichkeit auftreten – (D) trifft zu).

Zu den übrigen Funktionen des N. facialis bzw. zu den Symptomen der Facialisparese siehe Lerntext V.19.

Bei Taubheit bzw. Drehschwindel ((A) und (B)) wäre an den N. vestibulocochlearis zu denken oder an Störungen im Bereich der Hörbahn (siehe Lerntext IX.11).

Bei Belüftungsstörungen des Mittelohrs (abgesehen einmal vom sicherlich häufigeren Tubenkatarrh) könnte eine Funktionsstörung der Gaumensegelheber, Mm. levator und tensor palatini, vorliegen (An-

heben des Gaumensegels und Öffnung der Tuba auditiva beim Schlucken). Hier wären der Plexus pharyngeus (u. a. N. glossopharyngeus) und der N. tensoris veli palatini aus dem N. mandibularis zuständig.

Ein Sensibilitätsverlust der Paukenhöhlenschleimhaut (E) wäre auf Schädigungen des Plexus tympanicus (vorwiegend N. glossopharyngeus) und des Nervus tympanicus zurückzuführen (siehe auch Kommentar zu Frage 11.20).

H01 H95 ■■

→ **Frage 11.24: Lösung B**

Der mit dem Pfeil gekennzeichnete Muskel ist der **M. stapedius**. Siehe Kommentar zu Frage 11.23.

Zu **(A)**: Die Chorda tympani führt Geschmacksfasern sowie präganglionäre parasympathische Fasern.

Zu **(C)** und **(D)**: N. petrosus major et minor enthalten präganglionäre parasympathische Fasern aus dem N. intermedius.

Zu **(E)**: Die Pars motorica des N. trigeminus innerviert über den N. mandibularis die Kaumuskulatur.

F08 ■

→ **Frage 11.25: Lösung D**

Der **M. tensor tympani** liegt im Canalis musculotubarius. Die Sehne zieht im rechten Winkel nach lateral, bevor sie am Hammerhals ansetzt. Der Muskel reguliert die Spannung des Trommelfells und beeinflusst die Beweglichkeit der Gehörknöchelchen. Die Innervation (speziell viszeroefferent) erfolgt durch den **N. mandibularis** (N. V3) über einen eigenen Muskelast.

H04 ■

→ **Frage 11.26: Lösung B**

Zu **(A)**: Die parasympathische (sekretorische) Innervation der Glandula parotidea entstammt dem N. glossopharyngeus. Die präganglionären Fasern ziehen zunächst im Plexus tympanicus und dann als N. petrosus minor zum **Ganglion oticum**. Die postganglionären Fasern verlaufen zunächst mit dem N. auriculotemporalis und gelangen mit dem Plexus parotideus des N. facialis zur Ohrspeicheldrüse (Jacobson-Anastomose).

Zu **(B)**: Die **Chorda tympani** gehört zum sekretorisch-parasympathischen und sensorischen Anteil des N. facialis (VII), dem **N. intermedius**.

Die **Chorda tympani enthält Geschmacksfasern** (sensorisch, afferent) **von den vorderen** $^2/_3$ **der Zunge** sowie präganglionäre parasympathische Fasern, die ohne Umschaltung am Ganglion geniculi vorbeilaufen, im Ganglion submandibulare umgeschaltet werden und die Gl. submandibularis, Gl. sublingualis und Gll. linguales anteriores sekretorisch versorgen. Die postganglionären parasympathischen (se-kretorischen) Fasern und die Geschmacksfasern verlaufen dann weiter mit dem N. lingualis.

Die **Geschmacksfasern leiten ihre Afferenzen aus den Papillae fungiformes zum Ganglion geniculi;** dort liegen die Perikaryen des 1. Neurons, deren zentraler Fortsatz zum Nucl. solitarius gelangt, wo die Umschaltung auf das 2. Neuron stattfindet.

Die Chorda tympani trennt sich innerhalb des Cana-lis facialis oberhalb des Foramen stylomastoideum vom N. facialis, verläuft unter der Schleimhaut durch die Paukenhöhle, und zwar zwischen Ham-mergriff und langem Ambossschenkel. Dort ist sie vom äußeren Gehörgang aus in einer Schleimhaut-falte der Pars flaccida zu erkennen.

Im weiteren Verlauf tritt die Chorda tympani durch die Fissura petrotympanica und lagert sich dem N. lingualis an.

Zu **(C)**: Der Gaumen wird sensibel z. B. durch den N. maxillaris innerviert.

Zu **(D)**: Die Außenfläche des Trommelfells wird sen-sibel vom N. auriculotemporalis innerviert.

Zu **(E)**: Die motorischen Fasern für den M. tensor tympani entstammen dem N. mandibularis und durchlaufen ohne Umschaltung das Ganglion oti-cum.

H08
→ **Frage 11.27: Lösung D**

Die **Chorda tympani** trennt sich innerhalb des Cana-lis facialis oberhalb des Foramen stylomastoideum vom N. facialis und **verläuft** unter der Schleimhaut **durch** die **Paukenhöhle (zwischen Hammergriff und langem Amboss-Schenkel).** Dort ist sie vom äuße-ren Gehörgang aus in einer Schleimhautfalte der Pars flaccida zu erkennen. Im weiteren Verlauf tritt die Chorda tympani durch die Fissura petrotympa-nica und lagert sich dem N. lingualis an. Siehe Pro-metheus, Lernatlas der Anatomie, Kopf, Hals und Neuroanatomie, 2. Auflage, Georg Thieme Verlag 2009, S. 130, 133.

11.4   Innenohr

F10 ■
→ **Frage 11.28: Lösung C**

Zu **(C)**: Die **Reissner-Membran** befindet sich über dem Ductus cochlearis und trennt ihn von der Scala vestibuli. Siehe Prometheus, Lernatlas der Anato-mie, Kopf, Hals und Neuroanatomie, 2. Auflage, Georg Thieme Verlag 2009, S. 136.

Zu **(A)** und **(B)**: **Scala vestibuli** und **Scala tympani** enthalten **Perilymphe.**

Zu **(D)**: Das **Helicotrema** verbindet **Scala vestibuli** und **Scala tympani** als Perilymphräume an der Schneckenspitze durch das Schneckenloch.

Zu **(E)**: Der **Ductus reuniens** verbindet den **Sacculus** mit dem **Ductus cochlearis,** so dass der Endolymph-raum von Hör- und Gleichgewichtsorgan verbun-den ist. Siehe Prometheus, Lernatlas der Anatomie, Kopf, Hals und Neuroanatomie, 2. Auflage, Georg Thieme Verlag 2009, S. 134.

H06
→ **Frage 11.29: Lösung E**

Der **Ductus cochlearis** liegt sozusagen zwischen Scala vestibuli oben und Scala tympani unten. Der Steigbügel überträgt die Schallwellen über die Fe-nestra vestibuli, das ovale Fenster, auf die Scala ves-tibuli. Das Corti-Organ liegt im Ductus cochlearis und sitzt der Basilarmembran auf. Über dem Ductus cochlearis befindet sich die Scala vestibuli, darunter die Scala tympani. Zwischen Ductus cochlearis und Scala vestibuli liegt die Reissner-Membran (Mem-brana vestibularis) und grenzt den Perilymphraum der Scala vestibuli gegen den Endolymphraum des Ductus cochlearis ab. Auch die Scala tympani ent-hält Perilymphe. Scala vestibuli und Scala tympani sind durch das Helicotrema verbunden. Der Ductus cochlearis, in dem das Corti-Organ liegt, führt En-dolymphe! Die **Endolymphe** im Ductus cochlearis wird von den Zellen der **Stria vascularis** an der *late-ralen* Wand des Ductus cochlearis gebildet. Die Stria vascularis liegt also außen, nicht innen am Modio-lus.

Zu **(C)**: Der Ductus cochlearis grenzt mit der Basilar-membran an die Scala tympani oder mit der Reiss-ner-Membran an die Scala vestibuli.

Zu **(E)**: Das **hohe positive Potenzial der Endolymphe** des Ductus cochlearis ist für den Transduktionspro-zess der Erregung wichtig. Ebenfalls von Bedeutung ist der hohen Kaliumgehalt, der durch verschiedene Ionenpumpen in den Marginalzellen der Stria vas-cularis und durch die Abriegelung des Ductus coch-learis mittels Tight junctions gegen die Umgebung aufrecht erhalten wird. Die K^+-Ionen spielen eine wichtige Rolle bei der Depolarisation und Übertra-gung der Erregung.

> **Klinischer Bezug**
> Schleifendiuretika wie z. B. Furosemid haben in hohen Dosierungen eine ototoxische Wirkung, da sie die o. g. Ionenpumpen hemmen, genauso wie sie auch in der Niere im distalen Tubulus wirken.

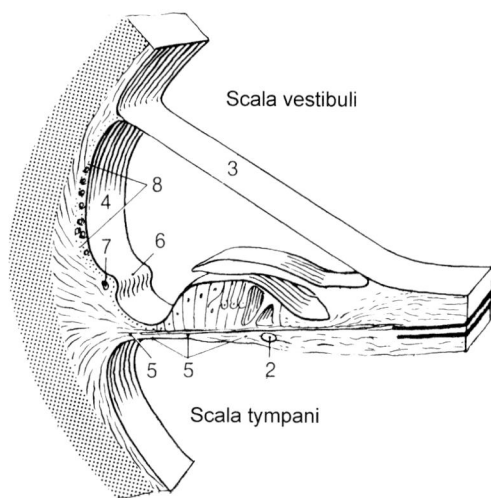

Scala vestibuli

Scala tympani

Abb. 11.4 Schnitt durch den Ductus cochlearis

2   Blutgefäß
3   Membrana vestibularis, Reissner-Membran
4   Laterale Wand des Ductus cochlearis
5   Crista basilaris, setzt sich fort in die
     Basilarmembran
6   Prominentia spiralis mit Blutgefäß (7)
7   Stria vascularis

Aus: Feneis H, Anatomisches Bildwörterbuch, 7. Auflage 1993, Georg Thieme Verlag, Stuttgart, New York.

F06 ■
→ **Frage 11.30: Lösung D**

Die **Endolymphe** im Ductus cochlearis, die in ihrer Zusammensetzung und im (hohen) Kaliumgehalt dem intrazellulären Milieu nahe kommt, wird von den Zellen der **Stria vascularis** an der lateralen Wand des Ductus cochlearis gebildet. Die Perilymphe dagegen hat eine ähnliche Zusammensetzung wie die extrazelluläre Flüssigkeit.

Perilymphe	Endolymphe
Vestibulum	Ductus cochlearis
Scala vestibuli	
Scala tympani	Ductus reuniens
	Canalis utriculosaccularis
	Utriculus
	Sacculus
	3 Ampullae
	membranaceae
	3 Bogengänge
Ductus perilymphaticus (Verbindung zum Subarachnoidalraum)	

H08 ■
→ **Frage 11.31: Lösung C**

Der Ductus cochlearis liegt zwischen Scala vestibuli (oben) und Scala tympani (unten). Die **Basilarmembran bildet** sozusagen das **Dach der Scala tympani**.

Zu **(A)**, **(B)** und **(D)**: Die **Membrana tectoria** (B) bedeckt die **äußeren Haarzellen** (A) innerhalb des Ductus cochlearis. Die **Membrana vestibularis** ((D), Reissner-Membran) bildet die Begrenzung des Ductus cochlearis zur Scala vestibuli.

Zu **(C)**: Die Stria vascularis liegt an der Außenwand des Ductus cochlearis. Sie sondert die Endolymphe ab und resorbiert sie auch wieder.

F02 H97 H94 ■
→ **Frage 11.32: Lösung B**

Die **Basilarmembran (Lamina basilaris)** ist an einer Knochenleiste (Lamina spiralis ossea) befestigt, die vom Modiolus in den Schneckengang hineinragt. Die Basilarmembran spannt sich nahezu horizontal aus und bildet den Boden des Ductus cochlearis (Endolymphe). Darunter liegt die Scala tympani. **Die Basilarmembran trennt also Ductus cochlearis und Scala tympani!**

An der lateralen Wand des Ductus cochlearis strahlen die Fasern der Lamina basilaris fächerförmig aus. Die Basilarmembran ist in den oberen Windungen doppelt so breit wie in den unteren Windungen.

Zu **(B)**: Ductus cochlearis und Scala vestibuli werden durch die Reissner-Membran getrennt.
Siehe hierzu auch Abb. 11.4.

F03
→ **Frage 11.33: Lösung D**

Siehe Kommentar zu Frage 11.30.

H06
→ **Frage 11.34: Lösung C**

In dieser Prüfung werden sehr detaillierte Fragen zur Anatomie bzw. Physiologie des Hörens gestellt. Die Schallwelle wird durch das ovale Fenster auf die Scala vestibuli übertragen, verläuft über die Schnecke nach oben zur Schneckenspitze. Je nach Frequenz erreicht sie an definierten Orten der Schnecke ihr Amplitudenmaximum, so dass eine Auslenkung der Basilarmembran und damit die Abscherung der Haarzellen gegen die Tectorialmembran erfolgen kann. Jede Frequenz wird so an einer bestimmte Stelle der Schnecke und damit der Basilarmembran abgebildet (Frequenz-Ort-Transformation). Haarzellen existieren in einer Reihe von inneren Haarzellen sowie 3 Reihen äußerer Haarzellen. Durch die Abscherung relativ zur Tectorialmembran werden die äußeren Haarzellen an ihren Stereozilien zur Seite gekippt, es kommt zur Öffnung von Kaliumkanälen, zum Kaliumeinstrom in die Haarzelle und zur wiederholten De- und Repolarisation, was wiederum eine **oszillierende aktive Längenänderung der äußeren Haarzellen** (C) zur Folge hat. Dies verstärkt dann erneut das Amplitudenmaximum der Wanderwelle. Ein wichtiger Faktor ist hier auch das hohe positive Potential des Endolymphraumes gegenüber dem Zellinneren der Haarzelle, welches den Kaliumstrom begünstigt. Im Verlauf werden dann auch durch die stärkere Schwingung der Basilarmembran die inneren Haarzellen erregt, die dann über einen Transmitter die afferenten Fasern aktivieren.

H06
→ **Frage 11.35: Lösung E**

Die **Stereozilien** der inneren und äußeren Haarzellen sind steif, unterschiedlich lang und sind der Länge nach gestaffelt angeordnet. Die gefragten **Tip links** (Spitzenfäden) heften extrazellulär die kürzeren Stereozilien an die nächsthöhere Reihe an. So wird gewährleistet, dass die Abscherung der längeren Stereozilien auch die kürzeren mit erreicht.

H10 F05 F03 ■■
→ **Frage 11.36: Lösung B**

Zu **(B)**: Das Ganglion spirale enthält bipolare Neurone, deren **Perikarya im Modiolus** liegen. Die peripheren Fortsätze kommen aus den Haarzellen des **Corti-Organs** (A). Die zentralen Fortsätze ziehen in der Modiolusachse zum **inneren Gehörgang** (C).
Zu **(D)** und **(E)**: Vom **Ncl. cochlearis anterior** zieht das zweite Neuron (größtenteils im **Corpus trapezoideum** (E) gekreuzt) als Lemniscus lateralis zu den Colliculi inferiores.

F09 H05 ■
→ **Frage 11.37: Lösung C**

Äußere und innere Haarzellen des Innenohrs haben unterschiedliche Aufgaben beim Hörvorgang: Die Schwingung der Steigbügelplatte überträgt sich auf die Perilymphe der Schnecke; es entstehen Wanderwellen, die an bestimmten Stellen – entsprechend einer definitiven Frequenz – Amplitudenmaxima an der Basilarmembran verursachen (jede Frequenz wird an einer bestimmten Stelle der Basalmembran abgebildet). Dadurch kommt es zu einer Bewegung der Basilarmembran und zur Auslenkung der *äußeren Haarzellen* gegen die Membrana tectoria, die Haarzellen depolarisieren und „kontrahieren" sich. Die äußeren Haarzellen verstärken die Schallenergie. Danach verändert sich die Endolymphströmung unter der Membrana tectoria, und es kommt zur Abscherung der Stereozilien der *inne-*

ren Haarzellen. Nur die inneren Haarzellen leiten dann einen Impuls zum N. cochlearis weiter.
Zu **(C)**: Als **otoakustische Emissionen** bezeichnet man die Phänomene, die sich durch die Basilarmembranschwingungen und Auslenkung der **äußeren Haarzellen** sozusagen „rückwärts" wieder über ovales Fenster, Gehörknöchelchen und Trommelfell bemerkbar machen und auch über Mikrofone im Gehörgang erfasst werden können. So kann beim Kleinkind bereits sehr früh eine Prüfung des Hörvermögens stattfinden.

XI.6	Gleichgewichtsorgan

Das Gleichgewichtsorgan enthält mehrere Rezeptorenfelder, die in etwa gleich aufgebaut sind:
Macula sacculi }→ *Linearbeschleunigung*
Macula utriculi }
3 Cristae ampullares → *Drehbeschleunigung*
(in den 3 Bogengängen)

Makula:	Die Sinneszellen liegen zwischen Stützzellen und tragen etwa 70–80 Zilien, die in eine gallertige Statolithenmembran eingehüllt sind. Oben aufgesetzt sind Statolithen (Calciumkarbonatkristalle). Durch Scherkräfte bei Lageveränderungen, Beschleunigung usw. kommt es zur Auslenkung der Sinneshaare, d. h. zum adäquaten Reiz für das Gleichgewichtsorgan.
Crista ampullaris:	quer zum Verlauf des Bogenganges. Auch hier liegen Sinneszellen mit 50 langen Zilien, bedeckt von der gallertigen Cupula. Das Ganze liegt in der Endolymphe der Bogengänge. Bei Drehbeschleunigungen kommt es durch die Trägheit der Endolymphe zur Auslenkung der Cupula und damit der Zilien.

Die Erregungen der Sinneshaare werden über dendritische Fortsätze des ersten Neurons zum Ganglion geleitet.

H09
→ **Frage 11.38: Lösung A**

Zu **(A)**: Die **Arteria labyrinthi entspringt** als langer, dünner Ast aus der **A. inferior anterior cerebelli**. Diese wiederum kommt aus der **A. basilaris**.
Zu **(B)**: Die A. labyrinthi **begleitet** den **N. facialis** und den **N. vestibulocochlearis**.

Zu **(C)**: Die A. labyrinthi **verläuft im Meatus acusticus internus**.

Zu **(D)**: Der **Canaliculus cochleae** ist ein mit Perilymphe gefüllter Kanal, der die perilymphatischen Räume des Labyrinths mit dem Cavum subarachnoidale verbindet.

Zu **(E)**: Die **arterielle Versorgung der Paukenhöhle** erfolgt durch:

- A. tympanica anterior (→ A. maxillaris),
- A. tympanica posterior (→ A. stylomastoidea),
- A. tympanica superior (→ A. meningea media),
- A. tympanica inferior (→ A. pharyngea ascendens),
- Rr. petrosquamosi (→ A. meningea media),
- Rr. caroticotympanici (→ A. carotis interna).

F04 H93 ■

→ **Frage 11.39: Lösung D**

Die Frage wurde ähnlich formuliert bereits H93 gestellt.

Zu **(B)**: Der **Ductus reuniens** verbindet den Sacculus mit dem Ductus cochlearis!

Zu **(D)**: Der **Utriculus** ist der Teil des häutigen Labyrinths, von dem die 3 Bogengänge abgehen. An der Unterfläche des Utriculus, nahezu horizontal zur Körperachse, liegt die **Macula utriculi**. Sie registriert zusammen mit der Macula sacculi lineare Beschleunigungen. Die Macula selbst besteht aus Sinneszellen (2 verschiedene Typen) und Stützzellen. Nach oben ragen Stereozilien und ein Kinozilium in eine Gallerte hinein, die wiederum von Otolithen (Statokonien) bedeckt ist. Die durch Trägheitskräfte bei linearen Beschleunigungen bewirkte Abscherung der Gallerte moduliert die Entladung der Sinneszellen. Macula utriculi und Macula sacculi werdem unter dem Begriff Macula statica zusammengefasst.

H02

→ **Frage 11.40: Lösung B**

Die **Cupula** gehört zu den Sinnesorganen der Bogengänge, die die Drehbeschleunigung registrieren. Die Sinneszellen sitzen auf der Crista ampullaris in Erweiterungen der Bogengänge (Ampullae). Siehe Lerntext XI.6.

H07 H04 H02 ■ ■

→ **Frage 11.41: Lösung B**

Die Perikarien der Neurone, die Erregungen aus den Sinneszellen des Gleichgewichtsorgans leiten, liegen im **Ganglion vestibulare am Boden des inneren Gehörgangs**. Ihre Neuriten schließen sich im inneren Gehörgang den Fasern des N. cochlearis (aus dem Ganglion spirale cochleae) an: der N. vestibulocochlearis ist entstanden.

Kommentare aus Examen
11.5 Frühjahr 2011

F11

→ **Frage 11.42: Lösung B**

Zu **(B)**: Die Entwicklung im Kopf-Hals-Bereich läuft über Pharyngealbögen, die in der 4.–5. Entwicklungswoche entstehen. Es bilden sich charakteristische regionale Mesenchymverdichtungen (Wülste), die außen durch 4 Schlundfurchen (Kiemenfurchen), innen korrespondierend durch 6 Schlundtaschen (Kiemenspalten) getrennt sind. Der **Meatus acusticus externus entwickelt sich aus** der **1. Schlundfurche**. Die Membran zwischen Schlundfurche und -tasche wird zum Trommelfell.

Zu **(A)** und **(E)**: Die **Schlundfurchen 2–4** werden vom 2. Schlundbogen verdeckt. Dieser nähert sich dem 6. Schlundbogen an, so dass die Schlundfurchen in einer Einsenkung (Sinus cervicalis) liegen. Diese verschließt sich zur **Vesicula cervicalis** (A), die sich im Verlauf der weiteren Entwicklung vollständig zurückbildet. Aus den Schlundfurchen 2–4 entwickeln sich daher keine speziellen Strukturen.

Zu **(C)** und **(D)**: Aus den Schlundtaschen entwickeln sich folgende Strukturen:

- **1. Schlundtasche** (C): Paukenhöhle, Tuba auditiva und Antrum mastoideum
- **2. Schlundtasche** (D): Tonsilla palatina und Fossa tonsillaris
- 3. Schlundtasche: Thymus und Gll. parathyroideae inferiores
- 4. Schlundtasche: Gll. parathyroideae superiores
- 5. Schlundtasche: Ultimobranchialkörper, der in die Schilddrüse einbezogen wird und aus dem sich die parafollikulären C-Zellen entwickeln

Siehe Prometheus, Lernatlas der Anatomie, Kopf, Hals und Neuroanatomie, 2. Auflage, Georg Thieme Verlag 2009, S. 11.

> **Klinischer Bezug:**
> Verschließt sich der Sinus cervicalis nicht zur Vesicula cervicalis, verbleibt eine laterale (branchiogene) **Halsfistel** (wurde bereits im Physikum erfragt!). Bei durchgehenden Halsfisteln bleiben Teile der 2. Schlundtasche und der 2. Schlundfurche erhalten und es besteht eine Verbindung zwischen der Tonsillarbucht und der äußeren Fistelöffnung am lateralen Hals. Auch Reste der Vesicula cervicalis können persistieren und bilden dann laterale (branchiogene) Halszysten.

F11 ■

→ **Frage 11.43: Lösung B**

Die Frage wurde identisch beim Herbstexamen 2010 gestellt.

Zu **(B)**: Die Zellkörper der bipolaren Neuronen (1. Neuron), die die für die akustische Wahrnehmung verantwortlichen inneren Haarzellen innervieren (ca. 20 Neuronen/Haarzelle), liegen in der knöchernen Wand des Schneckenkanals (**Modiolus**). Die Gesamtheit dieser Zellkörper wird als **Ganglion spirale cochleae** bezeichnet.

Zu **(A)**: Als **Corti-Organ** (Organum spirale) wird die Gesamtheit der Sinnes- und Stützzellen, die von der Tektorialmembran überwölbt sind, in der Innenohrschnecke bezeichnet. Die Haarzellen des Innenohrs sind sekundäre Sinneszellen, die selbst keine Aktionspotenziale ausbilden. Ihre Signale werden von den erwähnten bipolaren Neuronen aufgenommen und übertragen. Im Corti-Organ selbst liegen keine Perikaryen.

Zu **(C)**: Die Axone der bipolaren Zellen ziehen als Tractus spiralis foraminosus zur Schneckenachse und vereinigen sich dort zur Radix cochlearis (N. cochlearis), die gemeinsam mit dem N. vestibularis durch den **inneren Gehörgang** (Meatus acusticus internus) zum Mittelhirn zieht. In diesem Bereich liegen daher nur Axone, keine Zellkörper.

Zu **(D)**: Die kochleären Anteile des N. vestibulocochlearis ziehen zu den **Ncll. cochlearis anterior und posterior** am Boden der Rautengrube, wo sie umgeschaltet werden. Hier liegen die Zellkörper des 2. Neurons.

Zu **(E)**: Von hier aus ziehen Fasern zum oberen Olivenkern (Ncl. olivaris sup.), zum **Ncl. corporis trapezoideum** und zu den Ncll. lemnisci laterales, wo sie erneut umgeschaltet werden. Im Corpus trapezoideum liegen also Zellkörper des 3. Neurons. Die meisten Fasern kreuzen in diesem Bereich und werden dann im Lemniscus lateralis zu den Colliculi inferiores geleitet.

F11 ■
→ **Frage 11.44: Lösung A**

Zu **(A)**: Die mit einem Stern markierte Struktur ist klar als **Ductus cochlearis** (Scala media) zu erkennen. Er liegt zwischen der **Scala vestibuli** (E) oben und der **Scala tympani** (D) unten. Unterhalb des Sterns, auf der Basilarmembran, die die Scala tympani und den Ductus cochlearis trennt, ist das Corti-Organ zu sehen. Zwischen Ductus cochlearis und Scala vestibuli liegt die Reissner-Membran (Membrana vestibularis).

Zu **(B)**: Der Ductus cochlearis steht durch den kurzen **Ductus reuniens** mit dem Sacculus in Verbindung.

Zu **(C)**: Vom Utriculus gehen die 3 Bogengänge ab. Sie stehen fast senkrecht aufeinander und werden nach der Lage im Raum als **Ductus semicircularis** anterior, posterior und **lateralis** bezeichnet.

Zur Wiederholung:
- Der Steigbügel überträgt die Schallwellen über die Fenestra vestibuli (ovales Fenster) auf die Pe-

rilymphe in der **Scala vestibuli**. Diese steht an der Schneckenspitze mit der **Scala tympani** in Verbindung. Die Schallwelle „wandert" so über die Scala vestibuli bis zur Schneckenspitze und über die Scala tympani wieder zur Schneckenbasis. Hier verursacht sie Auslenkungen am runden Fenster (Fenestra cochleae) und verlässt so das Innenohr. Die „Wanderwelle" löst Auslenkungen der Membranen des Innenohrs aus, durch die letztlich die äußeren Haarzellen erregt werden und ein akustisches Signal wahrgenommen wird.
- Der Ductus cochlearis, der Ductus reuniens, Utriculus, Sacculus und die Bogengänge sind mit kaliumreicher **Endolymphe** gefüllt, Ductus vestibuli und tympani mit natriumreicher **Perilymphe**.

12   Haut und Hautanhangsgebilde

12.1   Haut und Unterhaut

F08

→ **Frage 12.1: Lösung D**

Leistenhaut findet sich auf den Palmar- und Plantarflächen, also auch auf den **Fingerbeeren**. Sie **enthält Schweißdrüsen, aber keine Haare und Talgdrüsen.** Die Leisten auf Handfläche und Fußsohle verlaufen in genetisch determinierten Schleifen, Wirbeln und Bögen, so dass ein charakteristischer **Fingerabdruck** für jeden Menschen entsteht.

Zu **(A)–(C), (E)**: Der weitaus größte Teil der Haut ist **Felderhaut** (enthält Schweißdrüsen, Talgdrüsen, Haare) wie in der Regio axillaris (A), Regio glutea (B), Regio cruris (C) und Regio mammaria (E).

F98 ■

→ **Frage 12.2: Lösung C**

Zu **(A)**: Die Aussage ist korrekt. Siehe auch Lerntext XII.1.

Zu **(C)**: Das **Stratum corneum der Epidermis enthält keine Zellkerne!** Es ist eine derbe, wasserabweisende Hornschicht und besteht aus Überresten von intrazytoplasmatischem Keratin. Die Zellen, die es gebildet haben, sind abgestorben.

Zu **(D)**: Im Stratum germinativum liegen Langerhans-Zellen, Melanozyten und Merkel-Zellen, diese speziell im Stratum basale. Die Aussage ist ebenfalls korrekt. Merkel-Zellen sind Mechanorezeptoren. Sie kommen besonders häufig an Hand- und Fußsohle vor.

Zu **(E)**: Die Aussage ist korrekt. Besonders häufig sind die Tonofilamente in den Zellfortsätzen, die zu den Desmosomen ziehen. Die Stachelzellen des Stratum spinosum sind durch zahlreiche Interzellularbrücken miteinander verbunden, die sich aus Zytoplasmaausläufern bilden. In diesen Ausläufern finden sich sehr viele Desmosomen.

XII.1   Schichten der Kutis (Haut)

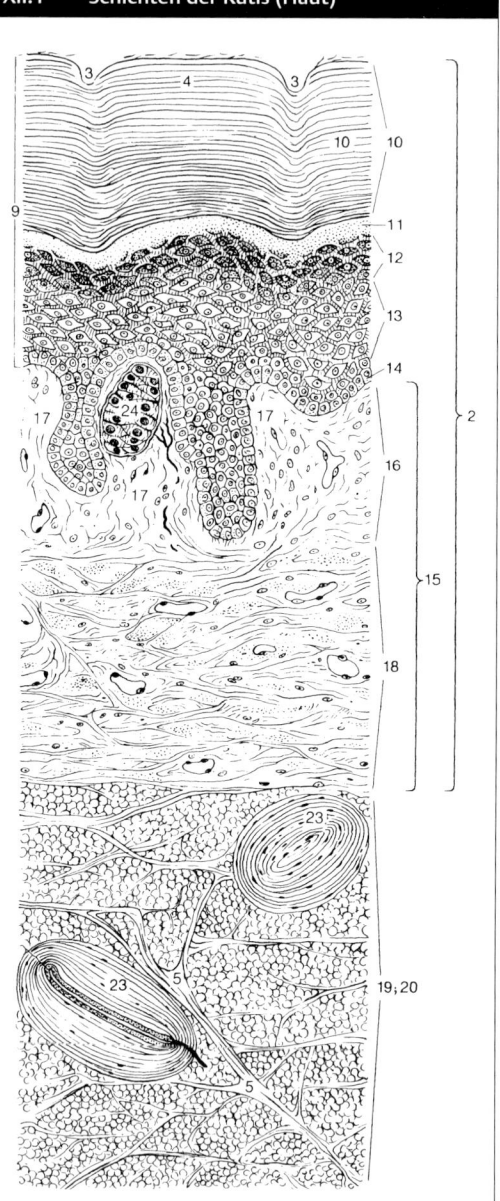

Abb. 12.1 Schichten der Haut

2   **Kutis**
3   Hautfurchen
4   Hautleisten
5   Bindegewebszüge, mechanische Funktion
9   **Epidermis**
10   *Stratum corneum*
11   *Stratum lucidum*

12 *Stratum granulosum*
13 *Stratum spinosum*
14 *Stratum basale*
15 **Korium (Dermis)**
16 *Stratum papillare*
17 Koriumpapille
18 *Stratum reticulare*
19 **Subkutis** mit Fettgewebe (20)
23 Vater-Pacini-Körperchen
24 Meissner-Tastkörperchen

Aus: Feneis H. Anatomisches Bildwörterbuch, 7. neubearbeitete und erweiterte Auflage 1993, Georg Thieme Verlag, Stuttgart, New York.

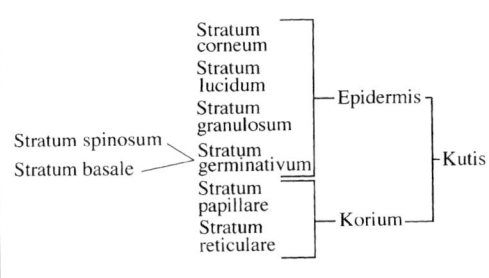

H06

→ **Frage 12.3: Lösung C**

Die Grenzfläche zwischen Dermis und Epidermis wird als dermoepidermale Junktionszone bezeichnet und bezeichnet ein komplex aufgebautes Haltesystem, welches die beiden Gewebeschichten mechanisch verbindet und Scherkräfte aushalten muss bzw. die Scherkräfte von der Epidermis auf die Dermis überträgt. Dies ist eine sehr spezielle und schwere Frage, da sie ein Spektrum seltener Erbkrankheiten betrifft, bei der die Haut bei mechanischen Irritationen zur **Blasenbildung** neigt. Die Klassifikation dieser Erkrankungen erfolgt nach der Lokalisation der Blasenbildung, die wiederum von ganz speziellen Defekten einzelner Strukturproteine der Keratinozyten und der dermoepithelialen Junktionszone abhängig ist. Beteiligt sind basale Keratinozyten, Basallamina und Dermis; sie sind durch Hemidesmosomen verbunden. Das **Laminin 5** übernimmt die Funktion eines Ankerproteins und verbindet die **Lamina densa der Basalmembran** mit der **Basalzellschicht**. Wenn also bei der beschriebenen Erkrankung, die zu den hereditären bullösen Epidermolysen gehört, ein genetischer Defekt des Laminins 5 vorliegt, so erfolgt die Blasenbildung zwischen den in Lösungsmöglichkeit (C) genannten Schichten.
Zu **(D)**: Bei einer Blasenbildung zwischen Lamina densa und Lamina fibroreticularis sind die Ankerfibrillen (Kollagen VII) betroffen, die die Verbindung

der Lamina densa zu den Kollagenfibrillen der Dermis herstellen. Dies ist eine andere Form der Epidermolysis bullosa hereditaria.

H07 ■

→ **Frage 12.4: Lösung D**

Die **Ankerfibrillen** stellen die Verbindung der Basallamina (Lamina densa) zu den Kollagenfibrillen der Dermis her. Sie bestehen aus **Kollagen Typ VII** und können in speziellen Ankerplatten aus Kollagen enden oder auch die Kollagenfasern der Dermis schlaufenförmig umfassen und wieder zurück zur Basallamina führen. Damit bilden sie ein Maschenwerk, durch das die Kollagenfibrillen der Dermis mit der Basallamina (Lamina densa) verankert sind. Bei der Epidermolysis bullosa, einer Gruppe von sehr seltenen genetischen Defekten dieser Strukturproteine, kommt es nach mechanischer Belastung der Haut zur Bildung von intraepithelialen Blasen.

H10 F07 F03 H00 ■ ■

→ **Frage 12.5: Lösung C**

Zu **(C)**: **Mastzellen vermitteln allergische und entzündliche Reaktionen.** Ihre Granula enthalten u. a. Histamin, Heparin und Serotonin. Das Stratum papillare ist ein Teil der Dermis (Korium). Neben Bindegewebspapillen, die in das Stratum papillare der Epidermis ragen, enthält diese Schicht die Meissner-Tastkörperchen und Kapillarschlingen, die v. a. der Wärmeregulation dienen. **Mastzellen** sind in der Regel in lockerem Bindegewebe **in der Nähe kleinerer Blutgefäße** zu finden. Das **Stratum papillare** hat hier die **größte Konzentration an Mastzellen**.
Zu **(A)**: Das **Stratum spinosum der Epidermis** enthält rundliche Zellen mit vielen Zytoplasmaausläufern, die durch Desmosomen untereinander verbunden sind. Hier sind v. a. **Langerhans-Zellen**, dendritische antigenpräsentierende Zellen der Haut, zu finden.
Zu **(B)**: Im **Stratum basale** liegen die Stammzellen der Epidermis, die zeitlebens teilungsfähig bleiben. **Melanozyten** liegen im Stratum basale der Basalmembran direkt auf. Außerdem sind hier **Keratinozyten** und **Merkel-Tastzellen** zu finden.
Zu **(D)**: Das **Stratum reticulare** (Geflechtschicht) der Dermis besteht hauptsächlich aus kollagenen und elastischen Fasern.
Zu **(E)**: Die **Subkutis** enthält das Unterhautfettgewebe.

F09 F04 ■

→ **Frage 12.6: Lösung E**

Zu **(E)**: **Langerhans-Zellen** der Epidermis werden zum mononukleären Phagozytensystem (MPS) gerechnet. Sie liegen im *Stratum germinativum* (im Stratum spinosum, suprabasal) der Epidermis und vermitteln die Antigenität an das Immunsystem:

Sie sind **antigenpräsentierende Zellen**. Sie besitzen als einzige Zellen der Epidermis spezifische Rezeptoren für Immunglobuline (IgG-Rezeptor) und Komplementfaktoren (C3-Rezeptor) und bilden Ia-Antigen (Immune associated antigen).
Antigenpräsentierende Zellen spielen eine wichtige Rolle im Immunsystem. Es handelt sich dabei um Makrophagen bzw. u. a. Langerhans-Zellen (dendritische Zellen) der Haut. Ebenso können dendritische Zellen des Blutes, der Lymphknoten und der Milz Antigene präsentieren. Diese Zelltypen sind in der Lage, ein Antigen durch initiale Phagozytose zu verarbeiten.
Zu **(A)**: **Merkel-Zellen** sind Druckrezeptoren der Haut. Sie liegen im Stratum basale der Epidermis.
Zu **(B)**: **Keratinozyten** sind die Epidermiszellen der Haut.
Zu **(C)**: **Mastzellen** sind bei allergischen Reaktionen von Bedeutung (Histaminausschüttung).
Zu **(D)**: **T-Lymphozyten** reagieren erst auf aufgenommene und präsentierte Antigene.

XII.2 Langerhans-Zellen

Langerhans-Zellen der Epidermis werden zum mononukleären Phagozytensystem (MPS) gerechnet.
Langerhans-Zellen liegen im *Stratum germinativum* (im Stratum spinosum, suprabasal) der Epidermis und vermitteln die Antigenität an das Immunsystem: Sie sind antigenpräsentierende Zellen. Sie besitzen als einzige Zellen der Epidermis spezifische Rezeptoren für Immunglobuline (IgG, C3-Rezeptoren) und bilden Ia-Antigen (Immune associated Antigen).
Antigenpräsentierende Zellen spielen eine wichtige Rolle im Immunsystem. Es handelt sich dabei um Makrophagen bzw. u. a. Langerhans-Zellen (dendritische Zellen) der Haut. Ebenso können dendritische Zellen des Blutes, der Lymphknoten und der Milz Antigene präsentieren. Diese Zelltypen sind in der Lage, ein Antigen durch initiale Phagozytose zu verarbeiten.
Die entscheidende antigene Struktur wird dann auf der Oberfläche der Makrophagen lokalisiert und so dem Immunsystem „präsentiert". Gleichzeitig muss sich die antigenpräsentierende Zelle durch eine spezielle Oberflächenstruktur als körpereigen identifizieren.
Immunzytochemisch sind die Zellen durch Immunoperoxidasen selektiv darstellbar, sie können ebenso durch andere Oberflächenmarker dargestellt werden (ATPase, Klasse II-Antigen).
Die Zellen liegen zwischen den Keratinozyten, sind aber nicht durch Desmosomen mit Keratinozyten verbunden.

F97 ■ ■
→ **Frage 12.7: Lösung E**
Siehe Lerntext XII.3.

XII.3 Melanozyten

Melanozyten sind im Stratum basale der Epidermis liegende, stark verzweigte Zellen, die nur mit Spezialfärbung darstellbar sind. Sie sind als Melanoblasten aus der **Neuralleiste** eingewandert. Von ihnen wird das Pigment der Haut gebildet, das die Mitosen im Stratum germinativum vor den schädlichen Auswirkungen der UV-Strahlung schützt.
Durch Sonnenexposition kann die Melaninbildung gesteigert werden, die Anzahl der Melanozyten steigt nicht.
Die Anzahl der Melanozyten pro Haut- bzw. Körperregion ist nicht von Geschlecht und/oder Rasse abhängig; hellhäutigere Individuen haben nicht weniger Melanozyten als dunkelhäutige, der Unterschied liegt in der Melaninproduktion und den Melaningranula in den Keratinozyten.

Klinischer Bezug
Auch ganz hellhäutige Individuen (Albinos) besitzen Melanozyten. Infolge eines Enzymdefektes kann die Melaninsynthese jedoch nicht zu Ende geführt werden.

Melanozyten sind keine Bindegewebszellen, was schon durch ihre Entstehung aus der Neuralleiste deutlich wird. Melanozyten haben einen runden Zellleib, der im Stratum basale der Epidermis liegt, ihre langen Fortsätze ragen zwischen und in umgebende Bindegewebszellen hinein, ohne dass allerdings richtige Zellkontakte nachweisbar sind. Im Zytoplasma erfolgt die Bildung von **Melanin**, das dann in Form zuerst kleiner Bläschen, dann reifer Melaningranula in die langen Zellfortsätze wandert. Von dort gelangt das Pigment in angrenzende Epidermiszellen (Keratinozyten), durch Übertragung der Granula von einer Zelle in die andere **(zytokrine Sekretion)**.
Melanosomen sind spezifische mit Melanin gefüllte Granula. Man unterscheidet primäre Melanosomen und über mehrere Reifungsstufen quartäre (= reife) Melanosomen. Melanosomen können in Melanozyten verbleiben oder an umgebende Zellen abgegeben werden.

H06
→ **Frage 12.8: Lösung C**

Phäomelanine sind rötliche Hautpigmente, die auch in **Melanozyten** gebildet werden. Es ist sozusagen ein Nebenweg der Melaninsynthese.

F03 F99 ■

→ **Frage 12.9: Lösung E**

Zu **(E)**: **Meissner-Körperchen** liegen direkt unter den Bindegewebspapillen der Epidermis im Stratum papillare des Korium. Merkel-Zellen dagegen sind Druckrezeptoren der Epidermis und liegen im Stratum germinativum.

F04 ■

→ **Frage 12.10: Lösung E**

Vater-Pacini-Lamellenkörperchen sind Vibrationsrezeptoren, ca. 4 mm lang und besitzen einen zentralen Innenkolben mit Bindegewebslamellen. Der Innenkolben besteht aus der Nervenendigung, die von Schwann-Zellen umgeben ist. Diese Endkörperchen liegen zahlreich in der *Subkutis* von Handteller und Fußsohle, aber auch an Periost, Faszien, Sehnen und Blutgefäßen. Die Erregung wird über Aβ-Fasern (markhaltig) geleitet.
Langerhans-Zellen, Merkel-Zellen, Melanozyten und Keratinozyten liegen in der Epidermis, allerdings in unterschiedlichen Schichten. Siehe hierzu die Tabelle nach Kommentar zu Frage 12.14.

F09 ■

→ **Frage 12.11: Lösung E**

Zu **(E)**: Die **Meissner-Körperchen** liegen in der Kutis, im *Stratum papillare des Koriums* (**Leistenhaut**) direkt unter der Epidermis. Es sind **Berührungsrezeptoren**, die z. B. an Zehen und Fingern vorkommen. Sie sind durch Kollagenfibrillen mit der Epidermis verbunden.
Zu **(A)**: Im **Stratum reticulare** liegen Ruffini-Körperchen, Merkel-Zellen liegen im Stratum basale.
Zu **(B)**: **Schmerzreize** werden durch freie Nervenendigungen geleitet.
Zu **(C)** und **(D)**: **Meissner-Körperchen** bestehen aus aufgeschichteten Schwann-Zellen, zwischen denen **mehrere** sensible **Nervenfasern** verlaufen (C). Alles ist von einer Bindegewebshülle umgeben, nicht aber von einer **vielschichtigen Kapsel aus Fibroblasten** (D). Rezeptoren mit einer differenzierten, mehrschichtigen perineuralen Kapsel sind z. B. Vater-Pacini-Körperchen.

H03

→ **Frage 12.12: Lösung C**

Freie Nervenendigungen kommen in Epidermis und Dermis (Stratum papillare) vor und sind für Schmerzwahrnehmung, mechanische und thermische Empfindungen zuständig.
Zu **(A)**: **Meissner-Tastkörperchen** sind Berührungsrezeptoren im Stratum papillare, direkt unter der Epidermis.

Zu **(B)**: **Kernsackfasern** gehören zu den Muskelspindeln (Propriorezeptoren).
Zu **(D)**: **Ruffini-Körperchen** liegen im Stratum reticulare der Dermis, aber auch in Gelenkkapseln (Stratum fibrosum) und im Periodontium. Es sind Dehnungsrezeptoren.

XII.4	Sinnesempfindungen der Haut
Freie Nervenendigungen	– mechanische, thermische und Schmerzempfindungen
Meissner-Tastkörperchen	– Berührung
Merkel-Zellen	– Druck
Vater-Pacini-Körperchen	– Vibration
Ruffini-Körperchen	– Dehnung

H04 ■

→ **Frage 12.13: Lösung A**

Ruffini-Körperchen liegen im Stratum reticulare der Dermis, aber auch in Gelenkkapseln (Stratum fibrosum) und im Periodontium. Es sind Dehnungsrezeptoren.
Merkel-Zellen sind Druckrezeptoren im Stratum basale bzw. germinativum (das Stratum germinativum besteht aus Stratum basale und Stratum spinosum).
Meissner-Tastkörperchen sind Berührungsrezeptoren im Stratum papillare, direkt unter der Epidermis.
Siehe Lerntext XII.4.

F07 ■

→ **Frage 12.14: Lösung E**

Die **Meissner-Körperchen liegen** in der Kutis, aber **im Stratum papillare des Koriums** direkt unter der Epidermis. Sie sind allerdings durch Kollagenfibrillen mit der Epidermis verbunden. Sie bestehen aus aufgeschichteten Schwann-Zellen, zwischen denen Nervenfasern verlaufen. Alles ist von einer Bindegewebshülle umgeben. Es sind Berührungsrezeptoren, die z. B. an Zehen und Fingern vorkommen.
Im Stratum reticulare liegen Ruffini-Körperchen, Merkel-Zellen liegen im Stratum basale.

Die Haut gliedert sich in die unten aufgeführten Schichten mit folgenden Charakteristika (die Subcutis wurde der Vollständigkeit wegen noch an die Tabelle angehängt, sie gehört funktionell zur Haut, ist aber keine Schicht der Cutis):

	Hautschicht	Charakteristika	Funktionelle/klinische Hinweise
Epidermis (Oberhaut)	Stratum corneum	Hornschicht, kernlose Zellen	Flüssigkeitsbarriere, subkorneale Hautblasen, Ausbildung von Schwielen, mechanisch-chemische Barriere
	Stratum lucidum	nur in der Leistenhaut (Handfläche/Fußsohlen)	
	Stratum granulosum	Zellen noch kernhaltig, Keratohyalinkörnchen	
	Stratum germinativum: • Stratum spinosum • Stratum basale	Epithelzapfen, Verzahnung mit Koriumpapillen • Stachelzellen, viele Desmosomen, Keratinfilamente, *Langerhans-Zellen* • basophile Keratinozyten, Mitosen, einschichtig, hochprismatische Zellen, *Melanozyten, Merkel-Zellen*	Blasenbildung intraepidermal, Einlagerung von Flüssigkeit zwischen den Stachelzellen (z. B. Pemphigus vulgaris, Antikörper gegen epidermale Interzellulärsubstanz) Verhornungsstörungen, Regenerationsleistung der Haut, Infektionsschutz, Hauttumoren (z. B. Basaliom, Melanom), Hautfarbe, Albinismus (Tyrosinasemangel der Melanozyten)
Korium (= Dermis) (Lederhaut)	Stratum papillare	Kapillarschlingen, *Meissner-Tastkörperchen, Mastzellen, Makrophagen*	Wärmeregulation, Durchblutung, Zapfen des Str. papillare ragen in die Epidermis, dermo-epidermale Verbindung durch Fixierung der epidermalen Basalmembran mittels Ankerfasern
	Stratum reticulare	kollagene und elastische Fasern, Ausrichtung der Faserbündel → (Spaltlinien), *Ruffini-Körperchen*	Richtung von chirurgisch-kosmetischen Hautschnitten in Richtung der Spaltlinien
Subkutis (Unterhaut)		*Vater-Pacini-Körperchen*	Fettspeicherung, Fettgewebepolster

- **Leistenhaut:** Handinnenfläche, Fußsohle, Beugeseiten von Fingern und Zehen, parallel verlaufende Leisten und Furchen mit individuell verlaufenden, genetisch determiniertem Muster („Fingerabdruck")
- **Felderhaut:** größter Teil der Haut, Verzahnung von Epidermis und Dermis je nach mechanischen Anforderungen.

12.2 Behaarung

F04

→ **Frage 12.15: Lösung D**

Die Mm. arrectores pili werden durch efferente sympathische Fasern erregt, die mit über die Hautnerven verlaufen. Es handelt sich um postganglionäre Fasern. Die präganglionären Fasern des Sympathikus sind cholinerg, die postganglionären aber noradrenerg. Daher ist Lösung (D) korrekt. Neben der Gänsehaut sind die sympathischen Fasern der Hautnerven auch für die Durchblutung der Haut und für die Schweißsekretion verantwortlich.

12.3 Nägel

Zu diesem Kapitel wurde bisher keine Frage gestellt.

12.4 Hautdrüsen

Vgl. Kapitel 2.4.

F09

→ **Frage 12.16: Lösung D**

Zu **(D)**: Die Drüsenendstücke der ekkrinen Schweißdrüsen, die der Thermoregulation dienen, liegen in der tiefen Dermis (**Stratum reticulare**) und können **bis in die Subcutis** reichen. Es sind ubiquitär vorkommende tubuläre und verzweigt und geknäult verlaufende Drüsen.

Zu **(A)**: Das **Stratum basale der Epidermis** liegt direkt dem Stratum papillare der Dermis auf, ist die unterste Schicht der Epidermis und dient als deren Regenerationspool. Hier teilen sich die Keratinozyten.

Zu **(B)**: In der Nähe der **Haarfollikel** liegen die apokrinen Duftdrüsen (z.B. Achselhöhle, Leiste, Perianalregion), deren Ausführungsgänge wie auch die der Talgdrusen in den Haarkanal münden.

Zu **(C)**: Das **Stratum papillare des Coriums** liegt außerhalb des Stratum reticulare. Es ist reich an Kapillaren, beherbergt die meisten sensorischen Zellen der Haut und viele Zellen der Immunabwehr.

12.5 Mamma

Vgl. Kapitel 6.2.

Literaturverzeichnis

1. Aumüller G. et. al., Duale Reihe Anatomie, 2. Auflage 2010, Georg Thieme Verlag, Stuttgart, New York.
2. Benninghoff, A., Drenckhahn, D.: Makroskopische Anatomie, Histologie, Embryologie, Zellbiologie, Band 2, 16. Auflage 2003, Urban & Fischer München, Jena; Band 1, 17. Auflage 2008.
3. Dauber, W.: Feneis' Bild-Lexikon der Anatomie, 10. korrigierte Auflage 2008, Georg Thieme Verlag, Stuttgart, New York.
4. Drews, U.: Taschenatlas der Embryologie, 2. unveränderte Auflage 2006, Georg Thieme Verlag, Stuttgart, New York.
5. Faller, A., Schünke, M.: Der Körper des Menschen, 15. Auflage 2008, Georg Thieme Verlag, Stuttgart, New York.
6. Fritsch, H., Taschenatlas der Anatomie, Bd. 2, 10. Auflage 2009, Georg Thieme Verlag, Stuttgart, New York.
7. Gertz, S. D.: Basiswissen Neuroanatomie, 4. Auflage 2003, Georg Thieme Verlag, Stuttgart, New York.
8. Gray's Atlas der Anatomie, 2009, Urban & Fischer, München, Jena.
9. Junqueira, L. C., Carneiro, J., Gratzl, M.: Histologie, 6. Auflage 2005, Springer Verlag, Heidelberg.
10. Kahle, W., Taschenatlas der Anatomie, Bd. 3, 3. Auflage 2009, Georg Thieme Verlag, Stuttgart, New York.
11. Kühnel, W.: Taschenatlas der Zytologie, Histologie und Mikroanatomie des Menschen, 12. Auflage 2008, Georg Thieme Verlag, Stuttgart, New York.
12. Lippert, H., et. al.: Anatomie, 9. überarbeitete Auflage 2010, Urban & Fischer, München, Jena.
13. Lüllmann-Rauch, R.: Histologie, 3. überarbeitete Auflage 2009, Georg Thieme Verlag, Stuttgart, New York.
14. Möller, T. B., Reif, E.: Taschenatlas der Schnittbildanatomie, 3. verbesserte und erweiterte Auflage 2005, Georg Thieme Verlag, Stuttgart, New York.
15. Moore, K., Persaud, T. V. (eds.): Embryologie, 5. Auflage 2007, Urban & Fischer Verlag bei Elsevier, München, Jena.
16. Netter, F. H.: Farbatlanten der Medizin, Band 1: Herz, 3. Auflage 1990, Band 2: Niere und Harnwege, 2. Auflage 1983, Band 5: Nervensystem I, 1987, Georg Thieme Verlag, Stuttgart, New York.
17. Paulsen, F., Waschke, J., Sobotta, Atlas der Anatomie des Menschen, 23. Auflage, 2010, Urban & Fischer, München, Jena.
18. Pernkopf, E.: Atlas der topographischen und angewandten Anatomie des Menschen, Einbändige Ausgabe 1994, Urban & Schwarzenberg, München.
19. Platzer, W., Taschenatlas der Anatomie, Bd. 1, 10. Auflage 2009, Georg Thieme Verlag, Stuttgart, New York.
20. Rohen, J. W.: Funktionelle Anatomie des Menschen, 11. überarbeitete und erw. Auflage 2005, Schattauer Verlag, Stuttgart.
21. Sadler, Th.: Medizinische Embryologie, 11. vollständig überarbeitete Auflage 2008, Georg Thieme Verlag, Stuttgart, New York.
22. Schiebler, T. H., Korf, H. W.: Anatomie, 10. Auflage 2007, Steinkopf Verlag, Darmstadt.
23. Schünke, M., Schulte, E., Schumacher, U.: Prometheus, Lernatlas der Anatomie, Allgemeine Anatomie und Bewegungssystem, 2. Auflage 2007, Georg Thieme Verlag, Stuttgart, New York.
24. Schünke, M., Schulte, E., Schumacher, U.: Prometheus, Lernatlas der Anatomie, Innere Organe, 2. Auflage 2009, Georg Thieme Verlag, Stuttgart, New York.
25. Schünke, M., Schulte, E., Schumacher, U.: Prometheus, Lernatlas der Anatomie, Kopf, Hals und Neuroanatomie, 2. Auflage 2009, Georg Thieme Verlag, Stuttgart, New York.
26. Welsch, U.: Lehrbuch Histologie, 3. Auflage 2010, Urban & Fischer Verlag bei Elsevier, Müchen, Jena.
27. Welsch, U.: Sobotta, Atlas Histologie, 7. Auflage 2005, Urban & Fischer, München, Jena.
28. Wennemuth, G.: Anatomie für die mündliche Prüfung, 2. Auflage 2002, Springer Verlag, Heidelberg.
29. Whitaker R. H., B orley N. R .: A natomiekompass, Taschenatlas der anatomischen Leitungsbahnen, 2. überarbeitete Auflage 2003, Georg Thieme Verlag, Stuttgart, New York.
30. Zilles, K., Tillmann, B., Anatomie, Springer Verlag, Heidelberg, Berlin 2010.

Abbildungsverzeichnis

Aufgeführt sind jeweils entweder die bereits in der Frage vorgegebenen Details oder die gewünschte Diagnose. Falls besondere Strukturen markiert sind, sind diese z. T. ebenfalls beschrieben. Diese Aufstellung soll das Nachschlagen erleichtern und eine Kurzwiederholung vor der Prüfung ermöglichen.

Bildanhang

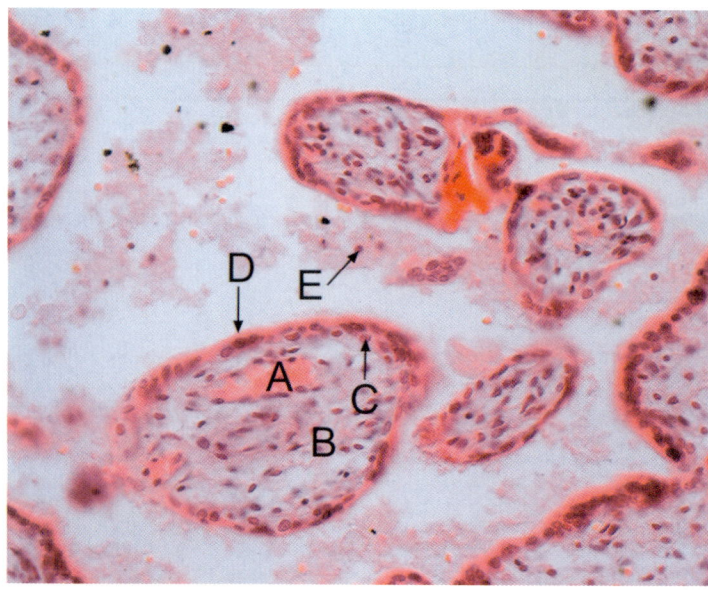

Abb. 1 zu Frage **1.25**

Abb. 2 zu Frage **1.59**

Abb. 3 zu Frage 1.60

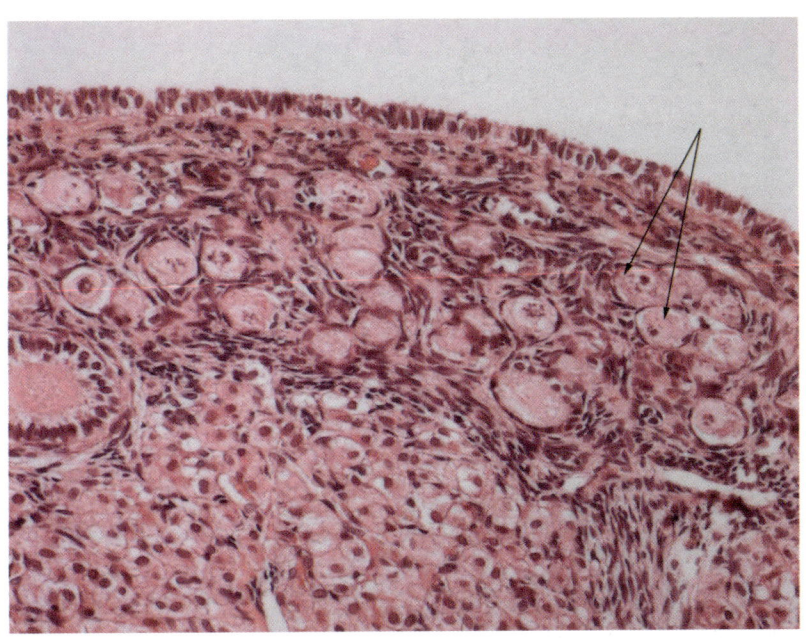

Abb. 4 zu Frage 2.23

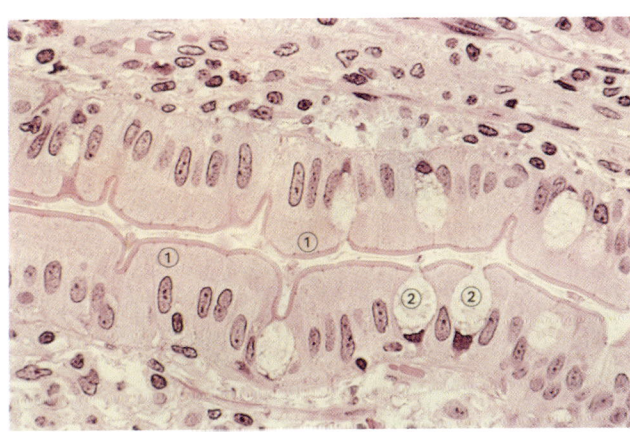

Abb. 5 zu Frage 2.25

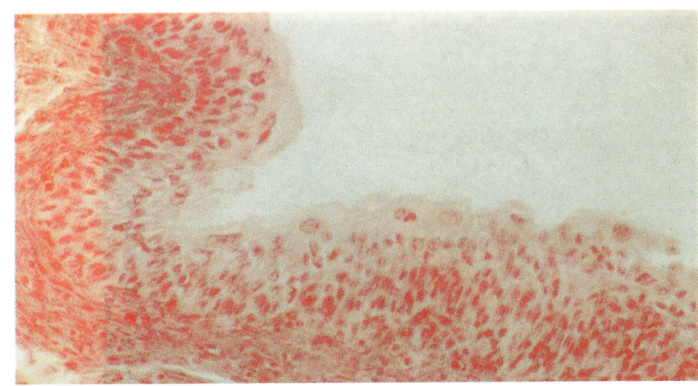

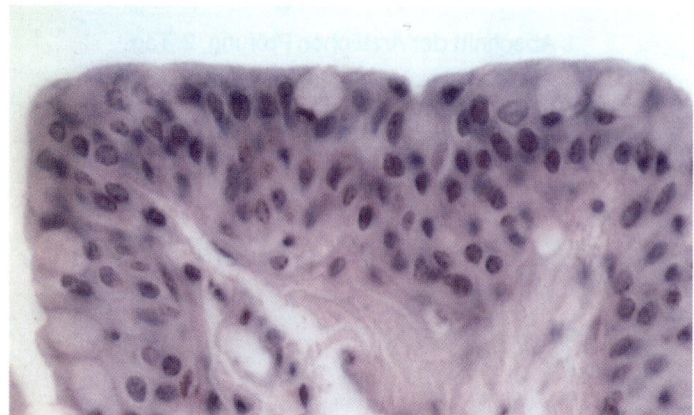

Abb. 6 zu Frage **2.26**

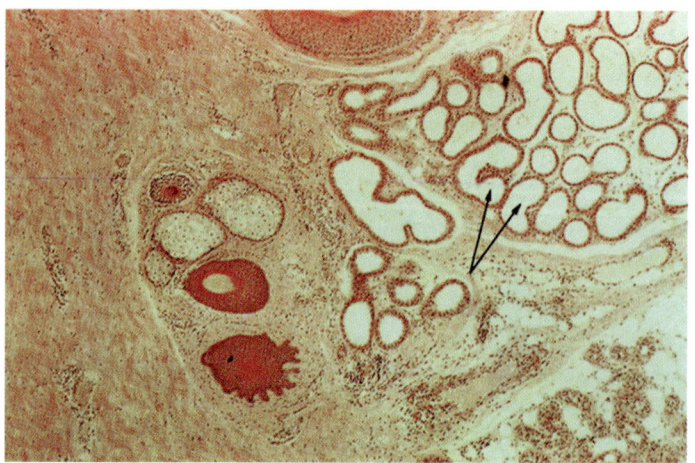

Abb. 7 zu Frage **2.28**

Abb. 8 zu Frage **2.32**

Abb. 9 zu Frage 2.33

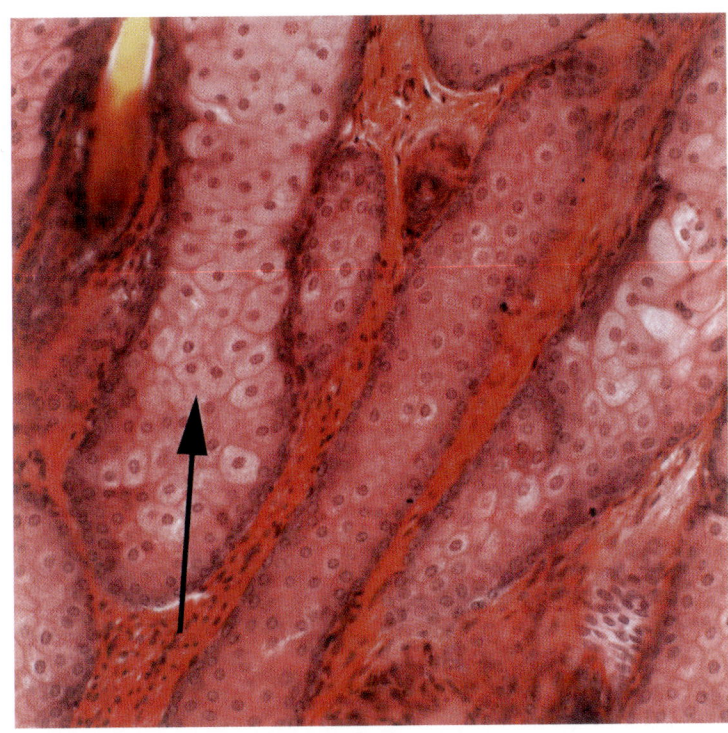

Abb. 10 zu Frage 2.34

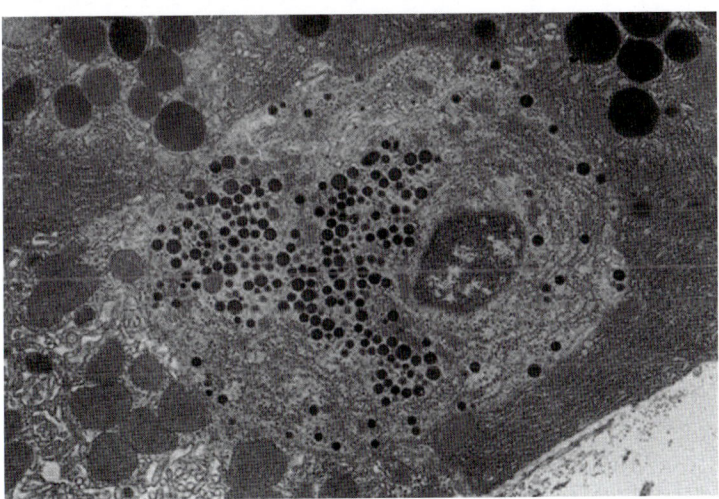

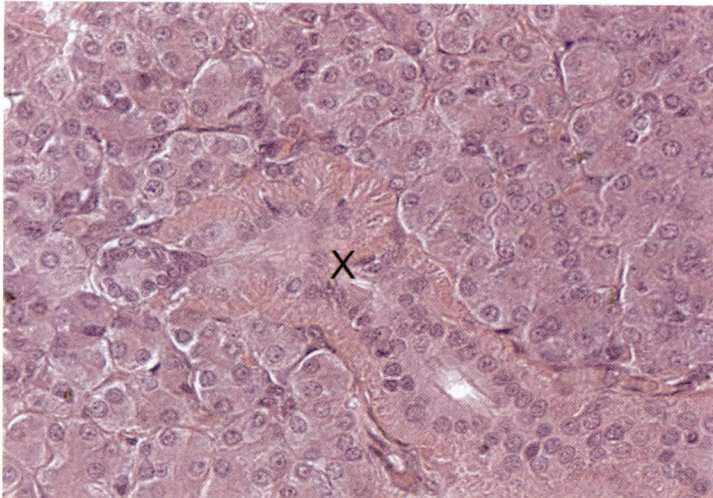

Abb. 11 zu Frage **2.35**

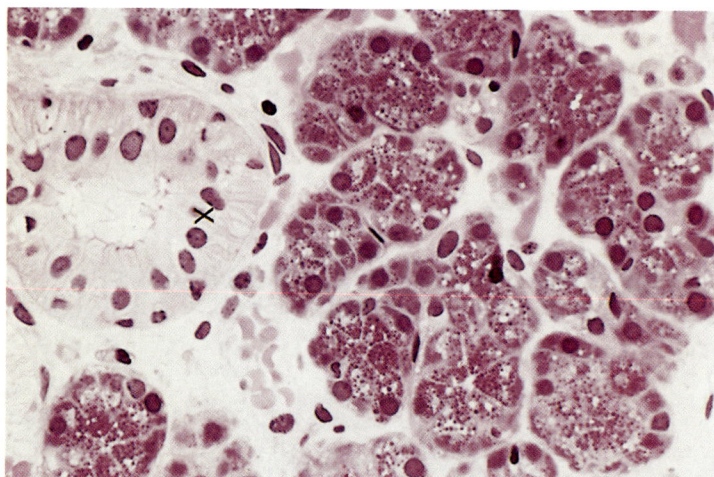

Abb. 12 zu Frage **2.37**

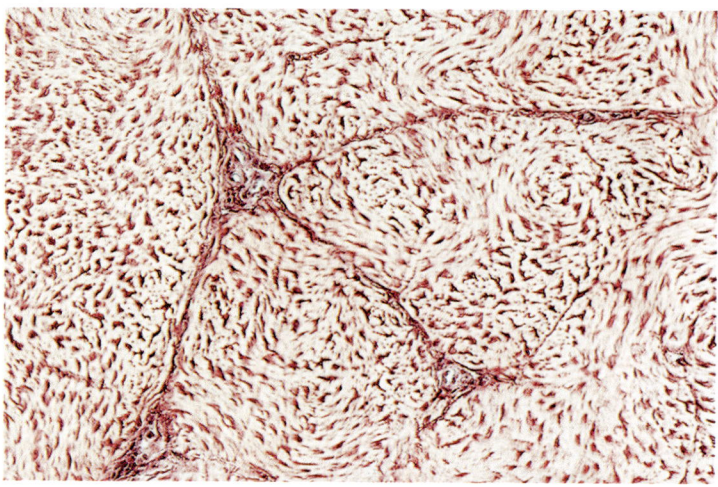

Abb. 13 zu Frage **2.55**

Abb. 14 zu Frage 2.56

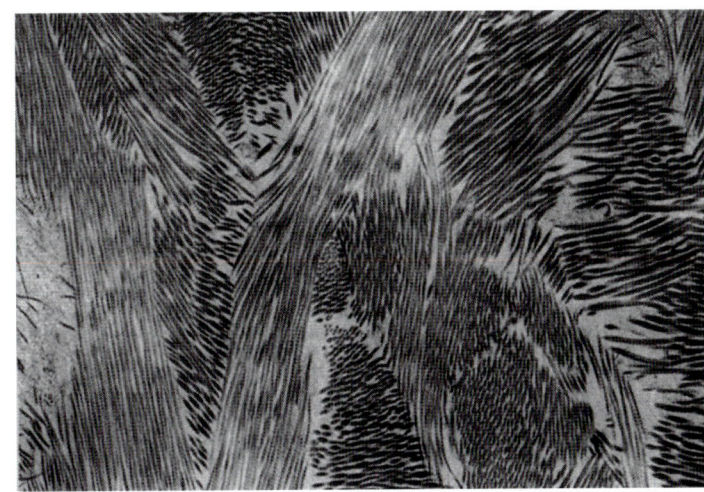

Abb. 15 zu Frage 2.57

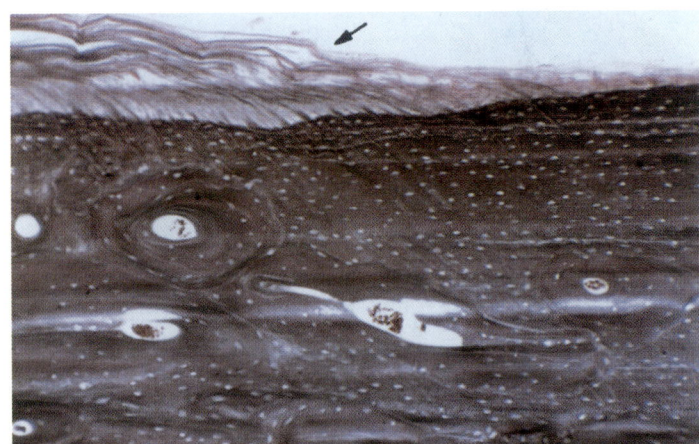

Abb. 16 zu Frage 2.60

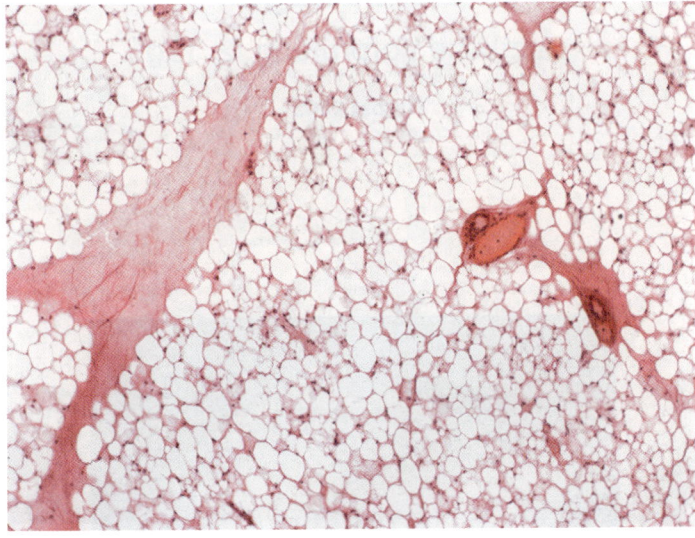

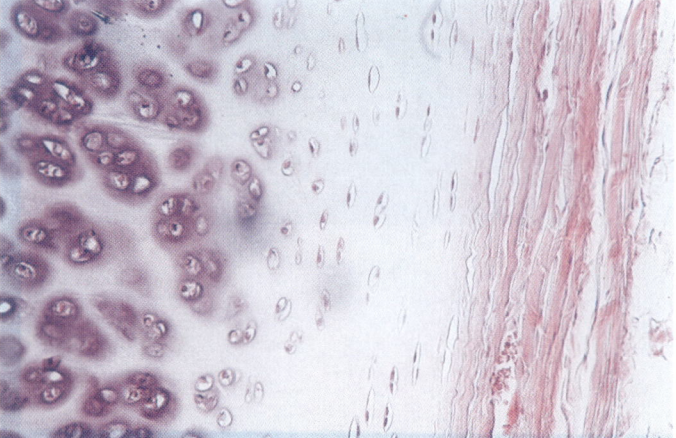

Abb. 17 zu Frage **2.63**

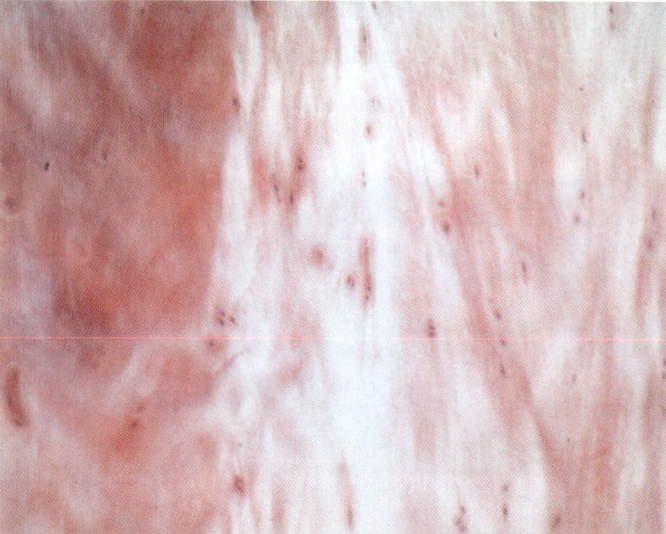

Abb. 18 zu Frage **2.64**

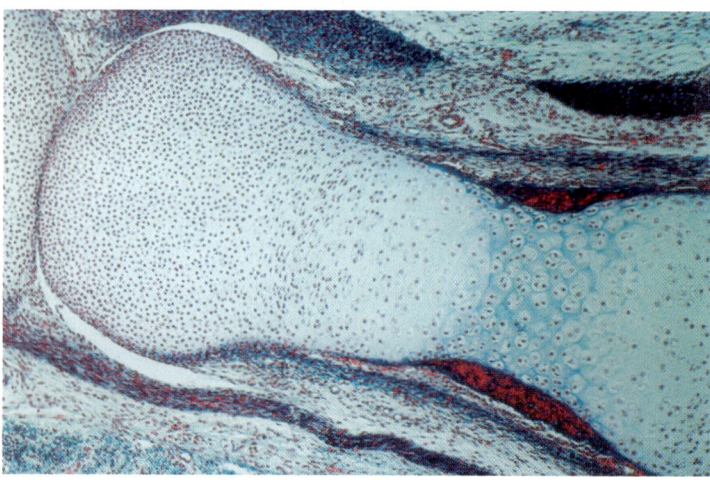

Abb. 19 zu Frage **2.69**

Abb. 20 zu Frage **2.69**

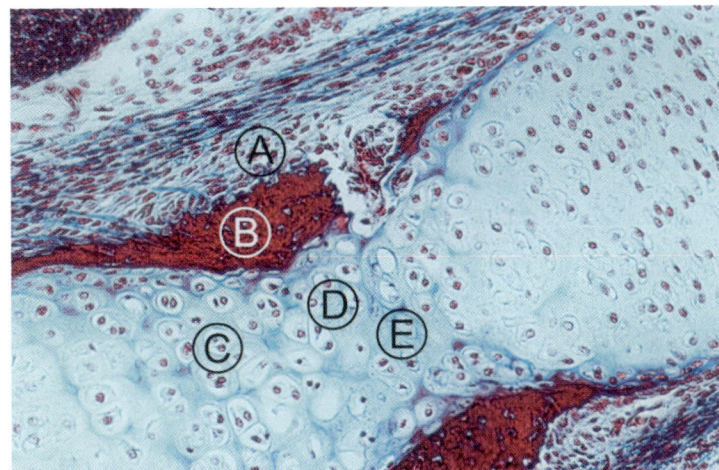

Abb. 21 zu Frage **2.72**

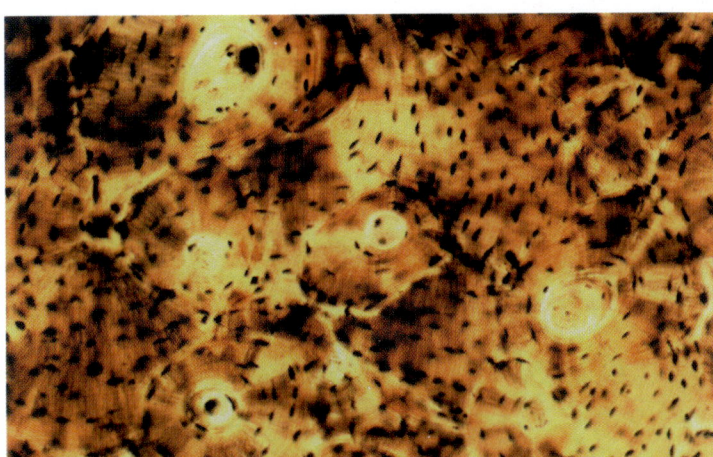

Abb. 22 zu Frage **2.73**

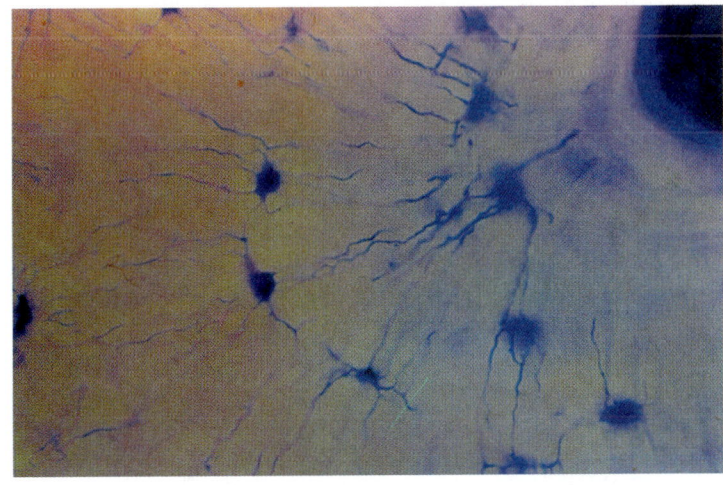

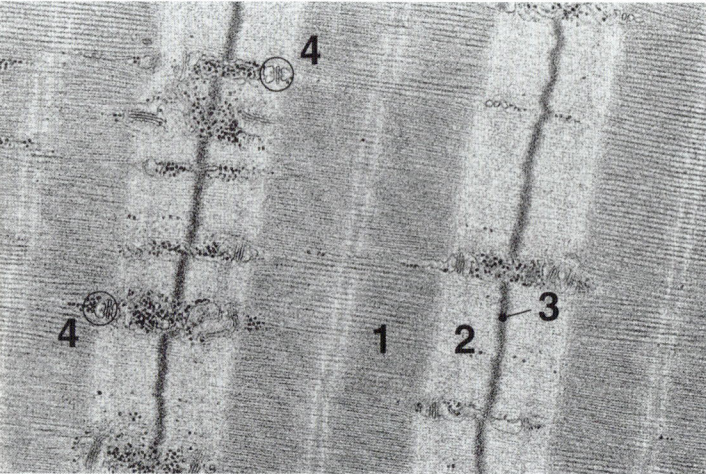

Abb. 23 zu Frage **2.74**

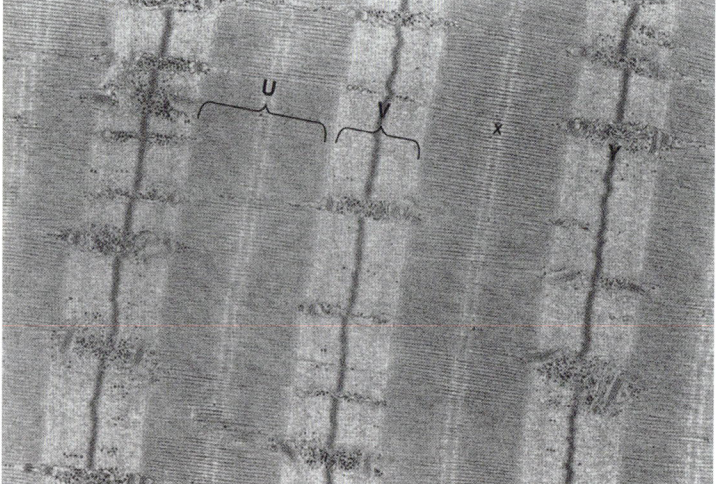

Abb. 24 zu Frage **2.75**

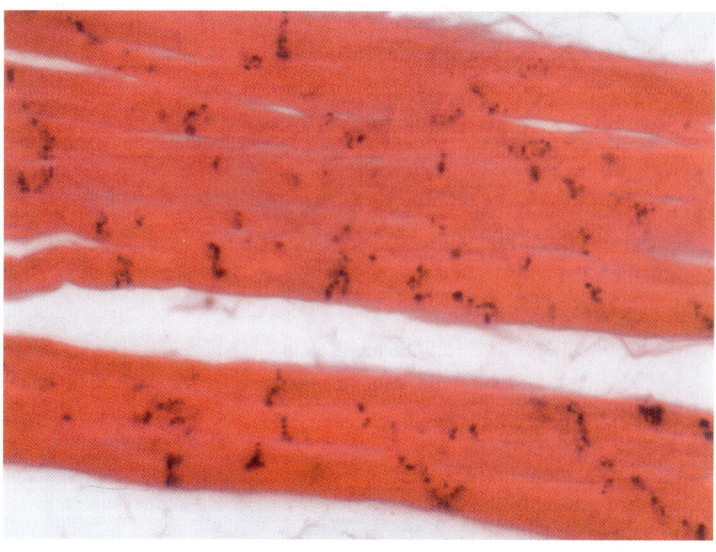

Abb. 25 zu Frage **2.79**

Abb. 26 zu Frage **2.87**

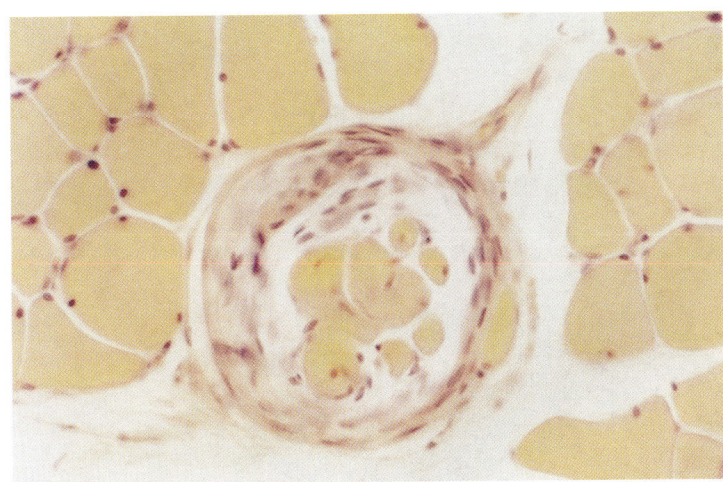

Abb. 27 zu Frage **2.96** und **9.84**

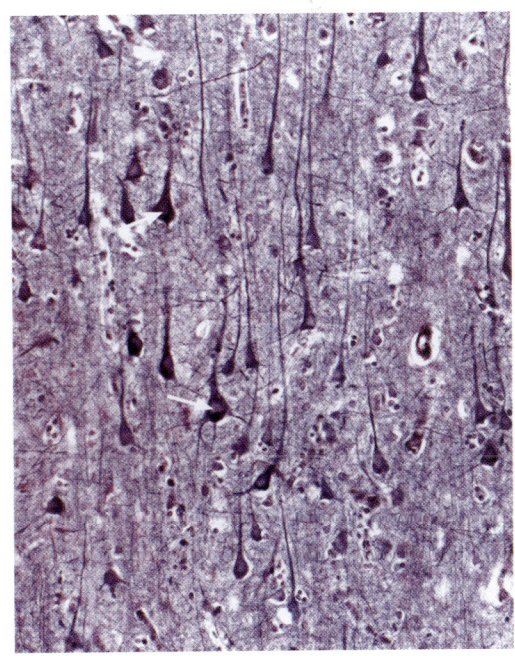

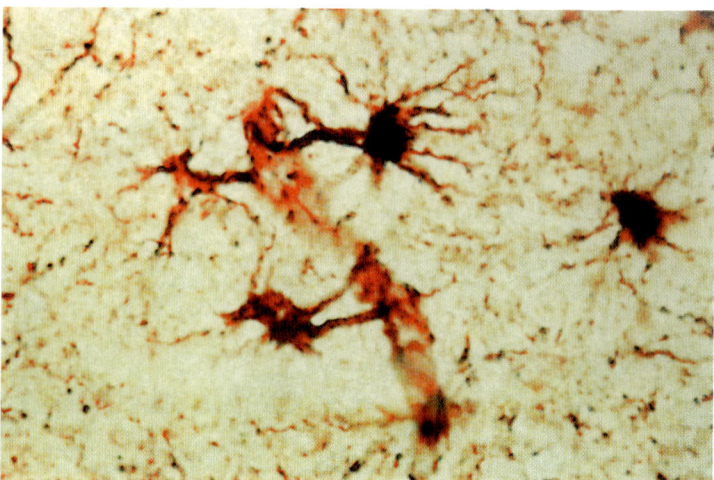

Abb. 28 zu Frage **2.97**

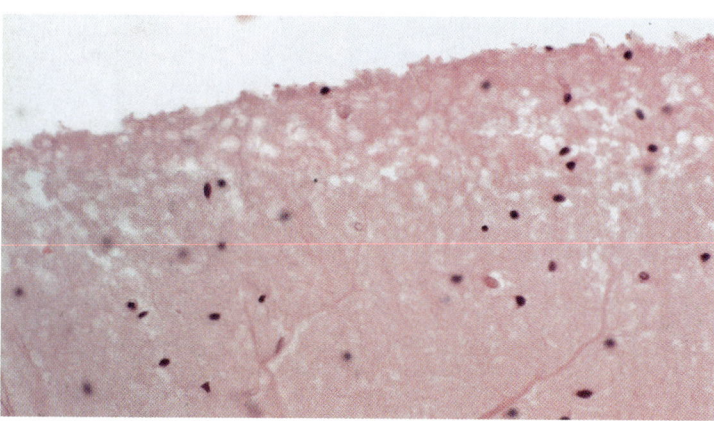

Abb. 29 zu Frage **2.103**

Abb. 30 zu Frage **2.111**

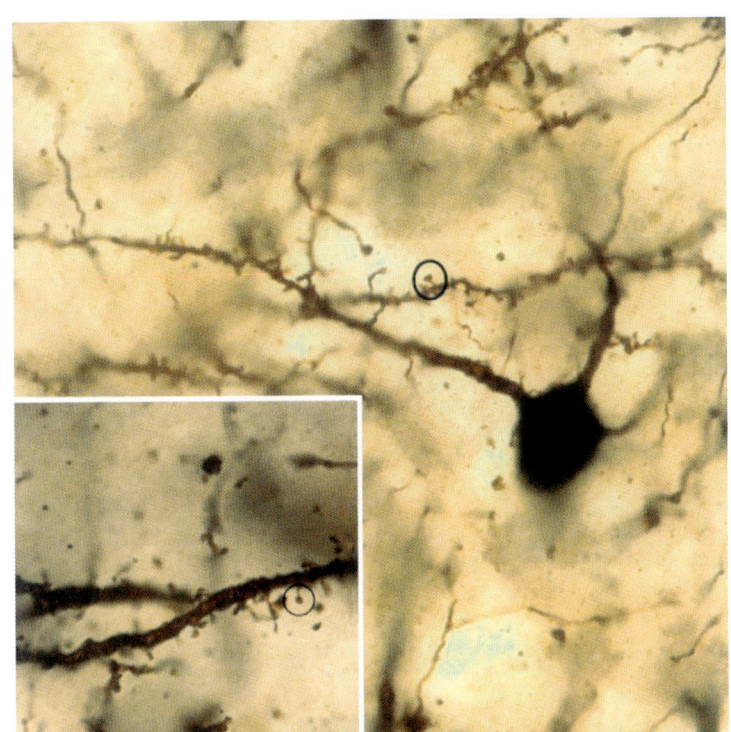

Abb. 31 zu Frage **2.133**

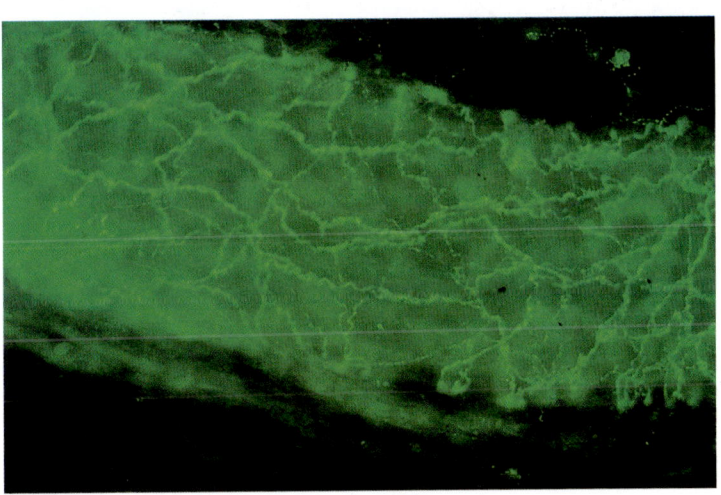

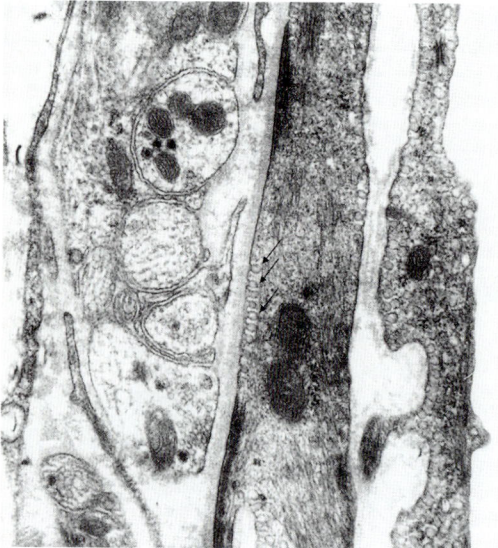 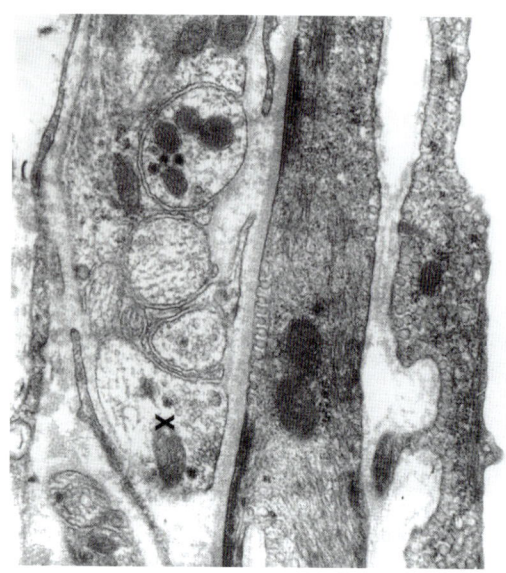

Abb. 32 zu Frage **2.136**

Abb. 33 zu Frage **2.137**

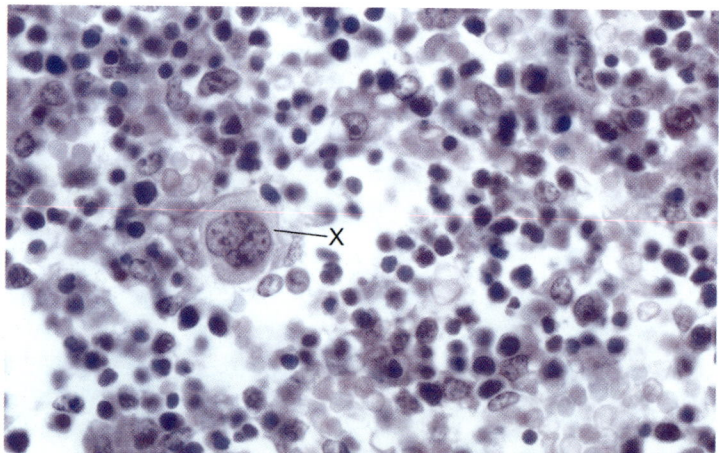

Abb. 34 zu Frage **2.146**

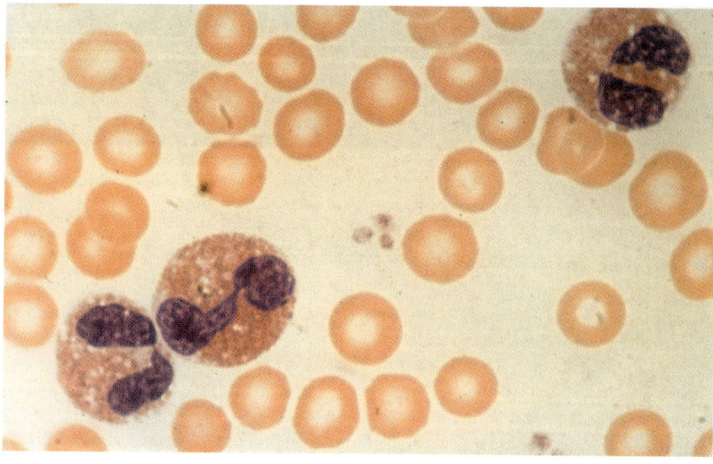

Abb. 35 zu Frage **2.156**

Abb. 36 zu Frage 2.159

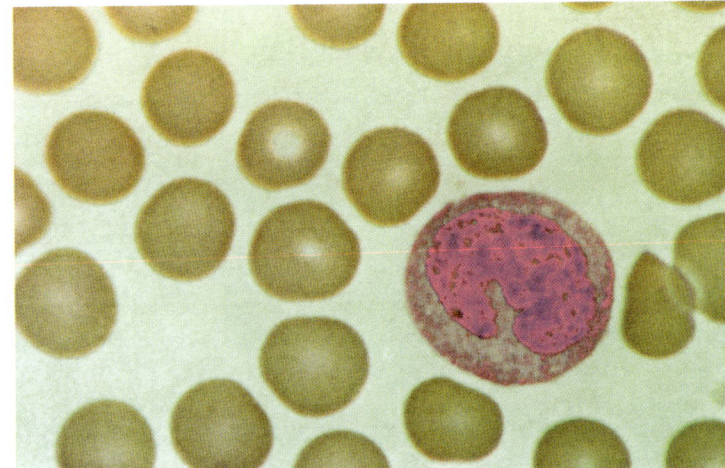

Abb. 37 zu Frage 2.160

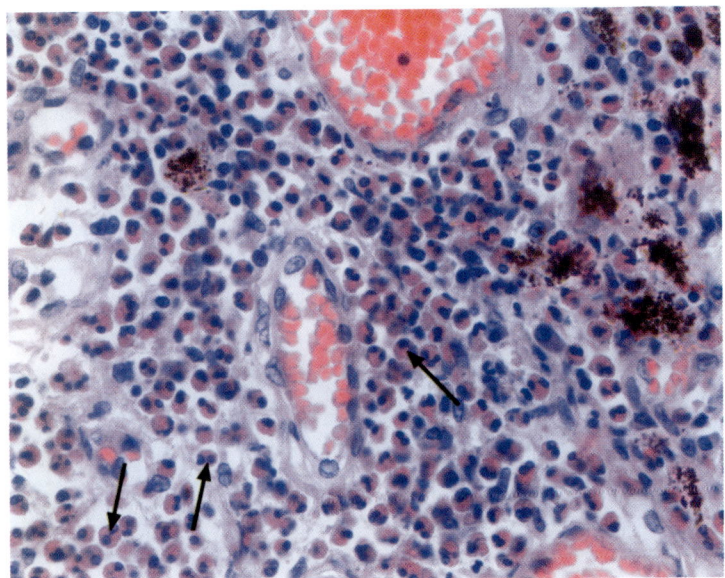

Abb. 38 zu Frage 2.171

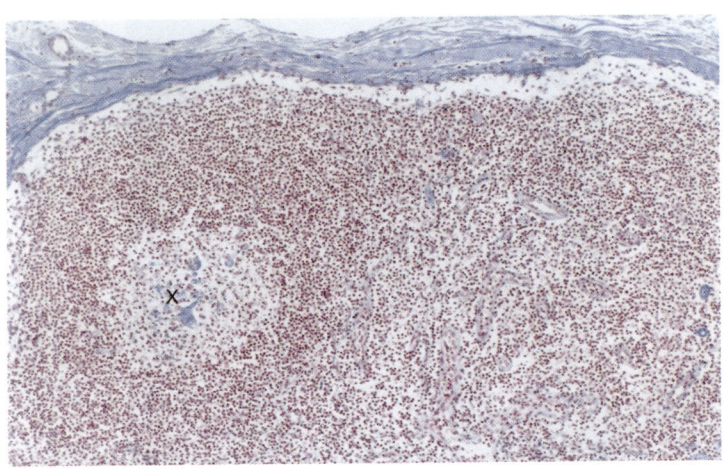

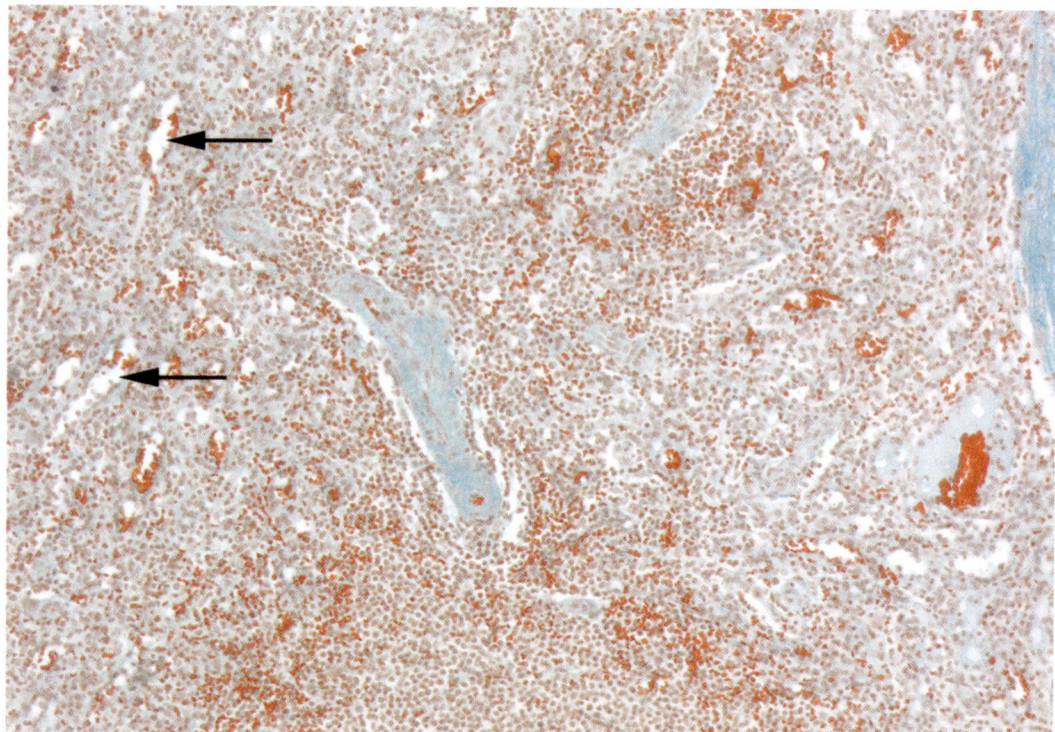

Abb. 39 zu Frage **2.172**

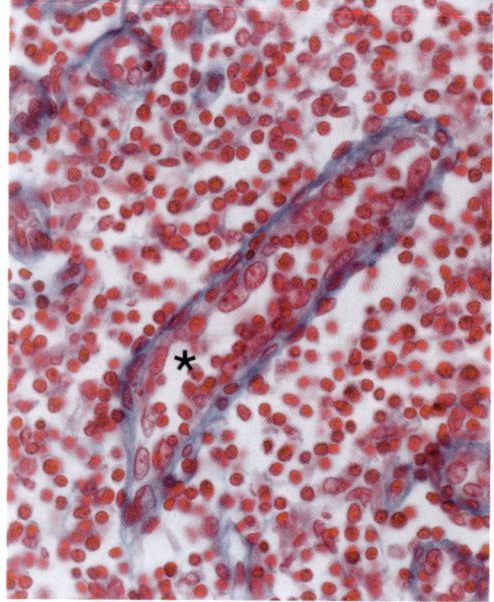

Abb. 40 zu Frage **2.173**

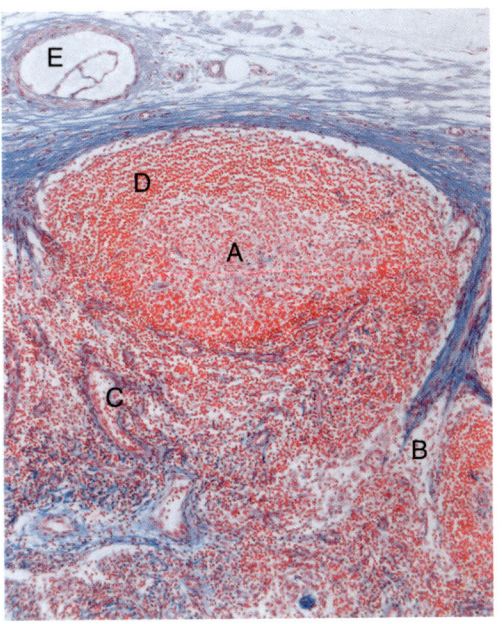

Abb. 41 zu Frage **2.175**

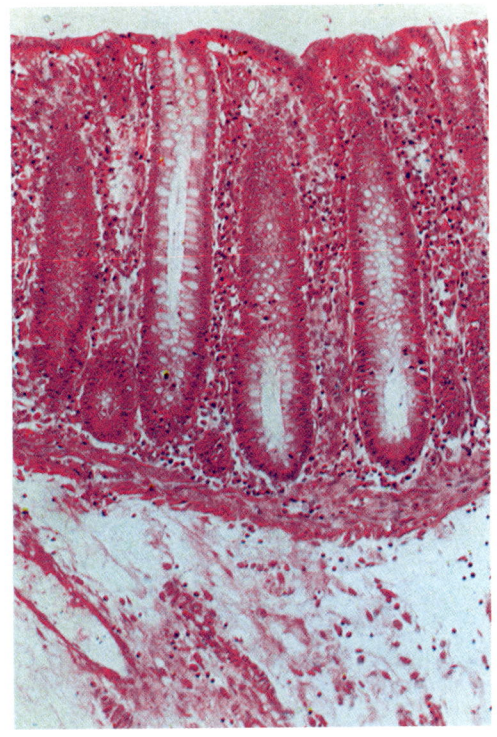

Abb. 42 zu Frage **2.181**

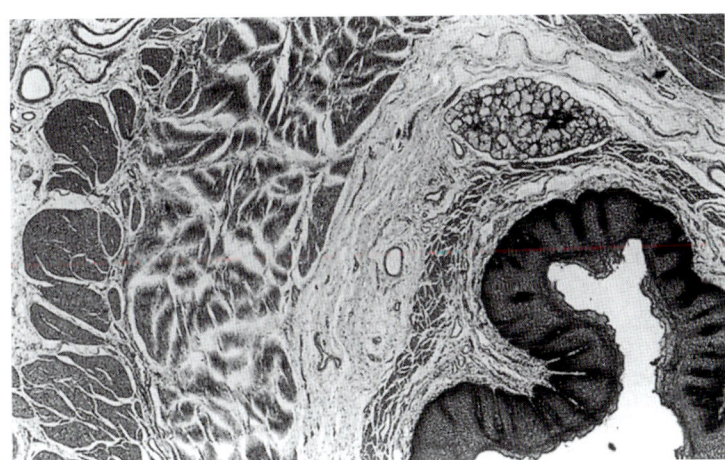

Abb. 43 zu Frage **2.182**

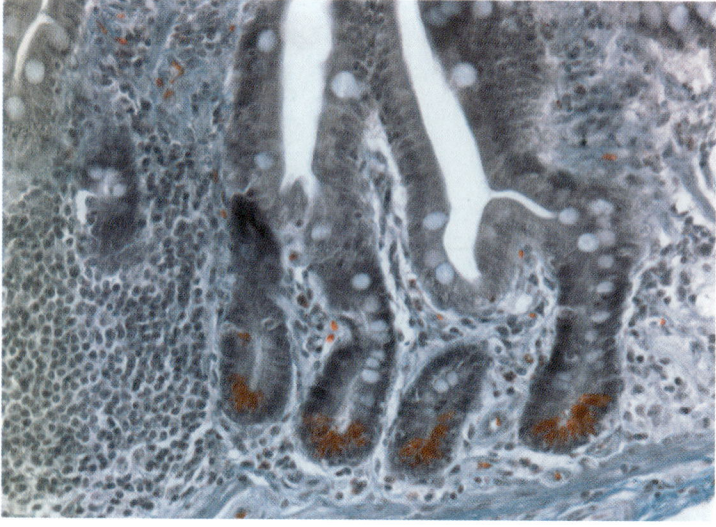

Abb. 44 zu Frage 2.183

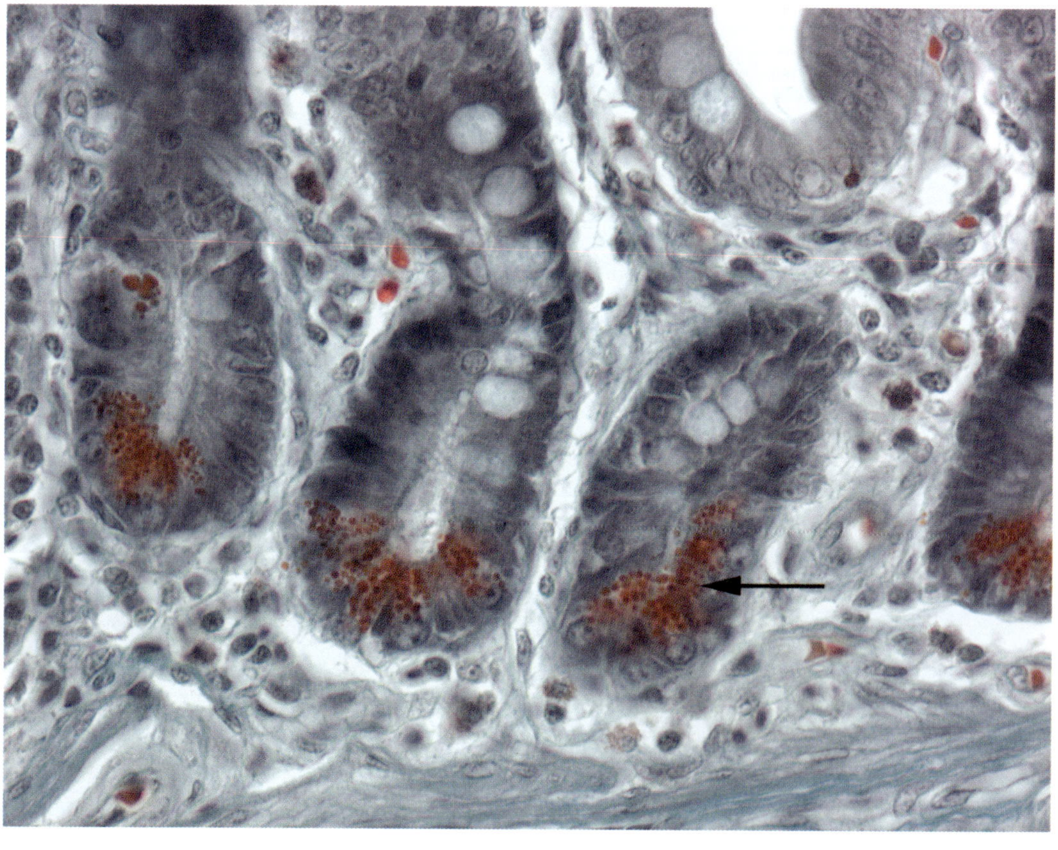

Abb. 45 zu Frage 2.184

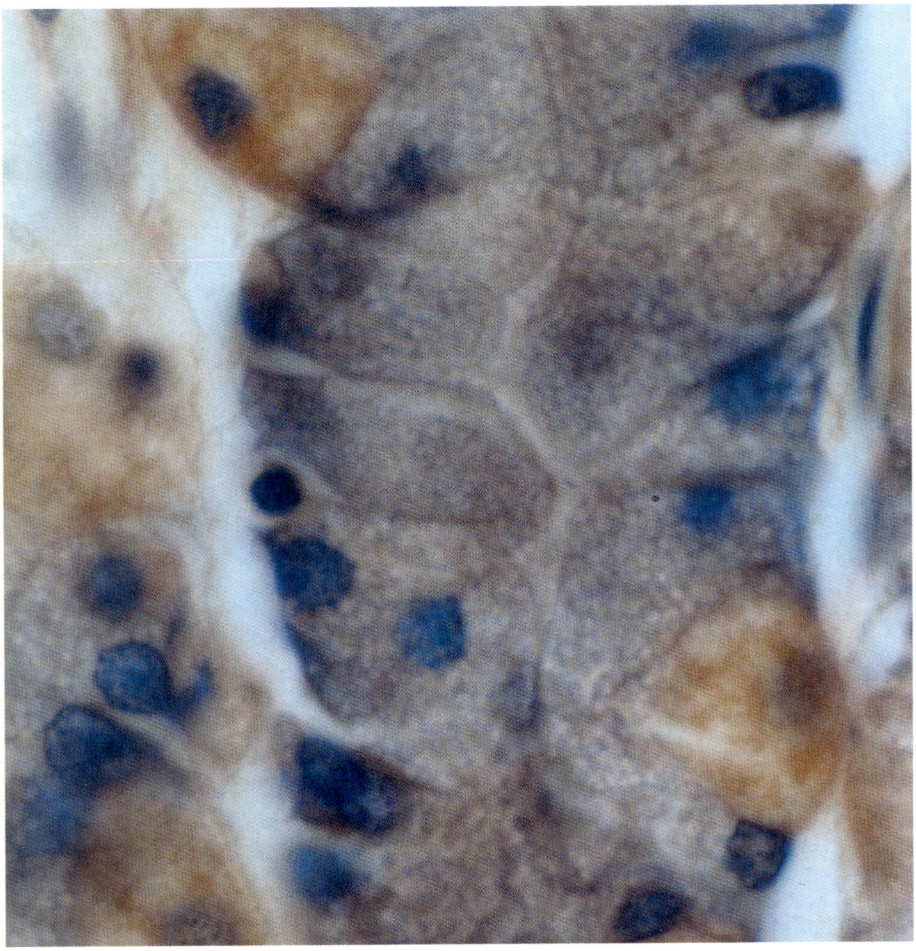

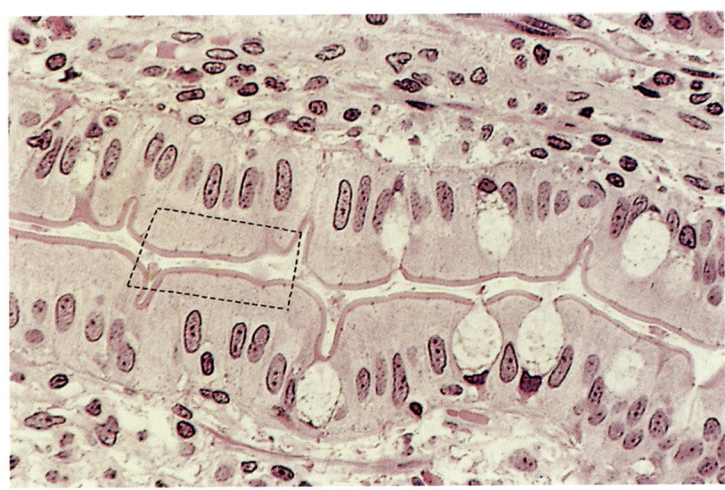

Abb. 46 zu Frage **2.185**

Abb. 47 zu Frage **2.186**

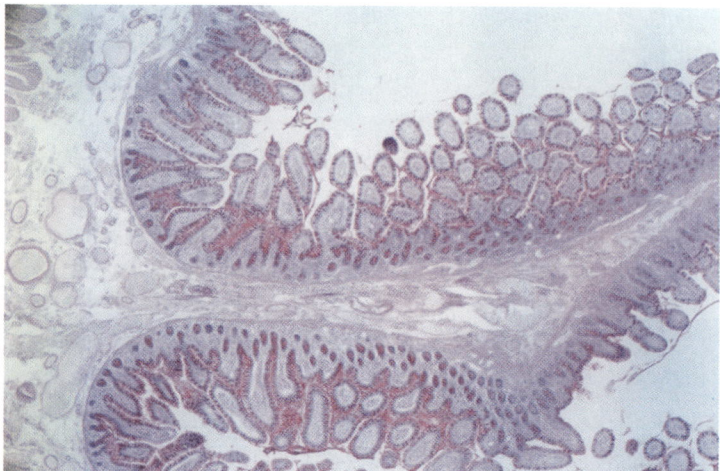

Abb. 48 zu Frage **2.187**

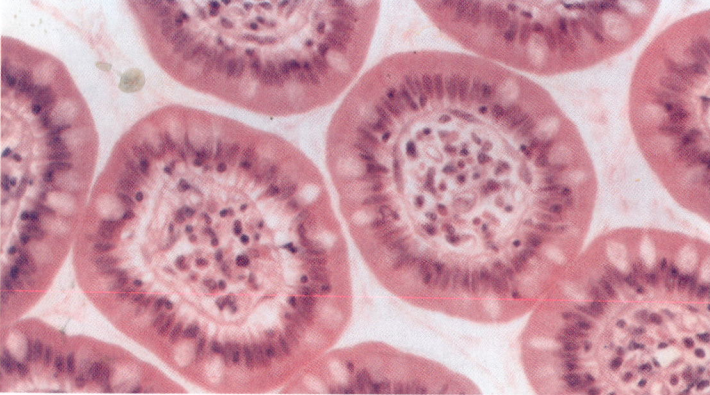

Abb. 49 zu Frage **2.188**

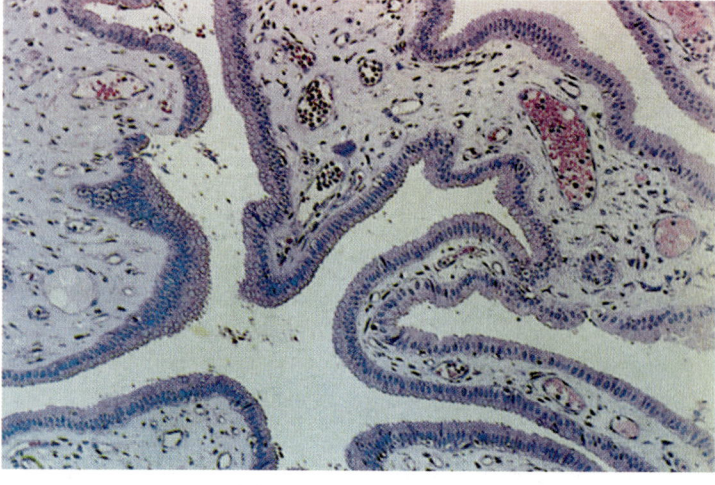

Abb. 50 zu Frage **2.189**

Abb. 51 zu Frage **2.190**

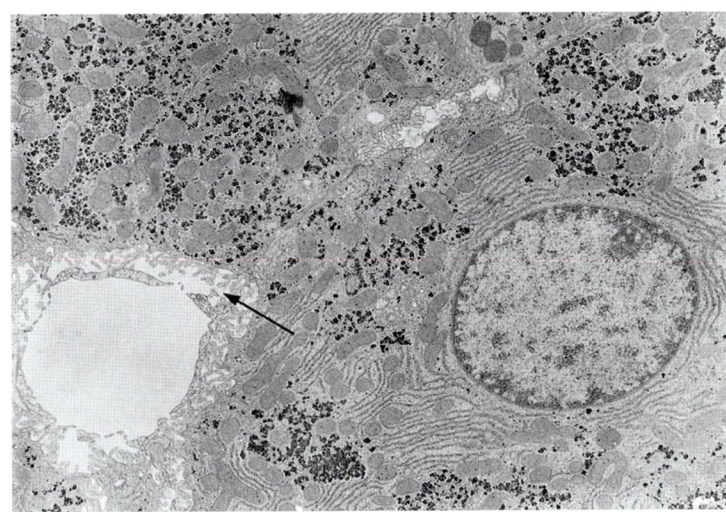

Abb. 52 zu Frage **2.191**

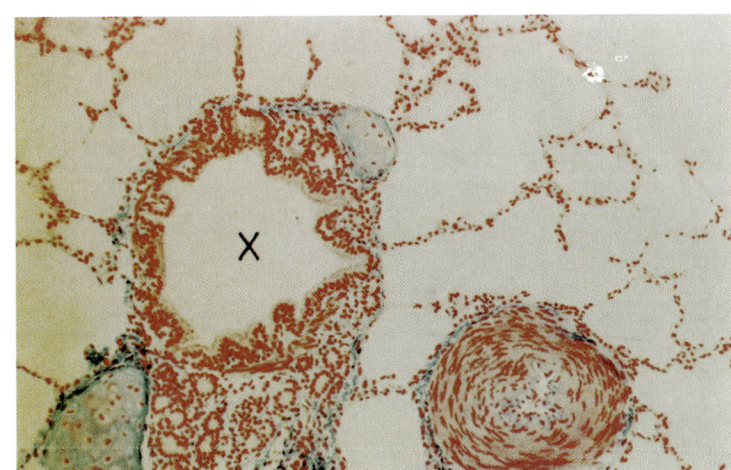

Abb. 53 zu Frage **2.192**

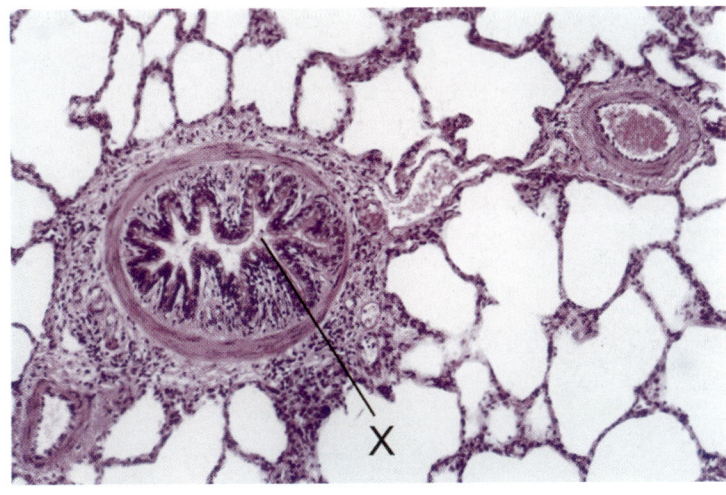

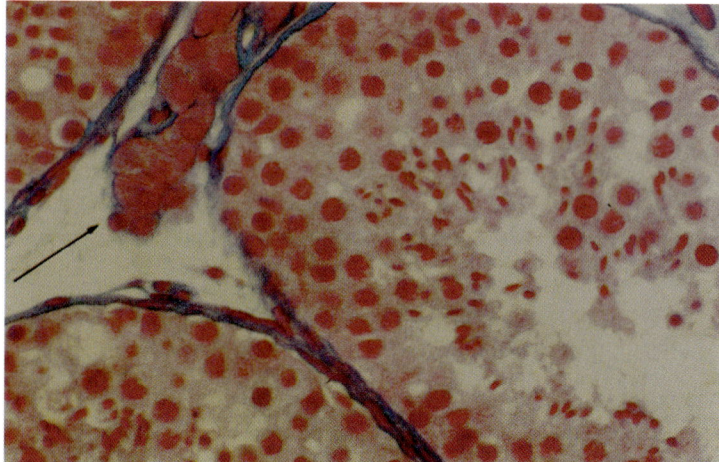

Abb. 54 zu Frage **2.193**

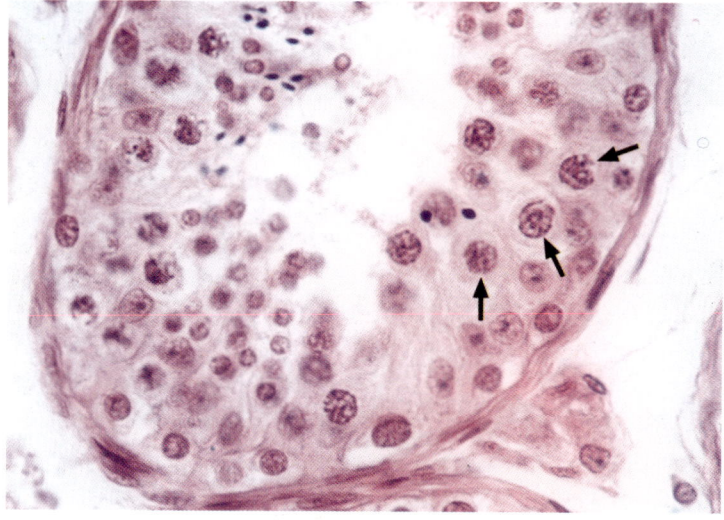

Abb. 55 zu Frage **2.194**

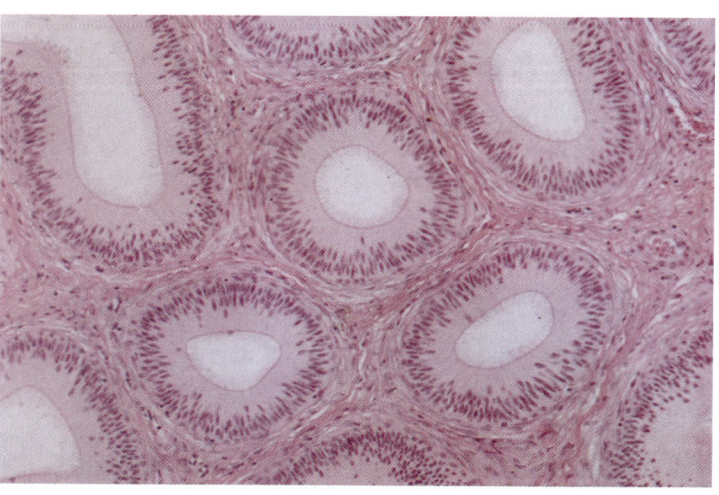

Abb. 56 zu Frage **2.195**

Abb. 57 zu Frage **2.196**

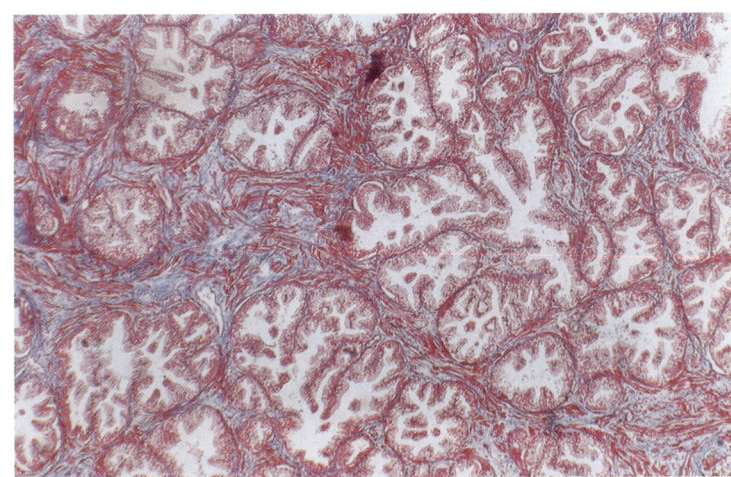

Abb. 58 zu Frage **2.197**

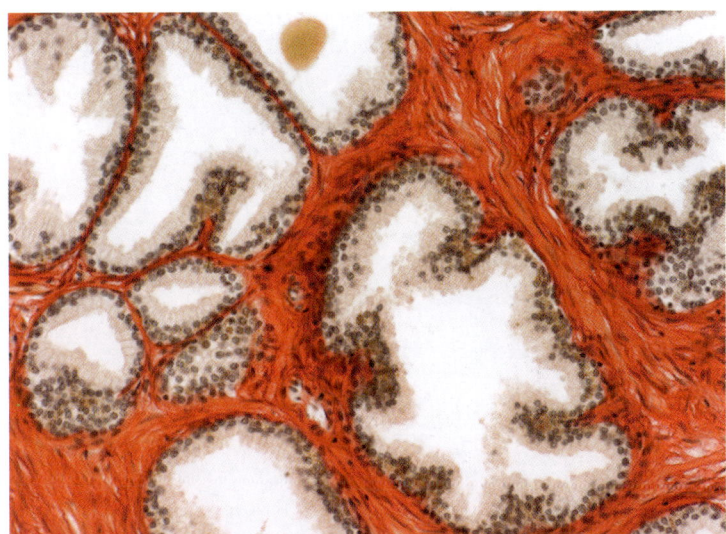

Abb. 59 zu Frage **2.198**

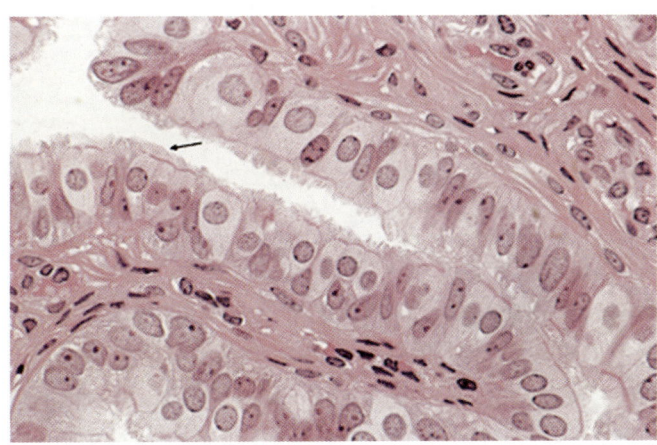

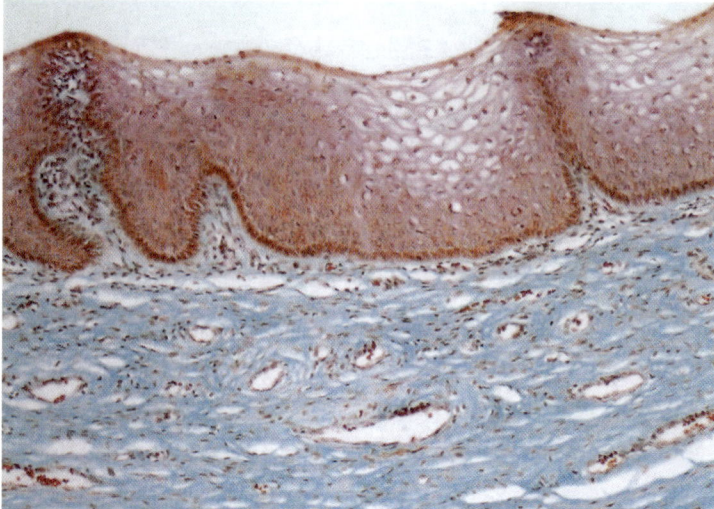

Abb. 60 zu Frage **2.199**

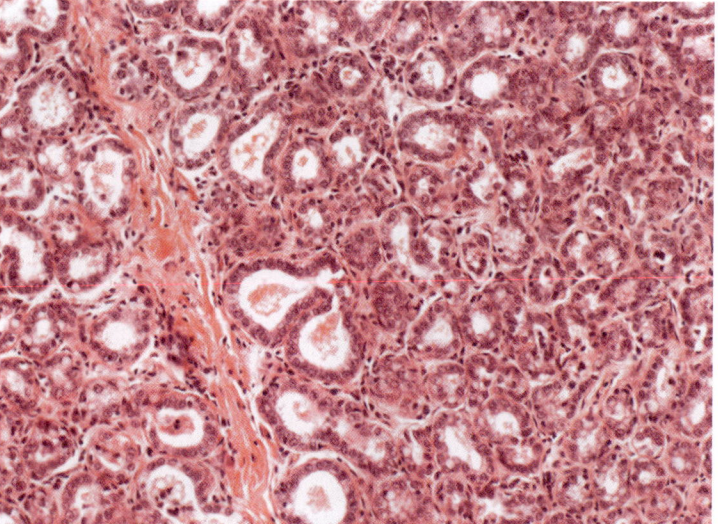

Abb. 61 zu Frage **2.200**

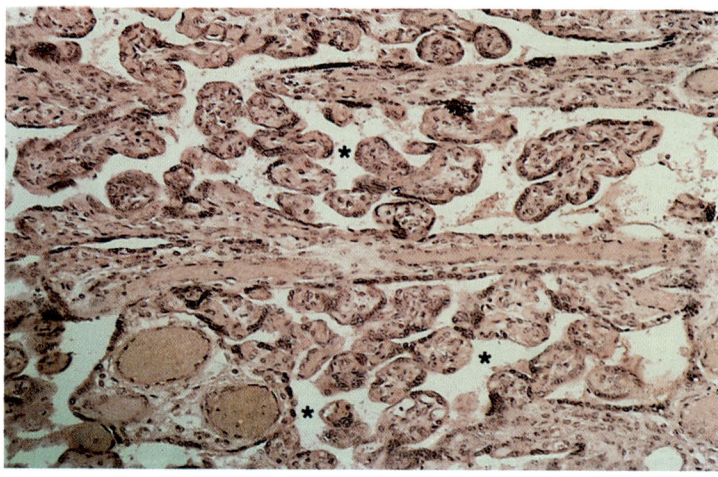

Abb. 62 zu Frage **2.201**

Abb. 63 zu Frage 2.202

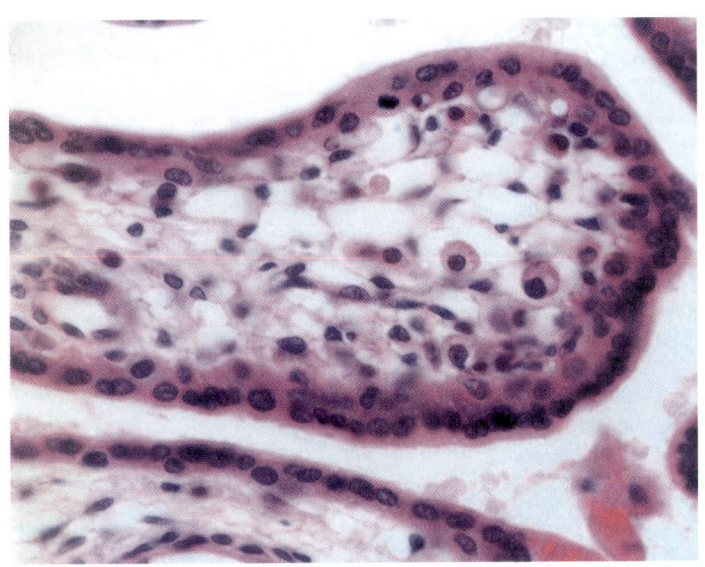

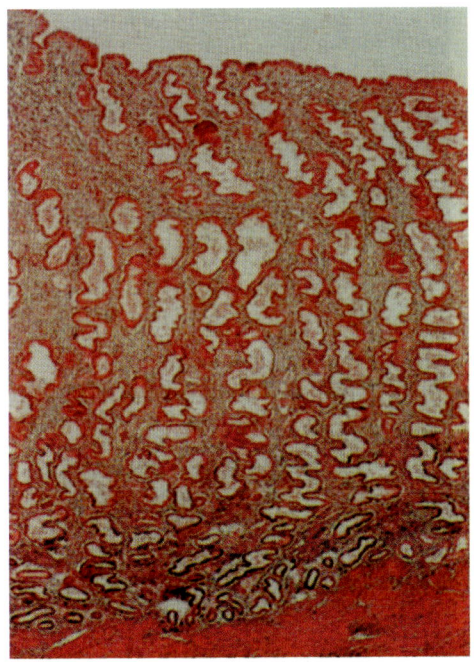

Abb. 64 zu Frage 2.203

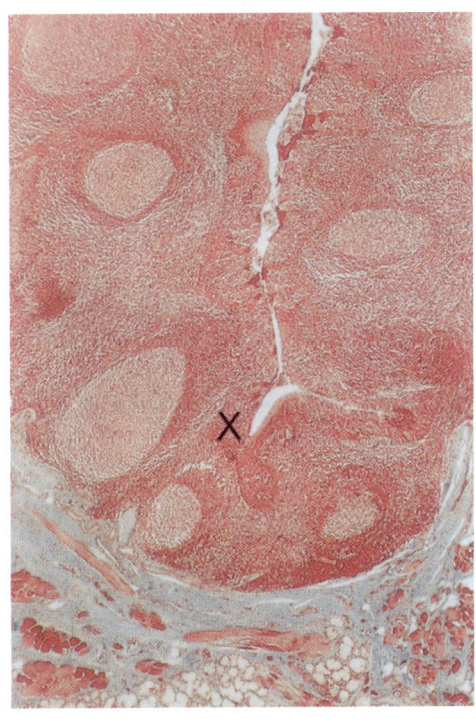

Abb. 65 zu Frage 2.204

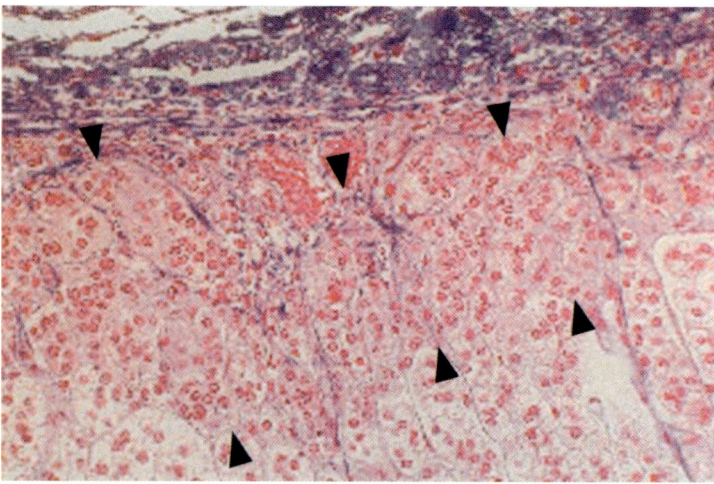

Abb. 66 zu Frage **2.205**

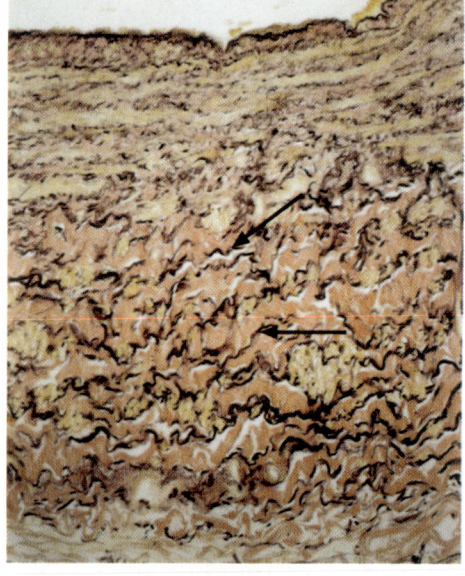

Abb. 67 zu Frage **2.206**

Abb. 68 zu Frage **2.207**

Abb. 69 zu Frage 2.208

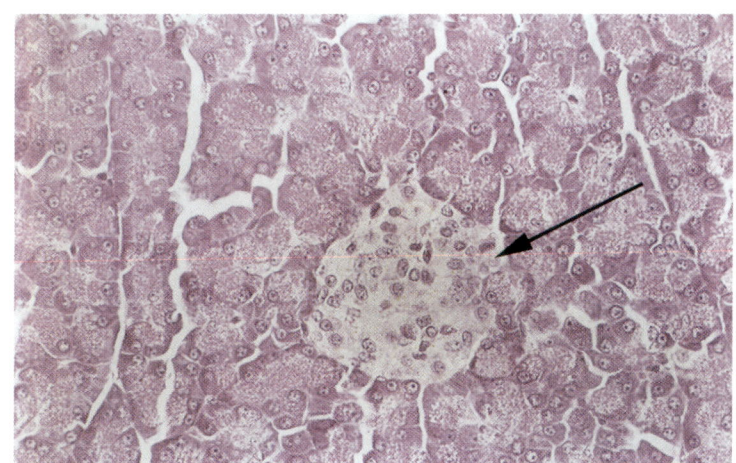

Abb. 70 zu Frage 2.209 und 7.13

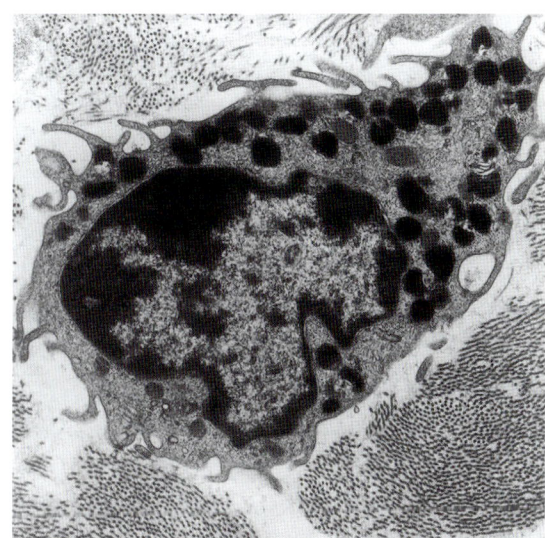

Abb. 71 zu Frage 2.210

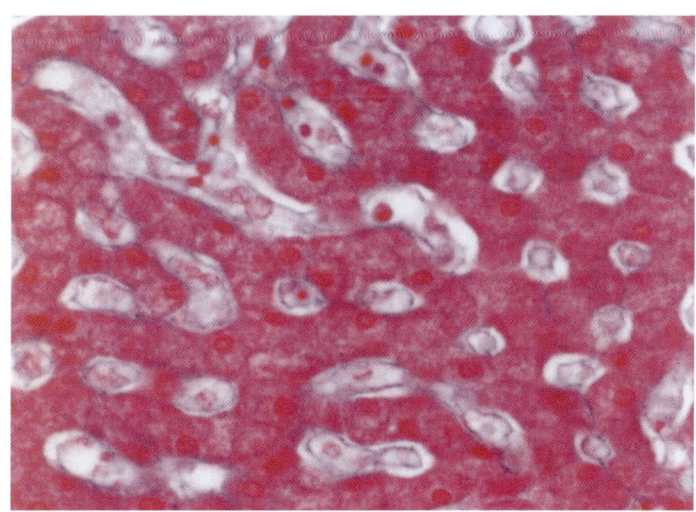

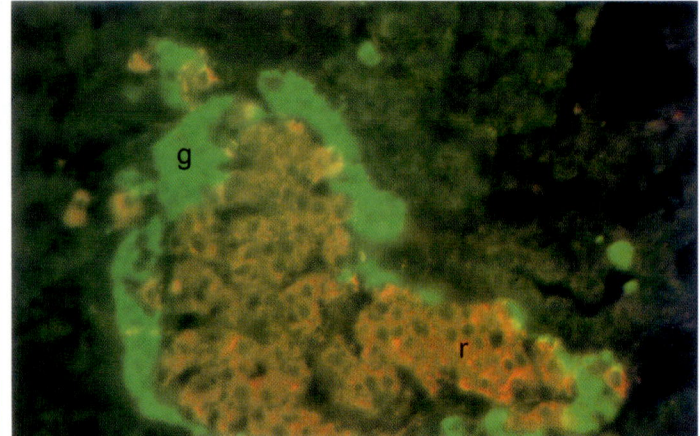

Abb. 72 zu Frage **2.211**

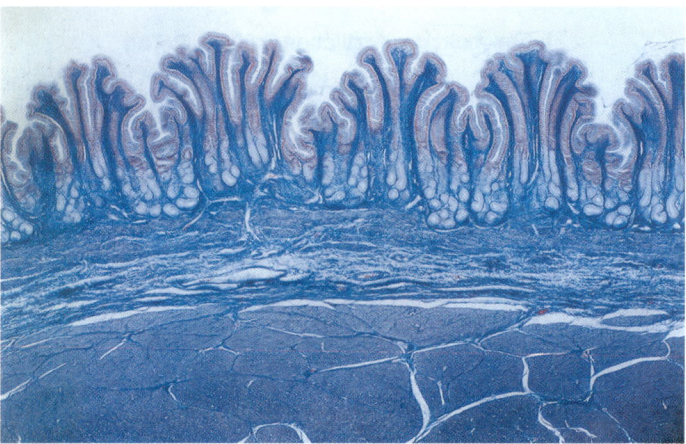

Abb. 73 zu Frage **2.212** und **8.68**

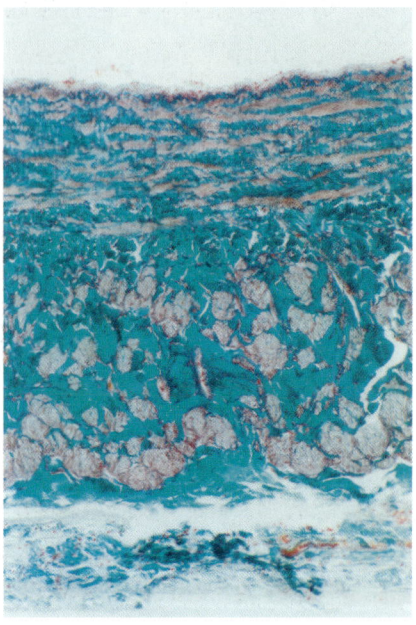

Abb. 74 zu Frage **2.213**

Abb. 75 zu Frage **2.214**

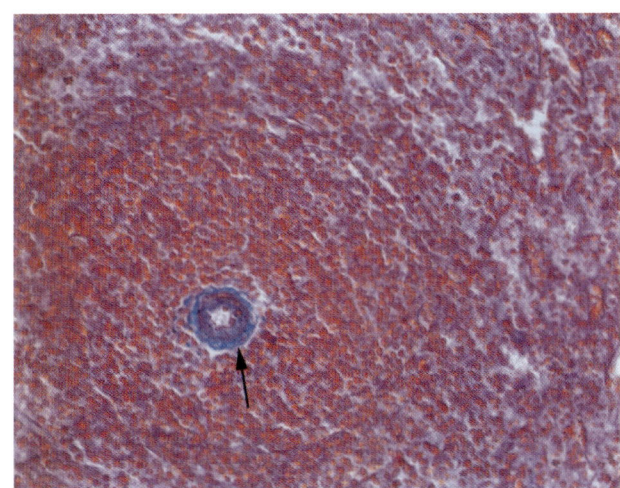

Abb. 76 zu Frage **2.215**

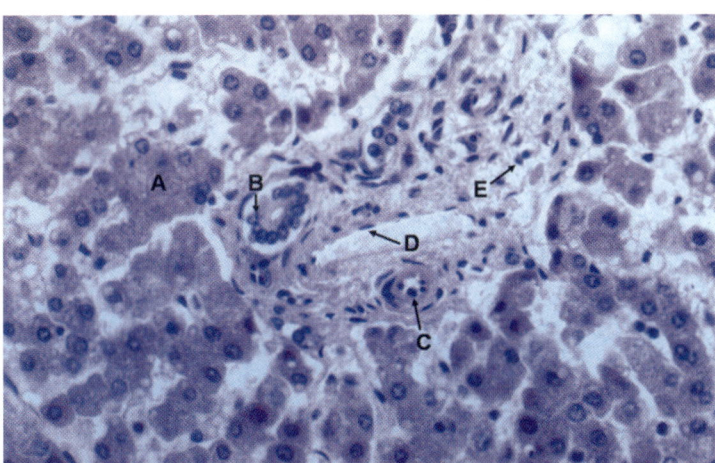

Abb. 77 zu Frage **2.216**

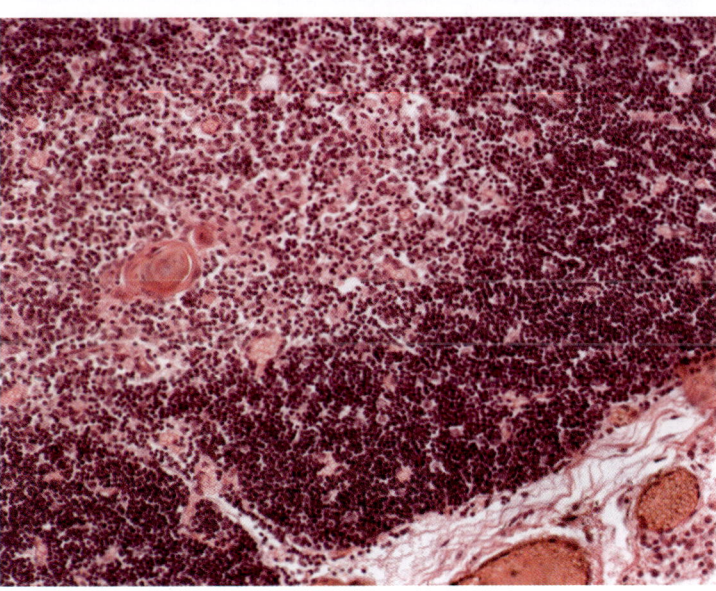

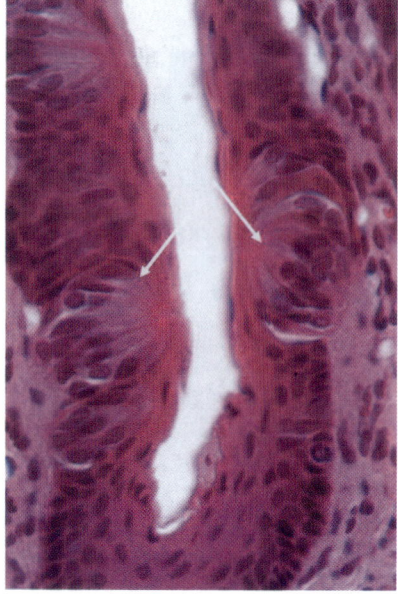

Abb. 78 zu Frage **2.217**

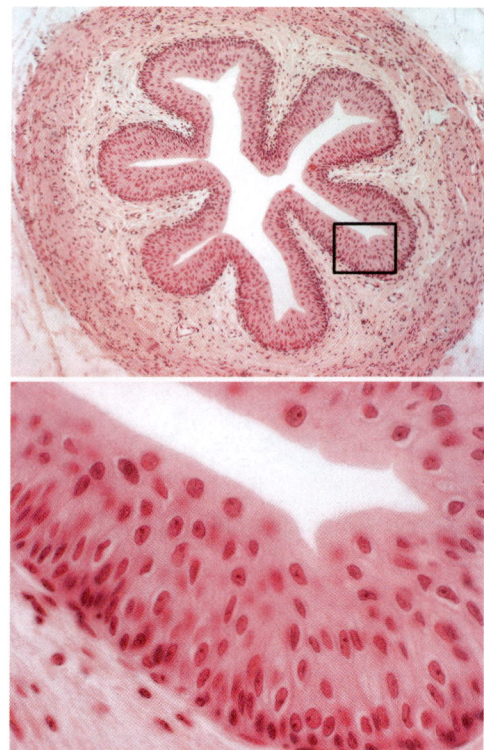

Abb. 79 zu Frage **2.218**

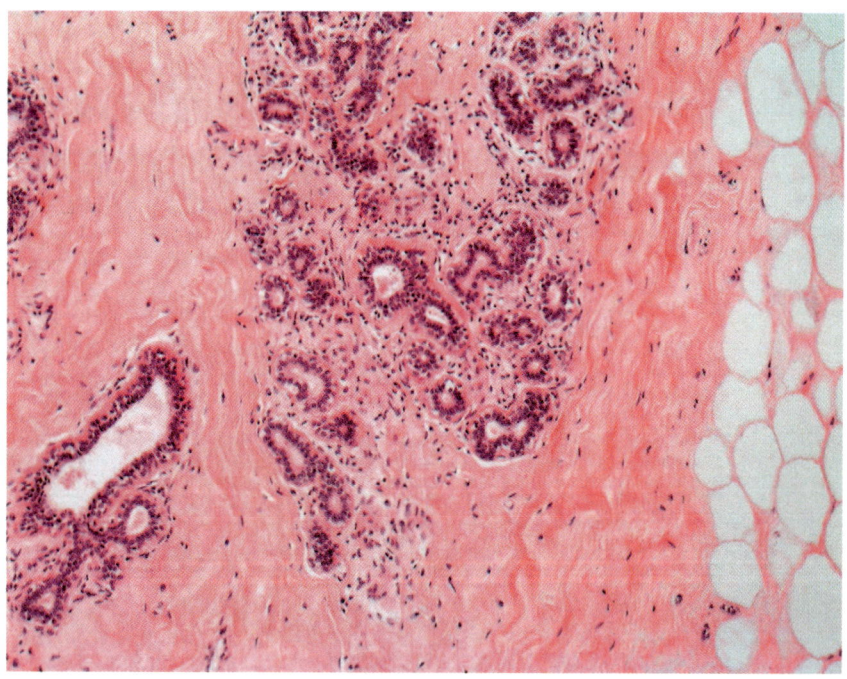

Abb. 80 zu Frage **2.219**

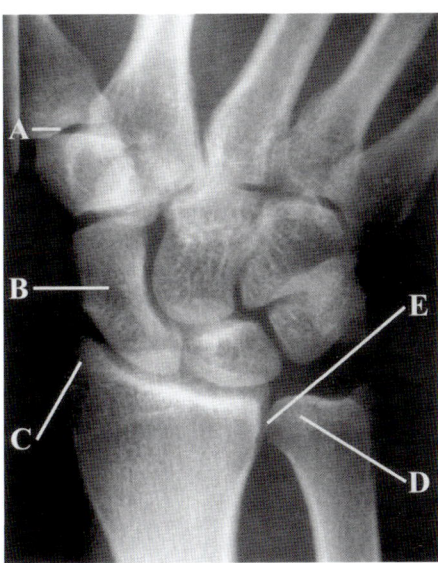

Abb. 81 zu Frage **3.1**

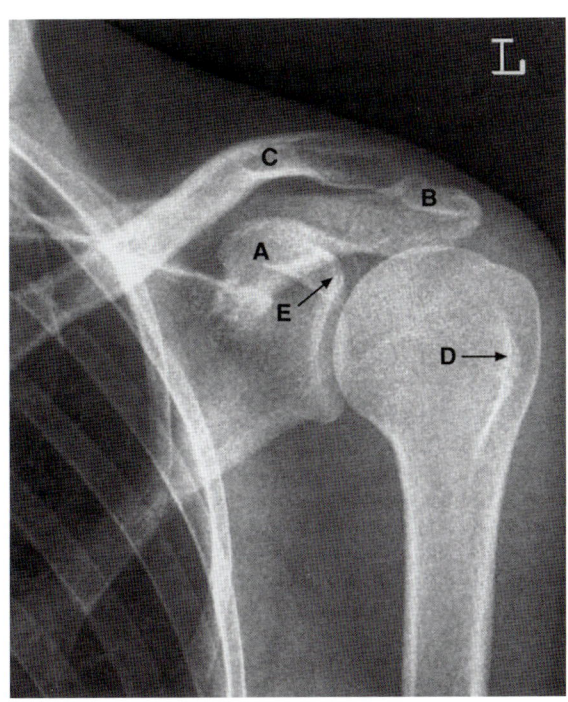

Abb. 82 zu Frage **3.2**

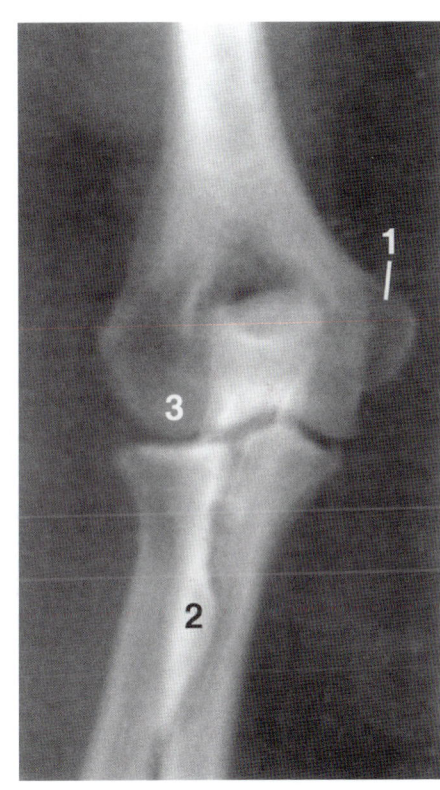

Abb. 83 zu Frage **3.3**, **3.4** und **3.6**

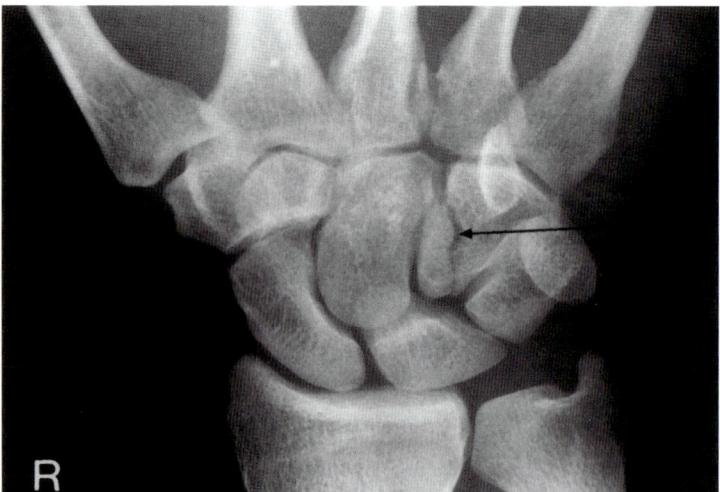

Abb. 84 zu Frage **3.7**

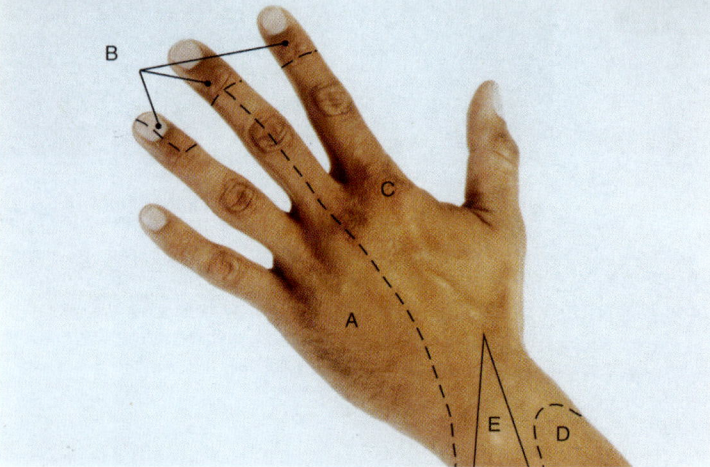

Abb. 85 zu Frage **3.37**

Abb. 86 zu Frage **3.47**

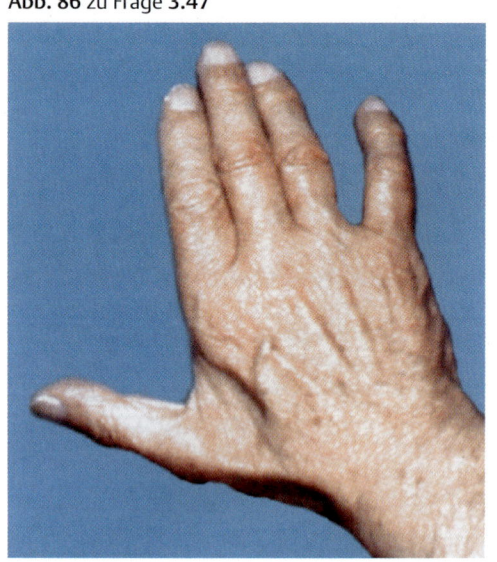

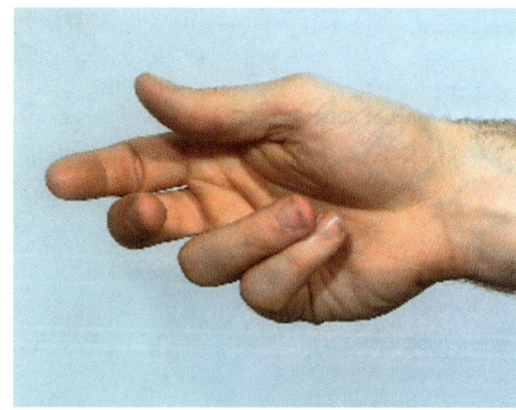

Abb. 87 zu Frage **3.51**

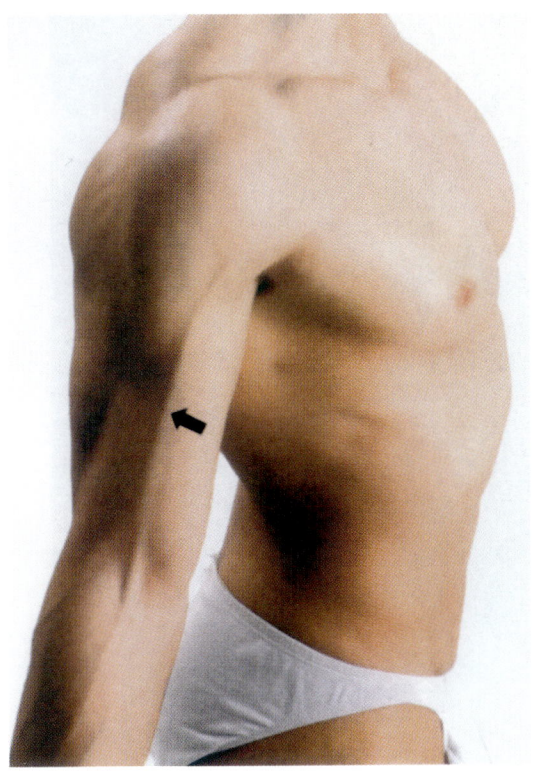

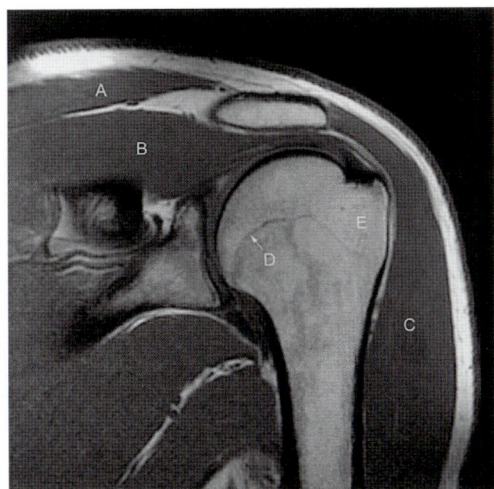

Abb. 89 zu Frage **3.65**

Abb. 88 zu Frage **3.62**

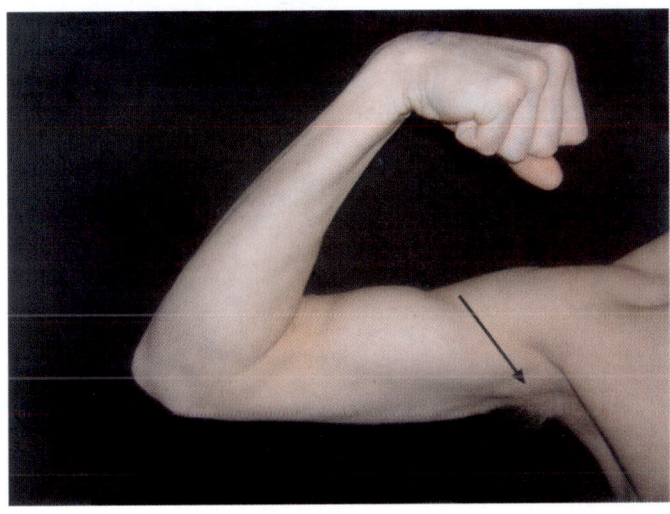

Abb. 90 zu Frage **3.70**

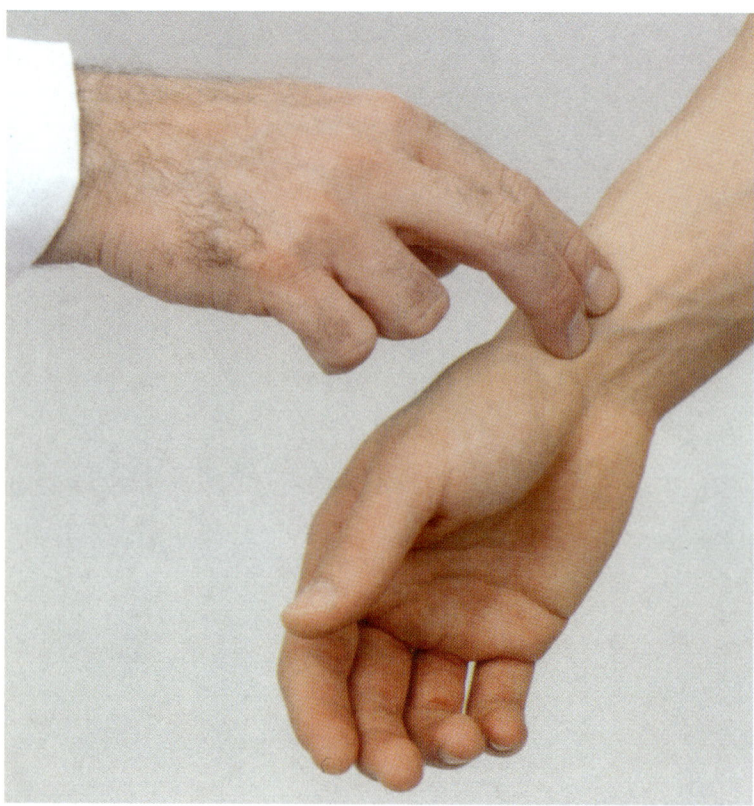

Abb. 91 zu Frage 3.74

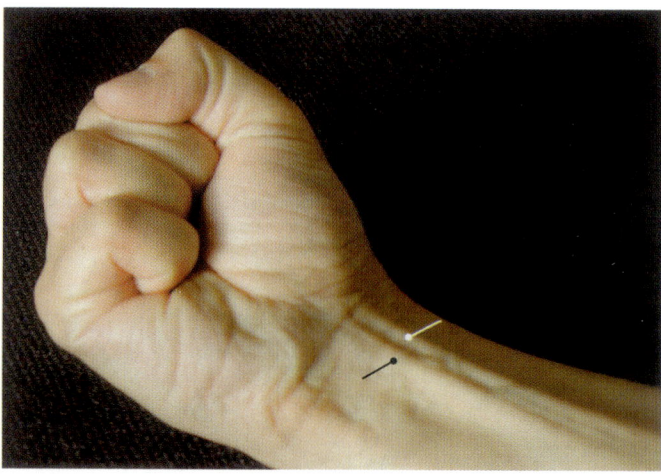

Abb. 92 zu Frage 3.79

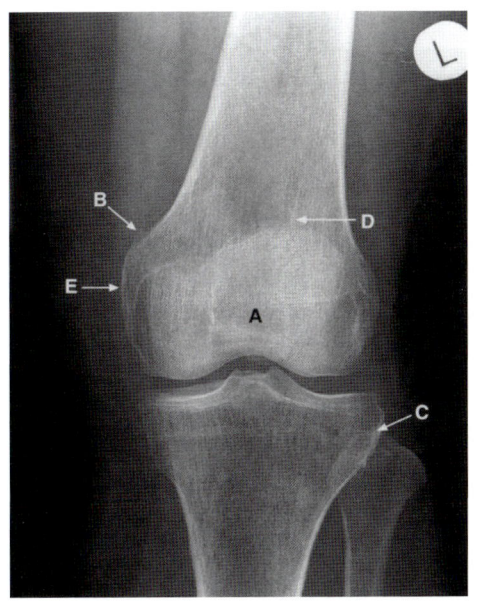

Abb. 93 zu Frage 4.2

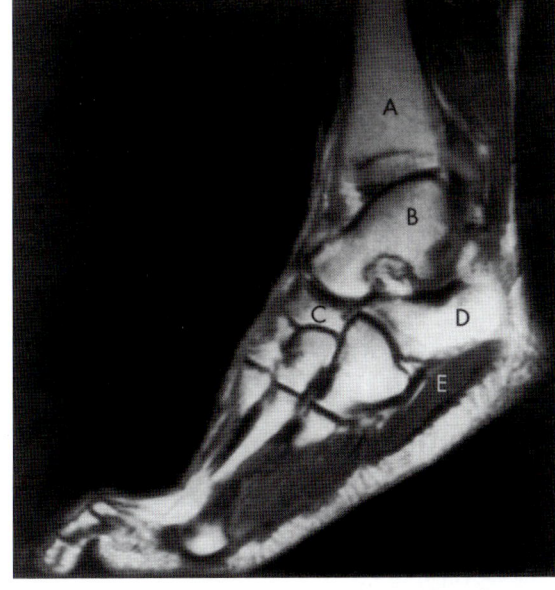

Abb. 94 zu Frage 4.4

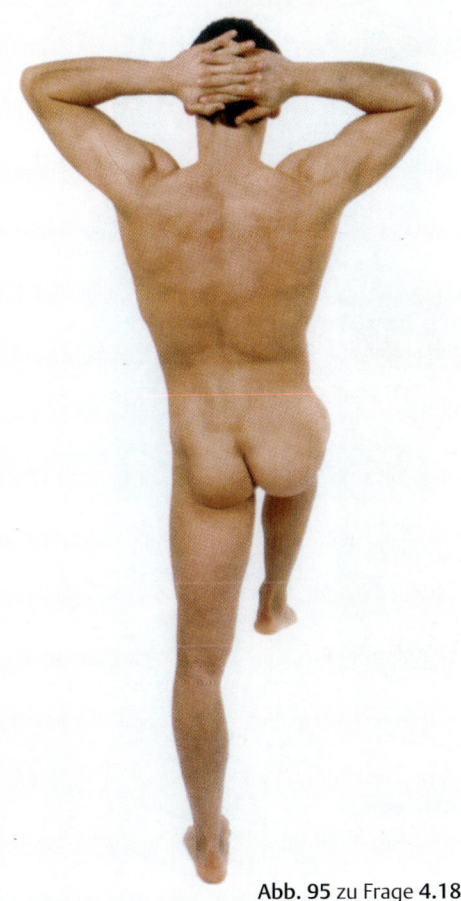

Abb. 95 zu Frage 4.18

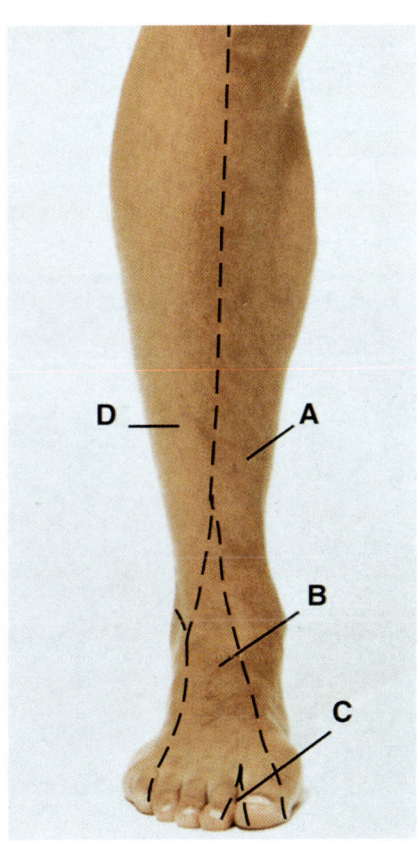

Abb. 96 zu Frage 4.39

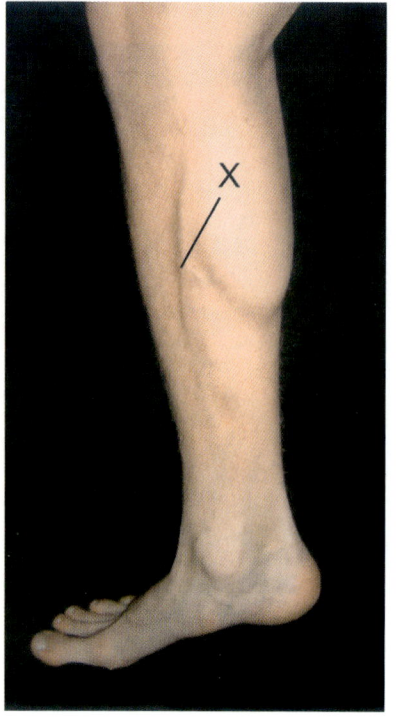

Abb. **98** zu Frage **4.58**

Abb. **97** zu Frage **4.51**

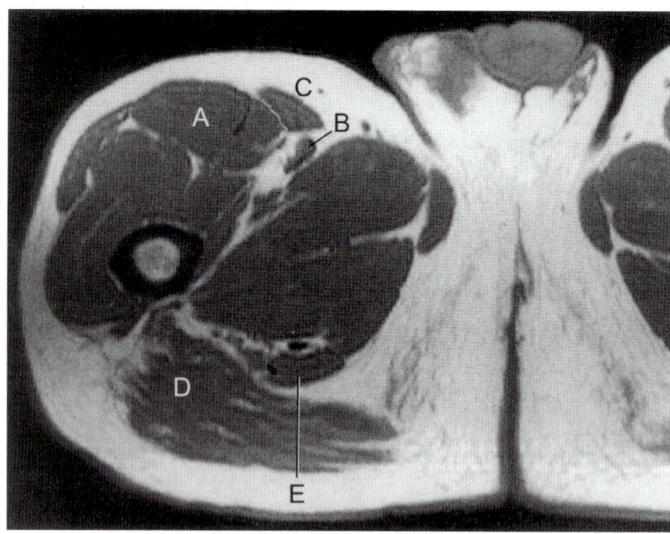

Abb. **99** zu Frage **4.72**

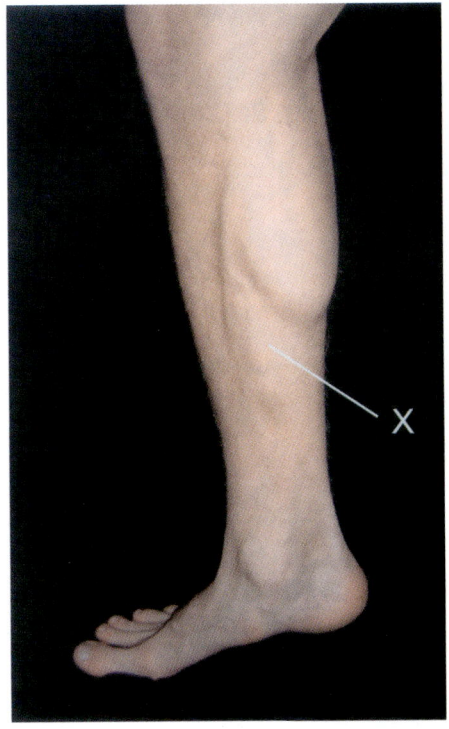

Abb. 100 zu Frage 4.74

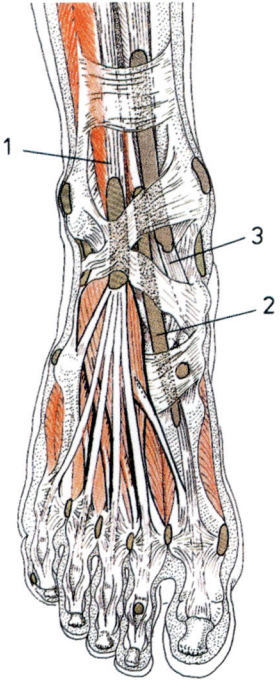

Abb. 102 zu Frage 4.76

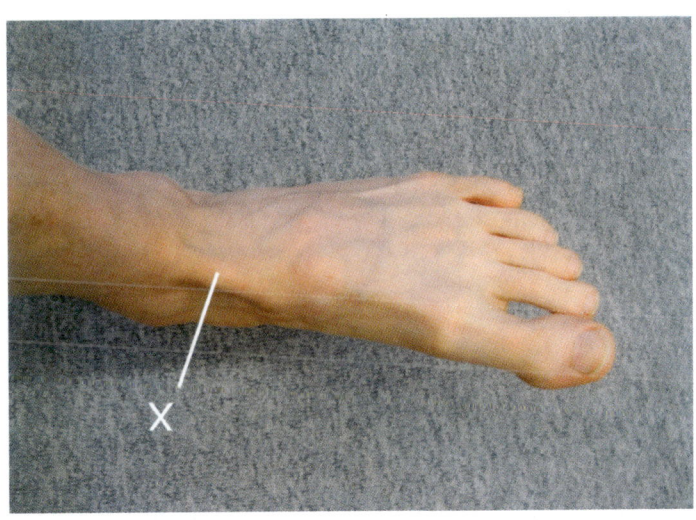

Abb. 101 zu Frage 4.75

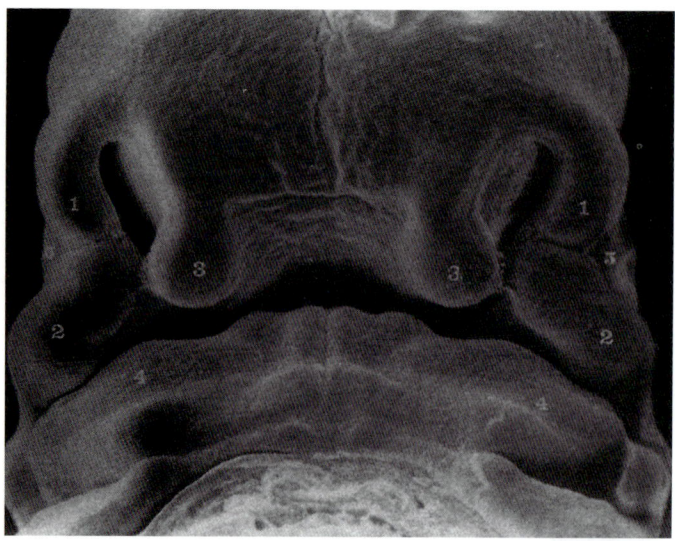

Abb. 103 zu Frage **5.10**

Abb. 104 zu Frage **5.11**

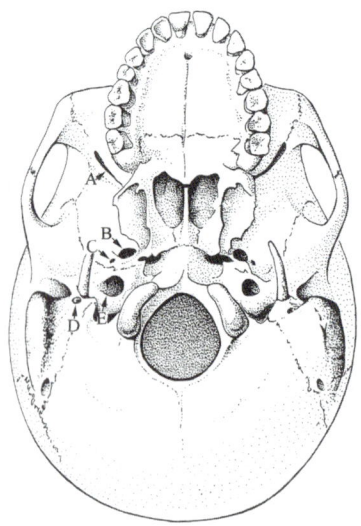

Abb. 105 zu Frage **5.14**

Abb. 106 zu Frage **5.15**

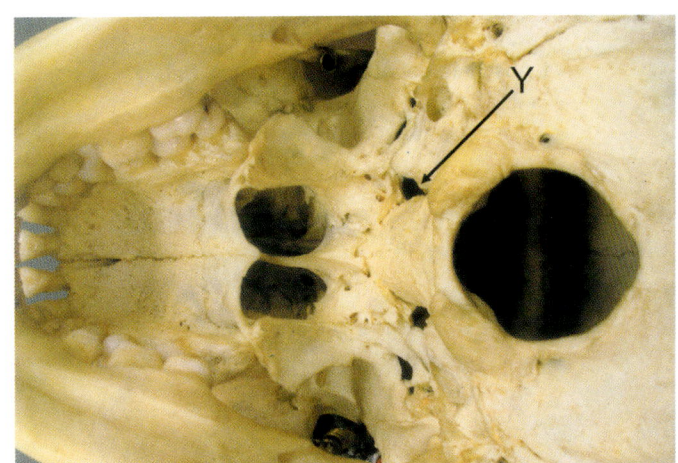

Abb. 107 zu Frage **5.16**

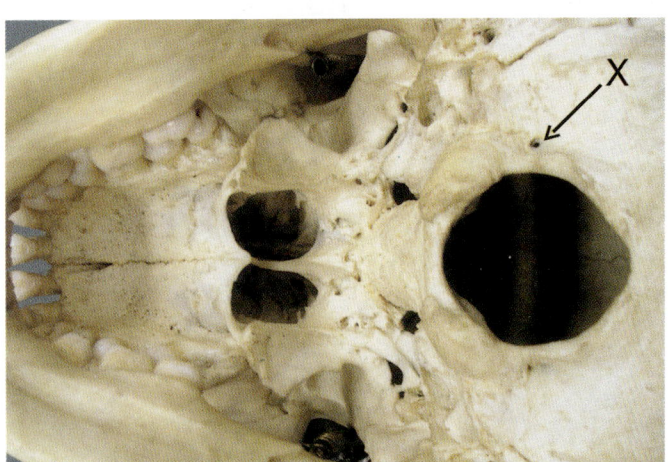

Abb. 108 zu Frage **5.18**

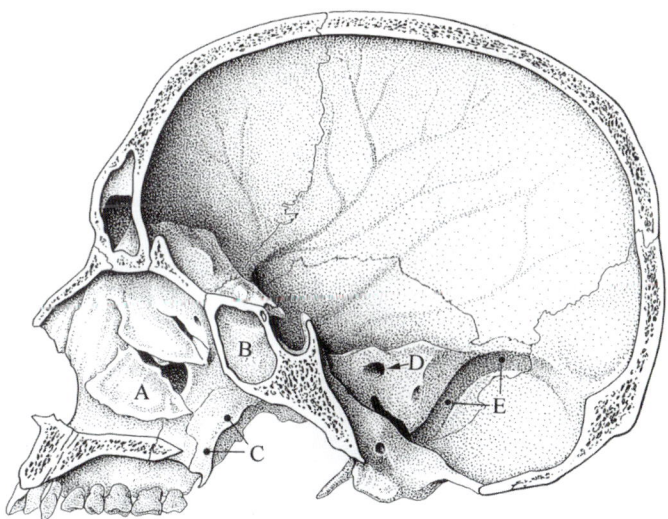

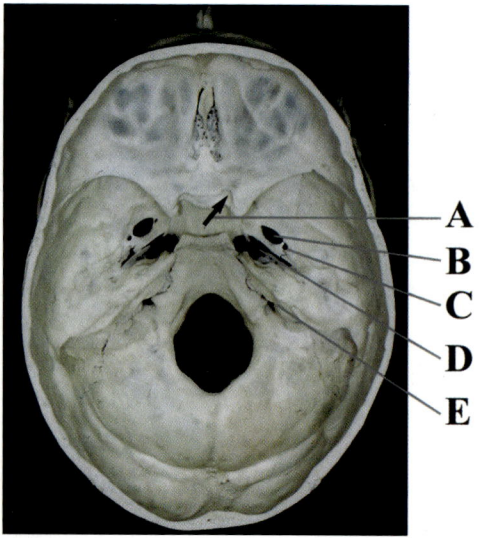

A
B
C
D
E

Abb. 109 zu Frage 5.23

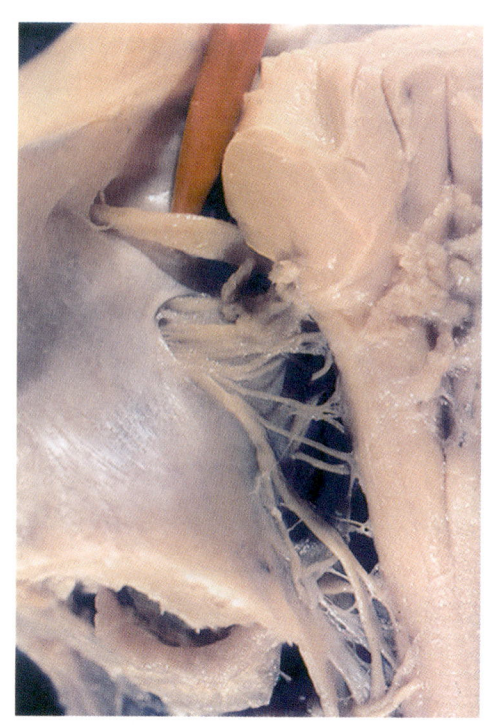

Abb. 110 zu Frage 5.26

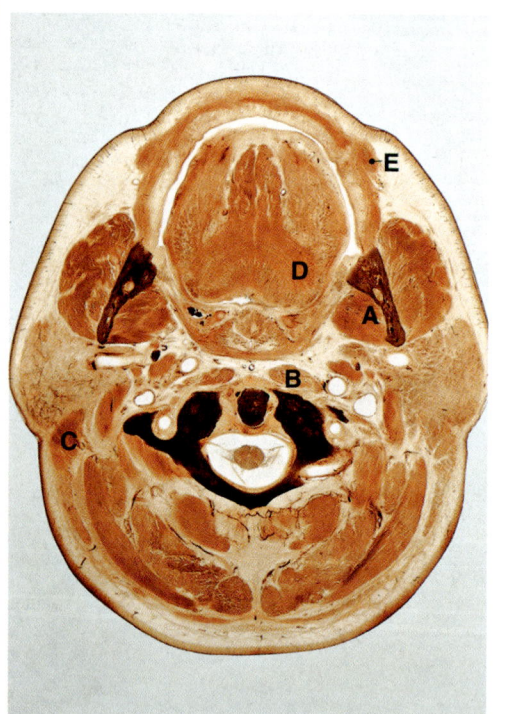

E
D
A
B
C

Abb. 111 zu Frage 5.29

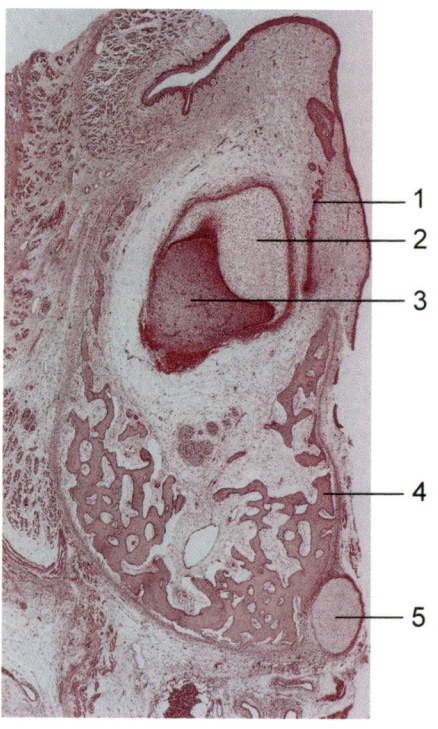

1
2
3

4

5

Abb. 112 zu Frage 5.49

Abb. 113 zu Frage **5.73**

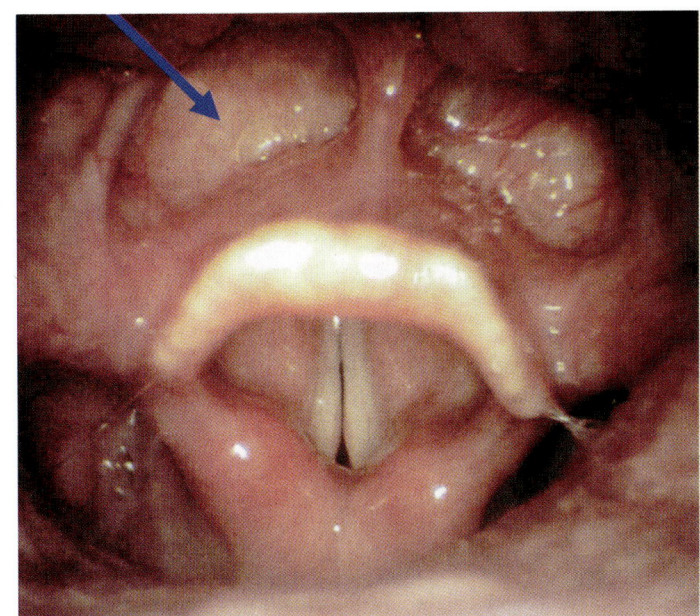

Abb. 114 zu Frage **5.121**

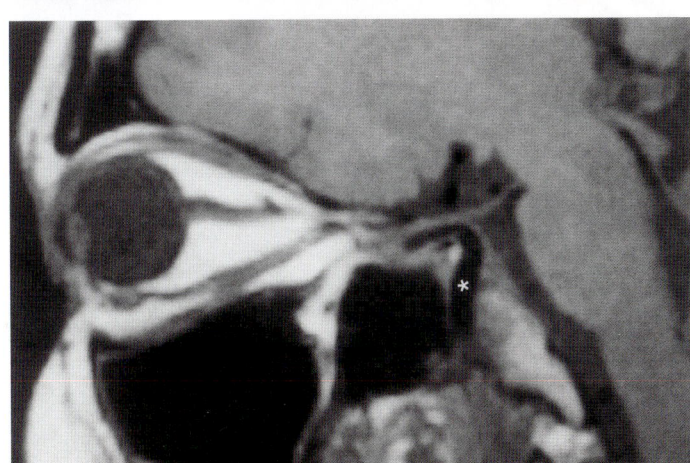

Abb. 115 zu Frage **5.129**

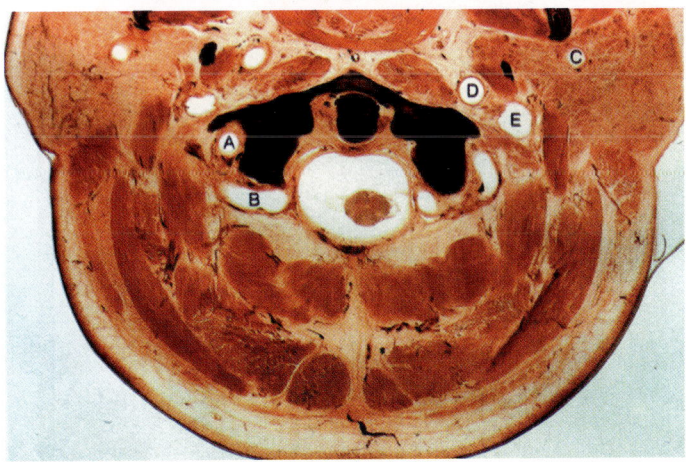

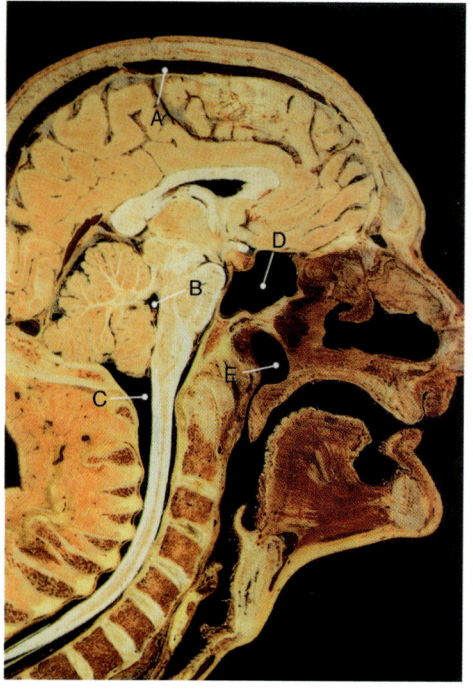

Abb. 116 zu Frage **5.140**

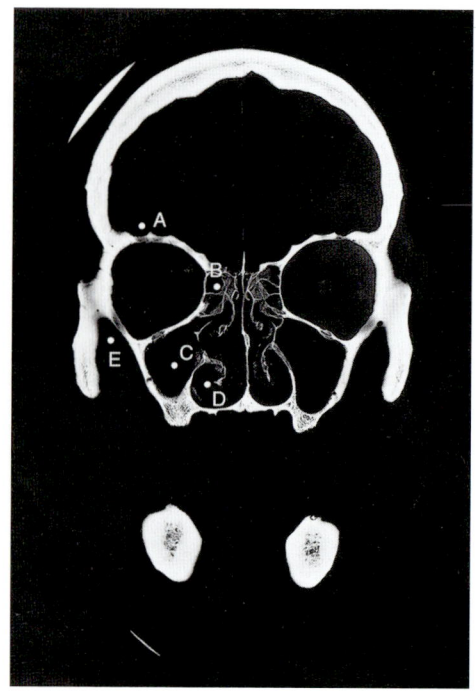

Abb. 117 zu Frage **5.141**

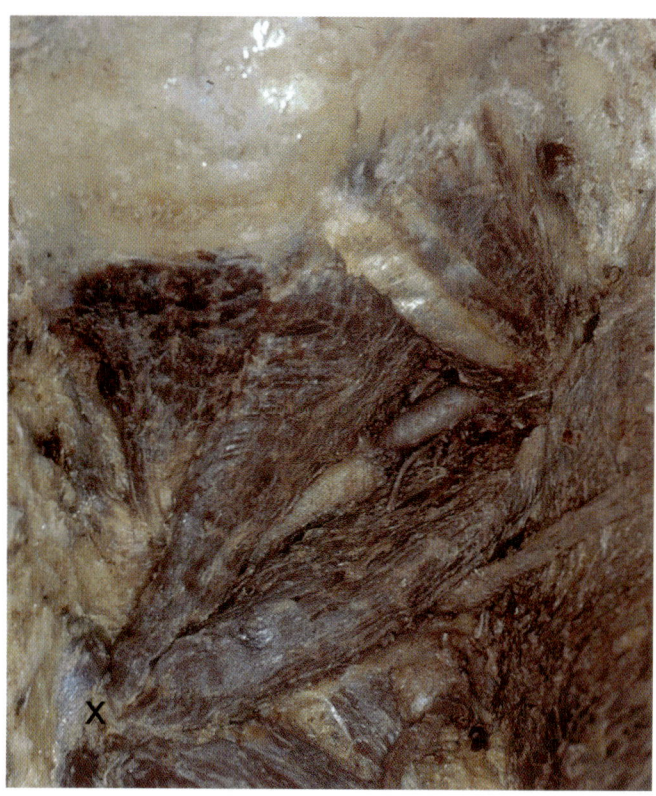

Abb. 118 zu Frage **6.5**

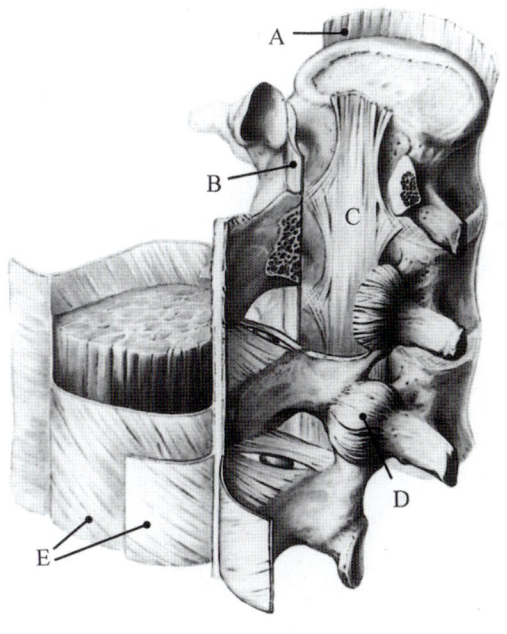

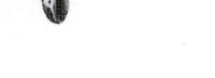

Abb. 119 zu Frage 6.6

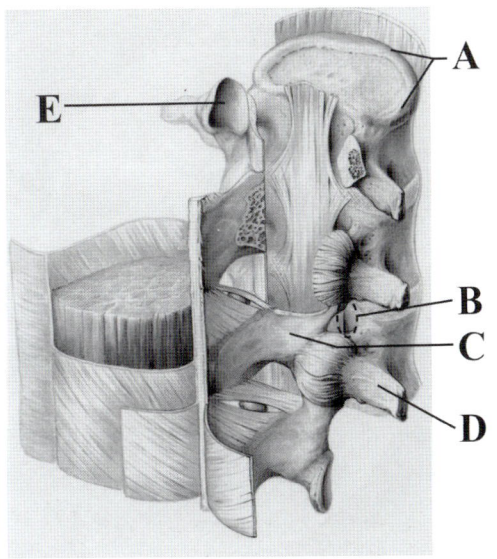

Abb. 120 zu Frage 6.7

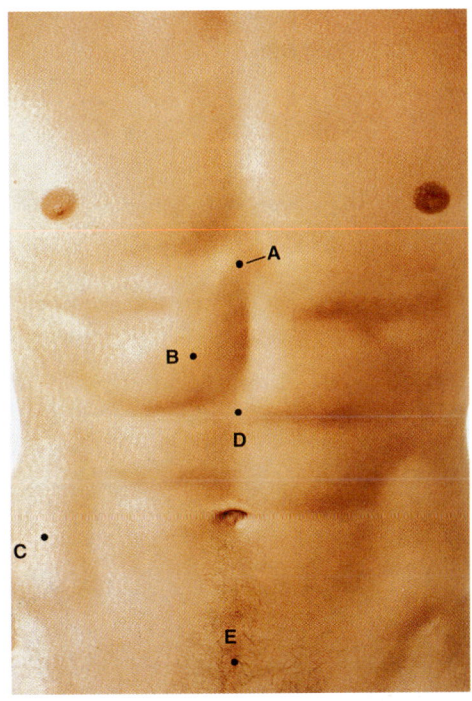

Abb. 121 zu Frage 6.17

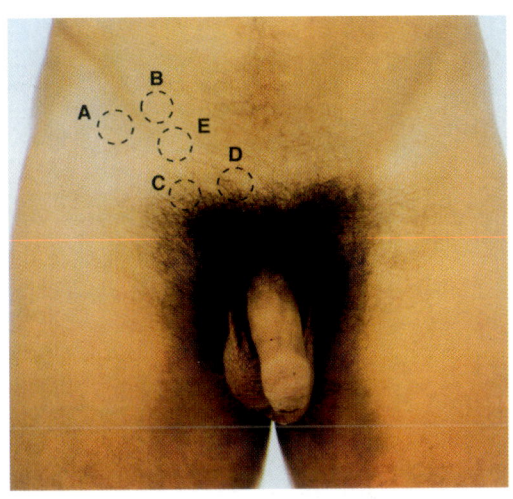

Abb. 122 zu Frage 6.25

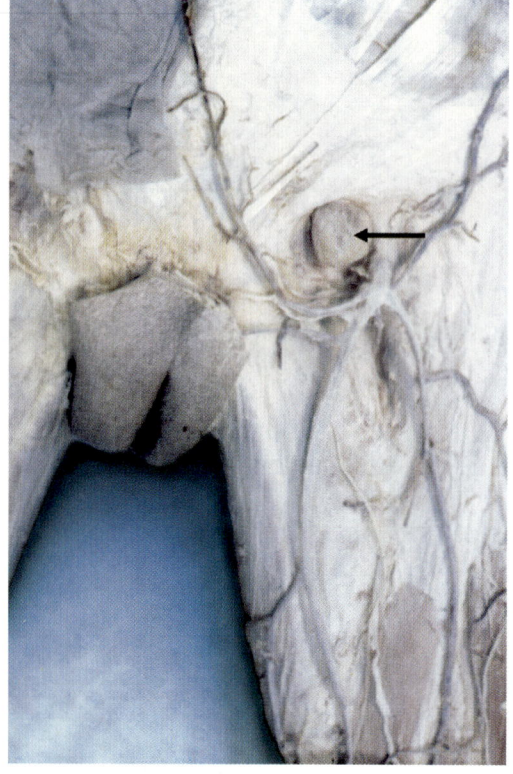

Abb. 123 zu Frage **6.33**

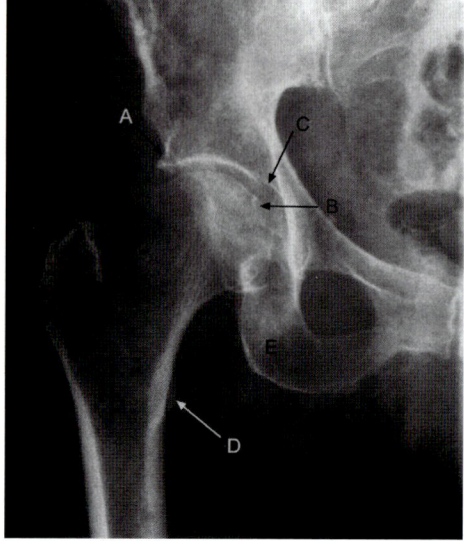

Abb. 124 zu Frage **6.36**

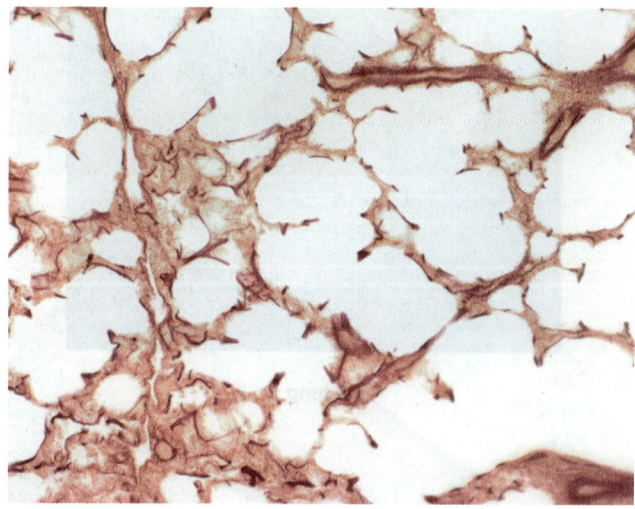

Abb. 125 zu Frage **7.16**

Abb. 126 zu Frage 7.18

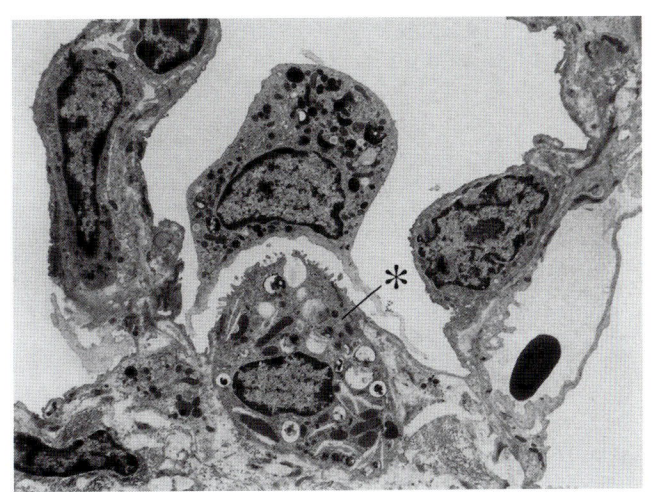

Abb. 127 zu Frage 7.41

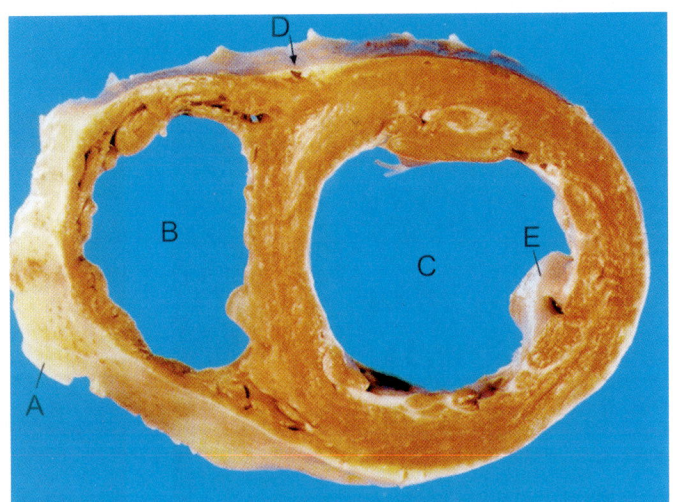

Abb. 128 zu Frage 7.42

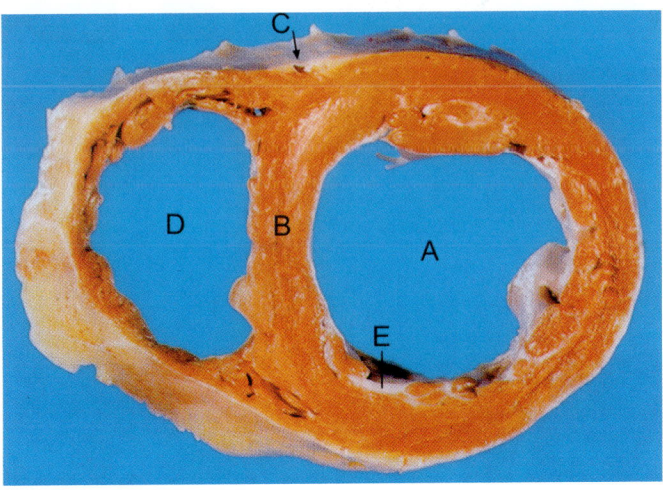

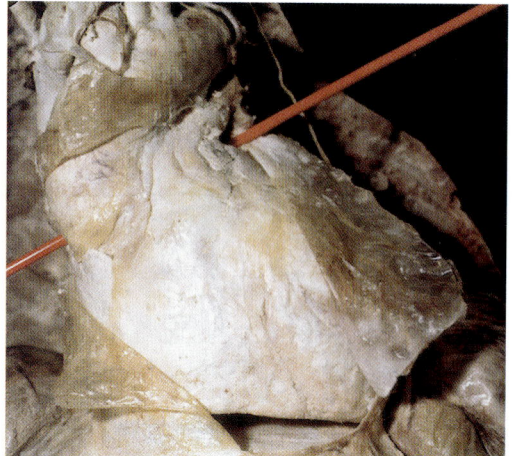

Abb. 129 zu Frage **7.54**

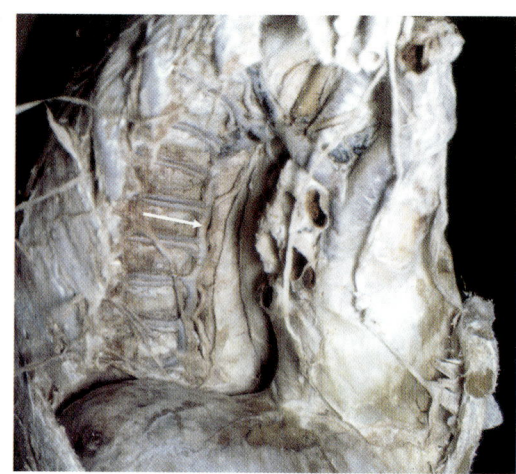

Abb. 130 zu Frage **7.87**

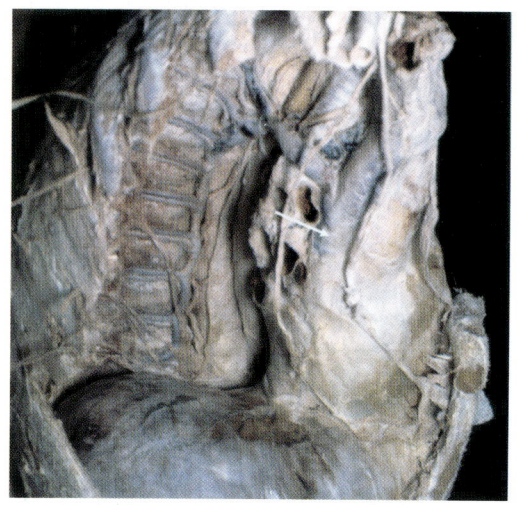

Abb. 131 zu Frage **7.88**

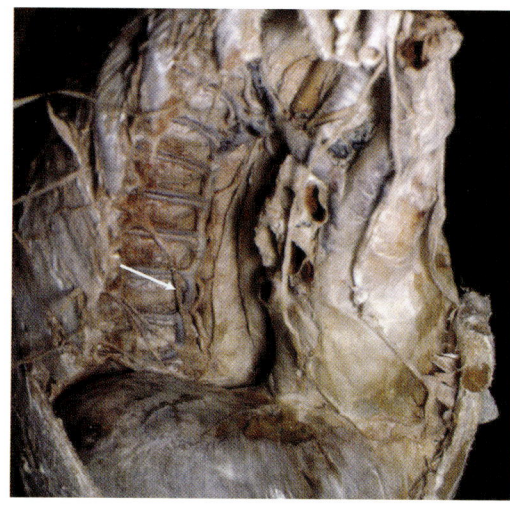

Abb. 132 zu Frage **7.89**

Abb. 133 zu Frage 7.90

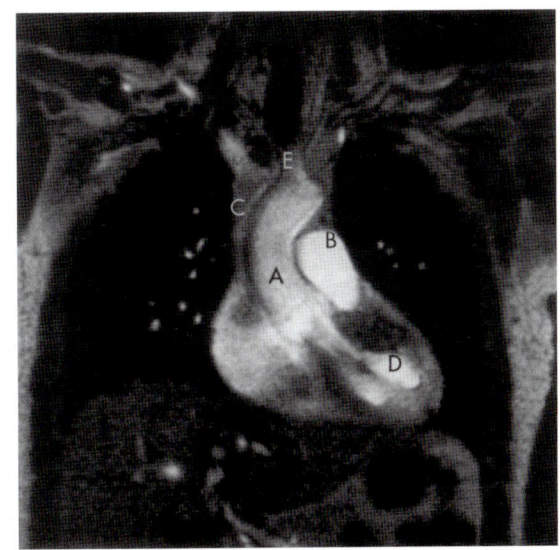

Abb. 134 zu Frage 8.9

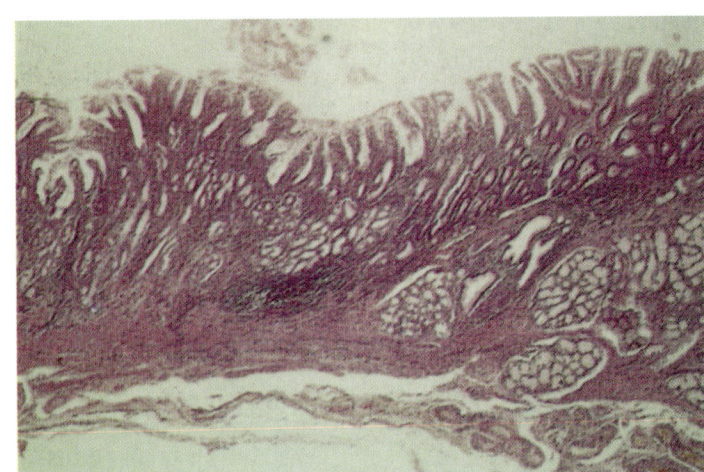

Abb. 135 zu Frage 8.21

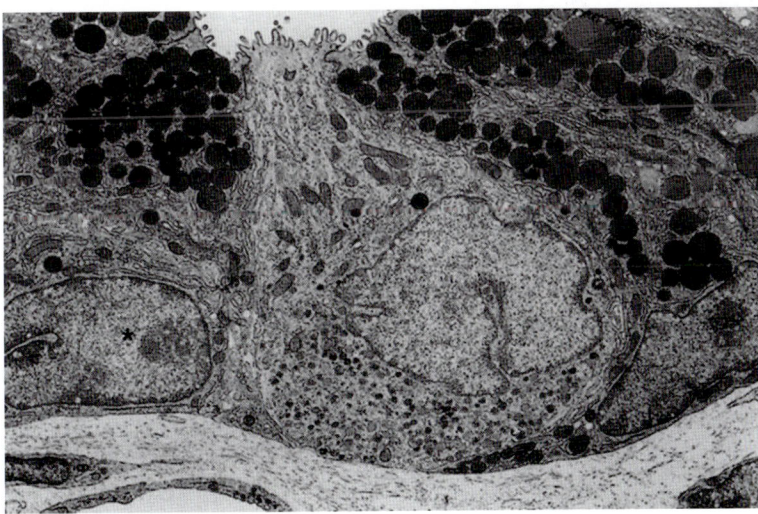

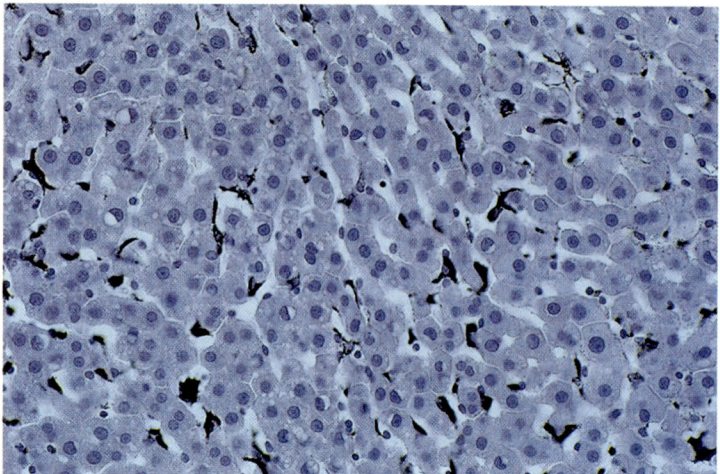

Abb. 136 zu Frage **8.41**

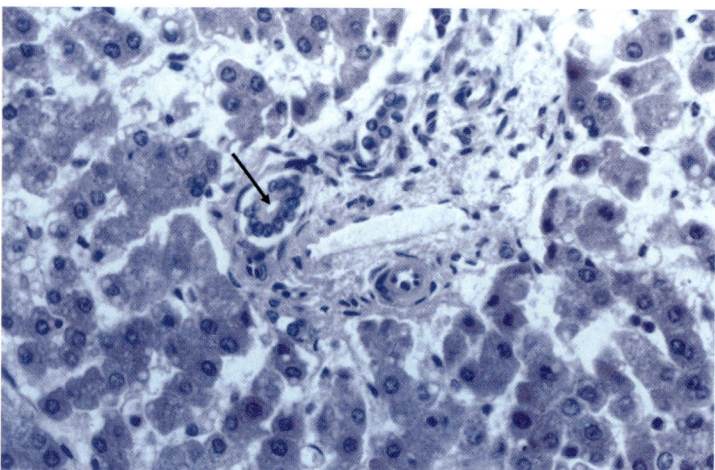

Abb. 137 zu Frage **8.45**

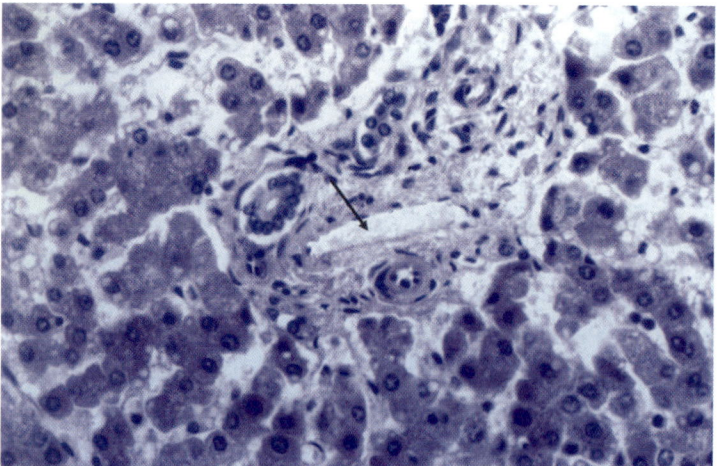

Abb. 138 zu Frage **8.46**

Abb. 139 zu Frage **8.62**

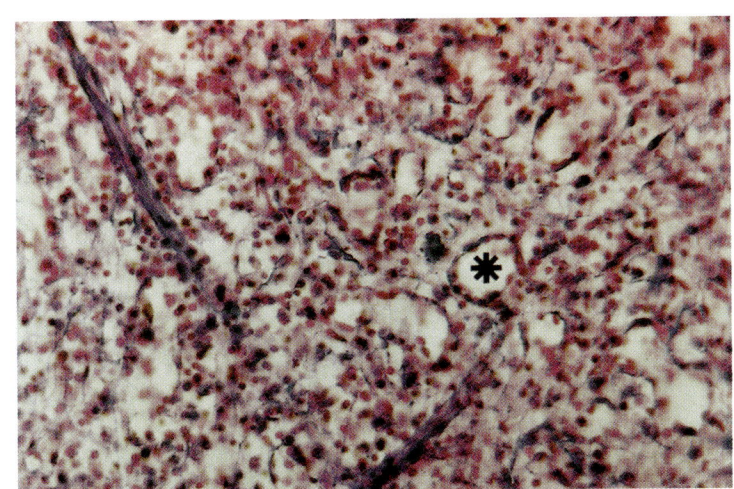

Abb. 140 zu Frage **8.63**

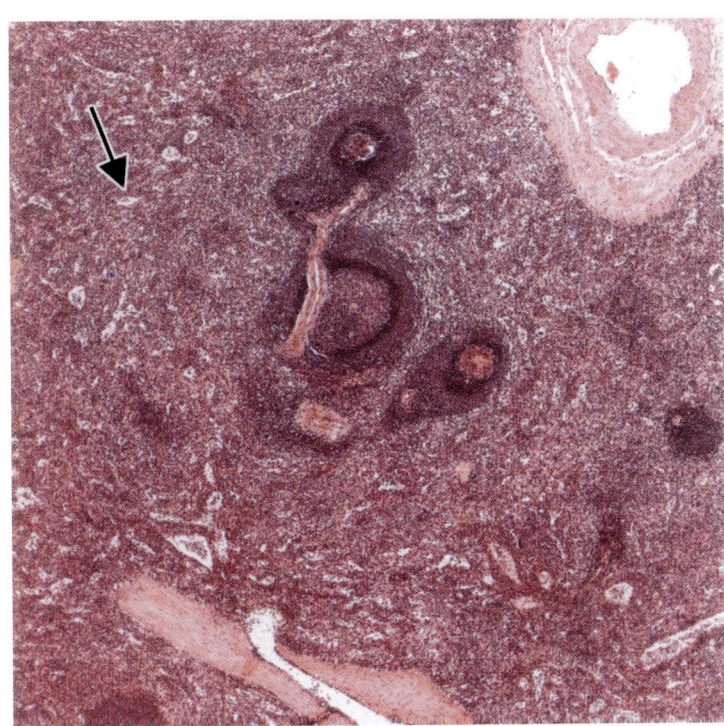

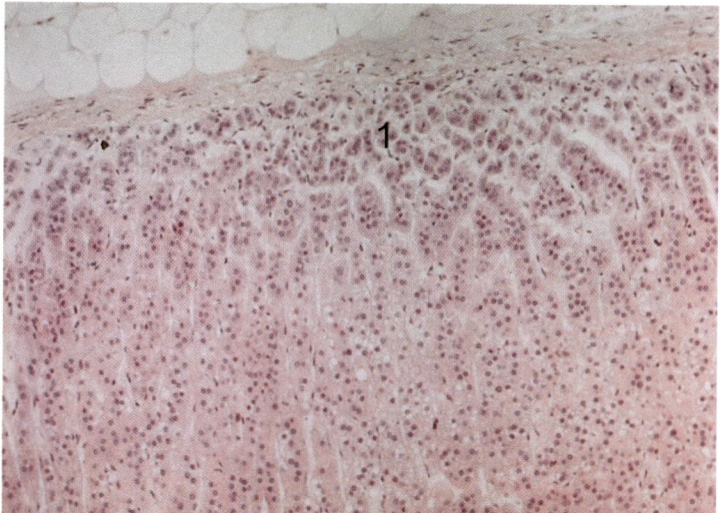

Abb. 141 zu Frage **8.64**

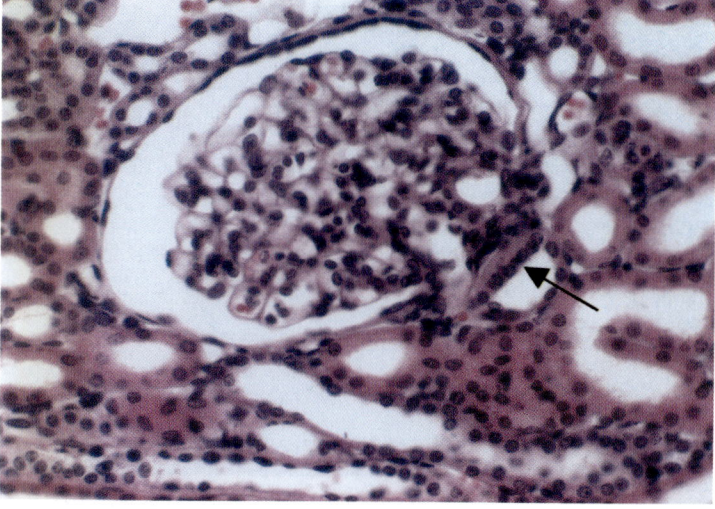

Abb. 142 zu Frage **8.73**

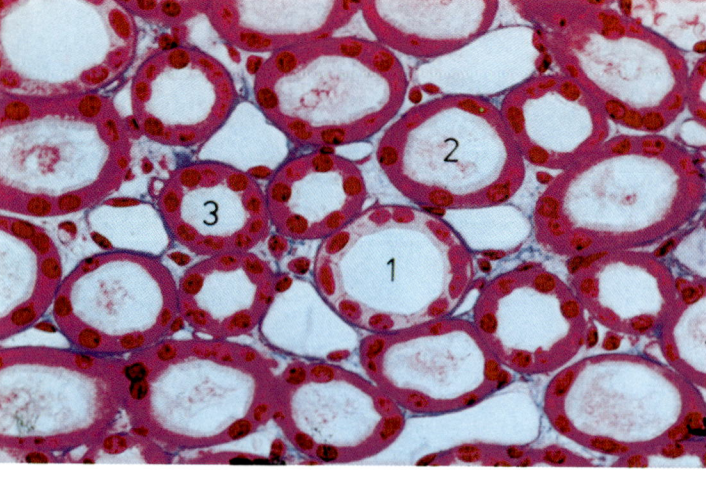

Abb. 143 zu Frage **8.75**

Abb. 144 zu Frage **8.94**

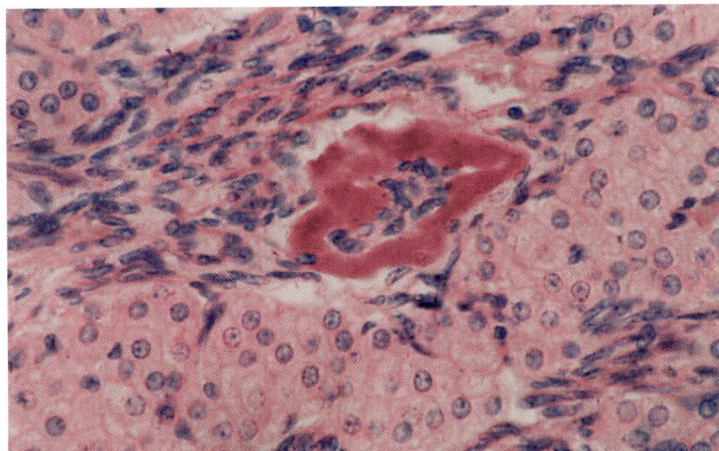

Abb. 145 zu Frage **8.100**

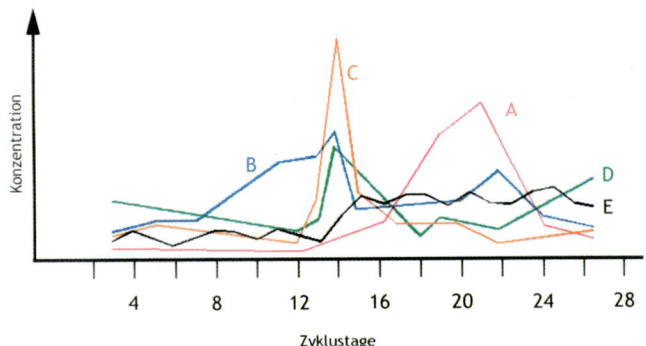

Abb. 146 zu Frage **8.107**

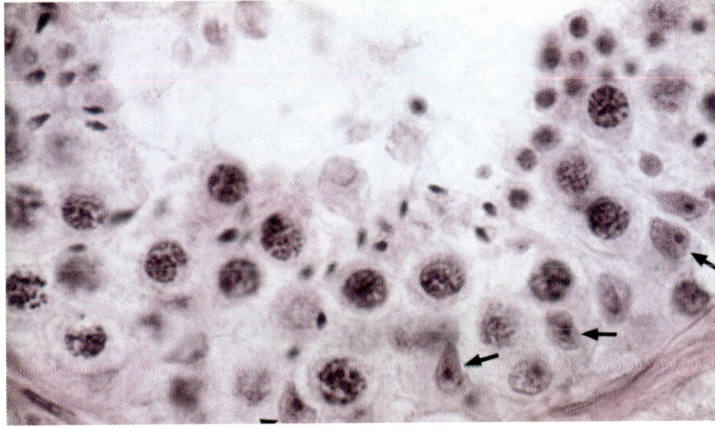

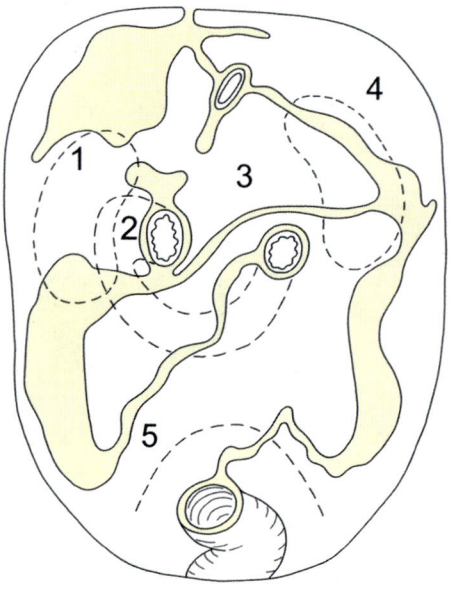

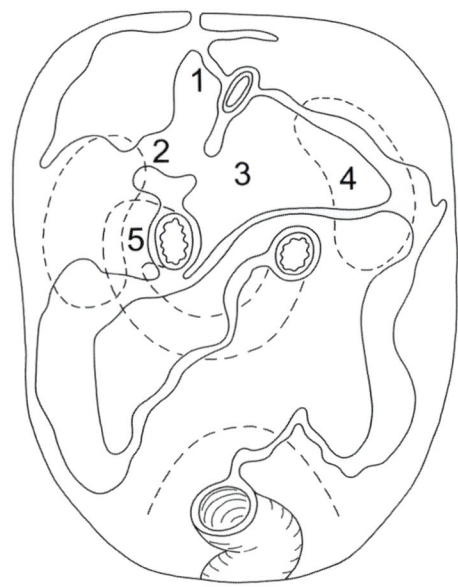

Abb. 147 zu Frage **8.156**

Abb. 148 zu Frage **8.157**

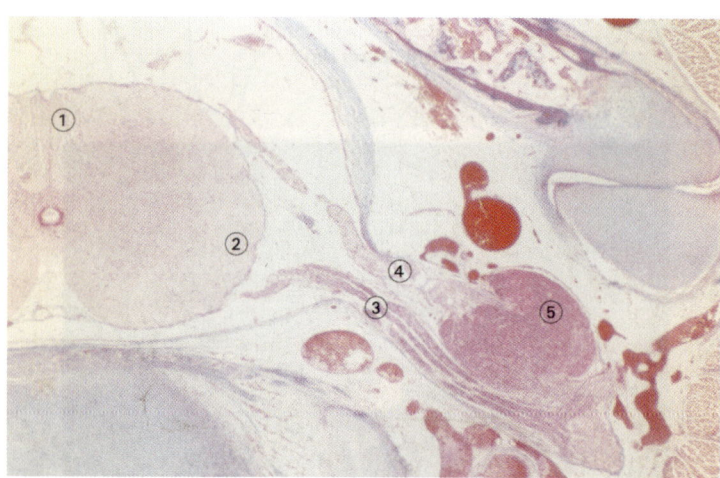

Abb. 149 zu Frage **9.4**

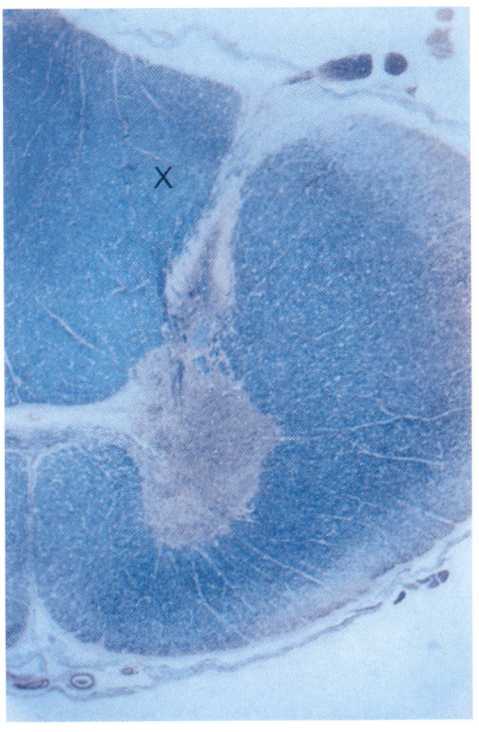

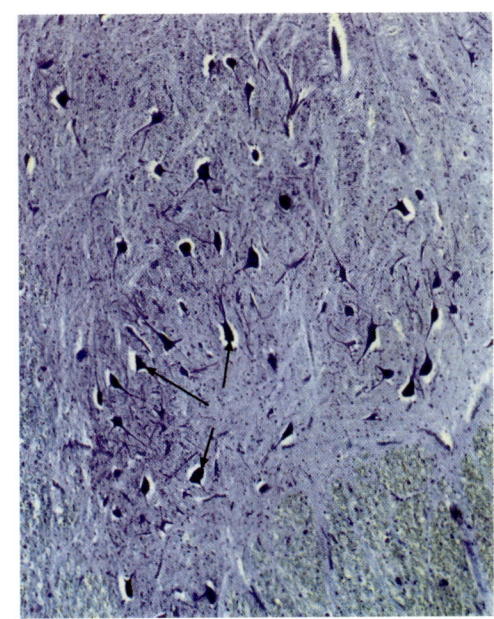

Abb. 152 zu Frage 9.12

Abb. 150 zu Frage 9.5

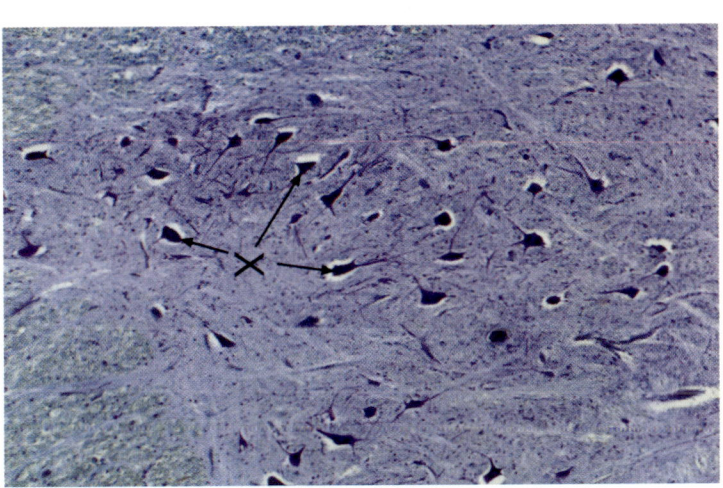

Abb. 151 zu Frage 9.11

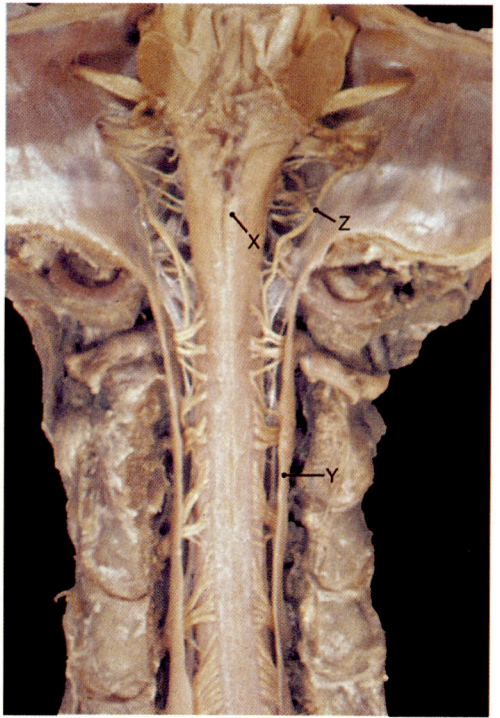

Abb. 153 zu Frage **9.22**

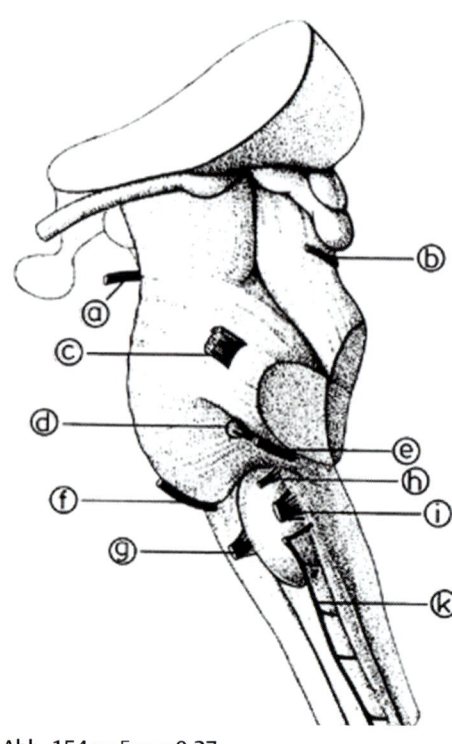

Abb. 154 zu Frage **9.27**

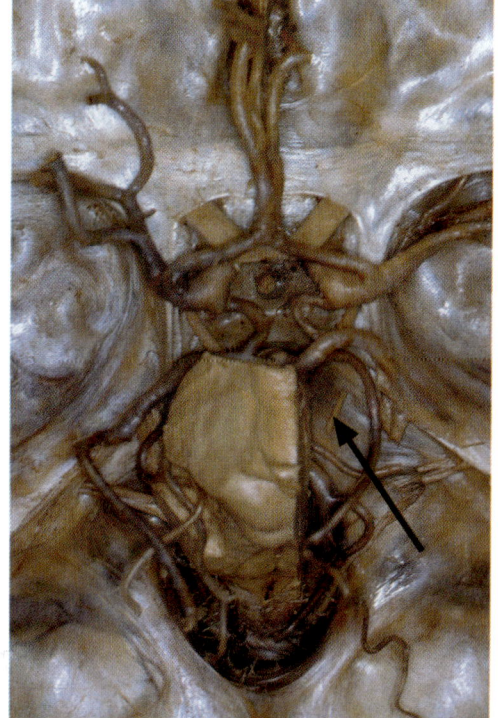

Abb. 155 zu Frage **9.28**

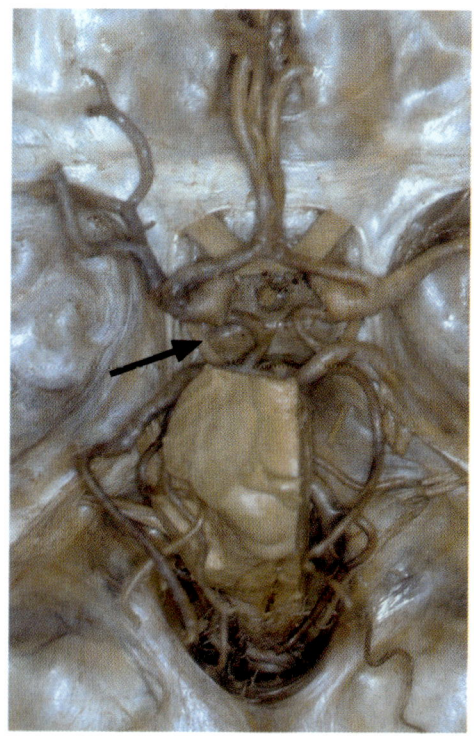

Abb. 156 zu Frage **9.29**

Abb. 157 zu Frage **9.60**

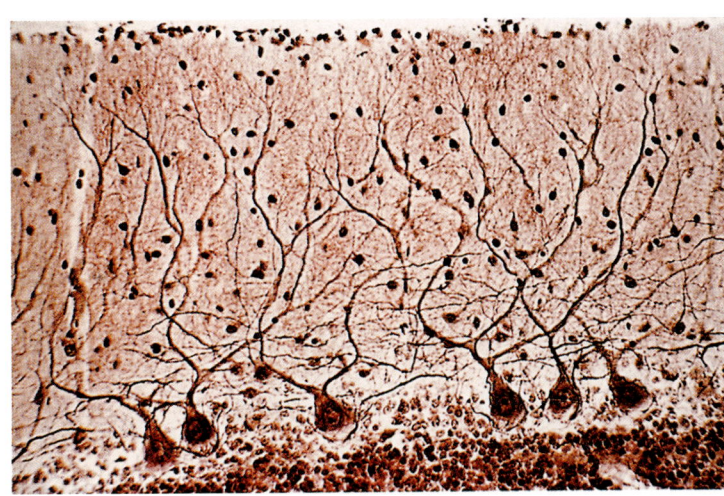

Abb. 158 zu Frage **9.97**

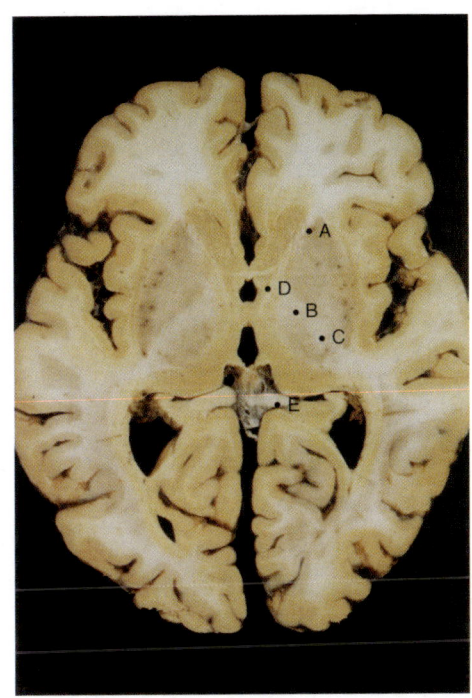

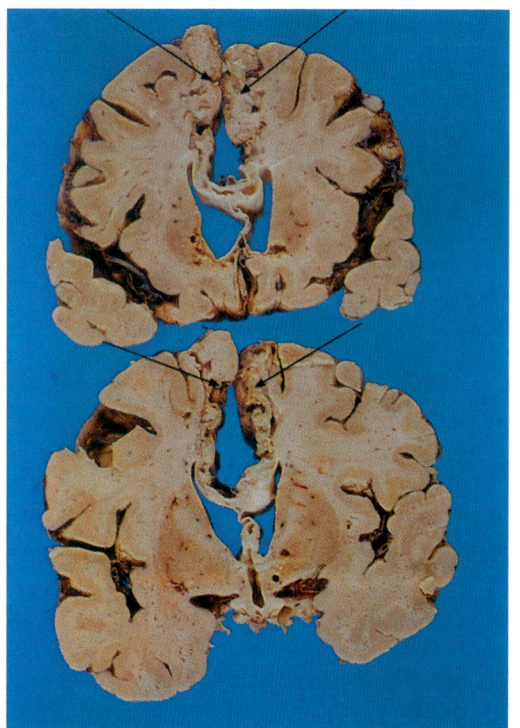

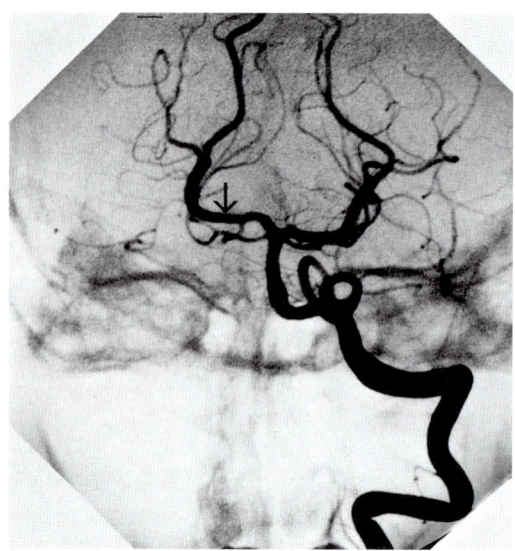

Abb. 160 zu Frage 9.154

Abb. 159 zu Frage 9.138

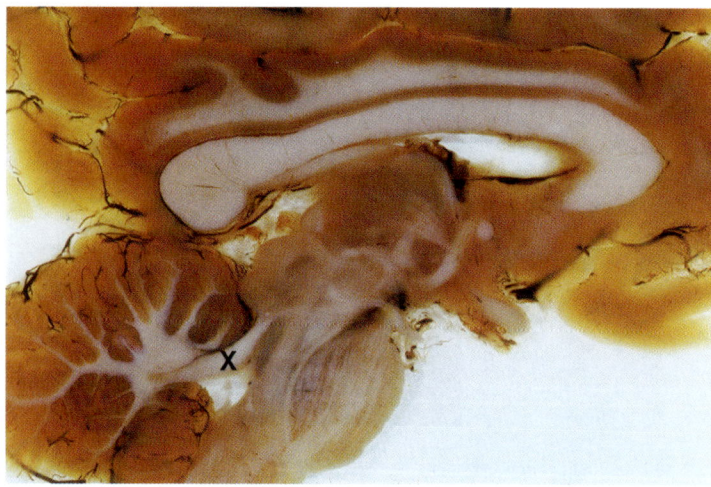

Abb. 161 zu Frage 9.155

Abb. 162 zu Frage **9.156**

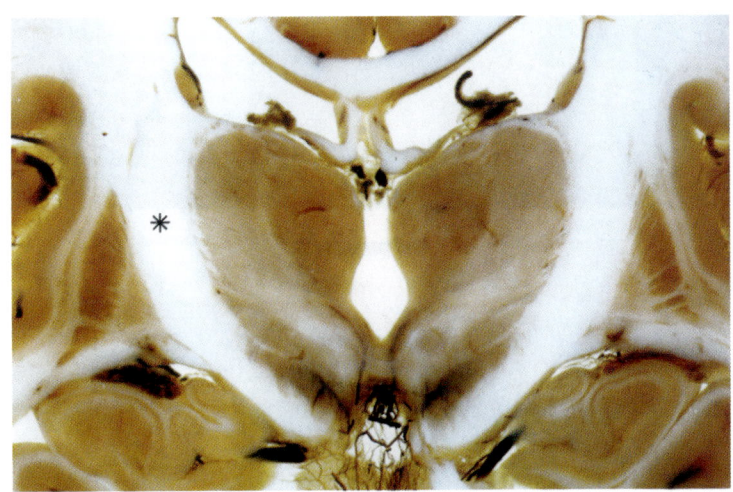

Abb. 163 zu Frage **9.157**

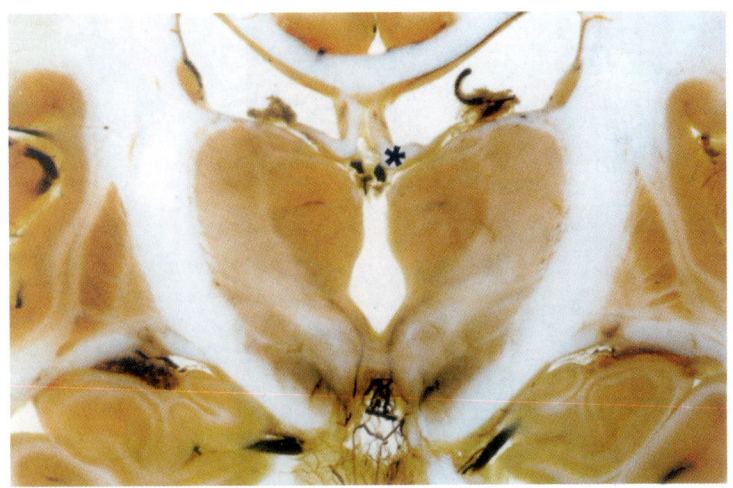

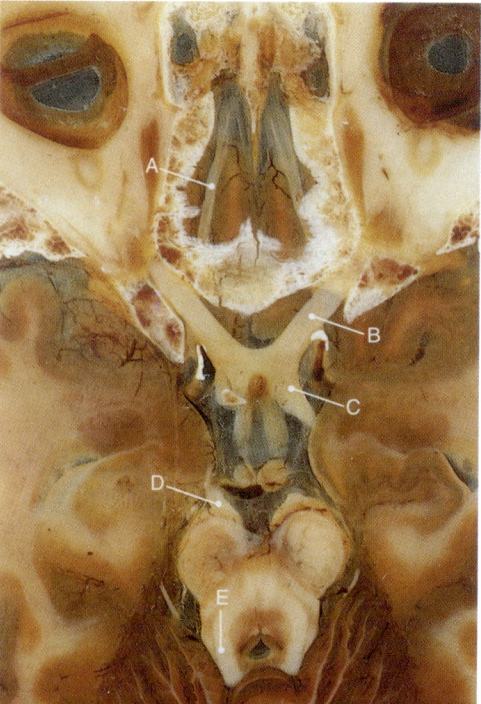

Abb. 164 zu Frage 9.158

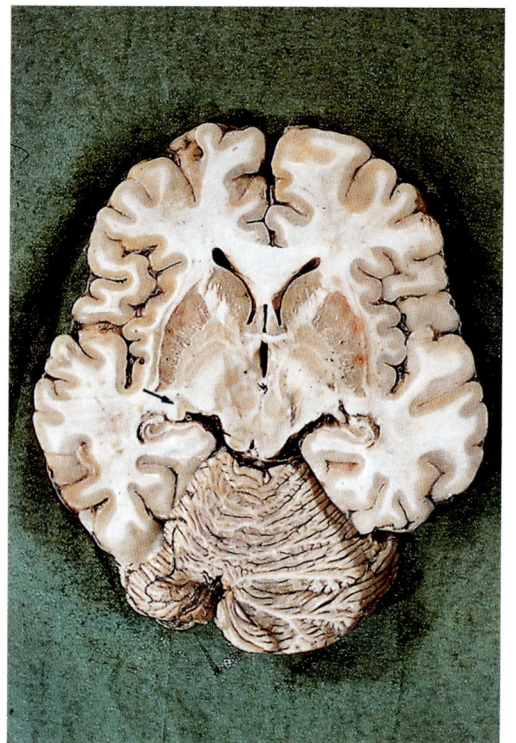

Abb. 165 zu Frage 9.159

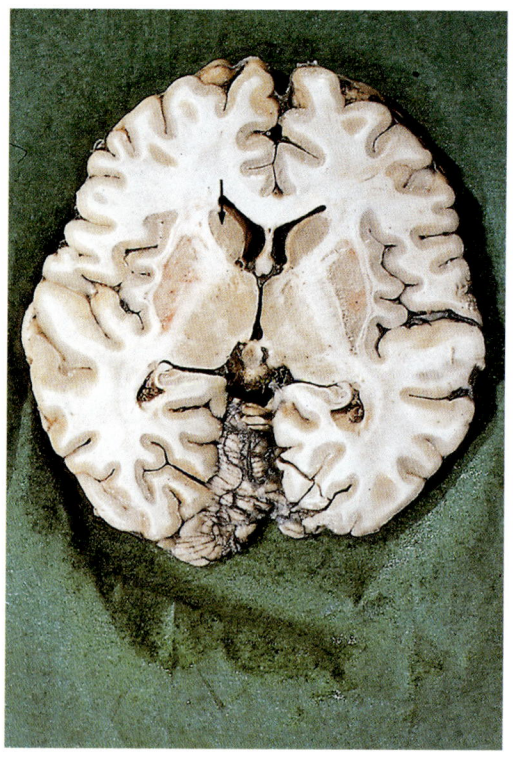

Abb. 166 zu Frage 9.160

Abb. 167 zu Frage 9.161

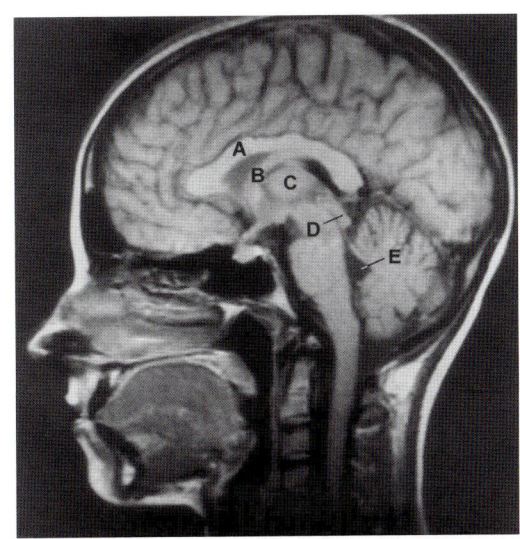

Abb. 168 zu Frage 9.162

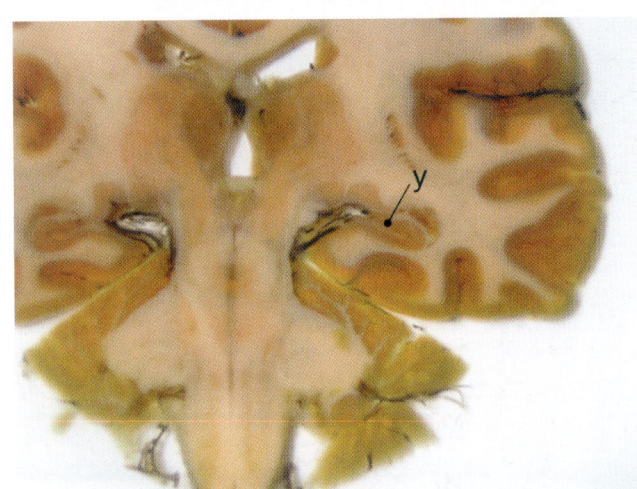

Abb. 169 zu Frage 9.163

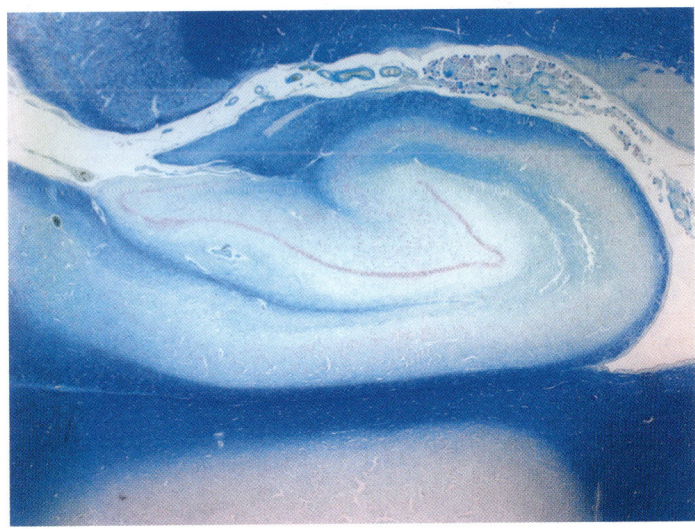

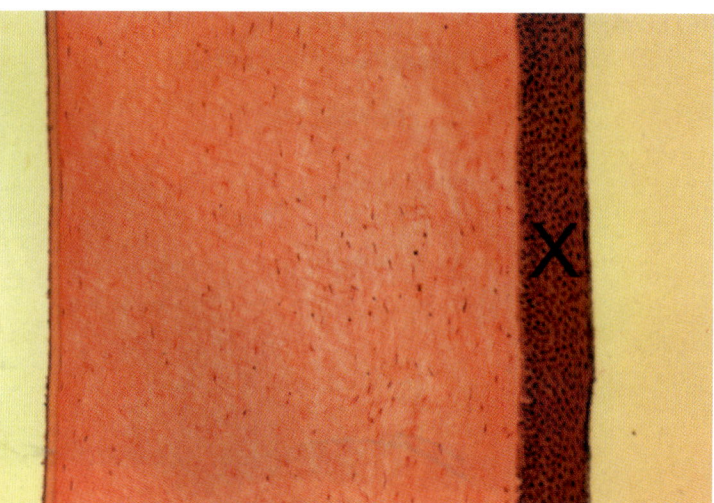

Abb. 170 zu Frage **10.8**

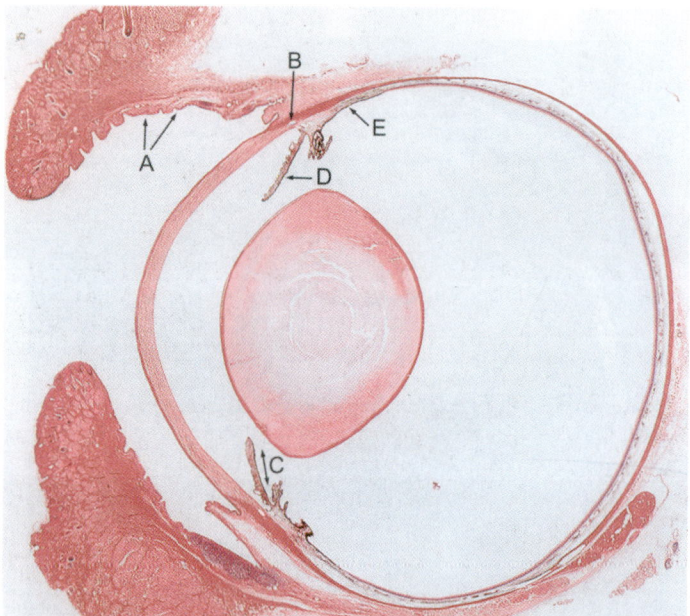

Abb. 171 zu Frage **10.9**

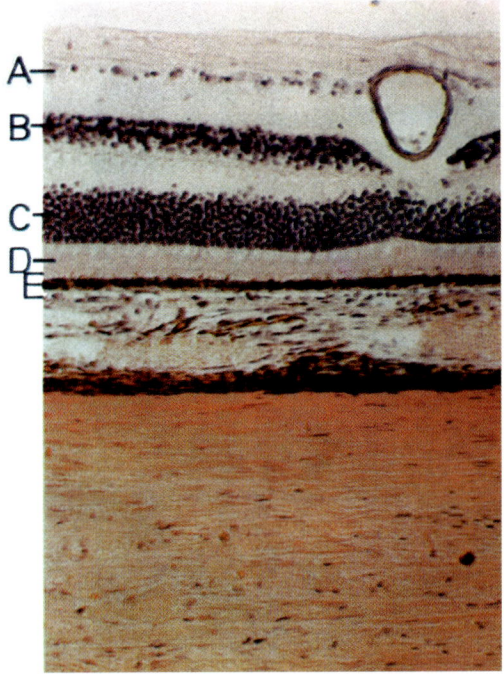

A—
B—
C—
D—
E—

Abb. 172 zu Frage 10.24 und 10.25

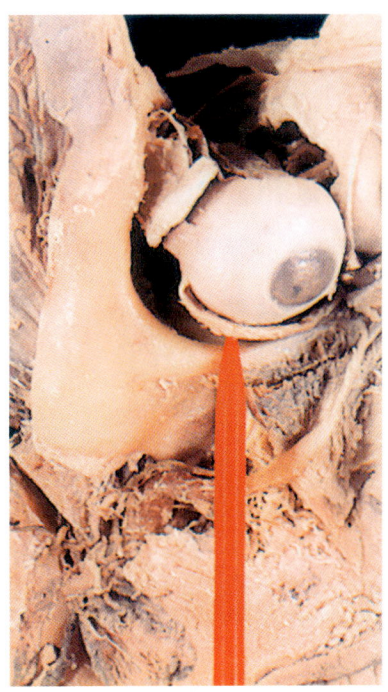

Abb. 173 zu Frage 10.36

Abb. 174 zu Frage 11.3

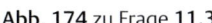
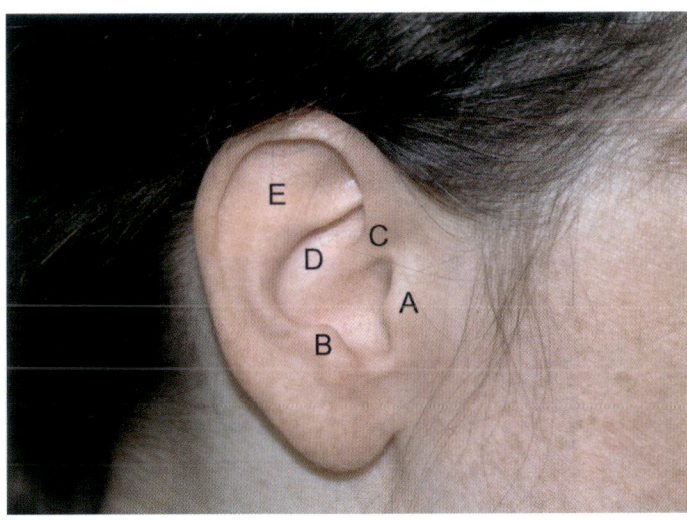

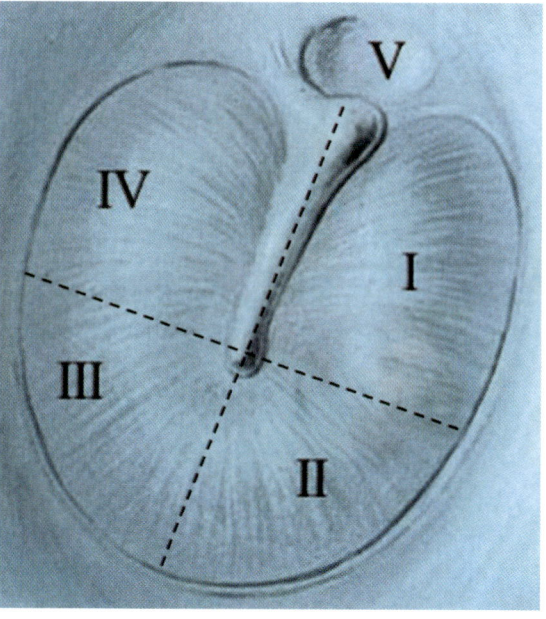

Abb. 175 zu Frage **11.9**

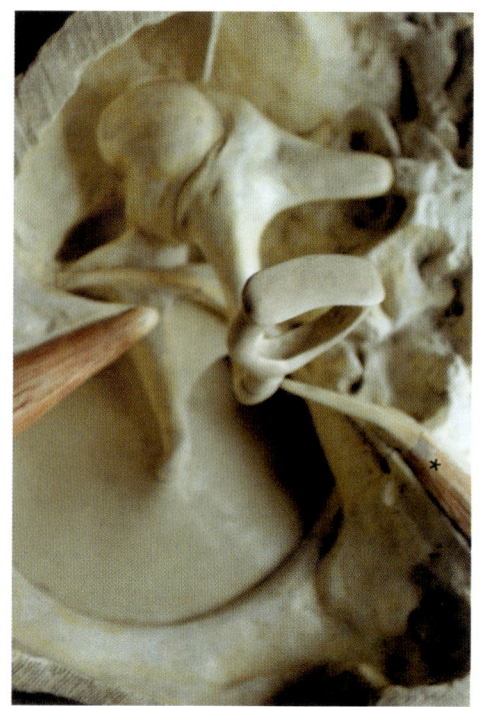

Abb. 176 zu Frage **11.24**

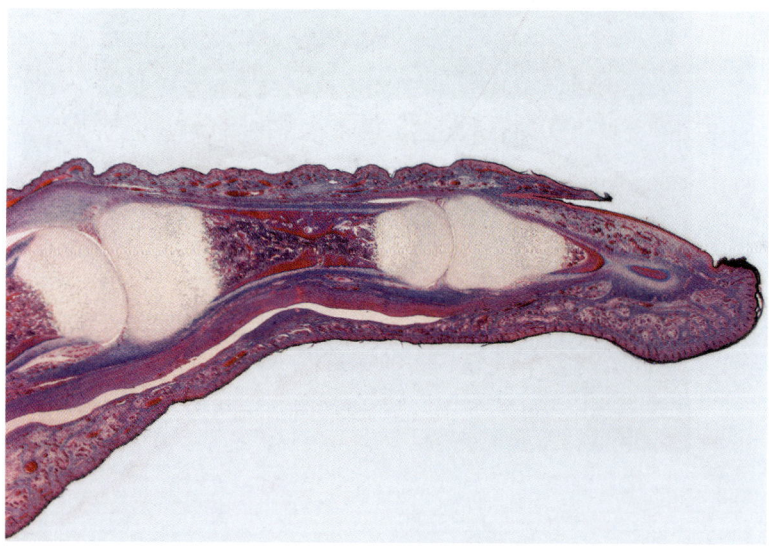

Abb. 177 zu Frage **1.64**

Abb. 178 zu Frage 2.224

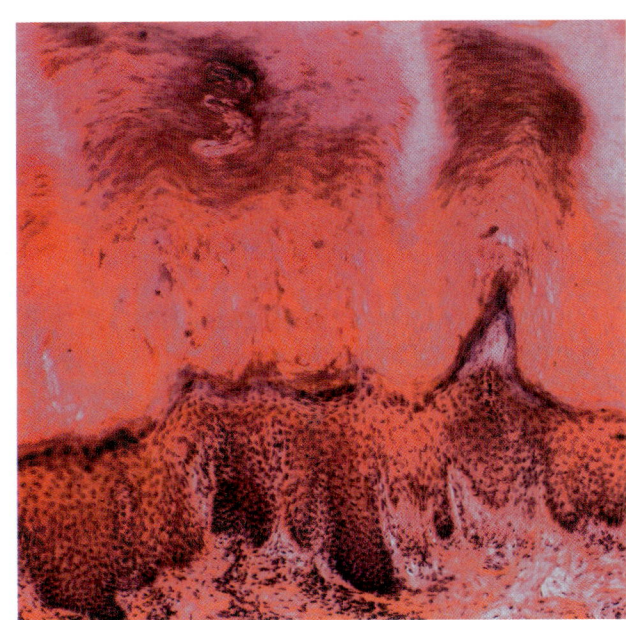

Abb. 179 zu Frage 2.225

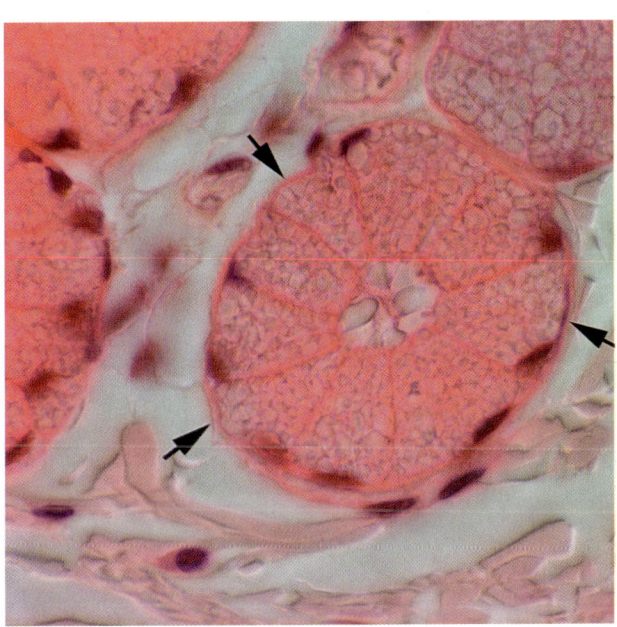

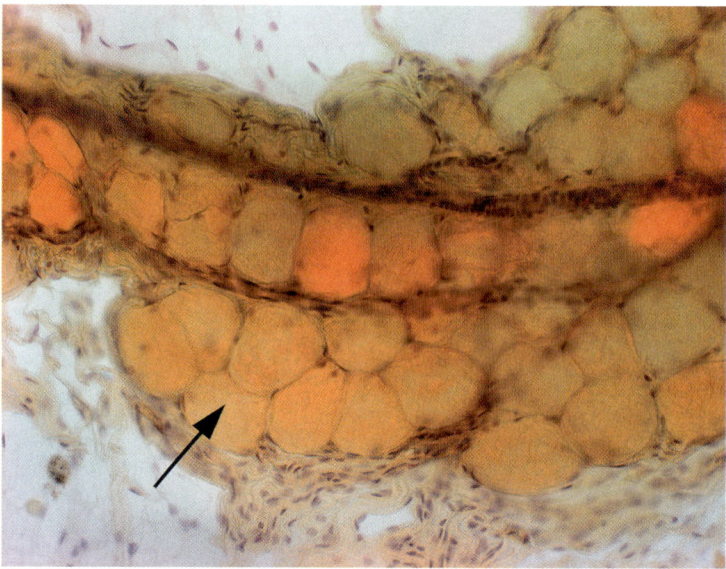

Abb. 180 zu Frage **2.226**

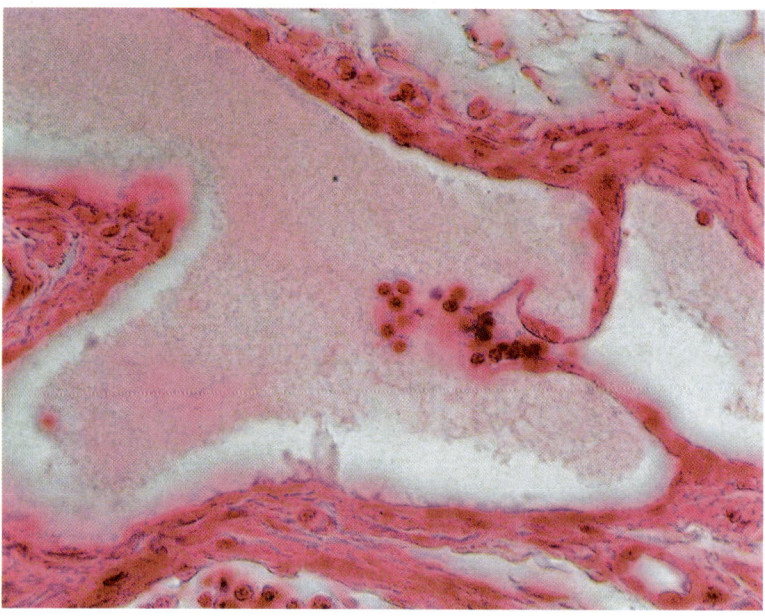

Abb. 181 zu Frage **2.227**

Abb. 182 zu Frage **4.80**

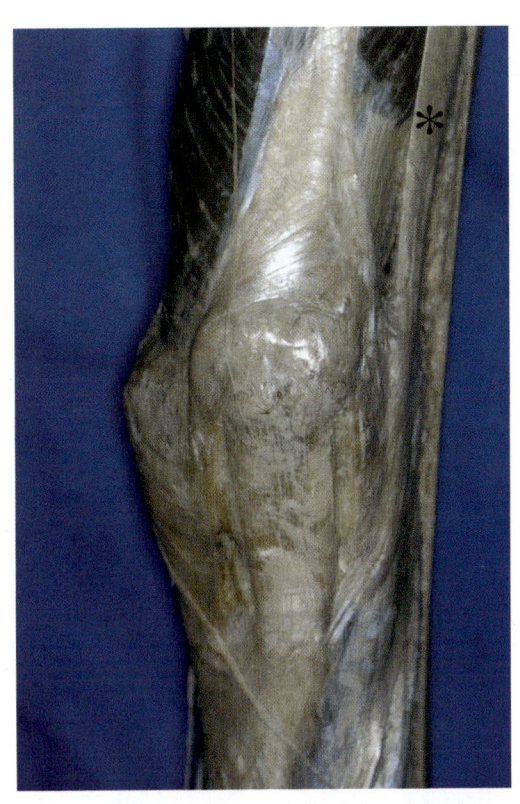

Abb. 183 zu Frage **5.154**

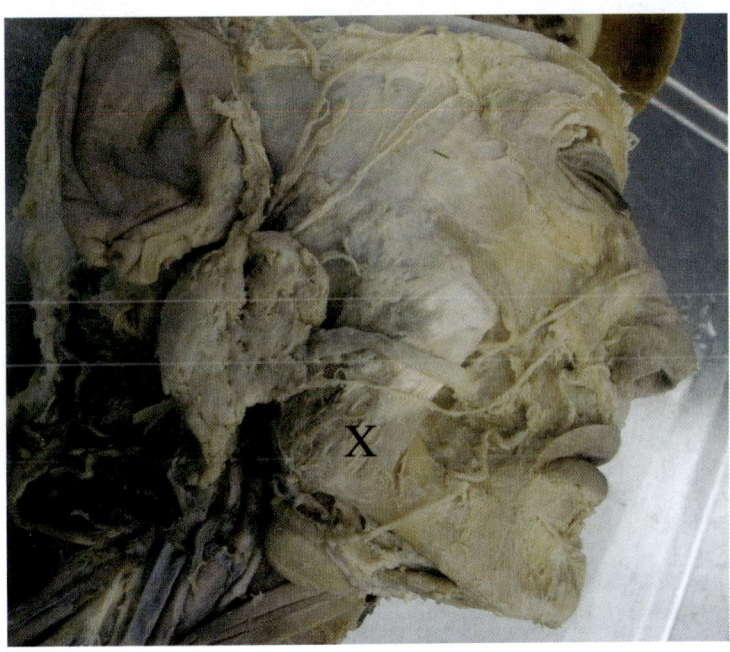

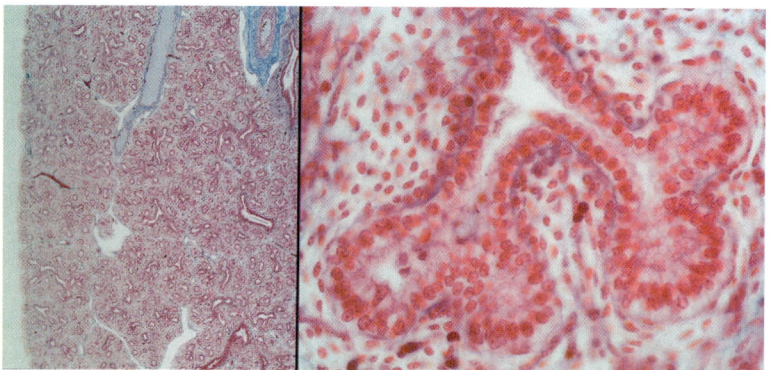

Abb. 184 zu Frage 7.100

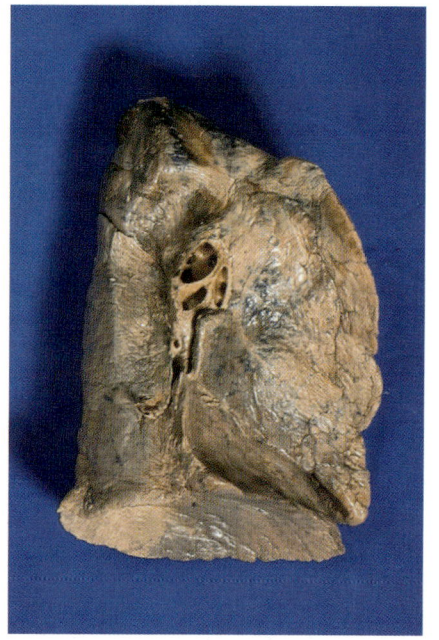

Abb. 185 zu Frage 7.101

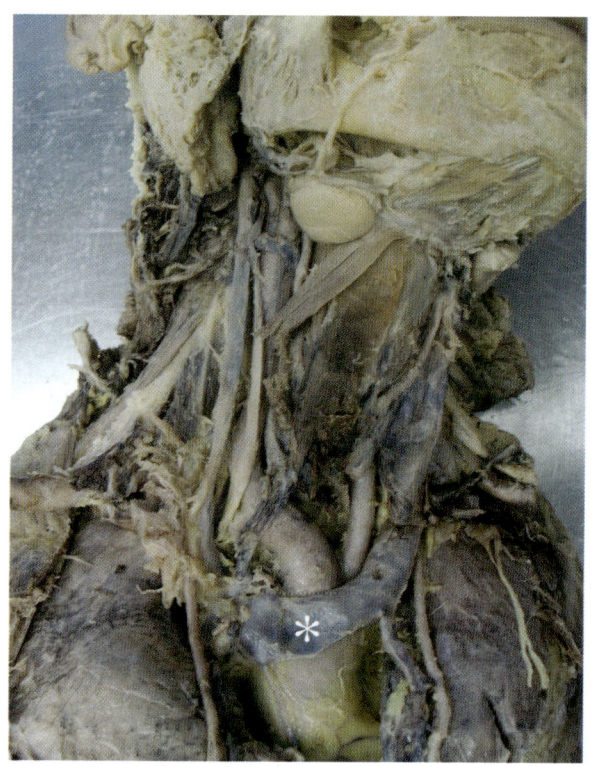

Abb. 186 zu Frage 7.105

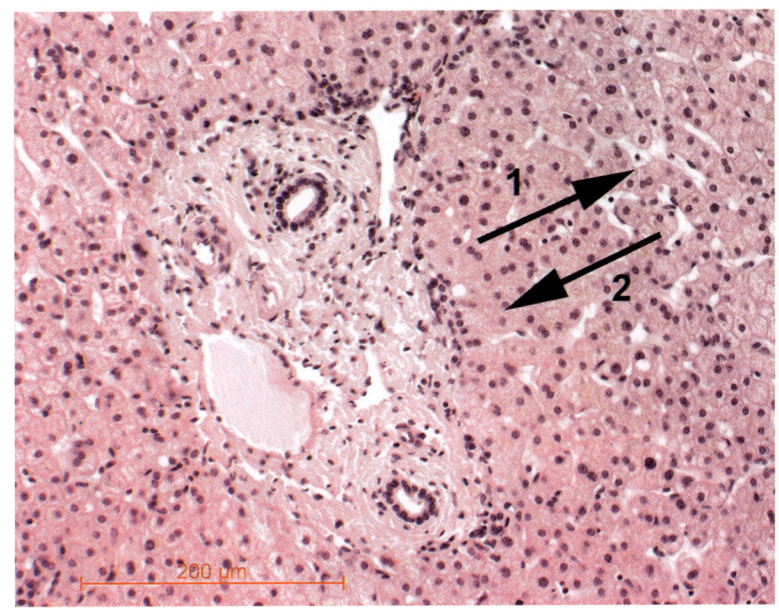

Abb. 187 zu Frage **8.180**

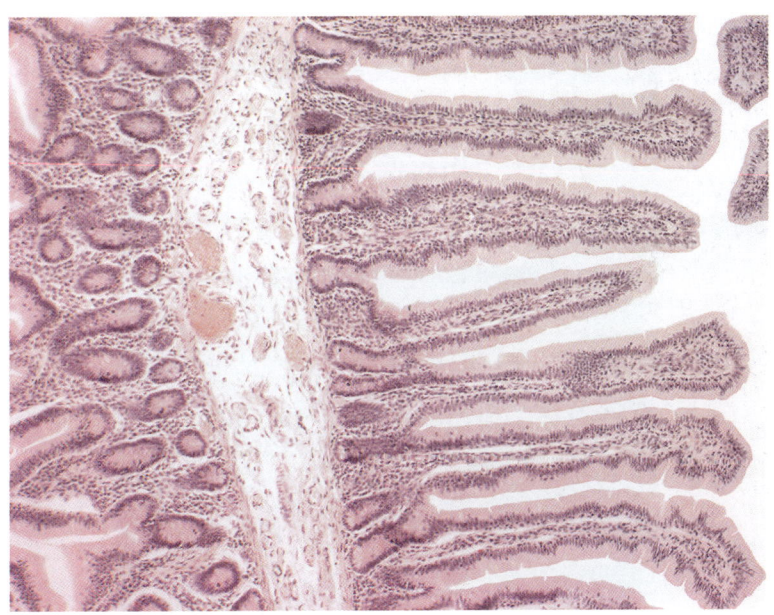

Abb. 188 zu Frage **8.182**

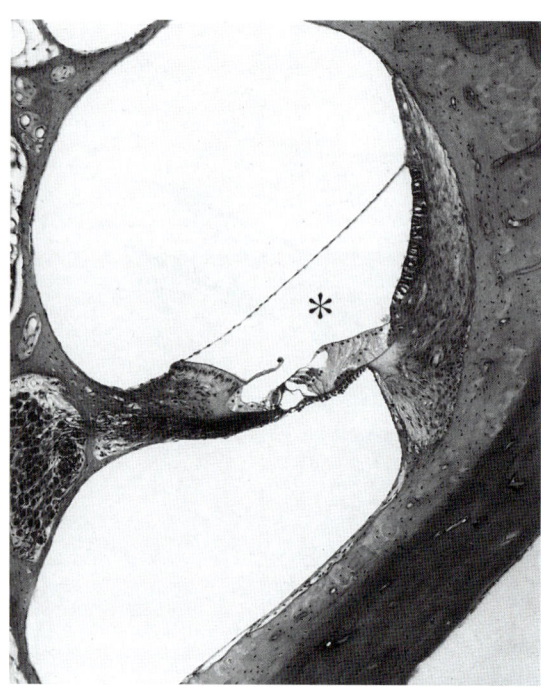

Abb. 189 zu Frage **1.44**

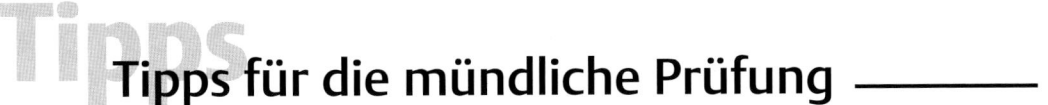

Tipps für die mündliche Prüfung

Der Wissensstoff ist im Prinzip der gleiche wie im Schriftlichen, nur anders aufbereitet. Jetzt ist aktives Wiedergeben von Wissen gefragt, nicht mehr passives Ankreuzen. Hier tritt wesentlich die Präsentation und Ihre Flexibilität in den Vordergrund. Sie können beim mündlichen Examen reagieren, Ihre Strategie ändern und vieles mehr.

Sehen Sie es bitte positiv! Bei einer mündlichen Prüfung haben auch diejenigen sehr gute Chancen, die vielleicht an allzu detaillierten und ungeschickt gestellten IMPP-Fragen scheitern, aber profund ihr Basiswissen beherrschen und flexibel auf den Prüfer und seine Fragen reagieren können.

Bitte vergessen Sie eines nicht: Je überzeugender Sie Ihr Wissen präsentieren – auch wenn es nicht immer mit Details gespickt ist, dafür aber als Vortrag in sich geschlossen wirkt und „Hand und Fuß" hat, desto mehr Chancen haben Sie.

Vortragen von Wissen lässt sich sehr gut sowohl alleine wie auch in der Lerngruppe im Rollenspiel trainieren. Nutzen Sie die Prüfungsgruppe, denn alle Kommilitonen haben das gleiche Problem. Arbeiten Sie zusammen – lassen Sie sich von Ihren Kommilitonen beurteilen – wie kam Ihr Vortrag an? Haben alle das verstanden, was Sie erklärt haben? Die Homogenität einer Prüfungsgruppe ist auch ein ganz wesentlicher Faktor für eine insgesamt positiv verlaufende Prüfung.

Wertvolle Hinweise von älteren Kommilitonen beachten ist ebenso sinnvoll wie eine – wenn möglich – detailliertere Vorbereitung anhand vorliegender uniinterner Prüfungsprotokolle. In welchem Umfang wird die Histologie geprüft, muss man auch mit elektronenmikroskopischen Aufnahmen rechnen, wird am Feuchtpräparat geprüft u.v.m.

Auch ein Grundsatz: „Je mehr Sie reden, desto weniger werden Sie gefragt".

Bemühen Sie sich um eine flüssige Darstellung, fixieren Sie Stichworte wenn möglich als „roten Faden" vorher.

Wichtig ist, dem Prüfer/der Prüferin zu vermitteln, dass man einen Sachverhalt verstanden hat, Inhalte anwenden kann, zu Übertragungen und Folgerungen fähig ist (welche Zellen sehen Sie noch auf diesem Bild? Blaue Zellen. Warum sind sie so gefärbt? Erklärung der Basophilie). In der Prüfung will man nicht wissen – oder von Ihnen lernen – welcher kleine Ast x des Nervus y den medialen Teil des Muskels z in der Regel innerviert. Das ist unwesentlich. Wenn Sie dagegen – hier ein Beispiel – den Verlauf des N. ulnaris vom Plexus brachialis ausgehend flüssig erklären können, Ihre Ausführungen noch mit den Versorgungs- und Innervationsgebieten und dem klinischen Hinweis, nämlich der Erklärung der Krallenhand bei Ausfall dieses Nervs, krönen, dann haben Sie schon gewonnen.

Vermitteln Sie, dass Sie eine topographische Vorstellung haben, streuen Sie möglichst klinische Hinweise ein (Topographie, Tastpunkte, Oberflächenanatomie, funktionelle Aspekte, Nervenausfälle seien nur als Beispiele von vielen genannt).

Zeigen Sie, was Sie gelernt haben! Ganz schlecht ist es, wenn man sich den Kopf „vollpaukt" und in der Prüfung dann nur einen Teil davon anwenden kann.

Im Folgenden finden Sie eine Zusammenstellung *möglicher* Fragen und Themen, die in einer mündlichen Prüfung gestellt werden könnten. Prüfungsprotokolle finden Sie auch im Internet.

Diese Liste ist sozusagen eine fiktive Themensammlung ohne Gewichtung und erhebt auch keinen Anspruch auf Vollständigkeit!
Ich habe hier auch die Erfahrung mehrerer Kommilitonen, die mir freundlicherweise Prüfungsprotokolle zugesandt haben, mit einfließen lassen. Den Kommilitonen sei an dieser Stelle herzlich gedankt.

Allgemeine Histologie:
Zellkontakte, Ossifikation, Drüsen, Gliazellen, Blutzellen, kollagene Fasern.

Embryologie:
wichtige Abschnitte der ersten Entwicklungswochen, Embryonal-/Fetalperiode, Neuralrohr, segmentale Gliederung – Metamerie, Urachus, Omphalozele, Magen- und Darmdrehung – Meckel-Divertikel, Gesichtsentwicklung, Oogenese, Spermatogenese/Spermiogenese, Schädelentwicklung, Nierenembryologie, Herzembryologie – Ductus arteriosus Botalli – Foramen ovale, Plazentaschranke, Fetalkreislauf – Umstellung.

Allgemeine Anatomie:
Segmentinnervation, Plexusbildung, Gelenkmechanik, seröse Häute – Meso, Spinalnerv.

Obere Extremität:
Schultergelenk – Rotatorenmanschette – Funktionen, Ellenbogengelenk – Knochen – Bänder – Kapsel, Schultermuskulatur, Beuger und Strecker am Oberarm, Unterarmmuskulatur – Funktion – Innervation, sensible Innervation am Arm, Plexus brachialis und seine Nerven (N. medianus, N. ulnaris, N. radialis) – Verlauf – gefährdete Stellen – Versorgung – Ausfallserscheinungen, mediale und laterale Achsellücke, Arterien der oberen Extremität, Fossa cubitalis, Nerven- und Gefäßstraßen, Fingermuskulatur.

Untere Extremität:
Hüftgelenk – Knochen – Bänder, Kniegelenk – Menisci – Bänder – Bewegungen, Adduktoren, Adduktorenkanal, Lacuna musculorum – Lacuna vasorum, N. ischiadicus – Versorgung – Äste, A. femoralis – Äste, Muskellogen am Unterschenkel, Fossa poplitea, tastbare Pulse, Muskelwirkung auf die Gelenke – Beuger – Strecker im Kniegelenk bzw. Hüftgelenk, Sprunggelenke, Nerven- und Gefäßstraßen.

Rumpf, Bauchwand, Becken:
Wirbelsäule – Aufbau – Besonderheiten einzelner Wirbel – Bänder – Bewegung – Fehlstellung, Kopfgelenke,

Kostovertebralgelenk, Sakroiliakalgelenk – Aufbau – Bänder, Bauchdecken – Bauchwand – Rektusscheide – Leistenkanal – Leistenhernien, Becken – Knochen – Bänder – Muskeln – Leitungsbahnen, kleines Becken – Maße, Gefäße im kleinen Becken, Zwerchfell – Innervation – Durchtrittsstellen – Atemmechanik, knöcherner Thorax, Beckenboden.

Kopf, Hals:
Nase mit Nasennebenhöhlen, sensible Innervation des Gesichts, Äste der A. carotis externa, N. facialis – Verlauf – Versorgung – Äste – Besonderheiten – Ausfälle, Kehlkopf – Muskeln – Nerven – Phonation, mimische Muskulatur – Innervation, Kaumuskulatur – Innervation – Funktion, Mundboden – Zunge, Speicheldrüsen – Innervation, Tonsillen, vegetative Kopfganglien, Chorda tympani, Venen des Gesichts – V. ophthalmica – Anastomose, N. trigeminus – Äste – Versorgung – Radix motoria, Mundhöhle – Gaumen – Pharynx, Kiefergelenk, Schilddrüse – Makroskopie – N. laryngeus recurrens – Histologie, Halsfaszien, Lymphknoten an Kopf und Hals, Prinzipien der vegetativen Innervation an Kopf/ Hals – Sympathikus – Parasympathikus, Fossa retromandibularis, Fossa pterygopalatina.

Thorax und Brusteingeweide:
Lunge – Topographie – Segmente – Pleura – Atemmechanik – Atemmuskulatur und -hilfsmuskulatur – Blut-Luft-Schranke – Lungen-/Pleuragrenzen, Herzanatomie – Koronargefäße – Reizleitungssystem – Herzklappen – Auskultationsstellen – Perikard, Mediastinum – Einteilung – Inhalte, Bronchialsystem – Histologie, Ösophagus – Engstellen – Wandbau.

Bauch- und Beckeneingeweide:
Oberbauchsitus, Leber – Makroskopie – Mikroskopie – Topographie – Gefäße – Peritonealduplikaturen – Funktion – extrahepatische Gallenwege, Wandbau der Verdauungsorgane mit Besonderheiten, Magen – Topographie – Einteilung – Gefäße – Lymphknoten, Duodenum, Pankreas – exokrin – endokrin – was wird gebildet – Funktion, Appendix – Lage – Druckpunkte, Truncus coeliacus mit Abgängen, Aa. mesentericae sup. et inf. mit Abgängen, N. pudendus, Uterus mit Peritonealverhältnissen und Gefäßversorgung, Ösophagus – Engstellen – N. vagus, Niere – Makroskopie – Mikroskopie – Topographie – ableitende Harnwege – Harnblase, Milz – Topographie – Gefäße – Funktion – Histologie, Nebenniere – Histologie – Funktion – Gefäße – Topographie, Pfortaderkreislauf – Umgehungskreisläufe bei portaler Hypertension, Omentum majus – Omentum minus – Entwicklung und Funktion.

Zentralnervensystem:
Oberflächenanatomie – Gliederung des Gehirns, Hirnnervenaustritte, Hirnhäute, Ventrikelsystem, Basalganglien, Pyramidenbahn, Capsula interna, Sehbahn, Hörbahn, Mittelhirn – Gliederung – Kerne – Bahnen, Rückenmark – Gliederung – Bahnen – Umhüllung – Lumbalpunktion – Cauda equina – Plexusbildung – Spinalganglien – Reflexe, Sinus durae matris, arterielle Gefäßversorgung, Circulus arteriosus Willisii, Plexus choroideus, Spinalnerv, auf- und absteigende Rückenmarksbahnen, Medulla oblongata, Kleinhirnbrückenwinkel.

Sinnesorgane:
Trommelfell, Weg der Schallwellen – Übertragung im Innenohr, Akkommodation am Auge, Augenmuskeln – Innervation – Funktion, N. oculomotorius, Netzhaut, Riechbahn, Vestibularissystem – Gleichgewicht – Bahnen – Reflexe.

Haut:
funktionelle Histologie

Tipps

Sachverzeichnis

Sachverzeichnis S

Sachverzeichnis V – Z

Ihre Meinung ist gefragt!

Sehr geehrte Leserin, sehr geehrter Leser,

ein gutes Buch sollte auch über mehrere Auflagen in Inhalt und Gestaltung den Bedürfnissen seiner Leser gerecht werden. Um dies zu erreichen, sind wir auf Ihre Hilfe angewiesen. Deshalb: Schreiben Sie uns, was Ihnen an diesem Buch gefällt, vor allem aber, was wir daran ändern sollen. Für Ihre Mithilfe möchten wir uns mit einer **Verlosung** bedanken, an der jeder Fragebogen teilnimmt. Die Verlosung findet einmal jährlich statt. Zu gewinnen sind 10 Büchergutscheine à 50 €. Der Rechtsweg ist ausgeschlossen. Wir freuen uns auf Ihre Antwort, die wir selbstverständlich vertraulich behandeln.

Bitte schicken Sie diesen Fragebogen an:

Georg Thieme Verlag
Programmplanung Medizin
Dr. med. P. Fode
Postfach 30 11 20
70451 Stuttgart

Wie beurteilen Sie diesen Band:

Anzahl der Schemata ausreichend	ja ☐	nein ☐
Anzahl der Tabellen ausreichend	ja ☐	nein ☐
Anzahl der Lerntexte ausreichend	ja ☐	nein ☐

Wie beurteilen Sie die inhaltliche Qualität der Kommentare? Welche Kommentare sind besonders gut, welche Kommentare sind nicht ausreichend?

_____
_____
_____
_____
_____
_____
_____

Wie beurteilen Sie die Lerntexte?

_____
_____
_____
_____

Zu folgenden Themen wünsche ich mir einen Lerntext/ausführlichere Erklärungen:

_____
_____

Wie beurteilen Sie den Schreibstil und die Lesbarkeit des Bandes?

_____

_____

Ist die Schwarze Reihe für das Prüfungsfach als Vorbereitung ausreichend? Haben Sie noch andere Lehrbücher benutzt? Welche?

_____

_____

_____

Besonders gefallen hat mir an diesem Band:

_____

_____

Weitere Vorschläge und Verbesserungsmöglichkeiten?

Absender (bitte unbedingt ausfüllen)

_____

_____

_____

Durchfallen?
Kommt nicht in die

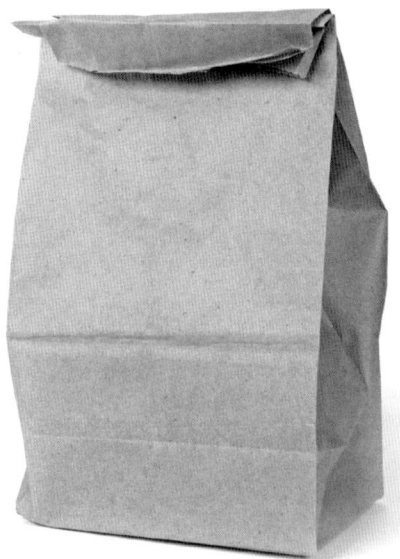

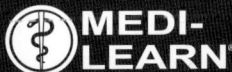

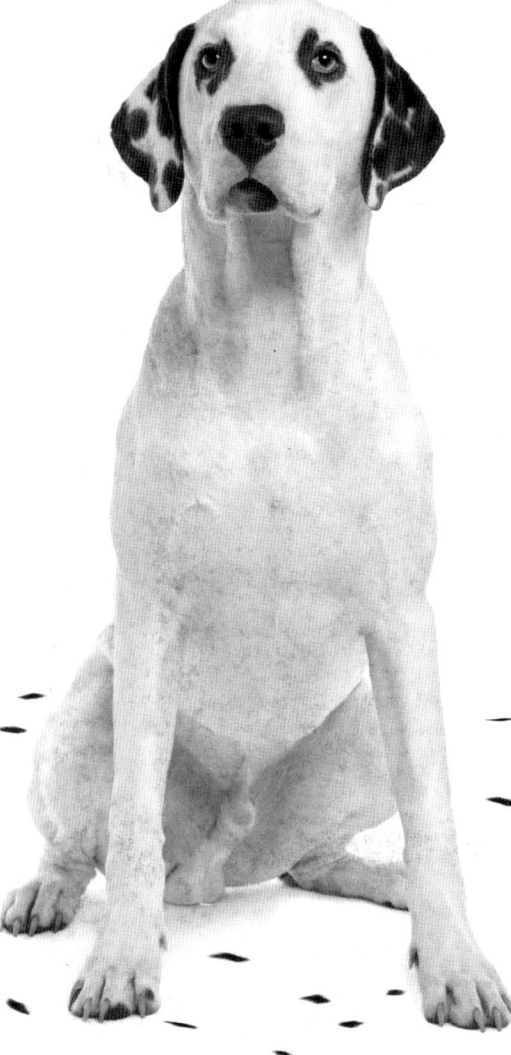
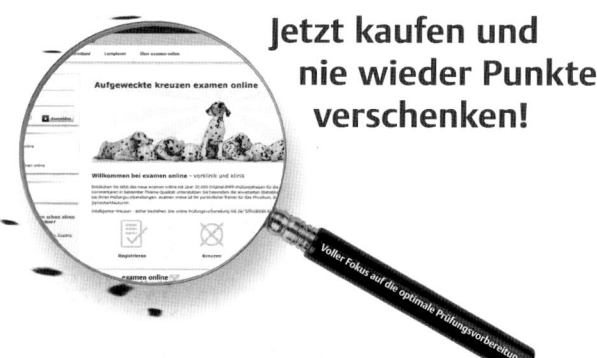
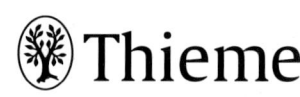